T0225141

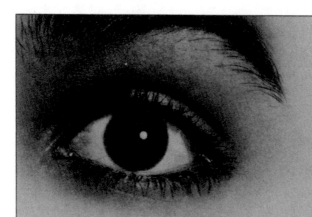

In der Ophthalmologie sind

Augenspezialitäten „Dr. Winzer"

ein Begriff für Güte und Zuverlässigkeit.

Im chemischen Aufbau der Wirkstoffe
und den physikalischen Konstanten der
Zubereitung sorgfältig auf die speziellen Anforderungen des Fachgebietes
abgestimmte Präparate.

Anaesthetica – Antibiotica
Antiphlogistica – Antiseptica
Corticosteroide – Fermente
Glaukomtherapeutica
(Miotica, Betarezeptorenblocker)
Mydriatica – Puffer – Sekretolytica
Sulfonamide – Virostatica – Vitamine

Ausführliche Druckschriften der
Spezialpräparate auf Anforderung.

DR. WINZER Chemisch-pharmazeutische Fabrik KONSTANZ

Deutsche Ophthalmologische Gesellschaft
Bericht über die
76. Zusammenkunft in Düsseldorf 1978

Ionisierende Strahlen in der Augenheilkunde

Redigiert von W. Jaeger, Heidelberg

Mit 539 Abbildungen und 183 Tabellen

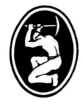

Springer-Verlag Berlin Heidelberg GmbH

Professor Dr. Wolfgang Jaeger, Universitäts-Augenklinik
Bergheimer Str. 20, D-6900 Heidelberg

ISBN 978-3-8070-0308-5   ISBN 978-3-642-87151-1 (eBook)
DOI 10.1007/978-3-642-87151-1

Inhaltsverzeichnis

Ionisierende Strahlen in der Therapie

Referate

Vorträge

IV

Referat

Vorträge

Radioaktive Isotope in Diagnostik und Therapie

Referate

Freie Vorträge

Untersuchungsmethoden und Funktionsprüfungen

Aderhaut und Netzhaut

Vorträge verschiedener Thematik

Biochemie, Immunologie und Angiographie

IX

Schielen, Augenmuskellähmungen und Nystagmus

Vorträge

Consilium diagnosticum

Demonstrationssitzung

Wissenschaftliche Ausstellungen

Filmvorführungen

Ber. Dtsch. Ophthalmol. Ges. 76, 1–8 (1979)
Ionisierende Strahlen in der Ophthalmologie
Redigiert von W. Jaeger, Heidelberg
© J. F. Bergmann Verlag 1979

Eröffnung des Kongresses

Eröffnungsansprache des ersten Vorsitzenden der Deutschen Ophthalmologischen Gesellschaft

H.J. Küchle (Münster)

Meine sehr verehrten Damen und Herren, liebe Freunde, Kolleginnen und Kollegen, liebe Gäste!

Im Namen des Vorstandes heiße ich Sie zur 76. Zusammenkunft der Deutschen Ophthalmologischen Gesellschaft, die zum ersten Mal in unserer über 120jährigen traditionsreichen Geschichte in Düsseldorf stattfindet, sehr herzlich willkommen. Neben unseren Mitgliedern und ihren Angehörigen begrüße ich mit besonderer Freude die große Zahl der anwesenden Ehrenmitglieder; unter ihnen die Herren Böck, Custodis, Herrn François zugleich als Präsidenten des Internationalen Ophthalmologischen Rates; weiterhin die Herren Fronimopoulos, Harms und Rintelen.

Auch in diesem Jahr hat wieder eine stattliche Zahl von Kollegen und Freunden aus unseren Nachbarländern und dem entfernteren Ausland zu uns gefunden. Unter ihnen stehen unsere Kollegen aus Österreich, den Niederlanden und der Schweiz zahlenmäßig an der Spitze; aber auch Freunde aus Belgien, Frankreich, Luxemburg, Ungarn, Jugoslawien, Rumänien, Griechenland, Finnland, Schweden, Island, Spanien, Jordanien, Syrien, dem Iran sowie aus den USA, Argentinien und Japan sind unter uns und bekunden damit ihre treue Verbundenheit mit den Kollegen der Bundesrepublik und der Deutschen Ophthalmologischen Gesellschaft. Ihnen allen gilt unser dankbarer Willkommensgruß! An den 4 Fahnenmasten vor dem Eingang unseres diesjährigen Kongreßzentrums werden während der kommenden 4 Tage die Fahnen der am meisten vertretenen Nationen wehen: Am ersten Mast die der Bundes-republik Deutschland, am zweiten die österreichische, am dritten die der Niederlande und am vierten schließlich heute die Fahne der Schweiz, morgen die der Vereinigten Staaten von Amerika, am Dienstag die griechische und am Mittwoch die Fahne Belgiens.

In unsere Freude über die so zahlreiche Anwesenheit ausländischer Gäste mischen sich Betroffenheit und Unverständnis darüber, daß auch in diesem Jahr wieder keiner unserer Freunde aus dem östlichen Teil unseres Vaterlandes zu uns kommen durfte. Wir haben über mehrere Ministerien zu erreichen versucht, wenigstens Herrn Lommatzsch aus Ostberlin als besonders kompetenten Fachmann auf dem Gebiet der Strahlentherapie des Auges – eines der Hauptthemen unserer diesjährigen Tagung – die Einreise in die Bundesrepublik zu ermöglichen. Unsere Bemühungen waren vergebens. Von der vielgepriesenen Entspannungspolitik und einer Verbesserung der Beziehungen zwischen West- und Ostdeutschland ist im medizinisch-wissenschaftlichen Bereich bisher nichts zu merken!

Ich darf fernerhin die anwesenden Kolleginnen und Kollegen anderer medizinischer Fachgebiete und unter diesen insbesondere prominente Vertreter der Radiologie begrüßen, die als Referenten und Vortragende wichtige Beiträge zum Hauptthema unserer 76. Zusammenkunft liefern werden; ferner die Damen und Herren der Presse und last not least als Vertreter der Universität Düsseldorf den Prodekan der Medizinischen Fakultät, Herrn Professor Schadewaldt, der jetzt im Namen der Alma Mater unserer Landeshauptstadt das Wort an Sie richten wird.

Begrüßungsansprache des Prodekans der Medizinischen Fakultät Düsseldorf, Prof. Dr. H. Schadewaldt

Herr Vorsitzender, meine sehr verehrten Damen und Herren, verehrte Kolleginnen und Kollegen!

Ich bin sehr glücklich, daß zum ersten Mal in der Geschichte Ihrer Gesellschaft diese in unserer Universitätsstadt und Landeshauptstadt Düsseldorf tagt. Ich glaube, wir verdanken das der damaligen Tätigkeit von Herrn Kollegen Küchle hier in Düsseldorf. Wir haben Sie, Herr Kollege Küchle, sehr ungern aus unserer Stadt wegziehen sehen, zu neuen Ufern aufbrechend, und wir bedauern es nach wie vor, daß wir Sie als Mitglied unseres Lehrkörpers haben verlieren müssen. Um so glücklicher bin ich heute, hier Sie im Namen der gesamten medizinischen Fakultät offiziell begrüßen zu dürfen, die ja aus der altehrwürdigen Medizinischen Akademie hervorgegangen ist, die auf merkwürdige Weise die Gründung einer Initiative von Studenten und Professoren, die gemeinsam in den schweren Jahren nach dem 1. Weltkrieg durchgeführt wurde, verdankt. Ein Zeichen, daß in anderen Zeiten die Kooperation zwischen Lehrenden und Lernenden ganz hervorragend geklappt hat!

Ich darf noch ein bißchen zurückblenden und daran erinnern, daß in dieser Stadt einer der bedeutendsten Schüler Albrecht v. Graefes, nämlich Albert Mooren, gewirkt hat, nach dem auch die Straße benannt ist, an der unsere Klinischen Universitäts-Anstalten liegen und dem das bedeutsamste medizinische Denkmal in unserer Stadt, der Moorenbrunnen vor dem Klinikum, geweiht war. Mooren hat hier die Ophthalmologie zu einer großen Bedeutung gebracht. Er hat über 25 000 Augenoperationen durchgeführt. Er war gleichaltrig wie Albrecht v. Graefe. Aber man muß hier wieder feststellen, daß Graefe schon mit 19 Jahren zum Dr. med. promoviert wurde, während Mooren dafür eine wesentlich längere Zeit brauchte. Er konnte diese erst mit 26 Jahren erreichen.

Beide blieben eng verbunden und insbesondere in dem Heidelberger Freundschaftskreis, der die Mitglieder der jungen Ophthalmologie vereinte, so lange, bis daraus eine Gesellschaft wurde. Ich fürchte, daß die Tatsache, daß Sie heute zum ersten Mal nach Düsseldorf kommen, zum Teil dem Verhalten von Mooren zu verdanken ist, der sich von dieser offiziellen Gesellschaft schnell zurückzog, weil er diese Institutionalisierung des früheren Freundschaftskreises nicht besonders schätzte und damit natürlich leider den Kontakt zu seinen Fachkollegen teilweise verlor.

Immerhin, in der ganzen Welt ist das Ulcus rodens (Mooren) ein Begriff, und wir haben vor kurzem erst in unserer Universität den 150. Geburtstag dieses bedeutenden Mannes, der im gleichen Jahr 1828 wie Graefe geboren wurde, in gebührender Weise gefeiert.

Sie finden also hier eine historische Stätte, wenn Sie so wollen der jungen Ophthalmologie in Deutschland, und ich bin überzeugt davon, daß Sie sich in dieser Stadt wohlfühlen werden, auch wenn Sie in den etwas angenehmeren und zentraler liegenden Räumen dieses großen Hotels tagen und uns nicht die Freude machen, Gäste der Universität zu sein, die draußen vor der Stadt in einem Campus angesiedelt ist.

Ich wünsche Ihnen also allen, und insbesondere Ihnen, Herr Vorsitzender, viel Erfolg, neue Erkenntnisse und vor allem auch eine Verbesserung der kollegialen Beziehungen hier in dieser Stadt Düsseldorf. Ich hoffe, daß sich das besondere Fluidum, das ja die Kollegen in der Ophthalmologie von Anfang und seit der Gründung dieser Gesellschaft an umfaßt hat, auch hier wieder nützlich und erfreulich bemerkbar macht. Alles Gute also für den Kongreß und viel Erfolg!

Sehr geehrter Herr Prodekan, lieber Herr Kollege Schadewaldt, ich danke Ihnen herzlich für Ihre Begrüßungsworte und darf nun in meiner Eröffnungsrede fortfahren.

Seit unserer letzten Zusammenkunft im September vorigen Jahres in Heidelberg hat uns wieder eine Reihe von Mitgliedern für immer verlassen. Wir werden ihrer übermorgen bei der Mitgliederversammlung gedenken. Lassen Sie mich aber an dieser Stelle über fünf besonders Prominente, die uns der Tod genommen hat, einige Worte sagen. Es sind dies in der Reihenfolge ihres Todestages
Prof. Dr. Franz Anton Hamburger
Prof. Dr. Adolf Jess
Sir Stewart Duke-Elder

Prof. Dr. Hugo Gasteiger
Dr. Carl Zenker

Prof. Dr. *Franz Anton Hamburger* ist am 17. Oktober 1977 verstorben. Er wurde am 10. September 1907 in Wien geboren und war nach seiner Approbation zunächst von 1932 bis 1945 Schüler von Karl Lindner an der II. Wiener Universitäts-Augenklinik. Im Jahre 1942 habilitierte er sich mit dem Thema „Das Sehen in der Dämmerung". Von 1948 bis 1950 war er dann an der I. Wiener Universitäts-Augenklinik tätig, um danach von 1950 bis 1974 als Vorstand der Augenabteilung des Krankenhauses in Wiener Neustadt zu wirken. Seine wissenschaftlichen Publikationen auf dem Gebiet der Motilitätsstörungen und der Sinnesphysiologie haben Professor Hamburger weltweit bekannt gemacht. Hier hat er Pionierarbeit in der Augenheilkunde geleistet. Es war seine Idee, auf dem Gebiet der Motilitätsstörungen in regelmäßigen Zusammenkünften Erfahrungen auszutauschen und neue wissenschaftliche Erkenntnisse zu diskutieren. So entstand auf seine Anregung 1964 das Consilium strabologicum. Dieses hat im Sinne des Verstorbenen beschlossen, einen „Franz Anton Hamburger-Preis" zu stiften, der einmal jährlich im Rahmen des Symposiums für Schielbehandlung für eine auszeichnungswürdige Veröffentlichung über Motilitätsstörungen verliehen werden soll. Franz Anton Hamburger war eine liebenswerte, bescheidene Persönlichkeit, deren vorbildliche ethische Einstellung als Arzt zum Patienten für uns alle beispielgebend ist. Wir werden ihm stets ein ehrendes Andenken bewahren.

Am 23. Oktober 1977 ist Prof. Dr. *Adolf Jess* als Nestor der deutschen Augenärzte für immer von uns gegangen. Als Sohn eines Richters wurde er am 7. März 1883 in Bordesholm (Schleswig-Holstein) geboren. Nach seinem Staatsexamen im Jahre 1907 war er augenärztlich zunächst in Göttingen unter Artur von Hippel und dessen Oberarzt Franz Schieck tätig und ging anschließend zu Carl von Hess nach Würzburg. Im Jahre 1913 habilitierte er sich als Oberarzt von Adolf Vossius in Gießen. 1924 trat er die Nachfolge seines Lehrers Vossius als Ordinarius der Gießener Universitäts-Augenklinik an. Im Jahre 1933 wurde er als Nachfolger von Hertel auf das Ordinariat in Leipzig gerufen. Auch nach dem Kriegsende leitete er mit der ihm eigenen Energie die Klinik weiter, bis er im Dezember 1945 schweren Herzens Leipzig verließ und nach Westdeutschland übersiedelte. Hier wurde er – inzwischen 63 Jahre alt – im Herbst 1946 auf seinen dritten Lehrstuhl an der wiedereröffneten Universität Mainz berufen. Erst mit 74 Jahren trat Adolf Jess 1957 in den wohlverdienten Ruhestand, um danach in Wiesbaden noch bis zum 89. Lebensjahr in freier Praxis tätig zu sein. In treuer Anhänglichkeit besuchte er bis ins hohe Alter regelmäßig die Tagungen der Deutschen Ophthalmologischen Gesellschaft, deren Ehrenmitglied er im Jahre 1973 wurde. Er publizierte 150 wissenschaftliche Arbeiten, die sich vorwiegend mit den Erkrankungen der Linse, aber auch mit vielen anderen Gebieten der klinischen Ophthalmologie beschäftigten. Bis ins hohe Alter war er passionierter Jäger und Naturliebhaber. Dem Lebensweg dieser ungewöhnlich vitalen und dynamischen Persönlichkeit gebührt unsere Hochachtung und Bewunderung. Er wird uns immer in Erinnerung bleiben.

Mit dem Tod von *Sir Stewart Duke-Elder*, der am 27. März 1978 im Alter von 79 Jahren verstorben ist, hat die ophthalmologische Welt einen ihrer bedeutendsten Männer und die britische Ophthalmologie ihren berühmtesten Vertreter verloren. Stewart wurde als Sohn eines Pfarrers am 22. April 1898 in Tealing in der Nähe von Dundee geboren. Nach seiner ärztlichen Ausbildung wurde er bereits mit 26 Jahren Mitglied des Royal College of Surgeons von England. Schon 1 Jahr später war er Präsident der University Union of St. Andrews. Sein besonderes wissenschaftliches Interesse galt zunächst der Physiologie des Auges. Seinen ersten großen Beitrag für unser Fach leistete er mit seinem 7-bändigen Textbook of Ophthalmology, das er allein in den Jahren 1932 bis 1954 schuf. Während des II. Weltkrieges war Sir Stewart beratender Ophthalmo-Chirurg bei der Britischen Armee. Nach dem Kriege wurde er mit Ehren überschüttet. Er erhielt Medaillen von 16 Universitäten, war Präsident und Ehrenmitglied vieler Gesellschaften sowie Ehrenpräsident des Internationalen Ophthalmologischen Rates auf Lebenszeit. Im Jahre 1960 wurde er in den Adelsstand erhoben, eine Auszeichnung, die klinisch tätigen Ärzten nur selten verliehen wird. 1958 entschloß sich

3

Sir Stewart, sein ursprüngliches Textbook auf den neuesten Stand zu bringen und begann sein Werk „System of Ophthalmology" in 15 Bänden, deren letzter im Jahre 1976 erschien. Die Deutsche Ophthalmologische Gesellschaft rechnet es sich zur hohen Ehre an, daß sie diesen Mann auch zu ihren Ehrenmitgliedern zählen durfte und wird ihn nie vergessen.

Am 21. Mai 1978 hat uns Prof. Dr. *Hugo Gasteiger*, emeritierter Ordinarius an der Augenklinik der Freien Universität Berlin, für immer verlassen. Hugo Gasteiger wurde am 26. November 1899 in Murau in der Steiermark geboren. Nach seiner Approbation im Jahre 1923 in Innsbruck war er zunächst von 1924 bis 1934 an der Universitäts-Augenklinik Innsbruck unter Seefelder tätig, wo er sich 1929 mit der therapeutischen Anwendung der Röntgenstrahlen in der Augenheilkunde habilitierte.

In den nachfolgenden Jahren von 1935 bis 1938 war er Oberarzt bei Rudolf Thiel in Frankfurt und danach von 1938 bis 1951 Direktor der Städtischen Augenklinik in Dresden. Im Jahre 1951 erhielt Hugo Gasteiger einen ehrenvollen Ruf als Ordinarius an die Humboldt-Universität in Ostberlin, wo er bis 1957 wirkte. Im Jahre 1957 wurde er schließlich als ordentlicher Professor an die Augenklinik der Freien Universität Berlin berufen, die er bis zu seiner Emeritierung im Jahre 1968 leitete. Sein wissenschaftliches Werk umfaßt über 130 Publikationen, darunter zahlreiche Handbuch- und Lehrbuchbeiträge. Auch um die Deutsche Ophthalmologische Gesellschaft hat sich Hugo Gasteiger große Verdienste erworben. Als langjähriges Vorstandsmitglied war er 1959/60 1. Vorsitzender der DOG und richtete in dieser Eigenschaft unsere 63. Zusammenkunft in Berlin im Jahre 1960 aus. Die Deutsche Ophthalmologische Gesellschaft hat seine Verdienste um sie im Jahre 1975 durch die Verleihung der Ehrenmitgliedschaft gewürdigt. Wir werden auch seiner stets in Dankbarkeit gedenken.

Erst vor wenigen Wochen, am 24. August 1978, ist Dr. med. *Carl Zenker*, Leiter der Augenklinik „Herzog Carl Theodor" in München, verstorben. Carl Zenker wurde als Zwillingsbruder des berühmten Chirurgen Rudolf Zenker am 24. Februar 1903 in München geboren. Nach der Promotion und Approbation in München war er zunächst Schüler von Karl Wessely in München und anschließend Assistent bei Hertel in Leipzig. Von 1932 bis 1978 leitete er die Augenklinik „Herzog Carl Theodor" in München und verschaffte ihr als hervorragender Chirurg großes, ja weltweites Ansehen. Als noble Persönlichkeit und Arzt aus Berufung gehört auch Carl Zenker, dem von allen Seiten nur Sympathien entgegengebracht wurden, zu den Großen und Unvergessenen unseres Faches.

Ich darf Sie bitten, sich zum Gedenken an die Verstorbenen von den Plätzen zu erheben. Ich danke Ihnen.

Es ist guter Brauch unserer Gesellschaft, daß der Vorsitzende anläßlich seiner Eröffnungsansprache auch seiner eigenen Lehrer gedenkt. Die beiden großen Persönlichkeiten, die meinen beruflichen Lebensweg geprägt und mir auch menschlich immer als Vorbilder gedient haben, waren Prof. *Wilhelm Rohrschneider* und Prof. *Marc Amsler*. Sie waren beide, jeder in besonderer Weise, nicht nur hervorragende Ärzte und Lehrer, sondern auch bewundernswerte Menschen. Die Älteren unter Ihnen werden sich noch gut ihrer erinnern und sie werden ihnen unvergessen bleiben. Ich empfinde es als großes Glück, aber auch als große Verpflichtung, daß ich fast 25 Jahre später Wilhelm Rohrschneiders Nachfolger in Münster werden durfte.

Nunmehr habe ich die große Freude, Ihnen mitteilen zu können, daß die Mitglieder unserer Gesellschaft durch Briefwahl fünf neue Ehrenmitglieder gewählt haben. Wenn diese Zahl manchem ungewöhnlich hoch erscheinen mag, so darf ich vielleicht daran erinnern, daß wir in den letzten beiden Jahren auch fünf Ehrenmitglieder durch den Tod verloren haben.

Die fünf neuen Ehrenmitglieder sind die Herrn Professoren Hans Sautter, Hamburg; Helmut Fanta, Wien; Frederick Blodi, Iowa City; M.J. Roper-Hall, Birmingham und Peter Clemens Kronfeld, Tucson.

Herr *Sautter* hat sich um unsere Gesellschaft in besonderem Maße verdient gemacht. Er war nicht nur langjähriges Vorstandsmitglied, sondern hat auch zahlreiche Veranstaltungen der DOG in vorbildlicher

Weise ausgerichtet; so 1962 den Fortbildungs-Kongreß in Hamburg, 1972 zusammen mit Herrn Pau den DOG-Kongreß in Hamburg und schließlich 1967 als 1. Vorsitzender den DOG-Kongreß in Heidelberg. Als besondere Leistung ist der von ihm 1976 in Hamburg geleitete Kongreß der Europäischen Ophthalmologischen Gesellschaft anzusehen. Herr Sautter hat damit wesentlich zur Geltung der deutschen Augenheilkunde in den letzten 20 Jahren beigetragen. Auch die Symposien der Deutschen Ophthalmologischen Gesellschaft, die sich als wertvolle Einrichtung erwiesen haben, sind seiner Anregung zu danken. Es ist mir deshalb eine ganz besondere Freude und Ehre, Ihnen, lieber Herr Sautter, auf unserer diesjährigen Zusammenkunft die Urkunde Ihrer Ernennung zum Ehrenmitglied überreichen zu dürfen.

Herr *Fanta* ist seit über 25 Jahren Mitglied der DOG und hat seit 1945 als einer der Treuesten regelmäßig an allen unseren wissenschaftlichen Tagungen teilgenommen. Er hat sich dabei in besonderem Maße um die Kontakte zwischen der Deutschen und der Österreichischen Ophthalmologischen Gesellschaft verdient gemacht. Herr Fanta ist Gründungsmitglied der Internationalen Akademie für Ophthalmologie und der Europäischen Gesellschaft für Augen-Pathologie, deren Präsident er auf der Jahrestagung in Wien war. Seine zahlreichen Verdienste haben ihm auch die ehrenvolle Ernennung zum Mitglied der Leopoldina eingebracht. Ich freue mich deshalb sehr, auch ihn mit der Überreichung dieser Urkunde zum Ehrenmitglied der DOG ernennen zu dürfen.

Herr *Blodi*, den wir heute hier in Düsseldorf besonders herzlich begrüßen dürfen, ist eine der hervorragendsten und anerkanntesten ophthalmologischen Persönlichkeiten in den USA, die aus dem deutschsprachigen Raum hervorgegangen sind. Er hat wesentlich dazu beigetragen, daß die deutschsprachige Ophthalmologie auch nach dem Kriege wieder internationale Beachtung fand. Ein treuer Freund der Deutschen Ophthalmologischen Gesellschaft hat die Augenklinik der Universität Iowa City zu einem Zentrum moderner ophthalmologischer Forschung gemacht und damit einen wichtigen Beitrag zum Ansehen der Augenheilkunde geleistet. Ich freue mich deshalb sehr, auch ihm die Urkunde seiner Ehrenmitgliedschaft überreichen zu können.

Herr *Roper-Hall* hat sich auf vielen wissenschaftlichen und klinischen Gebieten der Augenheilkunde profiliert und zählt zu den bedeutendsten augenärztlichen Fachkollegen Englands. Er hat sich mit seinem weitreichenden Einfluß besonders um die Intensivierung der Kontakte zwischen britischen und deutschen Augenärzten bemüht. Er war es, der 1974 die Anregung zur ersten offiziellen Besuchsreise der DOG nach Großbritannien gab und der dieses in jeder Hinsicht begrüßenswerte Unternehmen zu einem Ereignis machte, das allen Beteiligten unvergessen bleiben wird. Durch die Verleihung der Ehrenmitgliedschaft unserer Gesellschaft wird Herr Roper-Hall als maßgeblicher und noch längere Zeit aktiver englischer Ophthalmologe wesentlich dazu beitragen können, daß fachliche und menschliche Kontakte zwischen unseren beiden Fachgesellschaften weiter vertieft werden. Auch Herr Roper-Hall weilt unter uns und so kann ich ihm die Ehrenurkunde mit unseren besten Wünschen aushändigen. Dear Mr. Roper-Hall, please accept my sincere and personal congratulations on having been elected a charter member of the German Ophthalmological Society. It is with particular pleasure that I hand you this document.

Herr *Kronfeld* ist seit über 40 Jahren Mitglied der DOG und hat bereits 1925 seinen ersten wissenschaftlichen Vortrag vor unserer Gesellschaft gehalten. Er wurde 1928 an die Universität von Chicago berufen und war danach an mehreren Universitäts-Augenkliniken in den Vereinigten Staaten und in China an führender Stelle tätig. Herr Kronfeld, der ebenfalls der Deutschen Ophthalmologischen Gesellschaft immer treu verbunden war, ist heute einer der angesehensten Ophthalmologen in den USA. Auch mit seiner Ernennung zum Ehrenmitglied bekunden wir einem Mann unsere größte Hochachtung, der sich der deutschen Ophthalmologie zeitlebens eng verbunden fühlte. Da Herr Kronfeld zu seinem und unserem Bedauern heute nicht unter uns sein kann, werden wir ihm seine Ernennung zum Ehrenmitglied telegraphisch mitteilen und ihm die ausgefertigte Urkunde zusenden.

Weiterhin kann ich Ihnen, meine sehr verehrten Damen und Herren, mitteilen, daß eines unserer prominentesten Mitglieder, Herr Prof. *Meyer-Schwickerath*, vor kurzem in das Kapitel des Ordens „Pour le mérite" berufen worden ist. Wenn man von Dieffenbach, Helmholtz und Johannes Müller absieht, die ja eigentlich keine Augenärzte im engeren Sinne waren, so ist es das erste Mal, daß diese hohe Ehrung einem Augenarzt zuteil geworden ist. Ich freue mich deshalb, Herrn Meyer-Schwickerath im Namen der Gesellschaft die herzlichsten Glückwünsche zu dieser hohen und verdienten Auszeichnung aussprechen zu können.

Ich komme nun zu den Preisverleihungen der diesjährigen Tagung.

Der *Franceschetti-Liebrecht-Preis 1978* wurde Herrn Privat-Dozent Dr. *Volker Henn*, Oberarzt an der Neurologischen Universitäts-Klinik Zürich, zugesprochen. Die Kommission, die aus den Herren Kommerell (federführend), Babel, Friesén, Jaeger und Lang bestand, hat Herrn Henn einstimmig den Preis für seine grundlegenden Arbeiten über die Okulomotorik zuerkannt. Nach einer neurophysiologischen Grundausbildung bei Grüßer in Berlin hat Herr Henn, zunächst zusammen mit Cohen in New York und dann allein in Zürich, die Neuronen-Koordination des pontinen Blickzentrums aufgeklärt. Seine Analyse ist so präzis, daß er aufgrund seiner Ableitungen aus dem Hirnstamm des Affen hervorsagen konnte, welche Blickbewegungen einige Millisekunden später erfolgen würden. In den letzten 2 Jahren ist es Herrn Henn und seiner Arbeitsgruppe gelungen, ein neurophysiologisches Korrelat auch für das vertikale Blickzentrum im Mittelhirn aufzufinden. Durch systematische Untersuchungen des Vestibulariskernes konnte Herr Henn die für Gleichgewichts- und Raumorientierung wichtige Zusammenarbeit optischer und vestibulärer Afferenzen bei Primaten nachweisen. Anläßlich des Freiburger Symposions der DOG über Augenbewegungsstörungen im April 1977 hat Herr Henn gezeigt, daß seine tierexperimentellen Forschungen keineswegs nur von theoretischem Interesse sind, sondern die klinische Diagnostik von Blicklähmung und internukleären Ophthalmoplegien wesentlich verfeinern. Herr Henn hat damit die Neuro-Ophthalmologie durch seine originellen Arbeiten erheblich bereichert.

Ich darf Ihnen, sehr geehrter Herr Kollege Henn, hiermit den Franceschetti-Liebrecht-Preis 1978 überreichen und Sie im Namen

unserer Gesellschaft zu dieser Auszeichnung herzlich beglückwünschen.

In der Absicht, die wissenschaftliche Arbeit des deutschsprachigen ophthalmologischen Nachwuchses zu fördern, hat die Firma Dr. *Thilo* in dankenswerter Weise einen Preis gestiftet, der unter dem Namen „*Ophthalmologischer Förder-Preis der Firma Dr. Thilo & Co. GmbH*" im Einvernehmen mit unserer Gesellschaft in diesem Jahre erstmalig verliehen wird. Das zu diesem Zweck vom DOG-Vorstand berufene Preisrichter-Kollegium, bestehend aus den Herren Lund, München (federführend); Eisner, Bern; Mesterek, Sauerlach; Slezak, Wien und Thiel, Kiel hat den Ophthalmologischen Förder-Preis Thilo 1978 einstimmig an Herrn Privat-Dozent Dr. *Hauke Krey*, Gießen, verliehen.

Mit der Zuerkennung des Preises sollen die sorgfältigen, aufschlußreichen Untersuchungen von Herrn Krey zur zentralen und peripheren Choriokapillaris des Menschen gewürdigt werden. Herr Krey bediente sich hierbei der enzymbiochemischen Darstellungsweise der Endothelien der Aderhautkapillaren, womit bei detaillierter Wiedergabe des Gefäßsystems Artefakte weitgehend vermeidbar waren. An post mortem-Augen aller Altersgruppen ließen sich offensichtlich altersabhängige Veränderungen der Kapillaren mit Lumeneinengung und Obliteration, aber auch eine Abnahme der peripheren Gefäßdichte und schließlich ampulläre Erweiterungen der Kapillaren nachweisen. Kapillarveränderungen dieser Art nehmen vom 4. Lebensjahrzehnt an zu und lassen eine oranahe, überwiegend temporale Lokalisation erkennen. Beziehungen zu degenerativen Veränderungen der Netzhautperipherie werden diskutiert. Ohne Zweifel wird in Zukunft unser vermehrtes klinisches Interesse aufgrund dieser Untersuchungen nicht nur der Abklärung der Aderhautvaskularisation gelten; die gewonnenen histologischen Untersuchungsresultate an der Aderhaut werden vielmehr auch für vaskuläre, degenerative und entzündliche Prozesse von Netzhaut und Aderhaut von Bedeutung sein. Die Ergebnisse von Herrn Krey bringen in dieser Hinsicht für weitere Untersuchungen Basis und Anregung.

Ich freue mich, sehr geehrter Herr Kollege Krey, Ihnen hiermit den Ophthalmologischen Förder-Preis der Firma Dr. Thilo 1978 überreichen zu können und darf Ihnen hierzu unsere herzlichen Glückwünsche aussprechen.

Meine sehr verehrten Damen und Herren, die Eröffnungsansprache des Vorsitzenden gibt auch Gelegenheit, sich im Namen des Vorstandes unserer Gesellschaft zu jeweils *aktuellen Fragen und Problemen* zu äußern, die uns alle, ob in Praxis oder Klinik tätig, bewegen. Ich möchte an dieser Stelle heute kurz zu Fragen des augenärztlichen Nachwuchses, zum Optikerproblem und zu unserer Einstellung gegenüber den Massenmedien Presse, Rundfunk und Fernsehen Stellung nehmen.

Die inzwischen in fast allen Bundesländern obligatorische vierjährige *Facharztweiterbildungszeit* in der Augenheilkunde ist sicher sehr zu begrüßen, sind doch bei der zunehmenden Ausweitung unseres Fachgebietes die zu selbständiger, eigenverantwortlicher augenärztlicher Tätigkeit erforderlichen Kenntnisse und Erfahrungen nur in dieser Minimalzeit zu erwerben. Auch eine Facharztprüfung am Ende der Weiterbildungszeit vor Erteilung der Facharztanerkennung erscheint zweckmäßig, weil auf diese Weise sowohl der Weiterbildende als auch der Weiterzubildende zu einer umfassenden, systematischen und den heute zu stellenden Anforderungen gerecht werdenden Facharztweiterbildung, die der in anderen Ländern nicht nachstehen darf, motiviert wird. Geeignete bundeseinheitliche Modalitäten einer solchen Facharztprüfung müssen allerdings erst noch erarbeitet werden. Dabei ist die Schaffung eines Rahmenkataloges für die Prüfung zu Abschluß der Facharztweiterbildung zweifellos Aufgabe unserer wissenschaftlichen Gesellschaft.

Nun ein Wort zu dem in vieler Hinsicht immer noch gespannten *Verhältnis* zwischen uns *Augenärzten* und gewissen Kreisen der *Augenoptiker.*

Als wir Augenärzte uns vor Jahren dagegen wandten, daß den Optikern das Recht zur Refraktionsbestimmung zugebilligt würde, dachten wir in erster Linie an die möglichen Versäumnisfälle. Wir befürchteten aber auch weitere Einbrüche in ärztliche Tätigkeitsbereiche. Nachdem die Refraktionsberechtigung erstritten war, sind uns als Folge davon viele nicht rechtzeitig erkannte schwerwiegende Augenleiden begegnet. Jetzt stehen wir vor der Forderung gewisser Optikerkrei-

se, das Recht zur ophthalmoskopischen Untersuchung und zur Prismenbehandlung bei Störungen des Binokularsehens zu erhalten. Unter solchen Aspekten müssen wir den vom Zentralverband der Augenoptiker intensiv angestrebten Studiengang Augenoptik an der Fachhochschule Aalen ablehnen. Uns befremden auch die oft einseitigen Stellungnahmen von manchen Mitgliedern der optischen Industrie zugunsten der Optiker. Ein weiteres Vordringen in ärztliche Aufgaben kann von uns im Interesse unserer Patienten und unseres Berufsstandes nicht hingenommen werden.

Ein weiteres ernstes Problem, das uns vor allem in den letzten Jahren zunehmend Sorgen bereitet, ist der zu Kritik Anlaß gebende *Umgang* mancher Kollegen mit den *Massenmedien.* Es basiert im wesentlichen auf einer kaum zu vereinbarenden ärztlichen und journalistischen Berufsauffassung.

Der *Arzt* sollte sich dem Ideal der Verschwiegenheit und der Zurückhaltung im öffentlichen Auftreten verpflichtet fühlen; er muß sich aufgrund der Berufsordnung jeder Werbung enthalten. Berichte über neue Verfahren und Erfolge in seinem Arbeitsgebiet gehören nicht in die öffentliche Presse, nicht in Rundfunk oder Fernsehen, sondern in die Fachzeitschriften und auf Kongresse. Die Information des Patienten über seine Erkrankung und über die Möglichkeiten ihrer Diagnose und Therapie ist eine Angelegenheit, die nur den Arzt und seinen individuellen Patienten angehen.

Der *Journalist* hält sich dagegen für verpflichtet, die neuesten Ergebnisse auch der Medizin möglichst schnell einer breiten Öffentlichkeit mitzuteilen; er spricht von einem journalistischen Grundrecht zu recherchieren und von dem Recht des Bürgers, alles Neue sofort zu erfahren. Diese Berichterstattung entbehrt aber jedes individuellen Bezuges; sie richtet sich an eine breite, in der Mehrzahl nicht einmal betroffene Öffentlichkeit und ist dementsprechend in Gefahr, „marktschreierisch" zu werden; sie ist zudem nach aller Erfahrung meistens sachlich falsch.

Da diese beiden Auffassungen unvereinbar sind, muß jeder Beteiligte seinen Standpunkt überdenken und festlegen. Für den Arzt muß im Interesse seiner Patienten, seiner Glaubwürdigkeit und seines Ansehens die Pflicht zur Zurückhaltung und Seriosität, d.h. zum Verzicht auf Information der außerfachlichen Öffentlichkeit und vor allem der Verzicht auf Werbung höherstehen als die von Journalisten vorgebrachten Rechtsgüter. Diesen Standpunkt muß man sehr streng vertreten, nicht deshalb, weil der Arzt etwas zu verbergen hat oder „geheimbündelt", sondern weil er sein Bemühen, den Patienten zu helfen, nicht zum Gegenstand öffentlicher Diskussionen machen lassen kann. Er kommt dabei nur zu leicht in den Ruf − und keineswegs immer zu Unrecht − mit einem öffentlichen Auftreten nicht dem Wohl des Patienten, sondern den eigenen Wünschen, seinem Ehrgeiz und seinem Geltungsbedürfnis zu dienen, von anderen Motiven ganz zu schweigen.

Mehrere publizistische Vorgänge in den letzten Jahren geben Anlaß, auf die Verpflichtung des Arztes zur Zurückhaltung, wenn nicht zur absoluten Abstinenz in der außerfachlichen Publizistik hinzuweisen und diese gegen die sogenannten journalistischen Grundrechte abzugrenzen und gleichzeitig eine Warnung vor jeder denkbaren Verführung zur Publikation über die ärztliche Tätigkeit in außerfachlichen Medien auszusprechen.

Die Deutsche Ophthalmologische Gesellschaft empfiehlt deshalb ihren Mitgliedern, Anfragen von seiten der Presse, des Rundfunks oder des Fernsehens an eine von der DOG gebildete Medienkommission zu verweisen, die mit sachkundigen Informationen ohne Hervorhebung einer einzelnen Person jederzeit zur Verfügung steht. Wer es dennoch vorzieht, selbst Interviews zu geben, sollte sich zur eigenen Sicherheit wenigstens schriftlich bestätigen lassen, daß ihm der genaue Wortlaut der vorgesehenen Veröffentlichung vor der Publikation nochmals vorgelegt wird und daß spätere Änderungen des von ihm gebilligten Wortlautes der Veröffentlichung nicht mehr vorgenommen werden. Eine solche Forderung ist nach Auffassung des Justitiars der Bundesärztekammer nicht nur das Recht, sondern sogar die Pflicht des Arztes, weil er sonst indirekt seine Zustimmung zu mißverständlichen oder gar falschen Darstellungen gibt. Ein solches Verlangen hat nichts mit irgendeiner Einschränkung der Pressefreiheit zu tun; es soll den Arzt vielmehr davor schützen, daß seine Verlautbarungen falsch interpretiert werden oder daß mit ihnen Mißbrauch getrieben wird, was ihm dann nicht nur Vorwürfe aus der Kollegenschaft einbringt, sondern vor allem auch zur Fehlinformation der Öffentlichkeit führen kann. Wir meinen daher, eine derartige Absicherung des gegenüber Massenmedien zu Auskünften bereiten Arztes ist unbedingt notwendig und legitim. Selbst ein so streitbares Presseorgan wie der SPIEGEL räumt in seinen berühmten Spiegelgesprächen dem Gesprächspartner *vor* der Veröffentlichung die Möglichkeit ein, Änderungen des Textes vorzunehmen bzw. den geplanten Beitrag ganz zurückzuziehen.

Meine Damen und Herren, mit dem Hauptthema unserer diesjährigen Tagung „Ionisierende Strahlen in der Augenheilkunde" haben wir bewußt ein Grenzgebiet zwischen Ophthalmologie und Radiologie angesprochen, mit dem der in der Praxis tätige Augenarzt, aber auch mancher Kliniker oft nicht hinreichend vertraut ist und das im diagnostischen wie im therapeutischen Bereich gerade in den letzten Jahren eine stürmische Weiterentwicklung erfahren hat. Sich hier über die gegenwärtigen Möglichkeiten durch kompetente Sachkenner unterrichten zu lassen, soll eines der Hauptanliegen unseres heute beginnenden Kongresses sein. Wir sind daher den auf diesem Sektor besonders erfahrenen Fachkollegen, vor allem aber auch unseren Gästen des Fachgebietes Radiologie für ihre Bereitschaft, uns aus ihren Arbeitsgebieten zu berichten, sehr dankbar.

Mein Dank gilt weiterhin allen sichtbaren und unsichtbaren Helfern, die mit der Vorbereitung dieser Tagung große Mühen auf sich genommen und damit einen ganz wesentlichen Beitrag zum Gelingen unserer diesjährigen Zusammenkunft geleistet haben. Ein mit viel Umsicht vorbereitetes gesellschaftliches Rahmenprogramm, bei dem sich besonders Herr Kollege Budde um die Veranstaltungen für unsere Damen verdient gemacht hat, soll dazu beitragen, daß auch diese Tagung neben ihren wissenschaftlichen Anliegen hinreichend Gelegenheit zu zwanglosem Beisammensein und zu freundschaftlichen Begegnungen bietet.

In diesem Sinne wünsche ich der 76. Zusammenkunft der Deutschen Ophthalmologischen Gesellschaft einen erfolgreichen und glücklichen Verlauf!

Ber. Dtsch. Ophthalmol. Ges. 76, 9–16 (1979)
Ionisierende Strahlen in der Ophthalmologie
Redigiert von W. Jaeger, Heidelberg
© J. F. Bergmann Verlag 1979

Kunst und Ophthalmologie

H. Schadewaldt (Düsseldorf)

Das Auge spielt auch in ikonographischer Beziehung eine besondere Rolle. Es ist neben dem Herz das Organ, das am meisten in Poesie und Musik besungen wird. Man spricht vom „lichtvollen Auge", von „funkelnden Augen". Man spricht aber auch vom „finsteren" oder „erzürnten Blick", und ebenso wie das Herz wird das Auge als ein „Fenster der Seele" verklärt oder abgewertet. Wenn man daran denkt, daß wir heute noch einen Brief schließen mit „herzlichsten Grüßen", obwohl wir längst wissen, daß Emotionen im Gehirn ihren Ursprung haben und wir eigentlich mit „zerebralen Grüßen" unsere Freunde bedenken müßten, so werden Sie die Sonderstellung, die dem Herzen und auch dem Auge zuerkannt wird, durchaus anerkennen. Aus dieser interessanten Beobachtung, daß das Auge als wichtiges Organ neben dem Herzen in besonderem Maße Berücksichtigung auch in der Kunst und in der Literatur fand, ergibt sich auch die magische Bedeutung des Auges, wie Sie hier auf dieser uralten Darstellung des sogenannten „Horusauges" sehen können, aus der übrigens nach Auffassung mancher Forscher unser heutiges Symbol des „Recipe" hervorgegangen sein soll, was freilich andere bestreiten (Abb. 1).

Man geht nämlich davon aus, daß dieses Symbol des „Horusauges", das auch auf altägytischen Rezepten als Einleitungsfloskel erscheint, günstige Bedingungen für die Aufnahme eines Arzneimittels schaffen soll. Das entspricht etwa der alten Sequenz auf Promotionsurkunden „quod felix bonum faustumque sit".

Angeblich soll dieses „Horusauge" in die römische Kultur übergegangen und aus dem Jupiter-Symbol soll dann das Rp. entstanden sein, d.h. dieses merkwürdige Zeichen, das wir mit dem lateinischen Ausdruck „Recipe" umschreiben. Hier sehen Sie aber noch, daß dieses „Recipe" ursprünglich wohl gar nicht diese Bedeutung hatte, etwa auf einem solchen Schild aus einer alten flämischen Apotheke in Antwerpen, das hier eine ganz ande-

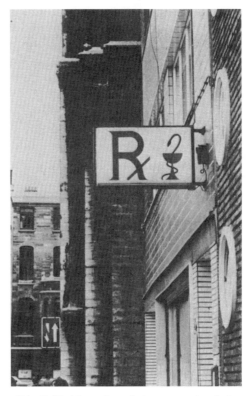

Abb. 2. Emblem einer Antwerpener Apotheke. Foto: I. Dippmann, Düsseldorf

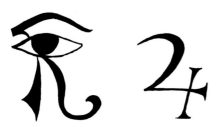

Abb. 1. Stilisiertes Horusauge und Jupitersymbol. Aus McCord, C.P.: Artificial eyes. J. occup. med. 7, 61 (1965)

re Symbolik zeigt, die doch wohl aus dem alten Horusauge über das Jupiter-Symbol, das dann in der christlichen Zeit ein „Responsum Christi" geworden sein dürfte, entstanden ist (Abb. 2). Alte Rezepte zeigen ja noch nicht etwa das Rp., sondern die merkwürdige Form R.c. Ich wollte dies am Anfang meiner Erläuterung erwähnen, um Ihnen die allgemeine Bedeutung dieses „Horusauges" für jedes Rezept, das jeder Arzt in der Welt zu schreiben pflegt, deutlich zu machen.

Aber ich sollte jetzt als weiteres Beispiel aus diesem Grenzgebiet zwischen Kunst und Medizin zuerst einmal das Thema des Blinden und der Blindheit deshalb herausstellen, weil diese Krankheit oder dieses Leiden seit jeher eine ganz besondere Bedeutung in der Öffentlichkeit hatte und weil die Blinden einmal des besonderen Mitleides gewiß sein konnten, aber auch der rücksichtslosen Gleichgültigkeit ausgesetzt waren. Wenn ich hier aus der schönen Arbeit von Herrn Dr. Johannes Fuchs aus Stuttgart diese Darstellung eines blinden altägyptischen Harfners aus der Sakkara-Kultur, etwa 2000 bis 1700 v. Chr. (Mittleres Reich), ein Relief, das sich heute im Museum in Leiden befindet, zeige, dann soll es uns die besondere Verinnerlichung und die Berufsmöglichkeiten für die Blinden in früherer Zeit, als es noch keine Blindenschrift gab, näherbringen (Abb. 3). An der Augenstellung allein kann man schon die Blindheit erkennen. Die Augen sind manchmal nur ein Strich, immer zusammengekniffen, und nie sieht man die großen schönen ägyptischen mandelförmigen Augen, wie sie auch das Horusauge zeigte.

Eine ganz besondere Bedeutung erhalten die Blindheit und der Blinde durch die Wunderheilungen Christi. Zwei verschiedene Arten der Therapie werden dabei von Christus angewandt (Abb. 4), der auch in Fortsetzung des alten Epitheton für Asklepios als der „Soter", der „Salvator", der „Heiland" bezeichnet wird. Ich durfte diese Bilder dem sehr schönen, nunmehr auch in 2. Auflage vorliegenden Werk von Herrn Prof. Jaeger entnehmen, dem ich viele Anregungen zu dieser Thematik in seinen Werken verdanke. Es ist an verschiedenen Stellen – 4 Blinde werden namentlich erwähnt – der Evangelien immer wieder von der Heilung von Blin-

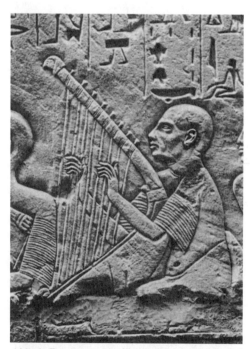

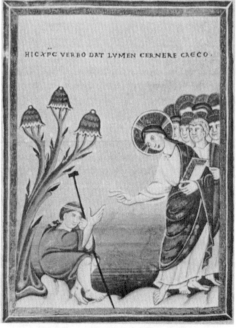

Abb. 3. Der blinde Harfner Paatenemheb. Relief aus dem Mittleren Reich, Sakkara 2000–1700 v. Chr. Museum van Oudheden, Leiden. Aus: Fuchs, J.: Der blinde Harfner, Abb. 5. Therap. Ber. Bayer, **1** (1965)

Abb. 4. Christus heilt den blinden Bartimäus. Abb. aus dem Perikopenbuch Kaiser Heinrich III. (1039–1059) 11. Jh. Bremen, Staatsbibliothek. Aus: Jaeger, W.: Die Heilung des Blinden in der Kunst, Abb. 28. Konstanz 1960

den die Rede. Einmal ist dies die Heilung durch den Geist, durch den Glauben allein, wie es auf dieser Darstellung des Echternacher Kodex, der sich heute in der Bremer Staatsbibliothek befindet – ein Perikopenbuch Kaiser Heinrichs III. ist damit illustriert worden –, zu sehen ist, wo man deutlich lesen kann: „Hic Christus verbo dat lumen cernere caeco", d.h. „Hier schenkt Christus durch die Macht seiner Worte (wenn man es frei übersetzt) dem Blinden das Augenlicht". Dies ist eine ganz typische Heilung aus dem Geist allein, wie sie bei Bartimäus - wir wissen sogar den Namen dieses Blinden – im Evangelium von Markus wiedergegeben wird. Und hier darf einmal die Bibel (Markus 10, 46ff) in ihrer einfachen Sprache zitiert werden, ganz anders, als es uns die späteren Legendenbildungen in romantischer Weise nahebringen. Da heißt es nämlich:

„Und so kamen sie gen Jericho, und da Christus aus Jericho ging, er und seine Jünger und ein großes Volk, da saß ein Blinder, Bartimäus, des Timäus Sohn, am Wege und bettelte. Und da er hörte, daß es Jesus von Nazareth war, fing er an zu schreien und zu rufen: ‚Jesus, Du Sohn Davids, erbarme Dich meiner!' Und viele bedrohten ihn, er sollte stille schweigen, er fuhr aber fort und rief immer wieder: ‚Du Sohn Gottes, erbarme Dich meiner!' Und Jesus stand still und ließ ihn rufen. Und sie riefen den Blinden und sprachen zu ihm: ‚Sei getrost, stehe auf!'
Und der Blinde warf sein Kleid von sich und stand auf und kam zu ihm. Und Jesus antwortete und sprach zu ihm: ‚Was willst Du, das ich Dir tun soll?' Der Blinde sprach zu ihm: ‚Rabami, daß ich sehend werde.' Und Jesus sprach zu ihm: ‚Gehe hin, Dein Glaube hat Dir geholfen', und alsbald war er sehend und folgte ihm nach auf dem Wege."

Es gibt auch noch eine zweite Version dieser Blindenheilungen, wie sie in besonders treffender Weise Rembrandt in einer Federzeichnung uns überliefert hat (Abb. 5); das ist die Methode, bei der Christus mit zusätzlichen, fast kann man sagen, medizinischen Manipulationen arbeitete und wo er nicht nur durch Handauflegen, sondern auch durch das Einstreichen eines Breies – in der Luther-Übersetzung heißt es „aus Kot und Speichel" – eine Heilung erzielte. Hier kommt also eine ärztliche Handlung, die offensichtlich einen Manifestationscharakter hat, hinzu, und dies ist – und auch das ist typisch – im Johannes-Evangelium näher ausgeführt. Ich darf auch

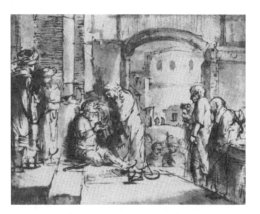

Abb. 5. Christus heilt einen Blinden. Lavierte Federzeichnung von Rembrandt (1606-1669), um 1659. Rotterdam, Museum Boymans. Aus: Jaeger, W.: Die Heilung des Blinden in der Kunst, Abb. 48. Konstanz 1960

diese Stelle einmal vortragen, weil hier noch etwas wesentlich anderes hinzukommt. Es heißt nämlich in Johannes 9, 1-3:

„Jesus ging vorüber und sah einen, der blind geboren war."

Nun kommt das besondere:

„Und seine Jünger fragten und sprachen : ‚Meister, wer hat gesündigt, dieser oder seine Eltern, daß er blind geboren ist', und Jesus antwortete: ‚Es hat weder dieser gesündigt, noch seine Eltern, sondern daß die Werke Gottes offenbar würden in ihm.' Und da er solches gesagt hatte, da spützte er auf die Erde und machte einen Kot aus dem Speichel und schmierte den Kot auf des Blinden Augen. Und er sprach zu ihm: ‚Geh hin zu dem Teiche Siloah und wasche Dich.' Da ging er hin und wusch sich und kam sehend zurück."

Nicht nur die Wunderheilung als solche, sondern die ganz entscheidende Tatsache, daß hier nun Krankheit nicht mehr wie in älteren Zeiten als Folge einer Sünde oder einer Tabu-Übertretung angesehen, sondern geradezu als eine Prüfung Gottes empfunden wird, möchte ich ganz besonders herausheben.
Aber auch schon im Alten Testament findet man, in dem Apokryphenbuch des Tobias, eine solche Darstellung. Rembrandt, dessen Zeichnung wir eben sahen, hat sich besonders gern mit dieser Geschichte des blinden und wieder sehend gewordenen Tobias befaßt. Dieser alte Mann wurde, als er müde an einer Mauer lehnte, von dem Dejekt eines

Vogels getroffen und hatte dabei offensichtlich eine Verätzung der Augen erlitten, wodurch er „blind" wurde. Sie sehen auf der Rembrandtschen Zeichnung diesen blinden alten Mann die Tür verfehlend, der erst geheilt werden konnte, als auf Anraten des Erzengels Raphael sein Sohn (mit dem gleichen Namen) Fischgalle präparierte und diese Galle in einem längeren Verfahren seinem Vater in den Augapfel einmassierte und − so heißt es in der Darstellung des Apokryphenevangeliums:

„. . . der Star ging ihm von den Augen wie ein Häutlein von einem Ei."

Sie sehen diesen Augenblick auch auf einem sehr eindrucksvollen Gemälde von Bernardo Strozzi, der von 1581 bis 1644 gelebt hat. Im übrigen muß ich an dieser Stelle noch erwähnen, daß die Legende, die der verdienstvolle Historiker der Ophthalmologie Dr. Sasse einer Rembrandtschen Radierung beigegeben hat, daß es sich um einen Starstich handele, nicht stimmen kann, denn man sieht auf dieser Darstellung deutlich den Erzengel Raphael, der als göttlicher Assistent bei der Operation anwesend ist.

 Eingangs heißt es in der Tobias-Geschichte:

„Es begab sich aber an einem Tage, da er heimkam, als er Tote begraben hatte und müde war und sich an die Wand des Hofes legte, weil er verunreinigt war, und einschlief, schmeißte eine Schwalbe aus ihrem Nest; das fiel ihm heiß in die Augen; davon war er blind."

Aber nun folgt der entscheidende Passus:

„Solche Trübsal aber ließ Gott über ihn kommen, daß die Nachkommen ein Beispiel der Geduld hätten wie an dem heiligen Hiob."

Sie sehen also, daß sich bereits die Wende der Auffassung der Krankheit, die nicht mehr als eine Geissel und eine Strafe Gottes, sondern als eine Prüfung für den Betreffenden selbst oder seine Umgebung angesehen wurde, in diesen beiden großen Gestalten des Hiob und des in der Augenheilkunde besonders zu nennenden Tobias angedeutet.
 Die Tatsache aber, daß in vielen Fällen bis in unsere Zeit hinein ein Blinder nicht mehr geheilt werden kann und eben Blinde ihr Au-

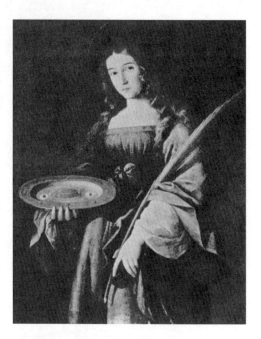

Abb. 6. Heilige Lucia (gest. 304). Ölgemälde von Francisco Zurbarán (1598–1664) Pinacoteca Montserrat, Spanien

genlicht nicht wiedergewinnen können, hatte natürlich dazu geführt, daß man sich vermehrt an die dafür in Anspruch genommenen Heiligen wandte. Das waren insbesondere zwei weibliche Märtyrer. Einmal die Heilige Lucia, vor allem im italienischen Raum, wo schon das Wort „Lux-Lucia" auf „Licht und Lichtbringerin" hindeutet (Abb. 6). Sie soll nämlich in Syrakus, aus guter Familie stammend, im 4. nachchristlichen Jahrhundert gelebt haben und hatte ihr Leben Gott geweiht. Dieses offensichtlich bildhübsche junge Mädchen, das auch immer in reizender jugendlicher Anmut dargestellt wird, sollte mit einem heidnischen Freier verlobt werden. Sie verweigerte dies, und als der Freier nicht nachließ zu werben, hätte sie sich die Augen ausgerissen und sie ihm als klare Absage auf einem Teller überbringen lassen.
 Die zweite Version geht dahin, daß wegen ihrer sehr schönen Augen der Statthalter selbst sie begehrt habe. Als sie aber standhaft einer Verbindung widersprach, sei sie für ein Bordell bestimmt gewesen, hätte sich aber nicht mehr von der Stelle gerührt und wäre dann erdolcht worden. Ganz gleich, wie diese Legenden auch zu deuten sind, Lucia wurde die große Schutzpatronin der Blinden und Augenkranken.

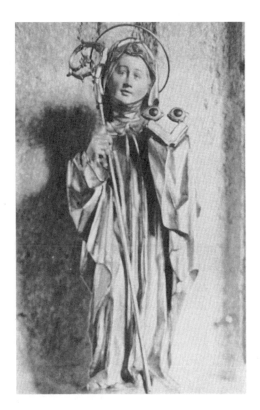

striert und sich, mit einem Abtstab versehen, als Äbtissin dem Beschauer zeigt.

Odilia sei als Tochter eines Herzogs im Elsaß blind geboren, so heißt es in der Legende. Der Vater wollte sie verstoßen, die Mutter hatte die Tochter aber in eine Ammenpflege gegeben, um sie zu retten. Dann sei sie von dem Wanderbischof Erhard getauft, und mit der Taufe sei sie sehend geworden, eine Metapher, die eben mit Blindheit und mit Sehvermögen in Verbindung steht. Sie sei dann Äbtissin am Odilienberg geworden, der auch heute noch ein sprichwörtlicher Wallfahrtsort für Augenkranke im Elsaß ist und dessen Wasser nach wie vor Augenkranken Hilfe und Heilung bringen soll. Es wird bis zum heutigen Tage ebenso verwendet wie das berühmte Walburgis-Öl, das angeblich aus einer Kalksteinplatte der in Eichstätt begrabenen Heiligen Walburgis bei bestimmten atmosphärischen Bedingungen heerausträufeln soll.

Aber die Kunst hatte oft auch noch eine andere Aufgabe. Sie war eine sozialkritische Anklage gegen die Gleichgültigkeit der Bevölkerung, die mit dem Phänomen Blindheit täglich konfrontiert wurde und die sich hiergegen indifferent zeigte, wie es sich in dem „Blindenzug" von Breughel d. Ä. manifestiert, wobei schon die fahlen Farben die Trostlosigkeit des Geschehens deutlich machen (Abb. 8). Das Interessante, darauf möchte ich ganz besonders hinweisen, ist wohl, daß Breughel jedem dieser Blinden eine individuelle Krankheitsursache zugeschrieben hat. Wenn man nämlich die Gesichter im einzelnen betrachtet, dann erkennt man, daß es sich einmal offensichtlich um leere Augenhöhlen handelt, daß hier also wohl eine Enukleation beider Augen stattgefunden hat, die

Abb. 7. Heilige Odilia. Holzstatue, Ende des 15. Jh. Stift Nonnberg bei Salzburg

Ihr Namenstag ist übrigens der 13. Dezember, der gleiche Tag, wie der der mehr im Raum nördlich der Alpen, vor allem im Elsaß und in Bayern, bekannten Heiligen Odilia (Abb. 7), die sich in der Regel mit ihren Symbolen dadurch von Lucia unterscheidet, daß Lucia die Augen als Votive auf einer Schale darbietet, während Odilia die Augen meist auf einem aufgeschlagenen Buch demon-

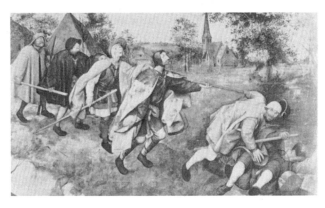

Abb. 8. Das Gleichnis von den Blinden. Ölgemälde aus dem Jahre 1568 von Breughel, P. d. Ä. Neapel, Museum Nazionale. Aus: Schadewaldt, H., Binet, L., Maillant, C., Veith, I.: Kunst und Medizin, Abb. 136. Köln 1967

meist in jener Zeit als Strafmaßnahme (Blendung) angesehen werden muß; dies also vielleicht der Fall eines blind ins Leben hinausgestoßenen Kriminellen.

Aber schon der nächste Blinde zeigt Ihnen ein völlig anderes Bild. Ob es sich hier nur um eine Narbenbildung nach Verätzung oder Ulcus corneae oder vielleicht um eine Art von Pterygium handelt, kann man natürlich nicht mehr mit Sicherheit sagen. Der nächste Blinde zeigt einen Enophthalmus mit einem weitgehend veränderten und nach hinten gesunkenen verkleinerten Augapfel und schließlich der 4. wiederum eine andere Form.

Diese Hinweise sollen nur deutlich machen, daß offensichtlich Breughel nicht nur dem Blinden – wie in Altägypten – eine besondere Haltung zuerkannt hat, oder ihn an den verzweifelten Bemühungen, sich an dem Leitstab an seinen Vorgänger zu klammern, kenntlich macht, sondern auch schon durch differenzierte klinische Darstellungen der erkrankten Augenpartien. Er muß also solche Patienten öfter gesehen haben, denn wo sonst sollte er diese subtilen Kenntnisse erworben haben.

Dieses Leitthema „der Blinde soll nicht den Blinden führen" stammt in der christlichen Welt aus den Evangelien, und zwar aus Lukas 39 und Matthäus 15, 14:

„Kann ein Blinder einen Blinden führen?
Fallen nicht beide in die Grube?"

Eine Frage, die Christus stellt. Doch ist festzustellen, daß auch in der außerchristlichen Welt diese Frage dazu geführt hat, daß dieser „Zug der Blinden" geradezu ein Programm geworden ist, wie Sie das auf einer persischen Darstellung aus dem 17. Jahrhundert sehen können oder auf einem japanischen Holzschnitt von Hokusai aus dem Jahre 1760.

Wir erkennen daraus, daß hier ein Elementarphänomen vorzuliegen scheint, und daß das Postulat, daß Blinde nicht Blinde führen sollen und die Feststellung, daß Blinde sich oft selbst überlassen sind, rücksichtslos ausgestoßen von der umgebenden Gemeinschaft, auch in außereuropäischen Kulturen durchaus diskutiert wurden.

Ich möchte noch etwas sagen über die Votivkunst, die ebenfalls Herr Prof. Jaeger besonders bearbeitet hat. Man könnte dafür vie-

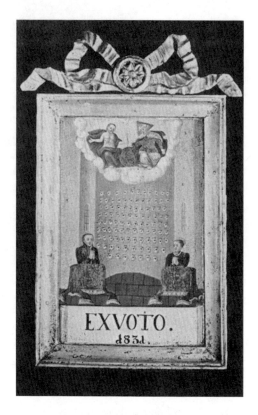

Abb. 9. Votivtafel aus Mühldörfel Obb. vom Jahre 1831. Nürnberg, Germanisches Nationalmuseum. Aus: Jaeger, W.: Augenvotive, Abb. 45. Heidelberg 1974

le Beispiele zeigen, so wie hier eine solche einfach gemalte Ex-Voto-Tafel, auf der genau 100 Augen zu sehen sind (Abb. 9). Herr Kollege Jaeger geht sicherlich nicht fehl in der Annahme, daß es sich hier um eine Epidemie einer bestimmten Augenkrankheit, welcher Ursache, wissen wir nicht, gehandelt haben dürfte. Auf einem anderen Votiv-Bild – es gibt Hunderte davon im deutschen Raum, und besonders interessante Objekte gibt es im Germanischen Nationalmuseum in Nürnberg – sieht man die Mutter Gottes selbst ein Fläschchen mit einem heilsamen Augenwasser halten, vielleicht Walburgis-Öl oder Odilien-Wasser. Übrigens haben wir auch eine Fülle von wunderbaren geschliffenen, fast an die Jugendstilformen erinnernden Augengläsern, wie ich sie hier aus dem leider fast unbekannten Naturwissenschaftlichen Museum in Florenz zeigen kann, das neben den Uffizien liegt.

Wenn ich zum Abschluß noch kurz einige Bemerkungen über die Ikonographie der

Brille machen darf, dann glaube ich darauf hinweisen zu dürfen, daß über den Erfinder der Brille bis heute keine Klarheit herrscht, obwohl in Florenz ein Grabmal für den angeblichen Erfinder Salvino Dalmato existiert, der im Jahre 1317 diese spektakuläre Erfindung gemacht haben soll.

Wir wissen von Lesesteinen, die von Francis Bacon erwähnt und die auch als „Lapides ad legendum" bezeichnet wurden. Wir wissen, daß in Murano bei Venedig, der berühmten Insel, wo sich die illustre Glasindustrie entwickelte, Linsen hergestellt wurden. Zweifelsohne ist aus diesen Kristallen dann die Lupe entstanden, wie Sie das auf der frühesten Darstellung einer Brille in der Nähe von Venedig in Treviso im Kapitelsaal des berühmten Klosters sehen. Es ist eine Abbildung von Tomaso de Modena aus dem Jahre 1352, die nicht nur einen Kardinal bei angestrengtem Studium mit der Lupe zeigt, sondern auch gleichzeitig die zu jener Zeit bereits existierende Nietbrille eines anderen Kardinals, der es offensichtlich etwas leichter hat, nun die Schrift lesen und selbst wieder schreiben zu können.

Aber schon vor dem Jahre 1352 gibt es eine interessante Darstellung in Konstanz aus dem Jahre 1270, am sogenannten Hl. Grabe im Münster, die eigentlich den Salbenverkäufer, der die Spezereien am Sonntagmorgen nach der Beerdigung Christi an die zum Grab eilenden Frauen verkauft, darstellen soll (Abb. 10). Aber schon die Tatsache, daß dieser Mann im Volksmund stets als „Ypokras" bezeichnet wurde und daß er eine Lupe trägt, also ein kostbares, den Gelehrten vorbehaltenes Leseinstrument, weist darauf hin, daß es sich hier kaum um einen einfachen Krämer gehandelt haben könnte, und man geht vielleicht nicht fehl in der Annahme, daß hier eher ein Apotheker, der ja zum Teil als gelehrter Mann, zum Teil als Kaufmann betrachtet wurde, Pate gestanden haben dürfte.

Vom 14. Jahrhundert an finden sich Brillendarstellungen nun in Fülle, und wenn ich Ihnen hier sogar einen „Hippokrates" mit einer Nietbrille zeige, so deshalb, weil er durch das neumodische Instrumentarium als wissenschaftlicher Mann symbolisiert wurde. Dies ist nur der Anfang einer Entwicklung, die immer wieder auf den Tafelmalereien und den Fresken derartige Brillen als Symbol der Gelehrsamkeit erkennen läßt. Hier sieht

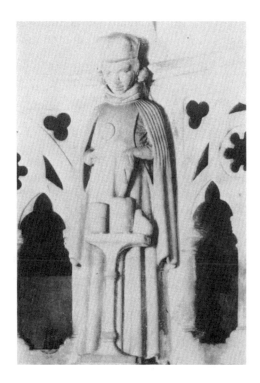

Abb. 10. Sogenannter Ypokras als Salbenverkäufer in der Heiliggrab-Kapelle am Konstanzer Münster. Steinplastik aus dem Jahre 1270

man z.B. die Darstellung eines Petrus mit einer Brille, welcher historisch natürlich unmöglich eine Brille getragen haben konnte.

Diese Brillen sind lange Zeit nur durch Abbildungen bekannt gewesen, bis im Jahre 1958 – und das ist den meisten von Ihnen vertraut – in Wienhausen, hinter dem Chor der Klosterkirche, offensichtlich verlorene Brillen der Chordamen aufgefunden wurden, die etwa aus den Jahren 1306 bis 1317 stammen mußten und wobei man 2 Typen unterscheiden kann; solche, die noch dem Modell der Lupe mit dem geraden Stiel entsprachen, und andere, die bereits durch eine Krümmung ein geschickteres und besseres Aufsetzen auf die Nase ermöglichten. Man hat diese Brillen bestimmt, es sind eindeutig Brillen für Altersichtigkeit mit etwa 3 Dioptrien. Das Glas ist etwas gelblich, aber sie zeigen, daß die Kunstwerke, die uns Brillen oder Brillenverkäufer und ihre Praktiken zeigen, durchaus dem täglichen Leben entsprachen. Die Kunst kann daher der Geschichte der Ophthalmologie manche wertvolle Anregung vermitteln, zumal in der Augenheilkunde nach wie vor das Motto von Friedrich August von Ammon

(1799–1861) aus der Mitte des 19. Jahrhunderts gilt:

„Auf dem Gebiet der Ophthalmologie will man schon seit Jahrzehnten nicht mehr das abstrakte Wort, sondern die sichtlich konkrete Tatsache. Nicht die Meinung, sondern die Erscheinung, nicht das Räsonnement, sondern das Faktum."

Sitzungspräsidenten

Zu Sitzungspräsidenten anläßlich der 76. Tagung der Deutschen Ophthalmologischen Gesellschaft wurden gewählt:

I. Hauptthema:
Ionisierende Strahlen in der Diagnostik
Präsident: Herr Blodi (Iowa/City)

II. Hauptthema:
Ionisierende Strahlen in der Therapie
Präsidenten: Herr Babel (Genf), Herr Hruby (Wien), Herr Niesel (Bern), Herr Huber (Zürich)
Vorträge über *ionisierende Strahlen in der Therapie.*
Sitzungspräsidenten: Herr Sawada (Tokio), Herr Fronimopoulos (Athen)

III. Hauptthema: *Radioaktive Isotope in Diagnostik und Therapie*
Präsident: Herr Böck (Wien)
Vorträge zum Thema *radioaktive Isotope in Diagnostik und Therapie*
Präsidenten: Herr Miettinen (Tampere), Herr Schenk (Wien)
Vorträge zum Thema *ionisierende Strahlen in der Augenheilkunde*
Präsidenten: Herr Morawiecki (Danzig), Herr Lisch (Wörgl)

Consilium diagnosticum
Präsident: Herr François (Gent)
Demonstrationssitzung
Präsidenten: Herr Faulborn (Freiburg), Herr Busse (Münster)

Vorträge über *Untersuchungsmethoden und Funktionsprüfungen*
Präsidenten: Herr Slezak (Wien), Herr Oksala (Turku)
Vorträge über *Sinnesphysiologie und Elektrophysiologie*
Präsident: Herr Hommer (Linz)
Vorträge über *Aderhaut- und Netzhaut*
Präsidenten: Herr Sayegh (Jordanien), Herr Hanselmayer (Graz)
Vorträge *verschiedener Thematik*
Präsidenten: Herr Fanta (Wien), Herr Čvetkovič (Belgrad)
Vorträge über *Biochemie, Immunologie und Angiographie*
Präsidenten: Herr Winkelman (Utrecht), Herr Ossoinig (Iowa City)
Vorträge über *Netzhaut-Chirurgie*
Präsidenten: Herr Pischel (San Francisco), Herr Sampaolesi (Buenos Aires)
Vorträge über *Katarakt und Glaukom*
Präsidenten: Herr Vancea (Bukarest) Herr de la Fuente (Pamplona), Herr Alberth (Debrecen)
Vorträge über *Schielen, Augenmuskellähmungen und Nystagmus*
Präsidenten: Herr Wieser (Basel), Herr de Decker (Kiel)
Rundtischgespräch über: *Der Strabismus divergens intermittens und seine Behandlung*
Präsident: Herr Holland (Duisburg)

Filmvorführungen
Präsident: Herr Friedburg (Düsseldorf)

Ionisierende Strahlen in der Diagnostik

Ber. Dtsch. Ophthalmol. Ges. 76, 21–37 (1979)
Ionisierende Strahlen in der Ophthalmologie
Redigiert von W. Jaeger, Heidelberg
© J. F. Bergmann Verlag 1979

Möglichkeiten und Bedeutung der angiographischen Diagnostik in der Ophthalmologie

A. Huber (Univ.-Augenklinik Zürich. Direktor: Prof. R. Witmer) und M. G. Yaşargil (Neuro-chirurgische Univ.-Klinik. Direktor: Prof. M. G. Yaşargil)

Es sei gleich am Anfang die wichtige Tatsache vorweggenommen, daß trotz der Konkurrenz durch die Echographie und vor allem durch die Computer-Tomographie die angiographische Diagnostik in der Ophthalmologie keineswegs an Bedeutung eingebüßt hat, wenn auch ihre Indikationen sich etwas verändert und verlagert haben. Zweifelsohne ist es auch der technischen Entwicklung der zerebralen Angiographie in den letzten Jahren zu verdanken, daß sich diese Untersuchungsmethode in der Ophthalmologie immer noch behauptet. In diesem Zusammenhang sei an die Einführung von Kathetermethoden, von neuen Kontrastmitteln mit geringen Nebenwirkungen, von neuen Aufnahmegeräten, der Subtraktionsmethode, des Röntgenvergrößerungsverfahrens und an die vermehrte Anwendung der Allgemeinnarkose erinnert. Die angiographische Diagnostik in der Ophthalmologie ist identisch mit der röntgenologischen Kontrastmitteldarstellung des Karotissystemes (Orbita- und Chiasmadiagnostik) einerseits, sowie des vertebro-basilären Systemes (Sehstrahlungs- und Hirnstammdiagnostik) andererseits.

Zur *Technik der zerebralen Angiographie* sei erwähnt, daß die perkutane Punktion der A. carotis communis, resp. die selektive Punktion der A. carotis externa oder interna, sowie die perkutane Punktion der A. vertebralis sich als Methode der Wahl eingebürgert haben. Zur besseren Darstellung der A. vertebralis und der Erfassung der Hirnarterien in ihren extrakraniellen Abschnitten und Ursprungsgebieten wurden Kathetermethoden entwickelt, wobei je nach Notwendigkeit verschiedene Zugangswege benutzt werden können. Sie haben den Vorteil, daß die Gefahr der intramuralen und periarteriellen Kontrastmittelinjektion geringer und die selektive Injektion in die A. carotis interna

(wichtig bei Orbita-Angiographie!) und externa sicherer vorzunehmen ist. Auf diese Weise können die Kontrastmittelmengen verringert und gleichzeitig kontrastreichere Bilder erzielt werden. Der Nachteil der Kathetermethoden besteht in der Bildung von Thromben, besonders bei arteriosklerotischen Veränderungen der Gefäße. Die Sichtbarkeit der orbitalen Arterien kann durch selektive Injektion in die A. carotis interna, durch Anwendung größerer Mengen hochkonzentrierter Kontrastmittel, gezielte Aufnahmen der Orbita, sowie durch das Röntgenvergrößerungs- und Subtraktionsverfahren wesentlich gesteigert werden. Seit der Anwendung von trijodierten Kontrastmitteln in hoher Konzentration (Urografin 60%) ist es möglich geworden, die *A. ophthalmica* in etwa 95% der Fälle sichtbar und in 87% der Fälle bis in die palpebralen Äste hinaus (bis zu Gefäßdurchmessern von 0,2 bis 0,3 mm) darzustellen. Für eine optimale Angiographie der A. ophthalmica bewährt sich die Serienangiographie, wobei in den ersten fünf Sekunden nach Kontrastmittelinjektion mit Vorteil zwei Bilder pro Sekunde exponiert werden. Als Standardpositionen gelten bei der Orbitaangiographie die seitliche und anteroposteriore Aufnahme. Leider reicht die Konzentration des Kontrastmittels im venösen Blut der Orbita (Spätphase des Arteriogrammes) nicht aus, um auch die orbitalen Venen kontrastgefüllt zur Darstellung zu bringen. In bestimmten Fällen ist deshalb ein spezielles *Phlebogramm* indiziert. Die orbitale Phlebographie erfolgt durch perkutane Injektion von 8–10 ml Kontrastmittel innerhalb von 5–10 Sekunden in die V. angularis bei gleichzeitiger Kompression der V. frontalis (elastische Kopfbinde) zur Verhinderung des Abflusses in die Kopfschwartenvenen. Die Serienröntgenaufnahmen sind während der

Injektion vorzunehmen (jede Sekunde ein Bild), weil der Abfluß sehr rasch erfolgt. Eine ganz wichtige Verbesserung der Darstellung normaler und pathologischer Gefäße in der Orbita bringt die mit der Angiographie kombinierte *Subtraktionsmethode* (Ziedses des Plantes). Sie besteht darin, daß vor der Kontrastmittelinjektion ein negatives Röntgenbild von Schädel und Orbita angefertigt wird. Davon wird ein positives Bild hergestellt. Unter denselben Aufnahmebedingungen wird ein zweites negatives Röntgenbild nach erfolgter Kontrastmittelinjektion angefertigt. Das positive Leerbild wird nun auf das negative Arterio- oder Phlebogramm aufgelegt. Durch diese beiden Bilder hindurch wird das Subtraktionsbild exponiert. Das Positive des einen Filmes läßt das Negative des andern Filmes auslöschen: so verschwinden die knöchernen Strukturen und lassen einen mehr oder weniger homogenen grauen Hintergrund übrig, auf welchem in scharfem Kontrast diejenigen Schatten übrigbleiben, die nicht beiden Bildern gemeinsam sind, nämlich die mit Kontrastmittel gefüllten Gefäße (Abb. 1).

Die *Anzeigestellung* zur Karotis- und Vertebralisangiographie ergibt sich aus einer sorgfältigen klinisch-neuro-ophthalmologischen Untersuchung, ferner aus den Ergebnissen der Röntgenleeraufnahmen (evtl. Tomographien), der Echographie und der Computer-Tomographie. Im Vordergrund für eine solche Indikation stehen die orbitalen und zerebralen vaskulären Erkrankungen, sowie die orbitalen und intrakraniellen raumfordernden Prozesse. Die Bedeutung der orbitalen Angiographie für die Diagnostik des unilateralen Exophthalmus wird noch näher diskutiert werden.

Eine absolute *Kontraindikation* zur Angiographie gibt es nicht. In seltenen Fällen besteht eine Überempfindlichkeit auf das Kontrastmittel (Urticaria, epileptische Anfälle), weshalb routinemäßig der Überempfindlichkeitstest vorgenommen werden muß. Die Grenzen für die Angiographie sind dort festzulegen, wo von ihrem Ergebnis keine sichere Diagnose oder eine einwandfreie Antwort für die einzuschlagende Therapie erwartet werden kann, und wo Vasospasmen und schwere Arteriosklerose zu Komplikationen

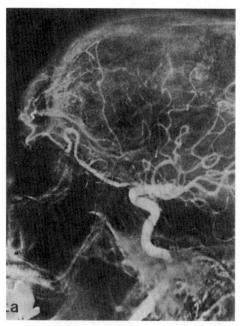

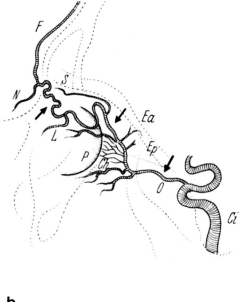

b

Abb. 1. a) Normales laterales Karotisangiogramm (Subtraktionsbild) mit Kontrastfüllung der A. ophthalmica und ihrer Verzweigungen, b) schematische Darstellung des Arteriogrammes der Carotis interna, sowie der A. ophthalmica und deren Verzweigungen. Ci = Carotis interna; O = A. ophthalmica; Ea = A. ethmoidalis anterior; Ep = A. ethmoidalis posterior; Ch = A. chorioideae; P = Plexus chorioideus; L = A. lacrimalis; N = A. nasalis; F = A. frontalis; S = A. supraorbitalis

führen könnten. Die postangiographischen Komplikationen sind Folge entweder der mechanischen Verletzung der Arterienwand oder der Überempfindlichkeit gegen das Kontrastmittel. Technisch einwandfreie Arterienpunktion, richtige Auswahl und geringe Quantitäten des Kontrastmittels sind ausschlaggebend für eine niedrige Morbiditätsquote.

Orbita-Diagnostik

Auf die technischen Besonderheiten der orbitalen Angiographie wurde bereits hingewiesen. Zum besseren Verständnis der pathologischen Veränderungen seien die *normalen angiographischen Befunde der Orbita* resümiert. Egas Moñiz, der Erfinder der zerebralen Angiographie, beschrieb selbst als erster den angiographischen Aspekt der *A. ophthalmica*. Auf den seitlichen Arteriogrammen können drei Verlaufsabschnitte differenziert werden: 1. Das initiale suboptische Segment (intrakraniell, intrakanalikulär, intraorbital) welches seinen Ursprung von der Konvexität des Karotissyphons nimmt und mit dem Sehnerven durch den Canalis opticus geht, 2. das mittlere optico-laterale Segment mit seinem lateralen und nach oben strebenden Verlauf und 3. das supraoptische Segment, welches medial entlang dem Orbitadach verlaufend zur Trochlea des M. obliquus superior klet-

tert, um dann in die A. angularis überzugehen (Abb. 1). Auf ihrem Spiralgang um den N. opticus gibt die A. ophthalmica in der Orbita zahlreiche Äste ab, welche im Angiogramm bis zu einem Kaliber von 0,3 mm sichtbar sind (Aa. ethmoidales, A. lacrimalis, Aa. musculares, Aa. frontales). In der venösen oder kapillären Phase des Arteriogrammes erscheint im mittleren Segment der *Plexus chorioideus* als zarter halbkreisförmiger Schatten, welcher die Bulbushinterwand markiert. Die Zentralarterie kann nur auf Angiogrammen von bester Qualität und mit dem Subtraktionsverfahren sichtbar gemacht werden. Das orbitale Phlebogramm zeigt in der seitlichen Aufnahme vor allem die *V. ophthalmica superior*, welche die Form eines Fragezeichens hat, das an der Trochlea des M. obliquus superior beginnt und in einem nach dorsal konvexen Bogen rückwärts bis zum Conus muscularis verläuft, um durch die Fissura orbitalis superior den Sinus cavernosus zu erreichen. Auf der antero-posterioren Aufnahme hat sie die Form eines medialwärts offenen Parallelogrammes und nimmt die mediale Hälfte der Orbita ein (Abb. 7).

Die *angiographische Pathologie der Orbita* äußert sich auf drei Arten: 1. Verlagerung des arteriellen oder venösen Systemes, 2. Strukturveränderungen der Gefäße im Sinne von Verengerung oder Erweiterung und 3. pathologische Gefäße.

Pathologische *Verengerungen der A.*

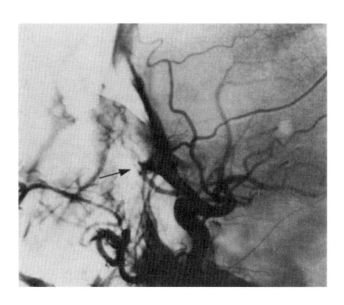

Abb. 2. Kirschkerngroßes sackförmiges Aneurysma an der A. ophthalmica (*Pfeil*)

ophthalmica sind zu beobachten bei Arteriosklerose, aber auch bei intra- oder extraorbitalen Prozessen, die zur orbitalen Raumbeengung führen. Andererseits können gefäßreiche orbitale und periorbitale Tumoren eine wesentliche *Erweiterung der A. ophthalmica* mit Änderung ihres orbitalen Verlaufes bedingen. Eine interessante Tatsache ist, daß vielfach bei frontalen Meningeomen, Olfactorius- und Keilbeinflügelmeningeomen eine hypertrophische A. ophthalmica via die ebenfalls erweiterten Aa. ethmoidales an der Blutversorgung dieser Geschwülste teilnimmt.

Die Angiographie der orbitalen Gefäße hat ihre kardinale Bedeutung und Indikation zweifelsohne bei den vaskulären Prozessen der Orbita. Entsprechend der klinischen Symptomatologie wird man entweder eine Arteriographie oder eine Phlebographie oder beides durchführen. *Sackförmige Aneurysmen der A. ophthalmica* oder ihrer Äste lassen sich angiographisch sehr schön darstellen, während sie früher ausschließlich bei der Operation oder Autopsie gefunden wurden (Abb. 2). Von klinisch größerer Bedeutung sind die *kongenitalen arterio-venösen Mißbildungen der Orbitagefäße*, die unter Umständen mit arteriovenösen Aneurysmen der Netzhaut, aber auch ganz besonders mit solchen des intrakraniellen Raumes kombinieren können (Wyburn-Mason oder Bonnet-Dechaume-Blanc Krankheit). Im orbitalen Angiogramm, besonders unter Anwendung der Subtraktionsmethode, werden diese arterio-

venösen Mißbildungen, sowie ihre stark erweiterten zu- und abführenden Gefäße sehr gut sichtbar (Abb. 3). Von diesen sind exakt zu differenzieren die meist traumatisch bedingten *Carotis-Cavernosus-Fisteln*, wo das in den Sinus cavernosus fließende arterielle Blut als Abflußweg vorwiegend die Orbitavenen benutzt, welche sich erweitern und neben der venösen Stase in Lidern, Bindehaut, Sklera und Netzhaut den pulsierenden Exophthalmus bedingen (Abb. 4). Ein besonders dankbares Anwendungsgebiet der orbitalen Phlebographie stellen die orbitalen *Varizen* dar, welche dem Krankheitsbild des intermittierenden Exophthalmus zugrunde liegen. Arteriogramme der Orbita pflegen bei Varizen normal auszufallen. Erst das orbitale Venogramm bringt die oft massiven varikösen Erweiterungen der Orbitavenen (meistens V. ophthalmica superior) zur Darstellung (Abb. 5). Bei einer Zentralvenenthrombose mit den Begleitzeichen eines intermittierenden Exophthalmus sollte man stets die Koexistenz einer orbitalen venösen Mißbildung erwägen und nicht zögern, eine Phlebographie durchzuführen.

Die orbitale Angiographie hat aber auch ihren Wert für die Diagnose und Differentialdiagnose der *orbitalen Tumoren*, obwohl sie durch die Echographie und Computer-Tomographie in diesem Sektor schon aus rein technischen Gründen erheblich verdrängt wurde. Orbitale *Hämangiome* vom kapillären Typus sind im Arteriogramm direkt als feines

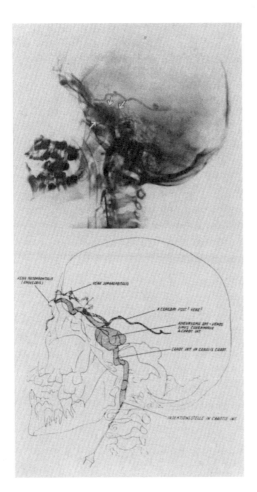

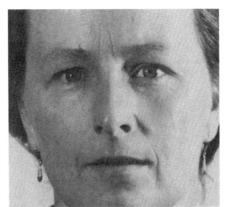

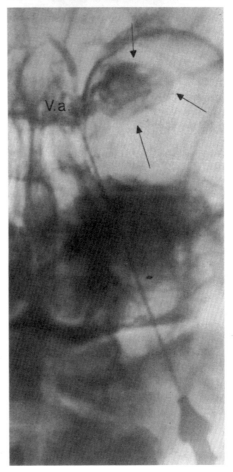

Abb. 4 Karotis cavernosus-Fistel. Großes arteriovenöses Aneurysma (*Pfeile*) der linken A. carotis
interna im Sinus cavernosus mit retrograder
Stauung der orbitalen Venen. Die schematische
Skizze unten dient der topographischen Orientierung über die mit dem Kontrastmittel angefüllten
Gefäßbezirke

vaskuläres Netzwerk, das von einer Schicht
perikapsulärer Gefäße bedeckt ist, zu erkennen. *Benigne Neoplasmen* wie Neurinome, Fibrome und Lipome färben sich mit dem Kontrastmittel überhaupt nicht oder sind höchstens als leicht diffus angefärbter raumbeen-
gender Prozeß mit feinen oberflächlichen
Kapselgefäßen sichtbar, der entsprechend
Größe und Lage die Orbitagefäße verdrängt
und verschiebt. *Maligne Orbitatumoren* wie
Retinoblastome, Neuroblastome, Sarkome,
von den Sinus ethmoidales oder maxillares
ausgehende Adenokarzinome und Karzinommetastasen manifestieren dagegen einen

Abb. 5. Intermittierender Exophthalmus bei Varix
orbitae links. Darstellung eines kirschgroßen rundlichen Varix orbitae im nasalen Winkel der Orbita
(*Pfeile*) durch perkutane Venographie der V. angularis (*V.a.*) links

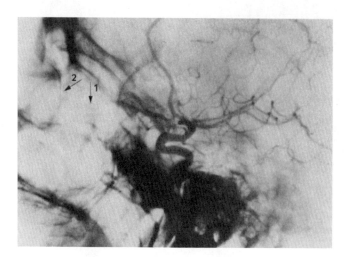

hohen Grad von Vaskularisation und sind sowohl im Arterio- wie im Phlebogramm direkt
an der deutlichen Kontrastmittelanfärbung,
aber auch an den neugebildeten Gefäßen
vom meist immaturen Charakter (arteriovenöse Shunts, Gewirre von feinen Gefäßen
etc.) erkennbar. Sowohl bei benignen wie bei
malignen Tumoren kann die durch den Tumor bedingte Verlagerung des Augapfels an
der Verschiebung und eventuellen Eindellung des *Plexus chorioideus* im Arteriogramm
direkt demonstriert werden (Abb. 6). Das
Phlebogramm vermag manchmal zusätzliche
Information zu liefern: Tumoren außerhalb
des Muskelkonus schließen im a.p. Bild die
Winkel des V. ophthalmica-Parallelogram-
mes und reduzieren dessen Oberfläche, während Tumoren innerhalb des Muskelkonus
das Gegenteil bewirken (Abb. 7).

In Zusammenhang mit der Orbitaangiographie sind einige Hinweise auf die *Anastomosen zwischen der A. ophthalmica und den*
Ästen der *A. karotis externa* angebracht. Beim
Verschluß der A. karotis interna ist bekanntlich die retrograde Füllung des Karotissyphons und damit auch die Kompensation der
zerebralen zirkulatorischen Insuffizienz
durch die A. karotis externa über eine entsprechend erweiterte A. ophthalmica ein
häufiges Ereignis. Angiographisch lassen
sich verschiedene Typen von Anastomosen
demonstrieren, welche oft gleichzeitig zusammen wirksam sind. Für diese kollateralen
Kreisläufe kommen hauptsächlich Anastomosen von Ästen der A. maxillaris interna
mit der A. ophthalmica in Frage. Weniger
häufig zeigt bei Karotisverschluß das Angio-

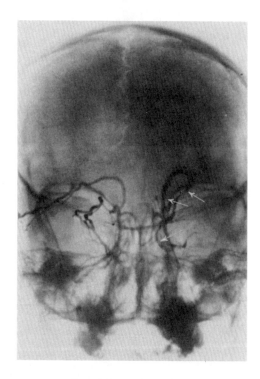

Abb. 7. Beidseitiges Phlebogramm der Orbita
(a.p.). Normale Konfiguration des Vena ophthalmica superior-Parallelogrammes auf der rechten
Seite. Links Verlagerung und Deformation der V.
ophthalmica superior durch ein orbitales Lymphangiom (*Pfeile*)

gramm eine Verbindung der A. temporalis
superficialis über die A. frontalis mit den su-
praorbitalen Zweigen der A. ophthalmica
oder der A. meningea media mit der A.
ophthalmica.

Chiasmadiagnostik

Es liegt in der Natur der engen topographisch-anatomischen Beziehungen zwischen dem Circulus arteriosus Willisi einerseits und dem Sehnerven, dem Chiasma und den Tractus optici andererseits begründet, daß zerebrale Aneurysmen zu Visus- und Gesichtsfeldstörungen Anlaß geben können, Störungen, die nur allzuleicht mit retrobulbärer Neuritis oder tumorbedingten Chiasmasyndromen verwechselt werden und damit zu erheblichen diagnostischen Schwierigkeiten führen können.

Einseitige Optikusläsionen können durch *intrakranielle Aneurysmen der A. ophthalmica* verursacht werden. Diese relativ seltenen Aneurysmen lokalisieren sich vorwiegend an der Abgangsstelle der A. ophthalmica von der A. carotis interna und dehnen sich im Bereich des kurzen intrakraniellen Abschnittes der A. ophthalmica bis zum Canalis opticus aus. Bei der offenbar geringen Tendenz zu Subarachnoidalblutungen ist ihre Symptomatologie durch die einseitige Kompression eines N. opticus mit progressiver zentraler Visusabnahme, Zentralskotom und nasalem Gesichtsfeldverlust beherrscht. Neben der

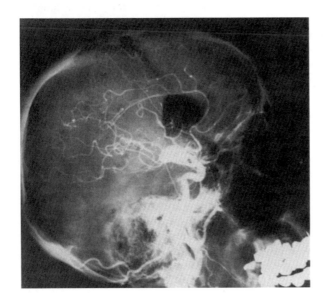

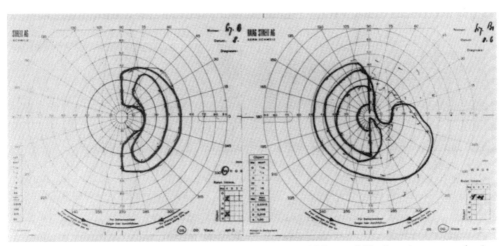

Abb. 8. Asymmetrische bitemporale Hemianopsie bei supraklinoidalem sackförmigen Aneurysma der A. carotis interna an ihrer Bifurkation links. Rasche Entwicklung eines Chiasmasyndroms mit akuter Sehverschlechterung links. Das linksseitige Karotisangiogramm manifestiert ein partiell thrombosiertes Aneurysma des supraklinoidalen Carotis interna-Abschnittes

Tomographie des intrakraniellen Canalis optikus-Abschnittes ist das Karotisangiogramm für den Nachweis des Aneurysmas der A. ophthalmica wegweisend.

Beim Vorhandensein eines Chiasmasyndromes sind neben den sellären, supra- und parasellären Tumoren in der Differentialdiagnose stets die *Aneurysmen* zu berücksichtigen. Zu einer Läsion des Chiasmas mit Ausbildung eines Chiasmasyndromes führen einerseits die infraklinoidalen (extradural gelegenen) Aneurysmen der *A. carotis interna im Sinus cavernosus*, wenn sie das innere Durablatt, bzw. die mediale Wand des Sinus cavernosus durchbrechen und sich intrasellär ausdehnen. Andererseits wird ein Chiasmasyndrom auch durch Aneurysmen des supraklinoidalen (intraduralen) Karotisbereiches erzeugt, welche ihren Ursprung meist von der *A. communicans anterior* bzw. *A. cerebralis anterior* oder von der *inneren Bifurkation der A. carotis interna* nehmen, obwohl diese Aneurysmen weitaus häufiger das Krankheitsbild der Subarachnoidalblutung erzeugen (Abb. 8). Charakteristisch für die intra- und suprasellären Aneurysmen ist der plötzliche Beginn eines Chiasmasyndroms mit gewisser Dominanz der einen Seite, sowie Schwankungen von Visus und Gesichtsfeldausfällen, eventuell sogar im Sinne von Besserungen. Die Gesichtsfeldausfälle beim Aneurysma sind im Gegensatz zum Hypophysenadenom asymmetrischer Natur und demzufolge vielfältig: In der Mehrzahl der Fälle findet sich eine inkongruente bitemporale Hemianopsie (Abb. 8). Liegen gleichzeitig Augenmuskellähmungen, eventuell auch Trigeminusstörungen vor, so handelt es sich um ein intraselläres Aneurysma des infraklinoidalen intrakavernösen Karotis interna-Abschnittes. Bei den Aneurysmen der Sellagegend können röntgenologische Veränderungen entweder vollkommen fehlen, oder es kommt zu einer Destruktion des Dorsum sellae und der Processus clinoidei meistens zuerst auf einer Seite. Gelegentlich sind Kalkablagerungen in den Aneurysmawänden schon in der Röntgenleeraufnahme erkennbar. Die endgültige Diagnose liefert der Nachweis des Aneurysmas mit Hilfe der zerebalen Angiographie. Bei der ausgesprochenen Tendenz dieser Aneurysmen zur partiellen oder totalen Thrombosierung gelingt jedoch ihre arteriographische Darstellung nicht immer, ja sogar eher selten. Dies gilt in besonderem Maße für das intraselläre Aneurysma, welches gelegentlich einen Überraschungsbefund bei der operativen Exploration der Chiasmagegend darstellt.

Das Kapitel der Chiasmadiagnostik sei nicht abgeschlossen ohne Hinweis auf das Phänomen der viel diskutierten und in ihrer Pathogenese immer noch umstrittenen *binasalen Hemianopsie*. Diese pflegt oft einseitig und im unteren Quadranten zu beginnen und sich erst später zum bilateralen Bild zu entwickeln, was immer wieder zu Verwechslungen mit den Gesichtsfeldausfällen beim chronischen Glaukom Anlaß gibt. Neben Tumoren des III. Ventrikels, Hydrocephalus internus und Arachnoiditis optico-chiasmatica kommt als Ursache die ausgeprägte *Arteriosklerose* der Gefäße des Circulus arteriosus Willisi, besonders der *A. Karotis interna* in Frage. In Fällen von Karotisarteriosklerose wird bereits das Nativröntgenbild entsprechend lokalisierte Kalkschatten zeigen. Erst die Angiographie wird aber die Ektasien und Wandirregularitäten der Karotis interna, eventuell sogar ein *fusiformes Aneurysma* oder eine *Megalo- oder Dolicho-Karotis* zur Darstellung bringen, alles Veränderungen, die einerseits über direkte Nervenfaserkompression (ungekreuzte Chiasmafasern), andererseits über Zirkulationsstörungen im Bereich der nutritiven Gefäße des Chiasmas oder der Sehnerven zur binasalen Hemianopsie Anlaß geben können.

Tractus- und Sehstrahlungsdiagnostik

Die Tractus- und Sehstrahlungsdiagnostik wird durch das Phänomen der *homonymen Hemianopsie* beherrscht. Als Ursache kommen am weitaus häufigsten die *arteriellen Gefäßverschlüsse* und die *Hirntumoren* in Frage.

Die neuroradiologische Tumorlokalisation erfolgt heutzutage einerseits mit Hilfe der Computertomographie, andererseits mittels der Angiographie, welche den Nachweis eines mehr oder weniger charakteristischen *Verlagerungssyndromes* bestimmter Hirngefäße ermöglicht. Mit der Darstellung des Gefäßmusters des Tumors und dem Nachweis der gestörten Blutzirkulation in demselben ist aber auch eine *angiographische Artdiagnose* möglich. Sie kann nur mit Hilfe der zerebralen Serienangiographie erreicht werden. Bei *Tumoren des Temporallappens*, die erfahrungsgemäß zu oberer homonymer Quadrantenanopsie oder auch totaler homonymer Hemianopsie Anlaß geben, ist das wichtigste arteriographische Lokalisationszeichen die bogenförmige Aufrichtung des horizontalen Schenkels der A. cerebralis media und des Anfangsdrittels der Sylvischen Gefäßgruppe, sowie die Zusammen- und Hochdrängung der Äste der A. cerebralis media. Bei *Tumoren des Okzipitallappens*, wo totale homonyme Hemianopsie mit oder ohne makuläre Aussparung charakteristisch ist, erweist sich die Vertebralisangiographie als besonders wertvoll, wobei die Verlagerung der Endäste der A. cerebralis posterior (besonders A. occipitalis medialis und ihre Äste) besonders gut sichtbar wird (Abb. 9). Zerebrale Metastasen und Hirnabszesse sind bei entsprechender Interferenz mit der Sehstrah-

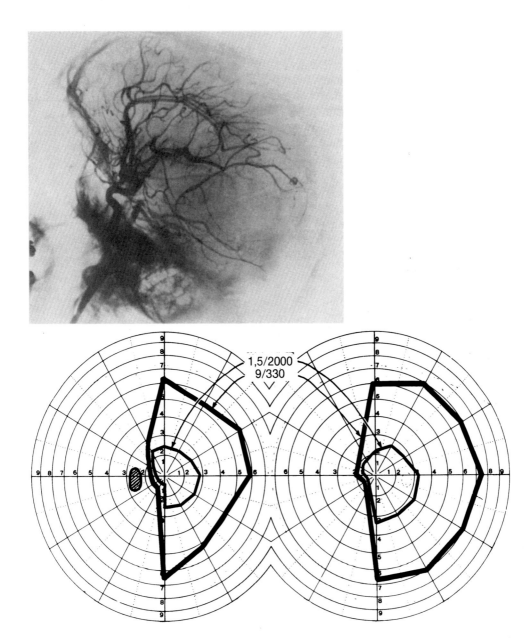

Abb. 9. Totale homonyme Hemianopsie mit makulärer Aussparung bei rechtsseitigem Okzipitallappentumor. Das entsprechende Angiogramm der Karotis interna manifestiert, deutlich erkennbar am Verlagerungssyndrom, ein Melanom in der temporookzipitalen Region

29

lung auch imstande, homonyme Hemianopsien zu erzeugen. *Metastasen* kennzeichnen sich durch Multiplizität und direkte Anfärbung, eventuell auch durch sichtbare Kapselgefäße. Die *intrazerebralen Abszesse* sind erkennbar an einem mehr oder weniger großen gefäßfreien Feld, an der Verlagerung der Arterien und an abnorm verlaufenden Randgefäßen, welche der Abszeßkapsel entsprechen.

Homonyme Hemianopsien können auch durch *zerebrale Aneurysmen* verursacht werden. Genau wie selläre und suprasselläre Tumoren durch retrochiasmatische Extension gelegentlich zu einer Kompression der Tractus optici führen können, so besteht auch die Möglichkeit, daß intraselläre, besonders aber suprasselläre Aneurysmen bei entsprechender Größe und rückwärtsgerichteter Ausdehnung Tractusläsionen und damit homonyme

Hemianopsien mit dem charakteristischen Phänomen der Inkongruität erzeugen.

Homonyme Hemianopsie kann ferner bei *Aneurysmen der A. cerebralis media* beobachtet werden, allerdings meist im Zusammenhang mit Zeichen einer Subarachnoidalblutung oder einer Blutung in die benachbarten Hirngewebe (Kopfschmerz, Erbrechen, Hemianopsie, Aphasien). Unrupturierte Aneurysmen der A. cerebralis media (Hemiparesen, Jacksonsche oder temporale Epilepsie) müssen schon eine ziemliche Größe erreichen, bis sie durch Interferenz mit der supragenikulären Sehbahn zur homonymen Hemianopsie führen. Neben den sackförmigen zerebralen Aneurysmen müssen für die Erzeugung von homonymen Hemianopsien auch die supratentoriellen *arteriovenösen zerebralen Aneurysmen* in Betracht gezogen werden. Ihre allgemeine Symptomatologie ist

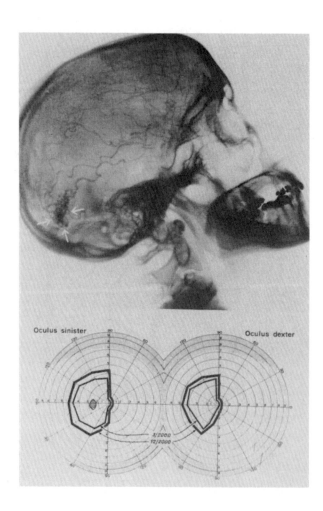

Oculus sinister

Oculus dexter

Abb. 10. Rechtsseitige homonyme Hemianopsie mit Aussparung der Makula bei arteriovenösem Aneurysma der linken Okzipitalregion (*Pfeile*)

durch die Zeichen subarachnoidale oder intrazerebrale Blutung, Epilepsie, Kopfschmerzen und Paresen charakterisiert. Homonyme Hemianopsie kann bei ausgedehnten arteriovenösen Aneurysmen der Großhirnhemisphären besonders im Bereiche der Sylviusschen Furche auftreten. Okzipital gelegene arteriovenöse Angiome führen durch kortikale Kompression oder durch Zirkulationsstörungen zu homonymen Hemianopsien meistens vom Typus mit totaler Halbierung der Gesichtsfelder mit oder ohne makuläre Aussparung (Abb. 10). Bei ausschließlich okzipitaler Lokalisation der arteriovenösen Aneurysmen kann es zu transitorischen Anfällen von optischen Halluzinationen kommen, wobei die Photopsien ausgesprochen undifferenzierten Charakter (feurige Kugeln, Blitze, Lichter etc.) haben. Für den Nachweis, ihre Lokalisation und ihre präoperative Beurteilung ist die Karotis- und Vertebralisangiographie die Methode der Wahl: Es finden sich alle Übergänge vom kleinen, umschriebenen Gefäßkonvolut bis

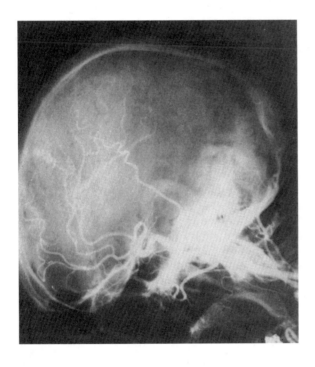

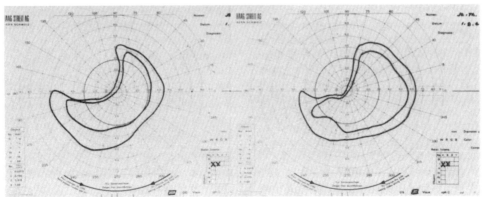

Abb. 11. Subtotale Okklusion der rechten A. cerebralis media im Bereiche ihres Ursprunges sichtbar auf dem Angiogramm der Karotis interna und externa. Korrespondierende linksseitige obere, leicht kongruente Quadrantenanopsie

zum mächtigen arteriovenösen Gefäßknäuel mit hypertrophischen zu- und abführenden Gefäßen. Der Gefäßknäuel kann derart klein sein, daß er angiographisch nur durch genaueste stereoskopische Betrachtung oder mit der Lupe oder überhaupt nicht erkennbar ist. Man spricht vom *Mikroangiom*, welches bekanntlich eine Ursache der spontanen intrazerebralen Blutung darstellt.

Arterielle Gefäßverschlüsse im Irrigationsbereich sowohl der A. carotis interna wie auch der A. cerebri posterior, resp. der A. basilaris oder vertebralis, gehören neben den Tumoren zu den häufigsten Ursachen der homonymen Hemianopsie. Sie entwickeln sich vorwiegend auf dem Boden einer arteriosklerotischen Gefäßwandveränderung; im Bereiche der A. cerebralis media spielen ursächlich auch Embolien eine nicht unbedeutende Rolle.

Der *Verschluß der A. carotis interna*, in der Mehrzahl der Fälle vollständig, nur bisweilen in Form einer mehr oder weniger ausgesprochenen Stenose des Gefäßes, läßt sich durch die Karotisangiographie direkt sichtbar machen und erfolgt erfahrungsgemäß am häufigsten 1–2 cm distal von der Gabelung der A. carotis communis, weniger häufig im Bereich des Syphons oder der intrakraniellen Bifurkationsstelle. Die okuläre Symptomatologie der Karotisthrombose, resp. der Karotisstenose ist charakterisiert durch das anfallsweise Auftreten eines vorübergehenden monokulären Visusverlustes, der unter dem Begriff der *Amaurosis fugax* bekannt ist. Diese kann sich mit neurologischen Ausfallzeichen, wie Hemiparese, Hemianästhesie und Aphasie kombinieren.

Von den intrazerebralen Arterien ist die *A. cerebralis media* wiederum am häufigsten befallen, und zwar in ihrem Anfangsteil oder an der Aufteilungsstelle: Neben dem angiographisch nachweisbaren Gefäßverschluß und der Gefäßlosigkeit des irrigierten Bezirkes imponiert klinisch die homonyme Hemianopsie (Abb. 11) (meistens untere Quadrantenausfälle inkongruenter Natur) mit spastischer Hemiplegie, motorischer Aphasie und Apraxie.

Gefäßverschlüsse im Bereiche der Aa. vertebrales oder der A. basilaris führen über Insuffizienz der die Sehrinde, den okzipitalen Anteil der Sehstrahlung und den seitlichen Kniehöcker versorgenden *A. cerebri posterior* zu homonymer Hemianopsie, gelegentlich mit Bevorzugung der oberen Quadranten, sowie zu einem neurologischen Bild, das durch eine Kombination von bulbären Symptomen auf einer Körperseite mit gekreuzten Ausfällen von Seiten der langen Bahnen an den Extremitäten der Gegenseite charakterisiert ist. Das Spektrum der möglichen Gesichtsfeldausfälle variiert von der homonymen Quadrantenanopsie über die totale Hemianopsie mit Kongruenz und makulärer Aussparung bis zur beidseitigen bilateralen homonymen Hemianopsie mit Erhaltensein eines röhrenförmigen zentralen Gesichtsfeldes, sowie bis zur totalen okzipitalen Blindheit. Der Verschluß der A. basilaris oder der A. vertebralis kann im Vertebralisangiogramm relativ leicht und deutlich nachgewiesen werden. Der *Verschluß an der A. cerebri posterior* jedoch kann auf Grund einer mangelnden Füllung nur dann diagnostiziert werden, wenn durch eine zusätzliche Angiographie der Carotis interna ein anormaler Ursprung dieses Gefäßes ausgeschlossen werden kann. Mit den routinemäßigen angiographischen Techniken ist eine proximale Okklusion der A. cerebri posterior leicht festzustellen (Abb. 12). Der Verschluß kleinerer kortikaler Äste der A. cerebri posterior (wie z.B. auch der A. calcarina) ist nur mit Hilfe moderner angiographischer Techniken möglich, wie z.B. mit Hilfe der Subtraktionsmethode und der Vergrößerungstechnik. Mit diesen neuen Methoden können die kortikalen Arterien bis zur Sehrinde identifiziert und in ihren pathologischen Veränderungen dargestellt werden. Sie geben ferner Auskunft über den Ort des Gefäßverschlusses, über die Bereiche der kortikalen Avaskularität, die Muster der kollateralen Zirkulation und die relativen Strömungsverlangsamungen in den betroffenen arteriellen Gefäßen. Auch hier ist die Computertomographie ergänzend eingesprungen, indem sie infarzierte Gebiete im Okzipitallappen, sowie im übrigen Sehstrahlungsbereich direkt sichtbar macht.

Augenmotilitätsstörungen

Augenmotilitätsstörungen gehören zu den häufigsten okulären Manifestationen der zerebralen Aneurysmen. Totale Ophthalmoplegie kombiniert mit homolateraler Trigeminusstörung, also das gleichzeitige Befallensein der Hirnnerven III, IV, V und VI ist charakteristisch für das Sinus cavernosus-Syn-

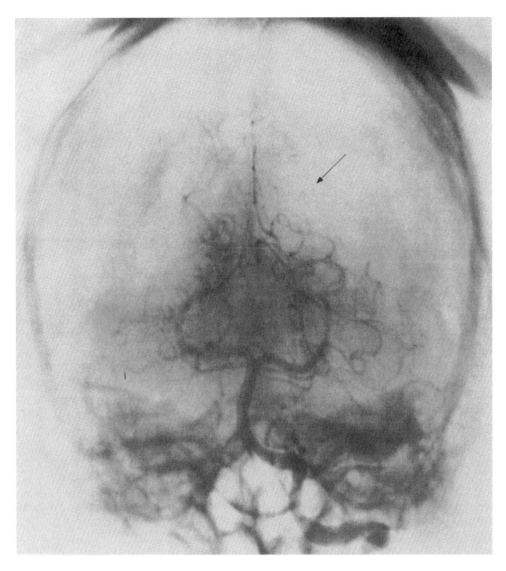

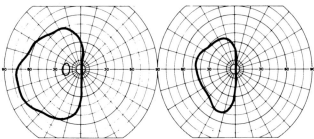

Abb. 12. Verschluß der kortikalen Äste der linken A. cerebralis posterior (*Pfeil*), dargestellt auf einem linksseitigen a.p. Vertebralisangiogramm. Totale rechtsseitige homonyme Hemianopsie (unten) als einziges klinisches Symptom der zerebralen Gefäßzirkulationsstörung

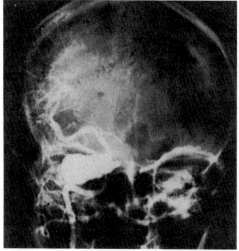

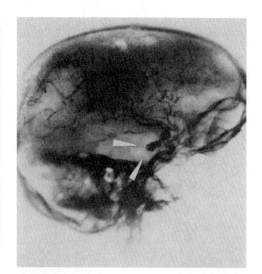

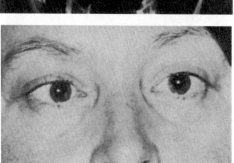

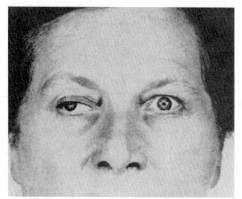

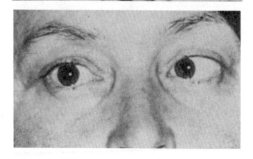

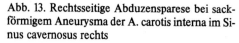

Abb. 14. Rechtsseitige Oculomotoriusparese mit partieller Ptosis und Divergenzstellung des rechten Bulbus bei sackförmigem Aneurysma der rechten A. communicans posterior (*Pfeile*)

Abb. 13. Rechtsseitige Abduzensparese bei sackförmigem Aneurysma der A. carotis interna im Sinus cavernosus rechts

drom, wie es durch ein *Aneurysma der A. karotis interna im Sinus cavernosus* (sog. intrakavernöses Aneurysma der Carotis interna) erzeugt werden kann. Beim *hinteren* Sinus cavernosus-Syndrom, wo das Aneurysma der A. carotis interna im kaudalen Abschnitt des Sinus cavernosus lokalisiert ist, zeigt sich vielfach der Abducens paretisch, während bei den *mittleren und vorderen Syndromen* der Oculomotorius, Trochlearis und Abducens meistens gleichzeitig oder nur der Oculomo-

torius allein befallen ist. Für die Aneurysmadiagnose ist neben Veränderungen im Röntgenleerbild (parasellärer schalenförmiger Kalkschatten, Destruktion oder Arrosion des inneren Abschnittes des homolateralen Keilbeinflügels, Erweiterung, bzw. Arrosion der Fissura orbitalis superior oder des Foramen opticum) das Karotisangiogramm maßgebend, obwohl auch dasselbe, in allerdings wenigen Fällen (Spontanthrombose des Aneurysmas) negativ ausfallen kann (Abb. 13).

Die wichtigste nichttraumatische Ursache einer isolierten totalen Oculomotoriuslähmung ist das *Aneurysma der A. carotis interna in unmittelbarer Nähe oder direkt an der Abgangsstelle der A. communicans posterior von der A. carotis interna.* Charakteristisch

34

sind in einem solchen Falle plötzlich einseitiges Kopfweh, Schmerzen in Stirne und Auge und das gleichzeitige Erscheinen einer partiellen oder totalen Oculomotoriuslähmung mit Mydriasis und Akkommodationsparese (Abb. 14). Selten kann eine Oculomotoriuslähmung (evtl. doppelseitig) einmal durch ein *Aneurysma im Endteil der A. basilaris* oder durch ein Aneurysma an der *A. cerebralis posterior* in der Nähe der Basilarisbifurkation verursacht werden.

Neben dem Sinus cavernosus-Syndrom und der isolierten einseitigen Oculomotoriuslähmung können noch andere Augenmotilitätsstörungen durch zerebrale Aneurysmen zustande kommen, allerdings in recht unbedeutender Häufigkeit. So kann eine doppelseitige Abduzenslähmung durch ein großes *Aneurysma der A. basilaris* zustande kommen. Aneurysmen der A. vertebralis oder basilaris zeigen neben den Symptomen der Subarachnoidalblutung zerebelläre, bulbopontine oder Kleinhirnbrückenwinkelzeichen, vielfach auch Motilitätsstörungen wie Nystagmus (horizontal, vertikal oder rotatorisch), horizontale Blicklähmungen sowie ein- oder doppelseitige Abduzenslähmungen. Das Webersche Syndrom (Oculomotoriuslähmung auf der einen und Hemiparese auf der anderen Seite) kann als fokales Zeichen eines der recht seltenen Aneurysmen der A. cerebralis posterior vorkommen. Vertikale Blicklähmung im Sinne des Parinaudschen Syndromes kann durch ein *arteriovenöses Aneurysma im Bereiche des Mittelhirndaches* verursacht werden. Arteriovenöse Angiome der hinteren Schädelgrube verursachen neben Subarachnoidalblutungen Ausfälle vom 3. bis 12. Hirnnerven mit Pyramidenzeichen, Ataxie oder Tremor; die Augensymptome umfassen Oculomotorius-, Trochlearis- und Abduzenslähmungen, sowie horizontale Blicklähmungen, internukleäre Ophthalmoplegien, „skew deviation" und Nystagmus. Für die Diagnose und Therapie all dieser Aneurysmen ist die zerebrale Angiographie wegweisend, wobei für eine einwandfreie Beurteilung eine kombinierte Karotis- und Vertebralisangiographie unentbehrlich ist.

Aus den vorausgehenden Ausführungen geht klar hervor, daß auch im Zeitalter der Echographie und Computertomographie die angiographische Diagnostik in der Ophthalmologie immer noch ihren Platz behauptet, und zwar sowohl in der Orbitadiagnostik, der Differentialdiagnose von sellären und suprasellären Tumoren, sowie auch in der Sehstrahlungsdiagnostik, wo die vaskulären Insuffizienzerscheinungen im Bereiche des vertebro-basilaren Systemes im Vordergrund stehen. Die *Indikation zur angiographischen Kontrastmitteltechnik* wird der Augenarzt entsprechend der neuro-ophthalmologischen Symptomatologie meist nur in *Zusammenarbeit mit dem Neurologen oder Neurochirurgen* stellen und dieselbe durch einen qualifizierten Neuroradiologen in einer für diese Zwecke ausgerüsteten *Spezialabteilung* durchführen lassen, wo auch eventuell eintretende Komplikationen in nützlicher Frist und fachgemäß behandelt werden können. Gewiß stehen einer angiographischen Kontrastmitteluntersuchung Bedenken und psychologische Hindernisse von seiten des Patienten, ja auch eventuell des Augenarztes selbst, gegenüber, doch dürfen diese nicht daran hindern, die vollständige Klärung eines Krankheitsbildes zu realisieren, sofern zwischen dem diagnostischen und therapeutischen Nutzen der Angiographie und dem Risiko von möglichen postangiographischen Komplikationen eine vernünftige Relation besteht.

Zusammenfassung

Trotz der Konkurrenz durch Echographie und Computertomographie hat die angiographische Diagnostik in der Ophthalmologie keineswegs an Bedeutung eingebüßt. Nach Besprechung der *Technik* der Angiographie, insbesondere auch für die Orbitaangiographie werden *Indikation* und *Kontraindikation* diskutiert. In der *Orbitadiagnostik* wird die Bedeutung der Angiographie für vaskuläre Prozesse der Orbita betont: sackförmige Aneurysmen, kongenitale arteriovenöse Mißbildungen der Orbitagefäße, Carotis cavernosus-Fistel, Varizen etc. In der Diagnose der orbitalen Tumoren ist die Angiographie durch Echographie und Computertomographie weitgehend verdrängt worden. In der *Chiasmadiagnostik* resp. in der Differentialdiagnose von sellären, supra- und parasellären Tumoren sind die supra- und infraklinoidalen Aneurysmen stets zu berücksichtigen und durch Angiographie auszuschließen. In der *Tractus- und Sehstrahlungsdiagnostik* spielen einerseits die Tumoren von Temporal-,

Parietal- und Okzipitallappen eine Rolle, welche sich angiographisch durch die charakteristischen Verlagerungssyndrome der Hirngefäße nachweisen lassen. Andererseits können auch zerebrale Aneurysmen (A. cerebralis media, arteriovenöse Aneurysmen der Großhirnhemisphären) durch Interferenz mit der Sehstrahlung homonyme Hemianopsien erzeugen. Die angiographisch nachweisbaren *Gefäßverschlüsse* betreffen die A. carotis interna (Amaurosis fugax), die A. cerebri media (untere homonyme Quadrantenausfälle), sowie die Aa. vertebrales, die A. basilaris und die Aa. cerebri posteriores (homonyme Quadranten- oder Hemianopsien verschiedenen Ausmaßes, evtl. doppelseitig mit makulärer Aussparung, evtl. okzipitale Blindheit). Mit Subtraktionsmethode, Vergrößerungstechnik etc. ist angiographisch die Okklusion dieser Gefäße bis in kleine kortikale Äste hinaus nachweisbar. *Augenmotilitätsstörungen* können durch Aneurysmen der A. carotis interna im Sinus cavernosus (Sinus cavernosus-Syndrom), durch Aneurysmen der A. carotis interna an der Abgangsstelle der A. communicans posterior (Oculomotoriuslähmung), sowie durch Aneurysmen im Endteil der A. basilaris verursacht werden. Vertikale Blicklähmung kann durch ein arteriovenöses Aneurysma im Bereiche des Mittelhirndaches zustande kommen. Diese Aneurysmen sind, sofern keine spontane Thrombosierung erfolgt, der angiographischen Darstellung zugänglich. Die *Indikation zur angiographischen Kontrastmitteltechnik* wird der Augenarzt entsprechend der neuro-ophthalmologischen Symptomatologie nur in Zusammenarbeit mit dem Neurologen und Neurochirurgen stellen und dieselbe durch einen qualifizierten Neuroradiologen in einer für diese Zwecke ausgerüsteten Spezialabteilung durchführen lassen.

Summary. In spite of ultrasonography und computerized tomography the angiographic diagnosis in ophthalmology has not lost its importance. Description of *technique* of angiography, especially for the orbit. *Indications* and *contraindications* of angiography. In orbital diagnosis the significance of angiography remains for vascular processes: Saccular aneurysms, congenital arteriovenous malformations of the orbital vessels, carotid cavernous fistulas, varix etc. In the diagnosis of orbital tumors angiography is largely replaced by ultrasonography and computerized tomography. In the diagnosis of *chiasmal processes* resp. in the differential diagnosis of sellar, supra- and parasellar tumors supra- and infraclinoidal aneurysms have always to be ruled out by angiography. In the diagnosis of *tractus and optic radiation lesions*, tumors of the temporal, parietal and occipital lobes can be demonstrated by means of angiography which reveals the characteristic displacement syndromes of the cerebral vessels. Also cerebral aneurysms can produce homonymous hemianopia by interference with the optic radiation (aneurysms of the middle cerebral artery, arteriovenous aneurysms). *Occlusions* of cerebral vessels like the internal carotid (amaurosis fugax), of the middle cerebral artery (inferior quadrantanopia), of the vertebral arteries, the basilar artery and the posterior cerebral arteries (superior quadrantanopia, homonymous hemianopia, cortical blindness) can be diagnosed easily by angiography. The subtraction and magnification techniques help to demonstrate the occlusion of these vessels far out into the small cortical branches. *Motility disorders* can be produced by aneurysms of the internal carotid in the sinus cavernous (cavernous sinus syndrome) and by aneurysms of the posterior communicating artery (third nerve palsy). Vertical gaze palsies can be due to arteriovenous aneurysms of the mid brain tectum. All these aneurysms are only detectable by angiography, if there is no spontaneous thrombosis. The decision for an angiographic examination is made by the ophthalmologist together with the neurosurgeon or neurologist and has to be realized by a qualified neuroradiologist in a specially equipped department.

Literatur

Hedges, Th.R.: Modern Concepts of Occlusive Vascular Disease in Ophthalmology. In: Neuro-Ophthalmology. Smith, J.L. (ed.). St. Louis: C.V. Mosby 1965. – Hollenhorst, R.W.: The Neuro-Ophthalmology of Stroke, In: Neuro-Ophthalmology. Smith, J.L. (ed.). St. Louis: C.V. Mosby 1965. – Huber, A.: Die okulären Symptome der zerebralen Aneurysmen. Ophthalmologica **167**, 165–188 (1973). – Huber, A.: Eye Symptoms in Brain Tumors, Third Edition. St. Louis: C.V. Mosby 1976. – Jefferson, G.: Compression of the chiasma, optic nerves and optic tracts by intracranial aneurysms. Brain **60**, 444 (1937). – Klingler, M.: Compression des nerfs et du chiasma optique par des anévrismes. Confin. Neurol. **11**, 261–270 (1951). – Krayenbühl, H.: Das Hirnaneurysma. Schweiz. Arch. Neurol. Neurochir. Psychiat. **47**, 1955 (1941). – Krayenbühl, H., Yaşargil, M.G.: Die vaskulären Erkrankungen im Gebiet der Arteria vertebralis und Arteria basilaris, eine anatomische und pathologische, klinische und neuroradiologische Studie. Stuttgart: Thieme 1957. – Krayenbühl, H., Yaşargil, M.G.: Das Hirnaneurysma. Basel: J.R. Geigy 1958. –

Krayenbühl, H., Yaşargil, M.G.: Die zerebrale Angiographie. Stuttgart: Thieme 1965. – Mumenthaler, M.: Neurologie. Stuttgart: Thieme 1970. – Rhonheimer, C.: Zur Symptomatologie der sellären Aneurysmen: Ein Beitrag zur Differentialdiagnose der Chiasmasyndrome. Klin. Monatsbl. Augenheilkd. **1934**, 1-34 (1959). – Walsh, F.B., Hoyt, M.F.: Aneurysms of the cerebral arteries. In: Clinical Neuroophthalmology, p. 1737. Baltimore: Williams & Wilkins 1969. – Walsh, F.B.: Ocular signs of intracranial saccular aneurysms. Arch. Ophtal. **27**, 1 (1942). – Yaşargil, M.G.: Die Röntgendiagnostik des Exophthalmus unilateralis. Basel: Karger 1957

Ber. Dtsch. Ophthalmol. Ges. 76, 39–42 (1979)
Ionisierende Strahlen in der Ophthalmologie
Redigiert von W. Jaeger, Heidelberg
© J. F. Bergmann Verlag 1979

Fremdkörperlokalisation in der Augenheilkunde durch Röntgenstrahlen

T. N. Waubke (Univ.-Augenklinik Essen. Direktoren: Prof. Dr. Dr. med. h.c. G. Meyer-Schwikkerath, Prof. Dr. med. Th. N. Waubke, Prof. Dr. med. A. Wessing)

Einleitung

Nachdem im Dezember 1895 Röntgen über die von ihm entdeckten X-Strahlen berichtet hatte, stellte nach übereinstimmenden Berichten mehrerer Autoren Lewkowitsch schon 1896 zum ersten Mal einen metallischen Fremdkörper im Auge durch die neuen Strahlen dar. Seit dieser Zeit hat die Röntgen-Aufnahme von Fremdkörpern im Bereich des Auges bis heute unverändert ihren ersten Platz in der Diagnostik behauptet. Alle anderen Verfahren zur Fremdkörperlokalisation stellen nur Ergänzungen dar, die jeweils zwar in Einzelfällen auch allein zur Anwendung gebracht werden können; in allen schwierigen Fällen wird man aber nie auf eine Röntgen-Darstellung verzichten. An anderen Methoden sind zu nennen die Diaphanoskopie, die schon Anfang dieses Jahrhunderts zum ersten Mal gebraucht wurde, die zahlreichen elektroakustischen Verfahren − bekannt ist vor allem der Berman-Lokalisator − dann die Nachweisverfahren mit der Ultraschalltechnik. Die sicherste Diagnose erlaubt natürlich immer noch die Ophthalmoskopie, sie ist jedoch wegen Undurchsichtigkeit der brechenden Medien nur selten anwendbar.

Fremdkörpernachweis

Wenn mein Thema „Fremdkörperlokalisation" heißt, so muß zuvor natürlich ein Fremdkörper überhaupt nachgewiesen werden können. Dieser Nachweis ist bei fast allen nichtmetallischen Fremdkörpern unmöglich, abgesehen von bestimmtem Glas und einigen Mineralien. Metallische Fremdkörper sind so stark schattengebend, daß auch kleine Splitter durch das hohe Auflösungsvermögen moderner Röntgen-Apparate meist dargestellt werden können und meist auch eine unmittelbare Fremdkörperlokalisation erfol-

gen kann. Jedoch können bei den rasanten Geschwindigkeiten, mit denen Fremdkörper, z.B. beim Hammerschlag in das Auge eindringen, auch kleinste Partikelchen bis in die tieferen Teile des Auges gelangen, deren röntgenologischer Nachweis außerordentlich schwierig ist. Gerade in diesen Fällen ist glücklicherweise häufig eine ophthalmoskopische Diagnostik möglich.

Soll der Röntgen-Nachweis geführt werden, so ist es wichtig, daß die Röntgen-Aufnahmen in günstiger Position gemacht werden, die das Bulbusgebiet nach Möglichkeit von starken Knochenschatten, vor allem dem des Keilbeinflügels, freihalten. Die Aufnahmen müssen daher in einer Überkippung des Kopfes erfolgen. Da Plattenfehler Fremdkörper vortäuschen können, sind häufig 3 Aufnahmen erforderlich.

Bei Splitterverdacht im Bereich des vorderen Augenabschnittes können wir uns der Methode nach Vogt bedienen, bei der ein kleiner Zahnfilm in den inneren Lidwinkel gebracht wird und weiche Röntgen-Strahlen ein sehr hohes Auflösungsvermögen für kleine Partikel ergeben. Dieses Verfahren wurde verschiedentlich auch nach Eröffnung der Bindehaut auf den hinteren Bulbus angewandt, vor allen Dingen von Franceschetti, ist heute aber praktisch verlassen.

Die Anwendung xerographischer Aufnahmen hat keine überzeugende Verbesserung gegenüber normalen Röntgen-Bildern gebracht. Wie weit es gelingt, die Computer-Tomographie zum Nachweis und unter Umständen auch zur Lokalisation einzusetzen, wird von den Fortschritten in der Methodik abhängig sein.

Lokalisationsmethoden durch Röntgen-Strahlen

Wenn wir uns jetzt den „Lokalisationsmethoden durch Röntgen-Strahlen" zuwenden, so ist es unmöglich, einen Überblick über die empfohlenen und praktizierten Methoden zu geben. Schon 1972 beschränkte sich Duke Elder im „System of Ophthalmology" auf 60 Methoden; seitdem sind noch wieder unzählige Varianten angegeben worden. Es können daher hier nur einige Lokalisationsprinzipien besprochen werden und die Methoden, die heute von praktischer Bedeutung sind.

Skelettfreie Aufnahmen, die ich schon erwähnt habe, müssen manchmal auch zur Lokalisation dienen, wenn nur mit dieser Methodik ein Splitter nachgewiesen werden kann; die Genauigkeit ist unzureichend.

Das Blick-Wechselverfahren, zuerst von Holzknecht angegeben, bei dem Röntgen-Aufnahmen bei verschiedener Bulbusstellung gemacht werden, erweist sich als sehr ungenau, da es von der falschen Prämisse ausgeht, daß intraokulare Splitter bei Augenbewegung mitwandern und extrabulbäre keine Lageveränderung zeigen.

Sehr weite Verbreitung haben geometrische Lokalisationsverfahren gehabt, vor allen Dingen das Verfahren nach Sweet, das 1897 angegeben wurde. Es war in angelsächsischen Ländern weit verbreitet. Die Röntgenschatten metallischer Indikatoren und des Fremdkörpers werden in zwei verschiedenen Richtungen aufgenommen und dann in ein Schema eingetragen. Da die Methode relativ ungenau ist, gibt es wiederum sehr viele Modifikationen.

Bewährt und durchgesetzt haben sich die sogenannten direkten Lokalisationsverfahren. Sie werden deshalb so genannt, weil eine unmittelbare Messung zwischen einem mit dem Bulbus in Kontakt stehenden Indikator und dem Fremdkörper stattfindet. Die ersten Indikatoren hat Holt 1904 benutzt. Schon damals wurde in zwei Ebenen geröntgt. Trotzdem war es für den Operateur außerordentlich schwer, sich eine genaue Vorstellung von der Lage des Fremdkörpers zu machen.

1943 hat dann Comberg seine Methode der Fremdkörperlokalisation angegeben, die wegen der Einfachheit der Ausführung, der Genauigkeit der Messung und der übersichtlichen Auswertung für den Operateur bis heute die besten Ergebnisse bringt, da schematisch vor allem die Beziehung des Fremdkörpers zur Bulbuswand dargestellt werden. Das Comberg-Verfahren hat sich inzwischen als das Standardverfahren auch in den angel-

sächsischen Ländern durchgesetzt und fast alle anderen Methoden ersetzt.

Die zweidimensionalen Verfahren der Fremdkörperlokalisation wurden oft ergänzt durch die Stereophotographie, die schon von Hasselwander und Trendelenburg durchgeführt wurde, allerdings mit sehr aufwendigen Geräten, woran die Verbreitung dieser Methode überhaupt immer gescheitert ist. In neuester Zeit haben Kilp und Greuel einen Stereokomparator vorgestellt, der eine sehr hohe Lokalisationsgenauigkeit hat.

Erwähnt werden muß auch hier noch die Röntgen-Stereoskopie, auf die ich aber weiter unten ausführlicher eingehen möchte.

Kommen wir zurück zum Comberg-Verfahren, das als die allgemein eingeführte Standardmethode etwas näher diskutiert werden soll. Das Verfahren wurde unendlich oft modifiziert, vor allen Dingen im Hinblick auf die Lagerung des Patienten und die Indikatoren, ist im Prinzip aber unverändert geblieben.

Es muß hier gesagt werden, daß die Diagnostik häufig nicht mehr mit der von Comberg geforderten Genauigkeit durchgeführt wird. Nach Inkrafttreten neuer Strahlenschutzbestimmungen haben zudem viele Augenkliniken keine eigenen Röntgen-Geräte mehr; der räumlichen Trennung, Aufnahmen in einer Röntgen-Spezialabteilung, folgt meist auch die personelle in der Form, daß dem Röntgenologen allein die Diagnostik überlassen bleibt.

Dazu sollten wir uns doch noch einmal ins Gedächtnis rufen, wie genau Comberg seine Methode angegeben hat.

Als Indikator benutzte er eine Hornhaut-Sklera-Kontaktschale mit 4 Bleipunkten. Aus der Originalveröffentlichung kann man entnehmen, wie präzise Comberg die Fixation durchführte, da er den Winkel Gamma mit Hilfe eines auf eine Maddox-Skala verschieblichen Fixationslichtes berücksichtigte. Vor allem geschah dies auch bei der seitlichen Aufnahme; es wurde nicht, wie heute allgemein üblich, einfach über einen Spiegel eine Lichtquelle fixiert.

Die Auswertung der Comberg-Aufnahmen erfolgt in der bekannten Weise, daß auf der dorso-frontalen Aufnahme einmal von der Horizontalen her der Winkel des Fremdkörpersitzes bestimmt wird, sodann die Mittelpunktsentfernung. Im seitlichen Bild wird dann der Limbusabstand gemessen. Alle drei

Werte werden dann kombiniert und in ein Schema eingetragen. Wichtig ist, daß eines der Schemata den Bulbusschnitt im Meridian des Fremdkörpers und so die Beziehungen des Fremdkörpers zur Bulbuswand genau darstellt.

Es gibt nun mancherlei Fehlerquellen, die die Comberg-Methode letztlich doch zu einer schwierigen Untersuchung werden lassen. Die wichtigsten sind:
Die Fixationsfehler,
die Dislokation des Indikators und
die Fehlstellung des Auges.
Treten die Fehler einzeln auf, kann man sie meist im Röntgenbild erkennen. Addieren sich aber Fehler, z.B. Dislokation des Indikators nach unten bei gleichzeitiger Fehlstellung des Auges nach oben, so können sie sich so kompensieren, daß sie in der Auswertung überhaupt nicht auffallen. Häufig sind die Berechnungsfehler. Es müssen bekannt sein:
Der Abstand vom Röntgen-Fokus zum Auge und vom Auge zum Röntgen-Film. Hieraus muß im Einzelfall der Vergrößerungsfaktor errechnet und dann von den Meßwerten abgezogen werden. Diese notwendige Korrektur wird sehr häufig überhaupt nicht berücksichtigt. Schließlich liegt eine Fehlerquelle darin, daß dem Auswertungsschema das sogenannte Normalauge zugrunde liegt. Jede Vergrößerung und Verkleinerung des Bulbus bringt aber eine Änderung der Lokalisation, ganz abgesehen davon, daß der äquatoriale Umfang bei normaler Bulbuslänge erheblich schwanken kann. In einer großen Klinik kann eine Korrektur dieses Fehlers dadurch erfolgen, daß eine Ultraschallmessung vorgenommen und das Normalschema dementsprechend verändert wird.

Alle nur zum Teil vermeidbaren und auch zum Teil sichtbar werdenden Fehler können sich so summieren, daß eine völlige Fehllokalisation stattfindet. Dieses ist besonders dann deletär, wenn extrabulbäre Fremdkörper intrabulbär lokalisiert und entsprechende operative Maßnahmen angeschlossen werden. Ganz abgesehen von der menschlichen Seite des Problemes können daraus sehr unangenehme Schadenersatzansprüche entstehen.

Diese Schwierigkeiten bei der Lokalisation und ihrer Auswertung haben uns seinerzeit bewogen, den Röntgen-Bildverstärker mit Fernsehen, den wir zur Extraktionskontrolle bei Splittern benutzten, auch zur Lokalisation einzusetzen.

Das Meßprinzip ist äußerst einfach. Das Auge mit der Comberg-Schale wird in eine definierte Entfernung zur Röntgen-Röhre gebracht, die Lokalisation kann unmittelbar präoperativ schon in Operationslage, d.h. in Rückenlage vorgenommen werden. Der exakte Sitz der Comberg-Schale kann vom Untersucher überprüft werden. In den Strahlengang werden Schablonen eingeblendet, so daß die Meßwerte dann in mehr als zweifacher Vergrößerung ohne jeden Korrekturwert auf dem Bildschirm abgelesen werden können. Die Bestimmung der Horizontalen erfolgt mit Hilfe eines zusätzlichen Indikators. Die gemessenen Werte können direkt in das Schema eingetragen werden.

Fast alle Fehler der Comberg-Aufnahmetechnik können leicht vermieden werden. Korrigieren wir das Schema noch durch Ultraschallmessungen, haben wir eine sehr genaue Lokalisation.

Drei Fälle von typischer Fehllokalisation sollen kurz geschildert werden:
In einem Fall zeigte die erste Auswertung von Röntgen-Aufnahmen eine Lokalisation des Splitters im Bulbus. Es ergab sich, daß der Verdacht auf Fehllokalisation durch leichtes Verkippen der Haftschale vorlag. Die Fernseh-Röntgen-Messung ergab einen extrabulbären Splitter, die zweite Aufnahme bestätigte die Messung.

Auch in einem anderen Fall stellte sich ein großer Splitter intrabulbär dar, der in Wirklichkeit aber die Wand schon weitgehend durchschlagen hatte und dementsprechend von außen extrahiert werden konnte.

Wichtig ist vor allem, daß Splitterwanderungen im Glaskörper durch Lageänderungen zustande kommen können. Auch kleine Splitter sind im Glaskörper sehr beweglich, bei Bauchlage finden sie sich hinter der Linse, bei Rückenlage fast vor der Netzhaut.

Darum ist diese Methode so wertvoll, weil sie unmittelbar vor der Operation in der gleichen Lagerung des Patienten vorgenommen werden kann, ganz abgesehen davon, daß auch die Lokalisation während der Operation wiederholt werden kann.

Lokalisation während der Operation

Die Lokalisation während der Operation wurde vor allen Dingen für die amagnetischen

Fremdkörper angestrebt. Ist beim magnetischen Fremdkörper eine genaue Lokalisation durchgeführt, gelingt die Extraktion mit dem Magneten bei guter Operationsplanung, da die magnetische Kraft Splitter und Magnetspitze auch über Widerstände zusammenführt. Amagnetische Splitter müssen dagegen mit Greifinstrumenten gefaßt werden, nur durch Röntgenstrahlen kann dieser Vorgang bei undurchsichtigen brechenden Medien sichtbar gemacht werden.

1969 führte Ratjen den ersten Versuch aus, intraokulare Fremdkörper unter stereoskopischer Röntgenkontrolle zu entfernen. Dieses Verfahren wurde später von Schreck und Wollensak verbessert. Bei diesem Gerät war allerdings noch keine echte Stereoskopie gegeben. Die Kontrolle erfolgte über zwei Röntgen-Bilder in verschiedenen Ebenen.

Bleeker hat dann ein Stereo-Röntgen-Bildwandlergerät entwickelt, das eine echte stereoskopische Betrachtung ermöglicht. Neubauer hat dieses Gerät für die Entfernung amagnetischer Fremdkörper modifiziert und seitdem über 150 erfolgreiche Operationen durchgeführt.

Für die Extraktionskontrolle magnetischer Splitter hat sich uns eine zweidimensionale Kontrolle an unserem Bildwandlergerät als ausreichend erwiesen. Wenn bei einer Magnetextraktion der Splitter nicht kommt, gibt es verschiedene Möglichkeiten. Einmal kann ein Splitter nicht angesprungen sein, zum Zweiten kann man ihn aber auch an der Wunde abgestreift haben. Die Fernsehröntgenkontrolle läßt den Extraktionsvorgang sehr schön auf dem Bildschirm verfolgen, so daß wir jederzeit über die Lage des Splitters informiert sind. Ist bei Beginn einer Operation immer noch ein Zweifel gegeben, ob ein Splitter intrabulbär oder extrabulbär liegt, so können wir nach Eröffnung der Bindehaut sehr leicht durch Röntgen in der entsprechenden Ebene feststellen, ob wir eine metallische Sonde dem Fremdkörper direkt annähern können.

Schluß

In diesem kurzen Überblick wollte ich zeigen, daß die Röntgen-Lokalisationsverfahren nach wie vor im Mittelpunkt jeder Operationsplanung zur Entfernung von metallischen Fremdkörpern stehen. Das Comberg-Verfahren darf trotz aller Unvollkommenheit als das Standardverfahren bezeichnet und empfohlen werden. Als verantwortlicher Operateur sollte man sich allerdings immer selbst davon überzeugen, daß die Aufnahmetechnik und die Auswertung richtig erfolgt sind.

Die zusätzlichen diagnostischen Hilfsmittel, wie z.B. die Transillumination bei wandnahen Splittern, die elektroakustische Lokalisation oder auch die Ultrasonographie machen unsere Lokalisation sicherer. Leider ist auch heute noch der Magnetversuch zum Nachweis des Splitters und zur sogenannten Lokalisation nicht unüblich. Die sekundären Folgen eines derartigen Vorgehens sind häufig deletär. Der unkontrollierte Magnetversuch muß heute als Kunstfehler bezeichnet werden.

Durch die Einführung der Mikrochirurgie mit schonenden und gezielten Extraktionsverfahren haben sich die Heilungschancen von Fremdkörperverletzungen heute wesentlich verbessert; hinzu kommen die Möglichkeiten, sekundäre Folgen durch chirurgische Maßnahmen am Glaskörper oder an der Netzhaut zu vermeiden. Die Extraktion amagnetischer Splitter auf dem Wege über eine Vitrektomie bilden einen weiteren Fortschritt.

Wenn wir heute auch durch Arbeitsschutzbestimmungen deutlich weniger Metallsplitterverletzungen als vor 10 Jahren beobachten, so bleiben sie doch sehr häufige Traumen, deren Behandlung wir große Aufmerksamkeit schenken sollten. Es gilt auch weiterhin der Satz: „Je exakter die Lokalisation, desto gezielter und dadurch schonender die Extraktion."

Ber. Dtsch. Ophthalmol. Ges. 76, 43–49 (1979)
Ionisierende Strahlen in der Ophthalmologie
Redigiert von W. Jaeger, Heidelberg
© J. F. Bergmann Verlag 1979

Kontrastdarstellung der ableitenden Tränenwege

W. Rüßmann und G. Friedmann (Augenklinik. Direktor: Prof. Dr. H. Neubauer und Radiologisches Inst. und Poliklinik. Direktor: Prof. Dr. G. Friedmann der Universität zu Köln)

In der klinischen Diagnostik von Tränenwegsstenosen und -verschlüssen dominieren einfache Methoden wie Sondierung, Spülung und Farbstofftest (Übersicht bei Aust, 1970; Busse, Hollwich, 1978). Lange bestand zwischen Aufwand und Nutzen radiologischer Tränenwegsdarstellung ein Mißverhältnis. Dies änderte sich in den letzten Jahren, weil Untersuchungstechnik und operative Möglichkeiten erheblich verbessert und erweitert werden konnten (vgl. Lloyd 1975; Hurwitz, Welham, Lloyd 1975; Busse, Hollwich, 1978).

Heute bieten sich für eine Darstellung der ableitenden Tränenwege folgende Möglichkeiten:

1. Die Dakryozystographie (DCG) mit Kontrastmitteln, die durch die Tränenkanälchen injiziert (Injektions-DCG) oder in den Bindehautsack getropft werden (funktionelle Dakryographie, Instillations-DCG).

2. Die Radionukliddakryographie (RND), bei der das radioaktive Technetium-Isotop 99 auf die Bindehaut getropft und mit Szintillationskamera verfolgt wird.

Injektionsdakryozystographie

Das Verfahren geht auf Ewing (1909) zurück, der Wismutsubnitrat injizierte. Spätere Autoren bevorzugten andere Kontrastmittel (vgl. Tabelle 1), die bis 1968 unmittelbar vor den Röntgenaufnahmen mit Tränenwegskanüle in das obere oder untere Tränenkanälchen eingespritzt wurden (vgl. Übersicht von Radnot, Gall 1966; François, Neetens 1967; Radnot 1977; Busse, Hollwich, 1978). Dabei mißlang häufig eine adäquate Darstellung der Tränenkanälchen. Auch Tränensack und -nasengang waren manchmal unzureichend gefüllt. Bei größerem Krafteinsatz konnte die Kanüle einen falschen Weg nehmen. Der hohe Injektionsdruck verursachte bisweilen Kontrastmitteldepots im Gewebe, die bei öligen Kontrastmitteln Fremdkörpergranulome hervorrufen konnten. Diese Probleme lösten Iba und Hanafee (1968), indem sie die Tränenwegskanüle durch Kunststoffkatheter ersetzten. Fast alle späteren Autoren haben diese Technik übernommen. Lloyd (1972, 1974, 1975) empfahl zusätzlich Vergrö-

Tabelle 1. Entwicklung der Injektionsdakryozystographie

Autoren	Kontrastmittel	Technik
Ewing 1909	Wismutsubnitrat	Kanüle
Szily 1914	Thoriumoxyd	Kanüle
Sicard 1921	Lipiodol	Kanüle
Milder 1954	Pantopaque	Kanüle
Hartmann 1955	Lipiodol	Kanüle
Campbell 1964	Neohydriol	Kanüle, Vergrößerungsaufnahmen
Priegnitz 1966	Biligrafin Adipiodone Visotrast	
Radnot 1966	Opacoron	Kanüle
François 1967	Lipiodol F	Kanüle
Sargent 1968	Sinografin	Kanüle
Iba 1968	Ethiodol	Teflonkatheter
Trokel 1970	Lipiodol , Pantopaque , Ethiodol	Katheter, Kinematographie
Lloyd 1972	Lipiodol UF	Polyäthylenkatheter
1975		Vergrößerungsaufnahmen Subtraktionsbilder
Gullotta 1976	Conray 60	Katheter, Bildwandlerkontrolle
Johansen 1977	Amipaque	Kanüle
Busse 1978	Lipiodol Micropaque	Kanüle

ßerungs- und Subtraktionsaufnahmen. Gullotta und von Denffer (1976) befürworteten Bildwandlerkontrolle.

Die verschiedenen Arbeitsgruppen verwenden heute teils dünnflüssige ölige Kontrastmittel (Lipiodol ultrafluid), teils wässerige (Amipaque, Angiografin 65, Conray 60 und 80). Ölige Kontrastmittel geben einen besseren Kontrast, neigen aber zur Entmischung und Tropfenbildung. Sie werden langsamer resorbiert und sollen in einzelnen Fällen Fremdkörpergranulome verursacht haben. Sie führen nicht zu Bindehautirritationen. Bei wässerigen Kontrastmitteln ist die Detaildarstellung etwas besser. Einzelne (z.B. Conray) sind hyperosmolar und brennen deshalb auf der Bindehaut. Auch wegen ihrer geringen, den Tränen ähnlichen Viskosität sind wässerige Kontrastmittel vorzüglich geeignet (Tabelle 2). Von ihnen ist wegen des guten Kontrastes und der ausgezeichneten Verträglichkeit Amipaque besonders zu empfehlen.

Tabelle 2. Jodgehalt und Viskosität verschiedener Kontrastmittel (vgl. Hurwitz, Welham 1975; Johansen, Udnaes 1977)

	Jod mg/ml	Viskosität cP bei 37 °C
Angiografin	306	5,1
Conray	280	4,0
Amipaque	300	6,2
	350	11,5
	440	25,6
Lipiodol UF		25
Tränen		2,9

Zur Untersuchungstechnik (vgl. Lloyd, 1975; Gullotta, von Denffer, 1976): Der Patient liegt auf dem Rücken in einem Bildwandlerdurchleuchtungsgerät mit Untertischröhre, bei der die Strahlenbelastung besonders gering ist. Kopf und Strahlengang werden annähernd entsprechend der Orbitaübersichtsaufnahme ausgerichtet. Je nach Befund werden auch andere Einstellungen gewählt. Nach Tropfanästhesie wird der Tränensack exprimiert. Oberer und unterer Tränenpunkt werden dilatiert. Anschließend wird ein feiner Polyäthylenkatheter (Außendurchmesser 0,6 mm, Länge 400 mm) 3 bis 4 mm weit eingeführt. Das Schlauchmaterial kann bei Bedarf kalt von Hand auf geringeren Außendurchmesser gestreckt werden. Der Katheter ist bereits zuvor über eine Kanüle Nr. 14 mit einer Spritze verbunden und blasenfrei mit Kontrastmittel bis zur Spitze aufgefüllt worden. Nun wird nach Bildwandlereinstellung eine Übersichtsaufnahme angefertigt. Ein bis zwei Füllungsaufnahmen folgen unter fortgesetzter Kontrastmittelinjektion. Kleinkinder können in dieser Weise in Intubationsnarkose untersucht werden.

Bedeutung und Leistungsfähigkeit der Injektions-DCG für kanalikuläre Anomalien zeigen die folgenden Beispiele:

1. Patientin B.U., geb. am 3. 8. 1942: Langjähriges Tränenträufeln rechts. Es findet sich eine breite Öffnung medial des oberen Tränenpünktchens (Abb. 1), aus der bei Spülung die Spülflüssigkeit austritt. Die Injektions-DCG zeigt eine Verbindung zum oberen Canaliculus (Abb. 2). Trotz freier Passage sind auf diesem Bild die tieferen Tränenwege

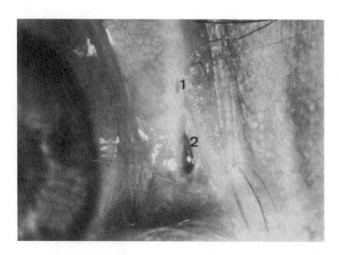

Abb. 1. Patientin B.U.: Breite Fistelöffnung (2) medial des oberen Tränenpunktes (1)

Abb. 2. Patientin B.U.: Bei Kontrastmittelinjektion in den unteren Tränenpunkt über Katheter (3) wird die Verbindung (2) zwischen Fistel und oberem Tränenkanälchen dargestellt

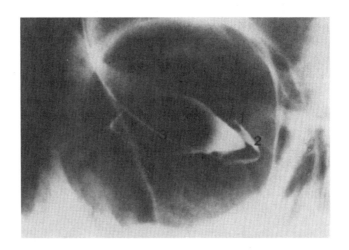

nicht dargestellt, weil der Rücklauf des Kontrastmittels während der Injektion den Aufbau eines ausreichenden Druckgradienten verhinderte. Die Therapie bestand in der mikrochirurgischen Exzision und Übernähung dieser Fistel.

2. Kind K.V., geb. am 12. 9. 1973: Rechtsseitiges Tränenträufeln seit 1976. Bei der Inspektion fand sich eine kleine Lidrandnarbe nasal des unteren Tränenpunktes. Bei Injektions-DCG (Abb. 3) glatte Darstellung vom oberen Punkt aus, aber kein Rücklauf in den unteren Canaliculus. Nach Intubation des unteren Kanälchens Rückfluß des Kontrastmittels mit etwas flauer Darstellung. Es zeigt sich ein Abriß am Canaliculus communis, der operativ mit direkter Naht über eine Dauersonde versorgt werden konnte.

3. Patientin M.F., geb. am 6. 11. 1946: Rezidivierende Dakryocystitis, in den letzten Jahren nur noch Tränenträufeln rechts. Die Injektions-DCG (Abb. 4) zeigt eine Saccus-Eingangsstenose, die durch eine Canaliculodakryocystorhinostomie behoben wurde.

Viele Autoren sehen den besonderen Nutzen der Injektions-DCG in der Lokalisation kanalikulärer Anomalien und Stenosen, die damit einer rationellen operativen Behandlung zugeführt werden können.

Auch nach wiederholter erfolgloser Blindsondierung bei rezidivierenden Verschlüssen im Kleinkindesalter kann die Injektions-DCG sinnvoll sein. Als Erstmaßnahme sollte sie wegen der Strahlenbelastung allerdings nicht durchgeführt werden.

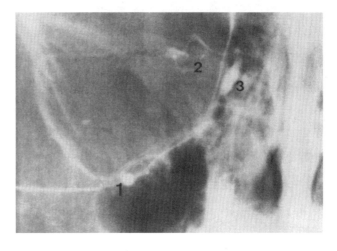

Abb. 3. Kind K.V.: Abriß des unteren Canaliculus (2). Katheter während Kontrastmittelinjektion aus unterem Tränenpunkt geglitten (1). Die Füllung von Tränensack und oberem Canaliculus wurde vom oberem Punkt erzielt

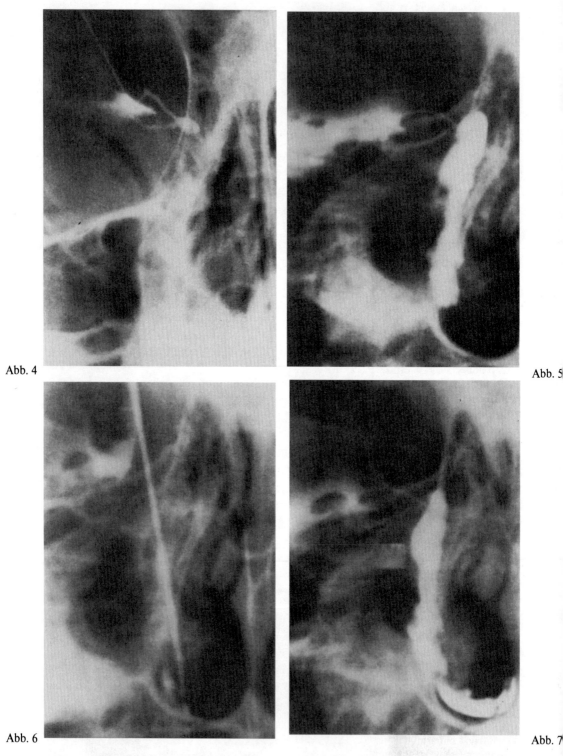

Abb. 4

Abb. 5

Abb. 6

Abb. 7

Abb. 4. Patientin M.F.: Saccus-Eingangsstenose
Abb. 6. Kind B.R.: Spülsonde vom oberen Tränenpunkt aus eingeführt

Abb. 5. Kind B.R.: Tiefer Kontrastmittelstop
Abb. 7. Kind B.R.: Freie Kontrastmittelpassage
nach Sondierung

4. B.R., geb. am 25. 11. 1976: Rechtsseitige Bindehautentzündungen und Tränenfluß seit dem 4. Lebensmonat. Wiederholte Spülungen und Sondierungen ohne Erfolg. Bei Injektions-DCG tiefer Kontrastmittelstop (Abb. 5) durch persistierende fetale Membran. Diese kann durch Sondierung unter Bildwandlerkontrolle (Abb. 6) gesprengt werden. Danach kann das Kontrastmittel frei durchlaufen (Abb. 7).

Einander sehr ähnlich erscheinen im Dakryocystogramm demgegenüber die tiefen Tränenwegsverschlüsse Erwachsener. Der Kontrastmittelstop liegt meist am Übergang des Tränensacks in den Tränennasengang. Der Saccus ist erweitert. Bei dem folgenden Beispiel handelt es sich um den Sonderfall einer chirurgischen Läsion in diesem Bereich:

5. Patientin S.M., geb. am 25. 4. 1924: Linksseitiges Tränenträufeln nach Kieferhöhlenoperation. Die Injektions-DCG zeigt einen Stop im Saccus (Abb. 8). Nach Revision der Kieferhöhle ist die Passage des Kontrastmittels wieder frei, nimmt aber einen Umweg über die Kieferhöhle (Abb. 9).

So gut sich bei der Injektions-DCG anatomische Veränderungen erkennen lassen (vgl. auch Busse et al., 1977), sie gibt manchmal doch keinen genügenden Aufschluß über die Funktion. Fälle mit normalem Injektions-DCG bei Epiphora wurden schon von Demorest und Milder (1955) beschrieben und als funktioneller Block klassifiziert. Zum Nachweis dieser funktionellen Veränderungen werden Instillations-DCG und Radionukliddakryographie empfohlen.

Instillationsdakryozystographie

Das Verfahren wurde zuerst von Schmöger (1956) angegeben. Hurwitz und Welham haben 1975 darüber berichtet.

Zur Methodik: Bei sitzendem Patienten wird eine Übersichtsaufnahme gemacht. Anschließend werden 2 Tropfen Lipiodol ultrafluid oder Angiografin 65 in den Bindehautsack gegeben. Weitere Aufnahmen erfolgen bei Lipiodol UF nach 15 und 30 min, bei Angiografin 65 nach 30 und 90 sec. Ein funktioneller Block soll vorliegen, wenn das Kontrastmittel bei der zweiten Aufnahme die

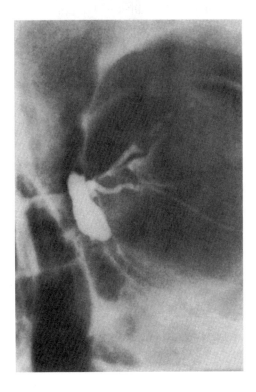 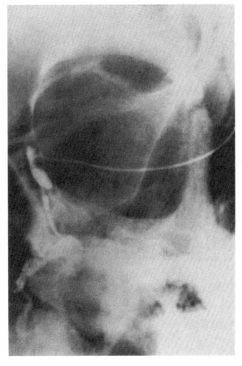

Abb. 8. Patientin S.M.: Tiefer Tränenwegsverschluß nach Kieferhöhlenoperation

Abb. 9. Patientin S.M.: Freier Kontrastmittelabfluß nach Kieferhöhlenrevision

Nase noch nicht erreicht hat. Eine einigermaßen sichere Unterscheidung pathologischer Fälle gelingt nach Hurwitz und Welham nur mit Lipiodol ultrafluid.

Radionukliddakryographie

Die Methode wurde zuerst von Rossomondo et al. (1972) beschrieben und gehört eigentlich nur in den weiteren Bereich unseres Themas. Von Denffer und Mitarbeiter haben 1975 anläßlich der 74. Zusammenkunft dieser Gesellschaft darüber berichtet. Bei sitzendem Patienten werden 50 µCi ^{99m}Tc-Pertechnetat in 10 µl 0,9% NaCl-Lösung auf die Bindehaut getropft. Die Verteilung des Radionuklids wird mit einer Szintillationskamera mit 3 mm Pinhole-Kollimator aufgenommen und kann sowohl bildlich als auch quantitativ über Rechner ausgewertet werden. Die bildliche Darstellung erreicht nicht die Qualität der Dakryocystographie. Als Beispiel für die quantitative Auswertung zeigen wir die Transitzeiten Bindehaut – Nase für Kontrastmittel und Radionuklid (Tabelle 3).

Tabelle 3. Transitzeiten Bindehaut – Nase für Kontrastmittel und Radionuklide

Lipiodol UF	15– 30 min	Hurwitz,
Angiografin	30– 90 sec	Welham 1975
^{99m}Tc-Pertechn.	4– 323 sec	Carlton
		et al. 1973
^{99m}Tc-S-Kolloid		
– im Sitzen	15– 180 sec	Hurwitz
– in Rückenlage	54–1680 sec	et al. 1975

Ein Vergleich der verschiedenen Verfahren hat folgendes Resultat (Tabelle 4): Die Injektions-DCG liefert die besten Resultate, wenn nach der Topographie der Stenose gefragt wird. Sie ist deshalb bei der präoperativen Diagnostik kanalikulärer Stenosen und

Verschlüsse von besonderem Wert, weil sie uns eine sinnvolle Planung der operativen Behandlung ermöglicht. Auch bei tieferen Verschlüssen sollte man sie durchführen, wenn Verletzungen oder chirurgische Maßnahmen bereits vorangegangen sind. Zum Nachweis funktioneller Stenosen ist die Radionukliddakryographie das beste Verfahren. Die Strahlenbelastung der Linse ist bei der Injektions-DCG mit 40 bis 50 mrad am höchsten und bei der RND mit weniger als 0,4 mrad besonders klein (vgl. Gullotta, von Denffer 1976; von Denffer et al., 1974).

Zusammenfassung

Für die Kontrastdarstellung der ableitenden Tränenwege stehen folgende Verfahren zur Verfügung: Injektion von Kontrastmittel in die Tränenkanälchen (Injektionsdakryozystographie), Eintropfen von Kontrastmittel in den Bindehautsack (Instillationsdakryozystographie). Im weiteren Sinne kann zu diesen Verfahren noch die Radionukliddakryographie gezählt werden.

Die Injektionsdakryozystographie über feine Kunststoffkatheter unter Bildwandlerkontrolle mit wasserlöslichen Kontrastmitteln liefert einen ausgezeichneten Überblick über die anatomischen Verhältnisse der abführenden Tränenwege. Das Verfahren ist zur Differenzierung kanalikulärer Stenosen und tieferer Verschlüsse nach Verletzungen und Voroperationen besonders zu empfehlen. Es gestattet eine sinnvolle Planung der operativen Behandlung.

Tränenträufeln bei unauffälligem Dakryozystogramm spricht für eine funktionelle Stenose, die durch Instillationsdakryozystographie qualitativ, durch Radionukliddakryographie quantitativ untersucht werden kann.

Summary. Contrast radiography of the lacrimal passages can be done by injecting contrast medium

Tabelle 4. Dakryozystographie und Radiouklidakryographie im Vergleich

	Dakryocystographie Injektion	Instillation	Radionukliddakryographie
Topographie	+++	+	(+)
Funktion	–	+	+++
Strahlenbelastung Linse	40 mrad	20 mrad	<0,4 mrad
Volumen (ml)	0,5–1,0	0,06	0,002–0,013

through the canaliculi (injection dacryocystography) or by instilling contrast medium into the conjunctival sac (instillation dacryocystography). Qualitative and quantitative microscintillography are related techniques.

Injection dacryocystography after intubation of the superior or inferior canaliculus with an intravenous catheter (outside diameter 0.6 mm) using water-soluble contrast media shows most anatomical detail. The procedure is especially recommended for diagnosis of canalicular obstruction. It should also be used in nasolacrimal duct obstruction after injuries and after failure of previous lacrimal surgery. It gives a rational basis for all surgical treatment.

Epiphora with normal injection dacryocystography may indicate a functional block. This may be evaluated by instillation dacryocystography and microscintillography.

Literatur

Aust, W.: Prüfung der Tränensekretion und der Funktion der ableitenden Tränenwege. In: Die ophthalmologischen Untersuchungsmethoden. Straub, W. (Hrsg.), Bd. I, S. 90, Stuttgart: Enke 1970. – Busse, H., Müller, K.M.: Röntgenanatomie der Tränenwege Neugeborener. Fortschr. Röntgenstr. 127, 154 (1977). – Busse, H., Hollwich, F. (Hrsg.): Erkrankungen der ableitenden Tränenwege und ihre Behandlung. Büch. Augenarzt, Heft 74, Stuttgart: Enke 1978. – Campbell, W.: The radiology of the lacrimal system. Br. J. Radiol. 37, 1 (1964). – Carlton, R.M., Trueblood, J.N., Rossomondo, R.M.: Clinical evaluation of microscintigraphy of the lacrimal drainage apparatus. J. Nucl. Med. 14, 89 (1973). – Demorest, B.H., Milder, B.: Dacryocystography. II. The pathological lacrimal apparatus. Arch. Ophthalmol. (Chicago) 54, 410 (1955). – Denffer, H. v., Dressler, J.: Radionuklid-Dakryocystographie in der Diagnostik von Stenosen der tränenableitenden Wege. Albrecht von Graefes Arch. Klin. Ophthalmol. 191, 321 (1974). – Denffer, H. v., Dressler, J.: Radionuklid-Dakryographie in Klinik und Forschung. Klin. Monatsbl. Augenheilkd. 169, 66 (1976). – Denffer, H. v., Dressler, J., Gulotta, U.: Vergleichende nuklearmedizinische und röntgenologische Untersuchungen bei Störungen der Tränendrainage. Ber. Dtsch. Ophthalmol. Ges. 74, 592 (1975). – Ewing, A.E.: Roentgen ray demonstration of the lacrymal abscess cavity. Am. J. Ophthalmol. 26, 1 (1909). – François, J., Neetens, A.: Dacryocystographie. Ann. Oculist. 200, 778 (1967). – Gulotta, U., Denffer, H. v.: Die Dakryocystographie. I. Mitteilung: Vereinfachung der Untersuchung durch die Kathetertechnik. Fortschr. Röntgenstr. 124, 379 (1976). – Hartmann, E., Gilles, E.: Radiodiagnostic en ophthalmologie. Paris: Masson 1955. – Hurwitz, J.J., Welham, R.A.N.: Radiography in functional lacrimal testing. Br. J. Ophthalmol. 59, 323 (1975a). – Hurwitz, J.J., Welham, R.A.N.: The role of dacryocystography in the management of congenital nasolacrimal duct obstruction. Can. J. Ophthalmol. 10, 346 (1975b). – Hurwitz, J.J., Welham, R.A.N., Lloyd, G.A.S.: The role of intubation macrodacryocystography in management of problems of the lacrimal system. Can. J. Ophthalmol. 10, 361 (1975c). – Hurwitz, J.J., Maisey, M.N., Welham. R.A.N.: Quantitative lacrimal scintillography. I. Method and physiological application. Br. J. Ophthalmol. 59, 308 (1975d). – Hurwitz, J.J., Maisey, M.N., Welham, R.A.N.: Quantitative lacrimal scintillography. II. Lacrimal pathology. Br. J. Opthalmol. 59, 313 (1975e). – Iba, G.B., Hanafee, W.N.: Distention dacryocystography. Radiology 90, 1020 (1968). – Johansen, J.G., Udnaes, J.: Dacryocystography with amipaque (metrizamide). Acta Ophthalmol. 55, 683 (1977). – Lloyd, G.A.S.: Radiology of the orbit. London, Philadelphia, Toronto: Saunders 1975. – Lloyd, G.A.S., Jones, J.R., Welham, R.A.N.: Intubation macrodacryocystography. Br. J. Ophthalmol. 56, 600 (1972). – Meyer, P.B., Dausch, D.: Klinische Erfahrungen mit der Radionuklid-Dacryocystographie. Klin. Monatsbl. Augenheilkd. 167, 421 (1975). – Milder, B., Demorest, B.H.: Dacryocystography. I. The normal lacrimal apparatus. Arch. Ophthalmol. (Chicago) 51, 180 (1954). – Priegnitz, F.: Zur Röntgendarstellung der Tränenwege. Klin. Monatsbl. Augenheilkd. 148, 887 (1966). – Radnot, M.: Tränenorgane. In: Augenheilkunde in Klinik und Praxis. François, J., Hollwich, F. (Hrsg.), Bd. 1, S. 718 ff. Stuttgart: Thieme 1977. – Radnot, M., Gall, J.: Die Röntgendiagnostik der tränenableitenden Wege. Zürich: Verlag für Augenheilkunde und Optik 1966. – Rossomondo, R.M., Carlton, W.H., Trueblood, J.H., Thomas, R.P.: New method of evaluating lacrimal drainage. Arch. Ophthalmol. (Chicago) 88, 523 (1972). – Sargent, E.N., Ebersole, C.: Dacryocystography: Use of sinografin for visualization of nasolacrimal passages. Am. J. Röntgenol. 102, 831 (1968). – Schmöger, E. (1956) zit. n. Schmöger, E.: Röntgendiagnostik. In: Der Augenarzt. Velhagen, K. (Hrsg.), Bd. 2, 543 ff. Leipzig: Thieme 1972. – Szily, A.: Die Pathologie des Tränensacks und des Ductus nasolacrimalis im Röntgenbild. Klin. Monatsbl. Augenheilkd. 52, 847 (1914). – Trokel, S.L., Potter, G.D.: Kinetic dacryocystography. Am. J. Ophthalmol. 70, 1010 (1970)

Ber. Dtsch. Ophthalmol. Ges. **76,** 51–52 **(1979)**
Ionisierende Strahlen in der Ophthalmologie
Redigiert von W. Jaeger, Heidelberg
© J. F. Bergmann Verlag 1979

Computer-Tomographie in der Ophthalmologie

S. Wende (Abt. für Neuroradiologie der Johannes-Gutenberg-Univ. Mainz. Vorstand: Prof. Dr. S. Wende)

In einer Gemeinschaftsstudie der CT-Gruppen der Universitätskliniken Mainz, München und Berlin wurden 336 Patienten mit Orbita-Erkrankungen untersucht (Tabelle 1).

Die Diagnostik raumfordernder Prozesse im Orbita-Bereich mit der Computer-Tomographie bereitet keine Schwierigkeiten, da die Dichte der Tumoren eindeutig größer ist als die Dichte des umgebenden Gewebes. Die Orbita ist also ein idealer „Untersuchungsgegenstand". Dabei liegt die diagnostische Genauigkeit zwischen 90 und 95%.

Lokalisation und Ausdehnung eines raumfordernden Prozesses können in allen Fällen exakt beurteilt werden. Es ist allerdings darauf hinzuweisen, daß es nur selten möglich ist, die Art des Tumors mit Sicherheit zu bestimmen. Aufgrund der unterschiedlichen Form und Lage lassen sich zwar Meningeome und kavernöse Hämangiome von einem Optikusgliom unterscheiden, die Differentialdiagnose zwischen einem Meningeom und einem Hämangiom ist jedoch nicht möglich. Das gleiche gilt für die Diffe-

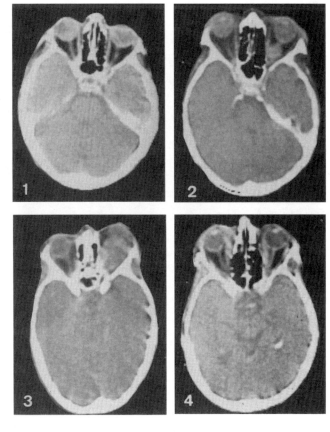

Abb. 1. Normale Darstellung der Orbita beidseits im Computer-Tomogramm. Der Bulbus, das retroorbitale Fettgewebe, der N. opticus ist beidseits deutlich erkennbar

Abb. 2. Malignes Lymphom im Bereich der rechten Orbita

Abb. 3. Spongioblastom des N. opticus rechts im fortgeschrittenen Stadium. Die rechte Orbita ist von weichteildichten Massen ausgefüllt

Abb. 4. Endokrine Ophthalmopathie. Deutliche Schwellung der Augenmuskulatur beidseits, besonders des M. rectus medialis

Tabelle 1. Orbita-Erkrankungen

		336 Fälle
Gutartige Tumoren		88
Kavernöse Hämangiome	20	
Meningeome	25	
(Tuberculum sellae, Keilbeinflügel, Olfaktoriusgrube)		
Meningeome der Optikus-Scheide	11	
Optikus-Gliome	12	
Neurinome	6	
Fibrome	4	
Lipome	6	
Dermoide	4	
Bösartige Tumoren		77
Primäre Karzinome und Metastasen	31	
Tränendrüsen-Tumoren	9	
Zylindrome	4	
Melanome	10	
Lymphome	9	
Sarkome	7	
Neuroblastome	1	
Plasmozytome	1	
Hämangioendotheliome	2	
Perizytische Hämangioblastome	1	
Spinaliome	1	
Myoblastome	1	
Pseudotumoren		14
Nicht-tumoröse raumfordernde Prozesse		15
Mukozelen	8	
Pyozelen	3	
Abszesse	3	
Zysten	1	
Mißbildungen		25
Keilbeinaplasie	8	
Buphthalmus	4	
Arterio-venöse Mißbildungen	9	
Fibröse Dysplasie	4	
Endocrine Ophthalmopathie		41
Myositis		5
Trauma		12
Intraorbitale Hämatome	7	
Carotis-Sinus cavernosus-Fisteln	5	
Histologisch ungeklärt		59

rentialdiagnose zwischen malignen und benignen Tumoren, die ebenfalls nicht sicher gestellt werden kann, wenn keine Knochendestruktion vorliegt.

In Übereinstimmung mit anderen Autoren sind wir der Ansicht, daß für Erkrankungen im Orbita-Bereich die Computer-Tomographie als Untersuchungsmethode der Wahl anzusehen ist. Dies gilt sowohl für primäre als auch für sekundäre Tumoren, für Augenbewegungsstörungen, für den einseitigen oder doppelseitigen Exophthalmus und auch für traumatische und Gefäßprozesse.

Die gleiche hohe diagnostische Genauigkeit findet sich bei anderen intrakraniellen raumfordernden Prozessen, die ophthalmologische Symptome hervorrufen. Dies gilt sowohl für Geschwülste im Chiasma-Bereich als auch für die Tumoren, die die Sehstrahlung und den Okzipitallappen zerstören (Abb. 1–4).

In dem Krankengut der o.a. CT-Arbeitsgruppen (2581 Hirntumoren) finden sich u.a. 243 Patienten mit einem Hypophysenadenom und 67 Patienten mit einem Kraniopharyngeom. Diese große Zahl der genannten Tumoren erlaubt eine exakte Aussage über die unterschiedlichen CT-Befunde mit den gesamten differentialdiagnostischen Möglichkeiten.

Literatur

Wende, S., Aulich, A., Nover, A., Lanksch, W., Kazner, E., Steinhoff, H., Meese, W., Lange, S., Grumme, Th.: Computed Tomography of Orbital Lesions. A cooperative study of 210 cases. Neuroradiology **13**, 123–134 (1977)

Diskussion der Referate über das Thema Ionisierende Strahlen in der Diagnostik

Gesprächsleiter: A. Nover (Mainz)

Herr Nover (Mainz):

Nun stehen natürlich verschiedene Fragen im Raum, von denen ich gleich einige stellen möchte, in der Annahme, daß dies auch Ihre Fragen sind.

In den eben gehörten Referaten gab es einige Überdeckungen, es gab aber auch Widersprüchlichkeiten. Dazu meine 1. Frage an Herrn Kollegen Huber.

Bei welchen Orbita-Prozessen sind zusätzliche Informationen von der Angiographie zu erwarten?

Bei Hirn-Tumoren ist dies, wie auch von Herrn Wende gesagt wurde, unstreitig.

Herr Huber (Zürich):

Auf diese Frage ist zu antworten, daß sich die Anwendung der Angiographie in der Orbita-Diagnostik praktisch nur noch auf vaskuläre Prozesse beschränkt. Wichtig für die Differentialdiagnose, das hat Herr Kollege Wende gerade gezeigt, ist das Computer-Tomogramm, das oft sogar eine histologische Diagnose möglich macht und auch die Echographie ist ganz wesentlich verbessert worden. Die Kombination beider Verfahren ist fast ideal, dennoch gibt es noch Prozesse z.B. ein Varix orbitae, ein arterielles Aneurysma der Orbita, eine Carotis-Cavernosus Fistel. Bei diesen Krankheiten ist meiner Meinung nach auch heute noch eine Angiographie indiziert.

Herr Nover (Mainz):

Vielen Dank Herr Huber.

Herr Wende, Sie haben im ersten Teil Ihres Vortrags den Eindruck vermittelt, als wäre es auf Grund des Computer-Tomogramms sicher möglich, alle Tumoren zu klassifizieren. Zum Schluß haben Sie dann das Ganze noch erheblich eingeschränkt sogar soweit, daß man nicht einmal gut- und bösartige Tumoren voneinander unterscheiden könne. Deshalb die Frage, inwieweit kann die technische Weiterentwicklung auf Ihrem Gebiet dies wohl möglich machen. Und als weitere Frage, wann würden Sie dann doch bei Orbita-Prozessen andere Verfahren und auch die Angiographie für angezeigt halten?

Herr Wende (Mainz):

Zuerst einmal zur Angiographie: Wir haben früher sehr viel angiographiert und sowohl die Arteria carotis interna als auch die Arteria carotis externa und die Vena ophthalmica superior dargestellt. Sie wissen, daß die von der Interna ausgehen-de A. ophthalmica im medialen Abschnitt der Orbita liegt, durch Tumoren praktisch selten verlagert wird und kaum zu einer Tumoranfärbung führt. Wir müssen also auch die Darstellung der Arteria carotis externa haben. Hier kann es, ich sage *kann* es zu einer Tumoranfärbung kommen. Dies ist aber nur selten der Fall und eine Differentialdiagnose zu dem Tumor wird nur selten möglich sein. Dafür haben wir das Risiko der Angiographie, das immer da ist, und deshalb muß die Untersuchung stationär durchgeführt werden und nicht ambulant. Dagegen ist die Computer-Tomographie völlig risikofrei. Wir glauben, daß die Angiographie heute nicht mehr notwendig ist. Die für den Operateur wichtigen Aussagen, wo der Tumor liegt, wie operiert werden soll, sind durch die Computer-Tomographie möglich.

Zur Frage des gut- und bösartigen Tumors müssen wir uns auf die Knochendestruktionen beschränken, die z.B. am besten mit der Röntgenschicht-Untersuchung nachweisbar sind, einer Untersuchung, die die Computer-Tomographie ergänzt. Deshalb sollte man bei Orbita-Tumoren immer auch die Röntgenschicht-Untersuchung durchführen. Hinsichtlich weitergehender Aussagen im Hinblick auf die histologische Diagnose, muß man sagen, daß bei einer endokrinen Ophthalmopathie alle Augenmuskeln geschwollen sind, daß wir bei den Tumoren in der Mehrzahl der Fälle nicht sagen können, worum es sich handelt. Und wenn Herr Huber sagt, er mache eine Angiographie bei der Sinus-Cavernosus Fistel, so sieht man diese schon am pulsierenden Exophthalmus bzw. sind im Computer-Tomogramm dicke Venen zu erkennen.

Herr Nover (Mainz):

An Herrn Wende habe ich noch die Frage, ob er glaubt, daß in absehbarer Zeit mit der Computer-Tomographie eine Fremdkörperlokalisation möglich sein wird.

Herr Wende (Mainz):

Für den Augenblick nicht, Zukunftsvoraussagen sind nicht möglich.

Herr Nover (Mainz):

Im Interesse eines pünktlichen Ablaufs dieser Sitzung muß ich leider schließen und danke allen Referenten und Zuhörern herzlich.

Ber. Dtsch. Ophthalmol. Ges. 76, 55–57 (1979)
Ionisierende Strahlen in der Ophthalmologie
Redigiert von W. Jaeger, Heidelberg
© J. F. Bergmann Verlag 1979

Die röntgenologische Nativdiagnostik der Orbita und der retroorbitalen Region

A. Tänzer (Neuroradiologische Abt. Direktor: Prof. Dr. A. Tänzer. Neurologische Univ.-Klinik und Poliklinik Hamburg-Eppendorf)

Die konventionelle Nativdiagnostik der Orbita sollte auch im Zeitalter der Computer-Tomographie die erste Maßnahme bei der röntgenologischen Abklärung der Augenhöhlen sein.

Dimensions-Anomalien der Augenhöhlen

Die normale Entwicklung der Augenhöhlen ist an eine regelrechte Ausbildung ihres Inhalts gebunden. Ein angeborener Anophthalmus geht mit einer Verkleinerung der Orbita einher, wobei die einzelnen ossären Strukturen meist normal ausgebildet sind, so daß das Röntgenbild den Eindruck einer Miniaturausgabe einer normalen Augenhöhle macht. Lediglich die laterale Augenhöhlenwand kann verdickt sein. Auch der erworbene Anophthalmus nach Enukleation des Bulbus, besonders im Kindesalter und wenn keine Prothese getragen wird, ist mit einer Verkleinerung der Augenhöhle verbunden. Besonders deutlich ist die Verkleinerung nach einer Exenteration der Orbita. Dabei dehnen sich die Nasennebenhöhlen vermehrt augenhöhlenwärts aus.

Verkalkungen

Bei den intraorbitalen Verkalkungen sind intra- und extrabulbär liegende zu unterscheiden. Die Verkalkung der *Linse*, die nach Traumen, Entzündungen sowie Röntgen- und Radiumschäden auftreten kann, ergibt ein charakteristisches Bild, nämlich eine scheibenförmige, im vorderen Bereich der Orbita liegende Kalzifikation. Die Verkalkung der *Aderhaut* manifestiert sich in Form eines meist wenig intensiven Kalkringes, dessen Durchmesser größer ist als der einer verkalkten Linse. Verkalkungen in *Retinoblasto-* men stellen sich als zarte, stippchenförmige Kalzifikationen dar. Die wichtigsten extrabulbären Verkalkungen sind die *Phlebolithen* in kavernösen Angiomen.

Intraorbitale, expansiv wachsende raumfordernde Prozesse

Sie führen, wenn sie genügend lange bestehen zu einer Exkavation der Augenhöhle. Diese kann in allen Richtungen gleichmäßig ausgeprägt sein, sie kann aber auch in einer Richtung bevorzugt ausgebildet sein, so daß man von einer gerichteten Exkavation spricht. Die Exkavation allein erlaubt keine differential-diagnostischen Entscheidungen, sie kann durch Fibrome, Angiome, intraorbitale Meningiome, durch Neurofibrome, aber auch durch Opticusgliome bedingt sein. Die gerichtete Exkavation erlaubt, den Prozeß im Bereiche der Orbita zu lokalisieren. Das wichtigste klinische Symptom der intraorbitalen, expansiv wachsenden raumfordernden Prozesse ist der einseitige Exophthalmus.

Zu einer Protrusio bulbi kommt es auch durch Prozesse, die sich in der Umgebung der Augenhöhle entwickeln und diese einengen. Zu diesen gehören die *ossifizierenden Fibrome*, die vom Periost der Nasennebenhöhlen ausgehend, und die *Mukozelen* der Nasennebenhöhlen.

Die *Epidermoide* und *Dermoide* gehören zu den Fehlbildungs-Tumoren und sind relativ häufig im äußeren oberen Quadranten der Orbita lokalisiert. Eine genaue Strukturanalyse ermöglicht ihre Diagnose: Sie bilden Aufhellungsherde bzw. Knochendefekte, deren Ränder verdichtet und meist polyzyklisch begrenzt sind.

Als scharf begrenzte Defekte manifestieren sich auch die *orbitalen Zephalozelen*, deren Bruchpforte am häufigsten in der Sutura fronto-ethmoidalis liegt. Die *Aplasie* des kleinen und großen *Keilbeinflügels* bei der Neurofibromatosis Recklinghausen stellt sich im Röntgenbild als scharf begrenzter Defekt der Orbitaspitze dar.

Hyperostosen

Die häufigste Hyperostose im Bereiche der Orbita ist die **Meningiomhyperostose** des kleinen und großen Keilbeinflügels. Charakteristisch ist eine gleichmäßige Verdichtung und Verdickung des Knochens, aus dem sich punkt- oder strichförmige Aufhellungen abheben. Die Hyperostose bei der *fibrösen Dysplasie* ist dadurch gekennzeichnet, daß in dem manchmal erheblich aufgetriebenen Knochen rundliche Aufhellungen von unterschiedlicher Größe zur Darstellung kommen. Die Strukturverdichtung kann aber auch gleichmäßig milchglasähnlich ausgeprägt sein. Die häufigste Lokalisation ist die fronto-orbito-temporale Region.

Destruierende Prozesse im Bereich der Orbita

Die häufigste und deshalb auch die wichtigste Gruppe bilden die *Metastasen*. Sie rufen unscharf begrenzte Aufhellungsherde hervor. Bei Lokalisation in der lateralen Orbitawand kann die Unterbrechung der Linea innominata das einzige Kriterium einer Destruktion im Sinne einer Metastase sein. Ein destruierendes Wachstum zeigen auch die Herde beim *Morbus Hand-Schüller-Christian*, die ebenfalls im Bereiche der Orbita häufig lokalisiert sind und zu einem meist nur geringen Exophthalmus führen. (Trias: Exophthalmus, Diabetes insipidus, Landkartenschädel.)

Der Opticuskanal

Der Durchmesser des normalen Opticuskanals beträgt etwa 5–6 mm. Eine *Erweiterung* ist der Ausdruck eines intrakanalikulären raumfordernden Prozesses. Gliome des Nervus opticus, Opticusscheidenmeningiome, aber auch in die Orbitaspitze einwachsende Retinoblastome und Melanoblastome können den Canalis nervi optici erweitern. Eine *Einengung* des Opticuskanals kommt durch Hyperostosen zustande, wobei die Menin-

giomhyperostose die wichtigste Rolle spielt. Auch bei Erblindungen im frühen Kindesalter findet sich eine Verkleinerung des Opticuskanals als Ausdruck einer Wachstumshemmung.

Traumatische Veränderungen

Zu den besonderen Verletzungen der Orbita gehört die blow-out-fracture des Orbitabodens, die nur mit Hilfe von Schichtaufnahmen präzise zu erfassen ist: Bei intaktem vorderen unteren Augenhöhlenrand sind die zentralen Abschnitte des Augenhöhlenbodens kieferhöhlenwärts imprimiert. Häufigste Ursachen: Faustschlag auf das Auge, Stoß gegen das gepolsterte Armaturenbrett und Verletzungen durch Spielbälle. Diagnostische Schwierigkeiten kann die Fraktur des *Opticuskanals* und die *Pfählung* der Augenhöhle bereiten.

Raumfordernde retroorbitale Prozesse

Die raumfordernden Prozesse der *retroorbitalen Region* wirken sich in erster Linie auf die Orbitaspitze aus und führen zu Usuren am vorderen Klinoidfortsatz und an der unteren Wurzel des kleinen Keilbeinflügels, die sich mit Hilfe einer Schrägaufnahme der Orbitaspitze frühzeitig und leicht erfassen lassen. Diese Prozesse führen aber auch zu Usuren am parasellaren Anteil des großen Keilbeinflügels. Infraklinoidale Aneurysmen der Carotis interna, Trigeminusneurinome und parasellare Epidermoide sind die wichtigsten Raumforderungen in dieser Region. Ein ähnliches Bild können aber auch in den parasellaren Raum vorwachsende Hypophysentumoren ergeben. Meist kommt es auch zu einer Usur der Pyramidenspitze. Beeinträchtigungen der Augenmuskelnerven sind die wichtigsten klinischen Symptome.

In der ophthalmologischen Röntgendiagnostik spielen auch die *suprasellaren raumfordernden Prozesse* infolge Einwirkung auf das Chiasma eine wichtige Rolle. Die Tumoren des Chiasma führen zu einer Depression des Tuberculum sellae und meist auch zu einer Usur der oberen Kante des Dorsum sellae. Am häufigsten wird das Chiasma durch intrasellare Tumoren mit suprasellarer Ausdehnung beeinträchtigt. Die Hypophysentumoren und das Craniopharyngiom zählen zu dieser Gruppe. In Craniopharyngiomen werden besonders im Kindesalter häufig Verkalkungen gefunden (bis zu 80%). Dagegen finden sich bei Craniopharyngiomen, die sich erst im Erwachsenenalter klinisch manifestieren, nur selten Verkalkungen. Meningiome des Tuberculum sellae und des Planum sphenoidale führen im Röntgenbild zu einer Hyperostose unterschiedlichen Ausmaßes, die sich manchmal nur im Tomogramm präzise erfassen lassen. Die Meningiome im Bereiche des Sinus cavernosus können die Augenmuskelnerven, aber auch die Carotis interna komprimieren.

Ber. Dtsch. Ophthalmol. Ges. 76, 59–63 (1979)
Ionisierende Strahlen in der Ophthalmologie
Redigiert von W. Jaeger, Heidelberg
© J. F. Bergmann Verlag 1979

Echographie und Computer-Tomographie in der Diagnostik orbitaler und periorbitaler Läsionen

K.C. Ossoinig (Iowa City)

Echographie und Computer-Tomographie haben während der letzten Jahre der orbitalen Diagnostik eine neue Richtung und größere Aussagesicherheit gegeben. Die Behandlung orbitaler und periorbitaler Krankheitsherde ist zielstrebiger und erfolgreicher geworden. Bekanntlich beruhen Computer-Tomographie und Echographie auf völlig verschiedenen physikalischen Prinzipien und liefern daher auch oft unterschiedliche Informationen über die untersuchten Gewebe. Der erste Teil dieses Beitrages beschreibt einige dieser Unterschiede und die sich daraus ergebenden Vor- und Nachteile der beiden diagnostischen Verfahren. Im zweiten Teil wird ein Modell für eine optimale Kombination beider Verfahren vorgestellt.

Vorteile der Computer-Tomographie

Tabelle 1A führt einige besonders wichtige Vorzüge der Computer-Tomographie an, welche zur raschen Verbreitung dieser Methode beigetragen haben. Eine im Vergleich zur Echographie leichte und einfache Untersuchungstechnik sowie die selbst dem radiologischen Laien weitgehend verständlichen horizontal-sagittalen und vertikal-frontalen Schnittbilder erlauben eine einmalige *topographische Darstellung* orbitaler sowie retro- und periorbitaler Krankheitsherde. In dieser und in vieler anderer Hinsicht erinnert das Computer-Tomogramm an die Fundusphotographie, während die Echographie mit der Ophthalmoskopie vergleichbar ist.

Die hohe Qualität der von modernen computer-tomographischen Anlagen gelieferten Bilder besticht nicht nur in diagnostischer Hinsicht, sondern appelliert auch an das ästhetische Empfinden des Ophthalmologen. So manche bei flüchtiger Betrachtung besonders eindrucksvolle Aussage des Computer-Tomogrammes hat zwar geringe klinisch-praktische Bedeutung, da sie von vorneherein bekannt oder für das Krankheitsgeschehen im gegebenen Fall unbedeutend ist: z.B. das Vorhandensein und die typische Form der Augäpfel; die Tatsache einer ein- oder beidseitigen Protrusio bulbi; die Existenz sowie typische Lage und Form der Augenlinsen; das Vorhandensein des Sehnerven und seine Verbindung mit Augapfel und Orbitaspitze, usw. Dennoch sind auch diese diagnostisch oft unbedeutenden bildlichen Details nützlich, indem sie das Vertrauen des Betrachters in die wirklichkeitsgetreue Wiedergabe abnormer Strukturen stärken.

Von größter diagnostischer Bedeutung ist die Tatsache, daß Computer-Tomogramme die peri- und retroorbitalen Strukturen im Gegensatz zur Echographie immer vollständig darstellen und eine unvergleichlich bessere topographische Dokumentation knöcherner Orbitastrukturen gewährleisten.

Auch in der topographischen Dokumentation der im hinteren Orbitaabschnitt gelegenen Weichteilstrukturen ist die Computer-Tomographie der Echographie (B-Bildgraphie) im allgemeinen überlegen. Dies liegt vor allem daran, daß im Immersions-B-Bildverfahren der Strahlengang ungünstig und gegenüber den zumeist sagittal orientierten normalen Strukturen (Sehnerven, äußere Augenmuskeln, knöcherne Orbitawand) häufig tangential verläuft. Beim Kontakt-B-Bildverfahren ist der Einfallswinkel des Schallstrahles zwar günstiger; im Gegensatz zur Computer-Tomographie können jedoch immer nur kleine Orbitaabschnitte im jeweiligen Bild gezeigt werden. In so manchen Fällen aber macht das für Weichteilstrukturen bessere Auflösungsvermögen der Echographie das B-Bildverfahren zu einer wertvollen Ergänzung in der topographischen Dokumentation: z.B. in der Darstellung des Seh-

Tabelle 1

A. Vorteile der Computer-Tomographie

Peri- und retroorbitale Strukturen immer vollständig dargestellt
Bessere *topographische Dokumentation* der retrobulbären Gewebe und der Knochenstrukturen
Bilder in horizontalen *und* frontalen Schnittebenen
Einfache und leichte Untersuchungstechnik
Einfaches und bequemes Beurteilen der Resultate

B. Vorteile der Echographie

Unschädlich: ist beliebig oft und lange anzuwenden
Verläßlicher und präziser im *Nachweis* orbitaler Läsionen
Erfolgreicher in der *Differentialdiagnostik* orbitaler Krankheitsherde
Genauer im *Messen* orbitaler Strukturen
„*Real-time*" Darstellung der untersuchten Gewebe
Mobiles Untersuchungsgerät: Echographie im Untersuchungsraum *und* am Krankenbett
  sowie im Operationssaal möglich
Geringere Abhängigkeit von der Mitarbeit des Patienten
Nicht so kostspielig
Direkte Kontrolle durch den Augenarzt

C. Diagnostik orbitaler Krankheitsherde an der Universität von Iowa in den Jahren 1974–1977

	Echo	CT Scan
Orbitauntersuchungen	2512	122
Orbitapatienten	1002	108

D. Histologisch überprüfte Ergebnisse der Echographie und der Computer-Tomographie beim Nachweis orbitaler Tumoren an der Universität von Iowa in den Jahren 1974–1977

	Fälle histologisch überprüft	Diagnose richtig	falsch oder nicht gestellt
A-Bild	31	31 (22)[a]	0 (9)[a]
CT-Scan	31	27	4

[a] Differentialdiagnosen

E. Echographischer Nachweis orbitaler Läsionen

	Treffsicherheit
Nicht standardisiertes A-Bild	60%
Immersions-B-Bild	80%
Standardisiertes A-Bild	99%

nerven innerhalb eines den Nerven umgebenden Tumors. Im vorderen Orbitaabschnitt ist die B-Bildechographie der Computer-Tomographie in der topographischen Dokumentation vorzuziehen. Die Echographie ist einer Computer-Tomographie auch dann überlegen, wenn es um das Darstellen schräger Schnittebenen geht, wie sie bei Erkrankungen im vorderen Orbitaabschnitt, z.B. bei Veränderungen der Tränendrüse und des Tränensackes oder bei frontalen Mukozelen vorteilhaft sind.

Vorteile der Echographie

Tabelle 1B beschreibt die wesentlichen Vorzüge der Echographie in der Diagnostik orbitaler Krankheitsherde. Die Echographie ist völlig harmlos und kann daher so häufig und lange angewandt werden wie es die Situation erfordert. Dieser Umstand macht die Echographie bei Langzeitbeobachtungen zur Methode der Wahl: Das rechtzeitige Erkennen und ausreichende Inzidieren und Drainieren eines orbitalen Abszesses kann lebensrettend sein; eine solche Diagnose kann häufige, in kurzen Abständen zu wiederholende Kontrolluntersuchungen erfordern, wofür sich die Echographie besser eignet als die Computer-Tomographie. Ähnliches gilt für die Langzeitkontrollen bei konservativer Behandlung von Tumoren und vor allem von entzündlichen Prozessen. So sollen z.B. bei der Kortisonbehandlung eines orbitalen Pseudotumors wiederholte Kontrollen über einen oft längeren Zeitraum zweckmäßigerweise mit der Echographie durchgeführt werden. Auch wenn eine einmalige Computer-Tomographie keine nennenswerte Strahlenbelastung darstellt, sollten häufige Kontrolluntersuchungen mit dem Röntgenverfahren vermieden werden.

Ein entscheidender Vorteil der Echographie ist ihre höhere Verläßlichkeit und Treffsicherheit im *Nachweis* bzw. Ausschluß orbitaler Krankheitsherde. Dies gilt vor allem für den vorderen Orbitaabschnitt, aber auch bei geringgradigen Veränderungen im retrobulbären Bereich (z.B. geringer Verdickung des Sehnerven oder der äußeren Augenmuskeln). Lediglich in der Orbitaspitze ist die Computer-Tomographie der Echographie im Nachweis von Krankheitsherden ebenbürtig und möglicherweise etwas überlegen. Bisher allerdings fand sich in unserem Krankengut kein einziger Fall, in dem die Computer-Tomographie einen Prozeß in der Orbitaspitze aufgezeigt hätte, der nicht vorher bereits mit dem standardisierten A-Bildverfahren nachgewiesen worden wäre. Die bessere Bildqualität der Computer-Tomographie aber macht den Nachweis von Orbitaspitzen-Läsionen häufig leichter. Tabellen 1C und 1D geben die an der Universität von Iowa zwischen 1974 und 1977 mit der Echographie bzw. der Computer-Tomographie untersuchten Patienten (mit orbitaler Symptomatik) an und zeigen die dabei hinsichtlich Nachweis und Ausschluß von Krankheitsherden erzielten Ergebnisse in den histologisch kontrollierten Fällen auf. Die 4 mit der Computer-Tomographie übersehenen Tumoren lagen durchwegs im vorderen Orbitaabschnitt. Die hohe Treffsicherheit der Echographie (99%) beruht vor allem auf dem standardisierten A-Bildverfahren.

Tabelle 1E vergleicht die Ergebnisse verschiedener echographischer Techniken. Das Immersions-B-Bildverfahren erzielt eine Treffsicherheit von nur 80%, was unter der Treffsicherheit der Computer-Tomographie liegt. Zwar ist das Kontakt-B-Bildverfahren im Nachweis orbitaler Krankheitsherde der Immersionsmethode überlegen, doch kann auch diese B-Bildtechnik die hohe Treffsicherheit des standardisierten A-Bildverfahrens nicht erreichen (Resultate einer größeren Untersuchungsserie mit dem Kontakt-B-Bildverfahren liegen noch nicht vor).

Ein weiterer wesentlicher Vorteil der Echographie liegt in der *Differentialdiagnostik* orbitaler und periorbitaler Krankheitsherde. Zur Zeit können mit dem standardisierten A-Bildverfahren (mit der B-Bildmethode ist nur eine sehr begrenzte Differentialdiagnostik möglich) orbitale Krankheitsherde in 50 verschiedene individuelle Läsionen (z.B. kavernöses Hämangiom des Erwachsenen) oder Gruppen von Läsionen (z.B. Gruppe der Pseudotumoren, Lymphome und Sarkome) unterschieden werden; die Erfolgsquote liegt über 80%, d.h. mehr als 80% aller nachgewiesenen Orbitaläsionen können mit einer ebenfalls über 80% liegenden Genauigkeit differenziert werden. Versucht man mehr als 90% nachgewiesener Krankheitsherde zu differenzieren, muß man mit einer geringeren Treffsicherheit rechnen. Im Gegensatz zur standardisierten A-Bildechographie sind die Differenzierungsmöglichkeiten mit der Computer-Tomographie derzeit unbedeutend oder doch recht bescheiden.

Das bessere Auflösungsvermögen der Echographie erlaubt ein genaueres Messen der Dicke des Sehnerven und der äußeren Augenmuskeln. Ein bedeutender Vorteil der Echographie ist die „real-time" Darstellung, wie sie vor allem durch das standardisierte A-Bildverfahren gewährleistet ist: das Abbilden von Bewegungsvorgängen in den Echogrammen erlaubt das Beurteilen von Konsistenz und Durchblutung orbitaler Gewebe. So gelingt es z.B. mit dem standardisierten A-Bildverfahren, eine arteriovenöse Fistel oft in wenigen Sekunden nachzuweisen und dann mit Sicherheit von anderen orbitalen Veränderungen abzugrenzen. Eine solche Diagnose ist für die Indikationsstellung der nicht ungefährlichen Carotis-Angiographie ungemein wichtig. Demgegenüber ist der Nachweis des Vorliegens eines vaskulären Prozesses mit der Computer-Tomographie durch das Verwenden von Kontrastmitteln zwar möglich, dieses Verfahren aber hinsichtlich einer Differentialdiagnostik wenig ergiebig.

Echographiegeräte sind im Gegensatz zum Computer-Tomographen tragbar und können am Krankenbett sowie im Operationssaal zum Einsatz gelangen. Dieser Umstand sowie die wesentlich geringere Abhängigkeit von einer Mitarbeit des Patienten erweitert den Indikationsbereich sowie die Verläßlichkeit der Echographie gegenüber der Computer-Tomographie beträchtlich. Ein weiterer wichtiger Vorteil der Echographie ist die direkte Kontrolle des Untersuchungsvorganges durch den Augenarzt, der durch seine umfassende Kenntnis der anatomischen und pathologischen Vorgänge im Bereiche der Orbita allein imstande ist, eine Untersuchungstechnik in diesem Bereich optimal zu gestalten und auszunützen. Schließlich sind Echographiegeräte trotz größter technischer Verfeinerung, wie sie beim standardisierten A-Bild und beim modernen B-Bild vorliegen, wesentlich preisgünstiger als Computer-Tomographen. Auch wenn die hohen Anschaffungskosten von Computer-Tomographen in der Regel von Radiologen und nicht von Ophthalmologen getragen werden, so überträgt sich der hohe Preis dieser Anlagen dennoch indirekt oder direkt auf den durch den Ophthalmologen betreuten Patienten; der Augenarzt muß daher die unterschiedlichen Kosten der beiden Verfahren bei der Indikationsstellung zum Durchführen der einen oder anderen Methode häufig berücksichtigen.

Kombination von Echographie und Computer-Tomographie

Auf Grund seiner Überlegenheit in Nachweis, Differenzieren und Messen orbitaler Krankheitsherde empfiehlt sich das standardisierte A-Bildverfahren als „Screening"-Methode; zusammen mit Röntgenleeraufnahmen sollte die standardisierte A-Bildechographie daher routinemäßig in allen Fällen mit orbitaler Symptomatik durchgeführt werden. Im Falle eines negativen echographischen Befundes empfiehlt sich die Computer-Tomographie zum Nachweis bzw. Ausschluß eines retroorbitalen Krankheitsgeschehens; eine Computer-Tomographie sollte auch zur besseren topographischen Darstellung orbitaler Knochenveränderungen durchgeführt werden (wenn diese durch die Echographie und vor allem durch die Röntgenleeraufnahme angezeigt werden). Schließlich kann eine Computer-Tomographie auch bei auf die Orbita beschränkten echographisch nachgewiesenen Weichteil-Läsionen von Nutzen sein; dies gilt vor allem für die topographische Dokumentation im hinteren Orbitaabschnitt. In vielen Fällen von echographisch nachgewiesenen Krankheitsherden der Orbita jedoch erübrigt sich eine Computer-Tomographie; dies trifft besonders bei Läsionen der vorderen Orbita-Abschnitte zu, gilt aber auch bei vielen retrobulbären Veränderungen, z.B. bei Verdickung der äußeren Augenmuskeln im Rahmen einer endokrinen Orbitopathie.

Ein solches routinemäßiges Anwenden der Echographie und gezieltes Ausführen der Computer-Tomographie ist nicht nur kostensparend, sondern vereinfacht bzw. verkürzt eine Diagnosestellung im Bereich der Orbita und beschränkt die Strahlenbelastung des Patienten auf ein Minimum. Die in den Tabellen 1C und 1D angeführten Zahlen entsprechen diesem Modell einer Kombination von Echographie und Computer-Tomographie bei der Diagnostik orbitaler Erkrankungen. In diesem Zusammenhang muß jedoch auf 2 Umstände hingewiesen werden:

1. Ein solches Modell setzt voraus, daß sowohl die standardisierte A-Bildechographie als auch die Computer-Tomographie in ausreichender Qualität zur Verfügung stehen. Da sich die A-Bildechographie zwar stetig aber wegen des mit der Ophthalmoskopie vergleichbaren Schwierigkeitsgrades der Untersuchungstechnik nur langsam ausbreitet und weil viele der bereits bestehenden computer-tomographischen Anlagen noch eine geringgradige Bild-Qualität liefern und wegen der hohen Anschaffungskosten neuerer Anlagen ebenfalls nur langsam ersetzt werden, könnte das in diesem Beitrag beschriebene Modell einer Kombination von Echographie und Computer-Tomographie in

so manchen diagnostischen Zentren vermutlich erst in der Zukunft realisiert werden.

2. Die zur Zeit noch wenig entwickelten aber durchaus vorhandenen differentialdiagnostischen Möglichkeiten der Computer-Tomographie werden dieses Verfahren vermutlich in der Zukunft häufiger zur Anwendung bringen. Da die differentialdiagnostischen Möglichkeiten der Computer-Tomographie jedoch auf einer ganz anderen Ebene liegen als die der standardisierten A-Bildechographie, ist ein Verdrängen der Echographie durch eine verbesserte Computer-Tomographie nicht zu erwarten; diese Situation läßt sich am besten nochmals mit dem Verhältnis zwischen Fundusphotographie (vergleichbar mit der statischen Computer-Tomographie) und Ophthalmoskopie (vergleichbar mit der dynamischen A-Bildechographie) erklären: Auch die beste Fundusphotographie vermag die ophthalmoskopische Untersuchung nicht zu ersetzen. Optimale Ergebnisse in der Diagnostik orbitaler und periorbitaler Erkrankungen können nur durch eine sinnvolle Kombination von Echographie und Computer-Tomographie erzielt werden.

Aussprache

Herr Lerche (Wiesbaden) zu Herrn Ossoinig:

Haben Sie Erfahrung mit der Computertomographie bei intraokularen Prozessen? Können bei intraokularen Prozessen bessere Diagnosen mit dem Computertomogramm oder mit der Echographie gestellt werden?

Herr Bleeker (Amsterdam) zu Herrn Ossoinig:

Das Gerät bei der Sonographie ist billiger, aber der Untersucher muß gut sein. Man sollte beides machen, sowohl die Computertomographie als auch die Echographie. Bei Gefäßtumoren z.B. ist die Sonographie besser. Ein Rhabdomyosarkom dagegen ist in der Sonographie nicht von einer Zyste zu unterscheiden.

Herr Ossoinig (Iowa City) Schlußwort:

Zur Anfrage von Herrn Lerche über Möglichkeiten einer Anwendung der Computer-Tomographie in der Diagnostik intraokularer Erkrankungen muß ich zunächst feststellen, daß mir persönliche Erfahrungen in diesem Bereich weitgehend fehlen. In Iowa wurde die Tomographie bisher in diesem Zusammenhang nur für das Darstellen verkalkter Drusen im Sehnervenkopf in einigen Fällen durchgeführt. In der Literatur wurde auch die erfolgreiche Diagnose von Retinoblastomen beschrieben, die ebenso wie in der Echographie auch in der Computer-Tomographie aufgrund von Kalkablagerungen spezifische Befunde liefern. Wir werden darüber sicher noch mehr im Vortrag von Herrn Kaneko hören.

Zu Herrn Prof. Bleeker (Amsterdam):

Besten Dank für Ihre wichtigen Hinweise. Die Untersuchungstechnik der Echographie ist in der Tat viel schwieriger als die der Computer-Tomographie und etwa dem Schwierigkeitsgrad der Ophthalmoskopie gleichzusetzen. Wenn nicht alle echographischen Zentren die von mir erwähnten und von zahlreichen Autoren bereits bestätigten Ergebnisse bisher erzielen konnten, liegt dies weniger an einer unzureichenden Untersuchungstechnik, als vielmehr am Benützen eines unzureichenden, nicht standardisierten Gerätes. Bisher ist das A-Bildgerät 7200 MA der Firma Kretz-Technik das einzige standardisierte Echographiegerät, mit dem diese Ergebnisse zu erzielen sind. In diesem Sinne ist auch Ihre Feststellung verständlich, daß sich nämlich ein Rhabdomyosarkom echographisch nicht von einer Zyste unterscheiden ließ; mit dem standardisierten A-Bildverfahren läßt sich so ein Tumor in der Regel von einer Zyste unterscheiden. Ihre Feststellung, daß uns eine Kombination beider Verfahren, der Echographie und der Computer-Tomographie, weiterbringt als die alleinige Anwendung der Echographie, kann ich nur voll und ganz unterstützen.

Ber. Dtsch. Ophthalmol. Ges. 76, 65–71 (1979)
Ionisierende Strahlen in der Ophthalmologie
Redigiert von W. Jaeger, Heidelberg
© J. F. Bergmann Verlag 1979

Erweiterte Anwendung der Computer-Tomographie mit dem Hitachi-CT-H 250 in der Ophthalmologie

A. Sawada, Y. Masuyama, Y. Nishimoto (Dep. of Ophthalmology. Director: Prof. Dr. A. Sawada, Miyazaki Medical College, Miyazaki, Japan), T. Fujimoto und Y. Nakamura (Fujimoto Hospital and Miyata Eye Hospital, Miyakonojo, Japan)

Einleitung

Die Computertomographie ist ein nützliches Mittel zum Ausfindigmachen und zur Differenzierung vieler Arten von Augenkrankheiten sowie auch von intrakraniellen Krankheiten. Eine große Menge Studien von der Computertomographie über orbitale und periorbitale Affektionen meistens mit Exophthalmus sind veröffentlicht worden. Viele Autoren haben teilweise in ihren Berichten Befunde durch die Computertomographie bei neuroophthalmologischen Problemen erwähnt. Jedenfalls sind die Applikation dieser neuerdings entwickelten Untersuchungsmethode für neuro-ophthalmologische Störungen und genaue Resultate von nicht vielen erwähnt worden (Baker et al., 1974; Wiggli et al., 1977; Bosshard et al., 1978; Ra et al., 1978). Für die Computertomographie sind seit der epochemachenden Einführung des EMI Scanner im Jahre 1972 viele Arten von Scanners entwickkelt worden. Neuerdings hat eine japanische Firma eine neue Art von Scanner, Hitachi CT H-250, herausgebracht. Mit diesem japanischen Scanner sind viele Patienten mit neuroophthalmologischen Problemen untersucht worden und bei ungefähr der Hälfte von ihnen sind bedeutende Befunde entdeckt worden, die für die Diagnose nützlich sind.

Material und Verfahren

Bei 89 Fällen mit Augenerkrankungen wurde die Computertomographie mit Hitachi CT-H 250 angewandt. Es waren 24 Fälle mit orbitalen Affektionen und ein Fall mit periorbitaler Affektion und 64 Fälle mit neuro-ophthalmologischen und anderen Problemen. Fast alle dieser Patienten, die sich anfangs über einige Abnormitäten in ihren Augen beklagten, haben Augenärzte besucht und wurden später zum Fujimoto Hospital zur Computertomographie geschickt.

Bei diesem Scanner, Hitachi CT-H 250, ist die Schichtdicke 5 mm oder 10 mm. Das Bild wird auf eine Matrize von 256×256 produziert und auf Schwarz-weiß- und Farb-TV-Monitors gezeigt. Die Absorptionseffizienten können numerisch ausgedrückt werden. Die Zeit dauert 4 Minuten. Für eine genaue Bestimmung von orbitalen Affektionen wird der Patient allgemein mit OM-Linie (die orbitomeatale Linie) untersucht, ohne jede Neigung, mit der Schichtdicke von 5 mm. Für die intrakraniellen Affektionen wird die Untersuchung mit der Reidschen Linie (die infraorbitale meatale Linie) mit einem Winkel von 25° und einer entsprechenden Distanz untersucht (Schichtdicke von 5 mm oder 10 mm). Der Kopf des Patienten wird durch Kopflehne und Bänder am Kinn fixiert. Dieser Scanner hat keinen Wasserbeutel. Bringt der Leer-Scan keinen endgültigen Befund, wird ein Kontrastmittel (60% Angiographin) intravenös injiziert und die Computertomographie wiederholt.

Ergebnisse und Schlußfolgerungen

Die Einzelheiten und die Befunde der Computertomographie bei 24 Fällen mit orbitalen Affektionen sind in Tabelle 1 dargestellt. In 18 Fällen wurden einige Abnormitäten durch die Computertomographie gefunden. Das Verhältnis des Ausfindigmachens war 75,0%. Wenn man die Fälle betrachtete, bei denen nur Exophthalmus vorhanden war, war das Verhältnis 87,5%. In 3 Fällen nützte die Computertomographie nichts; das war in einem Falle von Orbitalphlegmone und in 2 Fällen von Endokrin-Orbitopathie. Bei den letzteren Fällen konnte Echographie das Dickwerden der extraokularen Muskeln aufzeigen. Einige Fälle mit orbitalen Affektionen werden hier aufgezeigt.

Tabelle 1. Computer-Tomographie-Befunde von 89 Patienten

Computerbefunde	positiv	negativ	Gesamtzahl
A. orbitale Affektionen	18	6	24
1. Neubildung	12	0	12
2. Entzündung	3	1	4
3. Endokrin-Orbitopathie	1	2	3
4. Trauma	2	0	2
5. Exophthalmus allein	0	3	3
B. periorbitale Affektionen	1	0	1
C. Neuro-Ophthalmologische Probleme	28	36	64
Gesamtzahl	47	42	89

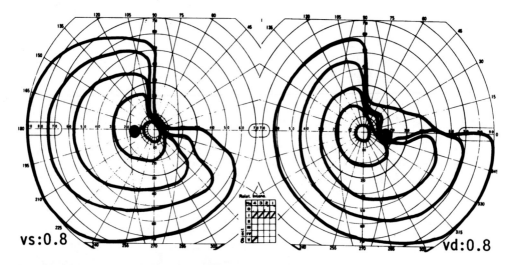

vs:0.8 vd:0.8

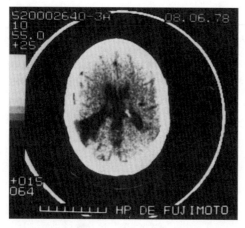

Abb. 1. Homonyme Quadrantenhemianopsie und Computertomogramm im Fall 7 von Infarkt im linken Temporallappen

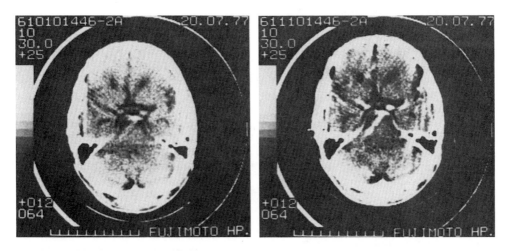

Abb. 2. Computertomogramme im Fall 9 von Aneurysma vor und nach der Verstärkung

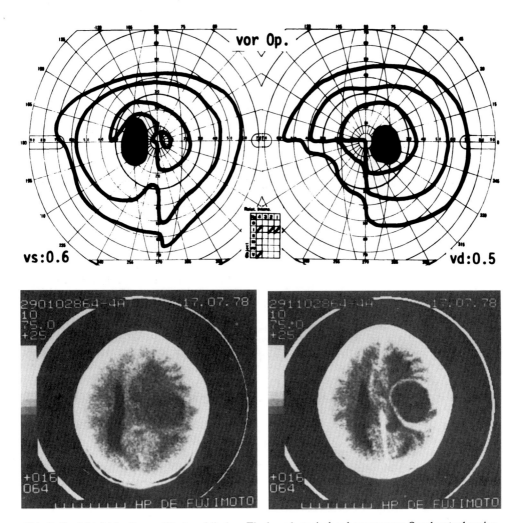

Abb. 3. Gesichtsfeld mit vergrößertem blindem Fleck und atypischer homonymer Quadrantenhemian-opsie und Computertomogramme vor und nach der Verstärkung in Fall 10 von Gliom

Fall 1: Er ist ein Fall von Meningeom in der Augenhöhle einer 55jährigen Frau. Das Anfangssymptom war Exophthalmus. Bei Computertomographie war das linke Auge blind und im Vergleich zum rechten Auge 12 mm hinausgedrängt. Im linken Auge war eine schon fortgeschrittene Stauungspapille. In der Computertomographie war der Augapfel nach vorwärts durch eine große Masse gedrückt worden, die hinter dem Augapfel lag und den ganzen hinteren Teil der Augenhöhle beeinflußte. In der Mitte der Masse konnte man hier und dort verschiedene Teile von hoher Dichtigkeit sehen. Die Masse wurde durch Kraniotomie entfernt. Die histopathologische Diagnose war Meningeom.

Fall 2: Er ist ein Fall von Pseudotumor einer 60jährigen Frau. Das linke Auge wurde im Vergleich zum anderen 2 mm herausgedrückt. Bei der Computertomographie konnte man eine große Masse von hoher Dichtigkeit und einen lobulären Rand über und hinter dem linken Augapfel sehen. Der Sehnerv war nach unten gedrückt. Nach einer Kortikosteroidtherapie verschwand der Exophthalmus und bei der Computertomographie wurde der retrobulbäre Teil klar. Obwohl die Masse nicht herausgeschnitten und histologisch geprüft wurde, schien der Prozeß ein entzündlicher Pseudotumor gewesen zu sein.

Fall 3: Eine 57jährige Frau litt an Gravesscher Krankheit seit 15 Jahren. Seit 3 Monaten waren Doppelsehen und Exophthalmus eingetreten. Sie hatte Schwierigkeit mit den Augenbewegungen. Der Exophthalmus war im rechten Auge 12 mm und im linken Auge 17 mm. Mittels Computertomographie wurde eine Anschwellung der extraokularen Muskeln, besonders im M. rectus superior festgestellt. Nach der Kortikosteroidtherapie haben sich die Anschwellungen gebessert.

Man konnte mittels Computertomographie die Veränderung der Hypertrophie von extraokularen Muskeln vor und nach Kortikosteroidtherapie sehen. Aber die Echographie konnte uns noch mehr genaue Grade der Anschwellung geben. Die Computertomographie in der Gravesschen Orbitopathie wurde das erste Mal von Enzmann et al. (1976) studiert. Sie haben herausgefunden, daß die Schwere der Abnormitäten in der Computertomographie gut mit der klinischen Schwere in Beziehung steht. Inoue et al. (1978) in Japan haben herausgefunden, daß die klinischen Befunde sowie Doppelsehen und Sehstörungen eine enge Beziehung mit Abnormitäten der Computertomographie haben bei ungefähr 80% der 135 Fälle haben. Das ist einer von den Aspekten, bei denen die Computertomographie nützlich ist.

Fall 4: Bei einem 7jährigen Knaben mit durch Schlag verursachtem Trauma konnte man in der rechten Augenhöhle durch Computertomographie eine Masse sehen. Die Augenlider waren geschwollen. Das rechte Auge war im Vergleich zum andern 4 mm herausgetreten. Bewegungen des Auges konnten nur schwer gemacht werden, besonders nach oben. Eine tumorähnliche Masse war zu fühlen. Es war nicht so leicht, die endgültige Diagnose festzustellen, da die Masse anwuchs. Auf Grund des Verlaufs vom Trauma und des Verschwindens der Masse konnte nach langer Zeit als Diagnose Hämatom festgestellt werden.

Das Mißlingen, durch Computertomographie bei Fällen von Trauma Verletzungen in der Gegend der oberen und unteren Wand der Augenhöhle zu entdecken, wurde als eine der Unzulänglichkeiten im axialen Typ betrachtet. Mit der Entwicklung des sagittalen und koronaren Typs wird in nächster Zukunft der schwache Punkt ausgeschieden werden. In Zukunft wird die Computertomographie bei der Diagnose von Depressionsfrakturen einflußreich sein.

Nach der Erfindung der Computertomographie ist sie mit der Echographie verglichen worden. Beim Ausfindigmachen von Fällen raumverdrängender Prozesse sagte man, daß sie dieselbe Empfindlichkeit hätte. Im gewissen Sinne ist die Computertomographie der Echographie ziemlich überlegen, wenn die Läsion im hinteren Teil der Augenhöhle ist oder wenn sie eine nahe Beziehung zur intrakraniellen Höhle hat. Jedenfalls ist es nicht so leicht und zuverlässig, die Qualität der Läsion in der Computertomographie zu unterscheiden, mit Ausnahme einer zystischen Läsion, auch wenn die Absorptionseffizienten einberechnet werden. Bei 25 Fällen von orbitalen und periorbitalen Affektionen wurden 15 Fälle mittels Echographie geprüft. Bei allen Fällen konnten Abnormitäten in der Echographie gefunden werden.

Ein anderes Gebiet, in dem die Computertomographie guten Erfolg hat, ist das Gebiet der Neuroophthalmologie. Bei 64 Fällen entwickelten sich vielfältige Störungen im Auge, z.B. ein plötzlicher, unerklärbarer Schwund der Sehschärfe, ein Gesichtsfelddefekt (meistens ein hemianopischer oder quadrantanopischer), Lähmung der extraokula-ren Muskeln, Schwierigkeit in Konvergenz, Opticusatrophie und Stauungspapille. Bei 28 Fällen wurden bestimmte Abnormitäten mittels Computertomographie gefunden (Tabelle 2). Einige Fälle von neuro-ophthalmologischen Problemen werden beschrieben.

Fall 5: Eine 23jährige Frau beklagt sich über Sehstörung am linken Auge. Die korrekte Sehschärfe mit einer konkaven Linse war 1,0 im rechten Auge und 0,3 im linken Auge. Das Verhältnis von CFF war im rechten Auge 48 und im linken Auge 25. Die Fundi waren normal. Der Gesichtsfelddefekt war eine typische bitemporale Hemianopsie. Bei der Computertomographie war eine runde scharf begrenzte, homogene und dichte Masse in der Sella zu sehen, welche ohne Zweifel ein Hypophysentumor war. Der herausgezogene Tumor wurde histopathologisch als chromophobes Adenom bestätigt. Nach der Operation war die korrekte Sehschärfe im rechten Auge 1,0 genau wie

Tabelle 2. Diagnosen und Computer-Tomographie-Befunde von 28 Patienten mit neuro-ophthalmologischen Problemen

Name	Alter, Geschlecht	Diagnose bzw. Symptomatik	CT-Befunde
1. K.K.	38, F,	bds. Optikusatrophie bitemporale Hemianopsie	V.a. Hypophysenadenom
2. M.H.	46, M.	li. Optikusatrophie re. Homonym-Hemianopsie	V.a. Hypophysenadenom
3. M.M.	54, F.	re. Optikusatrophie re. abnormes Gesichtsfeld	V.a. arteriovenöse Mißbildung
4. T.F.	59, M.	bds. Optikusatrophie binasale Hemianopsie	Infarkt
5. M.K.	52, M.	re. Optikusatrophie re. vergrößerter blinder Fleck	V.a. Aneurysma
6. C.S.	46, F.	bds. Stauungspapillen bds. vergrößerter blinder Fleck	V.a. Meningiom
7. M.K.	29, M.	bds. Stauungspapillen li. Homonym-Quadrantanopsie	Hirntumor
8. R.S.	42, F.	bitemporale Hemianopsie bds. Sehstörungen	Kraniopharyngeom
9. T.K.	50, F.	bitemporale Hemianopsie	Meningiom
10. T.N.	73, F.	bitemporale Hemianopsie	V.a. Hypophysenadenom
11. M.K.	23, F.	bitemporale Hemianopsie	V.a. Hyopophysenadenom
12. I.K.	59, M.	bds. zentrale Skotome	V.a. Aneurysma
13. Y.S.	21, F.	bds. Sehstörungen re. abnormes Gesichtsfeld	V.a. Aneurysma
14. S.U.	45, F.	bds. kortikale Blindheiten	Hirnkammererweiterung
15. M.N.	63, M.	re. Homonym-Quadrantanopsie	Infarkt
16. T.M.	56, F.	re. Homonym-Quadrantanopsie	Infarkt
17. N.H.	48, F.	re. Homonym-Quadrantanopsie	Infarkt
18. K.H.	72, M.	li. Homonym-Hemianopsie	Infarkt
19. S.M.	67, F.	re. Homonym-Hemianopsie	Infarkt
20. O.I.	78, F.	li. Homonym-Hemianopsie	Infarkt
21. T.O.	64, M.	re. Homonym-Hemianopsie	Infarkt
22. T.T.	61, M.	re. Oculomotoriuslähmung	Aneurysma u. Mikroinfarkt
23. E.M.	67, M.	li. Okulomotorius-Abduzenslähmung	Hirnkammererweiterung
24. T.O.	65, M.	bds. Ophthalmoplegia totalis externa	Hirnkammererweiterung
25. M.O.	66, M.	re. Abduzenslähmung	V.a. Aneurysma
26. M.T.	23, F.	li. Stauungspapille	Hirntumor
27. S.Y.	76, M.	bds. Optikusatrophie binasale Hemianopsie	Hirnkammererweiterung
28. Y.W.	45, M.	li. Homonyme Quadrantenhemianopsie	V.a. Infarkt

vorher und im linken Auge hatte sie wieder 0,8 erreicht. Der Gesichtsfelddefekt hat sich verbessert.

Fall 6: Eine 50jährige Frau beklagte sich über Sehstörung am rechten Auge. Sehschärfe war 0,3 und 1,0. Das Verhältnis von CFF war 19 und 22. Die Papille in beiden Augen war normal. Der Gesichtsfelddefekt war eine bitemporale Hemianopsie. Bei der Computertomographie eine runde dichte Masse mit einem leicht lobulären Rand umgeben, hatte die suprasellare Zisterne eingenommen. Nach der Verstärkung mit 100 ml von 65% Angiographin konnte man eine allgemeine Zunahme in der Absorption von der suprasellären Masse sehen. Auf der Röntgenaufnahme des Schädels war keine Erweiterung der Sella zu sehen, aber eine auffallende Hyperostose in der Gegend des Tuberculum sellae bis zum Plenum sphenoidale. Man vermutete ein sellares Meningeom und entfernte es. Histophathologisch wurde die Diagnose als richtig bewiesen. Nach der Operation wurde die Sehfunktion wieder hergestellt.

Fall 7: Bei einer 56jährigen Frau mit der Sehschärfe von 0,8 und 0,8, und mit CFF von 36 und 36 war der Gesichtsfelddefekt eine typische Quadrantenanopsie. Die Papillen in beiden Augen waren noch normal. Mittels Computertomographie konnte man ein typisches Bild eines Infarkts im linken Temporallappen sehen (Abb. 1).

Fall 8: Bei einem 63jährigen Mann mit normaler Sehschärfe an beiden Augen, mit normalen Papillen, mit CFF von 35 und 34 und mit dem abnormen Elektrookulogramm, konnte man mittels Computertomographie eine ziemlich kleine Läsion von Infarkt auf dem oberen Teil des linken Okzipitallappens sehen. Das entsprach einer typischen Homonym-Quadrantanopsie.

Jetzt werden einige Fälle mit beginnender Paralysis des N. oculomotorius beschrieben.

Fall 9: Ein 61jähriger Mann beklagte sich über plötzlich vorkommendes Doppelsehen. Die Sehschärfe, die Fundi, das Gesichtsfeld und CFF in beiden Augen waren normal. Die Funktion des M. rectus internus und des M. rectus inferior waren gestört. In der Computertomographie war eine kleine Masse von hoher Dichte in der interpeduncularen Zysterne zu sehen; sie war wahrscheinlich ein Aneurysma. Verschiedene Herde von Mikroinfarkt waren hier und dort zu sehen. Nach der Verstärkung wurde die Masse dichter. Außerdem kam eine bandförmige Gegend von hoher Dichte, die vom linken hinteren Teil zum rechten vorderen Teil ging, zum Vorschein. Diese Masse war aber nicht mit der oben genannten Masse verbunden (Abb. 2). Dieses Bild war sehr merkwürdig. Es war unmöglich zu sagen, von welchem Gefäß das Aneurysma verursacht worden war.

Der nächste Fall ist ein Fall einer Stauungspapille.

Fall 10: Ein 29jähriger Mann beklagte sich über Kopfschmerzen und Sehstörungen in beiden Augen. Sehschärfe war 0,5 und 0,6. Eine typische, auffallende Stauungspapille war bei beiden Augen bemerkt worden. Der Gesichtsfelddefekt war ein vergrößerter blinder Fleck und eine atypische Homonym-Quadrantanopsie. In der Computertomographie war die rechte Kammer in der parieto-temporalen Region von der Mitte auf die linke Seite verschoben, worin die Dichtigkeit ein wenig schwächer war als die des Gehirnes. Nach der Verstärkung kam ein Kreis von hoher Dichtigkeit zum Vorschein, worin eine gleichartige niedrige Dichtigkeit geblieben war (Abb. 3). Nach der Operation wurde die Sehschärfe bei beiden Augen auf 1,2 verbessert und das Gesichtsfeld wurde gesund wie vorher, obwohl der Tumor nicht ganz beseitigt wurde. Er war histopathologisch gesehen ein Gliom.

Fall 11: Bei einer 23jährigen Frau, die zwei Jahre im rechten Halsteil an einem malignem Lymphom litt, wurde das rechte Auge blind. Sie konnte das rechte Auge nicht öffnen. Das rechte Auge konnte sich in keine Richtung bewegen. Die Pupille im rechten Auge war weit offen und war unempfindlich für das Licht. Der Fundus war normal. Im linken Auge war die Sehschärfe 1,2 und das Gesichtsfeld fast ganz normal. Man konnte eine leichte Stauungspapille und eine streifenförmige Blutung sehen. In der Computertomographie konnte man am rechten Rande der suprasellären Zisterne eine leichte hohe Dichtigkeit sehen. Diese Gegend dehnte sich bis zum Felsenbein aus. Die Dichtigkeit vom rechten Temporallappen, der an diese Gegend angrenzte, hatte abgenommen. Eine runde, gleichartige Masse von hoher Dichtigkeit mit einem irregulären Rande verstärkte sich im rechten Temporallappen. Man glaubte, daß es eine Metastase des malignen Lymphomes sei.

Es ist sehr interessant, daß man durch Computertomographie die Wechselbeziehung der Abnormität im Gesichtsfeld mit dem Ort der Läsion in der intrakraniellen Höhle ohne Sektion beweisen kann und es ist wirksam, um den topographischen Zusammenhang zu verstehen, der früher nur nach Sektion erforscht worden war. Wie Sie in Tabelle 1 sehen, war der Prozentsatz der Detektion durch Computertomographie in diesen neuro-ophthalmologischen Fällen 43,8% (bei 28 von 64 Fällen). Trotz des niedrigen

Prozentsatzes ist es nützlich zu sagen, daß verursachende Abnormitäten durch Computertomographie gefunden werden können bei Fällen zusammen mit Störung der Augenbewegung, Opticusatrophie und Gesichtsfelddefekten, allein mit Gesichtsfelddefekten oder Störungen der Augenbewegung.

Zusammenfassend möchten wir sagen, daß die Computertomographie nicht nur bei Fällen von raumverdrängenden Prozessen, sondern auch bei Fällen von neuro-ophthalmologischen Problemen benützt werden soll.

Zusammenfassung

Neuerdings ist eine neue Art von Scanner, Hitachi CT-H 250 in Japan hergestellt worden. Die Computertomographie mit diesem Scanner wurde bei 64 Fällen bei neuro-ophthalmologischen Problemen wie auch bei orbitalen oder periorbitalen Störungen gemacht. Der Prozentsatz der Detektion durch Computertomographie in diesen neuro-ophthalmologischen Fällen war 43,8%. Trotz des niedrigen Prozentsatzes ist es nützlich zu sagen, daß verursachende Abnormitäten durch Computertomographie gefunden werden können bei Fällen zusammen mit Störungen der Augenbewegung, Opticusatrophie und Gesichtsfelddefekten, und allein mit Gesichtsfelddefekten oder Störungen der Augenbewegung.

Summary. Recently a new type of computed tomography scanner, Hitachi CT-H 250 has been made in Japan. Computed tomography with this scanner has been done in neuro-ophthalmological problems as well as in orbital or periorbital disorders. The rate of detection by computed tomography in neuro-ophthalmological cases was 43.8%. Despite the low rate, it is worthy to note that causative abnormalities can be found by computed tomography in those eyes with disturbance in eye movements, optic nerve atrophy and visual field defects, and even in those cases with visual field defects alone or with disturbance in eye movements alone.

Résumé. Tomographe Axial Transverse utilisé l'appareil Japonais, Hitachi CT-H 250 avec une matrice de 256 par 256 et l'épaisseur de la coupe de 5 mm ou 10 mm était fait dans diverses sortes de maladies ophtalmologiques. Quelques cas de ces maladies étaient examinés aussi avec l'échographie et recherchés histopathologiquement. L'application élargie et la limitation de Tomographe Axial Transverse dans Ophtalmologie seront discutées.

Literatur

Baker, H.L., Kearns, T.P., Campbell, J.K., Henderson, J.W.: Computerized transaxial tomography in neuro-ophthalmology. Am. J. Ophthalmol. **78**, 285–294 (1974). – Bosshard, Ch., Speiser, P.: Zur Differentialdiagnose der beidseitigen Retrobulbärneuritis. Klin. Monatsbl. Augenheilkd. **172**, 505–512 (1978). – Enzmann, D., Marshall, W.H., Rosenthal, A.R., Kriss, J.P.: Computed tomography in Graves' ophthalmopathy. Radiology **118**, 615–620 (1976). – Inoue, Y., Inoue, T., Ichikizaki, K., Shiga, L., Yagishita, A.: The role of extraocular muscle in the development of dysthyroid ophthalmopathy. Jpn. J. Clin. Ophthalmol. **32**, 901–905 (1978). – Ra, K., Kyo, Z., Kiribuchi, T., Maruo, T.: Diagnosis of neuroophthalmological diseases by computed tomography. Jpn. Rev. Clin. Ophthalmol. **72**, 861–872 (1978). – Sawada, A., Cornell, S.H.: Computerized tomography compared with A-scan echography in detection of orbital disorders (preliminary report). Acta Soc. Ophthalmol. Jpn. **80**, 1090–1096 (1976). – Wiggli, U., Benz, U., Müller, H.R.: Chiasmasyndrome – computertomographische Diagnostik. Klin. Monatsbl. Augenheilkd. **170**, 290–296 (1977)

Ber. Dtsch. Ophthalmol. Ges. 76, 73–77 **(1979)**
Ionisierende Strahlen in der Ophthalmologie
Redigiert von W. Jaeger, Heidelberg
© J. F. Bergmann Verlag 1979

Diagnosis of Leucocoria with Computerized Tomography

A. Kaneko (Dept. of Ophthalmology, National Cancer Center Hospital, Tokyo)

Correct and rapid diagnosis of leucocoria is important to avoid unnecessary enucleation and to prevent delayed treatment resulting in death from retinoblastoma. There are many methods of examination concerning diagnosis of leucocoria. It is well known clinically and histopathologically that retinoblastoma not infrequently accompanies calcification. However recognition of calcification is not easy by plain X-ray films unless tumors are large and remarkably calcified. Computerized tomography is a revolutionary method of X-ray examination to visualize not only hard tissue but also soft tissue by calculating minute difference of X-ray absorption in every part of the slice of body. No report has been made concerning diagnosis of leucocoria using computerized tomography, this study presents results of the author comparing this method to the ultrasonography.

Methods

Table 1 shows 12 cases of leucocoria examined with computerized tomography. EMI scanner was used in 11 cases. ACTA scanner was used in one case. Ultrasonic examination was made by the high quality ultrasonic apparatous for the ophthalmological diagnosis (ALOKA SSD-65). Six cases of retinoblastoma and one case of incontinentia

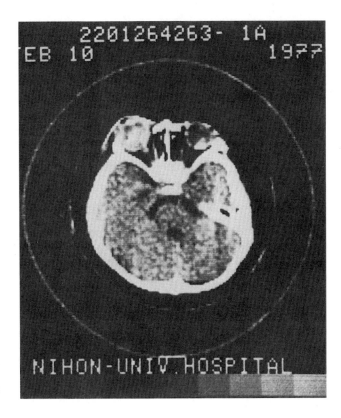

Fig. 1. A computerized tomogram of bilateral retinoblastoma. The optic nerve involvement was disclosed in one eye

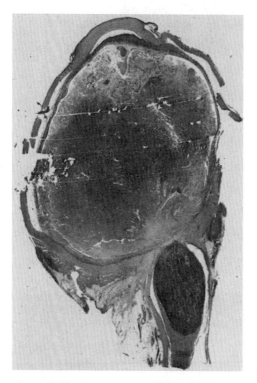

Fig. 2. A histopathological preparat of retinoblastoma with the optic nerve involvement whose computerized tomogram is Fig. 1

Table 1. Leucocoria examined with computerized tomography

	Cases
Retinoblastoma	6
Pseudoglioma	6
P.H.P.V.	(2)
Coats' disease	(1)
Total retinal detachment	(1)
Incontinentia pigmenti	(1)
Luxatio lentis	(1)

pigmenti were enucleated and histopathologically confirmed. Five cases of pseudoglioma were clinically diagnosed and followed more than two months.

Results

Among 6 cases of retinoblastoma, 5 cases were disclosed high density mass within the eyeball. Among 6 cases of pseudoglioma, 2 cases showed high density mass which were difficult to differenciate from retinoblastoma. However these two cases were easily visualized with the ultrasonography the different patterns from retinoblastoma. The optic nerve involvement of retinoblastoma was disclosed definitely with computerized tomography. This detection was very useful to cut the optic nerve carefully in enucleation. No abnormality was revealed in leucocoria of incontinentia pigmenti.

Case 1. Bilateral Retinoblastoma with the Optic Nerve Involvement

Computerized tomography revealed high density mass in both eyes. Not only intraocular tumors but also the optic nerve involvement were clearly noticeable in one eye. Histopathological examination confirmed this finding.

Case 2. Incontinentia Pigmenti

No abnormality was disclosed in the leucocoria of incontinentia pigmenti. However histopathological examination revealed organized total retinal detachment.

Case 3. Coats' Disease

Computerized tomography revealed a high density mass in the affected eye which was

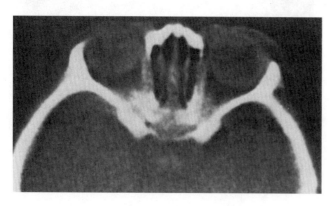

Fig. 3. A computerized tomogram of incontinentia pigmenti. No abnormality was revealed

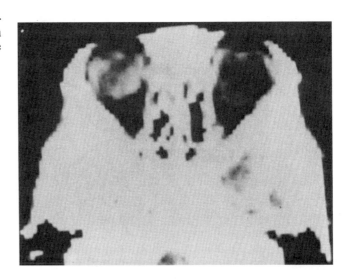

Fig. 4. A computerized tomogram of Coats' disease. The high density masses were found in the eyeball

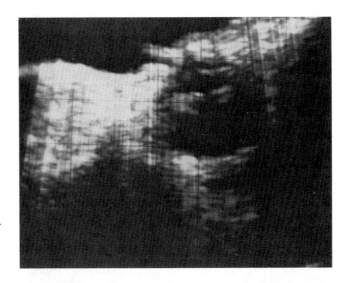

Fig. 5. An ultrasonogram of Coat's disease which was the same case as Fig. 4. Retrolental abnormal mass was recognized

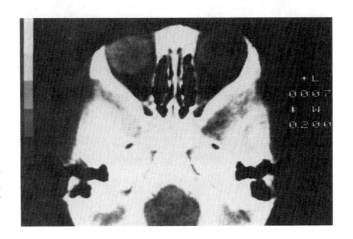

Fig. 6. A computerized tomogram of Coats' disease which was reexamined three months after the previous examination of Fig. 4

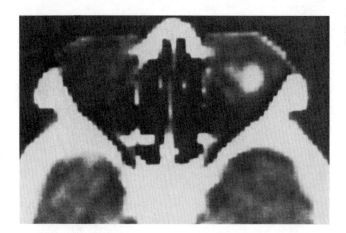

Fig. 7. A computerized tomogram of luxatio lentis. A high density mass was disclosed

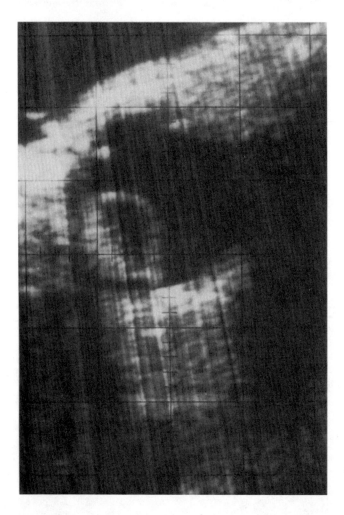

Fig. 8. An ultrasonogram of luxatio lentis. The swollen and large lens was found in the vitreous space

very similar to retinoblastoma. But ultrasonography disclosed only retrolental mass. Since other clinical findings denied retinoblastoma, this case was not performed enucleation. After three months, this case was reexamined with computerized tomography to find no abnormality in the affected eye.

Case 4. Luxatio Lentis

This case was leucocoria of an one year old boy. The lens in the affected eye was not found with a slit lamp microscope. Intense hyphema prevented the ophthalmoscopic examination. Ultrasonography revealed the luxated lens in the vitreous. However computerized tomography disclosed a high density mass which was not different from retinoblastoma.

Discussion

As far as diagnosis of leucocoria is concerned, computerized tomography is useful to detect retinoblastoma of relatively large size which is almost impossible to be cured conservatively. The optic nerve involvement of retinoblastoma is most remarkably disclosed with computerized tomography. However, the high density mass within the eyeball is found not only in retinoblastoma but also in pseudoglioma. And abnormality of pseudoglioma can not be visualized frequently by computerized tomography. Therefore, computerized tomography is very useful for diagnosis of leucocoria, if it is used with ultrasonography.

Acknowledgement

This work was supported in part by a Grant-in-Aid for Cancer Research from the Ministry of Health and Welfare of Japan.

The author thanks Noriyuki Moriyama, M.D., Division of Diagnostic Radiology, National Cancer Center Hospital for his cooperation in examination of computerized tomography.

Reference

Kaneko, A., Shigeyama, S., Uchida, R.: A new ultrasonic apparatous for ophthalmology using manual compound scanning. Documenta Ophthalmologica **43**, 137–146 (1977)

Ber. Dtsch. Ophthalmol. Ges. **76,** 79–84 (1979)
Ionisierende Strahlen in der Ophthalmologie
Redigiert von W. Jaeger, Heidelberg
© J. F. Bergmann Verlag 1979

Computer-Tomographie bei intrakraniellen, vaskulären Ausfällen im optischen System

L. Neubauer, E. Kazner und O.-E. Lund (Augenklinik der Univ. München. Direktor: Professor Dr. O.-E. Lund und Neurochirurgische Klinik im Klinikum Großhadern der Univ. München. Direktor: Prof. Dr. F. Marguth)

Die Diagnostik selbst feiner Störungen im optischen Leitungssystem und übergeordneter, kortikaler Abschnitte bereitet keine außergewöhnlichen Schwierigkeiten. Hier stehen uns die Perimetrie, die Beurteilung gnostischer Fähigkeiten sowie Nachbarschaftssymptome zur topischen Beurteilung zur Verfügung. Bei intrakraniell bedingten Störungen des motorischen Apparates bedienen wir uns der Prüfung von binokularer Sensorik und Motilität, ferner der weiteren Symptome von Kortex, Hirnstamm und Schädelbasis.

Schwierigkeiten indes bereitet häufig die differentialdiagnostische Abklärung der Ursache eines Ausfalls; gerade diese ist jedoch wesentlich für die notwendige Therapie und prognostische Einschätzung des Krankheitsverlaufes. Bislang standen uns für die intrakranielle Diagnostik zur Verfügung: Angiographie, Pneumenzephalographie, Szintigraphie und Sonographie.

Als ein wesentliches neues Diagnostikum gewinnt die Computertomographie seit ihrer Einführung durch Hounsfield und Ambrose im Jahre 1973 mehr und mehr an Bedeutung, ein Verfahren, das Ihnen vom Prinzip her hinreichend bekannt ist und geradezu eine neue Ära der Weichteildiagnostik speziell am Hirn einleitete.

Entscheidender Vorteil dieser Methode ist die Sichtbarmachung von Veränderungen der Strahlenabsorption im Bereich der Weichteile, d.h. in unserem Falle des Hirngewebes, die sich sowohl nach Sitz und Größe als auch mit gewissen Einschränkungen nach ihrer Art differenzieren lassen.

Im wesentlichen haben wir es bei intrakraniellen Störungen zu tun mit:
Intrakraniellen Tumoren,
Gefäßverschlüssen,
Blutungen und
entzündlichen Prozessen.

Insbesondere die Diagnostik vaskulärer Läsionen und ihre differenzierte Abklärung kann hierbei besondere Schwierigkeiten bereiten.

Die Minderperfusion eines Hirngefäßes führt je nach Ausmaß der Durchblutungsstörung zu funktionellen bzw. zu strukturellen Ausfällen, letztlich zum Untergang des von dem betreffenden Gefäß versorgten Hirnareals. Hierbei ist der Umfang der Hirngewebsnekrose von der Größe des Gefäßversorgungsgebietes, dem Kollateralkreislauf und der Schwere der Durchblutungsstörung abhängig. Zu unterscheiden ist zwischen kompletten, inkompletten und intermittierenden Ausfallserscheinungen.

Für den Ophthalmologen ist von besonderem Interesse der Verschluß der A. cerebri posterior und ihrer Äste. Das Versorgungsgebiet dieser Arterie erstreckt sich vom Okzipitallappen über mediale und untere Anteile

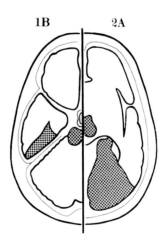

Abb. 1. Versorgungsgebiet der A. cerebri posterior

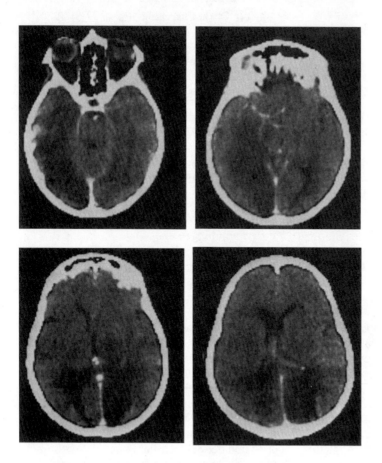

Abb. 2. Infarkt im gesamten linksseitigen Versorgungsgebiet der A. cerebri posterior

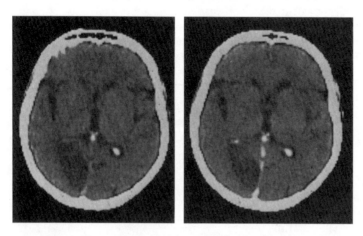

Abb. 3. Frischer linksseitiger Posteriorinfarkt, 2 Tage alt

des Temporallappens bis in Teile des Mittelhirns (Abb. 1). Das Computertomogramm (Abb. 2) zeigt den kompletten Ausfall des gesamten Versorgungsgebietes.

Die Häufigkeit des Verschlusses wird von Dorndorf und Gänshirt mit 2,5%, von Aulich u. Mitarb. mit 10% und von Huck und Schiefer mit 13% aller zerebralen Arterienver-

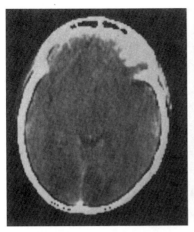
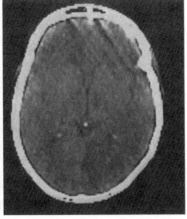

Abb. 4. Frischer beidseitiger Posteriorinfarkt, 4 Tage alt

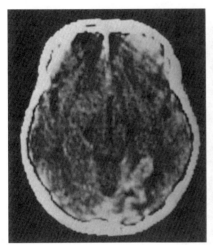
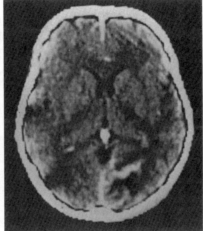

Abb. 5. Phase der Blut-Hirnschrankenstörung mit Kontrastmittel (12. bis 21. Tag)

schlüsse angegeben, wobei die erste Angabe auf klinischer Beobachtung beruht, den höheren Angaben computertomographische Auswertungen zugrunde liegen. Das breite klinische Spektrum reicht von Fällen, die unbemerkt ablaufen bis zur schweren Erkrankung mit Persönlichkeitsveränderung, kontralateraler homonymer Hemianopsie und in seltenen Fällen auch eine Halbseitenlähmung.

Durch den Gefäßverschluß entsteht zunächst ein Ödem in dem betroffenen Versorgungsareal. Im Computertomogramm ist dieses Areal mäßig dunkler gefärbt, was auf verminderter Strahlenabsorption aufgrund des höheren Wassergehalts beruht (Abb. 3 und 4). Der computertomographische Nachweis

gelingt innerhalb der ersten Woche in 95% der Fälle.

In der akuten Phase der Blut-Hirnschrankenstörung, die ihren Höhepunkt zwischen dem 12. und 21. Tag erreicht, zeigt sich im Computertomogramm nach intravenöser Kontrastmittelgabe eine Dichtezunahme im Infarktgebiet, die tumorähnliche Bilder hervorrufen kann (Abb. 5). Bemerkenswerterweise traten in dem gezeigten Fall nur parazentrale Skotome auf, die sich im weiteren Verlauf voll zurückbildeten.

Bei irreversibler Schädigung kommt es zur Gewebsnekrose mit konsekutiver Resorption des zerstörten Hirnparenchyms. Es resultiert eine zystische Narbe, die mit Liquor gefüllt im Computertomogramm eine ent-

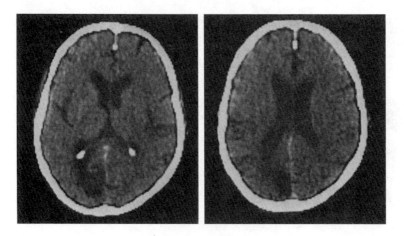

Abb. 6. Alter, linksseitiger Posteriorinfarkt (Liquordichte)

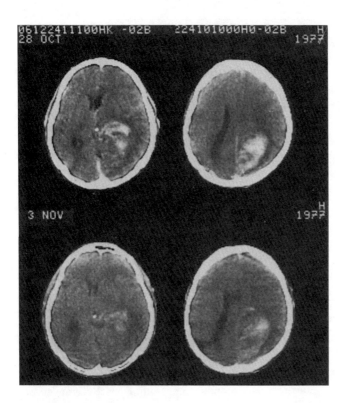

Abb. 7. Hämorrhagischer Posteriorinfarkt mit Kontrastmittel. Dichteabnahme im Verlauf

sprechende Dichte aufweist. Abb. 6 zeigt einen alten Posterior-Infarkt links. Es bestand eine homonyme Hemianopsie.

Seltener kann es zur Hämorrhagie in das Infarktgebiet kommen, die gleichfalls ein charakteristisches computertomographisches Bild aufweist (Abb. 7). Das geronnene Blut hat einen sehr hohen Absorptionskoeffizienten. Frische Blutkoagel erscheinen daher im Computertomogramm, verglichen mit den Grautönen des Hirngewebes fast weiß. Der weitere Verlauf zeigt eine deutliche Dichteabnahme (Abb. 7 unten).

Computertomographische Verlaufsbeobachtungen, die einen charakteristischen, zeitabhängigen Wandel des Strahlenabsorptionsbildes zeigen, erlauben die sichere Abgrenzung eines Infarktes gegen einen Tumor, z.B. einem Glioblastom (Abb. 8), das bei einmaliger computertomographischer Darstellung

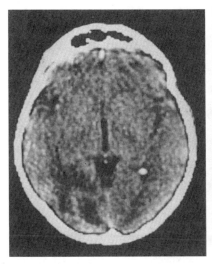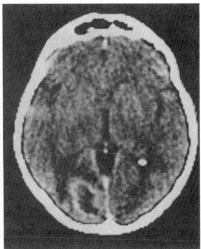

Abb. 8. Glioblastom ohne und mit Kontrastmittel

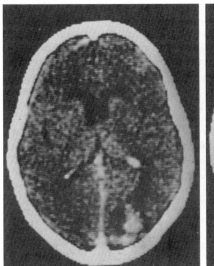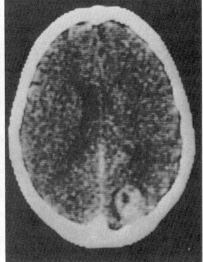

Abb. 9. Okzipitale Hypernephrommetastase ohne und mit Kontrastmittel

ein ganz ähnliches Bild liefern kann. Die Beurteilung des zeitlichen Ablaufes einer Veränderung ist somit ein wesentliches differentialdiagnostisches Kriterium. Ergänzend können weitere Untersuchungsmethoden wie Hirnszintigraphie und zerebrale Angiographie eingesetzt werden.

Die Fülle der übrigen computertomographisch darstellbaren Prozesse soll nur an 2 Beispielen gezeigt werden. Das rasche Auftreten einer homonymen Hemianopsie muß keineswegs gegen das Vorliegen eines Tumors sprechen. Abb. 9 zeigt eine Metastase eines Hypernephroms, Abb. 10 ein okzipitales, arteriovenöses Angiom. In beiden Fällen war der klinische Verlauf von dem eines Infarktes nicht zu unterscheiden.

Vaskuläre Ausfälle im Gebiet der A. cerebri posterior sind, wie gezeigt wurde, gut darstellbar. Vaskuläre Prozesse im Versorgungsbereich der A. chorioidea anterior lassen sich mit der jetzigen computertomographischen Technik noch nicht erfassen. Gleiches gilt für feine, nicht zystische Rindenparenchymne-

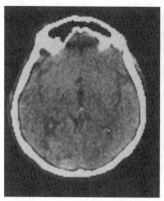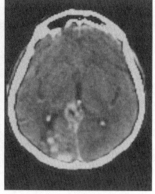

Abb. 10. Okzipitales Angiom
ohne und mit Kontrastmittel

krosen. Das Auflösungsvermögen der Computertomographie setzt diagnostische Grenzen.

Die Computertomographie sollte in der Ophthalmologie nicht nur in der Diagnostik von Prozessen der Orbita sowie der vorderen und mittleren Schädelgrube indiziert sein. Vaskuläre Läsionen mit Gesichtsfeldausfällen lassen sich durch sie sehr viel besser erkennen als mit den bisherigen, meist invasiven Untersuchungsmethoden. Gerade der Infarkt im Arteria cerebri posterior-Gebiet verursacht ein charakteristisches Bild. Hier stellt sich die Computertomographie derzeit bereits als die Methode der Wahl zur Abgrenzung gegen okzipital gelegene Tumoren und andersartige Prozesse dar.

Literatur

Aulich, A., Wende, S., Fenske, A., Lange, S., Steinhoff, H.: Diagnosis and follow-up studies in cerebral infarcts. In: Cranial computerized tomography. Lanksch, W., Kazner, E.: (eds.), pp. 273–283. Berlin, Heidelberg, New York: Springer 1976. – Dorndorf, W., Gänshirt, H.: Die Klinik der arteriellen zerebralen Gefäßverschlüsse. In: Der Hirnkreislauf. Gänshirt, H. (Hrsg.), S. 516. Stuttgart: Thieme 1972. – Huk, W., Schiefer, W.: Computerized tomography (Siretom) of acute cerebrovascular events. In: Cranial computerized tomography, Lanksch, W., Kazner, E., (eds.), pp. 264–272. Berlin, Heidelberg, New York: Springer 1976. – Lange, S., Grumme, T., Meese, W.: Zerebrale Computer-Tomographie. Medizinisch-wissenschaftliche Buchreihe der Schering AG Berlin/Bergkamen (1977)

Ber. Dtsch. Ophthalmol. Ges. 76, 85–90 (1979)
Ionisierende Strahlen in der Ophthalmologie
Redigiert von W. Jaeger, Heidelberg
© J. F. Bergmann Verlag 1979

Indikationsstellung für echographische und röntgenologische Untersuchungsverfahren in der Ophthalmologie

W. Buschmann, D. Linnert, G. von Rostkron und W. Haigis (Univ.-Augenklinik Würzburg, Direktor: Prof. Dr. Dr. h.c. W. Leydhecker)

In Ergänzung zu den Vorträgen über röntgendiagnostische Methoden berichten wir über Ultraschallverfahren bei entsprechenden Krankheitsbildern. Es kommt uns darauf an zu zeigen, in welchen Situationen sich die Methoden sinnvoll ergänzen können. Die folgenden Untersuchungen werden in dieser Arbeit behandelt:

1. Die Ultraschalldoppelverfahren zur Gefäßdiagnostik
2. Die Unterstützung der röntgenologischen Fremdkörperlokalisation mit Ultraschallverfahren
3. Ultraschallverfahren zur Beurteilung der Orbita.

Dopplerverfahren – Karotiskreislauf

Die Untersuchung der Blutströmung mit dem Ultraschalldopplerverfahren wurde durch Satomura und durch Franklin und Mitarbeiter in die angiologische Diagnostik eingeführt (1959 bzw. 1961) und unter anderem in Zürich und in Seattle zu besonderer Vollkommenheit weiter entwickelt. Hämodynamisch wirksame Stenosen sind damit nachzuweisen. Grundlage der Auswertung sind nicht nur die Aufzeichnungen mit dem Direktschreiber, sondern auch die akustisch wahrgenommenen Signale. Carotis externa und Carotis interna kann man im Halsbereich beim Gesunden durch ihre unterschiedlichen Dopplersignale gut unterscheiden. Stenosen führen zu Turbulenzen, zu Änderungen der Strömungsgeschwindigkeit und evtl. zur Umkehr der Strömungsrichtung. Die Abb. 1a zeigt normale Dopplersignale der linken Carotis interna eines Patienten. In der Abb. 1b sind die Signale der rechten Carotis interna desselben Patienten dargestellt. Es ist zu erkennen, daß (infolge einer Stenose) die Strömungsgeschwindigkeit viel höher ist. Auch in der Diastole bleibt sie erhöht.

Eine Strömungsumkehr ist nur mit richtungsempfindlichen Dopplergeräten nachweisbar. Sie ist da möglich, wo zwei arterielle Versorgungsgebiete anastomosieren.

Im Bereich des Auges und der Orbita besteht eine solche Anastomose zwischen den Versorgungsgebieten der Arteria carotis interna und externa im Ramus frontalis der arteria ophthalmica. Normalerweise fließt dort arterielles Blut von der Carotis interna in Äste der Carotis externa. Bei Abfall des Blutdruckes im Interna-Kreislauf durch Stenose oder Verschluß kehrt sich die Strömungsrichtung in diesem Gefäßast um.

Normalerweise ist die Strömung aus der Tiefe nach dem Orbitaeingang hin gerichtet, also gegen den Schallkopf. Dann erscheinen die Signale auf dem mittleren Kanal unseres Schreibers (Abb. 2a, gesunde Seite bei einem Patienten mit Stenose der Carotis interna). Auf der erkrankten Seite (Abb. 2b) erscheinen die Signale vom Ramus frontalis am oberen Schreiberkanal. Das bedeutet, daß der Blutstrom in umgekehrter Richtung – also vom Schallkopf weg – fließt. Damit ist das Vorliegen einer haemodynamisch wirksamen Stenose der Carotis interna bewiesen.

Bei diesem Patienten war die Blutversorgung über die Arteria carotis interna nur vermindert, jedoch nicht völlig aufgehoben. Eine Kompression der zuführenden Externaäste an der Schläfe und am Unterkiefer führte zur Wiederherstellung der normalen Strömungsrichtung im Ramus frontalis (Abb. 2b, rechte Bildhälfte).

Dopplersignale können auch zur Gewinnung angiographischer Bilder benutzt werden. Hierfür ist das von Kresse angegebene Verfahren brauchbar, das von Reid in Seattle in einem Gerät verwirklicht wurde. Beim Überstreichen des Halsgebietes wird immer dann im B-Bild ein Signal geschrieben, wenn

Dopplersignale empfangen werden. Die Carotisgabel läßt sich damit gut darstellen. Treten Unterbrechungen im dargestellten Gefäßgebiet auf, so kann man feststellen, ob peripher davon das Gefäß wieder normal dargestellt ist. In diesem Falle handelt es sich im Gebiet der unterbrochenen Registrierung nur um schallabsorbierende Plaques an der schallkopfnahen Gefäßwand. Bei haemodynamischen wirksamen Stenosen sind auch peripher der Stenose die Signale verändert oder erloschen. Zusätzlich zur B-Bilddarstellung müssen die Amplituden und Frequenzen der Dopplersignale zur Beurteilung herangezogen werden.

Das Gerät nach Baker kombiniert ein mit hoher Abtastfrequenz gewonnenes sogenanntes schnelles Ultraschall-B-Bild der Ka-

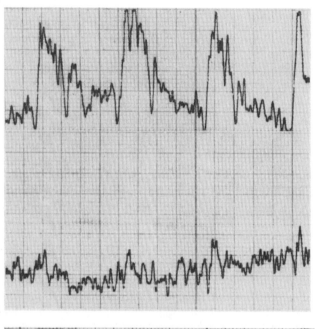

a

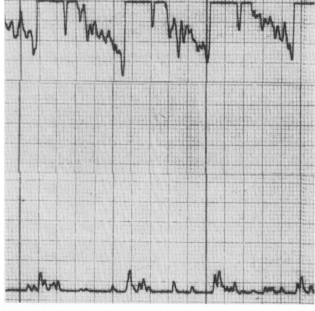

b

Abb. 1a und b. Dopplersignale von der A. carotis interna, a) Gesunde Seite, b) Erkrankte Seite, Strömungsgeschwindigkeit infolge der Stenose erhöht

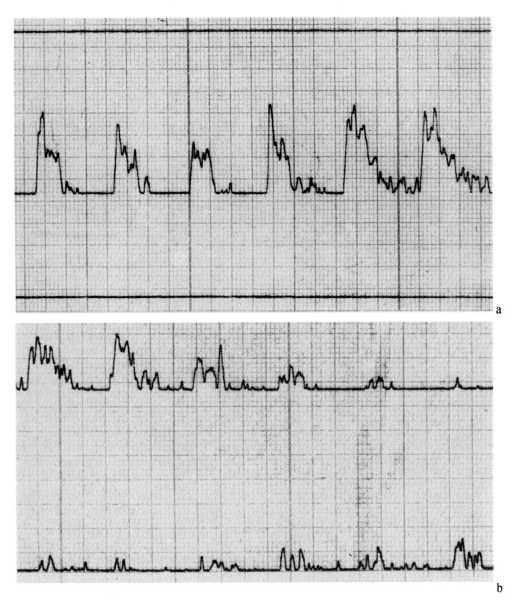

Abb. 2a und b. Dopplersignale vom Ramus frontalis der Arteria ophthalmica, a) Gesunde Seite, b) Erkrankte Seite mit Umkehr der Strömungsrichtung (dadurch erscheinen die Signale am oberen Kanal des Schreibers). Rechte Bildhälfte: Nach Kompression der zuführenden Externaäste erscheinen infolge Wiederherstellung der normalen Strömungsrichtung wieder Signale auf dem mittleren Schreiberkanal

rotisgabel mit einer Impuls-Doppler-Analyse der Blutströmung. Die Richtung des Dopplerschallbündels wird durch eine Linie im B-Bild angezeigt, das Tor für den zur Signalanalyse ausgewählten Tiefenbezirk ist durch einen Punkt auf dieser Linie markiert. Diese Kombination von Ultraschall-B-Bild und Dopplerverfahren ergibt mehr Informationen als die vorgenannten Methoden, ist technisch aber auch erheblich aufwendiger.

Im übrigen können Ultraschall-Flächenschnittbildgeräte, die in der Ophthalmologie verwendet werden, ebenfalls zur Gewinnung von Schnittbildern der Karotisgabel herangezogen werden. Wir haben dies mit dem Gerät „Ophthalmoscan" erfolgreich versucht.

Alle diese Verfahren arbeiten transkutan und unblutig; sie belasten den Patienten nicht. Deshalb sollten sie vor der Röntgenangiographie angewendet werden. Wenn eine gefäßchirurgische Operation erwogen wird, muß man selbstverständlich eine Röntgenserienangiographie mit Kontrastmittelinjektion anschließen. Nur damit kann das ganze Gefäßgebiet einer Arterie dargestellt werden.

Natürlich ergänzen wir die Doppleruntersuchung durch eine Ophthalmodynamometrie. Hierbei sind die herkömmlichen Verfahren mit Federdruck-Dynamometer oder Mikuni-Saugnapfdynamometer zuverlässiger als das Ultraschall-Dopplerverfahren nach Bauer oder die Ophthalmodynamographie.

Fremdkörperlokalisation

Bei Verdacht auf intraokularen schattengebenden Fremdkörper ist es zweckmäßig, zuerst die Röntgen-Lokalisation nach Comberg bzw. Worst zu machen. Blickbewegungen klären manchmal die Lage des Splitters zur Bulbuswand. Bei Splittern in den hinteren zwei Dritteln des Bulbus lohnt sich jedoch eine zusätzliche echographische Messung der Achsenlänge sowie querer und schräger Durchmesser des Bulbus. Hierfür genügt das A-System. So gewinnt man die individuellen Abmessungen des verletzten Auges und kann das im Röntgenschema vorgedruckte schematische Auge hinsichtlich seiner Größe entsprechend korrigieren. So läßt sich sicherer entscheiden, ob der Splitter intra- oder extrabulbär liegt. Zusätzlich kann man auch das Echo des Splitters am Bildschirm darstellen und seine Lage zum Bulbuswandecho bestimmen. Hierfür muß unbedingt ein Schallkopf von mindestens 10 MHz Arbeitsfrequenz verwendet werden.

Orbitadiagnostik

Bei Exophthalmusverdachtsfällen ist nach der klinischen Untersuchung zunächst eine Ultraschall-Exophthalmometrie zu empfehlen. Damit können zuverlässig alle Fälle von Pseudoprotrusio erkannt und ausgeschlossen werden. Anhand der Refraktionsbestimmung allein ist dies nicht immer möglich. Bei Pseudoprotrusio steht der Bulbusmittelpunkt auf der betroffenen Seite tiefer in der Orbita als der des anderen Auges. Wurde eine echte Protrusio nachgewiesen, so sind Ultraschalluntersuchungen der Orbitagewebe im A- und

B-System und die Röntgen-Computertomographie erforderlich.

Wir beginnen mit der Ultraschall-B-Bilddarstellung und ergänzen die Untersuchung mit dem A-System. Das erlaubt eine zuverlässige Unterscheidung von Abszeßhöhlen und Tumoren sowie eine grobe Einordnung von Tumorgewebe in Gewebegruppen. Anschließend veranlassen wir die Röntgen-Computertomographie. Auch hier ergänzen sich die Verfahren, gegenseitig ersetzen können sie sich nicht. Bei manchen Situationen ist als Ergänzung zur Ultraschalluntersuchung der Orbita eine Röntgen-Phlebographie oder eine Röntgen-Nativaufnahme zweckmäßiger als ein Computertomogramm.

Zur Orbitadiagnostik wurden einige Beispiele demonstriert. Bei einer Patientin mit linksseitigem Exophthalmus zeigte die B-Bildechographie, daß ein flacher intraokularer Tumor oder eine Impression der Bulbusrückwand vorliegt, vor allem aber war ein großer umschriebener Orbitatumor im Anschluß an dieses Gebiet erkennbar. Die A-Bildechographie ließ erkennen, daß es sich um relativ homogenes, solides Gewebe handelte (und nicht etwa um eine Zyste). Das Röntgen-Computertomogramm ließ den Herd deutlich als umschriebene Verdichtung erkennen, eine sichere Unterscheidung zwischen Abszeß und Tumor war jedoch nicht möglich. Die Orbitawände waren intakt. Histologisch handelte es sich um ein flaches intraokulares Melanoblastom mit Durchbruch durch die Sklera und großem orbitalem Tumoranteil.

Bei einer anderen Patientin bestand nasal ein derber Tumor sowie ein geringer Exophthalmus. Der Tränensack war angeblich bereits operativ entfernt. Im B-Bild zeigte sich ein gut abgegrenzter Prozeß. Die Knochenwände waren im Röntgen-Computertomogramm intakt. Im A-Bild erhielt man auch bei hoher Gesamtempfindlichkeit aus dem Inneren des Herdes eine echofreie Nullinie. Demnach handelte es sich um einen abgekapselten Abszeß oder um eine Zyste, was sich bei der Operation bestätigte.

Die Bedeutung der neuen Untersuchungstechniken für die Wahl des chirurgischen Vorgehens zeigt das nächste Beispiel besonders eindrucksvoll. Bei dieser Patientin bestand ein deutlich wachsender subkutaner Oberlidtumor bei nur geringem Exophthalmus. Das Ultraschall-B-Bild zeigte in diesem Bereich nur ausgeprägte Echos von Fettgewebe im Oberlid. Dagegen fanden sich tumorverdächtige Gebiete para- und retrobulbär in der Tiefe der Orbita. Das Röntgen-Computertomogramm bestätigte diesen Befund. Im vorgewölbten Bereich des Oberlides fanden sich die geringen Dichtewerte des Fettgewebes, tumorverdächtige Verdichtungen lagen dagegen para- und retrobulbär. Nach Kontrastmittelinjektion kam es nur zu einer geringen Dichtevermehrung. Operationsbefund und Histologie zeigten ein para- und retrobulbär liegendes Plasmocytom. Dieses hatte das Orbitafett hernienartig in das Oberlid vorgedrückt. Daher bestand trotz eines großen retrobulbären Tumors nur ein geringer Exophthalmus. Aufgrund der echographischen und röntgen-computertomographischen Befunde war von vornherein eine Krönlein-Operation geplant und ausgeführt worden, mit welcher der Tumor vollständig entfernt werden konnte. Mit einer vorderen Orbitotomie, zu welcher der klinische Befund zunächst evtl. verleitet hätte, wäre man sicher nicht zum Ziele gekommen.

Summary. A report is given on ultrasonographic methods with regards to the papers on X-ray technics read at the first session.

Carotid artery stenosis can be diagnosed by doppler ultrasonography. Signals from external and internal carotid arteries can be differentiated. Directional doppler equipment proved helpful to detect a change of flow direction in arterial anastomoses. Compression of branches of the external carotid artery can restore the original flow direction through the frontal branch of the ophthalmic artery if the occlusion of the internal carotid artery is incomplete.

Doppler signals may be used to record "Doppler-angiograms" (according to Kresse's principle). High-resolution B-scan echography – as used in ophthalmology – was successfully used to investigate the carotid arterys in the neck. – Additional X-ray angiography is mandatory before vascular surgery can be performed.

Foreign body diagnosis should be started with X-ray technics. However, if the foreign body would be located in the posterior two thirds of the globe, additional ultrasonic measurements of bulbus diameters and direct presentation of the foreign body echo proved helpful to decide on intra- or extrabulbar position.

Improved exophthalmos diagnosis excluding safely pseudoprotrusion can be made by means of ultrasound exophthalmometry. Then, ultrasonic B-scanning of the orbit should be done. This demonstrates the existence and shape of circumscribed or diffuse space-occupying lesions. Ultrasonic A-scans of the lesion area permit a classification towards tissue groups. X-ray tomography will also show the lesion area but its main importance is to demonstrate tumour parts in structures adjacent to the orbit. Some examples will be shown.

Resumé. Pour compléter les rapports des méthodes radiologiques référées pendant la première séance on se réfère à des méthodes échographiques.

On peut faire voir le rétrécissement de l'artère carotide interne par l'ultrason par la méthode de Doppler. Par des débimètres ultrasoniques directionels on peut rendre reconnaissable la direction de la flux dans la région des anastomoses. La compression des ramifications de la carotide externe peut restituer la fluxion originale si l'obturation de la carotide interne n'est pas complète.

On peut utiliser les signaux Doppler pour noter des «Dopplerangiogrammes» par la méthode de Kresse. On peut se servir d'échographes du type B, comme on les utilise en ophthalmologie, pour examiner les carotides de la région du cou. Avant de faire l'opération, il faut faire l'angiographie radiographique. Si l'on cherche un corps étranger dans la région des deux tiers postérieurs de l'orbite, pour reconnaître si le corps étranger est dans l'oeil ou hors de l'oeil, le mesurage échographique du diamètre de l'oeil aide vraiment beaucoup, de même la représentation échographique du corps étranger.

L'exophthalmométrie par l'ultrason rend possible le diagnostique de l'exophthalmus. On peut exclure certainement la «pseudoprotrusio». En cas de vraie protrusio il faut faire l'examen par la représentation d'images échographiques du type B. A l'aide de cette méthode on peut reconnaître l'existence et la forme de quelque procès diffus ou circumscripte. Par la représentation d'images échographiques du type A on peut classifier le groupe des tissus. La Computertomographie radiologique, elle aussi, fait voir la tumeur, mais la prévalence de Computertomographie est celle de faire voir, si quelques parties de la tumeur se trouvent dans la région voisine de l'orbite. Plusieurs exemples sont démontrés.

Literatur

Coleman, D.J.: Reliability of ocular and orbital diagnosis with B-scan ultrasound. 2. Orbital diagnosis. Am. J. Ophthalmol. 74, 704–718 (1972). – Dallow, R.L., Momose, K.J., Weber, A.L., Wray, S.H.: Comparison of ultrasonography, computerized tomography (EMI-scan) and radiographic technics in evaluation of exophthalmos. Trans. Am. Acad. Ophthalmol. Otolaryngol. 81, 305–322 (1976). –

Franklin, D.L., Schlegel, W., Rushmer, R.F.: Blood flow measured by doppler frequency shift of back-scattered ultrasound. Science **134**, 564 (1961). – Kresse, H., Beck, N.: Erste Mitteilung über ein gefäßdiagnostisches Bildverfahren mit Ultraschall. Biomed. Technik **18**, 152–154 (1973). – Linnert, L., Buschmann, W.: Experimental investigations of ultrasonic foreign body diagnosis. In: Ultrasound in Medicine. White, D., Brown, R.E. (Hrsg.). New York: Plenum Publishing 1977. – Phillips, D.J., Strandness, D.E., Daigle, R.E., Baker, D.W.: An ultrasound duplex-scanner for imaging peripheral vessels. In: Ultrasound in Medicine. White, D., Brown, R.E. (Hrsg.). New York: Plenum Publishing 1977. – Reid, J.M., Spencer, M.P., Davis, D.L.: Ultrasonic Doppler imaging systems. Ultrasound in Medicine. White, D., Brown, R.E. (Hrsg.). New York: Plenum Publishing 1977. – Satomura, S.: Study of the blood flow patterns in peripheral arteries by ultrasonics. J. acoust. Soc. Jap. **15**, 151 (1959). – Wende, S., Aulich, A., Nover, A., Lanksch, W., Katzner, E., Steinhoff, H., Meese, W., Lange, S., Grumme, T.: Computed tomography of orbital lesions. Neuroradiology **13**, 123–134 (1977)

Aussprache

Herr Mertz (München) zu Herrn Buschmann:
Herzlichen Glückwunsch zu Ihren schönen Untersuchungen! Darf ich Sie fragen, ob wir nun grundsätzlich gehalten sein sollten, in jedem Fall alle diese Untersuchungsverfahren anzuwenden – mit den bekannten finanziellen Folgen – oder kann man sich spezialisierend auf bestimmte Verfahren beschränken? Können Sie jetzt schon Empfehlungen über eine gewisse, z.B. fallgebundene Auswahl oder eine klinisch besonders zweckmäßige Reihenfolge geben?

Herr Buschmann (Würzburg) zu Herrn Mertz (München):
Wir empfehlen, stets zuerst die Ultraschall-Exophthalmometrie auszuführen. Damit werden alle Patienten mit Pseudoprotrusio erkannt, bei denen sich weitere Untersuchungen bezüglich eines raumfordernden Orbitaprozesses erübrigen. Dann folgt – um rasch einen Überblick zu erhalten – die Ultraschall-B-Bilddarstellung, dann die A-Biduntersuchung des Herdgebietes. Daraus und aus den klinischen Befunden läßt sich erkennen, ob ergänzend Röntgen-Leeraufnahmen genügen (z.B. bei sinugenem Abszeß in der Orbita), eine Phlebographie indiziert ist (z.B. Varikosis orbitae) oder die Röntgen-Computertomographie (bei allen Tumor-Verdachtsfällen) angeschlossen werden muß. Die Auswertung der Röntgen-Computer-Tomogramme der Orbita erfordert spezielle einschlägige Kenntnisse des damit meist betrauten Neuroradiologen.

Ber. Dtsch. Ophthalmol. Ges. 76, 91–93 (1979)
Ionisierende Strahlen in der Ophthalmologie
Redigiert von W. Jaeger, Heidelberg
© J. F. Bergmann Verlag 1979

Differentialdiagnose der Gefäßgeschwülste der Orbita

F. Osmers (Radiologische Univ.-Klinik Münster), H.J. Küchle und H. Busse (Univ.-Augenklinik Münster)

Die Häufigkeit von Gefäßtumoren bzw. Gefäßanomalien der Orbita wird häufig verkannt. Nach großen Sammelstatistiken findet sich in ca. 14 bis 25% der Fälle ein Gefäßprozeß als Ursache für einen einseitigen Exophthalmus bzw. Orbitatumor. Viele Autoren räumen Gefäßtumoren aufgrund ihrer Häufigkeit, besonders unter den primären gutartigen Orbitatumoren eine Sonderstellung ein. Die Gefäßgeschwülste sollen ca. 1/3 aller gutartigen Orbitatumoren repräsentieren.

Eine gesonderte Betrachtung aus der Gruppe der vaskulären Neubildungen der Orbita verdienen die venösen Malformationen. Die venösen Malformationen sind unter den Gefäßtumoren der Orbita weit in der Mehrzahl vertreten. Nach den Untersuchungen von Housepian und Trokel und auch im Krankengut von Forest, Offret, Ingalls und Mennig findet sich bei über 50% aller intraorbitalen Gefäßgeschwülste ein venöser Geschwulsttyp, meist ein kavernöses Hämangiom.

In den Jahren 1972 bis 1977 wurden an der Radiologischen Universitätsklinik Münster in Zusammenarbeit mit der Augenklinik Münster 24 intraorbitale Gefäßprozesse radiologisch diagnostiziert. In allen Fällen lag ein einseitiger Exophthalmus vor. Es handelte sich um 1 arteriovenöses Angiom, um 4 Fälle einer Carotis-Sinus-cavernosus-Fistel und um 19 venöse Malformationen, z.B. das kavernöse Hämangiom, das venöse Aneurysma und die Varicosis orbitae.

Über die radiologische Diagnostik und die Differentialdiagnose der Gefäßgeschwülste der Orbita soll an dieser Stelle berichtet werden:

Die Röntgennativdiagnostik der Orbita bietet nur in seltenen Fällen charakteristische Veränderungen, die für ein Gefäßgeschwulst in diesem Bereich sprechen. Da Gefäßtumoren der Orbita eine lange Anamnese haben, kann durch eine länger bestehende Volumenzunahme des Augenhöhleninhalts sich eine umschriebene oder generelle Exkavation der Orbita entwickeln. Weiter sind Usurierungen der Orbitawände, Druckatrophie bzw. reaktive Knochenveränderungen und Gefäßfurchen im Knochen beschrieben. Eine allgemeine oder umschriebene Exkavation erlaubt keine Rückschlüsse auf die Art des Prozesses, nur zusätzliche Röntgensymptome können die differentialdiagnostische Entscheidung erleichtern:

Der Nachweis von intraorbitalen Phlebolithen ist ein sicheres Zeichen für ein Weichteilhämangiom, meist eine Varicosis orbitae oder ein Kavernom, ganz gleich ob die Orbita exkaviert ist oder nicht.

Die angiographische Darstellbarkeit einer Gefäßgeschwulst im Bereich der Orbita hängt ab von ihrer anatomischen Beziehung zum Gefäßsystem. Die Gefäßgeschwülste, bei denen die venöse Komponente überwiegt, sind weitaus häufiger als die Malformationen, die ausschließlich einen arteriellen Zugang haben. Auch bei Mischgeschwülsten überwiegt häufig der venöse Anteil. Somit zwingt die Pathologie der Gefäßgeschwülste zu einem entsprechenden untersuchungstechnischen Vorgehen.

Die radiologische Darstellung der Orbitavenen erfolgt heute vorzugsweise mit Hilfe der direkten retrograden Phlebographie, da eine indirekte Kontrastierung der Orbitavenen bei der Carotisangiographie in üblicher Technik nur relativ selten erfolgt. Von den speziellen orbitaphlebographischen Untersuchungstechniken bevorzugen wir die perkutane Katheterisierung der Vena frontalis, wie von Piscol 1970 beschrieben. Bei Nichtgelingen der Punktion der Vena frontalis erfolgte eine operative Freilegung der Vena facialis am Unterkieferrand mit anschließender Katheterisierung bis zur Vena angularis.

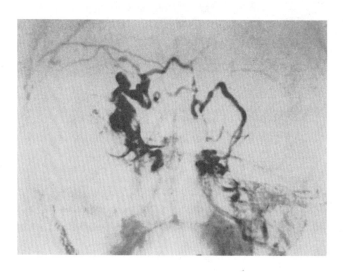

Abb. 1. Varicosis orbitae, 1. bis 3. Segment

Der Normalbefund eines Orbitaphlebogramms bringt mehrere Venengebiete des Orbita- und Gesichtsbereiches zur Darstellung. Besonders markant kontrastiert sich in der Regel die Vena ophthalmica superior im a.p.-Strahlengang in einer typischen, nach medio-basal offenen Rautenform, die in 3 Abschnitte unterteilt wird (siehe Abb. 1). Um Normvarianten ausschließen zu können, wird eine Darstellung beider Seiten angestrebt, wobei eine Asymmetrie rechts/links von 1–2 mm erlaubt ist.

Die phlebographische Röntgensymptomatologie der venösen Gefäßgeschwülste der Orbita bietet folgende Befunde:

1. Kalibervergrößerungen und Kaliberschwankungen der Vena ophthalmica superior und ihrer kleinen Äste, häufig im Sinne von Venektasien. Weiterhin zeigen sich exzessive variköse Neubildungen (s. Abb. 1).

2. Homogene Anfärbung von größeren gekammerten Bluträumen, die meist nicht vollständig mit Kontrastmittel angefüllt sind, daher einen horizontalen Kontrastmittelspiegel aufweisen können (Kavernom, venöses Aneurysma, s. Abb. 2).

3. Nach Injektion sehr späte Kontrastierung des venösen Angioms, nach Darstellung langes Persistieren des Kontrastmittels.

4. Kontrastmittelaustritt in die Orbita als Hinweis auf eine Blutung und auch Thrombosen größerer Orbitavenen kommen als Komplikation eines venösen Angioms vor, sind aber selten.

An den gezeigten Beispielen wird belegt, daß die Orbitaphlebographie in der Lage ist, über die reine Gefäßtopographie und Lagedefinition hinaus auch in einigen seltenen Fällen diagnostische Hinweise zu geben, z.B. zu differenzieren zwischen Kavernom, Thrombose, lokaler Venektasie und Varicosis orbitae. Dieses ist insbesondere für die Festlegung der operativen Taktik von Wert.

Auf spezielle untersuchungstechnische Modifikationen sei kurz hingewiesen: Da das venöse Angiom häufig im venösen Nebenschluß liegt, ist eine optimale Kontrastierung des Gefäßtumors im Phlebogramm er-

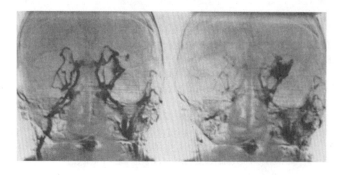

Abb. 2. Linksseitiges Kavernom, 1. und 2. Segment; vollständige Füllung in der Spätphase

schwert. Begünstigt wird der Kontrastmittel-zufluß durch vorheriges Entleeren des Ge-fäßtumors mittels Druck auf das Auge. Bei Vorliegen eines intermittierenden Exoph-thalmus, besonders häufig beim Kavernom oder der Varicosis orbitae, wird in dem symptomfreien Intervall die Untersuchung durch-geführt, da dann die Füllung besser gelingt. Ebenfalls kann durch Kompression der fazia-len und frontotemporalen venösen Abflüsse die Kontrastierung der orbitalen Venen und damit auch der venösen Malformation opti-miert werden.

Bei den sekundären venösen Gefäßge-schwulsten der Orbita, die sich konsekutiv als Folge eines orbitalen arteriovenösen Shunts entwickeln, ist das diagnostische Vorgehen zu modifizieren. Die Shuntursache kann z.B. sein: Ein kongenitales arteriovenöses Angiom verschiedenen Typs oder auch die meist traumatisch bedingte Carotis-Sinus-ca-vernosus-Fistel. In diesen Fällen resultiert als Folge eines Shunts ein arterieller Druck im orbitalen Venensystem. Bei diesen Krank-heitsbildern ist die Durchführung einer Orbi-taphlebographie nicht sinnvoll, weil sich re-trograd gegen den arteriellen Druck die Ve-nen kaum kontrastieren lassen und somit ei-ne Darstellung des Shunts oder des pathologi-schen Befundes unmöglich wird. Bei den Leitsymptomen pulsierender Exophthalmus, venöse Stase der Lider, pulssynchrones Ge-räusch über dem Bulbus, sollte die radiologi-sche Gefäßdiagnostik beim arteriellen Zu-gang beginnen. Die Darstellung intraorbitaler Arterien erreicht man durch eine in üblicher Technik durchgeführte Carotisangiographie. Die meisten arteriellen Angiome im Orbita-bereich zeigen eine durch arteriellen Druck hypertrophierte venöse Drainage, in der Re-gel meist eine erweiterte Vena ophthalmica superior. Analog gilt das gleiche für die Caro-tis-Sinus-cavernosus-Fistel.

Von den radiologischen Untersuchungs-verfahren besitzt die orbitaphlebographische Darstellung die weitaus höchste Wertigkeit. Bei entsprechenden klinischen Leitsympto-men muß im Einzelfall primär die Arteriogra-phie der A. ophthalmica angewandt werden, insbesondere wenn intraorbital ein funktio-nell wirksamer arteriovenöser Shunt vorliegt.

Mit Entwicklung der Computertomogra-phie haben sich neue, verheißungsvolle Aspekte in der Orbitadiagnostik ergeben. Es ist anzunehmen, daß mit weiterer Verbesse-rung von Schichtdicke und Auflösungsver-mögen der Computertomographie der quali-tative Nachweis auch von kleineren intraorbi-talen Gefäßgeschwülsten gelingt. Die topo-graphische Darstellung des Gefäßtumors und seines Situs einschließlich der wichtigen Gefäßzuflüsse wird hingegen Domäne der konventionellen phlebographisch-arteriogra-phischen Untersuchung bleiben.

Zusammenfassung

Es wird berichtet über die radiologische Dia-gnostik von 24 intraorbitalen Gefäßprozessen aus dem gemeinsamen Patientengut der Ra-diologischen und der Augenklinik der Uni-versität Münster in den Jahren 1972–1977. Die Wertigkeit der radiologischen Nativdiagno-stik und angiographischen Diagnostik wird diskutiert und an Bildbeispielen belegt. Die Orbitaphlebographie ist die Untersuchung der Wahl zum Nachweis eines intraorbitalen Gefäßgeschwulstes. Neben der Lagedefini-tion gibt diese Untersuchungsmethode auch differentialdiagnostische Hinweise zwischen verschiedenen Angiomtypen.

Auf spezielle untersuchungstechnische Modifikationen wird hingewiesen.

Summary. The authors report on the radiological diagnostics of 24 intra-orbital vascular processes in patients of the university eye hospital and radiolo-gical clinic of Münster during the period 1972 to 1977. The value of radiological native and angiogra-phical diagnostics is discussed and verified by means of photographs. Phlebography of the orbit is the method of choice to prove the existence of a venous vascular tumor. Besides the location of the process the phlebography also gives an indication as to different types of angioms. The authors also inform about particular modifications to the exa-mination technique.

Résumé. Les auteurs rapportent leur expérience portant sur le diagnostic radiologique de 24 cas de tumeurs vasculaires intraorbitaires observés à cli-nique ophthalmologique de l'université de Müns-ter entre 1972–1977. Ils discutent l'intérêt du dia-gnostic radiologique et angiographique et illustrent leur exposé par des photographies. La phlébogra-phie orbitaire se révèle être l'examen de choix dans le diagnostic d'une tumeur vasculaire intraorbi-taire.

Literatur bei den Verfassern.

Ber. Dtsch. Ophthalmol. Ges. 76, 95–96 (1979)
Ionisierende Strahlen in der Ophthalmologie
Redigiert von W. Jaeger, Heidelberg
© J. F. Bergmann Verlag 1979

Lokalisation gering oder nicht schattengebender intraokularer Fremdkörper mit dem Computer-Tomogramm und Ultraschall

W. Konen, U. Mödder und H. Kilp (Augenklinik Direktor: Dr. H. Neubauer und Radiologisches Inst. Direktor: Prof. Dr. G. Friedmann der Univ. Köln)

Das Auffinden und die Lokalisation wenig röntgendichter, intraokularer Fremdkörper stellt bei getrübten, brechenden Medien ein großes Problem dar. Weichstrahlaufnahmen der Orbita, die Xeroradiographie und die knochenfreie Aufnahme nach Vogt erhöhen die diagnostische Sicherheit nur gering. Entscheidende Fortschritte brachte die Ultraschalldiagnostik im A- und B-Bildverfahren, sowie die Intensivtransillumination bei wandnahen, intraokularen Fremdkörpern vor dem Äquator. Bei positivem Untersuchungsergebnis beantwortet vor allem die Echographie die für die Operationsplanung wichtigen Fragen:
1. Lokalisation des Fremdkörpers
2. Größe des Fremdkörpers
3. Beweglichkeit des Fremdkörpers
4. Sklera-Fremdkörper-Abstand
5. Glaskörper- und Netzhautsituation
Durch das hohe Kontrastauflösungsvermögen der Computertomographie können mit ihr wenig schattengebende intraokulare Fremdkörper dargestellt werden.

Für unsere Untersuchung stand ein Delta 50 fast der Firma Ohio Nukleare Chicago zur Verfügung. Es handelt sich um ein Gerät der 2. Generation mit alternierender Translations-und Rotationsbewegung. Die Schichtbreite beträgt 8 mm. Pro Abtastvorgang wird eine Doppelschicht erstellt. Sie können jeweils aneinandergrenzend oder überlappend angeordnet werden; bei Wiederholungsuntersuchungen ist durch die Wahl einer anderen Basislinie die Anfertigung von Zwischenschichten möglich. Die Bildmatrix enthält 256×256 Bildpunkte, bei einer Abtastfeldbreite von 25 cm ergibt sich eine Volumengröße von $0,99 \times 0,99 \times 8$ mm pro Bildelement. Das Kontrastauflösungsvermögen der Geräte der 2. Generation reicht von 3% für 1 cm^2 bis zu 2% für 1 mm^2. Nach Literaturangaben liegt das räumliche Auflösungsvermögen für Geräte dieser Generation zwischen 1,5 und 2,5 mm. Die Nachweisbarkeit kleinster Strukturen wie Fremdkörper hängt von der Objektgröße, dem Verhältnis der Strahlenabsorption des Objektes zur Strahlenabsorption der unmittelbaren Umgebung und von der Lage des Objektes in der Schicht ab. Der nachzuweisende Fremdkörper kann kleiner als die technisch mögliche Schichtbreite sein oder aber teilweise aus der Schicht herausragen und so in zwei benachbarten Schichten nur partiell erfaßt werden (partial volume effect). Dann wird der Fremdkörper zu klein, gar nicht bzw. kontrastarm dargestellt. Folgende Dias klären für Glasfremdkörper, bis zu welcher Größe mit einer sicheren Darstellung gerechnet werden kann. Die Fremdkörper Nr. 4 und 6 lassen sich, wie man sieht, nicht darstellen. Die Fremdkörper Nr. 9 bis 11 demonstrieren den „partial volume effect", da sie bis zu 4 mm versetzt aufgelegt und somit von der Schicht nur teilweise erfaßt wurden. Für die klinische Routine darf die sichere Darstellbarkeit eines Glasfremdkörpers mit $3 \times 3 \times 2,5$ mm angenommen werden. Die Lokalisation eines Fremdkörpers im Auge erfordert ein Bezugssystem. In Anlehnung an die Saughaftschale nach Worst setzten wir zentral auf eine Skleralschale aus Celluloseacetat-butyrat einen 15 mm langen Glasstift von 3 mm Durchmesser auf. Die Skleralschale selbst stellt sich im Computertomogramm fast nicht dar. Der Glasstift gestattet die Feststellung von unbeabsichtigten horizontalen und vertikalen Bulbusabweichungen aus der Primärposition. Aufnahmen mit rein horizontaler Bulbusabweichung müssen nicht wiederholt werden, da bei zentriertem Sitz der Schale die optische Achse durch den Glasstift markiert ist.

Nun möchte ich die Darstellbarkeit von

intraokularen Glasfremdkörpern im Computertomogramm an drei klinischen Fällen demonstrieren.

Der erste Fall wies einen Glasfremdkörper frei beweglich im Glaskörperraum auf. Im Computertomogramm in Rücken- und Bauchlage konnte der Fremdkörper und seine freie Beweglichkeit nachgewiesen werden. Seine Größe wurde mittels elektronischer Abtastung mit 2 × 4,2 mm bestimmt. Die tatsächliche Größe betrug 2,5 × 4 mm.

Im zweiten Fall war der Glasfremdkörper in der Combergaufnahme darstellbar. Im Computertomogramm gelang der Fremdkörpernachweis zweifelsfrei; ein weiterer intraokularer Fremdkörper wurde mit Sicherheit ausgeschlossen. Computertomographisch wurde die Fremdkörpergröße mit 6,2 × 4 × 3 mm bestimmt. In den beiden geschilderten Fällen entsprach der Ultraschallbefund den röntgenologischen Ergebnissen.

Im dritten Fall bei einer Übersplitterung des ganzen Gesichtes mit Glas wies die Combergaufnahme einen linksseitigen intraokularen Fremdkörper nach. Die parabulbären Splitter waren nicht identifizierbar. Im Ultraschall bestand der dringende Verdacht auf einen zweiten intraokularen Fremdkörper. Die Computertomographie wies nur einen Fremdkörper im linken Bulbus nach und konnte die parabulbären Splitter nachweisen. Der weitere klinische Verlauf bestätigte dies.

Zusammenfassend kann festgehalten werden: Bei wenig schattengebenden Fremdkörpern im Auge ist mit Hilfe der Computertomographie auf röntgenologischem Wege eine Aussage über Lokalisation, Größe und Beweglichkeit des Fremdkörpers sowie über den Sklerawandabstand möglich. Glasfremdkörper von 3 × 3 × 2,5 mm werden sicher nachgewiesen. Mit Hilfe der angegebenen CAB-Skleralschale kann die Bulbusstellung wenigstens in einer Schicht kontrolliert werden. Zur Intensivtransillumination und zum Ultraschall stellt sie ein ergänzendes Verfahren dar.

Summary. By means of radiographic computertomography it is possible to determine the location, size, mobility (flexibility) and the distance from the sclera of ocular foreign bodies which cast only small shadows. 3 × 3 × 2,5 mm sized foreign bodies consisting of glass can definitely be pointed out. The situation of the bulbus can be controlled in at least one layer by help of the mentioned CAB-sclerashell. This method may be used as a supplement to intensive transillumination and ultrasound.

Literatur

Ambos, E.: Fremdkörperlikalisation mit Saughaftschale. Rhein. Monatsbl. Augenheilk. **130**, 37–44, 1957. – Bronson, N.: Non magnetic foreign body localization and extraction. Am. J. Ophthalmol. **58**, 133–134, 1964. – Coleman, D.J., Trokel, S.L.: A protocoll for B-scan and Radiographie foreign body localization. Am. J. Ophthalmol. **71**, 84–89, 1971. – Comberg, W.: Ein neues Verfahren zur Röntgenlokalisation am Augapfel. v. Graefes Arch. Ophthalmol. **118**, 175–194, 1927. – Hounsfield, G.N.: Computerized transverse axial scanning (tomography). Part I. Description of the system. Br. J. Radiol. **46**, 1016–1022, 1973. – Vogt, A.: Skelettfreie Röntgenaufnahme des vorderen Bulbusabschnittes. Schweiz. med. Wochenschr. **51**, 45, 1921

Aussprache

Herr Mertz (München) zu den Herrn Konen, Mödder und Kilp:

Sie haben Ihr Thema sorgfältig auf die wenig schattengebenden Fremdkörper beschränkt. Darf ich trotzdem etwas weiter ausgreifend fragen? Man sollte erwarten, daß die Abbildung *metalldichter* Fremdkörper sehr viel einfacher ist. Wir waren deshalb überrascht, in unseren Fällen festzustellen, daß die Lokalisationsmöglichkeiten dabei sehr viel schwieriger sind. Wie sind Ihre Erfahrungen hinsichtlich der Möglichkeit, insbesondere die Wandbeziehung der stark schattengebenden Fremdkörper im Computertomogramm zu beurteilen?

Herr Konen (Schlußwort) zu Herrn Mertz:

Die Elektronik schaltet gelegentlich ab bei stark „röntgendichten Fremdkörper". Es ist nicht ganz klar, bis zu welcher Größe ein Fremdkörper dargestellt wird und andererseits die Elektronik nicht abgeschaltet wird. Versuche mit einer Skleralschale sind noch im Gange.

Ber. Dtsch. Ophthalmol. Ges. 76, 97–100 (1979)
Ionisierende Strahlen in der Ophthalmologie
Redigiert von W. Jaeger, Heidelberg
© J. F. Bergmann Verlag 1979

Möglichkeiten zur Reduktion der Strahlenbelastung bei der Diagnostik und Extraktion intraokularer Fremdkörper

M. Mertz (München)

1. Einleitung: Das klinische Problem

Im November letzten Jahres operierten wir einen Patienten mit beidseitigen multiplen intraokularen Fremdkörpern. Der junge Mann hatte im Flußbett der Isar einen Sprengkörper aus dem zweiten Weltkrieg gefunden. Bei der Explosion wurden außer den Augen beide Hände schwer verletzt. Da ja die Aussicht auf Wiedererlangung des Sehvermögens fraglich war, kam natürlich auch der operativen Versorgung der teilweise amputierten Finger größte Bedeutung zu, z.B. im Hinblick auf das spätere Lesen von Blindenschrift. Die operative Wundversorgung der Augen führten wir daher gleichzeitig und in Zusammenarbeit mit dem chirurgischen Replantationsteam des Klinikums rechts der Isar durch. In szenischen Übersichtsphotos aus dem Ablauf der mehr als siebenstündigen Operation, die ursprünglich für einen ganz anderen Zweck aufgenommen worden waren, zeigten sich deutlich die Probleme des *Strahlenschutzes*, die mit dem Einsatz eines mobilen Röntgenbildverstärkers in einer solchen Situation verbunden sind. Immer wieder geraten Operateure und Hilfspersonal in den Strahlungsbereich.

2. Gegenwärtige technische Probleme

Die Vorteile der Verwendung eines Fernsehröntgensystems zur Fremdkörperextraktion sind seit langem bekannt und im entsprechenden Hauptreferat dieser Tagung noch einmal ausführlich hervorgehoben worden (Waubke, 1978). Von der Seite des Strahlenschutzes her betrachtet man die mobilen Systeme jedoch inzwischen mit zunehmender Aufmerksamkeit. Wurden die Bildwandler wegen ihrer niedrigen Strahlungsintensität – ermöglicht durch sekundäre Bildverstärkung – zunächst mit großer Euphorie begrüßt und

mit noch größerer Sorglosigkeit benutzt, so stellen sie jetzt, nachdem die stabilen Großeinrichtungen technisch voll abgesichert sind, einen der größten Unsicherheitsfaktoren in der Röntgendiagnostik dar.

Bekanntlich lassen sich die Hände der Operateure nicht schützen, obwohl sie zuweilen sogar in den *Primärstrahl* geraten müssen. Aber auch in den weniger starken, durch Summation über die Zeit jedoch deutlich wirksamen seitlichen Bereich der *Streustrahlung* geraten fortlaufend und kaum kontrollierbar sehr viele Personen. Sie werden für die instrumentelle Versorgung der OP-Teams, für die Narkose, für Umlagerungen usw. immer wieder benötigt. Es ist mit einem einigermaßen flüssigen Fortgang der Operation unvereinbar, alle diese Personen bei jedem Einschalten des Röntgengerätes aus dem Raum zu schicken. Wir halten deshalb weitere technische Entwicklungen zur Reduktion der Strahlenbelastung für dringend erforderlich.

3. Ansätze zur Lösung

Theoretisch gibt es eine Reihe von Ansatzpunkten für die Lösung des Problems:

1. Auf die räumliche Einengung des Strahlenbündels durch *Ausblendung* hat Waubke bereits 1967 hingewiesen.

2. Inzwischen ist auf dem Gebiet der *Intensitätsminderung* der Strahlen eine neue technologische Entwicklung in Gang gekommen. Für die Gepäckkontrolle auf Flughäfen benötigt man Anlagen, deren Strahlenabgabe so niedrig ist, daß die Urlaubsfilme der Reisenden nicht geschwärzt werden. Einige dieser technischen Prinzipien sollten auch in der Medizin anwendbar sein.

3. Schließlich spielt auch die *Expositionszeit* eine sehr wesentliche Rolle. Sie läßt sich verkürzen, wenn man den geometrisch-ma-

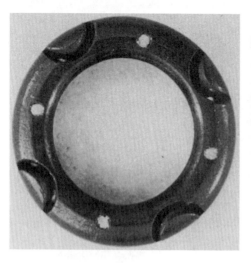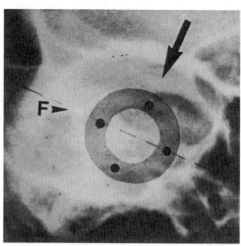

Abb. 1. Neue Ortungshilfe für die Fremdkörperextraktion unter Sichtkontrolle am Röntgen-Bildwandler. Nach dem Prinzip der COMBERG-Schale sind vier kontrastgebende Metallmarken eingelassen. Anstelle der geschlossenen Kontaktschale wird jedoch ein *Ring* verwendet, um einen optischen, ultrasonographischen und operativen Zugang zu behalten. Dadurch kann diese Ortungshilfe während großer Teile des Operationsverlaufs in situ belassen werden. Die innere Oberfläche des Rings folgt der Bulbusform nach Art einer Skleralschale, wodurch eine Stabilisierung des vorderen Augensegments erreicht wird. Die äußeren Einkerbungen erlauben eine einfache zusätzliche Fixation durch Fadenschlaufen (Herst. des Ringes: Fa. Klein, Heidelberg)

Abb. 2. Schema zur schnellen Auffindung derjenigen Bulbusebene, in der sich der Fremdkörper befindet. Liegen nach Drehung des Rings unter Röntgen-Sichtkontrolle der Fremdkörperschatten und 2 Marken auf einer Geraden, so muß das Durchleuchtungssystem senkrecht dazu eingestellt werden (Pfeil). Die umständliche graphische Rekonstruktion der Winkel entfällt

nuellen Ortungsvorgang des Comberg-Verfahrens computerisiert. Ein Fremdkörper kann im Fernsehsignal automatisch erkannt und seine Position bestimmt werden. Wir haben über den jeweiligen Stand unserer Entwicklung bereits u.a. auf dem Fremdkörper-Symposion in Köln 1976 und auf der bayerischen Tagung in Würzburg 1977 berichtet (Mertz, 1977; Ellwart u. Mertz, 1978a und b). Nach entsprechenden orientierenden Vorbereitungen dauert die gesamte eigentliche Ortung des Fremdkörpers einschließlich seiner Darstellung im Comberg-Schema auf dem Computerdisplay nur eine halbe Sekunde.

Notwendig war dazu die Entwicklung eines geeigneten Indikators, der auch während der Operation auf dem Auge verbleiben kann. Der hier gezeigte Ring (Abb. 1) besteht aus Kunststoff und enthält Reißnagel-ähnliche Metallmarken, die – für Mensch und

Computer gleichermaßen gut erkennbar – eine sehr exakte Einstellung zulassen. Einkerbungen können Fadenschlaufen zur Befestigung aufnehmen, wodurch eine Bulbusstabilisierende Wirkung wie beim Flieringa-Ring erreicht wird (Mertz, 1978).

Die Feststellung der Horizontalen und alle Winkelberechnungen werden überflüssig durch Anwendung eines Tricks: In a.p.-Projektion wird der Ring zu Beginn der Operation solange gedreht, bis zwei seiner Marken mit dem Fremdkörper auf einer geraden Linie liegen. Die für die sagittale Darstellung der entsprechenden Bulbusebene notwendige Durchstrahlungsrichtung ist einfach die Senkrechte auf diese Linie. Das Bildwandlersystem kann in diese Position gedreht werden, ohne daß die Röntgenstrahlung eingeschaltet ist (Abb. 2).

Zum Abschluß noch einmal zur Frage der *Strahlungsintensität*. Wie oben erwähnt, erscheint es durchführbar, die Fortschritte auf dem Gebiet der Röntgentechnik, wie sie bei den Gepäckprüfungsanlagen erreicht worden sind, für unser Fach nutzbar zu machen (s. Abb. 3). Bei diesen Anlagen wird keine kontinuierliche Strahlung abgegeben, sondern jeweils nur ein kurzer Blitz von 20 msec

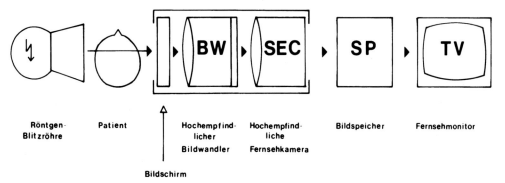

| Röntgen-Blitzröhre | Patient | Hochempfind-licher Bildwandler | Hochempfind-liche Fernsehkamera | Bildspeicher | Fernsehmonitor |

Bildschirm

Abb. 3. Aufbau eines Röntgensystems, bei dessen Verwendung zur Fremdkörperortung und -extraktion eine drastische Herabsetzung der Strahlenbelastung (um ca. 2 Zehnerpotenzen) erwartet werden kann. Wie bei den Kontrollsystemen für Fluggepäck (bei denen die Strahlenexposition so gering gehalten werden muß, daß Filme nicht belichtet werden), gibt die verwendete Röntgenröhre anstelle einer Dauerstrahlung nur kurze Blitze ab. Die Aufnahme erfolgt durch ein sehr hochempfindliches Kamerasystem. Das Bild wird erst nach Zwischenspeicherung auf den TV-Bildschirm gegeben. Statische Beobachtungen am Schirm (z.B. zur anatomischen Orientierung, die erfahrungsgemäß viel Zeit erfordert) können dadurch auch vorgenommen werden, ohne daß fortwährend Strahlung von der Röntgenröhre abgegeben wird

Dauer. Das Röntgenbild wird von einem hochempfindlichen Bildwandler (BW) und einer höchstempfindlichen Fernsehröhre (SEC) extrem verstärkt und dann einem Bildspeicher (SP) zugeführt, von dem es iterierend immer wieder auf einen Fernsehmonitor abgerufen werden kann, ohne daß eine erneute Röntgenbelichtung notwendig ist.

4. Ausblick

Es erscheint dringend geboten, die Strahlenbelastung im Falle der Fremdkörperextraktion zu senken. Zur Erreichung dieses Zieles kann an mehreren Stellen in den Untersu-

Tabelle 1. Die Strahlenbelastung kann durch technische Veränderungen verschiedener Teile des Untersuchungssystems wesentlich herabgesetzt werden

Eingriffsort	Reduktion	Methode
Strahlenquelle	räumlich	Ausblendung
Strahlenquelle	zeitlich	Kurzer Blitz
Strahlenquelle	Intensität	Niedrig
Bildaufnahme	Intensität	Hochempfind-licher Bild-wandler
Bildaufnahme	Intensität	Hochempfind-liche Fern-sehkamera
Bildwiedergabe	zeitlich	Bildspeicher
Fremdkörper-ortung	zeitlich	Computerisiert

chungsgang eingegriffen werden (s. Tabelle 1). Die einzelnen Schritte sind dabei bereits technisch gelöst. Die Errichtung eines klinisch einsetzbaren Systems befindet sich noch im Experimentalstadium.

Zusammenfassung

Im Rahmen der radiologischen Ortung und der anschließenden chirurgischen Entfernung intraokularer Fremdkörper kann die Strahlenexposition von Patient und Arzt in schwierigen Fällen relativ hoch werden, insbesondere, wenn wandnahe oder sehr bewegliche Fremdkörper größere Aufnahmeserien erfordern, oder wenn eine schwierige Extraktion unter Sichtkontrolle mit dem Röntgen-Bildwandler vorgenommen wird. Eine Reduktion der Belastung ist prinzipiell möglich: a) durch Verbesserung der Ortungsmethoden, da eine höhere Präzision die Durchleuchtungshäufigkeit oder -zeit herabsetzen läßt; b) durch technologische Weiterentwicklung der Röntgenbildgeräte, vor allem durch eine Erhöhung der Empfindlichkeit des Aufnahmesystems und Zwischenspeicherung des Bildes. Aufgrund eigener Untersuchungen werden derartige Möglichkeiten aufgezeigt und diskutiert. In der gegenwärtigen, noch labor-experimentellen Entwicklungsphase lassen sich die folgenden 5 Bedingungen bzw. Postulate als besonders wesentlich erkennen:
1. Die früher als unbedenklich angesehenen mobilen Bildwandlersysteme stellen zur

Zeit eines der größten Strahlenschutzprobleme der Röntgendiagnostik dar.

2. Die Vorteile des Einsatzes bei der Fremdkörperentfernung sind trotzdem so groß, daß an einer technischen Weiterentwicklung, vor allem mit dem Ziel einer Reduktion der wissentlich in Kauf genommenen und der akzidentell möglichen Strahlenbelastung gearbeitet werden sollte.

3. Einen Schritt auf diesem Wege stellt die zeit- und strahlensparende Automatisierung der Comberg-Auswertung dar.

4. Der technische Fortschritt auf dem Gebiet der Fluggepäcküberwachung sollte auch für die Medizin und insbesondere für die Augenheilkunde genutzt werden.

5. Bei Durchführung dieser Maßnahmen erscheint eine Reduktion der Strahlenbelastung um etwa 2 Zehnerpotenzen als realisierbar.

Literatur

Ellwart, J., Mertz, M.: Zeitfaktoren bei der computerkontrollierten Extraktion intraocularer Fremdkörper. Tagung der Vereinigung Bayerischer Augenärzte, Würzburg, 6. - 8. 5. 1977. Klin. Monatsbl. Augenheilkd. **172**, 127–128 (1978a). – Ellwart, J., Mertz, M.: Automatische Erkennung und Lokalisation von Metallsplittern in Röntgenaufnahmen der Augenregion. In: Bildverarbeitung und Mustererkennung. Triendl, E. (Hrsg.) Informatik-Fachber. **17**, 350–357. Berlin, Heidelberg, New York: Springer 1978b. – Mertz, M.: Zur automatischen Ortsbestimmung intraokularer Fremdkörper. Int. Symposion d. Dtsch. Ophthal. Ges. „Intra-okularer Fremdkörper und Metallose" Köln, 30. 3. – 2. 4. 1976. H. Neubauer, W. Rüssmann und H. Kilp (Hrsg.), S. 203–206. Bergmann: München 1977. – Mertz, M.: A new and simple device for a rapid localization of intraocular foreign bodies. (Eine neue Ortungshilfe für die intraoperative Fremdkörperlokalisation.) VII. Symp. der Societas Ergophthm. Internat., Nagoya (Japan), 11.–12. 5. 1978 (im Druck). – Waubke, Th.N.: Fernsehröntgen intra-okularer Fremdkörper. (Ein neues Verfahren zur Lokalisation und Extraktion). Beih. Klin. Monatsbl. Augenheilkd., H. 47. Stuttgart: Enke 1967. – Waubke, Th.N.: Fremdkörperlokalisation in der Augenheilkunde durch Röntgenstrahlen. Ber. Dtsch. Ges. Ophthal. **76** (1979)

Ber. Dtsch. Ophthalmol. Ges. 76, 101–105 (1979)
Ionisierende Strahlen in der Ophthalmologie
Redigiert von W. Jaeger, Heidelberg
© J. F. Bergmann Verlag 1979

Dakryozystographische Befunde und therapeutische Konsequenzen

H. Busse, G. Jünemann und L. Mewe (Univ.-Augenklinik Münster. Direktor: Prof. Dr. H.J. Küchle)

Die Aussagekraft dakryozystographischer Befunde zur Indikationsstellung für die operative Wiederherstellung des Tränenabflusses wird gelegentlich in Zweifel gezogen. Nach eigener Auffassung muß es sich um die Folge schlechter Erfahrungen mit dieser Methode handeln, deren Ursache in einer mangelhaften Untersuchungs- oder Aufnahmetechnik zu suchen ist. Bei exakter Durchführung des Verfahrens unter Verwendung der Bangerter-Sonde (Busse u. Hollwich, 1978) oder eines PE-Katheters (Gulotta u. von Denffer, 1976) zur Auffüllung der Tränenwege stellt die Dakryozystographie nach unserer Erfahrung einen entscheidenden Faktor in der präoperativen Diagnostik dar, da sie einen bildhaften und damit reellen Eindruck des vorhandenen Schleimhautgewebes der Tränenwege vermittelt. Diese Kenntnis bildet die Voraussetzung für die gezielte operative Wiederherstellung des Tränenabflusses. Als Kontrastmittel wird an der Univ.-Augenklinik Münster wieder das altbewährte Lipiodol genommen, da es eine längere Verweildauer im Tränenschlauch hat, was besonders wichtig für die Darstellung relativer Stenosen ist. Wässerige Kontrastmittel (Conray, Angiografin) pflegen bei relativen oder inkompletten Verschlüssen frühzeitig abzulaufen, wodurch der Eindruck einer fehlenden Schleimhauthöhle entstehen kann.

Wenngleich im Säuglingsalter in der Regel die Dakryozystographie wegen der Strahlenbelastung des frühkindlichen Gewebes kontraindiziert ist, so vermögen die von uns durchgeführten postmortalen Dakryozystographien bei Neugeborenen wichtige Hinweise für die Behandlung der kongenitalen Dakryostenose zu geben: Häufig stellt der untere Tränenwegsabschnitt aus Sakkus und Duktus keine Gerade dar, sondern weist mehr oder minder ausgeprägte Verbiegungen in seitlicher oder anterior-posteriorer

Richtung auf (Abb. 1a u. b). Würde in diesem Fall eine Sondierung nach Bowman durchge-

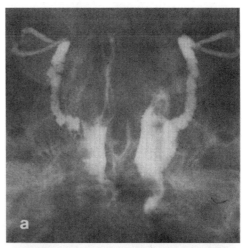

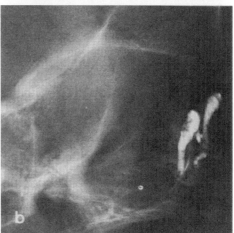

Abb. 1. a) Postmortales Dakryozystogramm bei einem Neugeborenen: Tiefe Abknickung des Ductus nasolacrimalis vor dem unteren Nasengang, Segmentierung der Kontrastmittelsäule durch zahlreiche quer verlaufende Schleimhautfalten, b) Abknickung von Tränensack und Tränennasengang in anterior-posteriorer Richtung

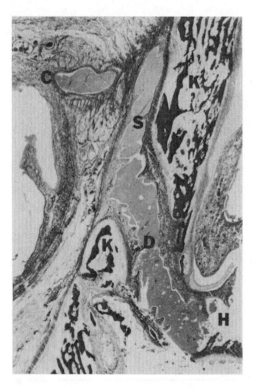

Abb. 2. Mikrophotogramm der Tränenwege eines Neugeborenen (zu Abb. 1a) mit tiefer Abknickung des Ductus nasolacrimalis (C = canaliculus, S = Sakkus, D = Ductus nasolacrimalis, H = perforierte Hasnersche Membran, K = Knochen)

führt, so wäre die Perforation des weichen kindlichen Kieferknochens die unausbleibliche Folge, während eine persistierende Hasnersche Membran sicher nicht erreicht würde. Das Mikrophotogramm der Tränenwege verdeutlicht die Verhältnisse besonders (Abb. 2). Als therapeutische Konsequenz empfiehlt sich die Überdruckspülung mit der von Bangerter (1953) angegebenen Hohlsonde, mit der es leicht gelingt, die zarte häutige dargestellte Hasnersche Membran wegzuspülen. Im Falle des Versagens kann eine Sondierung angeschlossen werden, ohne daß die Sonde gewechselt werden muß. Die zwangsläufig entstehenden Blutungen durch die Sondierung werden nachfolgend ausgespült.

Bei der Beurteilung dakryozystographischer Aufnahmen bei erworbenen Stenosen sind der Ort des Verschlusses und das Volumen der noch vorhandenen Schleimhauthöhle im Tränenschlauch die entscheidenden Faktoren für die Auswahl des rekanalisierenden Eingriffes. Dabei stellt der Sakkuseingang die Trennlinie zwischen präsakkalen und intra- bzw. postsakkalen Stenosen dar, deren Trennung deswegen wichtig ist, da die Eingriffe im ersteren Falle an den aktiven Faktoren des Tränentransportes, nämlich den Tränenkanälchen ansetzen müssen, während sie im anderen Fall lediglich den passiven Teil von Tränensack und Tränennasengang betreffen. Aber auch die intra- und postsakkalen Stenosen mit subtotaler Obliteration des Sakkuslumens müssen vom Standpunkt des Operateurs wie eine Sakkuseingangsstenose betrachtet werden, sollen nicht enttäuschende Operationsergebnisse die Folge sein.

Im Falle einer Canaliculus-communis-Eingangsstenose (Abb. 3a), die beim Spülversuch durch Reflux aus dem untersuchten Kanälchen zu erkennen ist, muß eine Neueinpflanzung der Tränenkanälchen in die Tränensackschleimhaut vorgenommen werden. Falls die tieferen Abschnitte glatt durchgängig für Spülflüssigkeit sind, empfiehlt sich die Implantation in die Sakkuskuppel, die mobilisiert und nach lateral verlagert wird. Das Einlegen von Verweilsonden aus Silastik für ca. 3 Monate empfiehlt sich in jedem Fall. Falls die tieferen Abschnitte nur schwer oder nicht durchspülbar sind, ist eine Canaliculo-Dakryozystorhinostomie nach B.R. Jones (1960) angezeigt, wobei die Einpflanzung der Tränenkanälchen in die Sakkusschleimhaut lediglich um die Rhinostomie erweitert wird (Abb. 3b).

Im Falle einer Sakkuseingangsstenose, klinisch erkenntlich am spontanen Reflux von Spülflüssigkeit aus dem gegenüberliegenden Röhrchen, muß eine gezielte Eröffnung des Sinus Maier oder Canaliculus communis mit Einlegen eines Plastikschläuchens zur Nasenhöhle für 3 Monate vorgenommen werden, bis eine Epithelisierung im Sinus Maier erfolgt ist (Sino-Dakryozystostomie). Der Eingriff muß in der Regel um eine Rhinostomie erweitert werden, da häufig das Sakkuslumen total oder subtotal obliteriert ist (Sino-Dakryozystorhinostomie). Alle Formen der subtotalen Obliteration des Sakkuslumens bedürfen dieser gezielten Darstellung des Canaliculus communis. Die Adaptation der Schleimhautreste des Tränensacks und der Nase kann nach unserer Erfahrung nur in der von Kaleff-Hollwich (1977) angegebenen Weise erfolgen.

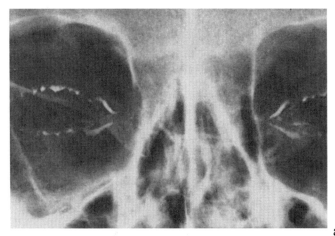

a

Alle anderen Formen der tiefen Stenose mit mehr oder minder entfaltetem oder ektatischem Tränenschlauch sind Domäne der klassischen Totischen Operation bzw. deren moderneren Modifikationen, z.B. nach Dupuy-Dutemps (1921) und Ohm (1921) bzw. Kaleff-Hollwich (1977). Gelegentlich finden sich auch relative Stenosen, die sich klinisch dadurch auszeichnen, daß die Patienten einerseits unter Tränenträufeln leiden, andererseits die Tränenwege aber unter erhöhtem Druck oder nach Abschwellen der Schleimhäute durchgängig für Spülflüssigkeit sind.

Im Dakryozystogramm finden wir gelegentlich in der Tiefe des Rachens Kontrastmittel wieder, während die Sakkuskuppel aufgefüllt ist. In diesen Fällen kann der Versuch einer entzündungshemmenden Therapie z.B. mit Installation von Terracortril-Stera-

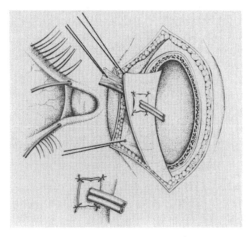

b

Abb. 3. a) Dakryozystographischer Befund bei Canaliculus communis-Eingangsstenose beidseits, b) Neueinpflanzung der Tränenkanälchen nach B.R. Jones (1960)

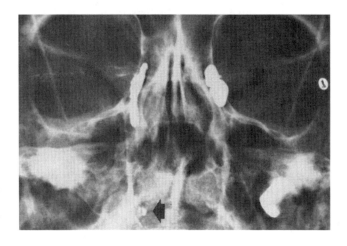

Abb. 4. Dakryozystographischer Befund bei relativer bzw. inkompletter Stenose des Ductus nasolacrimalis: Kontrastmitteldurchtritt zum Nasen-Rachen-Raum (*Pfeil*), Auffüllung der Tränensackkuppel

103

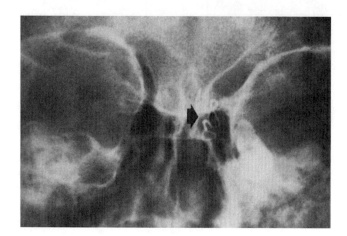

Abb. 5. Dakryozystographischer Befund bei Verschluß des Ductus nasolacrimalis nach Gesichtsschädelfraktur: Ektatischer Tränensack, zahlreiche Drahtligaturen an der Schädelbasis (*Pfeil*)

ject-Gel unternommen werden, was aber häufig den endgültigen Verschluß nur verzögern kann (Abb. 4).

Auch als Folge von Gesichtsschädelfrakturen treten gelegentlich Verschlüsse vor allem im Bereich des Ductus nasolacrimalis infolge Verschiebung der knöchernen Anteile auf. Bei diesen Patienten findet man nicht selten als Zeichen der kieferchirurgischen Tätigkeit Drahtligaturen im Gesichtsschädel (Abb. 5). Das operative Vorgehen richtet sich wiederum nach dem Ort der Stenose und dem vorhandenen Volumen im Tränenschlauch.

Zusammenfassung

Die Autoren geben eine Übersicht über die therapeutischen Konsequenzen, die sich aus typischen dakryozystographischen Befunden ableiten. Durch die Verschraubung des Tränenschlauches im Kindesalter empfiehlt sich bei kongenitaler Dakryostenose die Überdruckspülung nach Bangerter. Bei erworbenen Stenosen richtet sich das operative Vorgehen nach der Lokalisation des Kontrastmittelstops und dem vorhandenen Schleimhautlumen. Präsakkale Stenosen bedürfen gezielter Neueinpflanzungen der Tränenkanälchen in die Tränensackschleimhaut, postsakkale Stenosen sind die Domäne der klassischen Totischen Operation mit ihren Modifikationen.

Summary. The authors report on the therapeutical consequences of dacryocystographical findings. In newborn high pressure syringing is indicated be-cause of the distortion of the tear ducts in this age. In acquired stenosis the surgical intervention depends on the localisation of the stricture and the capacity in the tear sac. The presaccal stenosis needs the implantation of the canaliculi into the mucosa, while the postsaccal strictures are the domain of the operation of Toti and its modifications.

Literatur

Bangerter, A.: Aus der Praxis für die Praxis. Ophthalmologica **125**, 398 (1953). – Busse, H., Hollwich, F.: Erkrankungen der ableitenden Tränenwege und ihre Behandlung. Bücherei des Augenarztes. Beiheft Klin. Monatsbl. Augenheilkd. **74**. Stuttgart: Enke 1978. – Busse, H., Promesberger, A., Promesberger, H.: Kurz- und Langzeitergebnisse der Dacryocystorhinostomia externa nach Kaleff-Hollwich. Klin. Monatsbl. Augenheilkd. **171**, 986 (1977). – Dupuy-Dutemps, L., Bourguet, J.: Procede plastique de Dacryocysto-Rhinostomie. Ann. Oculist. **158**, 241 (1921). – Gullotta, U., von Denffer, H.: Die Dacryocystographie. Fortschr. Röntgenstr. **124**, 379, 466 (1976). – Hollwich, F.: Über eine Modifikation der „Totischen Operation". Klin. Monatsbl. Augenheilkd. **170**, 633 (1977). – Jones, B.R.: The surgical cure of obstruction in the common lacrimal canaliculus. Trans. Ophthalmol. Soc. U.K. **80**, 343 (1960). – Kaleff, R.: Eine vereinfachte Modifikation der Dacryocystorhinostomia externa. Z. Augenheilkd. **91**, 140 (1937). – Ohm, J.: Bericht über 70 Totische Operationen. Z. Augenheilkd. **46**, 37 (1921)

Aussprache

Herr Bleckmann (Berlin) zu den Herren Busse, Jünemann und Mewe:

Herr Busse zeigte ein Bild, bei dem die Sondierung des Tränensacks bei einem Kleinkind durch das untere Tränenpünktchen vorgenommen wurde. Mir ist die Sondierung ausschließlich des oberen Tränenpünktchens bekannt, um bei einer möglichen Verletzung die Funktion eines ungestörten Tränenabflusses zu gewährleisten.

Herr Busse (Münster) zu Herrn Bleckmann, Schlußwort:
Vielen Dank für den Hinweis. Auch wir spülen üblicherweise Tränenwege Neugeborener vom oberen Tränenröhrchen aus, allerdings stand uns kein Foto davon zur Verfügung.

Ionisierende Strahlen in der Therapie

Ber. Dtsch. Ophthalmol. Ges. 76, 109–119 (1979)
Ionisierende Strahlen in der Ophthalmologie
Redigiert von W. Jaeger, Heidelberg
© J. F. Bergmann Verlag 1979

Ionisierende Strahlen in der Therapie von Augenerkrankungen

E. Scherer (Essen)

Ein einleitendes Übersichtsreferat geht traditionell von historischen Gegebenheiten aus und soll die grundsätzlichen methodischen Probleme darstellen, die sich bei der Strahlentherapie maligner Tumoren des Auges und Orbitalbereiches, hier unter Miterwähnung der Systemerkrankungen, ergeben. Die weitere Folge von 7 speziellen Vorträgen erlaubt einen Verzicht auf klinische Details und literarische Vollständigkeit an dieser Stelle. Es sei mir aber gestattet, wegen des Fehlens einer gesonderten Behandlung der Strahlentherapie gutartiger Erkrankungen auf die eigenen Erfahrungen bei der perkutanen Bestrahlung dieser Krankheitsgruppe einzugehen, obwohl einiges hierüber auch bei der Sitzung über das III. Hauptthema (radioaktive Isotope in Diagnostik und Therapie) zur Sprache kommen wird.

Folgen wir den monographischen Darstellungen von Reese, 1963; Haye, Jammet und Dollfus, 1965; Hohl, 1972; Halama, 1976; und Lommatzsch, 1977; um nur einige herauszugreifen, so wurden die grundsätzlichen Möglichkeiten der Strahlentherapie schon auffallend früh erkannt und bearbeitet, so 1899 von Sjögren und Stenbeck (Epitheliom am inneren Lidwinkel), 1903 von Sweet und Morton (Lidtumoren) und gleichfalls 1903 von Hilgartner (doppelseitiges Retinoblastom). 1904 folgten systematische strahlenbiologische Untersuchungen von Birch-Hirschfeld, 1905 wurde von Darier in Paris ein Radiumapplikator für die Therapie von Lidtumoren angegeben.

Naturgemäß konnten erst in den zwanziger Jahren jedoch die strahlenbiologischen Beobachtungen und die vereinzelten Heilungsergebnisse systematisch bearbeitet werden, weil es erst zu diesem Zeitpunkt eine international eingeführte sog. Ionendosis, heute als Expositionsgröße definiert, gab, somit eine exakte physikalische Größe als Basis für *strahlenbiologische Studien* hinsichtlich der Sensibilität der einzelnen Anteile des Organs Auge. Stellvertretend für viele andere seien hier die Pionierarbeiten von Rohrschneider, 1929 und 1930; von v. Sallmann in den USA seit 1951 genannt.

Bei der Erörterung der *Strahlensensibilität* und der sog. Schwellendosis ist große Zurückhaltung geboten, da es – abgesehen von einzeitig verabreichten größeren Strahlendosen – für die in der Regel fraktionierte Bestrahlung nur ungefähre Werte gibt, die von der Zahl der Fraktionen und der gesamten Behandlungsdauer sowie eventuellen Pausen und vor allem von dem Bestrahlungsvolumen abhängen (Abb. 1). Bei der Kontakt-Anwendung radioaktiver Stoffe ist der Protrahierungsfaktor von Bedeutung. Bei der Konstruktion von Dosis-Effekt-Linien kann wohl meist ein Bereich angegeben werden, bei dem häufig oder sogar „in der Regel" etwa eine Linsentrübung oder ein irreversibler Effekt an der Netzhaut auftritt, doch auch bei Dosen unterhalb der sog. Toleranzlinien

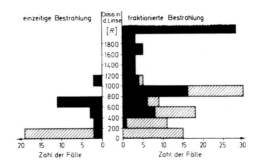

Abb. 1. Wirkung von Röntgen- und γ-Strahlen auf die menschliche Augenlinse (nach Lommatzsch, 1977). Schwarz = Strahlenkatarakt. Schraffiert = keine Linsentrübung

---

[1] (Strahlenklinik des Radiologischen Zentrums der Universität Essen – GHS. Direktor: Prof. Dr. med. E. Scherer)

kommt es gelegentlich zu Schäden, ein Umstand, der von forensischer Bedeutung ist und der juristischen Denkweise zuwiderläuft. Insgesamt aber ist zu sagen, daß es in dem für die perkutane Strahlentherapie interessanten Bereich bis zu etwa 60 Gy bei Fraktionierung über 6 Wochen hin mit 5 Fraktionen pro Woche nicht zu unzumutbaren bleibenden Schäden, abgesehen von der Linse, kommt. Für alle Teile des Auges und der umgebenden Weichteile gilt, daß eine niedrige Fraktionierung ungünstig ist, also höhere tägliche Einzeldosen oder gar ein Rhythmus mit 4 × 3 Gy oder etwa 2 × 5 Gy pro Woche, wie er an anderen Regionen des Körpers besonders bei Anwendung schneller Elektronen einmal tolerabel sein kann, für die Augenregion nicht erlaubt sind. Im besonderen ist zu betonen, daß die Tumoren des inneren Lidwinkels bei der Oberflächen-Weichstrahltherapie einer ausreichend hohen Fraktionierung bedürfen, vor allem wegen der Schonung des Tränen-Nasen-Kanals. Bei der so wirksamen Bestrahlung der Kinder mit Retinoblastomen ist an die Hemmung des Knochenwachstums zu denken, die allerdings bei ultraharten Bremsstrahlen aus Gründen der verminderten Knochenabsorption gering ist, so daß wir heute der Linearbeschleunigertechnik den Vorzug gegenüber dem Caesiumgerät geben. Weitere strahlenbiologische Details können an dieser Stelle nicht ausgebreitet werden, doch es versteht sich von selbst, daß sich die Behandlungspläne der Augentumoren in besonderer Weise an den biologischen Grundlagen und Toleranzdosen zu orientieren haben. Es gilt,

die Zellkinetik des jeweiligen Tumors ebenso zu beachten wie die Toleranzbreiten der mitbetroffenen Organe, und hier einen Mittelweg zu finden, in der Weise,

1. das Intervall zwischen den einzelnen Bestrahlungen um so kleiner zu wählen, je schneller die Tumorzellen sich teilen,

2. dagegen die bei größeren Intervallen günstigere Erholung des Normalgewebes zu beachten,

3. bei strahlensensiblen Tumoren und großen Zielvolumina die Einzelfraktion kleiner zu wählen, und

4. zu beachten, daß der relative Effekt mit Größe der fraktioniert gegebenen Gesamtdosis ansteigt.

Die heute experimentell und teilweise auch schon klinisch angewandten Möglichkeiten einer *Steigerung der Strahlensensibilität* von Tumorzellen durch Sauerstoffüberdruck, Hyperthermie oder Anwendung strahlensensibilisierender Stoffe wie Misonidazol® spielen derzeit in der ophthalmologischen Therapie noch keine Rolle bzw. werden auch in absehbarer Zeit aus Gründen der Tumorlokalisation und des meist relativ kleinen Zielvolumens keine Bedeutung erlangen. Gleiches gilt auch für die schnellen Neutronen, mit denen wir bei fortgeschrittenen Plattenepithelkarzinomen des otologischen Bereiches, vor allem in der Mundhöhlen- und Halsregion, günstige palliative und auch unerwartete kurative Erfolge erzielen konnten. Die Augenregion eignet sich jedoch nicht für den Einsatz dieser dicht ionisierenden Strahlung.

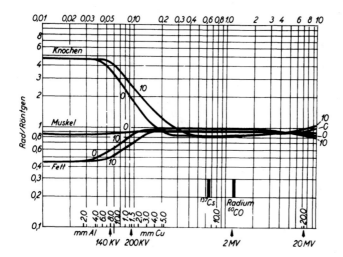

Abb. 2. Unterschiede in der Strahlenabsorption im Knochen, Muskel und Fett in Abhängigkeit von der Strahlenenergie an der Oberfläche (0) und in 10 cm Tiefe (10) für Röntgenstrahlen verschiedener Halbwertsschicht, für Radium, ^{60}Co, ^{137}Cs und ultraharter Röntgenstrahlen

Abb. 3. Tiefendosisverteilung für Bestrahlung, gemessen mit Halbleiterdioden im Wasserphantom. 50 × 60 × 60 cm

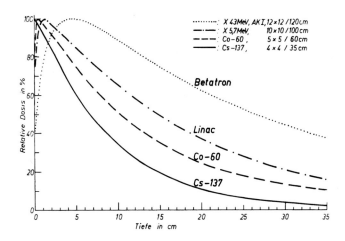

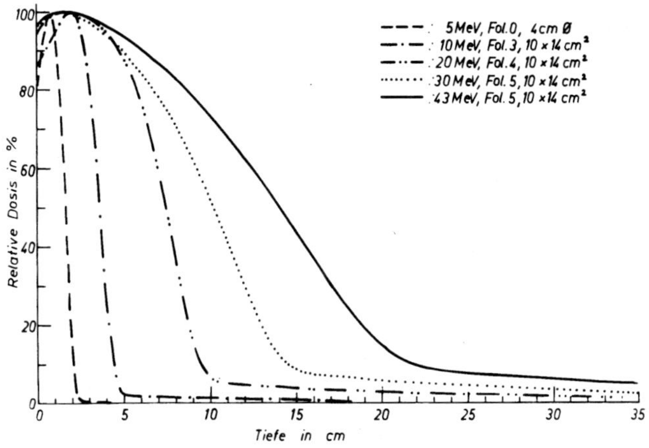

Abb. 4. Betatron, Tiefendosisverteilungen für Elektronenstrahlen 5-43 MeV, FHaut A: 100 cm, gemessen mit Halbleiterdioden im Wasserphantom. 50 × 60 × 60 cm

Das am Auge und seiner Umgebung schwierige Problem einer *optimalen geometrischen Dosisverteilung* erfordert die differenzierte Verwendung verschiedener Energiestufen der Röntgenstrahlen, der schnellen Elektronen und der zur Verfügung stehenden Nuklide. Es handelt sich um Aufgaben der Oberflächen- und Halbtiefentherapie, je nach Größe und Ausdehnung des Zielvolumens, und, im Bereich der Orbita, je nach Vorhandensein oder Fehlen des Bulbus. Auch die etwaige Mitbeteiligung knöcherner Strukturen ist wesentlich für die Wahl der Strahlenqualität (Abb. 2–5).

Bei der nun notwendigen kurzen Übersicht über die wesentlichen Tumorerkrankungen ist zunächst auf die Weichstrahlbehandlung der *Lidtumoren* hinzuweisen, für die es keine Gegenindikation gibt. Die Sta-

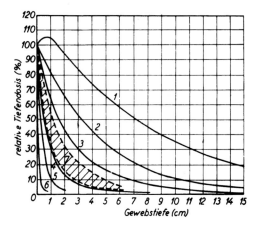

Abb. 5. Relative Tiefendosen in der Orthovolttherapie: 1 = 200 kV, 2 = 150 kV, 3 = 80 kV, 4 = 50 kV, 5 = 30 kV, 6 = 10 kV, 7 = Nahbestrahlung (aus Lommatzsch, 1977)

111

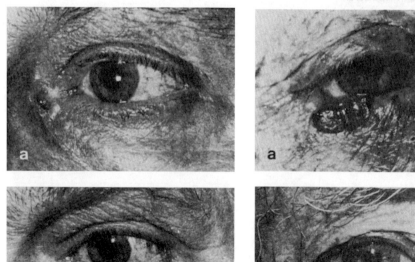

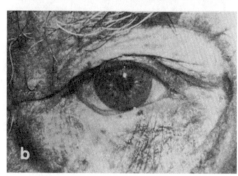

Abb. 6. a) 67jähriger Patient mit einem Basaliom am li. inneren Lidwinkel. Patient vor Behandlung, b) Patient ein Jahr nach Behandlung; 5700 rd OD, 5100 rd HD bei 100 kV in 19 Einzelsitzungen

Abb. 7. a) 87jähriger Patient mit einem Basaliom am re. Unterlid. Patient vor Behandlung, b) Patient drei Jahre nach Behandlung; 5200 rd OD, 4000 rd HD bei 100 kV bei 13 Einzelsitzungen

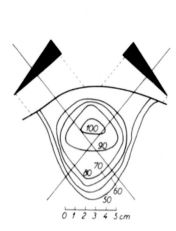

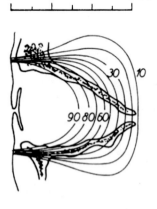

0 2 4 6 cm

15,5 MeV
Betatron – Elektronenstrahlung
Tubus 5 cm

Abb. 8. Isodosenverteilung bei Telekobalttherapie, Bleikeil 15°, Einstrahlwinkel 40°, Zentrierung auf 5 cm Gewebetiefe (nach Lommatzsch, 1977)

Abb. 9. Isodenverlauf bei der Orbitabestrahlung nach Enukleation mit 15,5-MeV-Elektronen (nach Lommatzsch, 1977)

Abb. 10. Isodosenverlauf bei der Pendelbestrahlung des Retroorbitalraumes. Bedingungen: Rotationsachse 50 cm – Pendelwinkel 120° – Drehpunktabstand 1,5 cm – Steckblende 2,5 cm = 5 cm – Strahlenqualität 250 kV, 2,92 mm Cu HWS – Gesundes Auge mit Pb abgedeckt (nach Lommatzsch, 1977)

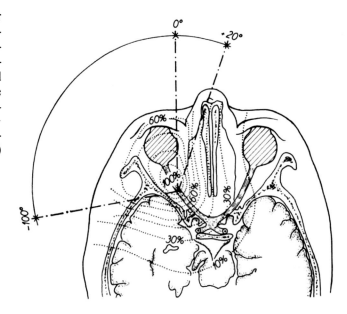

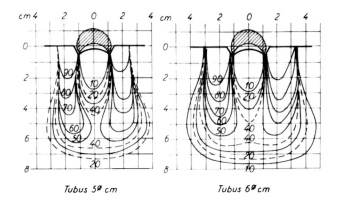

Abb. 11. Augenbestrahlungstubus mit Bleikonus des Telecaesiumgerätes

Abb. 12. Direkter Bulbusschutz bei der Orbitabestrahlung mit 15,5-MeV-Elektronen durch eine Wolframschale (10 mm); (nach Lommatzsch, 1977)

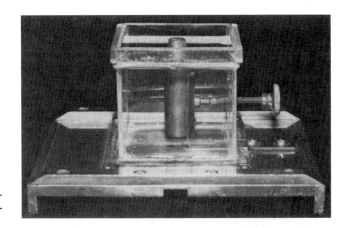

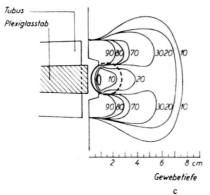
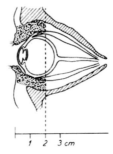

Abb. 13. Indirekter Bulbusschutz mit einem Betatron-Spezialtubus, der einen zentralen Plexiglasstab enthält. a = Gesamtansicht, b = schematischer Querschnitt, c = Isodosenverlauf (nach Lommatzsch, 1977)

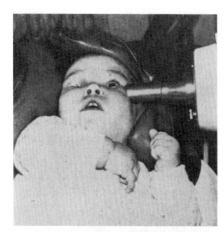

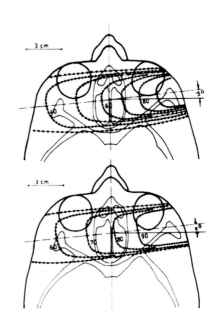

b

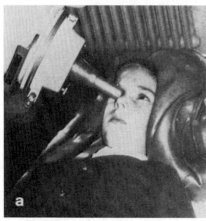

Abb. 14. a) Retinoblastom-Einstellung nach Reese (1963) für Orthovolt-Röntgentherapie, b) Photonen-Einfeldmethode mit 5°-Abwinkelung; Feld 3,5 × 3,5 cm, ^{60}Co, QHA 50 cm, 6 MeV, FHA 100 cm

dien T_1 und T_2 haben eine hohe Heilungsziffer und eine sehr geringe radiogene Komplikationsrate [12]. Aber auch fortgeschrittene Stadien sind radiokurabel, gegebenenfalls unter Hinzunahme der Telecaesiumtherapie, die sich gerade bei den sog. wuchernden Basaliomen bewährt hat (Abb. 6 und 7).

Die *Orbitatumoren* erfordern spezielle Methoden der Halbtiefentherapie, die bei leerer Orbita mit senkrecht aufeinander stehenden Keilfilterfeldern arbeiten kann, oder ein ventral direkt angesetztes Elektronen- oder Telecaesiumfeld benutzt (Abb. 8 und 9). Soll das Dosismaximum hinter dem Bulbus lie-

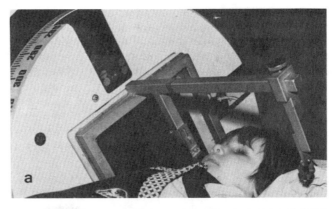

Abb. 15a und b. Retinoblastom-
bestrahlung mit Zieleinrichtung
am Linearbeschleuniger

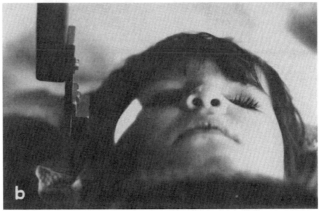

gen, kann auch eine Pendelbestrahlung durchgeführt werden (Abb. 10). Bei erwünschter Linsenschonung muß man von der Schattenmethode Gebrauch machen (Abb. 11–13). Temporale Felder müssen dann gleichfalls auf die Linse Rücksicht nehmen. Als Indikationen seien im einzelnen die malignen Gefäßtumoren, die Sarkome vom Typ der Rhabdomyosarkome und vor allem die Systemerkrankungen (Non-Hodgkin-Lymphome) genannt. Vielfach ist eine Kombination mit einer entsprechenden Chemotherapie erforderlich.

Die dritte wesentliche Indikation der perkutanen Strahlentherapie ist das *Retinoblastom*, für dessen Behandlung in unserer Klinik, basierend auf der ursprünglichen Technik von Reese [10], weitere Einstelltechniken mit dem Telecaesiumgerät und dem Linearbeschleuniger entwickelt worden sind (Abb. 14 a/b und 15 a/b). Die statistischen Ergebnisse an dem großen Krankengut unserer Augenklinik sind bekannt und mehrfach publiziert worden, sie betragen rund 80% bei Zu-

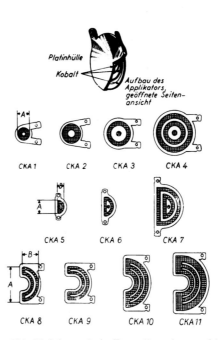

Abb. 16. Schematische Darstellung der verschiedenen Formen von ^{60}Co-Applikatoren

sammenfassung aller Stadien. Auf die weiteren *neurogenen Tumoren* (Gliome, Meningeome, Neuroblastome) kann hier nicht näher eingegangen werden. Postoperative Strahlenanwendungen sind sinnvoll. Neuroblastome sollen aggressiv und in Kombination mit Chemotherapie angegangen werden.

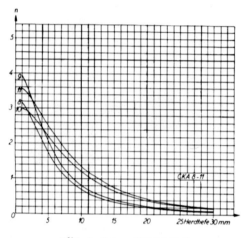

c) ^{60}Co-Applikatoren CKA 8, 9, 10, 11

Abb. 17. Verhältnis n der Dosisleistung in der gewünschten Herdtiefe zur Dosisleistung in der Bestimmungstiefe. Die Dosisleistung in der Bestimmungstiefe ist jeweils = 1 gesetzt. Umrechnung nach den Tabellen von Magnus (Strahlentherapie **132**, 379–386 (1967); **136**, 170–177 (1968) – Bestimmungstiefe:

CKA 1 = 4,8 mm   CKA 6 = 5,25 mm
CKA 2 = 6,5 mm   CKA 7 = 9,75 mm
CKA 3 = 8,1 mm   CKA 8 = 7,9 mm
CKA 4 = 11,5 mm   CKA 9 = 8,75 mm
CKA 5 = 4,0 mm   CKA 10 = 11,5 mm
CKA 11 = 12,4 mm (nach Lommatzsch, 1977)

Die Strahlentherapie der *Augenmetastasen* ist als eine wertvolle Palliativbehandlung gerade bei den durchaus zahlreichen Mammacarcinompatientinnen anzusehen. Unter Hinweis auf den speziellen Beitrag von Sack und Röttinger auf diesem Gebiet sollen hier keine weiteren Details gebracht werden [2, 8, 11]. Raumgründe verbieten es auch, die Klinik und Therapie der *epibulbären Melanome* und der *Aderhautmelanome* differenziert abzuhandeln. Für die präkanzeröse Melanose ist durchaus eine ausreichende Strahlensensibilität gegeben, während Lederman sie auch für die kanzeröse Melanose postuliert.

Je nach Tiefenausdehnung und Ausbreitung in der Fläche haben sich die Oberflächen-Weichstrahltherapie und die Beta-Applikatoren (^{90}Sr/^{90}Y) bewährt. Bei den malignen Aderhautmelanomen verfügt man über die ^{60}Co-Applikatoren nach Stallard und die vor allem in Berlin entwickelten ^{106}Ru/^{106}Rh-Applikatoren, letzterer ein Beta-Strahler mit hoher Reichweite (Tabelle 1 und Abb. 16–20). Die Erfolgsaussichten liegen bei den nicht metastasierten Fällen bei etwa 70%. Bei Tumorsitz in der Nähe des Sehnerven wendet man auch sehr kleine ^{60}Co-Strahlenbündel an [1] (Abb. 21). Abschließend sei erwähnt, daß auch die malignen Epitheldysplasien und die *Plattenepithelcarcinome der Bindehaut* der Kontakttherapie mit dem ^{90}Sr/^{90}Y-Applikator zugänglich sind.

Unter den nicht tumorösen Erkrankungen ist zusätzlich die endokrine *Ophthalmopathie* zu nennen. Retrobulbärbestrahlung und – in seltenen Fällen – auch Hypophysen-Zwischenhirnbestrahlung haben einen sicheren Platz im Therapiekonzept, wenn der Prozeß noch nicht zu lange besteht, keine Hy-

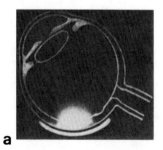

a

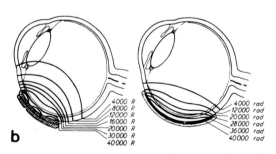

b

Abb. 18. a) Autoradiografie eines ^{106}Ru/^{106}Rh-Augen-Applikators zur Demonstration der begrenzten Reichweite der Strahlung, b) Vergleich der Isodosen zwischen einem ^{60}Co-Applikator nach Stallard und einem ^{106}R/^{106}Rh-Applikator (nach Lommatzsch, 1977)

Abb. 19. Tubus zur ^{90}Sr-Kontaktbestrahlung der Cornea nach Gersing, mit Angaben der in Plexiglas gemessenen relativen Tiefendosis (nach Lommatzsch, 1977)

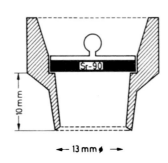

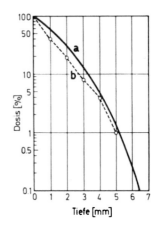

Tabelle 1. Die therapeutisch wichtigsten natürlichen und künstlichen β-Strahler

Isotop	β-Strahlung E_{max} in MeV	γ-Strahlung in MeV	Halbwertzeit	
^{32}P	1,69		14,3	d
^{85}Kr	0,672	schwach	10,3	a
^{86}Rb	1,60		19,5	d
^{89}Sr	1,5		55	d
^{90}Sr	0,545 (100%)		27,8	a
^{90}Y	2,27 (100%)	1,75 (0,005%)	60	h
^{91}Y	1,53		57	h
^{106}Ru	0,039 (100%)		330	d
^{106}Rh	3,53 (68%)	0,62 (11%)	30	sec
	3,10 (11%)			
	2,44 (12%)	0,51 (21%)		
	2,0 (3%)			
^{144}Ce	0,3		275	d
^{144}Pr	3,07	0,135	17,5	min
		1,25		
RaD	0,025	0,047	22	a
RaE	1,17		4,85	d
Rn			3,825	d
RaA			3,05	min
RaB	0,65		26,8	min
RaC	3,15	1,8	19,7	min

1. Ruthenium (^{106}Ru) $^{\beta,330\,d}$ Rhodium (^{106}Rh) β,30 s Palladium (^{106}Pd)
2. Strontium (^{90}Sr) β,27,8 a Yttrium (^{90}Y) β,60 h Zirkonium (^{90}Zr)

Tabelle 2. Behandlungsziel und Indikationen der Strahlentherapie bei nicht-malignen Erkrankungen (nach Lommatzsch, 1977)

1. Erzielung von Schmerzfreiheit.

2. Unterstützung des Heilprozesses:
   a) Hemmung entzündlicher Prozesse,
   b) Resorption von Blutungen,
   c) Anregung der Epithelisation von ulzerösen Prozessen,
   d) Beseitigung von Granulationsgewebe.

3. Einfluß auf Blutgefäße:
   a) Rückbildung der entzündlichen Gefäßerweiterung,
   b) Rückbildung und Obliteration neugebildeter Gefäße.

Dabei stellen folgende nicht tumorbedingte Erkrankungen des Auges eine besonders dankbare Indikation für den Strahlentherapeuten dar:

1. Ulcus marginale (Mooren).

2. Keratitis ex acne rosacea.

3. Sekundäre Hornhautvaskularisation, besonders nach Keratoplastik.

4. Rezidivierendes Pterygium, postoperative Betabestrahlung.

5. Conjunctivitis vernalis.

6. Virusinfektion der Hornhaut.

perthyreose vorhanden ist, und eine Therapie mit Schilddrüsenhormon und Prednison nicht zu einem Erfolg geführt hat. Über viele Erkrankungen wird in der folgenden Sitzung ebenso gesprochen werden wie über den Einsatz von Beta-Applikatoren bei nichttumorösen Erkrankungen des vorderen Augenab-

schnittes. Das grundsätzliche Ziel der Strahlentherapie bei diesen Erkrankungen insgesamt ist nach Lederman in Tabelle 2 wiedergegeben. Die ältere radiologische Literatur spiegelt vielfache günstige Erfahrungen wider, und es hat den Anschein, daß man sich wieder zunehmend auf diese einfache und

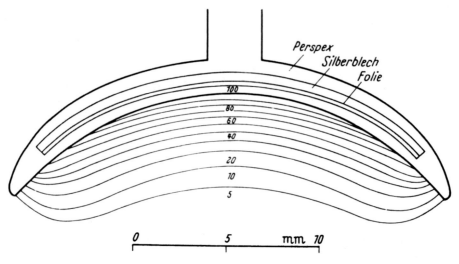

Abb. 20. Isodosenkurve ^{90}Sr-Augenschale nach Lederman (AERE Harwell)

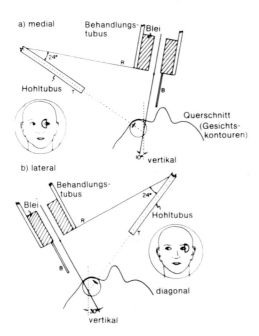

Abb. 21. Darstellung des Behandlungsablaufs bei Irradiation aus (a) medialer und (b) lateraler Sicht; Bleiblock am Ende des Behandlungstubus. Entfernung vom Herd bis Kegelende = 80 cm. Die hohle Lokalisierungsröhre, T, wird durch einen Draht, R, gehalten, der am Bleiblock befestigt ist. Der Winkel (24°) zwischen beiden kann je nach Fähigkeit des Patienten, in die extreme laterale Richtung zu sehen, abgeändert werden. Der halbzylindrische Kiel, B, ist nur für Aufstellzwecke gedacht. Der Bildausschnitt zeigt das Feld während der Aufrichtung (nach Chenery et al., 1977)

gut zu dosierende physikalische Behandlungsmethode besinnt. Unser eigenes Krankengut umfaßt aus den letzten Jahren neben den *gutartigen Tumoren* (2 × Morbus Bowen, 3 Hämangiome der Aderhaut bzw. Netzhaut) 6 Fälle mit einem *Pterygium*, 19 Fälle mit *Gefäßproliferationen* (nach Operationen, Verätzungen, bei allergischer oder chronisch-entzündlicher bzw. ulzerierender Keratitis) und 16 *Glaukomfälle*. Hier bietet sich ein dankbares und ungewöhnlich interessantes Feld für eine individuell zu gestaltende Therapie mit relativ kleinen Strahlendosen, sei es als Kontaktbehandlung mit Betastrahlern, sei es als Telecaesiumbehandlung. Die Erfolge sind recht befriedigend, vor allem angesichts des Umstandes, daß viele dieser Fälle nicht gerade frühzeitig und oft erst nach Versagen anderer Therapiemethoden zu uns überwiesen werden.

Interessant sind die kürzlich aus Rumänien berichteten Erfahrungen [9] mit einer Orthovolt-200 kV-Bestrahlung und Einzeldosen von 30–60 rd (=3–6 Gy) bei 421 Fällen von *Keratitis*, 1685 Fällen mit *Iridozyklitis* und 1105 Fällen mit *Chorioretinitis* aus insgesamt 25 Jahren. Heilungsquoten und Besserungsraten waren bedeutsam.

Faßt man zusammen, so bietet sich für den Strahlentherapeuten mit speziellem Interesse an der Ophthalmologie eine Fülle interessanter und meist dankbarer Aufgaben, für den aufgeschlossenen Ophthalmologen die Möglichkeit erfreulicher Kooperation.

Mit dem üblichen Appell an die „Zusammenarbeit" ist es nicht getan, solange die Indikation nur von einer Seite gestellt und die Kooperation sich auf das lapidare Ausfüllen eines Überweisungsscheines beschränkt. Patientenvorstellung *vor* Einleitung einer Tumortherapie und Zusammenwirken auch bei Nachuntersuchungen, wenigstens mit gegenseitiger Information über das Therapieergebnis, sind Mindestvoraussetzung für eine sinnvolle Tumortherapie. Gerade die in Essen erzielten Ergebnisse der Retinoblastombehandlung sprechen für die Wirksamkeit einer interdisziplinären Tumortherapie.

Literatur

1. Chenery, St.A.G., Galbraith, D.M., Leung, Ph.M.K.: Application of small ^{60}Co beams in the treatment of malignant melanoma at the optic disc. Int. J. Radiat. Oncol. Biol. Phys. **2**, 1021 (1977). − 2. Chu, F.C.H., Huh, S.H., Nisce, L.Z., et al.: Radiation therapy of choroid metastasis from breast cancer. Int. J. Radiat. Oncol. Biol. Phys. **2**, 273 (1977). − 3. Halama, J.: Tumoren des Auges, der Orbita und des Augenlids. In: Strahlentherapie − Radiologische Onkologie, Scherer, E. (Hrsg.), S. 305ff. Berlin, Heidelberg, New York: Springer 1976. − 4. Haye, C., Jammet, H., Dollfus, M.A.: L'oeil et les radiations ionisantes. Paris: Masson 1963. − 5. Hohl, K.: Augenmalignome. In: Handbuch der Medizinischen Radiologie Bd. XIX, Teil 1, S. 258ff. Berlin, Heidelberg, New York: Springer 1972. − 6. Lederman, M.: Radiotherapy of non-malignant diseases of the eye. Br. J. Ophthalmol. **41**, 1 (1957). − 7. Lommatzsch, P.: Die therapeutische Anwendung von ionisierenden Strahlen in der Augenheilkunde. Leipzig: Thieme 1977. − 8. Maor, M., Chan, R.C., Young, S.E.: Radiotherapy of choroidal metastases. Breast cancer as primary site. Cancer **40**, 2081 (1977). − 9. Pana, I., Grancea, V.: Die Radiotherapie von entzündlichen Augenerkrankungen (25 Jahre klinische Erfahrung, Ergebnisse; Schlußfolgerungen). Radiobiol. Radiother. **19**, 54 (1978). − 10. Reese, A.B.: Tumors of the eye, 2nd ed. New York: Paul B. Hoeber 1963. London: Harper & Row, 1976. − 11. Röttinger, E.M., Heckemann, R., Scherer, E., et al.: Radiation Therapy of Choroidal Metastases from Breast Cancer. Albrecht von Graefes Arch. Klin. Ophthalmol. **200**, 243 (1976). − 12. Scherer, E., Schietzel, M.: Die Strahlentherapie der Augenlidkarzinome. Strahlentherapie **151**, 144 (1976)

Ber. Dtsch. Ophthalmol. Ges. **76**, 121–127 (1979)
Ionisierende Strahlen in der Ophthalmologie
Redigiert von W. Jaeger, Heidelberg
© J. F. Bergmann Verlag 1979

Die Therapie maligner Lidtumoren in chirurgischer Sicht

H. Neubauer (Köln)[1]

Es ist kaum möglich, in 15 Minuten die Therapie maligner Lidtumoren aus der heutigen Sicht des Chirurgen zu skizzieren. Wir müssen hinsichtlich vieler Einzelheiten auf unser Referat bei der EFA 1975 [24] verweisen und können auch neuere Resultate des Schrifttums [1–6, 9, 10, 13–15, 26, 27, 33, 38, 40, 41] nur schlagwortartig zusammenfassen. Wir wollen dann einen Blick auf die aktuellen Techniken der rekonstruktiven Tumorplastik werfen [7, 11, 12, 16, 17, 21–25, 28–30, 34–37, 39], und schließlich versuchen, zum heutigen Stand der therapeutischen Diskussion Stellung zu nehmen.

Zur Chemotherapie, zur zytostatischen und zur Kryobehandlung von Lid-Malignomen kann ich mich hier nicht äußern. Zu der seit 3 Generationen anhaltenden Auseinandersetzung um die Überlegenheit des radiotherapeutischen oder des chirurgischen Weges haben wir 1975 gesagt: Die Entscheidung über den Behandlungserfolg fällt nicht mit der Wahl der radiotherapeutischen oder der chirurgischen Technik. Die Ergebnisse *beider* Behandlungsprinzipien hängen vielmehr von der Erfahrung und Exaktheit derer ab, die sie benützen.

Zweifellos ist seit Beginn der leidigen Auseinandersetzung die Bestrahlungstechnik entscheidend fortgeschritten. Aber auch die rekonstruktive Chirurgie der Lider ist wesentlich anspruchsvoller – und damit schwieriger – geworden: Die Forderung zuverlässiger Exzision im Gesunden führt zu größeren Liddefekten. An die Stelle der „kleinen Exzision" tritt zunehmend die *plastische Rekonstruktion nach subtotalem Defekt*. Gleichzeitig sind unsere Ansprüche an das funktionelle und kosmetische Resultat gestiegen. Sie sind ohne Tarsusersatz nicht zu befriedigen. 1974

hat ein Kommittee der Internationalen Union zur Krebsbekämpfung (UICC) eine klinische Stadieneinteilung der Hautkrebse publiziert, die auch für Tumoren der Lidhaut gelten soll. Die *TNM-Klassifikation* berücksichtigt die Tumorgröße (T), den Befall regionaler Lymphknoten (N) und Fernmetastasen (M) (Tabelle 1). Für die große Mehrzahl der Lidtumoren ist nur die Klassifikation der Gruppe T von Interesse.

Die Gruppe T_1 ist für Hauttumoren bis zu 2 cm Maximaldurchmesser gedacht. Wir finden daher die Mehrzahl der Malignome der Lider in T_1 wieder. Die – insbesondere für den inneren Lidwinkel gegebene – Bedeu-

Tabelle 1. TNM-Klassifikation (UICC 1974)

T	= *Primärtumor*
T_{IS}	Carcinoma in situ
T_0	Kein Tumor feststellbar
T_1	Maximaldurchmesser 2 cm, oberflächlich oder exophytisch
T_2	Maximaldurchmesser 2–5 cm *oder* minimale Tiefeninfiltration, unabhängig von der Ausdehnung
T_3	Maximaldurchmesser über 5 cm *oder* tiefe Infiltration, unabhängig von der Ausdehnung
T_4	Tumorbefall umgebender Strukturen. wie Muskel, Knorpel, Knochen
N	= *Regionale Lymphknoten*
N_0	Keine palpablen Lymphknoten
N_1	Bewegliche gleichseitige LK
	N_{1a} LK ohne erkennbares Wachstum
	N_{1b} LK mit erkennbarem Wachstum
N_2	Bewegliche LK kontra-/bilateral
	N_{2a} LK ohne erkennbares Wachstum
	N_{2b} LK mit erkennbarem Wachstum
N_3	Fixierte Lymphknoten
M	= *Fernmetastasen*
M_0	Fernmetastasen nicht erkennbar
M_1	Fernmetastasen erkennbar

---

[1] Für die Bearbeitung der eigenen klinischen Statistik bin ich Herrn Dr. Martin Sobotka und Frl. Ute Gassen zu Dank verpflichtet.

tung der jeweiligen anatomischen Nachbarschaft ist mit der TNM-Klassifikation nicht hinreichend zu charakterisieren.

An den Augenlidern hat die *Lokalisation* des Malignoms in der Regel weiterreichende Konsequenzen, als seine *Ausdehnung*. Deshalb wollen wir unter Berücksichtigung der Kriterien: Lidkantenabstand des Tumors, Sondersituation des inneren Lidwinkels, Einbeziehung von Siebbein oder Orbita hier für den internen Gebrauch bei Lidtumoren ein Schema zur Diskussion stellen, das für die große Mehrzahl der Lidmalignome eine schnelle Verständigung unter den Beteiligten ermöglichen würde (Tabelle 2).

Tabelle 2. Schweregrade bei Lidtumoren, vereinfachtes Schema als Grundlage für eine Vergleichsstudie

---

LT_1 *mehr* als 5 mm Lidkantenabstand,
  Maximaldurchmesser des Tumors bis 20 mm
LT_2 *weniger* als 5 mm Lidkantenabstand,
  Sitz: freie Lidkante oder äußerer Lidwinkel:
  Maximaldurchmesser des Tumors bis 20 mm
  Sitz: innerer Lidwinkel: Maximaldurchmesser des Tumors bis 10 mm, verschieblich, Mindestabstand zum häutigen Lidwinkel 3 mm
LT_3 Tumor am inneren Lidwinkel,
  Einbeziehung der Tränenwege
LT_4 Tumordurchbruch in Orbita/Siebbein

Im klinischen Schrifttum ist die Rezidivhäufigkeit das entscheidende Kriterium für die Beurteilung der jeweiligen Therapieform. Da Basaliome sich oft sehr langsam entwickeln und Rezidive nach anfangs vermeintlich erfolgreicher Therapie gelegentlich erst nach Jahren sicher erkennbar werden, müßten für sie eigentlich längere Beobachtungszeiten durchgesetzt werden, als bei metastasierenden Malignomen.

In jedem Fall aber sollten *Statistiken* exakte Angaben über Kontrollzeiten enthalten. Die Zahl der Rezidive sollte zu der Zahl der Patienten in Beziehung gesetzt werden, die nach Ablauf der verschiedenen Zeiträume nachuntersucht werden konnten. Der Zusammenhang zwischen Rezidiv und Schweregrad der Ausgangslage, die Rezidive nach vorher unbehandelten wie nach vorbehandelten Malignomen sollten getrennt – und ebenfalls in Relation zu den gegebenen Kontrollzeiträumen – mitgeteilt werden.

Lederman macht 1976 einige dieser Punkte geltend [19]. Dennoch ist seiner für uns alle besonders wichtigen Arbeit keine exakte Angabe über die zugrundeliegenden Kontrollzeiträume zu entnehmen. Die Rezidive werden auf die Ausgangszahl des Krankengutes berechnet. Über die Erfolge bei 117 Patienten, die bereits mit einem Rezidiv kamen, wird nicht berichtet (Tabelle 3).

Tabelle 3. Angaben aus neueren Statistiken zur Therapie der Lidkarzinome

	Kontrolle 3–6 Jahre	Rezidive nach Erst-behandl.	mehr-fach
A. Chirurgie			
1976 Collin (226)	45%	2,3%	6,6%
1978 Neubauer (251)	42%	4,4%	9,6%
(18% der Patienten kamen mit Rezidiven)			
B. Radiotherapie			
1972 Fitzpatrick (477)	?	4,8	?
1976 Scherer (40)	84%	5,5%	13,0%
1976 Lederman (806)	?	6,0%	?

Zweifellos ist kaum einer der heute auf diesem Gebiet maßgeblichen oder mitarbeitenden Therapeuten und Autoren berechtigt, wegen solcher Sünde zum Stein zu greifen. Sie sitzen fast alle im Glashaus. Jeder von uns weiß auch, daß die Langsamkeit des basaliomatösen Ablaufes und die Altersverteilung unseres Krankengutes der statistischen Vollständigkeit Grenzen setzen.

Verfolgt und prüft man aber – sowohl im ophthalmologischen wie im radiologischen Schrifttum – die Rezidivangaben über die letzten 20 Jahre, so kommt man dazu, die statistische Exaktheit dieses Kriteriums anzuzweifeln.

Sicher haben die Radiotherapeuten recht, wenn sie den Chirurgen raten, böse Erfahrungen aus den Frühzeiten der Röntgentherapie zu vergessen und sich über die technischen Möglichkeiten der Gegenwart zu informieren [2–4, 8, 10, 13, 19, 20, 27, 31, 32].

Der erfahrene Operator und der erfahrene Radiotherapeut neigen vermutlich in gleicher Weise dazu, die mit ihren technischen Möglichkeiten erreichbaren Erfolge auch ihren in gleicher Weise tätigen Fachgenossen zuzutrauen. Tatsächlich aber gibt es in beiden Disziplinen erhebliche Differenzen der

Resultate. Während der Operateur sich für die seinen im wesentlichen selbst verantwortlich fühlen wird, muß der Radiotherapeut eine differenzierte Apparatur und die Mitwirkung mehr oder weniger erfahrener Mitarbeiter in Betracht ziehen. Das chirurgische Krankengut wird schon bei mittelschweren Ausgangslagen bei einer beschränkten Anzahl von Operateuren zentriert. Wir haben den Eindruck, daß dies für die Strahlenbehandlung weniger gilt.

Bevor wir den heutigen Stand der chirurgischen Technik kurz skizzieren, wollen wir noch ein bemerkenswertes Unternehmen schildern, das unserer Fragestellung ein besonderes Schlaglicht gibt. Die Tumorklinik von Moorfields Eye Hospital in London wurde 1964 vor allem gebildet, um den Vergleich zwischen beiden Therapieformen und ihren Nebenwirkungen durchzuführen. Bedford hat als Ophthalmochirurg, zuletzt 1973, über ein Krankengut von 350 Fällen berichtet [2–4] Ohne statistische Differenzierung hat er sich eindeutig für die Radiotherapie ausgesprochen.

Der leitende Radiotherapeut bei dieser Zusammenarbeit war Lederman, verantwortlich für die Ophthalmoradiologie im Royal Marsden und im Moorfields Hospital, der bei weitem über die größte Statistik verfügt.

Bei einem knappen Blick auf den *gegenwärtigen Stand der chirurgischen Technik* gehen wir vom Basaliom – als dem bei weitem häufigsten Lidmalignom – aus. Dabei wenden *wir selbst folgende Regel* an: Bei einem Tumordurchmesser von weniger als 10 mm soll der Umschneidungsabstand mindestens 3 mm betragen. Liegt der Tumordurchmesser bei 10 mm oder mehr, so ist ein Schnittabstand von 5 mm zu fordern.

Das Basaliom am Unterlid

Es stellt mit etwa 50% der Fälle die häufigste Situation dar. Wenn wir es nach hinreichender Umschneidung kleiner Basaliome nur mit dem Verlust des mittleren Drittels der Lidkante zu tun haben (12 mm), ist die Hautverschiebung von temporal die Lösung. Die Resultate sind funktionell und kosmetisch gut. Die Heilungsergebnisse entsprechen denen der Strahlentherapie. Beim chirurgischen Vorgehen entsteht ein nur im temporalen Drittel wimpernloses Lid. Allerdings wird mancher unserer alten Patienten die Bestrah-

A. Verlust mittleres 1/3

1. Wahl: Temporalverschiebung
DIEFFENBACH-IMRE-KREIBIG
mit Durchtrennung des unteren Lig. canthi

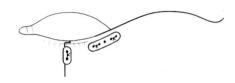

Alternativen:
Bindehaut / Tarsuslappen von oben,
Haut von unten oder frei

Abb. 1. Basaliom Unterlid

B. Verlust mehr als 2/3

1. Wahl: Bindehaut / Tarsuslappen von oben.
Haut von unten (oder frei !)

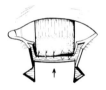

Alternative: Freies Volltransplantat vom
2. Auge und Temporalverschiebung bds.

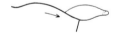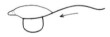

Nur Bindehaut-Tarsus-Transplantat mit
lokaler Hautverschiebung (HÜBNER)

Abb. 2. Basaliom Unterlid

lung subjektiv als weniger lästig empfinden (Abb. 1).

Schon bei einem Tumor von 10 mm Lidkantenlänge kommt mit beiderseitiger Umschneidung in 5 mm Distanz ein Verlust von 20 mm Lidkante, also ein subtotaler Defekt, zustande. Im internationalen – heute vor allem angelsächsisch bestimmten – Schrifttum wird der Gleitlappen nach Spaltung der Kante des Oberlides bevorzugt (Abb. 2). Wir selbst sehen eine ernsthafte Alternative in der

C. Totalverlust

<u>1. Wahl:</u> Drehlappen MUSTARDÉ

mit Mucosa / Knorpel von der Nase

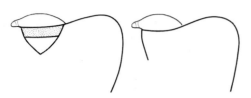

<u>Alternative:</u> Stirnlappen KREIBIG
mit mobilisierter Bindehaut

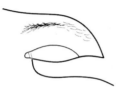

Abb. 3. Basaliom Unterlid

A. Verlust mittleres 1/3 – 1/2

<u>1. Wahl:</u> MUSTARDÉ – Drehlappen

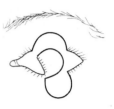

<u>Alternativen:</u>
- Temporalverschiebung
- Freies Volltransplantat vom 2. Auge

B. Verlust mehr als 1/2

<u>1. Wahl:</u> MUSTARDÉ u. Temporalverschiebung

<u>Alternative:</u>

Freies Volltransplantat vom 2. Auge mit
Temporalverschiebung bds.

Abb. 4. Basaliom Oberlid

Verwendung eines freien Volltransplantates vom Unterlid des 2. Auges und werden auf diese Technik später mit wenigen Worten zurückkommen.

Für den Totalverlust des Unterlides wird im angelsächsischen Schrifttum der große Drehlappen von Mustardé in Kombination mit einem Mucosa-Knorpel-Transplantat aus der Nasenscheidewand empfohlen. Die Alternative des Kreibig-Lappens (18) ist technisch einfacher und führt trotz des Verzichtes auf Tarsusersatz häufig zu einem befriedigenden Erfolg. Kommt es jedoch durch Schlaffheit der neugebildeten „Lidkante" oder durch Lappenschrumpfung zu einem unbefriedigenden Resultat, so wird sich der Operateur bei forensischer Auseinandersetzung vermutlich kritischen Gutachtern gegenüber finden (Abb. 3).

Das Basaliom am Oberlid

Bei Verlust der Oberlidmitte bis zu 15 mm Lidkantenlänge wird im Schrifttum der Drehlappen von Mustardé favorisiert. Ich möchte auch hier die Möglichkeit des freien Volltransplantates vom 2. Auge erwähnen (Abb. 4).

Für den Totalverlust des Oberlides schlägt Mustardé ebenfalls einen großen Drehlappen vor, der das intakte Unterlid mit einem stärke-

C. Totalverlust

<u>1. Wahl:</u>
großer Unterlidlappen MUSTARDÉ
mit großer Temporalverschiebung

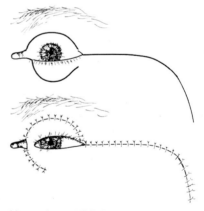

<u>Alternative:</u> KREIBIG Lappen

Abb. 5. Basaliom Oberlid

ren Stiel an die Stelle des Oberlides bringt. Das Unterlid wird aus von temporal verschobener Haut und einem Knorpelschleimhauttransplantat aus der Nase gebildet. Als Alternative kommt vor allem wiederum der Kreibig-Lappen in Betracht. Mit beiden Verfahren wird man ein im wesentlichen statisches Oberlid erreichen (Abb. 5).

Das Basaliom am inneren Lidwinkel

Hat die temporale Kante eines Basalioms eine Distanz von über 3 mm zum häutigen Lidwinkel, so kann der Defekt durch freie Transplantation gedeckt werden. In der Mehrzahl der Fälle werden die Tränenwege geopfert werden müssen. Als Alternativen bieten sich der Schiebelappen nach Mackensen, der Drehlappen nach Fricke und eine Y-V-Plastik an. Sitzt der Tumor unterhalb des Lidbändchens, wird man eine Bogenplastik wählen (Abb. 6).

A. Tumordistanz > 3 mm
   Sitz: auf / oberhalb Lig. canthi

   1. Wahl: Freies Transplantat

   Entnahme: 1. hinter dem Ohr
             2. Oberlid II. Auge

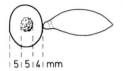

I 5 I 5 I 4 I mm

   Alternativen:

   Schiebelappen   MACKENSEN
   Drehlappen   FRICKE
   Y - V - Plastik

B. Sitz: unterhalb Lig. canthi

   Bogenplastik   IMRE   WALSER

Abb. 6. Basaliom Innerer Lidwinkel

Ist die Distanz der Tumorkante geringer als 3 mm oder sind gar die nasalen Anteile der Lider beteiligt, so wird man den großen Defekt meist nur mit einem gestielten Lappen aus der Glabella oder dem gleichseitigen Stirnbereich nach Fricke decken können. Man wird versuchen, die nasal verkürzten Lider anstelle des verlorenen Halteapparates periostal zu fixieren. Alternativ kommen verschiedene Kombinationsplastiken in Betracht (Abb. 7).

Gestatten Sie mir wenige Sätze zu unseren bisherigen *Erfahrungen mit dem freien Volltransplantat* vom entsprechenden Lid des 2. Auges. Wir haben dies Verfahren bei 26 Lid-

C. Tumordistanz < 3 mm
   Tumor ⌀ > 8 mm

   1. Wahl: GLABELLA - Drehlappen

   mit Opferung ¼ - ⅓ der Lider und
                der abführ. Tränenwege
   mit periostaler Fixation der Lider
   mit subkutaner Fixation der Haut

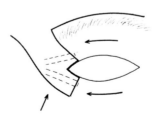

   Alternativen:
   Kombinationsplastiken A – C

Abb. 7. Basaliom Innerer Lidwinkel

tumoren angewandt, davon bei 19 Erst- und 7 Rezidiv-Behandlungen.

In allen Fällen blieb der Tarsus-Bindehautanteil des Transplantates erhalten, während der Hautanteil bei etwa 30% narbig-atrophisch umgewandelt wurde. Die Wimpern des freien Transplantates gehen praktisch immer verloren. Das funktionelle und kosmetische Resultat war bis auf 2 Fälle sehr gut bis gut. Zu einer Beeinträchtigung des Spenderlides, das durch Hautverschiebung von temporal im äußeren Drittel zu ersetzen war, ist es nur einmal (vorübergehendes Kolobom durch Fadenlockerung) gekommen.

Wir haben 1975 in Essen gesagt, daß wir auf Grund einer jahrelangen Zusammenarbeit mit Herrn Scherer in Marburg die enge Kooperation zwischen dem Radiotherapeuten und dem Ophthalmochirurgen für selbstverständlich hielten. In Köln fanden wir dann 1966 keinen Partner und eine beachtliche Zahl sowohl radiotherapeutisch wie auch chirurgisch unbefriedigend behandelter Fälle vor. Wir waren zu einer Umstellung gezwungen und widmeten uns verstärkt der chirurgischen Rekonstruktion.

Vor 4 Jahren ist Herr Sack nach Köln gekommen und hat die Radiotherapie, die mit Grashey dort eine große Tradition gehabt hat, reaktiviert. Im Rahmen des Tumorzentrums Köln wollen wir jetzt eine Vergleichsstudie beider Therapieformen durchführen.

Wir hoffen, mit Hilfe der vorhin gezeigten modifizierten Klassifikation I (Abb. 2) für beide Behandlungsformen gleichwertige Vergleichsgruppen bilden zu können. Bei einer Mindestkontrollzeit von 5 Jahren wird in 8 Jahren die Auswertung einer genügend großen Patientenzahl möglich sein. Wir freuen uns über jede Unterstützung dieses Vorhabens.

Warum wollen wir die Studie der Tumor Clinic in Moorfields wiederholen? Wir glauben, daß es nötig ist, für die verschiedenen Ausgangslagen und Schweregrade zu *differenzierten* Ergebnissen zu kommen.

Wir meinen, daß eine Übersicht über die statistischen Arbeiten auch in der Radiologie lehrt, daß die Resultate der Spitzenkliniken keineswegs überall erreicht werden. Außerdem wird es vielerorts in der Welt keine erreichbare Alternative zur chirurgischen Behandlung geben. Wenn aber der Ophthalmochirurg nur noch radiotherapeutisch hoffnungslose Fälle zugewiesen bekäme, wie das Lederman und Bedford sehen, müßte das chirurgische Potential auf diesem Felde verkümmern.

Zusammenfassung

Der Referent hatte die Aufgabe, die therapeutische Alternative beim Lidmalignom kritisch zu beleuchten. Bei der Auswertung der statistischen Mitteilungen ergeben sich Schwierigkeiten: Die TNM-Klassifikation geht an den Problemen der Lidtumoren vorbei. In der Mehrzahl klinischer Statistiken fehlen wesentliche Angaben. Aber auch der klinische Verlauf des Basalioms, das die große Mehrzahl maligner Lidtumoren ausmacht, löst Zweifel an der statistischen Exaktheit der Rezidivkontrolle aus.

Es werden einige Gesichtspunkte zu beiden Therapieformen geltend gemacht und dann ein kurzer Überblick über Vor- und Nachteile der gegenwärtigen chirurgischen Therapie gegeben. Dabei werden auch kurz die eigenen Erfahrungen mit dem freien Volltransplantat vom entsprechenden Lid des 2. Auges erwähnt.

Eine Vergleichsstudie der Tumorklinik von Moorfields Eye Hospital hat die Überlegenheit der Radiotherapie konstatiert. Aus Bedfords bisherigen Publikationen läßt sich keine differenzierte Auswertung der verschiedenen Ausgangslagen und Schweregra-

de entnehmen. Daher soll eine solche Studie in Köln wiederholt werden, wobei auch der besonderen Bedeutung des Rezidivkrankengutes Rechnung getragen werden wird.

Literatur

1. Aurora, A.L., Blodi, F.C.: Reappraisal of basal cell carcinoma of the eyelids. Am. J. Ophthalmol. **70**, 329–336 (1970). – 2. Bedford, M.A.: The corneal and conjunctival complications following radiotherapy. Proc. R. Soc. Med. **59**, 529 (1966). – 3. Bedford, M.A.: Radiation therapy of lid tumors. Proc. Central Sympos., Manhatten Eye, Ear and Throat Hospital. St. Louis: Mosby 1969. – 4. Bedford, M.A.: Management of tumors of the lids and conjunctiva, Eye, Ear, Nose, Thr. Monthly **52**, 357–363 (1973). – 5. Boniuk, M., Zimmermann, L.E.: Sebaceous carcinoma of the eyelid, eyebrow, caruncle and orbit. Trans. Amer. Ophthalmol. Soc., **72**, 619–642 (1968). – 6. Bostwick, J. III, Vasconez, L.O., Jurkiewicz, M.J.: Basal cell carcinoma of the medial canthal area. Plast. Reconstr. Surg. **55**, 667–676 (1975). – 7. Callahan, A.: Reconstructive Surgery of the Eyelids and Ocular Adnexa. Birmingham (Alabama): Aesculapius Publ. Comp. 1966. – 8. Chaoul, H.K., Greineder, K., Oeser, H.: Mehrjährige Ergebnisse der Röntgenstrahlung beim Haut- und Lippencarcinom. Strahlenther. **60**, 239 (1937). – 9. Collin, I.R.O.: Basal cell carcinoma in the eyelid region. Br. J. Ophthalmol. **60**, 806–809 (1976). – 10. Fitzpatrick, P.J., Allt, W.E.C., Thompson, G.A.: Cancer of the eyelids: their treatment by radiotherapy. Canad. mes. Ass. J. **106**, 1215–1219 (1972). – 11. Fox, S.A.: Lid Surgery. New York: Grune & Stratton 1972. – 12. Fox, S.A.: Repair of nasocanthal malignant neoplasms. Combined laissez-faire and chemosurgery techniques. Arch. Ophthalmol. (Chicago) **94**, 278–280 (1976). – 13. Görnig, H., Beyer, W.: Wert der alleinigen Röntgenbestrahlung von Basaliomen in der Umgebung des Auges. Dtsch. Gesundh.-Wes. **24**, 800–803 (1969). – 14. Haye, C., Calle, R., Schlienger, L., Paccini, J.: Le traitement des épithéliomas des paupières par le bétatron. Bull. Soc. Ophthal. Fr. **74**, 449–450 (1974). – 15. Haye, C., Dufier, J.L.: Les épithéliomas pigmentés des paupières. Arch. Ophthal. (Paris) **36**, 633–644 (1976). – 16. Hübner, H., Tiedke, B.: Verschluß großer medialer Oberliddefekte. Ber. Dtsch. ophthal. Ges. **73**, 636 (1973). – 17. Hübner, H.: Kolobomverschluß mittels freier Tarsus-Lidrand-Überpflanzung. Klin. Monatsbl. Augenhkd. **168**, 677–682 (1976). – 18. Kreibig, W.: Vereinfachte Operationsmethoden zum Ersatz der Augenlider. Ber. dtsch. Ophthal. Ges. **58**, 276 (1953). – 19. Lederman, M.: Radiation treatment of cancer of the eyelid. Br. J. Ophthalmol. **60**, 794–805

(1976). – 20. Lommatzsch, P., Vollmar, R., Lommatzsch, K.: Die 5-Jahres-Heilung der malignen Lidtumoren nach Strahlentherapie. Klin. Monatsbl. Augenhk. **154**, 486–496 (1969). – 21. McGregor, I.A.: Eyelid reconstruction following subtotal resection of upper or lower lid. Br. J. plast. Surg. **26**, 346–354 (1973). – 22. Mustardé, J.C.: Repair and Reconstruction in the Orbital Region. Baltimore: Churchill Livingston 1966. – 23. Neubauer, H.: Freie Volltransplantation in der Lidchirurgie. Klin. Monatsbl. Augenhk. **165**, 86–87 (1974). – 24. Neubauer, H.: Die chirurgische Behandlung maligner Lidtumoren. In: Meyer-Schwickerath, G., H. Ullerich, 75. Beiheft d. Büch. d. Augenarztes S. 129–144, 1978. – 25. Paton R.T., Smith, B., Katzin, H.M., Hillwell, D.: Atlas of Eye Surgery. 2. Ed. New York: Paton, McGraw-Hill 1962. – 26. Payne, J.W., Duke, J.R., Butner, R., Eifrig, D.E.: Basal cell carcinoma of the eyelids. Arch. Ophthalmol. (Chicago) **81**, 553–558 (1969). – 27. Quinones, P.A., Risco, A.: Tratamiento radiológica de los epiteliomas de los parpados y periorbitarios. Arch. Soc. oftal. hisp.-amer. **28**, 883–893 (1968). – 28. Reeh, M.J., Beyer, Ch.K., Shannon, G.M.: Practical Ophthalmic Plastic and Reconstructive Surgery. Philadelphia: Lea and Febiger 1976. – 29. Reese, B.: Tumors of the eye. 2nd ed.. New York: Harper and Row 1966. –

30. Rougier et al.: Chirurgie plastique orbitopalpébrale. Paris: Masson 1977. – 31. Saitmacher, H., Kropp, R.: Therapie des Lidkarzinoms, Strahlenther. **110**, 354 (1959). – 32. Scherer, R., Schietzel, M.: Die Strahlentherapie der Augenlidkarzinome. Strahlenther. **151**, 144–150 (1976). – 33. Schiffer, H.P., Busse, H.: Spinaliom im Lidbereich. Klin. Monatsbl. Augenhkd. **171**, 136–140 (1977). – 34. Schmid, E.: Grundlagen der Lidrekonstruktion. Klin. Monatsbl. Augenhkd. **162**, 296–305 (1973). – 35. Scuderi, G.: Chirurgia Plastica della Regione Orbitaria. Minerva medica 1973. – 36. Soll, D.B.: Management of Complications in Ophtalmic Plastic Surgery. Birmingham (Alabama): Aesculapius Publ. Comp. 1976. – 37. Smith, B., Cherubini, Th.D.: Oculoplastic Surgery. St. Louis: Mosby Comp. 1970. – 38. Vogel, M.H.: Muco-epidermoide Carcinome des Lides. Ophthalmologica (Basel) **174**, 171–175 (1977). – 39. Walser, E.: Plastische Chirurgie der Orbita. In: Gohbrandt, E., Gabka, J., Berndorfer, Hdb. der plastischen Chirurgie II. Berlin: de Gruyter 1967. – 40. Wiggs, E.O.: Morpheaform basal cell carcinomas of the canthi. Trans. Am. Acad. Ophthalmol. Otolaryngol. **79**, 649–653 (1975). – 41. Zacarian, S.A.: Cancer of the eyelid; a cryosurgical approach. Ann. Ophthal. **4**, 473–480 (1972)

Ber. Dtsch. Ophthalmol. Ges. 76, 129–136 (1979)
Ionisierende Strahlen in der Ophthalmologie
Redigiert von W. Jaeger, Heidelberg
© J. F. Bergmann Verlag 1979

Differentialdiagnose und therapeutische Möglichkeiten bei epibulbären Tumoren [1]

G.O.H. Naumann und H.E. Völcker (Univ.-Augenklinik Tübingen, Abt. Allgemeine Augenheilkunde mit Poliklinik. Ärztlicher Direktor: Prof. Dr. G.O.H. Naumann)

Einleitung

Epibulbäre und intraokulare Tumoren unterscheiden sich in der Diagnostik und Therapie in einigen grundsätzlichen Punkten (Tabelle 1). Im Gegensatz zu Tumoren – insbesonde-

Tabelle 1. Tumoren des Auges: Wichtige Unterschiede für Diagnostik und Therapie

	Epibulbär	Intraokular
Probe-Exzision	*stets möglich!*	gefährlich
Lymphgefäße	*reichlich!*	fehlen
Sklera-Invasion	selten (nur am Limbus)	fast immer
Isotopen-Diagnostik	*nicht* indiziert	u.U. hilfreich
Strahlen-Therapie	+	+

re der hinteren Uvea – bei denen eine Probeexzision vital bedrohliche Komplikationen nach sich ziehen kann, ist eine Biopsie epibulbärer Tumoren bei leichter Zugänglichkeit stets möglich. Während insbesondere maligne uveale Melanome schon früh und in über 90% in die Sklera einbrechen (Donders, 1973), wachsen epibulbäre Tumoren zunächst *nicht* in die Sklera – ein entscheidender Gesichtspunkt für die Planung einer mehr konservativen, bulbuserhaltenden Therapie. Dagegen ist bei malignen epibulbären Tumoren stets eine Absiedlung in die regionalen präaurikulären oder submandibulären Lymphknoten zu befürchten und bei der Therapie mit in Betracht zu ziehen. Eine regionale Lymphknoten-Beteiligung bei intraokularen Tumoren kommt praktisch kaum vor.

Im Gegensatz zu intraokularen Tumoren wird man bei epibulbären Tumoren im Zweifelsfall stets eine Probeexzision zur histologischen Untersuchung durchführen und kann daher auf einen diagnostischen Phosphor-32-Test verzichten. Eine Strahlentherapie ist die Behandlungsmethode der Wahl bei epibulbären „Lymphomen" und ist wichtig als Nachbestrahlung bei exzidierten malignen epibulbären Tumoren.

Sehr oft gestattet die Beachtung „kritischer Details" bereits biomikroskopisch eine exakte *klinische* Diagnose (Tabelle 2). Im Zweifelsfall sollte man aber mit einer partiellen oder totalen Exzision nicht zögern, um die Diagnose *histologisch* zu stellen. Es gibt *keine* Hinweise dafür, daß eine Probeexzision einen benignen Prozeß in einen malignen transformiert.

Tabelle 2. Epibulbäre Tumoren: „Kritische Details" für klinische Diagnose

1. *Pseudo-Zysten:* Melanozytäre Nävi
2. Einseitige therapieresistente „*Blepharo-Konjunktivitis*": Talgdrüsen-Karzinome
3. „*Leukoplakie*": Verhornende Prozesse
4. *Pigmentierung*
   a) Epithelial: erworbene Melanose
   b) Episkleral: Kongenitale Melanose
5. *Lymphknoten:* Metastase

Bei der Differential-Diagnose epibulbärer Tumoren ist in Betracht zu ziehen, daß diese theoretisch von allen Zellen ausgehen können, die hier normalerweise vorkommen – abgesehen von kongenitalen ektopischen tumorförmigen Gewebsansammlungen, den Choristomen. Am häufigsten sind jene Tumoren, die vom Epithel einschließlich der

---

[1] Mit freundlicher Unterstützung der Else-Übelmesser-Stiftung.

Melanozyten, seltener die, die vom Stroma der Konjunktiva ausgehen. Primäre Tumoren der Sklera sind eine Rarität und können hier vernachlässigt werden.

In der täglichen Praxis bewährt sich eine Einteilung in nichtpigmentierte und pigmentierte Tumoren. Von einer Kommission der Weltgesundheits-Organisation unter Vorsitz von L.E. Zimmerman wurde bereits eine Klassifizierung erarbeitet (Tabelle 3). Im folgenden wird versucht, einige praktisch wichtige Gesichtspunkte zu skizzieren, ohne daß auf Einzelheiten eingegangen werden kann.

Nichtpigmentierte Tumoren

Epitheliale Tumoren

1. Papillome. Sessile und gestielte Papillome verhornen nicht und sind daher fleischfarben. Biomikroskopisch fallen auf der Tumoroberfläche feine Verzweigungen von Gefäßprozessen auf. Eine maligne Entartung ist nicht bekannt. Häufig jedoch treten Rezidive auf. Dies wird mit einer infektiösen, speziell viralen Genese zu erklären versucht (s. Warnatz, 1975).

Tabelle 3. Klassifizierung epibulbärer Tumoren (modifiziert nach den Vorschlägen der WHO-Kommission unter Vorsitz von Zimmerman)

I.   Nichtpigmentierte Tumoren
1.   Kongenital
a)   Choristome: Solides Dermoid, evtl. Goldenhar-Syndrom; Dermolipom, Osteom, komplexes Choristom etc.
b)   Hamartome: Lymphangiom, Schwannome bei Neurofibromatose etc., nichtpigmentierte melanozytäre Nävi
2.   Epitheliale Tumoren
a)   Benigne
aa) *Papillom* (sessil, gestielt)
bb) Epithelzysten
cc) Pseudokarzinomatöse Veränderungen: Keratotischer Plaque − Bitotscher Fleck; Keratoakanthom; pseudoepitheliomatöse Hyperplasie (PEH); hereditäre benigne intraepitheliale Dyskeratose (HBID); invertierte follikuläre Keratose
b)   Präkanzeröse und maligne epitheliale Tumoren
aa) Epitheliale Dysplasie und Carcinoma in situ
bb) Aktinische Keratose (senile Keratose)
cc) Plattenepithelkarzinom
dd) Mukoepidermoides Karzinom
c)   Andere epitheliale Tumoren
aa) Benigne: Oxyphiles Adenom (Onkozytom); Naevus sebaceus
bb) Maligne: Talgdrüsenkarzinom ausgehend von Karunkel und Meibomschen Drüsen (Basaliom)
3.   Stroma-Tumoren
a)   Fibrös mesenchymal: juveniles Xanthogranulom, Fibroxanthom; embryonale Tumoren (Rhabdomyosarkom)
b)   Vaskulär: Hämangiome (Teleangiektasie bei Louis-Bar-Syndrom)
c)   Neural (siehe Hamartome, Choristome)
d)   Hämatopoetisch und lymphozytär: reaktive lymphoide Hyperplasie; maligne Lymphome; leukämische Infiltrate
4.   Pseudotumoren: Chalazion; Granuloma teleangiectaticum; noduläre Fasciitis; Amyloid; tumoröse Form der Conjunctivitis vernalis etc.

II. Pigmentierte Tumoren
1.   Kongenitale Melanose
2.   Erworbene Melanosen
3.   Melanozytäre Nävi
4.   Maligne Melanome
a)   Primär
b)   Sekundär aus der Uvea

2. Tumorähnliche Prozesse mit Verhornung, „Leukoplakien".

Der Begriff „Leukoplakie", d.h. weißer Fleck – infolge eines verhornenden oberflächlichen Epithels gibt klinisch anschaulich wieder, wie der mikroskopische Befund aussieht. Der Begriff „Leukoplakie" beinhaltet keine Aussage über eine Dignität. Verschiedenste benigne und maligne Prozesse können gleichermaßen klinisch als Leukoplakie imponieren. Daher bedürfen sie in der Regel einer Exzision und histologischer Untersuchung zur klaren diagnostischen Einordnung.

Folgende Prozesse kommen in Betracht (Tabelle 4):

Tabelle 4. Differentialdiagnose des klinischen Leitsymptoms Leukoplakie

I. Benigne
1. Keratotischer Plaque – Bitotscher Fleck
2. Keratoakanthom
3. Pseudoepitheliomatöse Hyperplasie (PEH)
4. Hereditäre benigne intraepitheliale Dyskeratose (HBID)
5. invertierte follikuläre Keratose
II. Präkanzerös
1. Aktinische/senile Keratose
2. Epitheliale Dysplasie, Carcinoma in situ
III. Kanzerös
1. Invasives Plattenepithelkarzinom
2. Mukoepidermoides Karzinom

a) Pseudokarzinomatöse benigne Veränderungen: In Ländern mit Vitamin-A-Mangel-Syndromen tritt ein keratotischer Fleck – *Bitotscher Fleck* nicht selten auf. In unseren Breiten kann der Augenarzt die Frühdiagnose eines Vitamin-A-Mangels stellen – etwa nach Darmresektion – wenn der Beta-Karotin-Spiegel unter 40 γ% fällt. Ein epibulbäres *Keratoakanthom* ist selten, wächst jedoch schnell und täuscht somit eine Bösartigkeit vor.

Der Tumor erhebt sich mit relativ weichen Rändern über das zarte Bindehautniveau hinaus und weist einen zentralen Krater auf. Die Differential-Diagnose zum verhornenden Plattenepithelzellkarzinom ist histologisch bei Keilexzisionen schwierig, bei Querschnitten durch die Gesamtläsion jedoch problemlos.

Die *Pseudoepitheliomatöse Hyperplasie* ist eine tumoröse und unspezifische reaktive Epithelveränderung in der Nachbarschaft zu entzündlichen Prozessen, Pingueculae oder Pterygien.

Die *hereditäre benigne intraepitheliale Dyskeratose* (HBID) ist eine autosomal dominant vererbte bilaterale Tumorläsion der Bindehaut.

Die *invertierte follikuläre Keratose* ist eine selten die Bindehaut, häufiger die Lidhaut betreffende papillomatöse Veränderung, bei der, ähnlich wie beim Keratoakanthom wegen des schnellen Wachstums klinisch der Verdacht eines karzinomatösen Prozesses aufkommt.

b) Präkanzeröse Veränderungen: Als präkanzeröse Veränderungen werden die epitheliale Dysplasie, das Carcinoma in situ und die sog. aktinische/senile Keratose angesehen. Epitheliale Dysplasie und Carcinoma in situ lassen sich klinisch nicht voneinander abgrenzen. Auch histologisch bestehen nur graduelle Unterschiede; die Kriterien wurden von Zimmerman (1969) herausgearbeitet. Diese Veränderungen zeigen kontinuierliche Übergänge bis zum invasiven Karzinom. Eine sog. exzisionale Biopsie (siehe Tabelle 8) ist die Therapie der Wahl. Eine Nachbestrahlung erübrigt sich in diesen Fällen.

c) Kanzeröse Veränderungen: Das invasive Plattenepithelkarzinom entsteht häufig aus den o.g. präkarzinomatösen Läsionen und wächst exophytisch-papillär. Sklera sowie Bowmansche Membran und Hornhaut-Lamellen stellen offenbar eine Barriere gegen eine Invasion des Tumors in das Auge dar. Eine intraokulare Beteiligung ist der Ausnahmefall und geschieht gelegentlich entlang den Emissarien. Im Regelfall genügt eine totale Exzision unter Erhaltung des Bulbus, ggf. ist eine Nachbestrahlung notwendig. Das Plattenepithel-Karzinom der Konjunktiva zeigt eine relativ gute Prognose, da Metastasierung selten sind. Zimmerman (1969) sah in 87 Fällen eines histologisch gesicherten Karzinoms der Bindehaut mit Nachbeobachtungszeiten von mindestens 5 Jahren in 4 Fällen eine Metastasierung und in einem Fall einen Exitus bei Orbitarezidiv nach Enukleation und Einbruch in die Nasen-Nebenhöhlen.

Ganz im Gegensatz zu dem Plattenepithelkarzinom wächst das seltenere *mukoepidermoide Karzinom* invasiv und neigt besonders zu Rezidiven. Histologisch weisen diese Karzinome zusätzlich mucinbildende Elemente auf (Rao und Font, 1976).

3. *Zystische Tumoren.* Neben Pseudozysten, Implantationszysten, Retentionszysten und zystischen Dermoiden verdient das *Onkozytom* (oxyphiles Adenom) besondere Aufmerksamkeit. Das Onkozytom ist ein benigner adenomatöser Tumor in der Regel in der Karunkel. Die typischen Fußpunkte der papillomatösen Fortsätze an der Zystenwand erlauben es, die Diagnose dieses häufigen Karunkeltumors bereits klinisch zu stellen (Biggs und Font, 1977).

4. *Pagetoid wachsende Talgdrüsenkarzinome.*

Rund jedes 10. Talgdrüsenkarzinom der Lider wächst in heimtückischer Weise pagetoid, verläuft damit maskiert als eine chronische Blepharokonjunktivitis und wird daher häufig verkannt, d.h. nicht oder zu spät diagnostiziert. Boniuk und Zimmerman (1972) fanden bei 88 Patienten mit einem Talgdrüsen-Karzinom neben dem o.g. häufigen pagetoiden Wachstum in 17% eine Orbitainvasion, in rund 30% Lymphknotenbeteiligung – je nach der Lokalisation im Lidbereich eine Beteiligung der präaurikulären und/oder submandibulären Lymphknoten und in 13% Exitus durch gesicherte oder wahrscheinliche Tumormetastasierung.

Stromale Tumoren

Neben den mesenchymalen Tumoren (Xanthome, Fibrome und Fibrosarkome, Lipome und Liposarkome, Myxome und Myxosarkome, sowie Rhabdomyosarkome), und den vaskulären Tumoren (z.B. Hämangiome, Lymphangiome) sei besonders auf die Tumoren des hämatopoetischen und lymphatischen Gewebes, die *„Lymphome"*, hingewiesen. Die lymphatischen Tumoren der Bindehaut haben ein relativ gleichförmiges klinisches Bild. Sie sind meist flach, weich und lachsförmig mit glatter Oberfläche, am häufigsten im Bereich des Fornix conjunctivae lokalisiert. Nach Zimmerman (1964) hat es sich bewährt, die Lymphome in drei Gruppen einzuteilen:

1. Reaktive lymphoide Hyperplasie – sicher als gutartig zu klassifizieren.

2. Maligne Läsionen, die nahezu immer als Manifestation eines generalisierten, malignen, viszeralen Lymphoms oder einer Leukose anzusehen sind.

3. Lymphome der sog. „Grauzone", die sich histologisch nicht sicher einer der o.g.

Tumorkategorien zuordnen lassen. Eine *endgültige* Diagnose ist häufig nur im Zusammenhang mit einer eingehenden *internistischen* Untersuchung oder durch den Krankheitsverlauf zu stellen.

Nach unseren Beobachtungen boten 3 von 29 Patienten mit derartigen Veränderungen im Sinne eines „Lymphoms" eine generalisierte maligne lymphatische Erkrankung.

Bei Kindern darf keinesfalls ein bindehautvordrängendes Rhabdomyosarkom in der Differential-Diagnose vergessen werden. Da die „epibulbären Lymphome" sehr häufig reaktiver Natur sind, gehören diese Tumoren zur Domäne der Strahlentherapie (Tabelle 8).

Pigmentierte epibulbäre Tumoren

Kongenitale Melanose

Das Epithel bleibt charakteristischerweise *frei*. Es handelt sich sowohl bei der rein okulären als auch bei der okulodermalen Variante (Nävus von OTA) um einen *uvealen* Prozeß, der sich in die epibulbären Regionen ausbreiten kann.

Erworbene Melanose der Bindehaut

1. *Bilateral erworbene Melanose.* Darunter versteht man die im Laufe des Lebens zunehmende diskrete Pigmentierung insbesondere der basalen Epithelzellschichten der Bindehaut bei dunkelhäutigen Rassen.

2. *Einseitige, primär erworbene Melanose.* Diese *einseitige*, im mittleren Lebensalter auftretende primäre epitheliale Veränderung stellt immer ein diagnostisches Problem dar. Die unscharf begrenzte und unregelmäßige Hyperpigmentierung der Bindehaut ist insbesondere bulbär und limbusnah lokalisiert. Diese Pigmentierungen können sich diffus ausbreiten und eine gewisse Prominenz erfahren, dann aber sogar verschwinden und/oder in einigen Fällen *zum malignen Melanom der Bindehaut entarten.* Das klinisch stark wechselnde Bild ist charakteristisch für die erworbene Melanose im Vergleich zu den stationären Nävi (siehe Tabelle 6). Wie beim Nävus bedeutet eine definitive Vergrößerung keinen sicheren Hinweis auf eine maligne Entartung (Tabelle 5). Daher sind multiple Probeexzisionen zur histologischen Untersuchung und Einordnung hinsichtlich der Di-

Tabelle 5. Ursachen für die klinische Vergrößerung eines pigmentierten Bindehautnävus

a) Melanin-Bildung in stationären Nävus-Zellen	*benigne*
b) Vergrößerung von Pseudozysten	Melanozyten-Population
c) Entzündliches reaktives Infiltrat	gleichbleibend
d) Maligne Proliferation	*malignes* Melanom

Tabelle 6. Differential-Diagnose: Melanozytäre epibulbäre Veränderungen

	Melanosis congenita	Erworbene Melanosis	Melanozytärer Nävus	Malignes Melanom
Lokalisation	episkleral	intra-epithelial	intra- sub- } epithelial	intra- sub- } epithelial
Verlauf	stationär	„kommt und geht"	stationär	progressiv
Prominenz	–	(+)	+	+ + +
Besonderheiten	Heterochromie	–	Pseudozysten	–
Pigmentierung	grau	wechselt	wechselt	wechselt
Entzündliche Reaktion	–	+	(+)	+ +

gnität unerläßlich. Die fließenden Übergänge finden ihre Berücksichtigung in der Klassifizierung der erworbenen Melanose von Zimmerman (1966):

Stadium I. *Benigne erworbene Melanose:* a) minimale junktionale Aktivität; b) ausgeprägte junktionale Aktivität.

Stadium II. *Karzinomatöse erworbene Melanose:* a) mit minimalem invasiven Wachstum; b) mit ausgeprägtem invasiven Wachstum.

Auch in diesen Fällen ist eine *lokale* Exzision unter *Erhaltung* des Bulbus der Therapie der Wahl. Sollte sich histologisch eine Einordnung zu der kanzerösen Form der erworbenen Melanose herausstellen, empfiehlt sich eine Nachbestrahlung. Eine Exenteratio orbitae ist bei Überschreiten des Fornix zu erwägen.

Melanozytäre Nävi

Die pigmentierten Nävi sind als Hamartome anzusehen und gehören zu den häufigsten Tumoren der Bindehaut. Ein Drittel dieser Tumoren ist nicht oder nur wenig pigmentiert. Gelegentlich tritt die Pigmentierung erst im Laufe des Lebens, insbesondere in der Pubertät, auf. Die nicht selten makroskopisch „gelatinös" anmutende Oberfläche eines Nävus ist durch das häufige (etwa 50%) Vorhandensein von pseudozystischen Strukturen zu erklären. Diese Pseudozysten können unterschiedlichste Größen innerhalb des Tumorprozesses annehmen und stellen ein wichtiges diagnostisches Detail dar. Eine Vergrößerung melanozytärer Nävi kann durch mehrere unspezifische Veränderungen vorgetäuscht werden und bedeutet keineswegs immer eine maligne Entartung (Tabelle 5).

Malignes Melanom

Das primäre maligne Melanom der Konjunktiva kann entstehen aus einer erworbenen intraepithelialen Melanose, einem Nävus oder de novo. Im Gegensatz dazu handelt es sich bei den *sekundären* malignen Melanomen der Konjunktiva um einen von der Uvea durchbrechenden Tumor. Das maligne Melanom der Konjunktiva ist, verglichen mit den malignen uvealen Melanomen, selten. Nach Zimmerman (1964) entstehen 50% der primären malignen Melanome der Konjunktiva de novo und 50% aus Nävi oder der erworbenen Melanose, wobei das Verhältnis der Ableitung eines Melanoms aus dem Nävus oder der erworbenen Melanose rund 2 : 1 ist. Unseres Wissens ist noch nicht belegt, daß ein episklerales malignes Melanom aus einer kongenitalen okulären Melanozytosis hervorgegangen ist.

Hinsichtlich der Prognose des malignen Melanoms der Konjunktiva scheinen diese zu den weniger bösartigen Typen des Melanoms zu gehören. Obwohl auch bei den Bindehautmelanomen der Verlauf im Einzelfall unvorhersehbar ist, sind sie als weniger maligne anzusehen als die Melanome der Haut und Lider (Lewis und Zimmerman, 1958). Die Metastasierung von limbusnahen malignen Melanomen der Konjunktiva ist seltener als der der Konjunktiva palpebrae, der Karunkel und des Fornix (Zimmerman, 1964). Die Mortalitätsrate der Bindehautmelanome wird mit 20% angegeben, wenn sie aus einem Nävus entstehen – mit 40%, wenn sie aus einer erworbenen Melanose oder de novo entstehen (Yanoff und Fine, 1975).

Je nach klinischem Befund sind auch hier zunächst bulbuserhaltende chirurgische Maßnahmen, evtl. kombiniert mit einer Nachbestrahlung, anzustreben.

Die Differentialdiagnose epibulbärer pigmentierter Veränderungen ist umfangreich (Tabelle 7).

Hinweise zur Diagnostik und Therapie epibulbärer Tumoren

Die Schwierigkeiten in der Differentialdiagnose epibulbärer Tumoren bedingen einmal *zu oft* diagnostizierte Tumoren und zum anderen *zu spät* diagnostizierte Tumoren (siehe Tabelle 8).

1. Bei den epibulbären *„Lymphomen"* besteht die Gefahr einer zu häufigen malignen Interpretation und damit einer inadäquat eingreifenden oder sogar verstümmelnden Therapie.

2. Nicht jede *Größenzunahme eines pigmentierten Prozesses* rechtfertigt die Diagnose eines malignen Melanoms. Dies trifft sowohl für den melanozytären Nävus mit seinen o.g. Möglichkeiten einer nicht neoplasmabedingten Vergrößerung zu als auch für die benigne erworbene Melanose mit der für sie gerade charakteristischen wechselnden Ausbreitung.

3. Eine *Leukoplakie* ist ein rein deskriptiver Begriff und sagt nichts über die Dignität des Prozesses aus. Ihm zugrunde liegt eine oberflächliche Zellverhornung, hinter der sich häufig pseudokarzinomatöse oder präkanzeröse Läsionen verbergen.

4. Das *schnelle Wachstum* ist nicht immer ein Hinweis für Malignität, insbesondere

Tabelle 7. Differentialdiagnose epibulbärer pigmentierter Veränderungen

A. Melanozytäre Pigmentierungen
I. Episklerale kongenitale Melanose
1. Rein okulär: Okuläre Melanozytose
2. Okulo-dermale Melanozytose (sog. „Nävus von OTA")
3. Axenfeld-Nervenschlinge
II. Erworbene Melanosis der Konjunktiva
1. Bilaterale rassisch bedingte Melanose
2. Einseitig
a) Sekundäre Pigmentierung (Narbenpterygium, Fremdkörper)
b) Primäre erworbene Melanose (einseitig – diffus)
III. Pigmentierte Nävi der Konjunktiva
1. Maligne Melanome der Konjunktiva
a) Primär (entstanden aus: Nävi, erworbener Melanose oder de novo)
b) Sekundär – durchgebrochenes intraokulares Melanom
IV. Staphylom

B. Nicht-melanozytäre Pigmentierung
I. Ochronose
II. Argyrose
III. Adrenochrom etc.
IV. Senile hyaline Sklera-Plaques
V. Fremdkörper

Tabelle 8. Epibulbäre Tumoren

A. Diagnostik
1. Foto-Dokumentation
2. Gonioskopie
3. Probe-Exzision: Histologie
B. Therapie
1. Lokale Exzision unter Erhaltung des Auges (sog. exzisionale Biopsie)
2. Exenteratio orbitae bei Invasion über den Fornix hinaus, evtl. mit Lymphknoten-Exstirpation. (Enukleation allein in der Regel nicht sinnvoll)
3. Strahlentherapie: Als Therapie der Wahl oder als Nachbestrahlung
a) β-Strahlen
Str-Kontakt ≈ 5 mm Eindringtiefe
schnelle Elektronen ∼ 1 cm Eindringtiefe bei 3 MEV
b) Röntgenstrahlen

nicht beim Keratoakanthom oder der pseudoepitheliomatösen Hyperplasie der Bindehaut.

5. Auch ein sog. *Rezidiv-Tumor* darf nicht als Hinweis für Malignität gedeutet werden, insbesondere bei sessilen oder gestielten Papillomen und bei exzessiven Granulationsgeweben.

6. Eine *verspätete Diagnose* geschieht oft beim häufigsten metastasierenden Lidtumor, dem Talgdrüsenkarzinom, insbesondere dann, wenn es sich um ein pagetoides Wachstum handelt, was eine chronische therapieresistente Blepharokonjunktivitis vortäuschen kann.

Diagnostische Hilfen sind die *Photodokumentation*; die *Gonioskopie* bei limbusnahen Prozessen zum Ausschluß einer intraokularen Beteiligung, insbesondere bei Dermoiden und, in jedem Zweifelsfalle, wie eingangs schon erwähnt, eine *Probeexzision,* die in der Regel eine exakte histologische Einordnung ermöglicht.

Hinweise zur Therapie

In der überwiegenden Mehrzahl der Fälle ist eine lokale Exzision unter Erhaltung des Auges, eine sog. *exzisionale Biopsie* eines epibulbären Prozesses, möglich. Nach der histologischen Diagnose kann über die Notwendigkeit der Nachbestrahlung entschieden werden. Eine Exenteratio orbitae ist insbesondere bei primär invasiven Prozessen über den Fornix hinaus gerechtfertigt, evtl. mit der Exstirpation der regionalen Lymphknoten (z.B. diffuses malignes Melanom, Talgdrüsenkarzinom – insbesondere mit pagetoidem Wachstum –, mukoepidermoides Karzinom).

Eine Strahlentherapie empfiehlt sich als Behandlung der Wahl bei epibulbären „Lymphomen" oder als Nachbestrahlung nach der lokalen Exzision von invasiv wachsenden epibulbären Tumoren. Dafür kommen neben den Röntgenstrahlen die Beta-Strahlen (Str-Kontakt mit einer Eindringtiefe von rund 5 mm und schnelle Elektronen mit einer Eindringtiefe von ca. 1 cm bei 3 MEV) in Frage.

Zusammenfassung

Bei Zweifel an der klinischen Diagnose gibt es keinen Grund, mit einer partiellen oder totalen Probeexzision zu zögern. Eine histologische Diagnose ist unerläßlich, bevor eine Strahlentherapie eingeleitet wird. Eine Probeexzision ist ferner indiziert bei jeder Leu-koplakie zur Differenzierung benigner und präkanzeröser Tumoren von Plattenepithelkarzinomen und mukoepidermoiden Karzinomen sowie bei jeder progressiven Pigmentierung zum Ausschluß eines malignen Melanoms.

Vorsicht ist besonders bei epibulbären Lymphomen geboten. Hier besteht die Gefahr einer „Überdiagnose". Auch die histologische Diagnose hat ihre Grenzen: Wir müssen uns als Kliniker gelegentlich eine gesunde Skepsis gegenüber der Diagnose der Pathologen bewahren.

Die Strahlentherapie ist die Behandlungsmethode der Wahl bei den „Lymphomen", und zwar in einer niedrigen Dosierung, insbesondere bei einer reaktiven lymphoiden Hyperplasie.

Greift ein maligner epibulbärer Prozeß über den Fornix hinaus auf Lider und Orbita über, muß die Exenteratio orbitae, unter Umständen mit Exstirpation der regionalen (präaurikulären bzw. submandibulären) Lymphknoten, erwogen werden. Eine Enukleation ist gewöhnlich in der Therapie maligner epibulbärer Tumoren *nicht* sinnvoll. Beschränkt sich der epibulbäre tumoröse Prozeß auf die Oberfläche des vorderen Augensegments, läßt sich der Bulbus in der Regel erhalten.

Wird histologisch die Diagnose eines epibulbären Karzinoms oder malignen Melanoms gestellt, empfiehlt sich eine Nachbestrahlung mit Beta-Strahlen, Str oder schnellen Elektronen.

Summary. If there is any doubt in the clinical diagnosis of an epibulbar tumor there is no reason to hesitate to make a partial or total excision. A histological diagnosis is necessary in every case, if a radiation therapy is planned. An excision is also indicated in every case of leukoplakia to differentiate the benigne, pracancereous tumors, squamous cell carcinoma, mucoepidermoid carcinoma and in order to differentiate progressive pigmentation of the conjunctiva to exclude a malignant melanoma.

In cases of epibulbar „lymphomas" there is the danger of overdiagnosis. In such cases sometimes a histological classification is not exactly possible and sometimes a healthy scepticism is worthwhile towards the diagnosis of the pathologist.

Radiation therapy is the therapy of choice in cases of epibulbar lymphomas – low dosage of about 300–600 r is sufficient, especially in cases of reactive lymphoid hyperplasia.

In cases in which the malignant epibulbar lesion infiltrates the fornix of the conjunctiva, the lids and the orbit, the exenteration of the orbit and perhaps an extirpation of the preauricular or submandibular lymphnodes is necessary. In cases of malignant epibulbar tumors an enucleation is in general not the adequate therapy. If epibulbar tumor is limited to the surface of the anterior segment of the eye, it is in most cases possible to preserve the bulbus.

If the diagnosis of an epibulbar carcinoma or malignant melanoma is ascertained by the histological examination, radiation therapy e.g. with β-rays or fast electrons is advisable.

Literatur

Biggs, S.L., Font, R.L.: Oncocytic lesions of the caruncle and other ocular adnexa. Arch. Ophth. **95**, 474–478 (1977). − Boniuk, M. Zimmerman. L.E.: Sebaceous carcinoma of the eyelid, eyebrow, caruncle and orbit. In: Ocular and adnexal tumors. Ferry, A.P. (ed.). Intern. Ophthalmol. Clinics **12**, 225–257 (1972). − Donders, P.C.: Malignant melanoma of the choroid. Trans. Ophthalmol. Soc. U.K. **43**, 745–751 (1973). − Lewis, P.M., Zimmerman, L.E.: Delayed recurrences of malignant melanomas of the bulbar conjunctiva. Am. J. Ophthalmol. **45**, 536–543 (1958). − Rao, N.A., Font, R.L.: Mucoepidermoid carcinoma of the conjunctiva. Cancer **38**, 1699–1709 (1976). − Völcker, H.E., Naumann, G.O.H.: Conjunctiva. In: Doerr-Seifert-Uehlinger: Spezielle pathologische Anatomie. Bd. 12: „Auge". Naumann, G.O.H. et al. Berlin, Heidelberg, New York: Springer (im Druck). − Warnatz, H.: Tumorimmunologie, Stuttgart: Thieme 1975. − Yanoff, M., Fine, B.S.: Ocular pathology. A text and atlas. Hagerstown: Harper and Row 1975. − Zimmerman, L.E.: Lymphoid tumors. In: Ocular and adnexal tumors − new and controversial aspects. Boniuk, M. (ed.), p. 429–446. St. Louis: Mosby 1964. − Zimmerman, L.E.: Criteria for management of melanosis. Arch. Ophthalmol. **6**, 307 (1966). − Zimmerman, L.E.: Discussions of pigmented tumors of the conjunctva. In: Ocular and adnexal tumors − new and controversial aspects, Boniuk, M. (ed.), p. 24ff. St. Louis: Mosby 1964. − Zimmerman, L.E.: The cancerous, precancerous and pseudocancerous lesions of the cornea and conjunctiva. Proc. Second International Corneo-Plastic-Conference, London, 1967, p. 547. New York, Oxford: Pergamon Press 1969

Ber. Dtsch. Ophthalmol. Ges. 76, 137–142 (1979)
Ionisierende Strahlen in der Ophthalmologie
Redigiert von W. Jaeger, Heidelberg
© J. F. Bergmann Verlag 1979

Die Behandlung maligner Melanome der Aderhaut durch Lichtkoagulation

M. Vogel (Univ. Augenklinik Göttingen) und G. Meyer-Schwickerath (Univ.-Augenklinik der Gesamthochschule Essen)

Die Überlebensrate nach Enukleationen von Augen mit einem malignen Melanom liegt zwischen 40 und 60% nach 10 Jahren. Dieser Prozentsatz ist enttäuschend, wenn man bedenkt, daß recht häufig Augen mit einer brauchbaren Sehschärfe und einem noch guten Gesichtsfeld entfernt werden mußten. Das gelegentliche Auftreten eines malignen Melanoms in einem einzigen Auge hat zu dem Wunsch nach einer therapeutischen Methode geführt, die es erlaubt, den Tumor zu zerstören, aber das Auge zu erhalten. Eine dieser Methoden ist die Lichtkoagulation.

Meyer-Schwickerath setzte sie zum Zwecke der Zerstörung eines malignen Aderhautmelanoms 1952 zum ersten Mal ein und berichtete verschiedentlich über die Entwicklung dieser Form der Behandlung (1957, 1959, 1960, 1974). Da alle das Auge erhaltende Behandlungsmethoden nur bei kleinen malignen Melanomen erfolgreich sein werden, haben sich mehrere Studien mit der Prognose und dem natürlichen Verlauf kleiner maligner Melanome beschäftigt (Davidorf u. Mitarb., 1975; McLean u. Mitarb., 1977; Shammas u. Mitarb., 1977; Gass 1977). Die Tendenz dieser Untersuchungen ist die, daß Spindel A- und vielleicht sogar Spindel B-Melanome nicht maligne seien. Zusätzlich scheinen kleine Tumoren eine so günstige Prognose zu zeigen, daß es unnötig erscheint, überhaupt irgendeine Behandlung anzuwenden. Diesen letzteren Schluß der genannten Untersuchungen können wir nicht teilen. Wenn wir einen pigmentierten Tumor der Aderhaut bei einem älteren Patienten finden, der eindeutiges Größenwachstum zeigt und zusätzliche diagnostische Methoden unsere Diagnose eines malignen Melanoms bestätigen, werden wir diesen Tumor behandeln, wenn er für die Lichtkoagulation geeignet ist. Es gibt genügend Beweise, daß epitheloidzellige oder gemischtzellige Tumoren sich aus spindelzelligen Tumoren entwickeln. Davidorf (1975) zeigte, daß sich unter kleinen malignen Melanomen ein überraschend hoher Prozentsatz (20,9%) von malignen Zelltypen befand. Deshalb scheint es uns vernünftig zu sein, kleine maligne Melanome mit Lichtkoagulation zu zerstören, bevor sie für eine Lichtkoagulation zu groß geworden sind und eine Enukleation erforderlich machen.

Es ist in Frage gestellt worden, ob ein malignes Melanom mit Lichtkoagulation zerstört werden könne. Wir glauben, daß dies hinreichend durch die histologischen Untersuchungen von Lund (1966, 1967, 1968) und Vogel (1972) bewiesen worden ist. In einigen Fällen mußte eine Enukleation durchgeführt werden, weil die Lichtkoagulationsbehandlung wegen Komplikationen wie intraokulare Blutung oder Netzhautablösung abgebrochen werden mußte. Einige dieser Augen zeigten histologisch eine komplette Nekrose des intraokularen Tumors nach der zweiten einkreisenden Lichtkoagulationsbehandlung. Im übrigen überblicken wir jetzt ein Patientengut von 65 Fällen, bei denen der Tumor zerstört wurde.

Damit tritt die Lichtkoagulation in diesen Fällen in Konkurrenz zur Enukleation, und es erscheint notwendig, sich erneut mit der Enukleation und ihren Erfolgen auseinanderzusetzen.

Für die Enukleation spricht, daß die Enukleation die radikalste Behandlungsmethode darstellt, daß ein Auge nicht lebensnotwendig ist, und daß man in den meisten Fällen auch mit einem Auge gut existieren kann. Stellen wir aber die 10-Jahres-Statistiken nach Enukleationsbehandlung maligner Melanome aus der Literatur zusammen (v. Hippel, 1936; Paul, 1962; Jensen, 1963; Marquardt, 1967; Benthien, 1968; Hoffmann, 1969), so sehen wir, daß bei 535 enukleierten malignen Melanomen die Mortalitätsrate nach 10 Jahren insgesamt 68% beträgt. Thiel (1961) fand sogar nach 4 Jahren eine Mortalitätsrate von 50%! Das bedeutet, daß die Metastasierung bei 2/3 dieser Patienten bereits vor oder bei der Enukleation eingetreten ist.

Letzteres wird von Zimmerman (1977) z.Z. sehr ernsthaft diskutiert, weil metastatische Erkrankungen fast ausschließlich nach Enukleationen, aber sehr selten vor der Enukleation, beobachtet wurden. Damit erhebt sich die Frage, ob es dann sinnvoll ist, das Auge als Ganzes zu entfernen, insbesondere, wenn es noch ein brauchbares Sehvermögen hat.

Diagnose

Die Diagnose eines malignen Melanoms muß vor der Behandlung gesichert sein. Dies wird durch Anwendung der Fluoreszenzangiographie, indirekten und direkten Ophthalmoskopie, Kontaktlinsenuntersuchung, Infrarotfotografie, Ultraschall, Durchleuchtung und den ^{32}P-Test ermöglicht. Alle diese Methoden können bei der Stellung der richtigen Diagnose bei kleinen pigmentierten Tumoren versagen. Doch ist der dokumentierte Nachweis der Größenzunahme des Tumors nach unserer Erfahrung ein sicherer Hinweis auf das Vorliegen eines malignen Melanoms. Bisher gibt es kein eindeutiges histologisches Präparat eines Naevus, der klinisch eine Größenzunahme erkennen ließ. Auch die kleinsten Größenveränderungen können im Fluoreszenzangiogramm nachgewiesen werden, wogegen die Farbfotografie infolge unterschiedlicher Ausleuchtung oder unterschiedlicher Emulsionen und Entwickler eine Vergrößerung, ja eine Verkleinerung des Tumors vortäuschen kann. Bei Anwendung der genannten diagnostischen Methoden liegt unsere Fehlerquote bei der Diagnose von malignen Melanomen bei 1,7%.

Voraussetzung für die Behandlung

Bevor eine Lichtkoagulationsbehandlung in Erwägung gezogen wird, müssen 10 Voraussetzungen erfüllt sein. Diese wurden im Amer. J. Ophthal. 1972 (Vogel) und bei der 131. Versammlung der Nordrhein-Westfälischen Augenärzte am 23. 5. 1976 ausführlich dargestellt.

Funktionen der lichtkoagulierten Melanom-Augen

Die Sehschärfe nach Lichtkoagulationsbehandlung hängt davon ab, wie weit die Makula bei der Lichtkoagulationsbehandlung geschont werden kann oder nicht. Manchmal ist es notwendig, sehr nahe an die Makula heranzukoagulieren, oder sogar die Makula vollständig zu opfern, um einen genügend breiten Lichtkoagulationswall um den Tumor herum zu applizieren. In einigen Fällen bildeten sich zarte Traktionsfalten von der Tumornarbe durch die Makula. Dies hat eine deutliche Herabsetzung der Sehschärfe auf 0,05 oder Handbewegungen zur Folge. Im Hinblick auf die Erhaltung der Sehschärfe ist die günstigste Lokalisation des Tumors die nasale mittlere Peripherie. Bei 3 Patienten mit einem Tumor in dieser Lokalisation konnte die volle Sehschärfe erhalten werden.

Wieweit das Gesichtsfeld erhalten werden kann, hängt ebenfalls von der Lokalisation des Tumors ab. Da die meisten Tumoren sich in der temporalen Hälfte des Auges entwickeln, fällt das Skotom oft mit dem Gesichtsfeldausfall durch die Nase zusammen und stört nicht. Dies wird von den Patienten als sehr günstig empfunden. Selbst bei Verlust des zentralen Visus ermöglicht das häufig intakte temporale Gesichtsfeld Mobilität zu Fuß und im Auto.

Ergebnisse

Wir haben unser Material von 135 lichtkoagulierten malignen Melanomen der Aderhaut in drei Gruppen eingeteilt, damit wir ein vergleichbares, relativ homogenes Material in Beziehung auf die Größe der Tumoren und die Beobachtungszeit haben.

Gruppe A (Tabelle 1 und 2)

Die durchschnittliche Beobachtungszeit in dieser Gruppe beträgt 13 Jahre. Die Hälfte der Tumoren wurde zerstört, die andere Hälfte wurde trotz Lichtkoagulationsbehandlung enukleiert. In 8 Fällen war uns die histologische Untersuchung nicht zugänglich, so daß diese 8 unbekannten Fälle, entsprechend dem Prozentsatz der bekannten Fälle, hinzugefügt wurden. Diese 8 Fälle sind eingeklammert. Die 14 Fälle, bei denen wir keine ausreichenden Daten über die Beobachtungszeit

Tabelle 1. Gruppe A (1952–1962)

Behandelte Tumoren	65	
Zerstört durch Lichtkoagulation	25	
Enukleiert	26	
Histologisch vital	16 (+7)	
Histologisch zerstört	2 (+1)	
Keine Histologie	8	
Keine Beobachtungsdaten	14	
100% (51 Fälle)	28 (25+3) = 55% zerstört	
	23 = 45% nicht zerstört	

Tabelle 2. Gruppe A (1952–1962)

Überlebensrate
Beobachtungszeit: Durchschnitt 13 Jahre
max. 18; min. 8 Jahre

Es leben	31 (+ 8) 60%
Verstorben	20 (+ 6) 40%
vermutlich Metastasen	13 (+ 4)
Herzversagen	5 (+ 1)
Leukämie	2 (+ 1)
Keine ausreichenden Beobachtungsdaten 14	

Tabelle 3. Gruppe B (1962–1969)

Behandelte Tumoren	38	
Durch Lichtkoagulation zerstört	19	
Enukleiert	16	
Histologisch vital	11	
Histologisch zerstört	3	
Keine Histologie	2	
Keine Beobachtungsdaten bis Abschluß der Behandlung	3	
100% (35 Fälle)	22 (19+3)=62,8% zerstört	
	13 =37,2% nicht zerstört	

Tabelle 4. Gruppe B (1962–1969)

Überlebensrate
Beobachtungszeit: durchschnittlich 10 Jahre
max. 14; min. 7 Jahre

Lebend	24 (+ 6)	79%
Verstorben	6 (+ 2)	21%
vermutete Metastasen	3	
Diabetes mellitus	1	
Lungenembolie	1	
Koronarinsuffizienz	1	
Keine ausreichenden Beobachtungsdaten 8		

haben, wurden denen mit bekannten Daten nicht hinzugefügt, weil sie den Prozentsatz der zerstörten und nicht zerstörten Tumoren nicht geändert hätten.

Die Überlebensrate in dieser Gruppe ist 60% (Tabelle 2). In dieser Tabelle mußten die 14 mit unbekannten Daten hinzugefügt werden, weil hier der Unterschied zwischen Lebenden und Verstorbenen offensichtlich ist.

Bedenkt man, daß die durchschnittliche Beobachtungszeit 13 Jahre war und daß in dieser Zeit zwischen 1952–1962 die Lichtkoagulation erstmals angewandt wurde und Tumoren behandelt wurden, die sehr groß waren, dann erkennen wir, daß die Ergebnisse ähnlich denen sind, wie wir sie nach der Enukleation finden. Nur 11 der Tumoren in Gruppe A hatten die Größe und Lokalisation, die wir heute für die Lichtkoagulationsbehandlung als geeignet betrachten. Unter den Fällen mit großen Tumoren fanden sich 7 einäugige oder praktisch einäugige Patienten!

Gruppe B (Tabelle 3 und 4)

In dieser Gruppe sind die Ergebnisse besser, wenn wir sie mit denjenigen der Gruppe A vergleichen (Tabelle 3). Die drei Fälle mit ungenügenden Daten der Beobachtungszeit wurden denen mit bekannten Daten nicht hinzugefügt, weil es zu wenig sind, um das Gesamtresultat zu beeinflussen. Die Überlebensrate in dieser Gruppe, bei einer durchschnittlichen Beobachtungszeit von 10 Jahren, ist 79% (Tabelle 4). Da hier eine große Differenz zwischen den Lebenden und Verstorbenen besteht, müssen die 8, über die wir keine Daten in der Beobachtungszeit haben, hinzugefügt werden, weil sie das Ergebnis beeinflussen. Es besteht eine Diskrepanz zwischen jenen, die keine ausreichenden Daten haben zwischen Tabelle 3 und 4. Der Grund dafür ist, daß wir in einigen Fällen von den Augenärzten die Antwort erhielten, daß sie bei den letzten Untersuchungen die Fundusnarbe unverändert über 4 Jahre beobachtet hatten, aber daß sie uns nicht darüber informieren konnten, ob der Patient nach dem letzten Bericht verstorben sei oder nicht. Nach den Erfahrungen mit den Tumoren der Gruppe A wurden für die Gruppe B kleinere Tumoren in günstigerer Lokalisation für die Lichtkoagulationsbehandlung ausgewählt.

Gruppe C (Tabelle 5 und 6)

Diese Gruppe hat die kürzeste Beobachtungszeit und enthält nur solche Tumoren,

Tabelle 5. Gruppe C (1969–April 1974)

Behandelte Tumoren	32
Zerstört durch Lichtkoagulation	21
Enukleiert	11
Histologisch vital	9
Histologisch zerstört	2

100% (32 Fälle) $\quad \dfrac{23\ (21+2) = 72\%\ \text{zerstört}}{9 \qquad\quad = 28\%\ \text{nicht zerstört}}$

Tabelle 6. Gruppe C (1969–April 1974)

Überlebensrate
Beobachtungszeit: durchschnittlich 5 Jahre
max. 7; min. 2 Jahre

Lebend	25 (89%)
Verstorben	3 (11%)
Metastasierung	1
Bronchuskarzinom	1
Kreislaufversagen	1
Keine ausreichenden Beobachtungsdaten 4	

die unsere 10 Voraussetzungen für die Lichtkoagulationsbehandlung erfüllen. Die Tumoren hatten eine Größe von nicht mehr als 7 × 7 mm in der Breite und 3 mm in der Höhe. In dieser Gruppe sind die 4, deren Daten während der Beobachtungszeit nicht ausreichten, eine zu kleine Zahl, um das Gesamtergebnis zu beeinflussen. In dem einen Fall mit metastatischer Erkrankung (Tabelle 6) wurde diese Diagnose durch eine Sektion gesichert. Dies war der einzige Fall von unseren 135 Patienten, wo wir im Glaskörper eine Ausstreuung vitaler Tumorzellen fanden. Die Beobachtungszeit in dieser Gruppe ist kurz und die Tumorgröße ist prognostisch günstig.

Komplikationen

Trotz der Lichtkoagulationsbehandlung mußten Augen wegen Komplikationen während der Behandlung enukleiert werden. Jedes dieser Augen zeigte eindeutiges Gewebe eines malignen Melanoms. Eine der häufigsten Komplikationen ist eine Blutung aus dem Tumor bei verfrühtem Aufbruch des Tumorgewebes während der Lichtkoagulation. Dies kann dadurch verhindert werden, daß man den Tumor mit ausreichenden Lichtkoagulationseffekten umstellt, so daß die Blutversorgung reduziert oder vollständig

unterbunden wird. Eine langanhaltende exsudative Netzhautablösung kann die weitere umkreisende Lichtkoagulation verhindern. Werden die Aufbrüche des Tumorgewebes mit Lichtkoagulation zu heftig durchgeführt, so kann ein Schirm von Pigment den Tumor überlagern und damit eine weitere Beobachtung und Behandlung verhindern. Wenn die großen Äste der zentralen Retinagefäße durch die Lichtkoagulation verschlossen werden, so kann sich eine Gefäßproliferation am Rand der Lichtkoagulationsnarbe entwikkeln, aus der es zu Glaskörperblutungen kommen kann. In 3 Fällen sahen wir eine Gefäßneubildung aus der Aderhaut. Wenn die Pupille nicht maximal erweitert ist, kann es zu Verbrennungen der Iris mit Ausbildung hinterer Synechien kommen.

Unter unseren 135 Patienten fanden wir viermal ein Rezidiv. In 3 Fällen trat dies innerhalb von 4 Jahren nach der Beendigung der Lichtkoagulationsbehandlung auf und wurde mit Lichtkoagulation zerstört. In einem Fall entzog sich der Patient der weiteren Beobachtung und kam erst 7 Jahre später mit einem eingetrübten Glaskörper zur Untersuchung. Das Auge wurde enukleiert und histologisch untersucht, wobei sich eine ausgedehnte Blutung aus einer Gefäßproliferation und ein vitales, kleines malignes Melanom am Rande der früheren Lichtkoagulationsnarbe zeigte. Jetzt nach 6 Jahren erfreut sich der Patient bester Gesundheit. Alle Rezidive entwickelten sich am Rande der Lichtkoagulationsnarbe, was ein Hinweis darauf ist, daß die umkreisende Lichtkoagulation nicht breit genug gewählt war.

Über Rezidive 7 und 8 Jahre nach Lichtkoagulationsbehandlung hat François (1961, 1963, 1971) berichtet. Diese Tumoren waren unmittelbar am Papillenrand gelegen und daher nach unserer Meinung nicht für eine Lichtkoagulationsbehandlung geeignet. In dieser Lokalisation ist eine komplette, zirkuläre Einkreisung des Tumors nicht möglich und große retinale Gefäße werden durch die Lichtkoagulation obliteriert. Da im Bereich des hinteren Pols und um die Papille herum zahlreiche kurze Ziliararterien in die Aderhaut eintreten, ist hier eine Unterbindung der Blutzufuhr durch Lichtkoagulation nicht möglich.

Eins der wesentlichen Argumente gegen die Lichtkoagulation ist die Möglichkeit des extraokularen Wachstums, das ophthalmoskopisch nicht vorausgesagt werden kann. Unter den 135 Tumoren sahen wir diese Komplikation dreimal. In 2 Fällen waren es Patienten mit einem einzigen Auge und einem großen Tumor, von denen einer zuvor mit einem Kobaltapplikator behandelt worden war. Beide Patienten starben an metastatischer Erkrankung. Der dritte Patient hatte einen kleinen, für die Lichtkoagulation geeigneten Tumor und wurde 1967 behandelt. Wegen dennoch weiterem Wachstum wurde das Auge enukleiert, bei welcher Gelegenheit wir die Infiltration einer Vortexvene beobachten konnten. Der Patient starb 1 Jahr später an einem apoplektischen Insult; doch zeigte die Sektion kleine metastatische Tumoren der Leber.

Diese geringe Anzahl von Tumoren mit extraokularem Wachstum ist überraschend, auch wenn wir bedenken, daß wir vornehmlich kleine Tumoren in den letzten Jahren behandelt haben. Wenn wir den ^{32}P-Test durchführen, untersuchen wir die über dem Tumor gelegene Sklera nach episkleralen Infiltrationen. Einen Teil des intraskleralen Anteils von Tumoren können wir wahrscheinlich durch die Lichtkoagulation zerstören, wenn wir in der späteren Phase der Lichtkoagulation das Zentrum des Tumors koagulieren.

Diskussion

Man kann in Frage stellen, ob es erlaubt ist, unsere Ergebnisse mit denen der Mortalitätsraten nach Enukleation zu vergleichen (Vogel u. Mitarb., 1977). Enukleationsstatistiken umfassen ein viel größeres Patientengut. Die wahre Mortalitätsrate durch metastatische Erkrankung bei intraokularem malignen Melanom ist unbekannt, weil eine Biopsie oder eine Sektion nur in einer geringen Zahl von Fällen durchgeführt wurde. Wie einer unserer Fälle mit extraokularem Wachstum zeigt, kann ein Patient an einer unabhängigen Erkrankung sterben und dennoch Metastasen haben. In jenen Fällen, in denen wir die Todesursache wußten, haben wir sie in unsere Tabellen eingetragen. In den anderen Fällen wurde eine metastatische Erkrankung vermutet, aber nicht eindeutig nachgewiesen. So kann die grundsätzliche Frage, führt die Lichtkoagulationsbehandlung zu mehr oder weniger Metastasen als die Enukleation, nicht sicher beantwortet werden. Da keine

andere Vergleichsmöglichkeit besteht, mögen die Ergebnisse dennoch verglichen werden:

In Gruppe A mit einer durchschnittlichen Beobachtungszeit von 13 Jahren und Tumoren bis zu 7 mm Prominenz, entspricht die Mortalitätsrate von 40% nach Lichtkoagulation der der Enukleation. In dem Maß wie die für die Lichtkoagulationsbehandlung ausgewählten Tumoren kleiner werden und unsere Erfahrung zunahm, sank die Mortalitätsrate und die Zahl der zerstörten Tumoren nahm zu. Hierbei müssen wir aber bedenken, daß eben die Prognose kleiner Tumoren eine günstigere ist. Wir haben nie beansprucht, daß die Überlebensrate nach Lichtkoagulation höher als die nach Enukleation sei, aber wir sehen keinen überzeugenden Beweis, daß sie geringer ist. Immunologische Studien von Federman u. Mitarb. (1977) lassen vermuten, daß der Antikörper-Titer nach Lichtkoagulation eines malignen Melanoms sich erhöht und für 4 bis 5 Wochen erhöht bleibt. Nach Enukleation fällt er rapide. Vielleicht wird durch die Zerstörung der Tumorzellen durch die Lichtkoagulation eine Erhöhung des Antikörpers ausgelöst, die die metastasierten Zellen blockiert. Dies ist jedoch noch reine Spekulation.

Von allen bulbuserhaltenden Therapieformen ist die Lichtkoagulation die am wenigsten traumatische. Es ist keinerlei chirurgischer Eingriff notwendig, und der Tumor kann unter direkter Beobachtung zerstört werden. Komplikationen können auftreten, aber mit zunehmender Erfahrung werden sie geringer. Selbst wenn der Tumor klein ist und aus prognostisch günstigen Zelltypen besteht, so hat er doch ein malignes Potential solange er wächst. Deshalb sollte er unter Erhaltung des Auges zerstört werden, solange dies möglich ist.

Die Lichtkoagulationsbehandlung eines malignen Melanoms ist kein Routineverfahren und sollte nur nach sorgfältiger Information des Patienten von einem mit der Lichtkoagulation sehr vertrauten Arzt durchgeführt werden.

Literatur

Benthien, H.: Klinischer Verlauf, Prognose und Therapie des malignen Melanoms der Uvea. Klin. Monatsbl. Augenheilkd. **153**, 4 (1968). – Davidorf, F.H., Lang, J.R.: The natural history of malignant melanoma of the choroid: small vs. large tumors. Trans. Am. Acad. Ophthalmol. Otolaryngol. **79**, 310–320 (1975). – Federman, J.L., Sarin, L.K., Shields, J.A., Hahn, L.: Circulating melanoma antibodies in patients treated with xenon or photocoagulation. In: Current diagnosis and management of chorioretinal diseases. F.A. L'Esperance (ed.) St. Louis: C.V. Mosby 1977. – François, J., Hanssens, M.: Recidive d'un melanome malin de la choroide après photocoagulation. Examen histopathologique. Bull. Soc. Belge Ophthalmol. **128**, 292–300 (1961). – François, J.: Malignant melanomata of the choroid. Br. J. Ophthalmol. **47**, 736–743 (1963). – François, J.: Recurrence of malignant melanoma of the choroid seven and eight years after lightcoagulation. Ophthalmologica **162**, 188–192 (1971). – Gass, J.D.M.: Problems in the differential diagnosis of choroidal nevi und malignant melanomas. Trans. Am. Acad. Ophthalmol. Otolaryngol. **83**, 19–48 (1977). – Hippel, E.V.: Fortsetzung meiner Sarkomstatistik II. Graefe's Arch. Ophth. **135**, 76 (1936). – Hofmann, H.: Zur Therapie der Melanome. Klin. Monatsbl. Augenheilkd. **154**, 552 (1969). – Jensen, O.A.: Malignant melanomas of the uvea in Denmark, 1943–52. Acta Ophthalmol. Suppl. **75**, 1 (1963). – Lund, O.E.: Changes in choroidal tumors after light-coagulation (and diathermy-coagulation). A histopathological investigation of 43 cases. Arch. Ophthalmol. **75**, 458–466 (1966). – Lund O.E.: Konsequenzen aus histologischen Untersuchungen an lichtkoagulierten Melanoblastomen. Mod. Probl. Ophthal. **5**, 352–357 (1967). – Lund, O.E.: Lichtkoagulation von malignen Melanoblastomen der Chorioidea. Klinische und histopathologische Untersuchungen. Mod. Probl. Ophthalmol. **7**, 45–55 (1968). – Marquardt, R.: Untersuchungen zur Prognose der malignen Melanome der Gefäßhaut des Auges.

Klin. Monatsbl. Augenheilkd. **150**, 51 (1967). – McLean, I.W., Foster, W.D., Zimmerman, L.E.: Prognostic Factors in Small Malignant Melanomas of Choroid and Ciliary Body. Arch. Ophthalmol. **25**, 48–58 (1977). – Meyer-Schwickerath, G.: New indications for coagulation by light. Trans. Ophthalmol. Soc. U.K. **77**, 421–440 (1957). – Meyer Schwickerath, G.: Judications und limitations of lightcoagulation. Trans. Am. Acad. Ophthalmol. Otolaryngol. **63**, 725–738 (1959). – Meyer-Schwickerath, G.: Die Möglichkeiten zur Behandlung intraokularer Tumoren unter Erhaltung des Sehvermögens. Ber. Dtsch. Ophthal. Ges. **63**, 178–189 (1960). – Meyer-Schwickerath, G., Vogel, M.: Malignant melanoma of the choroid treated with photocoagulation. Mod. Probl. Ophthalmol. **12**, 544–549 (1974). – Paul, E.V., Parnell, B.L., Fraker, M.: Prognosis of malignant melanomas of the choroid and ciliary body. Int. Ophthalmol. Clin. **2**, 387 (1962). – Shammas, H.F., Blodi, F.C.: Prognostic factors in choroidal and ciliary body melanomas. Arch. Ophthalmol. **25**, 63–69 (1977). – Thiel, R., Otto, J., Toppel, L.: Statistische Untersuchungen über das intraokulare Melanoblastom und Retinoblastom. Klin. Monatsbl. Augenheilkd. **138**, 682 (1961). – Vogel, M.H.: Treatment of malignant melanomas with photokoagulation. Am. J. Ophthalmol. **74**, 1–11 (1972). – Vogel, M.H.: Histopathologic observations of photocoagulated malignant melanomas of the choroid. Am. J. Ophthalmol. **74**, 466–474 (1972). – Vogel, M.H. and Schmitz-Valkenberg, P.: Current diagnosis and management of chorioretinal diseases. F.A. L'Esperance (ed.) S. 544–548. St. Louis: C.V. Mosby 1977. – Zimmerman, L.E., McLean, I.W., Forster, W.D.: Does enucleation of the eye containing a malignant melanoma prevent or accelerate the dissemination of tumour cells? Br. J. Ophthalmol. **62**, 420–425 (1977)

Ber. Dtsch. Ophthalmol. Ges. **76**, 143–149 (1979)
Ionisierende Strahlen in der Ophthalmologie
Redigiert von W. Jaeger, Heidelberg
© J. F. Bergmann Verlag 1979

Die Therapie des Retinoblastoms

W. Höpping, G. Schmitt, W. Havers und G. Meyer-Schwickerath (Essen)

Seit 20 Jahren widmen wir uns an der Essener Klinik der Therapie des Retinoblastoms, wobei wir uns besonders um die Erhaltung von Auge und Sehkraft bemühen. Vor 10 Jahren konnten wir vor dieser Gesellschaft (Halama, Höpping) über unsere ersten langjährigen Ergebnisse berichten. Wir haben gern der Anregung des Vorstandes der DOG entsprochen, über den aktuellen Standort der Therapie des Retinoblastoms hier erneut zu berichten.

Gegenwärtige Technik
bei der perkutanen Strahlentherapie

Seit Juni 1973 bestrahlen wir mit einem 5,7 MeV-Linear-Beschleuniger. Der wesentliche Vorzug dieser neuen Methode ist eine günstigere Tiefendosisverteilung, wie aus Abb. 1 ersichtlich. Bei der mit 200–300 kV Röntgenstrahlen durchgeführten Reese-Technik wird

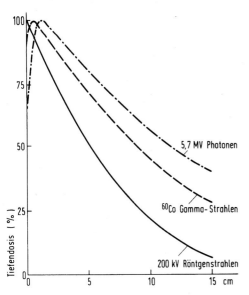

Abb. 1. Relative Tiefendosis in Wasser, Feldgröße 2 × 2 cm, Focus-Oberflächen-Abstand 70 cm

die Haut mit 100% der Dosis belastet, während in 5 cm Tiefe bereits ein Dosisabfall auf etwa 50% zu verzeichnen ist. Die erhöhte Strahlenabsorption im Knochen vergrößert das Risiko von Wachstumsstörungen im Bereich der Strahleneintrittspforten (Abb. 1). Diese Nachteile bestehen bei der Bestrahlung mit hochenergetischen Photonen nicht. Durch den sogenannten Aufbaueffekt wird bei Bestrahlung mit dem 5,7 MeV Beschleuniger das Dosismaximum in etwa 1,2 cm Tiefe verlagert, während die 50% Isodose in etwa 11,5 cm Tiefe verläuft. Entsprechend der von Bagshaw und Kaplan 1966 angegebenen Technik verwenden wir nach Enukleation eines Auges zur Bestrahlung des verbliebenen Auges ein horizontales laterales Feld von 3 × 3 bis 4 × 4 cm Größe bei einem Fokus-Haut-Abstand von 70 cm. Der vordere Rand des Lichtfeldes grenzt an den äußeren Lidwinkel und entspricht der 50% Isodose. Da der Halbschatten nur 2 mm beträgt, wird die Linse bei dieser Einstellungstechnik nur mit etwa 5% der Dosis des Zentralstrahles belastet, so daß kein Risiko für eine fortschreitende Kataraktbildung besteht. Die Lage des Bestrahlungsfeldes wird über ein modifiziertes Backpointer-System kontrolliert. Die Fraktionierung beträgt seit Januar 1977 3 × 3,33 Gy pro Woche, die Gesamtdosis 40 Gy. Diese geringere Fraktionierung hat den Vorteil, daß die Kinder nur noch 3mal wöchentlich zu den Bestrahlungen sediert oder narkotisiert werden müssen. Wenn beide Augen bestrahlt werden, wird die Hälfte der Tagesdosis von beiden Seiten eingestrahlt. Durch Neigung des Strahlengangs um 10–15° wird bei einseitigem Retinoblastom das gesunde Auge geschont.

Zeigt sich bei der ophthalmoskopischen Kontrolle am Ende der Bestrahlungsserie von 40 Gy Herddosis kein deutlicher Rückgang des Tumorwachstums, so wird die Bestrahlung bis zu 50 bis 60 Gy fortgeführt.

Behandlungsverfahren entsprechend der Ausdehnung des Tumorwachstums

Retinoblastome bis zu einer Größe von 4 Papillendurchmesser (PD) und 4 dptr Prominenz können mit Licht- und/oder Kryo-Koagulation ohne zusätzliche Strahlentherapie behandelt werden. Die Lichtkoagulation muß in gesunder Netzhaut rund um den Tumor erfolgen, um ihn von seiner Blutversorgung zu isolieren. Aus diesem Grunde können Tumoren, die direkt an der Papille liegen, nicht mit Lichtkoagulation behandelt werden. Kleine, sehr weit peripher liegende Retinoblastome, die sich nur unter dem Risiko einer Irisschädigung lichtkoagulieren lassen, werden mit transkonjunktivaler Kryo-Koagulation (Lincoff) behandelt. Die Tumorzellen werden dabei durch intrazelluläre Mikrokristallbildung, Dehydratation und Verschluß des Kapillarbettes geschädigt bzw. zerstört. Der Tumor muß mehrfach bis zur sichtbaren Weißfärbung durchgefroren werden. Wenn dies transkonjunctival nicht gelingt, muß man die Bindehaut eröffnen und die Kryo-Sonde unmittelbar auf der Sklera aufsetzen.

Nach erfolgreicher Lichtkoagulationsbehandlung eines Retinoblastoms ist die Narbe größer als die ursprüngliche Ausdehnung des Tumors. Retinoblastome in Makulanähe sollten deswegen nicht mit Lichtkoagulation, sondern mit perkutaner Strahlentherapie behandelt werden.

Alle größeren Retinoblastome müssen strahlentherapiert werden. Dies betrifft die Mehrzahl unserer Patienten.

Das Risiko einer unter optimalen Bedingungen durchgeführten Strahlentherapie ist nicht die Kataraktbildung, sondern die Strahlenretinopathie, die gewöhnlich erst Jahre nach Abschluß der Bestrahlung auftritt. Das Krankheitsbild wird geprägt durch ein ischämisches Ödem der Papille, Exsudationen und Blutungen längs der größeren Gefäße. Auch Astverschlüsse und konsekutive Gefäßneubildungen werden beobachtet. Nur selten gelingt es, mit systemischer Steroid-Behandlung eine Besserung zu erzielen. Nicht selten kommt es zu rezidivierenden Blutungen, so daß das letztlich blinde Auge enukleiert werden muß.

Die Strahlenretinopathie ist dosisabhängig. Bei höheren Dosen ab etwa 60 Gy nimmt die Komplikationsrate zu, gleichzeitig sinkt die Chance, Tumoren, die diesen Dosen widerstanden haben, durch noch höhere Dosen zu inaktivieren. Um dies zu verdeutlichen, haben wir in Tabelle 1 153 bestrahlte Augen in zwei Dosisgruppen aufgeteilt. 92 Augen wurden mit weniger als 50 Gy behandelt. In dieser Gruppe mußten 5 Augen wegen nicht ausreichender Tumorrückbildung sekundär enukleiert werden. Therapiekomplikationen wurden keine verzeichnet. 61 Augen wurden mit mehr als 50 Gy behandelt. In dieser Gruppe mußten 28 Augen enukleiert werden, nicht nur wegen aktiven Wachstums, sondern auch wegen Therapiekomplikationen.

In vielen Fällen kommt es nach einer Bestrahlungsserie von 40 Gy zwar zu einer deutlichen Rückbildung der Tumoren, es läßt sich aber ophthalmoskopisch nicht sicher entscheiden, ob die Tumoren endgültig inaktiv sind. Zur Vermeidung höherer Strahlendosen setzen wir die Therapie mit Licht- und/ oder Kryokoagulation fort. Während und nach Abschluß der sekundären Koagulationsbehandlung lassen sich diese Augen wesentlich leichter als geheilt oder nicht geheilt einordnen.

Neben der perkutanen Strahlentherapie finden beim Retinoblastom auch Kontaktbestrahlungen verschiedener Radionuklide Anwendung. Wir haben langjährige Erfahrungen mit den Kobalt 60-Applikatoren. Wegen der sehr hohen Dosen im Niveau der

Tabelle 1. Erfolg/Dosis-Relation bei 153 bestrahlten Augen (1959 bis 1974)

		N	geheilt	sek. Enukl.
A	Strahlendosis *unter* 50 Gy (= 5000 rad)	92	87 = 95%	5 = 5%
B	Strahlendosis *über* 50 Gy	61	43 = 53%	28 = 47%
		153		

Tabelle 2. Ergebnisse der bulbuserhaltenden Therapie. 187 Augen 1959 bis 1973

Methode		N	geheilt	sek. Enukl.
A	Licht- u./o. Kryokoagulation	40	40 [a]	
B	Strahlentherapie allein	13	6	7
C	Strahlentherapie mit Koagulation kombiniert	134	111	23
	B + C	147	117 (80%)	30
	A + B + C	187	157 (84%)	

[a] Versager wurden anschließend bestrahlt. Sie erscheinen nicht unter A.

Aderhaut und der Netzhaut (Magnus, Bedford, MacFaul) kommt es nach unserer Erfahrung bei diesen Applikatoren in hohem Maße zu der eben erwähnten Strahlenretinopathie, wenn sie in der Nähe des Sehnerven oder der größeren Gefäße eingesetzt werden. Wir wenden sie daher nur noch bei einzelnen Tumoren in der Netzhautperipherie an, besonders wenn es sich um einseitig befallene Patienten handelt, bei denen eine Strahlenbelastung des gesunden Auges vermieden werden soll. Sie sind auch geeignet zur Behandlung lokalisierter Rezidive nach perkutaner Strahlentherapie in den Fällen, in denen eine Licht- oder Kryokoagulation keinen Erfolg hat.

Ergebnisse

In der Zeit von 1959 bis Juni 1973 wurden 187 Augen bulbuserhaltend behandelt mit dem Ziel, Sehkraft zu retten (Tabelle 2). 40 Augen konnten mit Licht- oder Kryokoagulation allein geheilt werden. 13 Augen wurden nur bestrahlt. 134 Augen wurden kombiniert bestrahlt und koaguliert, wobei die Mehrzahl der Fälle mit 200 bis 300 kV Röntgenstrahlen über ein nasales und ein temporales Feld im Kreuzfeuer nach der Reese-Technik bestrahlt wurde. Die Heilungsquote lag in dieser Gruppe bei 80%, die Gesamtheilungsquote aller behandelten Augen einschließlich der nur koagulierten bei 84%.

Tabelle 3. Ergebnisse der bulbuserhaltenden Therapie. 61 Augen 1973 bis 1977

Methode		Reese-Gruppe	N	geheilt	sek. Enukl.
A	Licht- u./o. Kryokoagulation	I	2	2	
		II	4	4	
		III	3	3	
			9	9 [a]	
B	Kobalt-60-Applikator u. Lichtkoagulation	II	2	2	
C	Linac (= Linearbeschleuniger)	II	3	3	
		III	1		1
		IV	2	1	1
		Va	1		1
D	Linac mit Koagulation kombiniert	II	9	8	1
		III	17	15	2
		IV	15	10	5
		Va	2	1	1
	B + C + D		52	40 (= 77%)	12
	A + B + C + D		61	49 (= 80%)	12

[a] Versager wurden anschließend bestrahlt. Sie erscheinen nicht unter A.

Die Tabelle 3 gibt Auskunft über unsere Behandlungsergebnisse mit dem Linear-Beschleuniger. Zur Kennzeichnung der Ausdehnung des Tumorwachstums wurde das Prognoseschema nach Reese zugrunde gelegt (Tabelle 4). 9 Augen konnten mit Lichtkoagulation allein geheilt werden. 2 Augen wurden mit einem Kobalt 60-Applikator und zusätzlicher Lichtkoagulation erfolgreich behandelt. 50 Augen wurden mit dem Linac bestrahlt, von denen 43 zusätzlich koaguliert wurden. Die Gesamtheilungsquote der so bestrahlten Augen liegt bei 76% und das Gesamtergebnis aller in dieser Periode behandelten Augen bei 80%. Wegen der kurzen Beobachtungszeit werden einige in Tabelle 3 aufgeführte Augen noch Rezidive bekommen. Wir haben allerdings alle nicht ganz eindeutigen Rückbildungsstadien als Versager eingeordnet, so daß sich im weiteren Verlauf an der Aussagekraft dieser Zahlen nichts Wesentliches ändern wird.

Unsere Ergebnisse zeigen erneut, daß Augen mit sehr weit fortgeschrittenem Tumorwachstum über mehr als die Hälfte der Netzhaut (Prognosegruppe Va nach Reese) mit den bisher zur Verfügung stehenden Behand-

lungsmethoden nur selten geheilt werden können. Andererseits möchten wir erneut darauf hinweisen, daß wir eine Tumoraussaat in den Glaskörper entsprechend der Prognosegruppe Vb nach Reese, wenn sie vor Beginn der Strahlentherapie auftritt und nach Verabreichung einer Bestrahlungsserie nicht rezidiviert, prognostisch günstiger einschätzen. Eine Tumoraussaat in den Glaskörper nach Beendigung der Strahlentherapie macht jedoch meistens die baldige Enukleation erforderlich.

Chemotherapie

Die Chemotherapie des Retinoblastoms kann in drei Indikationsgruppen besprochen werden, die Chemotherapie des metastasierenden Retinoblastoms, die adjuvante Chemotherapie und die supportive Chemotherapie, siehe Tabelle 5.

Tabelle 5. Chemotherapie des Retinoblastoms

1. Chemotherapie des metastasierenden Retinoblastoms
in Kombination mit Operation und Strahlentherapie
Ziel: Heilung der Krankheit

2. Adjuvante Chemotherapie bei Diagnosestellung
für definierte Risikogruppen
(Reese-Gruppen? Histologie des enukleierten Auges?)
Ziel: Verbesserung der Überlebensrate durch Vernichtung von Mikrometastasen

3. Supportive Chemotherapie in der Erstbehandlung
Ziel: Erhaltung von Sehkraft

Tabelle 4. Retinoblastom. Prognose-Gruppen nach Reese

Gruppe I: sehr günstige Prognose
a) einzelner Tumor, kleiner als 4 Papillendurchmesser, am oder hinter dem Äquator
b) mehrere Tumoren, keiner größer als 4 Papillendurchmesser, alle am oder hinter dem Äquator

Gruppe II: günstige Prognose
a) einzelner Tumor, 4–10 Papillendurchmesser groß, alle am oder hinter dem Äquator
b) mehrere Tumoren, 4–10 Papillendurchmesser groß, alle am oder hinter dem Äquator

Gruppe III: zweifelhafte Prognose
a) jeder Tumor vor dem Äquator
b) einzelner Tumor, größer als 10 Papillendurchmesser hinter dem Äquator

Gruppe IV: ungünstige Prognose
a) mehrere Tumoren, einige größer als 10 Papillendurchmesser
b) jeder Tumor peripher der Ora serrata

Gruppe V: sehr ungünstige Prognose
a) massives Wachstum über mehr als die Hälfte der Retina
b) Glaskörperaussaat

Chemotherapie des metastasierenden Retinoblastoms

In den letzten Jahren hat sich gezeigt, daß ein metastasierendes und/oder nach Enukleation lokal rezidivierendes Wachstum des Retinoblastoms nicht in jedem Falle eine infauste Prognose quoad vitam des Kindes darstellt. Uns hat sich in diesen Fällen die kombinierte Strahlen- und Chemotherapie bewährt. Nur selten scheinen radikale chirurgische Maßnahmen wie die Exenteratio orbitae von entscheidendem Nutzen zu sein. Die Graphik in Abb. 2 gibt einen Überblick über die Krankheitsverläufe von 5 Kindern mit Lokalrezidiven oder Metastasen. 2 Kinder le-

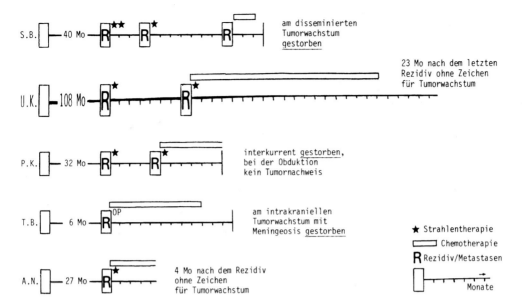

Abb. 2. Retinoblastom. Behandlung von Rezidiv/Metastasen, n = 5

ben ohne Hinweis auf Tumorwachstum (Zeile 2 und 5). 1 Kind ist interkurrent verstorben, ohne daß bei der Obduktion Tumorgewebe gefunden wurde. Es war mit einer kombinierten Strahlen- und Chemotherapie behandelt worden. Wir halten diese kombinierte Behandlung für unbedingt erforderlich, da wir unter alleiniger Strahlentherapie einzelner Metastasen bzw. Rezidive bei 3 Kindern nach kurzer Zeit Tumorwachstum in nicht bestrahlten Körperregionen sahen (Zeile 1 bis 3).

Anhand des Literaturstudiums (Salem, Hyman, Stannard) und unserer eigenen Erfahrungen haben wir uns für die Substanzen Cyclophosphamid, Vincristin und Actinomycin-D entschieden. In unserem jetzigen Chemotherapieprotokoll werden diese 3 Substanzen in zyklischer Reihenfolge 18 Monate lang verabreicht. Adriamycin erwies sich als weniger wirksam.

Adjuvante Chemotherapie
Nachdem beim metastasierenden Retinoblastom durch Chemotherapie Remissionen erzielt werden konnten, erhebt sich die Frage, ob nicht in der Initialbehandlung eine adjuvante Chemotherapie durch Vernichtung von noch nicht klinisch manifesten Mikrometastasen die Überlebensrate der Kinder erhöhen könnte. Ellsworth bejaht diese Frage und behandelt deswegen alle Patienten der Prognosegruppe V nach Reese mit Chemotherapie. Da in unserem Krankengut fast alle

Kinder mindestens an einem Auge ein Wachstum entsprechend der Prognosegruppe V nach Reese aufwiesen, würde dies für uns bedeuten, annähernd das ganze Kollektiv der Retinoblastompatienten mit Chemotherapie behandeln zu müssen. Andererseits waren von den zwischen 1959 und 1974 am Essener Zentrum für Retinoblastom-Therapie behandelten 266 Kindern am 31. Dezember 1977 nach einer Beobachtungszeit von 3–19 Jahren nur 18 (6,7%) am Retinoblastom gestorben, Tabelle 6 (Havers). Wenn man weiterhin bedenkt, daß von diesen 18 Kindern noch 4 durch eine von den Eltern verweigerte und deswegen zu spät vorgenommene Enukleation gefährdet wurden, so kann u.E. eine routinemäßige adjuvante Chemotherapie bei dieser niedrigen Mortalitätsziffer nicht in Frage kommen. Die erheblichen Komplikationen und Nebenwirkungen einer intensiven Chemotherapie sind den Erfolgsaussichten gegenüberzustellen. Es sei auch daran erinnert, daß diese Substanzen onko-

Tabelle 6. Retinoblastom

Diagnose zwischen 1959 und 1974	266 Patienten
gestorben bis zum 31. 12. 1977	24 (8,3%)
an Rezidiv und/oder Metastasen	18 (6,7%)
an Zweittumoren	2
an Therapiekomplikationen	1
interkurrent	1

gen sind und Retinoblastompatienten ohnehin ein statistisch signifikantes Risiko für nicht okuläre Zweittumoren tragen (François, Abramson). Wir möchten deswegen vorschlagen, die Risikogruppen, die mit einer adjuvanten Chemotherapie zu behandeln wären, anders zu definieren.

Als ein erhebliches Risiko quoad vitam für die Kinder muß das die Retina überschreitende Tumorwachstum gelten. In Tabelle 7 haben wir 40 Augen zusammengefaßt, bei denen ein über die Netzhaut hinausgehendes Tumorwachstum histologisch nachgewiesen wurde.

Tabelle 7. Histopathologische Risikofaktoren quoad vitam bei 209 Fällen, bei denen zwischen 1959 und 1971 enukleiert wurde

	N	verstorben
Tumor auf Netzhaut beschränkt	169	6 (3,5%)
Infiltration des Tumors in		
Aderhaut	18	3
Iris	1	–
N. opticus		
Ebene der Abtrennung		
frei	10	2
befallen	8	3
extraokuläres Wachstum	3	1
	40	9 (22,5%)

Aus dieser Gruppe verstarben 9 Patienten (22,5%). In der anderen Gruppe, bei denen kein über die Netzhaut hinausgehendes Wachstum vermerkt wurde, verstarben im gleichen Zeitraum von 169 Fällen nur 6 Kinder (3,5%).

Die Tabelle 8 zeigt die von uns erarbeitete Stadieneinteilung nach der histologisch nachgewiesenen Tumorausbreitung. Die Entscheidung für eine weitergehende Strahlen-

Tabelle 8. Retinoblastom. Stadieneinteilung der histologisch nachgewiesenen Tumorausbreitung

1. Der Tumor ist auf die Netzhaut beschränkt
2. Der Tumor ist in die Aderhaut eingebrochen
3. Der Tumor ist in den Sehnerv oder seine Hüllen eingewachsen:
   a) Schnittfläche frei
   b) Schnittfläche infiltriert
4. Die Lederhaut ist vom Tumor durchbrochen

und/oder Chemotherapie aufgrund dieser Stadieneinteilung ist naturgemäß nur möglich, wenn das Auge nach der Enukleation entsprechend eingehend histopathologisch untersucht wird.

Bei Stadium 1 führen wir weder eine Nachbestrahlung der Orbita noch eine Chemotherapie durch, unabhängig von der Prognosegruppe nach Reese vor der Enukleation. Bei den Stadien 3a und b und 4 wird die Orbitaregion nachbestrahlt. Beim Stadium 2 neigen wir in letzter Zeit ebenfalls dazu, eine Nachbestrahlung durchzuführen, weil gehäuft Rezidive im Orbita- und Schläfenbereich beobachtet wurden. Eine adjuvante Chemotherapie sollte in jedem Fall zusätzlich zur Nachbestrahlung beim Stadium 4 durchgeführt werden. Bei einem Einbruch des Tumors in die Aderhaut (Stadium 2) muß man theoretisch mit einer vermehrten hämatogenen Metastasierung rechnen. Eine adjuvante Chemotherapie wäre bei diesem Stadium daher indiziert. Wir haben sie bisher nicht in allen Fällen durchgeführt. Wir hoffen, daß es in dem anschließenden Podiumsgespräch zu diesem wichtigen Problem zu einer Meinungsbildung kommt.

Supportive Chemotherapie mit dem Ziel, Sehkraft und Auge zu retten

Seit vielen Jahren wird in Einzelfällen versucht, mit einer zusätzlich zur Strahlentherapie laufenden Chemotherapie die Ergebnisse der bulbuserhaltenden Behandlung zu verbessern. Es sei besonders verwiesen auf die Arbeitsgruppe um Reese und Ellsworth, die seinerzeit den Nachweis erbrachten, daß die Injektion von Triaethylenmelamin (TEM) in die A. carotis interna die Behandlungsergebnisse verbesserte. Wegen der hohen Toxizität des TEM und der technischen Schwierigkeit bei Kleinkindern haben wir diese Methode nicht übernommen. Statt dessen haben wir einige Jahre lang Cyclophosphamid per os oder als i.v. Injektion während der Strahlentherapie verabreicht. Nachdem wir die Überzeugung gewonnen hatten, daß diese Therapie mit Cyclophosphamid die Ergebnisse nicht verbesserte, haben wir wegen der Nebenwirkungen der Chemotherapie diese nicht mehr durchgeführt.

Auf der IX. Jahrestagung der Internationalen Gesellschaft für pädiatrische Onkologie 1977 in Philadelphia berichtete Lemerle über 5 Kinder mit weit fortgeschrittenem beiderseitigem Retinoblastom. Bei ihnen wurde die Chemotherapie primär eingesetzt, um zu entscheiden, welches Auge enukleiert werden mußte und welches Auge evtl. konservativ zu behandeln wäre. Es kam zu einer beeindruckenden Rückbildung der Tumoren unter der Chemotherapie. Angeregt durch diese Mitteilung haben wir in jüngster Zeit bei 3 Kindern, deren Auge zur Enukleation anstandt, versucht, durch eine Chemotherapie das Auge evtl. doch noch zu erhalten. Alle Tumoren reagierten prompt und hervorragend auf die Chemotherapie, die in 2 Fällen mit einer zweiten Bestrahlungsserie kombiniert wurde. Nach Absetzen der Chemotherapie nach 6 Monaten kam es in allen 3 Augen zu sehr schnell wachsenden Rezidiven mit Glaskörperaussaaten. Nur bei einem Kind haben wir noch eine geringe Hoffnung, das Auge zu retten.

Aufgrund unserer bisherigen Erfahrungen möchten wir unsere augenblickliche Haltung zur supportiven Chemotherapie wie folgt präzisieren. Wir führen diese Therapie nur bei Patienten durch, deren Augen ohne die Chemotherapie sofort enukleiert werden müßten und bei denen die Genehmigung zur Enukleation von den Eltern nicht oder nur unter schwerem psychischem Druck zu bekommen ist. Die Eltern werden über die Nebenwirkungen und Risiken dieser Therapie voll aufgeklärt.

Wir werden unsere Einstellung zur Chemotherapie sicher überprüfen müssen, sobald neuere Behandlungsergebnisse vorliegen oder neue Substanzen in die Therapie eingeführt werden.

Literatur

Abramson, D.H., Ellsworth, R.M., Zimmerman, L.E.: Nonocular Cancer in Retinoblastoma Survivors. Trans. Am. Acad. Ophthalmol. Otolaryngol. **81**, 454–457 (1976). – Bagshaw, M.A., Kaplan, H.: Supervoltage linear accelerator radiation therapy. Radiology **86**, 242 (1966). – Bedford, M.A., Bedotto, C., Macfaul, P.A.: Radiation Retinopathy after the Application of a Cobalt Plaque. Br. J. Ophthalmol. **54**, 505–509 (1970). – Ellsworth, R.M.: Referat IX. Jahrestagung Internationale Gesellschaft für paediatrische Onkologie, Philadelphia 1977. – Ellsworth, R.M.: The Practical Management of Retinoblastoma. Trans. Am. Ophthalmol. Soc. **67**, 463–519 (1969). – François, J.: Retinoblastoma and Osteogenic Sarcoma. Ophthalmologica **175**, 185–191 (1977). – Halama, J.: Strahlentherapeutische und biologische Probleme des Linsenschutzes beim Kinde. Ber. dtsch. Ophthal. Ges. **69**, 209–220 (1968). – Havers, W., Höpping, W., Schmitt, G.: Letale Verläufe bei Retinoblastom. Acta paediatr. Helvetia (1978). – Höpping, W.: Ziele und Ergebnisse unserer Retinoblastomabteilung. Ber. dtsch. ophthal. Ges. **69**, 192–200 (1968). – Höpping, W., Schmitt, G.: The treatment of retinoblastom. Mod. Probl. Ophthalmol., **18**, 106–112, (1977). – Hymen, G.A., Feind, C.R., Spalter, H.F.: Chemotherapy of retinoblastoma. Cancer **17**, 992–996 (1964). – Lemerle, J., Bloch-Michel, E., Campinchi, R., Chassagne, D., Sarrazin, D.: Chemotherapy as primary treatment in children with bilateral retinoblastoma. Referat IX. Jahrestagung Internationale Gesellschaft pädiatrische Onkologie Philadelphia 1977. – Lincoff, H.: A report on the freezing of intraocular tumors. Mod. Probl. Ophthalmol. 7, 348–358 (1968). – Magnus, L.: Tiefendosisberechnung für die Kobalt 60-Augenapplikatoren CK A 1–4 (nach Stallard). Strahlentherapie **132**, 380–386 (1967). – Macfaul, P.A., Bedford, M.A.: Ocular complications after therapeutic irradiation. Br. J. Ophthalmol. **54**, 237–247 (1970). – Reese, A.B.: Tumors of the eye. 3. Aufl. Hagerstown, New York: Harper & Row 1976. – Salem, L.E., Travezan, R.: Retinoblastoma. Am. J. Surg. **114**, 577–581 (1967). – Stannard, C.E., Sealy, R., Sevel, D., Brinton, F.A.: Treatment of malignant meningitis in retinoblastoma. Br. J. Ophthalmol. **59**, 362–365 (1975)

Ber. Dtsch. Ophthalmol. Ges. 76, 151–155 (1979)
Ionisierende Strahlen in der Ophthalmologie
Redigiert von W. Jaeger, Heidelberg
© J. F. Bergmann Verlag 1979

The Treatment of Retinoblastoma

R.M. Ellsworth (New York)

It was twenty years ago this year, that Professor Meyer-Schwickerath held a renowned course in Essen, introducing to colleagues from around the world, his new technique – light coagulation – for the treatment of ocular tumors. Not only did this prove to be a technical triumph, but, in addition, it forged friendships among scientists in the field of oncology which have endured over the intervening decades.

Indeed, communications are so good, that ophthalmologists in most centers treat retinoblastoma in about the same way. Several times a year, those particularly interested in this disease will meet – Doctors Meyer-Schwickerath, Wolfgang Höpping and Martin Vogel from Germany, Dr. Lommatzsch from East Germany, Dr. Bedford from London, Dr. Minoda from Tokyo, Doctors Billson and Galbraith from Australia, Dr. Suckling from New Zealand and a host of others – will meet to discuss common problems and to adapt newer techniques to the management of retinoblastoma. While each case is treated in a different manner based on size and location of the tumors, the approach is basically the same in most cancer centers.

However, new discoveries are appearing which may ultimately improve our results but which are still too new to completely evaluate. I would like to discuss several of these and then comment briefly on several treatment methods and complications, particularly those relating to radiation.

Spontaneous regression is an event that occurs rarely in all tumors but is especially frequent in retinoblastoma. When we see an intraocular tumor for the first time in a teenager or an adult, we assume that it is a spontaneous regression and usually it is not treated. During the past year for the first time, we have seen a man in his early thirties, who had spontaneous regression of bilateral tumors, show recurrence of growth in the left eye after ten years of oberservation. When a single tumor in one eye undergoes spontaneous regression, it is easy to conceive of a local event, spontaneous necrosis, thrombosis with ischemia or a high calcium level, but when multiple tumors in both eyes undergo spontaneous regression it strongly suggests an immunological mechanism. We reasoned that individuals with spontaneous regression have an inborn defense against their own tumors and embarked upon a study of chromosome 6. Dr. Brenda Gallie who is now in Toronto traveled around the country to draw blood samples from the 21 spontaneous regressions in our series. In the process of this study she discovered that nearly 2% of retinoblastomas undergo spontaneous regression, an extremely high figure when compared with other human cancers. We were unable to verify previous reports of HLA incidence in retinoblastoma [1] but discovered a preliminary but fascinating association with the D-locus and spontaneous regression. It appears that patients with spontaneous regression have activity at the DW-2 locus and no activity at the DW-1 locus and the patients with unbridled growth after apparently adequate treatment have reversed reactivity.

We concluded that retinoblastoma is not linked to HLA-A or B, that spontaneous regression is not linked to HLA-A or B, and that host response to tumor may be linked to HLA-D.

One of the great problems in the laboratory study of retinoblastoma is the lack of adequate tumor mass. Professor Nori Mukai [2] in Boston has produced retinoblastoma in a variety of animals, including mice and rats, using intravitreal injection of adenovirus type 12. Doctor Knudson [3] mathematically proposed a "two hit hypothesis" for the causation of retinoblastoma, suggesting that a rare spontaneous mutation might combine with a ubiquitous virus to produce the observed incidence of this tumor. To date, no virus has been identified with certainty in retinoblastoma cells, and, while Professor Mukai's experiments do not by any means implicate adenovirus 12 in the causation of human retinoblastoma, it does produce a fascinating model of multifactorial causation.

Only two tissue culture lines of retinoblastoma, the Y-79 line from Doctor Albert in New Haven and the WERI RB-1 line propagated at Wills Eye Hospital in Philadelphia have been grown for long periods of time, and there is some reason to believe that these cells may be contaminated by virus and no longer behave as typical cells. Previous attempts to implant retinoblastoma cells into privileged sites in various animals have uniformly failed. When Doctor Gallie was with us for several years in New York, she and Doctor Kitchin proposed the nude mouse as a possible authentic tumor model. The athymic nude mouse has a congenital lack of the thymus gland with an immune deficiency along the T cell axis. We have been successful in growing 24 of 26 separate retinoblastoma lines in nude mice, and overall, 258 of 525 eyes injected by Doctor Gallie or 49%, have supported tumor growth. After anterior chamber injection, the eyes become completely filled with tumor and typical rosette formation is common. The cells grown in the anterior chamber of the nude mouse have been used to maintain a retinoblastoma cell line, have been used in karyotype and banding studies and in the study of cell-mediated immunity against retinoblastoma. Karyotype studies suggest that the cultured cells contain the normal complement of chromosomes. These injected eyes may prove to be useful as an in vivo model of retinoblastoma in testing chemotherapeutic agents. This work is preliminary and to date only cyclophosphamide and cisplatinum have been studied. The anterior chamber of nude mouse eyes will contain a significant mass of tumor cells 30 days after injection, and during the subsequent two months, most eyes will be completely filled with tumor. Following injection of cyclophosphamide at a dosage level of 40 mg/kg, tumor growth is slowed in some mouse eyes, in others the tumor disappears entirely to again begin growth after one month, and other eyes may be free of tumor for more than two months when,

once again, the anterior chamber tumor cells begin to multiply. Animals injected with larger doses of cyclophosphamide may be cured and the nude mouse may prove to be an accurate testing ground for chemotherapeutic agents.

About 5% of all children with retinoblastoma will have a demonstrable deletion of the long arm of chromosome 13. These children usually have other abnormalities, skeletal deformities, etc. but the most common is mental retardation. As methods of chromosome analysis become more sophisticated it is conceivable that subtle defects will be demonstrated in all patients with this disease. If this proves to be the case, it will be an invaluable aid in genetic counseling, in early diagnosis and in planning rational treatment.

Early diagnosis is certainly of extreme importance since the stage of the disease at the time treatment is undertaken is probably the most significant single factor in the eventual outcome. Unfortunately, the great majority of the cases that we see in our clinic in New York have advanced disease by the time that they are presented to us. Seventy-nine percent of the unilateral cases and 93% of the bilateral cases have at least one eye in Group 5 when treatment is undertaken.

We see, further, when the mortality figures are broken down by group based on the more advanced eye, virtually all the mortality occurs in children who had one or both eyes in Group 5. The parenthesis noted in the bilateral Group 4 cases refers to a small nonsignificant sample.

Last year we reviewed a series of 361 consecutive cases seen January 1, 1965 through January 1, 1972 for which a fiveyear follow-up was possible. The higher 95% survival at three years for the bilateral cases is probably a reflection of earlier diagnosis, but by five years, the survival is virtually the same, 88% for the bilateral group and 86.5% for the unilateral group. I spent last summer in Australia and had occasion to review the cases treated in Melbourne. The overall mortality was about 9%, and I believe this reflects early diagnosis rather than better treatment results. In countries with sophisticated medical practice, the overall mortality should not exceed 8%, even without the use of sytemic chemotherapy.

The following modalities are at our disposal for the treatment of retinoblastoma. External-beam radiation and chemotherapy treat the entire retina while diathermy, local radioactive applicators, light coagulation and cryotherapy treat only the tumor bearing areas of the retina. Supervoltage radiation has two indispensable advantages. The first is a favorable depth-dose curve allowing relative sparing of the surface skin and the temporal bone. Any apparatus with enery of 4 MeV or greater is satisfactory for this purpose but external-beam cobalt radiation is to be avoided since this beam has a penumbra which is difficult to trim, making cataract a more frequent complication. With high energy sources the entire retina can be radiated through a single temporal portal with even dose distribution. While 1000 to 1200 rad may be given to an anterior portal the full dose should not be given through an en face field since this will condemn these eyes eventually to an aphakic state and increase the danger of anterior chamber complication. Anesthesia and sedation are usually not necessary for treatment during the tri-weekly sessions but a Flexicast made by the Picker X-Ray Company is essential for rigid fixation of the head.

The use of radiation combined with chemotherapy, radiation under hyperbaric oxygen and radiation during artificial heating of the tumor are exciting research methods that deserve further exploration.

Radiation complications are not a serious problem with supervoltage radiation. These complications are dose related and do not become highly significant at dosage levels below 5000 rad. Sixty percent of our cases are entirely free of side effects due to radiation and less than 5% have complications serious enough to interfere with a good functional result. In the literature, cataract has been overemphasized and radiation-induced vascular necrosis underemphasized as radiation complications. Most frightening of all, however, is the occurrence of radiation-induced fatal neoplasms in children with germinal mutation.

Dr. Abramson [4] in our laboratory combined 1,093 cases from the Eye Institute in New York with 1,209 cases from the AFIP and studied this large group for the incidence of second tumors. In our series 61% were bilateral, a reflection of our interest in the treatment of this disease, while 19% in the AFIP series is closer to the true incidence of bilaterality in this disease. It is even more striking that 96% to 98% of all second tumors occurred in bilateral retinoblastoma, those children with definite germinal mutation. It is even more striking that 10% to 12% of all retinoblastomas develop a second neoplasm later in life. These may be either radiation-induced tumors or other primary neoplasm unrelated to retinoblastoma or the treatment thereof. It appears that individuals with a germinal mutation are susceptible to radiation-induced tumors, largely osteogenic sarcomas, at dosage levels which would not affect normal individuals. Two children in our series are apparently cured of both bilateral retinoblastoma and Wilms tumor and another case has reputedly survived 10 separate neoplasms. Because of this danger of radiation-induced neoplasia, we attempt to avoid external-beam radiation in bilateral cases and in rare unilateral cases with a family history whenever we can. However, as noted a moment ago, the great majority of our cases are in Group 5 which can be treated only by external-beam radiation.

Dr. David Kitchin [5] in our department has proposed that patients with retinoblastoma may have an inherited defect in the DNA repair mechanism following damage by gamma radiation, similar to the situation seen in the ataxia-telangiectasia syndrome. The theoretical deficiency in gamma endonuclease has been borne out in studies of fibroblasts in tissue culture subjected to radiation [6].

The survival curve for skin fibroblasts shows that these cells are progressively destroyed in a linear fashion as the dose of radiation increases. This susceptibility to damage by gamma radiation is much greater in patients with the ataxia-telangiectasia syndrome. Patients with D-deletion retinoblastoma seem to be midway between the normal and those patients with ataxia-telangiectasia, indicating less sensitivity and perhaps involvement of a different enzyme system.

The interpretation of regression patterns following external-beam radiation is probably the most difficult part of the treatment of retinoblastoma. For clinical purposes, we have divided these regression patterns into three types, a "cottage-cheese" pattern, a differentiated pattern, and a mixed pattern. We feel that the "cottage-cheese" pattern occurs in highly anaplastic tumors while the more differentiated pattern is typical of tumors containing a large number of Flexner-Wintersteiner rosettes and fleurettes. In the mixed pattern, there are foci of cottage cheese material, which we believe is a complex of calcium and DNA, within translucent gray areas of more differentiated tumor. Since most retinoblastomas histologically are well-differentiated in some areas and anaplastic in other areas, this mixed pattern is the one most frequently observed following external-beam radiation.

Cobalt plaques are extremely effective in the treatment of solitary retinoblastoma and as long as the tumor is not tangent to the macula or optic nerve, should be the primary form of therapy in tumors between 6 and 12 mm in size. A dose of 4000 rad is calculated at the tumor apex.

Light coagulation is an extremely valuable adjunct in the treatment of retinoblastoma and is used in three situations. First, in eyes previously treated by external-beam radiation, persistent tumors especially in the anterior portion of the retina may be controlled. Secondly, small new tumors may be easily destroyed by light coagulation. The third use is the treatment of children detected very early, usually because of a family history, with small tumors.

Most eyes with retinoblastoma will withstand a total radiation dose up to 4000 rad in four weeks. The ancillary techniques of radioactive applicators, light coagulation and cryotherapy are extremely valuable adjuncts in avoiding the necessity for a second course of external-beam radiation. If this becomes necessary, with a total cumulative dose in the range of 8000 rad, the eye will be functionally destroyed in over 90% of cases. In eyes so treated that have come to enucleation, the tumor has been destroyed in 50% with functional loss of the eye, while in the other 50%, tumor remains active despite this high radiation dose. We believe that there may be at least a two-fold difference in radiosensitivity between one tumor and another, but know of no clinical or histological method to predict this. A second course of external-beam radiation should be undertaken only as a last resort in only eyes.

Chemotherapy has been used in three distinctive situations.

The first is as an adjunct to radiation in the treatment of advanced intraocular tumors. While TEM remains an effective alkalating agent, it does not appear that intra-arterial injection warrants the open neck surgery necessary for its intracarotid use. At the present time, we have switched to combined systemic cytoxan and vincristine for this purpose.

The second use of chemotherapy is reduction of mortality due to cryptic micrometastases in Group 5 cases. These are children with advanced unilateral retinoblastoma treated by radiation who have no evidence of dissemination on metastatic work-up prior to treatment. Despite this finding the mortality may approach 15% due to unrecognized metastasis and it is hoped that this chemotherapy will significantly decrease these deaths. In the past, "prophylactic" chemotherapy was not given because the overall mortality was low and approximately 85% of the children would be treated unnecessarily. Now with reduced drug morbidity it seems reasonable, and a national prophylactic protocol has been undertaken in the United States.

The third use of chemotherapy is the treatment of documented orbital extension and metastatic disease. In these clinical situations with extremely high mortality, adriamycin is added as an inducing drug to vincristine and cytoxan.

The Children's Cancer Study Group protocol No. 961 was devised for the prophylactic chemotherapy of localized unilateral retinoblastoma in Group 5. The end point of this protocol is survival and we estimate with the current case load that we will have an answer to its effectiveness within the next four years. Cyclophosphamide and vincristine are given together intravenously at intervals of three weeks for one year. There has been very little serious morbidity with this regimen.

Children's Cancer Study Group protocol No. 962 is designed for the treatment of orbital and metastatic disease. Metastatic cases have been divided into five different clinical groups for this purpose. In Group 1 there is histological evidence of tumor cells in the scleral emissaria or outside the globe on examination of the histological specimen following enucleation. In this somewhat equivocal situation cyclophosphamide and vincristine are injected at three week intervals for one year. In Group 2 there is biopsy-proved orbital tumor detected either at the time of enucleation or at a later date. Because of extremely high mortality of 91%, adriamycin as an inducing drug to a total dosage level of

500 mg is combined with cyclophosphamide and vincristine for one year accompanied by orbital radiation.

In Group 3 are cases with residual tumor at the proximal end of the cut optic nerve at the time of enucleation. With a mortality of 60%, adriamycin is again added as a third drug along with orbital radiotherapy.

Patients in Group 4 have evidence of tumor in the central nervous system with an historical mortality of 100%. The three chemotherapeutic agents are combined with intrathecal methotrexate and whole brain radiation to a level of 3500 rad.

In Group 5 are patients with hematogenous metastasis. Again, with a mortality of 100% three drugs are combined with intrathecal methotrexate and radiation. The later decision to radiate the whole brain was made on the basis of several recent cases of metastatic disease, apparently successfully treated with chemotherapy alone, which then developed central nervous system spread. Since these drugs do not cross the blood-brain barrier, we feel that intrathecal methotrexate and radiation must be added to prevent this complication.

It must be emphasized that the treatment of a particular eye must be individually tailored to the size and location of the tumors. In the following case, a large tumor was present over the posterior pole with a second smaller tumor in the periphery. Following external-beam radiation, the large tumor readily shrank away from the optic nerve and the distal tumor was treated with light coagulation with complete resolution.

In 1977 we evaluated the results of the last 361 consecutive cases treated between 1965 and 1972 for which a five-year follow-up was possible.

A success rate of 91% in Group 1 was noted, and nearly one-third of the advanced Group 5 cases could be salvaged with useful vision. These are generally bilateral cases in which the more advanced eye was enucleated, and the figures refer to the result of treatment in the remaining eye. If a child died, presumably due to metastasis from the enucleated eye, they are included in this table as a failure even though the treated eye had a satisfactory appearance at the time of death. The 36% success rate in orbital tumors is misleading in that it includes cases with equivocal evidence of extraocular extension in eyes enucleated at other institutions and referred to us for treatment. In biopsy-proved orbital tumor the mortality is 90%.

During the past two decades, the implications of this disease have changed dramatically. At the current time, in a number of treatment centers around the world, the overall mortality has been reduced to 8 to 12 percent. With a promise of more specific and effective drugs, chemotherapy may reduce this mortality even further. The elimination of retinoblastoma, however, awaits a basic research understanding of the fundamental development of this tumor.

References

1. Bertrams, J., Schildberg, P., Höpping, W., Bohme, O., Albert, E.: HL-A antigens in retinoblastoma. Tissue Antigens 3, 78–87 (1973). – 2. Mukai, N., Nakajima, T., Fredds, R., Jacobsen, M., Dunn, M.: Retinoblastoma-like neoplasm induced in C3H/Bif B/Ki strain mice by human adenovirus serotype 12. Acta Neuropathol. (Berl.) 39, 147–155 (1977). – 3. Knudson, A.: Mutation and cancer: Statistical study of retinoblastoma. Proc. Natl. Acad. Sci. USA 68, 820–823 (1971). – 4. Abramson, D., Ellsworth, R., Zimmerman, L.: Non-ocular cancer in retinoblastoma survivors. Trans. Am. Acad. Ophthalmol. Otolaryngol. 81, 454–457 (1976). – 5. Kitchin, D., Ellsworth, R.: Pleiotropic effects of the gene for retinoplastoma. J. Med. Genet. 11, 244–246 (1974). – 6. Weichselbaum, R., Nord, J., Little, J.: Skin fibroblasts from a D-deletion type retinoblastoma patient are abnormally x-ray sensitive. Nature 266, 726–727 (1977)

Ber. Dtsch. Ophthalmol. Ges. 76, 157–160 (1979)
Ionisierende Strahlen in der Ophthalmologie
Redigiert von W. Jaeger, Heidelberg
© J. F. Bergmann Verlag 1979

Die radiologische und zytostatische Behandlung von Augenmetastasen

E.M. Röttinger, H. Sack (Köln) und R. Heckemann (Essen)

Der Verlust des Sehvermögens ist für einen Patienten mit einem metastasierten bösartigen Tumor ein besonders gravierendes Ereignis. Die Rindenblindheit und die Zerstörung der Sehnerven tritt vorwiegend durch primäre Tumoren des Gehirns und des Hypophysenbereiches ein. Gegenstand dieses Referates sind jedoch die Aderhautmetastasen, die zu einer ein- oder doppelseitigen peripheren Erblindung führen können, falls die Patienten nicht rechtzeitig einer adäquaten Behandlung zugeführt werden.

In der Reihenfolge der Häufigkeit von Augentumoren werden Metastasen vielfach an zweiter Stelle nach dem primären Aderhautmelanom genannt. Nach den pathologisch anatomischen Untersuchungen enukleierter Augen sollen chorioidale Metastasen gegenüber primären Aderhautmelanomen mit etwa 4–5% (Ferry, 1967) relativ selten sein. Diese Angabe ist jedoch zu niedrig, da bei Aderhautmetastasen nur selten eine Indikation zu einer Enukleation besteht. Erwähnenswert ist in diesem Zusammenhang, daß sogar die histologische Unterscheidung eines Melanoms von einem metastatischen Karzinom in Einzelfällen Schwierigkeiten bereiten kann.

Wir dürfen davon ausgehen, daß die Lebenserwartung von Patienten mit metastasierten Tumoren bei Erhaltung der Lebensqualität in den letzten Jahren angestiegen ist. Wesentlich beteiligt waren daran sicherlich die Fortschritte der Chirurgie, Strahlentherapie und Chemotherapie. Nicht zu unterschätzen ist jedoch der Beitrag der verbesserten interdisziplinären Zusammenarbeit auf der Grundlage solider onkologischer Kenntnisse aller beteiligten Ärzte. Dennoch dürften auf letzterem Gebiet Fortschritte noch am leichtesten zu erreichen sein.

Augenmetastasen treten vorwiegend bei Patienten in terminalen Stadien auf. Gelegentlich kann jedoch dieser Metastasierungstyp auch bei Patienten angetroffen werden, die sich nicht in regelmäßiger onkologischer Überwachung befinden.

Die Häufigkeit der Augenmetastasen wird unterschiedlich angegeben. Sie hängt wesentlich von der Selektion der Patienten ab (Tabelle 1). Unter Patienten ophthalmologischer Kliniken werden Zahlen von 1 : 150 000 bis 1 : 30 000 berichtet. Dieses Verhältnis hängt jedoch wesentlich von der Zusammenarbeit einer Augenklinik mit einem Tumorzentrum ab. Albert berichtete 1967, daß bei 190 Tumorpatienten, die konsiliarisch in eine Augenklinik kamen, in 25% der Fälle Augenmetastasen nachgewiesen wurden.

Tabelle 1. Häufigkeit von Augenmetastasen im Krankengut von Augenkliniken

Stallard (1933)	1 : 147 000
Berens (1950)	1 : 138 000
Goodsitt (1945)	1 : 100 000
Payne (1932)	1 : 35 000

Bei Tumorpatienten einer Augenklinik

Albert (1967)	45 von 190 Patienten (~25%)

Tabelle 2. Häufigkeit von Augenmetastasen im Krankengut von Tumorzentren

Godfredsen (1944)	1 : 1452

Bei Patienten mit metastasierten Tumoren

Schinz (1939)	1 : 179
Vanni (1960)	1 : 44
Albert (1967)	1 : 42

Bei Patientinnen mit Mammakarzinomen (lokal und/oder metastasiert)

Thatcher (1975)	1 : 250
Röttinger (1976)	1 : 50

Von onkologischen Zentren werden ebenfalls unterschiedliche Zahlen angegeben (Tabelle 2). So wurden bei 8 721 Patienten der Strahlenklinik in Kopenhagen 6 chorioideale Metastasen beobachtet (Godfredsen, 1944). Bei Patienten, deren Augenhintergrund wegen nachgewiesener Metastasierung routinemäßig untersucht wurde, wurde in größeren Serien eine Inzidenz von 1 : 42 bis 1 : 179 berichtet. Die höchste Zahl wurde von Cade mit 11 Fällen bei 135 Patientinnen beobachtet, bei denen wegen eines metastasierten Mammakarzinoms eine Adrenalektomie durchgeführt wurde. Unter Berücksichtigung aller dieser Angaben dürfte die Häufigkeit von Augenmetastasen bei generalisierten Tumoren in der Größenordnung von 1% liegen.

Metastasen des Mammakarzinoms repräsentieren mit 60–70% den größten Anteil chorioidealer Metastasen (Tabelle 3). Bronchialkarzinome stehen an zweiter Stelle. Lymphome werden als Augenmetastasen nicht beobachtet. Sie sind jedoch vorwiegend bei orbitalen Metastasen differentialdiagnostisch zu diskutieren (Heckemann, 1978)

Tabelle 3. Augenmetastasen – prozentualer Anteil des Mammakarzinoms

Usher (1923)	72%
Cohen (1937)	70%
Asbury (1940)	60%
Giri (1939)	60%
Hart (1962)	46%

Die Uvea ist der am häufigsten befallene Teil des Auges. Die meisten Metastasen der Uvea sind wiederum am hinteren Augenpol lokalisiert. Im linken Auge finden sich mehr Metastasen als im rechten (Tabelle 4).

Tabelle 4. Lokalisation der Augenmetastasen

	Sanders (1938)	Merriam (1961)
Chorioidea	156 Fälle	28
Iris + Ciliarkörper	17 Fälle	2

In einer klassischen Arbeit von Coman (1951) wurde die Abhängigkeit der Lokalisation der Metastasen von den lokalen Kreislaufverhältnissen gezeigt. Bei einem Tumor des Brown-Pearce Kaninchen bestand eine Korrelation zwischen der Zahl der in den Kapillaren steckengebliebenen Tumoremboli und den späteren Metastasen. Duke Elder 1966 erklärte die Prädominanz der Tumoren am posterioren Pol mit der Verteilung der posterioren Ziliararterien. An der Arteria ophthalmica entspringen zwei lange posteriore Ziliararterien, die temporal und nasal vom Nervus opticus durch die Sklera verlaufen und bis zum Ziliarkörper ziehen. Die kurzen posterioren Ziliararterien sind jedoch wesentlich zahlreicher, besonders auf der temporalen Seite vertreten und versorgen den posterioren Anteil der Aderhaut. Die große Zahl dieser Arterien führt zu einer bevorzugten Verteilung der Tumoremboli auf den hinteren Pol.

Die Ursache der bevorzugten Lokalisation der Tumoren im linken Auge wurde in dem etwas komplizierteren Abgang der Arteria carotis communis dextra vom Aortenbogen vermutet. Die vielfach diskutierte Hypothese der spezifischen Lokalisation aufgrund von lokalen Wachstumsfaktoren konnte in diesem Zusammenhang nicht bestätigt werden. Die Arbeit von Albert mit dem Brown-Pearce und dem V 2-Tumor kann nicht als ausreichende Bestätigung dieser Hypothese angesehen werden, da die Verteilung der experimentell beobachteten Augenmetastasen nicht der klinisch nachweisbaren Verteilung entspricht.

Chorioideale Metastasen sind aufgrund ihrer charakteristischen klinischen Zeichen nachzuweisen. Eine Visusverschlechterung ist meist das erste Symptom. Die Visusverschlechterung wurde von 25 unserer 26 Patienten in Essen mit Augenmetastasen eines Mammakarzinoms als erstes Symptom angegeben. Die Spiegeluntersuchung zeigte dann meist eine flache Ablatio in der Gegend des hinteren Augenpoles. Nach Ferry breitet sich der Tumor ohne wesentliche Dickenzunahme entsprechend dem geringen Widerstand in der Chorioidea nach lateral aus. Ein Durchbruch durch die Retina ist ungewöhnlich. Bei frühzeitiger Diagnose ist die Metastase nur wenige Papillendurchmesser groß. Von weniger erfahrenen Untersuchern wird die Metastase zum Zeitpunkt des Auftretens der ersten Symptome vielfach übersehen. Simpson (1961) hat darauf hingewiesen, daß in diesem Stadium eine Verwechslung mit einer Chorioretinitis oder einem Gefäßverschluß möglich ist. Dies kann besonders dann zur Verwirrung führen, wenn die Augenmetastase die erste Manifestation eines malignen Tumors darstellt, oder wenn der Ophthalmologe nur eine fachbezogene Vorgeschichte des Patienten aufgenommen hat.

In unserem Krankengut traten chorioideale Metastasen innerhalb des 1. Jahres nach der Primärdiagnose des Mammakarzinoms und bis zu 11 Jahre später auf. Am häufigsten wurden Aderhautmetastasen 2 Jahre nach der Operation des Mammakarzinoms festgestellt. Bemerkenswert ist, daß alle Patienten, die ein freies Intervall von mehr als 5 Jahren hatten, älter als 54 Jahre waren. Möglicherweise beruht dies auf einer vorübergehenden Verzögerung des Tumorwachstums durch die Menopause. Schmerzen traten dann auf, wenn die Metastase soweit an Größe zugenommen hatte, daß eine vollständige Ablatio oder ein Glaukom eingetreten war. Erwähnt wird, daß auch die Nekrose des Tumors zu einem entzündlichen Prozeß mit einem sekundären Glaukom führen kann (Ferry, 1967).

In einer Serie von Hart war die Augenmetastase bei einem Viertel der Patienten mit einem Mammakarzinom das erste Zeichen einer Fernmetastasierung. Dies sind die meisten Fälle, in denen gelegentlich ein Melanom differentialdiagnostisch in Erwägung gezogen werden muß. Wesentlich seltener kann einmal die Aderhautmetastase den ersten Hinweis auf eine maligne Erkrankung bringen. Wir haben dies bei einer Patientin mit einem Mammakarzinom in Essen und jüngst bei einem Patienten mit einem Bronchialkarzinom in Köln beobachtet.

Die Behandlung von Augenmetastasen ist immer palliativ. Notwendig ist jedoch eine frühzeitige Diagnose, um die Entstehung eines Glaukoms zu verhindern. Erforderlich ist weiterhin eine rasche Entscheidung über die therapeutischen Maßnahmen, sowohl hinsichtlich des Lokalbefundes als auch der systemischen Erkrankung. Es soll einerseits die Progredienz der Lokalsymptome verhindert und andererseits eine für den Patienten sinnvolle Lebensverlängerung erreicht werden. In dem Essener Patientengut war der Zeitraum zwischen dem ersten Symptom und der endgültigen Diagnose etwa 1 Monat. Bei der Hälfte der Mammakarzinompatienten wurden bei der ersten Untersuchung bereits Metastasen in beiden Augen beobachtet. Bei 3 von 26 Patientinnen traten kontralaterale

Metastasen erst nach der Strahlenbehandlung eines Auges auf. Von der Diagnose bis zur Therapie verstrich meist noch ein weiterer Monat. Unter Hormon- und Chemotherapie wurden einzelne Tumoren auch länger beobachtet, soweit die Beschwerden nur geringfügig waren.

Die lokale Strahlentherapie kann mit direkten oder mit seitlichen Feldern durchgeführt werden. Seitliche Felder werden vielfach angewandt, um die Dosis im Bereich der Linse unter 1000 rad zu halten. Damit kann das Risiko der Kataraktentwicklung vermindert werden. Diese Komplikation wurde jedoch bei Augenmetastasen wegen der begrenzten Überlebenszeit der Patienten nur selten beobachtet.

Wir beobachteten (Tabelle 5) bei Patientinnen mit einem Mammakarzinom eine Überlebenszeit ab Bestrahlungsbeginn der Augenmetastasen von ca. 12 Monaten bei einseitigem Befall und von 7 Monaten bei primär doppelseitigem Befall. Bei dem metastasierten Mammakarzinom ist jedoch die prospektive Überlebenszeit im Einzelfall nur

Tabelle 5. Ergebnisse der Strahlentherapie von Augenmetastasen

Visus	Thatcher (1975)	Röttinger (1976)
Verbesserung	39	18
Davon nur temporär		2
Keine Verbesserung	10	3
Verschlechterung		1
	49	22

schwer anzugeben. Eine unserer Patientinnen starb erst 44 Monate nach dieser Therapie. Eine Katarakt war mit der Bestrahlung mit einem seitlichen und einem nasalen Feld bei 200 kV nicht aufgetreten, obwohl beide Augen bestrahlt werden mußten. Nach der Bestrahlung der linken Augenmetastase mit 3600 Röntgen wurde bei der Kontrolle des Befundes eine Metastase im rechten Auge nachgewiesen, die dann mit 4200 Röntgen bestrahlt wurde. Dosen von 3000 rd (30 Gy) in 2-3 Wochen erscheinen insgesamt ausreichend zu sein. Die Wahl von Hochvolt oder konventioneller Therapie erscheint hierbei unkritisch zu sein. In 80% der Fälle ist eine Verbesserung der Augenbeschwerden erreichbar. Ein lokales Rezidiv kann damit in der Mehrzahl der Fälle verhindert werden. Die vollständige Rückbildung des Tumors war im allgemeinen 1 bis 2 Monate nach Abschluß der Strahlentherapie eingetreten. Ein Rezidiv nach lokaler Strahlentherapie könnte einerseits durch eine zu geringe lokale Dosis erklärt werden, andererseits scheint jedoch eine erneute Metastasierung auftreten zu können. Beide Ereignisse werden eine weitere Strahlentherapie erforderlich machen, um die Erblindung zu vermeiden.

Als zusätzliche therapeutische Maßnahme kommen die Enukleation des Auges und die Chemotherapie in Frage. Bei weit fortgeschrittenen Tumoren können nach der Erblindung erhebliche Schmerzzustände auftreten, die nicht mehr in jedem Fall permanent durch eine lokale Bestrahlung zu beseitigen sind. Dies betrifft vorwiegend die Fälle, bei denen nach Bestrahlung eines großen chorioidalen Tumors die Nekrose dieses Tumors zu einem Glaukom führte. In diesen Fällen ist gelegentlich eine Enukleation indiziert. Es müßte jedoch das Ziel der behandelnden Ärzte sein, die Patienten rechtzeitig einer weniger belastenden Therapie zuzuführen.

Hormon- u. Chemotherapie können ebenfalls Regressionen von Aderhautmetastasen bewirken. Bei minimaler klinischer Symptomatik kann unter kontinuierlicher ophthalmologischer Kontrolle die Aderhautmetastase auch einmal als Parameter für die Effizienz einer Chemo- oder Hormontherapie verwendet werden. Bei den meisten Patienten tritt allerdings die chorioideale Metastase unter einer systemischen Therapie auf. Auch in diesen Fällen ermöglicht die Strahlentherapie eine zuverlässige lokale Kontrolle der Aderhautmetastasen.

Literatur

Ferry, A.P.: Metastatic carcinoma of the eye and ocular adenexa. Int. Ophthal. Clin. ("The Eye in Systemic Disease") 7 (3), 615–658 (1967). – Maor, M., Chan, R.C., Young, S.E.: Radiotherapy of choroidal metastases. Breast cancer as primary site. Cancer **40**, 2081–2090 (1977). – Röttinger, E.M., Heckemann, R., Scherer, E., Vogel, M., Meyer-Schwickerath, G.: Radiation therapy of choroidal metastases from breast cancer. Albrecht, v. Graefes Arch. klin. exp. Ophthal. **200**, 243–250 (1976). – Stolzenbach, G., v. Domarus, D.: Aderhautmetastasen des Mammakarzinoms der Frau – Ergebnisse der kombinierten endokrinen und zytostatischen Therapie. Dtsch. med. Wschr. **103**, 864–867 (1978). – Thatcher, N., Thomas, P.R.M.: Choroidal metastases from breast carcinoma: a survey of 42 patients and the use of radiation therapy. Clin. Radiol. **26**, 549–553 (1975)

Ber. Dtsch. Ophthalmol. Ges. 76, 161–171 (1979)
Ionisierende Strahlen in der Ophthalmologie
Redigiert von W. Jaeger, Heidelberg
© J. F. Bergmann Verlag 1979

Tumoren der Orbita

G.M. Bleeker (Direktor: Netherlands Ophthalmic Research Inst., Amsterdam)

Die Anhäufung von orbitalen Krankheiten in Behandlungszentren hat während der letzten 30 Jahre ein großes Maß von Kenntnis und Erfahrung aufgebaut, wodurch sich die Diagnostik spektakulär verbesserte und die Behandlung einen viel nuancierteren Charakter bekam.

Die Zeit ist vorbei, daß man mit einer explorativen Orbitotomie auf gut Glück auf Suche nach dem Tumor ging und dabei eine Menge von Lähmungen und sekundären Schäden hinterließ. Die Zeit ist vorbei, daß man nur wählen konnte zwischen Exenteration oder Bestrahlung, wenn der Tumor inoperabel war. Die Therapie betreffend hat man gegenwärtig die Wahl von drei Möglichkeiten: Chirurgisches Eingreifen, Radiotherapie oder Chemotherapie.

Mehr und mehr wird es deutlich, daß die Behandlung der orbitalen Tumoren erst optimal geschehen kann, wenn man nicht wählt zwischen diesen 3 therapeutischen Möglichkeiten, sondern wenn man Gebrauch macht von allen drei zusammen, von dem operativen Eingriff, von der Bestrahlung und von der Chemotherapie. Das Eine kann man heute nicht mehr getrennt vom Anderen sehen, und das therapeutische Verfahren wird in der Regel festgestellt nach gemeinsamer Überlegung zwischen wenigstens Augenarzt – Orbitologe, Internist – Onkologe und Radiotherapeut. Hierbei wird man vor allem versuchen, den günstigen Einfluß von jeder der drei Therapieformen zu benützen und die schädlichen Nebenwirkungen, die allen drei anhaften, so weit als möglich zu vermeiden. Die Vorteile und Nachteile dieser drei Therapien bei orbitalen Prozessen werden hintereinander Revue passieren.

Vorteile und Nachteile der Radiotherapie

Bei der Besprechung von therapeutischen Möglichkeiten mit ionisierenden Strahlen wird auf die technische Ausführung in diesem kurzen Überblick nicht eingegangen. Es wird angenommen, daß der Radiologe von modernen Methoden Gebrauch macht.

Der günstige Effekt der Bestrahlung ist in erster Linie abhängig von der Art des Tumors nach dem histologischen Befund der Biopsie. Orbita-Tumoren, die ihren Ursprung haben

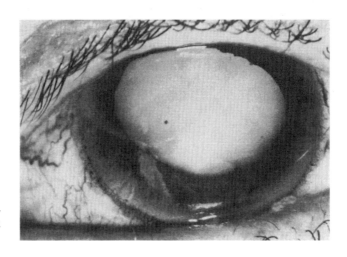

Abb. 1. Bestrahlungskatarakt, Iridozyklitis und Glaukom neben Bestrahlungskeratopathie

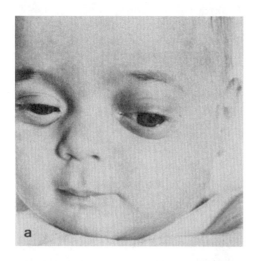

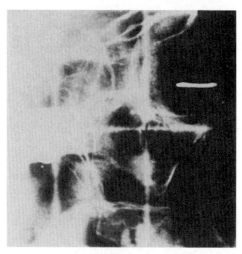

Abb. 3a. 6000 R. 5 Jahre vorher auf die rechte Augenhöhle wegen Ethmoid-Karzinom bei einem 50-jährigen Mann: Bestrahlungsfeld umfaßt temporales Gehirn

vom lymphatischen, vom hämopoetischen oder vom retikulo-endothelialen Apparat, sind besonders empfindlich (Lymphosarkom, Retikulosarkom, Hodgkin-Sarkom und Leukämie).

Tumore, ausgehend vom Bindegewebe und Nervengewebe (Fibrosarkom, Osteosarkom und Gliom), sind dagegen außergewöhnlich resistent. Letzteres gilt namentlich für das maligne Melanom der Haut und Chorioidea. Als Ausnahme sei hier gesagt, daß das Melanom des Limbus und der Konjunktiva ebenso wie das Retinoblastom wohl radiosensibel sind.

Das embryonale Rhabdomyosarkom, der meist vorkommende Orbitatumor bei Kindern, ist ebenfalls radiosensibel, doch meistens kommt es nicht zu einer definitiven Heilung.

Orbitatumoren, abgeleitet von durchwucherndem Tumorgewebe aus den umgebenden Sinussen, ebenso wie Metastasen von Mammae-, Bronchus- und Nebennieren-Tumoren, werden ebenfalls vorzugsweise durch Bestrahlung behandelt.

Die schädlichen Folgen der Bestrahlung sind nur allzusehr bekannt. Bestrahlungskatarakt (Abb. 1) wird letzten Endes noch am wenigsten Beschwerden verursachen, da diese Trübung entfernt werden kann und eine Implantlinse oder eine Kontaktlinse einen ausgezeichneten Ersatz bildet.

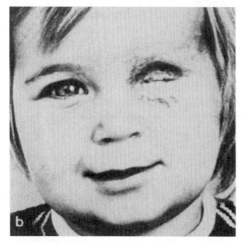

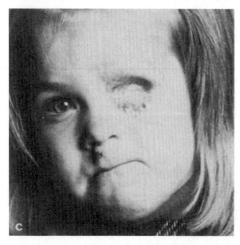

Abb. 2a. Rhabdomyosarkom links, 4000 R. primäre Bestrahlung, etwa 1jähriges Mädchen, sekundäre Enukleation, (b) Wachstumshemmung links, 2½ Jahre später, (c) IBID, 5 Jahre alt

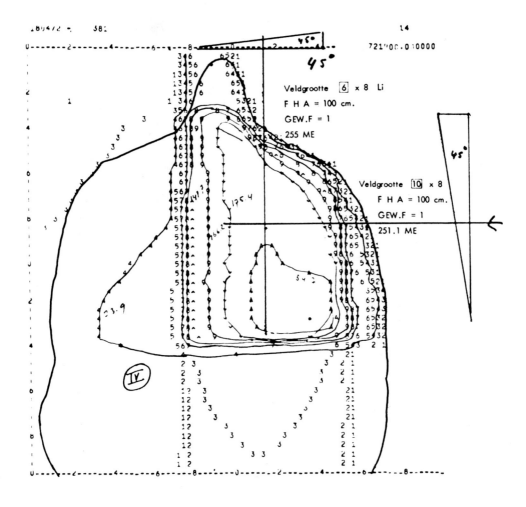

Veldgrootte 6 × 8 Li

F H A = 100 cm.

GEW.F = 1

255 ME

Veldgrootte 10 × 8

F H A = 100 cm.

GEW.F = 1

251.1 ME

5000 / 90% / 4 wk.

Abb. 3b. Dosierungsplan 6000 R

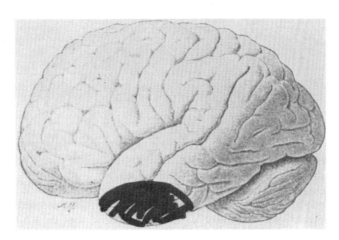

Abb. 3c. Nekrose wie vom Neurochirurgen angegeben

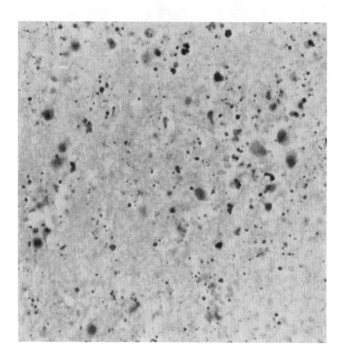

Abb. 3d. Charakteristische Radionekrose

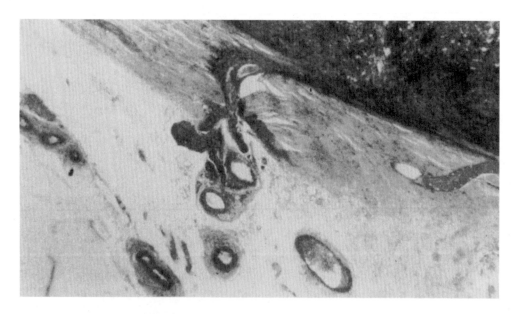

Abb. 4. Melanosarkom, das auf hämatogene Weise verschleppt ist

Die Bestrahlungskeratopathie kann in Wirklichkeit viel größere Beschwerden mit sich bringen, wie z.B. einen Ausfall der Tränensekretion, ein Einwachsen von Haaren und allgemein ein Auftreten von starker Bindegewebsretraktion in bestrahlten Augenlidern.

Bei Bestrahlung im Kindesalter kann auf die Dauer eine sehr störende Asymmetrie des Gesichts infolge von Wachstumshemmung auftreten (Abb. 2a–c). Als weiterer Nachteil der Bestrahlung darf die Möglichkeit nicht unerwähnt bleiben, daß ein Bestrahlungssarkom oder Karzinom auftreten kann, von denen mehr als genug Beispiele bekannt sind. Schließlich kann es auch noch zu einer frühen oder späten Radionekrose des Nerven- und Gehirngewebes kommen (Abb. 3a–d).

Der besonders günstige Effekt durch Bestrahlung für die dafür empfindlichen Tumoren, sowie der Umstand, daß die Therapie selbst wenig eingreifend ist, formen ohnehin durchschlagende Argumente, um eine Bestrahlung nicht wegen der hier zitierten schädlichen Effekte abspringen zu lassen, da die Vorteile weitaus die Nachteile übertreffen.

Vorteile und Nachteile der chirurgischen Behandlung von Orbita-Tumoren

Es wird nur selten vorkommen, daß eine Therapie von orbitalen Tumoren erfolgreich durchgeführt werden kann, ohne daß man vom Messer Gebrauch macht. Wenigstens eine Biopsie ist der Wegweiser für unser therapeutisches Denken.

Auch auf dem Gebiet der Orbita-Operationen hat man große Fortschritte zu verzeichnen. Verglichen mit früher kommen durch einen operativen Eingriff viel weniger schädliche Komplikationen vor. Ultrasonografie, spezialisierte Radiologie und vor allem Computer-Tomografie zeichnen den Platz und die Größe des Tumors in der Orbita genau ein und danach richtet sich die Wahl, die man trifft zwischen den diversen Zugangsmöglichkeiten zur Orbita.

Es gibt die frontale Orbitotomie, die laterale Orbitotomie (Krönlein), die mediale, trans-ethmoidale Route oder die transkranielle Öffnung des Orbitadaches, die sich bei Tumoren im Apex sehr eignet.

Für die Entfernung von gutartigen Tumoren ist eine Operation doch wohl das Mittel der Wahl, sicherlich dann, wenn sie abgekapselt sind.

Maligne Prozesse lassen sich nicht so leicht in toto entfernen. Es gibt hier immer die Unsicherheit, ob alle Tumorzellen entfernt wurden und nichts in dem umgebenden Gewebe zurückgeblieben ist. Auch kann Tumorgewebe via die Gefäße anderswohin verschleppt werden (Abb. 4). Unter der Bedingung, daß Strahlung und/oder Chemotherapie folgen, bietet die Operation einer bösartigen Geschwulst doch wohl den Vorteil, daß

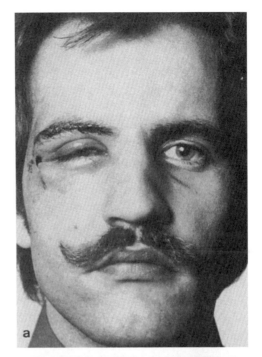

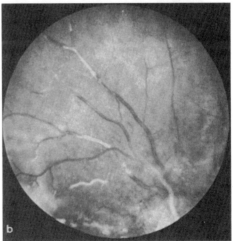

Abb. 5a und b. Der orbitale Apex ist nahezu völlig ausgefüllt mit vitalen Strukturen, (b) Beschädigung der Zentral-Arterie durch Entfernung eines Hämangioms aus dem Apex orbitae (a)

die Zahl der Tumorzellen (der sogenannte „tumor cell load") drastisch vermindert ist.

Man bedenke immer, daß operative Eingriffe im Gebiet des Apex orbitae äußerst riskant sind, da der Apex nahezu völlig ausgefüllt ist von vitalen Strukturen und eine Beschädigung des optischen Apparates leicht erfolgt (Abb. 5a und b).

165

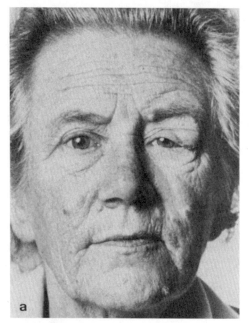

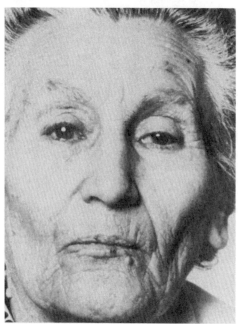

Abb. 7. Identisches Lymphosarkom ist 7 Jahre ruhig geblieben mit periodischer Verabreichung von Chlorambuzil. (Andere Patientin als Abb. 6a und b)

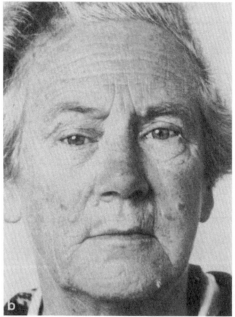

Abb. 6a und b. Lymphosarkom der Augenhöhle. Keine Komplikationen bis 10 Jahre nach Bestrahlung

Zusammenfassend ist ein operatives Eingreifen bei einem orbitalen Prozeß nahezu unvermeidlich, da man dadurch die Biopsie und damit die Diagnose bekommt. Für gutartige, abgekapselte Prozesse ist eine Operation in erster Linie angezeigt. Handelt es sich um bösartige Prozesse, dann ist meistens chirurgisches Eingreifen nicht ausreichend und man muß zur Unterstützung noch Radiotherapie und Chemotherapie folgen lassen.

Vorteile und Nachteile der Chemotherapie

Die Chemotherapie sowohl in der Form von Kortikosteroiden als auch von Zytostatika hatte während der letzten 10 Jahre einen enormen Fortschritt zu verzeichnen. Aus dem Ausprobieren mit neu gefundenen Mitteln sind heutzutage ausgeklügelte Dosierungsschema entstanden. Um den endgültigen Effekt zu vergrößern, benützt man oft eine Kombination von Medikamenten, von denen ein jedes einen anderen Angriffspunkt zur Bekämpfung des Tumors hat.

Die Zytostatika sind folgendermaßen zu unterteilen:

1. Alkylierende Verbindungen, wie Stickstoffsenf, Cyclophosphamide und Chlorambuzil unterbrechen die Mitose der Tumorzellen.

2. Antimetaboliten wie Methotrexate und Mercaptopurine bremsen die Synthese von Nucleinsäure.

3. Anti-Tumor-Antibiotika wie Aktinomycin D blockieren die Synthese von Ribonucleinsäure. Außerdem erhöht dieses Medikament den Effekt der Bestrahlung auf maligne Zellen.

4. Spindelgifte, mitose-bremsende Medikamente wie Vincristin, vervollständigen die hier oben angegebenen Bremsprinzipe.

Diese Chemotherapeutika, vor allem bei Gebrauch der Dosierungsschema, haben in den letzten Jahren zu einer spektakulären Verbesserung der Chemotherapie geführt, eine Verbesserung, die auch bei der Behandlung von Orbita-Tumoren Eingang gefunden hat. Leider ist auch hier die Wirkung beschränkt.

Es ist anderseits ergreifend, wenn man wahrnimmt, wie die schnell wachsenden und tödlich verlaufenden Rhabdomyosarkome in der Orbita bei Kindern innerhalb 3 Wochen unter Einfluß dieser Medikamente zu einem Nichts zusammenschrumpfen. Diese Regression erfolgt so rasch, daß man sich fragt, ob es nötig war, um Risiken bei der initiellen Operation zu vermeiden. Dadurch wurde übrigens die histologische Diagnose möglich.

Selbstverständlich hat der Gebrauch von Chemotherapeutika auch Nachteile. Große Gaben von Kortikosteroiden führen zu Magenleiden, Diabetes und erhöhter Empfindlichkeit für Infektion und Osteoporose.

Zytostatika verursachen trophische Störungen des Magendarmkanals, Haarausfall, toxischen Einfluß auf Leber und Knochenmark und ein Untergraben des Allgemeinzustandes. Diese Nebenwirkungen können mitunter der Grund sein, daß man die Therapie stoppt.

Prednison wirkt ausgezeichnet bei vielen Entzündungstumoren der Augenhöhle, sowie bei Morbus Tolosa-Hunt.

Zusammen mit Cyclophosphamid ist Prednison effektiv bei Morbus Wegener.

Chlorambuzil entweder mit oder ohne Bestrahlung hat guten Erfolg bei Lymphosarkoma, Morbus Waldenström und Hodgkin-Sarkom (Abb. 6a und 6b, Abb. 7).

Bei der Behandlung von orbitalen Tumoren ist es heutzutage notwendig, bei jedem individuellen Fall mit dem Chirurgen, Radiotherapeuten und Onkologen zu überlegen, was die effektivste Kombination und Reihenfolge bei der Anwendung der chirurgischen, radiologischen und chemotherapeutischen Möglichkeiten ist.

Als Vorbild werden hier an erster Stelle die Rhabdomyosarkome behandelt, weil bei dieser Erkrankung alle Fazetten des Problems zum Ausdruck kommen. Nachdem man die undifferenzierte Form dieses Tumors als „Embryonal-Rhabdomyosarkom"

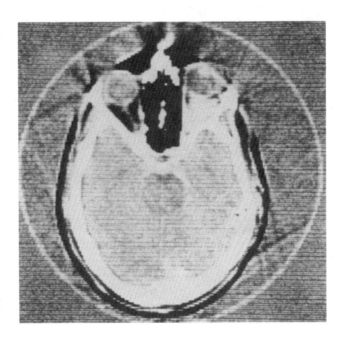

Abb. 8. Bei Computer-Tomografie wird eine Dichtheit gefunden, die an einen kompakten Tumor denken läßt

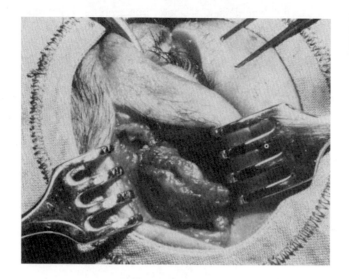

Abb. 9a. Entfernung von Rhabdomyosarkom aus der Augenhöhle

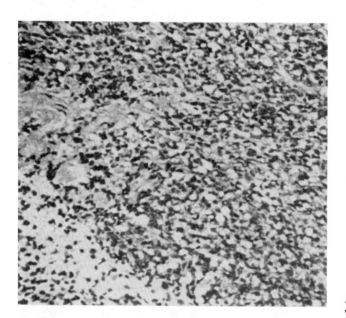

Abb. 9b. Rhabdomyosarkom
vom embryonalen Typus

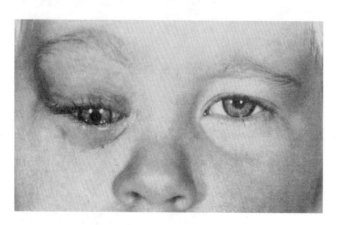

Abb. 9c. 4jähriges Mädchen.
Rhabdomyosarkom vor Operation

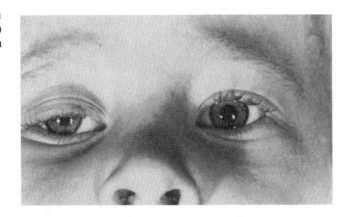

Abb. 9d. Zwei Wochen nach chirurgischem Eingriff (Abb. 9a) und nach dem zytostatischen Programm

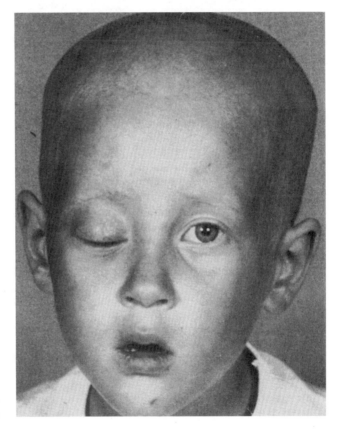

Abb. 9e. Zwei Monate nach Bestrahlung tritt ein schnell wachsendes Rezidiv auf

zu identifizieren wußte, ist ihre Zahl sprunghaft angestiegen. Es ist jetzt der meist frequent vorkommende Kindertumor, der charakteristisch ist für sein schnelles Wachstum und seinen tödlichen Verlauf.

Es besteht bei Kindern eine deutliche Bevorzugung für die orbitale Lokalisation und man verdankt es diesem Umstand, daß die Tumoren so frühzeitig entdeckt werden, daß sie für eine Therapie in Frage kommen, bevor der Prozeß generalisiert ist.

Diese breiigen Tumore sind in der Regel schlecht abgegrenzt und demonstrieren sich bei der Ultrasonografie wie Zysten. Bei Computer-Tomografie wird eine Dichtheit gefunden, die uns mehr an einen kompakten Tumor denken läßt, und es ist bei der Operation eine Seltenheit, daß ein abgekapselter Prozeß angetroffen wird (Abb. 8).

Gehen wir bei unserem Vorbild von einem Stadium aus, daß bei einem Kind der rasch wachsende Tumor gefunden wird, daß

Tabelle 1. Orbitales Rhabdomyosarkom (embryonaler Typ)

	Sex	Age of onset	Sequence of treatment			Vision	Yrs. of survival
1.	Y.K.	5 yr.	Biopt.	± 10.000 R. 3 series	no chemotherapy	?	†
2.	M.W.	4$^1/_2$ yr.	Biopt.	6.000 R.	cocktail	0	5
3.	H.H.	3 months	Biopt.	6.000 R.	actinomycin D enucl.	0	7
4.	S.v.R.	6 yr.	Biopt.	10.000 R. 3 series	cocktail	good	3$^1/_2$
5.	C.W.	8 yr.	Biopt.	6.200 R.	actinomycine D	?	6
6.	H.W.	8 yr.	Biopt.	6.000 R.	cocktail lens implant	5/5	10
7.	H.J.M.	8 yr.	Biopt. enucl.	5.000 R.	cocktail cerebral invasion	0	1
8.	S.B.	5 yr.	Biopt.	5.000 R.	cocktail	?	5
9.	C.G.	13 yr.	Biopt.	5.000 R.	cocktail	5/5	1
10.	C.V.	3 yr.	Biopt.	5.000 R.	cocktail exenteration	0	recidive

eine Operation stattgefunden hat, wobei ein großer Teil des Tumors weggenommen werden konnte (Abb. 9a). Der Pathologe berichtet uns, daß es sich um ein Rhabdomyosarkom vom embryonalen Typus handelt (Abb. 9b). Was ist in diesem Fall zu tun?

1. Chirurgisch kann man nur erwägen, die ganze Orbita zu exenterieren und die eventuell vom Tumor befallenen Teile der Orbitawand mit wegzunehmen. Reese hat vor allem seinerzeit diese Methode verwendet und erreichte damit doch, daß 50% seiner Fälle eine Überlebensdauer von mehr als 3 Jahren hatten.

2. Bestrahlung anwenden? Lederman (1964) kommt zu der Schlußfolgerung, daß bei 17 Fällen mit Rhabdomyosarkom, die primär mit Radiotherapie behandelt wurden, nur bei 3 eine völlige Genesung erfolgte und bei 2 Fällen eine Remission von einigen Jahren auftrat.

Offret und Haye (1971) und Lommatzsch (1977) bestätigen die Konklusion, daß das embryonale Rhabdomyosarkom wohl radiosensibel ist, jedoch nicht radiokurabel.

3. Mit Chemotherapie (Voûte, Peeters, Bleeker) kann ein embryonales Rhabdomyosarkom in 3 Wochen praktisch zu nichts reduziert werden, doch ob eine völlige Genesung erreicht wird, ist nicht mit Sicherheit festgestellt (Tabelle 1).

Bei den von uns behandelten Kindern mit Rhabdomyosarkom ist es niemals möglich gewesen, auf nur chirurgischem Weg den Prozeß zu beherrschen. Immer wieder wurde direkt nach der Operation Chemotherapie zur Bekämpfung der ausgesäten Tumorzellen angewandt, und immer wieder war der Effekt dieser Kombinationstherapie spektakulär. Innerhalb von 3 Wochen verschwand der Exophthalmus wie Schnee vor der Sonne. Niemals aber getrauten wir uns, die Radiotherapie wegzulassen.

In diesem Zusammenhang ist die Krankheitsgeschichte des letzten kleinen Patienten wohl sehr instruktiv (Abb. 9a-e). Nachdem durch Operation und Biopsie die Vermutung eines Rhabdomyosarkoms befestigt wurde, hat man direkt einen Cocktail von Vincristin, Adriamycin, Actinomycin, Cyclophosphamid und Prednison verabreicht. Der Tumor verschwand zur Gänze innerhalb von 14 Tagen (Abb. 9c und d).

Wir haben lange gezögert, auch in diesem Fall die Radiotherapie anzuwenden, doch 2 Monate nach der Operation bekam das Kind eine Dosis von 5000 R. innerhalb 6 Wochen.

Zwei Monate nach Beendigung der Bestrahlung trat ein schnell wachsendes Rezidiv auf (Abb. 9e), wodurch eine Exenteration notwendig wurde. Die Chemotherapie war während der Bestrahlung herabgesetzt zu Vincristin, ging aber nachher unvermindert weiter. Es bleibt die Frage offen, warum dieser Prozeß, trotz guten Reagierens auf Chemotherapie und trotz Bestrahlung auf einmal zu rezidivieren begann, und das so rasch nach der Bestrahlung. Es ist nicht ausgeschlossen, daß eine herabgesetzte Gefäßversorgung der Orbita infolge Bestrahlung die Ursache war, daß die medikamentöse Therapie das bedrohte Gebiet nicht genügend erreichen konnte, und es ist nicht ausgeschlossen, daß gerade die Bestrahlung in diesem Fall dem Genesungsprozeß entgegengearbeitet hat.

Unsere Erfahrungen mit Rhabdomyosarkomen lehren uns, daß zukünftig durch ein genaues Abwägen der 3 Behandlungsmethoden für orbitale Tumoren ein effizientes Schema aufgestellt werden muß, in dem die Möglichkeit offengelassen wird, jede dieser ziemlich aggressiven Therapien Stück für Stück zu vermindern und mit einer Kombination aller drei zu ersetzen. Eine kleinere Dosis von Chemotherapeutika kann kombiniert werden mit einer niedrigeren Bestrahlungsdosis, während eine nicht vollständige Entfernung des Tumors bereits mit Chemotherapie kompensiert werden kann.

Zusammenfassend bieten orbitale Tumore sicherlich gute Perspektiven für die Therapie, weil sie früh entdeckt werden.

Chirurgie, Bestrahlung und Chemotherapie sollen zusammen angewendet werden, wenn diese einander unterstützen.

Zusammenfassung

Orbitale Tumoren bieten sicherlich gute Perspektiven für Bestrahlung, Chemotherapie und Chirurgie, weil sie früh entdeckt werden.

Unsere Erfahrungen mit Rhabdomyosarkomen lehren uns, daß zukünftig durch ein genaues Abwägen der 3 Behandlungsmethoden für orbitale Tumoren ein effizientes Schema aufgestellt werden muß, in dem die Möglichkeit offengelassen wird, jede dieser ziemlich aggressiven Therapien Stück für Stück zu vermindern und mit einer Kombination aller drei zu ersetzen. Eine kleinere Dosis von Chemotherapeutika kann kombiniert werden mit einer niedrigeren Bestrahlungsdosis, während eine nicht vollständige Entfernung des Tumors bereits mit Chemotherapie kompensiert werden kann.

Diskussion der Referate über das Thema Ionisierende Strahlen in der Therapie von Tumoren der Augenregion[1]

Gesprächsleiter: O.-E. Lund (München)

Herr Lund:

Voraussetzung zur Beurteilung und Abschätzung des Therapie-Effektes der ionisierenden Strahlen ist ein Vergleich mit therapeutischen Alternativen, so der Operation, der Anwendung von Zytostatika und der Verwendung von Intensivlicht.

In den einzelnen Referaten sind die okulären und periokulären Gewebe getrennt abgehandelt worden. Dies hat seine Berechtigung aufgrund der Verschiedenartigkeit der Tumoren, aber auch aufgrund unterschiedlicher operativer Maßnahmen und schließlich aufgrund der unterschiedlichen Nachbarschaftsbedingungen und funktionellen Besonderheiten der einzelnen Augenabschnitte.

Hiermit wird bei so unterschiedlicher Thematik der Referate ein Vergleich und eine Diskussion eines Teils der Beiträge untereinander und miteinander kaum möglich; so z.B. in der Bewertung der Behandlung von Aderhaut-Tumoren oder Netzhauttumoren, bzw. von Orbitablastomen und Lidblastomen. Ziel der Gesprächsrunde ist deshalb mehr eine Sichtung der Ergebnisse und Diskussion unklarer oder nur skizzierter Fragen sowie die Erörterung konträrer Ansichten in der Behandlung.

Herr Lund zu Herrn Scherer (Essen):

Unsicherheiten scheinen im Einzelfall bei der fraktionierten Anwendung ionisierender Strahlen bezüglich der Strahlensensibilität und auch der Schwellendosis zu bestehen. Sekundärschäden treten, so teilen Sie mit, bei gut fraktionierter Bestrahlung unterhalb von 5 bis 6 000 rad (außer an der Augenlinse) nicht auf. Wie steht es indes mit sog. Spätschäden, die man auch im Bereich des Hirns ja Monate oder Jahre nach Bestrahlung beobachten kann, die dann vorwiegend auf Gefäßwandveränderungen zurückgehen?

Herr Scherer:

Gewebsschäden nach fraktionierter Bestrahlung sind in der Tat dosisabhängig. Oberhalb einer Grenze von 5 bis 6000 rad sind Spätschäden am Auge zu erwarten. Nach Möglichkeit wird man unterhalb dieser Dosis bleiben, abhängig von der Art des zu bestrahlenden Gewebes. Eine Kombination mit Chemotherapie erfordert eine Dosisherabsetzung, um so eine Reduzierung möglicher, vaskulär bedingter Schäden zu erreichen.

Herr Lund zu Herrn Scherer:

Kann eine Vorbestrahlung eine während der Operation gegebenenfalls zu erwartende Zellausschwemmung verhüten? Eine solche Vorbestrahlung wurde in letzter Zeit von unserem Münchner Strahlenbiologen O. Hug propagiert.

Herr Scherer:

Unterscheiden muß man eine Langzeit-Vorbestrahlung bei fortgeschrittenen Tumoren und eine Kurzzeit-Vorbestrahlung, die mit Hug/München der Devitalisierung auszuschwemmender Tumorzellen dient. Tierversuche mit Kurzzeit-Vorbestrahlungen gaben hierzu gute Hinweise. Klinische Ergebnisse der Münchner Schule, etwa bei Nierentumoren, scheinen den Wert dieser Kurzzeit-Vorbestrahlung zu belegen. Am Auge könnte dieses Verfahren lohnend sein, und es wäre sicherlich wünschenswert, in prospektiven Studien dieser Frage nachzugehen.

Herr Lund zu Herrn Neubauer (Köln):

Wir wenden uns der Behandlung der Lidtumoren zu. Herr Neubauer, uns alle überzeugt eine Klassifikation dieser Tumoren, um einheitlich auch Vergleichsuntersuchungen Operation/Radiotherapie durchführen zu können. Sehen Sie eine Notwendigkeit, über Ihren Raum hinaus diese Vergleichsuntersuchungen durchzuführen?

Herr Neubauer:

Die derzeitige Arbeitsgruppe ist ausreichend, um die gestellte klinische Frage zu beantworten.

Herr Lund zu Herrn Neubauer:

Auf jeden Fall sollte vor einer Therapie durch eine Probeexcision die Art-Diagnose eines Lidtumors abgeklärt werden. Nun ergibt sich nicht selten die Situation, daß bei kleinen Tumoren man gleich primär exzidieren könnte. Sollte sich deshalb eine Vergleichsstudie eher auf die größeren Lidtumoren beziehen?

Herr Neubauer:

Lidtumoren aller Größe sollten dem gleichen Untersuchungskriterium unterworfen werden, d.h. in diesem Falle sollte auch eine Probeexcision kleiner Lidtumoren erfolgen, um danach Ausmaß und Art des Eingriffes festzulegen.

Herr Lund zu Herrn Neubauer:

Auf das Problem der Behandlung und des Behandlungszeitraumes der Lidhämangiome konnte in den einzelnen Referaten nicht eingegangen werden. Es ergibt sich gerade hier die Frage Operation oder Bestrahlung. Es ergibt sich aber auch die Fra-

---

[1] Zusammenstellung: O.-E. Lund (München)

ge, zu welchem Zeitpunkt diese Therapie einzusetzen hat, vor allem bei Kindern. Wir wissen, daß zu einem relativ hohen Prozentsatz Spontanremissionen der Hämangiome im Lidbereich zu beobachten sind; wo würden Sie nach Ihren Erfahrungen die Zeitgrenze zum operativen Eingriff ansetzen?

Herr Neubauer:

Die Dermatologen vertreten überwiegend die Ansicht, daß angesichts der Neigung zur Spontanrückbildung die Hämangiome erst spät, wenn noch notwendig, operiert werden sollten. Am Auge wird der Zeitpunkt der Operation indes auch abhängig sein von möglichen Auswirkungen des Hämangiom-Wachstums auf die Funktion von Auge und Lidapparat.

Vielleicht kann hierzu Herr Scherer aus der Sicht des Radiotherapeuten ergänzend Antwort geben.

Herr Scherer hierzu:

Nach Möglichkeit sollte in der Bestrahlung von Lidhämangiomen Zurückhaltung geboten sein und für 2–3 Jahre abgewartet werden. Eine Ausnahme bieten Tumoren mit exzessivem Wachstum, die in der Regel auch später keine Regressionen erkennen lassen. Zu empfehlen ist eine Anstoß-Bestrahlung mit kleinen Dosen von 50, 100, 150 rad etwa alle 4 Wochen. Hierbei könnten die Zeitintervalle vergößert werden. Vermieden wird mit kleinen Dosen die sekundäre Schädigung der Hautregion im Lidbereich.

Herr Lund:

Wir wenden uns einem Thema zu, das in der Vergangenheit, aber auch gerade jetzt wieder sehr kontrovers diskutiert wird. Es ist die Intensivlichtkoagulation des Aderhautmelanoblastoms. Es sei vorausgeschickt, daß bereits seit Jahren die Frage der Enukleation eines Auges bei Melanoblastom unterschiedlich diskutiert wurde. Ich erinnere an die Ausführungen des hochverehrten Kollegen Professor Weve im Jahre 1960. Weve hielt seinerzeit die primäre Enukleation eines Auges ohne entsprechende Überlegungen zu therapeutischen Alternativen für einen Fehler. Wir alle wissen, daß Größe, Wachstumstendenz, Sitz des Tumors aber auch das Alter des Tumorträgers entscheidend in die Indikationen zur Primärenukleation eingehen. Zimmerman hat in jüngster Zeit erneut das Problem der Primärenukleation bei Melanoblastomen der Aderhaut aufgegriffen und darauf hingewiesen, daß eine mögliche, operativ bedingte Ausschwemmung von Tumorzellen nicht zu unterschätzen sei. Auffällig sei, daß Metastasierung vor einer Enukleation klinisch kaum zur Beobachtung käme.

Beziehen wir „konservative" Maßnahmen mit in unsere Überlegungen ein, so übernehmen wir natürlich eine beträchtliche, zusätzliche Verantwortung. Dies um so mehr, als wir über große Beobachtungsserien und lange Kontrollzeiträume nach Bestrahlung oder Intensivlichtbehandlung okulärer Tumoren noch nicht verfügen. Eingehende eigene histopathologische Untersuchungen aus dem Jahre 1962 haben erkennen lassen, daß eine komplette Zerstörung intraokularer, melanotischer Aderhauttumoren problematisch ist. Wesentlich ist aber auch, daß wir keine Kenntnisse besitzen, wie der Verlauf bei kleineren Melanoblastomen ohne Enukleation aussieht.

Um die Therapieverfahren weiter vergleichen zu können, wäre es gut gewesen, auch auf ein Referat über die Therapie mit episkleral angewandten Isotopen, also über die Kontakttherapie, z.B. mit Kobalt 60, Ruthenium-106 und Rhodium-106 einzugehen. Hier war für Herrn Lommatzsch das Referat leider nicht möglich gewesen.

Herr Lund zu Herrn Vogel (Göttingen):

Zu Recht weisen Sie, Herr Vogel, auf die Notwendigkeit einer intensiven Kontrolle von lichtkoagulierten Melanoblastomen hin, wie sie bereits von klinischer Seite aber auch aufgrund unserer histopathologischen Untersuchungen gefordert wurde. Bekannt ist, daß die Kontrolle einer vernarbten Koagulations-Region auf Tumorwachstum sehr unsicher sein kann. Welche Parameter besitzen Sie, um festzustellen, daß bei Ihren klinisch geheilten Fällen nicht doch noch Tumorzellen vorhanden sind und wie hoch schätzen Sie das Risiko, daß bei klinisch zerstörten Tumoren es doch zu einem retrobulbären Wachstum kommt, wie Sie es in 2% Ihrer Fälle beobachten konnten?

Herr Vogel zu Herrn Lund:

Die Beurteilung der Narbe nach Lichtkoagulation eines malignen Melanoms der Aderhaut ist schwierig und erfordert viel Erfahrung. Allein aus dem Aspekt der Narbe kann man nicht eindeutig beurteilen, ob nicht unter dem pigmentierten Areal noch vitale Tumorzellen liegen. Mit der Lichtkoagulation besteht aber die Möglichkeit, diese Frage mit einiger Sicherheit zu beantworten. Setzt man Lichtkoagulationseffekte in das schwarze Zentrum der Narbe und diese bricht mit einer Eruption auf, so wird im Fall einer Tumorzerstörung unmittelbar darunter die blanke Sklera sichtbar. Das bei der Eruption frei werdende Pigment macht einen schuppigen, trockenen Eindruck. Eine Blutung tritt nicht auf. Tritt jedoch bei der Eruption eine dickflüssig erscheinende, pigmentierte Masse evtl. untermischt mit Blut in den Glaskörper über, so ist das ein Hinweis darauf, daß hier noch vitales Tumorgewebe vorliegt.

Die in unserem Material aufgetretenen Rezidive traten immer am Rand der Koagulationsnarbe auf. Dabei kann das Rezidiv kaum sichtbar sein.

Hier ist die Infrarotfotografie von großem Nutzen, weil sie auch schwache Pigmentierungen kontrastreicher und deutlicher hervortreten läßt. Entdeckt man diese Rezidive früh genug, so kann man sie ebenfalls durch Lichtkoagulation zerstören.

Extraokuläres Wachstum kann man natürlich bei der Spiegelung des Augenhintergrundes nicht erkennen. Bevor wir eine Lichtkoagulationsbehandlung durchführen, nehmen wir einen ^{32}P-Test vor, in dessen Verlauf wir die Sklera über dem Tumor freilegen. Extraokuläres Wachstum werden wir also auf diese Weise entdecken. Bedenkt man, daß extraokuläres Wachstum bei 13% aller maligner Melanome der Aderhaut beobachtet wird, so ist eine Rate von 2% in unseren Fällen sehr niedrig. Ausschließen läßt sich aber extraokuläres Wachstum mit völliger Sicherheit nicht.

Herr Lund zu den Herren Vogel und Meyer-Schwickerath:

Warum erfolgt angesichts der möglichen extrabulbären Absiedlung nicht primär eine Kombination mit episkleraler Strahlenquelle, also Kobalt 60, Ruthium-106, Rhodium-106?

Herr Meyer-Schwickerath (Essen):

Unsicherheit besteht derzeit weltweit im Hinblick auf die Therapie des malignen Melanoblastoms der Chorioidea. Im Juni-Heft des British Journal of Ophthalmology (1978) führen L.E. Zimmerman et al. aus, daß die Enukleation zur Ausbreitung des Melanoblastoms beitrage. Frauenfelder unterstützt diese Ansicht; Curtin ist gleichfalls der Meinung und enukleiert bei Melanoblastom des Auges nicht mehr. Diese rein mechanische Auffassung über die Ausbreitung des Melanoblastom teile er, Meyer-Schwickerath, nicht. Es gäbe allerdings eine Reihe hypothetischer und verifizierbarer Momente, die diese Meinung zu unterstützen schienen. Zimmerman sei der Ansicht, daß man über eine Koagulation um einen kleinen Tumor herum bei einer späteren Enukleation die Zellaussaat vermindere. Somit könnte man nach Meyer-Schwickerath bei der bisherigen Therapie bleiben und kleinere Melanome mit Lichtkoagulation behandeln.

Die Anwendung von Kobalt-Plaques habe man in Essen aufgegeben, da die Aufarbeitung des Materials von Stallard (Kobalt-60) erbrachte, daß kein einziger Fall hiermit geheilt wurde; es resultierten im übrigen schwere Röntgen-Retinopathien und Optikusatrophie.

Herr Lund zu den Herren Meyer-Schwickerath und Vogel:

Meine Frage zielte auf eine zusätzliche Therapie mit Röntgen-Plaques ab, eben wegen der 2%-Wahrscheinlichkeit eines extraokularen Wachstums des Melanoblastoms.

Herr Vogel:

Selbst bei der geringen Prozentzahl extraokulären Wachstums halte ich eine Kombinationstherapie mit Lichtkoagulation von innen und Kryokoagulation oder Rutheniumapplikator von außen für möglich und sinnvoll. Damit dürfte es sogar möglich sein, größere Tumoren zu zerstören, als wir sie jetzt mit Lichtkoagulation allein angehen.

Herr Meyer-Schwickerath:

Die Melanomzellen seien nach MacFaul strahlenrefraktär. (MacFaul: Local radiotherapy in the treatment of malignant melanoma of the choroid. Trans. Ophthal. Soc. U.K. S. 421-427, 1977). Die Nachuntersuchung des Materials von Stallard, behandelt mit lokaler Radiotherapie, habe ergeben, daß kein einziges Auge die Therapie unerblindet überlebt habe. Er könne sich allerdings eine Einwirkung auf den Tumor über die Ausschaltung der ernährenden Chorioidea analog der Lichtkoagulationswirkung vorstellen.

Herr Ellsworth (New York):

Zimmerman's Ansicht brächte den Ophthalmologen in eine schwierige Lage, nicht nur medizinisch, sondern auch juristisch. Komme ein Patient mit einem großen Melanom und frage was vorliege, müsse man ihm sagen, es sei ein extrem gefährlicher Tumor. Auf die Bitte des Patienten um Enukleation habe man zu antworten demnach, damit würde die Angelegenheit noch verschlechtert. Nach Zimmerman betrüge die Mortalität 1% pro Jahr, somit in 15 Jahren also 15%. Die Mortalität nach Enukleation beträgt in der gleichen Zeit 50%, woraus Zimmerman den Schluß zöge, daß dieser Unterschied in der Prognose durch die Enukleation bedingt sei. Nach Ellsworth sei es mehr die Frage, was in der Tumorbiologie in dieser Zeit vor sich gehe. Die Spindelzell-Melanome seien bekanntermaßen extrem langsam wachsende Tumoren, die über Jahre und Jahrzehnte eine nur geringfügige Veränderung erführen. Es könne jedoch zur Entwicklung von Epitheloidzellen auch innerhalb der Spindelzelltumoren kommen und damit die Zunahme metastatischer Möglichkeiten. In dem Moment aber sei der Patient bereits in einer klinisch problematischen Lage. Und dies sei der Zeitpunkt, zu dem er in der Regel zum Arzt käme. Diese Tatsache sei der Grund für Zimmerman's Beobachtung und nicht die Tatsache der Enukleation schlechthin. Er befürchte, daß zahlreiche Patienten sterben würden, während man das Wachstum der Tumoren lediglich beobachte.

Herr Lund zu den Herren Höpping und Ellsworth:

Die Therapie des Retinoblastoms ist klinisch

sehr viel besser zu überschauen als die der Melanoblastome. Kontrovers oder zumindest unterschiedlich seien die Ansichten zur Anwendung
der Chemotherapeutika bei Retinoblastom.

Herr Höpping (Essen):

Die therapeutischen Standpunkte werden sich
in Zukunft wohl noch annähern nach Erweiterung
der diagnostischen, speziell histologischen Kenntnisse bzw. weiterer randomisierter Studien und mit
Entwicklung von Chemotherapeutika geringerer
toxischer Nebenwirkungen.

Herr Ellsworth:

Er stimme mit dem von Herrn Höpping Gesagten überein, warne jedoch davor, Patienten unnötig zu behandeln. In den Vereinigten Staaten laufen
2 Studien, die den Einfluß der Chemotherapie auf
die Mortalität untersuchten. Es komme auf den
Ausgang dieser Studie an, in etwa 4–5 Jahren, zu
wissen, ob es sinnvoll ist, alle Patienten einer Chemotherapie zuzuführen. Derzeit sei die Morbidität
durch Vinkristin und Zytoxin gering genug, um
nicht in Schwierigkeiten zu kommen. Es sei aber
niemals bewiesen, daß die Chemotherapie den
Verlauf der Erkrankung modifiziere. Des weiteren
geht Ellsworth auf die Problematik der zytostatischen Therapie bei ZNS-Befall und Orbitaaussaat
ein. Bei Orbitaaussaat des zentralen Fasciculus
opticus betrüge die Mortalität zum Zeitpunkt der
Enukleation 60%, während bei Befall des ZNS eine

Mortalität von annähernd 100% anzunehmen sei.
Bevorzugt würde eine zytostatische Behandlung
mit zusätzlich Orbitabestrahlung und intrathekal
Methotrexat.

Herr Lund zu Herrn Bleeker (Amsterdam):

Die Probeexcision der Orbita-Tumoren ist mit
Recht zu fordern. Wie gehen Sie, Herr Bleeker, bei
den kleinen, in der Tiefe der Orbita gelegenen Tumoren vor, die vor allem bei medialer Lage für eine
Probeexzision kaum noch zu erreichen sind?

Herr Bleeker:

Kleine, apikal gelegene Tumoren bereiten
bioptisch große Schwierigkeiten. Eine transkranielle Orbitotomie ist in diesen Fällen erfolgversprechend. Zuvor sollte man jedoch eine „Predni-
son-Probe" durchführen. Reine Granulationstu-
moren gingen hierbei sehr schnell zurück. Es erüb-
rige sich damit die Probeexzision. Bilde sich der
Tumor jedoch nicht kontinuierlich zurück, so
müsse man dann eine transkranielle Probeexzision
durchführen, oder bei medialer Lage des Tumors
über den Siebbeinzellen-Zugang die Biopsie ermöglichen.

Herr Lund, Schlußwort:

Leider stand uns nur eine begrenzte Zeit zur
Diskussion zur Verfügung. Es konnten nur einige
Punkte der Referate herausgegriffen und diskutiert
werden. Den Gesprächsteilnehmern und Zuhörern wird gedankt.

Ber. Dtsch. Ophthalmol. Ges. 76, 177–180 (1979)
Ionisierende Strahlen in der Ophthalmologie
Redigiert von W. Jaeger, Heidelberg
© J. F. Bergmann Verlag 1979

Langzeitbeobachtungen nach Strahlentherapie des malignen Melanoms der Aderhaut mit dem Ru^{106}/Rh^{106}-Applikator

D. Hallermann (Univ.-Augenklinik Hamburg. Direktor: Prof. Dr. Dr. h. c. H. Sautter) und P. Lommatzsch (Augenklinik des Städtischen Klinikums Berlin-Buch/DDR. Direktor: Doz. Dr. med. s. c. P. Lommatzsch)

Zur Behandlung des malignen Melanoms der Aderhaut finden sich in der Literatur unterschiedliche Auffassungen über die für den Patienten am besten geeignete Behandlungsform. In den Vereinigten Staaten werden kleinere Aderhautmelanome häufig nicht behandelt, da man durch den äußeren Eingriff einer Enukleation bzw. lokalen Strahlentherapie eine unerwünschte Provokation zur allgemeinen Metastasierung befürchtet. Im Gegensatz dazu gilt hierzulande auch heute noch an mancher Klinik die Enukleation von vorneherein als Therapie der Wahl.

Stallard gab den wesentlichen Anstoß zur lokalen Strahlentherapie intraokularer Tumoren. Er konnte in einer 1930 vorgelegten Arbeit über die therapeutische Anwendung radioaktiver Kobalt-60-Applikatoren bei 69 von insgesamt 100 bestrahlten Patienten eine radiogene Tumorrückbildung nachweisen. Mit diesem Ergebnis trat Stallard der allgemeinen Auffassung seiner Zeit entgegen, wonach ein malignes Melanom der Aderhaut als strahlenresistent galt.

Der von Kobalt-60 emittierte hohe Anteil energiereicher Gammastrahlung führte zu einer nicht unerheblichen Komplikationsrate, auf die in jüngster Zeit Bedford, Hayreh und McFaul (1970) hingewiesen haben. Um diese nachteiligen Strahleneffekte zu verringern, haben Lommatzsch und Vollmar 1964 an der Universitäts-Augenklinik der Berliner Charité Ruthenium-106-Applikatoren zur Behandlung intraokularer Tumoren entwickelt.

Nach den ersten Erfahrungsberichten aus der Berliner Klinik haben wir uns in Hamburg 1975 zur gleichen Behandlungstechnik entschlossen. Angaben zur Indikation sowie erste klinische Verlaufsbeobachtungen werden Sie den nachfolgenden Ausführungen von Herrn Lüllwitz entnehmen.

Angeregt duch die gemeinsame Behandlung eines doppelseitigen Aderhautmelanoms hat sich zwischen Berlin und Hamburg eine mehrjährige Zusammenarbeit entwikkelt. Wir möchten im folgenden die Behandlungsergebnisse des gemeinsam statistisch ausgewerteten Krankengutes beider Kliniken hier vortragen.

Insgesamt wurden von 1964 bis 1976 140 Patienten wegen eines Aderhautmelanoms mit Ruthenium behandelt (Abb. 1). Das

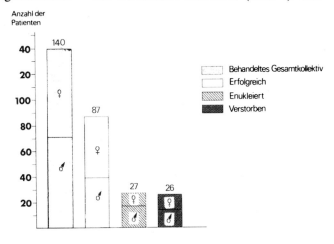

Abb. 1. Melanom der Aderhaut. Resultate nach Strahlentherapie mit Ru^{106}/Rh^{106} (Gesamtkollektiv). Durchschnittliche Beobachtungszeit 6,2 Jahre

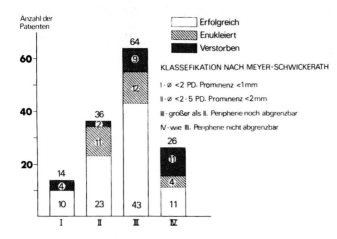

Abb. 2. ^{106}Ru/^{106}Rh-Behandlung des Melanoms der Aderhaut. Resultate, aufgegliedert nach der Stadieneinteilung von Meyer-Schwickerath

durchschnittliche Lebensalter dieser Patienten betrug zum Zeitpunkt der Bestrahlung 62 Jahre. Bei einer durchschnittlichen Beobachtungszeit von 6,2 Jahren (maximal 12, minimal 2 Jahre) war die Behandlung bei 87 Patienten, das sind 62%, erfolgreich. 27 Augen mußten trotz dieser Bestrahlung irgendwann einmal später enukleiert werden (19%). 26 Patienten, also etwa gleich viel, verstarben, von diesen aber nur 15 an histologisch gesicherten Melanom-Metastasen.

Bei diesen 140 Augen handelt es sich hinsichtlich der Flächenausdehnung und Prominenz um unterschiedliche Tumoren. Um vergleichbare Kollektive zu erhalten, haben wir uns der von Meyer-Schwickerath vorgeschlagenen Stadieneinteilung bedient (Abb. 2).

Zur Gruppe I (Tumordurchmesser unter 2 PD, Prominenz unter 1 mm) zählen 14 Augen. Fast die Hälfte der behandelten Patienten werden in die Gruppe III eingeordnet (Flächenausdehnung über 5 PD, Prominenz über 2 mm). Ferner ist auffällig, daß die Prognosen der Gruppen I bis III nicht wesentlich untereinander differieren. Bei Gruppe IV nimmt die Rate der erfolgreich behandelten Patienten erwartungsgemäß deutlich ab. Es verstarben 11 von 26 Patienten.

Untersuchen wir nun die 87 erfolgreich behandelten Augen hinsichtlich der Tumor-

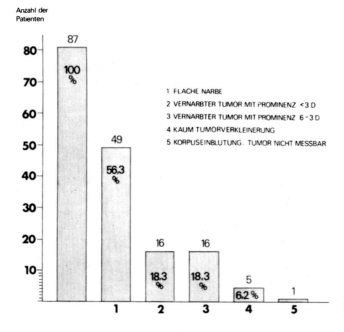

Abb. 3. ^{106}Ru/^{106}Rh-Behandlung des Melanoms der Aderhaut. Tumorrückbildung nach Beta-Bestrahlung. Durchschnittliche Beobachtungszeit 5,9 Jahre

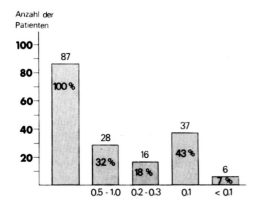

Abb. 4. ^{106}Ru/^{106}Rh-Behandlung des Melanoms der Aderhaut. Visus nach Beta-Bestrahlung. Durchschnittliche Beobachtungszeit 5,9 Jahre

rückbildung und der Sehschärfe, so findet man bei über der Hälfte der Fälle im Bereich des ehemaligen Tumors eine flache chorioatrophische Narbe. Bei 6% war kaum eine Tumorabflachung zu beobachten. Die zentrale Sehschärfe lag bei 28 von 87 behandelten Patienten, also bei fast einem Drittel, zwischen 0,5 und 1,0. Nur bei 6 Augen betrug die Sehschärfe weniger als 0,1 (Abb. 3 und 4).

Wir sind ferner der Frage nachgegangen, ob die bulbuserhaltende Therapie des Aderhautmelanoms – wie auch behauptet wird – für das Leben des Patienten eine Gefahr darstelle. Zur Klärung haben wir die jeweiligen Überlebensraten der mit Ruthenium behandelten Patienten mit einem Kollektiv von enukleierten Patienten verglichen. Es handelt sich hierbei um 214 Patienten, die während des Zeitraumes von 1955 bis 1970 an der Berliner Charité enukleiert wurden (Abb. 5).

Die Überlebensrate nach 5 Jahren betrug bei diesen enukleierten Patienten 71%. Bei allen mit Ruthenium behandelten 140 Patienten lag diese Überlebensrate nach 5 Jahren bei 89% (Gruppe I bis IV). Für die Gruppe III und IV haben wir erwartungsgemäß eine geringere Überlebensrate nach 5 Jahren ermittelt (86%).

Die Ursache der günstigeren Überlebenschancen bei den bestrahlten Patienten liegt ohne Zweifel einmal in der kleineren Tumormasse begründet. Möglicherweise spielen darüber hinaus aber noch bislang ungeklärte immunologische Vorgänge eine entscheidende Rolle. Auf jeden Fall sprechen die vorgelegten Zahlen dafür, daß die Strahlentherapie mit Beta-Applikatoren gegenüber der Enukleation quoad vitam für den Patienten zumindest kein erhöhtes Risiko bedeutet.

Zusammenfassung

Mit Beta-Applikatoren (Ru^{106}/Rh^{106}) ist infolge der begrenzten Reichweite der Elektronen eine hohe Strahlenwirkung zu erzielen ohne gesunde Teile des Auges irreversibel zu schädigen. Die bisherigen Erfahrungen bei der Behandlung des Aderhautmelanoms beruhen auf einem gemeinsamen Kollektiv von 140 Patienten, der durchschnittliche Beobachtungszeitraum beträgt 6,2 Jahre. Radiogene Komplikationen und die damit einhergehende Sehverschlechterung sind vom Sitz des Tumors und seiner Prominenz abhängig. Sie treten gegenüber der Gamma-Bestrahlung (Kobalt 60) in einem geringeren Maße auf. Die statistisch ermittelte 5 Jahres-Überlebensrate der 140 mit Ruthenium be-

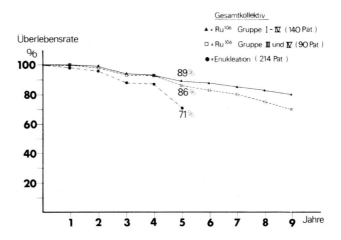

Abb. 5. ^{106}Ru/^{106}Rh-Behandlung des Melanoms der Aderhaut. Vergleich Überlebensrate (%) mit einem Kollektiv von 214 enukleierten Patienten

strahlten Patienten betrug 89%. Die Beobachtungen deuten auf eine höhere Überlebenschance dieser bestrahlten Patienten im Vergleich zu einem Kollektiv von 214 enukleierten Patienten, die nur zu 71% die 5 Jahres-Überlebensrate erreichten.

Literatur

Bedfort, M.A., Bedotto, C., McFaul, P.A.: Radiation retinopathy after the applikation of a cobalt plaque. Br. J. Ophthalmol. **54**, 505–509 (1970). − Hallermann, D., Lüllwitz, W., Schroeder, W.: Zur Strahlentherapie des malignen Melanoms der Aderhaut mit dem Ruthenium-106-Applikator. Ber. Dtsch. Ophthalmol. Ges. **75**, − (1977). − Hayreh, S.S.: Post-radiation retinopathy. Br. J. Ophthalmol. **54**, 705–714 (1970). − Lommatzsch, P.K., Vollmar, R.: Ein neuer Weg zur konservativen Therapie intraocularer Tumoren mit Betastrahlen ([106]Ru/[106]Rh) unter Erhaltung der Sehfähigkeit. Klin. Monatsbl. Augenheilkd. **148**, 682–699 (1966). − Lommatzsch, P.K.: Treatment of choroidal melanoms with [106]Ru/[106]Rh beta ray applicators. Survey of Ophthalmology **19**, No. 2, 85–100 (1974). − Lommatzsch, P, Dietrich, B.: Survival rate of patients with choroidal melanoma. Ophthalmologica (Basel) **173**, 453–462 (1976). − Lommatzsch, P.: Treatment of choroidal melanomas with [106]Ru/[106]Rh beta-ray-applicators. Trans. Ophthalmol. Soc. U.K. **97**, 428 (1977). − McFaul, P.A.: Bedfort, M.A.: Ocular complications after therapeutic irradiation. Br. J. Ophthalmol. **54**, 237–247 (1970). − Meyer-Schwickerath, G.: Ergebnisse der Behandlung intraocularer Tumoren. Bericht über das V. Symposium des Clubs Jules Gonin. Proc. XX. Int. Congress of Ophthalmology, München (1966). − Moore, R.F.: Choroidal sarcoma treated by intraocular insertion of Radon seeds. Br. J. Ophthalmol. **14**, 145–152 (1930). − Rotman, M., Long, R.S., Packer, S., Moroson, H., Galin, M.A., Chan, B.: Radiation therapy of choroidal melanoma. Trans. Ophthalmol. Soc. U.K. **97**, 431 (1977). − Shammas, H.F., Blodi, F.C.: Prognostic factors in choroidal and ciliary body melanomas. Arch. Ophthalmol. **95**, 63–69 (1977). − Stallard, H.B.: Malignant melanom of the choroid treated with radioactive applicators. Trans. Ophthalmol. Soc. U.K. **79**, 373–392 (1960)

Ber. Dtsch. Ophthalmol. Ges. 76, 181–183 (1979)
Ionisierende Strahlen in der Ophthalmologie
Redigiert von W. Jaeger, Heidelberg
© J. F. Bergmann Verlag 1979

Zum klinischen Verlauf des malignen Melanoms der Aderhaut nach Strahlentherapie mit dem Ru^{106}/Rh^{106}-Applikator

W. Lüllwitz, D. Hallermann und W. Schröder (Univ.-Augenklinik Hamburg. Direktor: Prof. Dr. Dr. h. c. H. Sautter)

Die Behandlung des malignen Melanoms der Aderhaut hat innerhalb der letzten Jahre durch die verschiedenen Behandlungsmöglichkeiten immer wieder Anlaß zur Diskussion geboten. In den vorliegenden Ausführungen wird die Bulbus-erhaltende Strahlentherapie mittels radioaktiver Strahlenträger – in unserem Falle die Betastrahlentherapie nach Lommatzsch – gegenüber anderen Behandlungsverfahren hervorgehoben.

Gegenüber den Stallardschen Gammaquellen (Kobalt-60) emittiert das Isotop Ruthenium-106 eine reine Betastrahlung. Ruthenium-106 zerfällt in Rhodium-106 unter Emission einer Strahlenenergie von $E_{max} = 3,5$ meV. Der Vorteil dieser Strahlung liegt in einem steilen Dosisabfall und damit in einer geringeren Gewebseindringtiefe begründet.

Das Isodosenverhalten (Abb. 1) demonstriert eine Strahlenabsorption von 50% in 3 mm Gewebetiefe. Die Rate unerwünschter Nebenwirkungen hat sich somit gegenüber

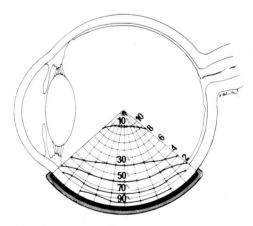

Abb. 1. Absorptionsverhalten der Betastrahlung von ^{106}Ru/^{106}Rh in Abhängigkeit von der Gewebseindringtiefe (Isodosenverlauf)

einer Gammastrahlentherapie verringern lassen.

Nach Sicherung der Diagnose eines malignen Melanoms der Aderhaut durch die herkömmlichen diagnostischen Verfahren, Biomikroskopie, Fluoreszenzangiographie, Ultraschallechographie und den Phosphor-32 Mehrspeicherungstest ist die Entscheidung zu einer Strahlentherapie mit Ruthenium-106 Applikatoren in erster Linie von der Prominenz und von der Lokalisation des Tumors abhängig zu machen. Grundsätzlich können alle Tumoren bis zu einer Prominenz von 4 mm bestrahlt werden, wobei der Tumordurchmesser entsprechend der Strahlengeometrie des Applikators nicht mehr als 15 mm betragen sollte. Bei Befall des Ziliarkörpers ist eine Strahlentherapie mit Beta-Applikatoren nicht mehr angezeigt.

Das funktionelle Resultat nach der Bestrahlung hängt im wesentlichen von der Lokalisation und Ausdehnung der Tumoren ab. Liegt der Prozeß im Bereich des hinteren Pols, bzw. ragt der periphere Anteil des Tumors bis an die zentralen Fundusabschnitte heran, ist nach einem kürzeren oder auch längeren Zeitraum mit einer radiogenen Makulaschädigung zu rechnen. Die Indikation zur Ruthenium-Behandlung ist daher auf Tumoren im Bereich der mittleren Fundusperipherie zu beschränken.

Vor der Behandlung sollte der Patient auf das Risiko einer möglichen oder wahrscheinlichen Sehverschlechterung genauestens in Kenntnis gesetzt werden. Hierbei besteht eine klare Beziehung zwischen dem Sitz des Tumors und zu erwartenden funktionellen Einbußen.

Nach Abschluß der differentialdiagnostischen Überlegungen wird in der Regel ein Phosphor-32 Test mit dem Patienten vereinbart. Bei positivem Ausgang nähen wir den

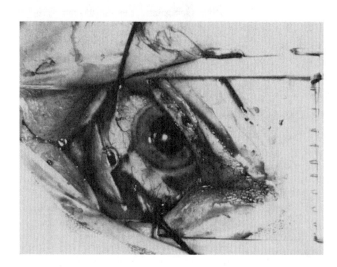

Abb. 2. Ruthenium-106 Applikator in situ

Applikator in gleicher Sitzung unter diaskleraler Durchleuchtung des Auges exakt über der Tumorbasis auf (Abb. 2).

Die jeweilige Dosisleistung des Applikators ist eine vorgegebene Größe, die der eigentlichen Dosimetrie aktuell zugrunde gelegt wird. Die Dauer der Bestrahlung orientiert sich an der Prominenz, wobei Erfahrungswerte ergeben haben, daß die Tumorvernichtungsdosis dann erreicht ist, wenn auf die Tumorspitze 10 000 rad entfallen. Zur Erzielung eines optimalen Protrahierungseffektes sollte die Bestrahlungsdauer etwa ein bis zwei Wochen betragen. Der für die Betastrahlung charakteristische Isodosenverlauf zeigt eine hohe radiobiologische Wirkung im oberflächlichen Gewebsanteil. Bei genauer Dosierung können Kammerwinkel, Linse und Optikus weitgehend vor einem Strahlenschaden bewahrt werden.

Wenn es der internistische Befund zuläßt, führen wir den Phosphor-32 Test und die daran anschließende Applikatoraufnähung in allgemeiner Narkose durch. Sobald der Patient danach erwacht, muß er aus Gründen des Strahlenschutzes in die Radiologische Klinik verlegt werden. Dort wird er von uns dann täglich bis zum Erreichen der vorberechneten Tumorvernichtungsdosis betreut. Die Gesamtoberflächendosis kann bei sehr prominenten Tumoren 80 000 bis 100 000 rad betragen. Im Anschluß an die Applikatorenentfernung ist die Dauer der stationären Nachbehandlung vom Ausmaß der radiogenen Uveitis bestimmt. Sie klingt erfahrungsgemäß innerhalb weniger Tage unter einer lokalen und subkonjunktivalen Steroidbehandlung ab.

Die Strahlentherapie des malignen Melanoms der Aderhaut hat nur dann einen bleibenden Erfolg, wenn unter einer Tumorvernichtungsdosis die malignen Gewebsformationen im subretinalen Raum irreversibel unter weitgehender Schonung der gesunden, nicht betroffenen Anteile des Auges zerstört werden. Daß dieses Ziel grundsätzlich erreichbar ist, können wir an unserem Patientengut demonstrieren. Das initiale Netzhautödem – Ausdruck einer exsudativen Strahlenreaktion –, hervorgerufen durch eine gesteigerte Permeabilität der Kapillaren, klingt im weiteren Verlauf ab. Es kommt zu einer charakteristischen Pigmentverschiebung im Bestrahlungsfeld. Regressive Veränderungen lassen sich frühestens nach zwei Monaten erwarten. Man sieht zunächst im Bereich der peripheren Anteile des Tumors eine beginnende Atrophie von Netzhaut und Aderhaut. Ein Rückgang der Tumorprominenz läßt sich echographisch etwa vier Monate im Anschluß an die Bestrahlung nachweisen. Diese radiogen induzierte Tumorabflachung ist nach etwa anderthalb Jahren in der Regel beendet. Im Rahmen einer reaktiven Strahlenfibrose können jedoch auch Gefäßkomplikationen auftreten. In erster Linie handelt es sich hierbei um venöse Gefäßverschlüsse. Solche Spätfibrosen sind aus der allgemeinen Strahlentherapie hinreichend bekannt. Aus den veränderten Durchblutungsgrößen im Bereich der zentralen Fundusabschnitte resultiert nicht selten ein zystoides Makulaödem mit nachfolgendem Übergang in eine irreversible Makulopathie. Diese kann oft Jahre nach der Bestrahlung plötzlich auftreten. Solche radiogenen Spätkomplikationen werden besonders bei zentral gelegenen Tumoren beobachtet. Aus diesem Grunde sollte man die Beta-Strahlentherapie in erster Linie auf Tumoren beschränken, die in der mittleren Fundusperipherie gelegen sind. Handelt es sich um ein letztes Auge, ist die Indikation der individuellen Situation des Patienten jeweils anzupassen, gegebenenfalls zu erweitern.

Zusammenfassung

Das Zerfallspaar Ru^{106}/Rh^{106} emittiert eine reine Beta-Strahlung von $E_{max} = 3,5$ meV. Die geringe Gewebseindringtiefe (50%-Isodose bei 3 mm) erlaubt eine kurative Behandlung maligner Melanome der Aderhaut bis zu einer Prominenz von maximal 4 mm. Der Durchmesser der Tumoren kann bis zu 16 mm betragen. Die durch die Strahlung induzierten Veränderungen sind nach etwa $1^1/_2$ Jahren abgeschlossen. Radiogene Komplikationen sind von der Lokalisation und von der Prominenz der Tumoren abhängig. Das Verfahren eignet sich insbesondere für Tumoren in der mittleren Fundusperipherie.

Literatur

Hallermann, D., W. Lüllwitz, W. Schroeder: Zur Strahlentherapie des malignen Melanoms der Aderhaut mit dem Ruthenium-106 Applikator. Ber. Dtsch. Ophthalm. Ges. **75**, 644–645 (1978). – Lommatzsch, P., R. Vollmar: ein neuer Weg zur konservativen Therapie intraocularer Tumoren mit Betastrahlen (Ru-106/Rh-106) unter Erhaltung der Sehfähigkeit. Klin Monatsbl. Augenheilkd. **148**, 682–699 (1966). – Stallard, H.B.: Malignant melanoma of the Choroid treated with Radioactive Applicators. Trans. Opthalmol. Soc. U.K. **79**, 373–392 (1960)

Ber. Dtsch. Ophthalmol. Ges. 76, 185–188 (1979)
Ionisierende Strahlen in der Ophthalmologie
Redigiert von W. Jaeger, Heidelberg
© J. F. Bergmann Verlag 1979

Histologische Befunde nach Therapie mit dem Ru^{106}/Rh^{106}-Applikator

D. v. Domarus und D. Hallermann (Univ.-Augenklinik Hamburg-Eppendorf. Direktor: Prof. Dr. Dr. h.c. H. Sautter)

Die Strahlentherapie mittels radioaktiver Strahlenträger hat neben der primären Enukleation, der Lichtkoagulation und der Blockexzision seit einigen Jahren ihren festen Platz in der Behandlung des intraokularen malignen Melanoms. Über histologische Veränderungen eines solchen Tumors nach Ruthenium-Bestrahlung berichten Lommatzsch und Goder (1965), experimentelle Untersuchungen über Ruthenium-Bestrahlungsfolgen an Kaninchenaugen führten Lommatzsch und Velhagen (1978) durch. Die histopathologischen Veränderungen innerhalb des Tumors und der umliegenden Gewebe nach Therapie mit einem Ruthenium-Applikator nach Lommatzsch (1974) sollen an Hand von zwei enukleierten Bulbi erläutert werden.

Fall Nr. 1

(Histologisches Labor der Univ.-Augenklinik Hamburg Nr. 6545)

Bei einem 46jährigen Patienten lag der seltene Fall eines doppelseitigen malignen Melanoms der Aderhaut vor. Es wurde deshalb von einer Enukleation abgesehen und eine bulbuserhaltende Strahlentherapie mit einem Ruthenium-Applikator begonnen. Da der Tumor des hier zu demonstrierenden linken Auges direkt unter der Makula lag und damit der Applikator dicht an den Optikus herangerückt werden mußte, wurde bewußt eine eventuelle radiogene Schädigung der Makula und des Nervus opticus in Kauf genommen. Nach Xenonkoagulation des Tumorrandes wurde eine Bestrahlungsdosis von insgesamt 100 000 rad appliziert. Der Visus dieses Auges erholte sich innerhalb weniger Wochen wieder auf 1,0. Drei Jahre später entwickelte sich ein Zentralvenenverschluß mit konsekutivem Winkelblockglaukom, das zur Enukleation führte (Abb. Nr. 1).

Histologisch fand sich über dem Zentrum des Tumors eine atrophische Retina, deren Ganglienzellen ebenso wie die Rezeptoren fehlen. Das Pigmentepithel ist vollständig nekrotisch. Am Rande des Tumors ist die Retina noch besser erhalten. Hier sind noch zusammengesinterte Rezeptoren erkennbar, vereinzelt auch Ganglienzellen. Als Zeichen des hämorrhagischen Netzhautinfarktes fin-

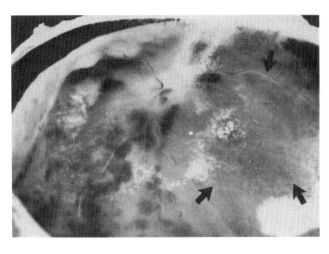

Abb. 1. Makrofoto des aufgeschnittenen Bulbus. Der atrophische Tumorbereich (zwischen den *Pfeilen*) ist nicht mehr prominent, nur mäßig pigmentiert. Helle chorioretinale Narben am Rande des Tumors (Xenonlichtkoagulationsnarben). Intraretinale Blutungen und harte Exsudate

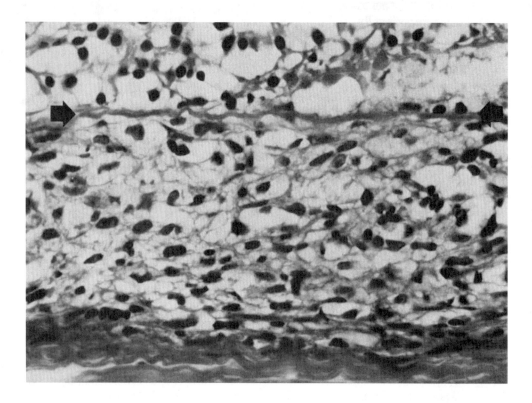

Abb. 2. Malignes Melanom der Aderhaut, 3 Jahre nach Ruthenium-Bestrahlung. Die Tumorzellen des malignen Melanoms der Aderhaut besitzen z.T. pyknotische, z.T. mit Vakuolen gefüllte Kerne. Das Zytoplasma ist wabig aufgelockert. Die Bruchsche Membran ist intakt (*Pfeil*). Rezeptoren fehlen ebenso wie das Pigmentepithel. HE depigmentiert × 200

den sich intraretinal Erythrozyten und PAS-positives Exsudat.

Die Histologie des massiv pigmentierten Tumors läßt sich nur in den depigmentierten Schnitten beurteilen. Es finden sich noch eindeutige Tumorzellen mit hyperchromatischen, meist pyknotischen Kernen, die zahlreiche kleinere oder einzelne größere Vakuolen enthalten. Nur wenige Zellkerne besitzen Nucleoli. Das Zytoplasma ist erheblich vakuolig aufgelockert. Der Tumor ist durchsetzt von zahlreichen kleinen Gefäßen, deren Endothelzellen z.T. vermißt werden. Einige Kapillaren sind mit PAS-positivem Exsudat ausgefüllt (Abb. Nr. 2).

Die zentralen Gefäße des Optikus haben ihre Intima verloren. Neben einer Perivaskulitis liegt jetzt eine fibröse Optikusatrophie vor. Diese Veränderungen können als radiogene Optikusschädigungen gedeutet werden, die dadurch entstanden ist, daß der Ruthenium-Applikator dicht neben dem Optikus fixiert werden mußte.

Fall Nr. 2

(Histologisches Labor der Univ.-Augenklinik Hamburg Nr. 6223)

Ein 33 Jahre alter Patient mit einem malignen Melanom der Aderhaut hatte eine Enukleation dieses Auges zunächst abgelehnt. Obwohl der Tumor eine Prominenz von 6 mm besaß und somit außerhalb der Indikationsgrenzen für die Ruthenium-Therapie lag, wurde dennoch der Entschluß zu einer fraktionierten Ruthenium-Bestrahlung gefaßt. Im Abstand von 9 Monaten wurden jeweils 80 000 rad Oberflächendosis appliziert. Da der Verdacht bestand, daß das maligne Melanom durch die Sklera nach außen perforiert war, mußte einige Monate später schließlich der Bulbus doch noch enukleiert werden. Histologisch fand sich über dem in der peripheren Aderhaut gelegenen Tumor eine auf etwa ein Viertel ihrer normalen Dicke reduzierte Sklera mit interstitiellem Ödem des

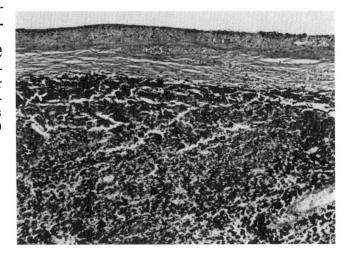

Abb. 3. Atrophie der Sklera mit Verdünnung auf ¹/₄ der normalen Dicke nach zweimaliger Ruthenium-Bestrahlung mit je 80 000 rad. Einblutung und interstitielles Ödem der Sklera. Der reich pigmentierte Tumor besteht an der Basis nur noch aus nekrotischem Material. PAS × 20

Kollagens und diffusen Erythrozyten-Ansammlungen (Abb. Nr. 3).

Während die Tumorbasis ausschließlich aus reich pigmentiertem nekrotischem Material besteht, finden sich in der Mitte des Tumors noch Zellen, die vital erscheinen, jedoch eindeutige Strahlenfolgen, wie im Fall Nr. 1, erkennen lassen: Relativ große hyperchromatische Kerne mit zahlreichen Vakuolen und vereinzelten Nucleoli. Sowohl im Zytoplasma wie auch intrazellulär finden sich reichlich Vakuolen. An der Spitze des Tumors, also weiter vom Strahlenträger entfernt, sind noch eindeutige Tumorzellen vorhanden, die lichtmikroskopisch keine oder nur geringfügige Strahlenschäden aufweisen. Hier finden sich eine noch deutliche Hyperchromasie sowie zahlreiche Nucleoli, auch lassen sich fischzugartige Anordnungen der Zellen erkennen.

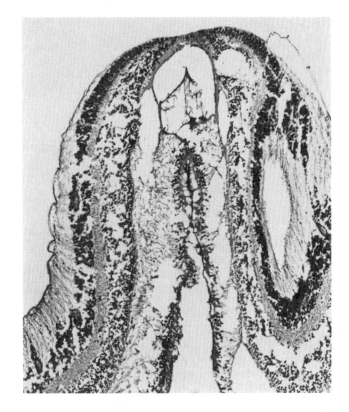

Abb. 4. Zystoides Makulaödem nach Ruthenium-Bestrahlung. Die Makula ist in einer großen Falte abgehoben. Mehrere große zystoide Hohlräume liegen in der äußeren retikulären Schicht, diese enthalten z.T. PAS-positives Exsudat. Zahlreiche kleinere zystoide Hohlräume sind in der inneren Körnerschicht gelegen. PAS × 100

Die über dem Tumor gelegene Retina weist ähnliche Veränderungen auf wie im Fall Nr. 1. Die Rezeptoren und die Ganglienzellen fehlen, die normalen Strukturen der Retina lassen sich nur noch erahnen. Subretinal findet sich eine dichte Schicht fibrösen Materials. Tumorfern ist ein zystoides Makulaödem gelegen, wobei sich nicht entscheiden läßt, ob es sich hierbei um eine Bestrahlungsfolge oder um eine unspezifische Reaktion handelt (v. Domarus u. Hinzpeter 1978) (Abb. Nr. 4).

Auf Grund dieser Untersuchungen lassen sich aus histopathologischer Sicht die bekannten Indikationsgrenzen zur Ruthenium-Strahlentherapie bestätigen. Durch die ausreichende Eindringtiefe der Ruthenium-Bestrahlung in das Gewebe können Zellen eines malignen Melanoms der Aderhaut irreversibel zerstört werden, ein Therapie-Erfolg ist jedoch nur dann zu erwarten, wenn die Strahlendosis in allen Tumorarealen ausreichend hoch ist, d.h. auch in den Arealen, die vom Strahlenträger am weitesten entfernt sind. Eine Tumorprominenz von mehr als 4 mm gilt hierbei als Grenze der Therapiemöglichkeit. Eine solche Eindringtiefe wird durch die reine Kontaktbestrahlung mit Strontium-90 nicht erreicht.

Im zweiten von uns geschilderten Fall lag die Tumorprominenz bei 6 mm, so daß an der Spitze des Tumors eine ausreichende Strahlendosisleistung nicht mehr erreichbar war. Es wurde deshalb von uns eine fraktionierte Bestrahlung von je 80 000 rad durchgeführt unter der Vorstellung, daß nach der 1. Bestrahlung die Tumorprominenz sich soweit verringert hat, daß für die 9 Monate später begonnene 2. Bestrahlung die Tumorprominenz innerhalb der für die Betastrahlen erreichbaren Größe lag. Trotz dieses Vorgehens ist in dem geschilderten Fall die Grenze der radiogenen Sklerabelastung überschritten worden.

Der Rand des Applikators sollte mindestens 1,5 mm von den Optikusscheiden entfernt bleiben, da sonst eine radiogene Neuritis und Vaskulitis entstehen kann, woraus ein Zentralvenenverschluß und eine Optikusatrophie resultieren können, wie im ersten von uns beschriebenen Fall.

Literatur

Lommatsch, P., Goder, G.: Histologische Veränderungen an bestrahlten malignen intraocularen Tumoren. Albrecht v. Graefes Arch.Klin.Ophtalmol. **168**, 198–219 (1965). – Lommatzsch, P. K.: Treatment of choroidal Melanoma with 106 Ru/106 Rh Beta Ray Applicators. Survey of Ophthalmology **19**, 85–100 (1974). – Lommatzsch, P., Velhagen, K.: Radiogene Gefäßschäden der Retina und Choroioidea nach Betabestrahlung intraokularar Tumoren mit 106 Ru/106 Rh-Applikator. 5. Kongreß Europäische Gesellschaft Ophthalmologie 1976. Stuttgart: Enke 1978. – v. Domarus, D., Hinzpeter, E. N.: Cystoides Maculaödem über einem malignen Melanom der Aderhaut. Klin. Augenheilkd. **172**, 751–756 (1978)

Ber. Dtsch. Ophthalmol. Ges. 76, 189 (1979)
Ionisierende Strahlen in der Ophthalmologie
Redigiert von W. Jaeger, Heidelberg
© J. F. Bergmann Verlag 1979

Strahlentherapie mit Iodine-125 bei Melanomen des Auges

M. Rotman, S. Packer. R. Fairchild, D. Albert, H.L. Atkins. F. Kunken, R. Todd und G. Heinze
(Brookhaven, New York; Harvard, Massachusetts, USA)

Das strahlenaktive Iodine-125 hat eine Halbwertzeit von 60 Tagen, eine durchschnittliche Energie von 27 keV und eine durchschnittliche Tiefendosis von 18,0 mm (halbe Wasserdicke). Diese physikalischen Charakteristika sind für eine radioaktive Quelle für interstitielle Strahlentherapie geeignet. Wir haben einen neuen Träger für die Iodine-125-Bestrahlung von Augentumoren entwickelt. Der Träger wurde so konstruiert, daß normales Augengewebe und Orbitastrukturen von schädigenden Strahlen geschützt werden, während die Bestrahlung des Tumors gewährleistet ist. Die ersten Träger waren aus Blei, danach aus rostfreiem Stahl, das eine nahezu vollständige Absorption der Iodine-125-Strahlung ermöglicht. Ein Millimeter rostfreien Stahls absorbiert mehr als 97% der Iodine-125-Strahlen, während die Halbwertschicht von Cobalt-60 aus 12 mm Blei besteht. Der Träger erlaubt durch seine offene Vorderfläche eine ungehinderte, ungeschwächte Iodine-125-Strahlung zum Tumor. Das Melanom wurde in den suprachorioidalen Raum transplantiert und dient als Modell. Die Tumoren werden mit Iodine-125-Trägern bestrahlt. Die Strahlenwirkungen auf das Auge werden durch histopathologische Untersuchungen 'bestimmt. Klinische Studien mit Iodine-125 mit Goldträgern sind im Gange. Diese Träger sind leicht herzustellen und ermöglichen eine gute Bestrahlung des Aderhautmelanoms, während die vitalen Augenstrukturen geschützt werden.

Ber. Dtsch. Ophthalmol. Ges. 76, 191-196 (1979)
Ionisierende Strahlen in der Ophthalmologie
Redigiert von W. Jaeger, Heidelberg
© J. F. Bergmann Verlag 1979

Technik der Strahlentherapie in der Ophthalmologie

E. Schnepper und W. Castrup (Radiologische Univ.-Klinik Münster. Direktor: Prof. Dr. E. Schnepper)

Die Strahlentherapie der Tumoren und auch zahlreicher gutartiger Erkrankungen der Augen und der Orbitae stellt an den Radiotherapeuten hohe Anforderungen. Das zu bestrahlende Gebiet besteht aus zahlreichen Geweben und Organen, die alle unterschiedlich strahlenempfindlich sind und sehr dicht beieinander liegen.

Allgemein unterscheidet man nach der Tiefe des zu bestrahlenden Tumorherdes im Körper verschiedene Therapieformen, bei denen unterschiedliche Strahlenarten eingesetzt werden, die sich im wesentlichen in ihrer Reichweite bzw. ihrer relativen Tiefendosis unterscheiden (Tabelle 1).

Die Augenlider, Konjunktiva, Hornhaut und vordere Augenkammer werden mit Methoden der Oberflächentherapie bestrahlt. Tumoren des Augenbulbus und der Orbita erfordern Techniken der Halbtiefen- und

Tiefentherapie. Der günstige Wirkungsbereich der verschiedenen Strahlenarten wird durch die Gewebehalbwerttiefe angegeben, d.h. in dieser Gewebetiefe ist die Dosis auf die Hälfte der maximalen Dosis abgesunken.

Die Eigenschaften der verschiedenen Strahlungen sollen anhand einiger Abbildungen erläutert werden. Wir haben spezielle Therapieröntgenfilme senkrecht zwischen Plexiglasblöcke gestellt und mit den in unserer Klinik benutzten Geräten bestrahlt.

Oberflächentherapie

Abb. 1 zeigt als Beispiel einer Oberflächentherapie die Dosisverteilung einer 10 kV- und 43 kV-Strahlung des Dermopan. Bei der 10

Tabelle 1. Gewebehalbwerttiefen (GHWT) bei verschiedenen im Orbitabereich angewandten Strahlenarten

	GHWT
Oberflächentherapie	
Beta-Applikatoren (^{90}Sr, ^{106}Ru)	2-4 mm
^{60}Co-Applikatoren	6 mm
Röntgenstrahlen 20-50 kV	1-24 mm
Halbtiefentherapie	
energiereiche Elektronen (Betatron 9 bis 18 MeV)	9-18 mm
Röntgenstrahlen 60-150 kV	15-45 mm
Tiefentherapie	
Röntgenstrahlen 150-400 kV	50-80 mm
^{60}Co-Teletherapie	100 mm
ultraharte Röntgenstrahlen (Betatron 18 MV)	150 mm

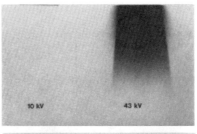
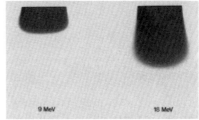

Abb. 1. Tiefendosisverteilung einer für die Oberflächentherapie angewandten Röntgenstrahlung (10 kV, 43 kV, Dermopan) und der für die Halbtiefentherapie benutzten Elektronenstrahlung (9 MeV und 18 MeV, Betatron), sichtbar an der Reichweite und dem Verlauf der Schwärzungen eines in Plexiglas eingebetteten Therapiefilmes

kV-Strahlung fällt die Dosis zur Tiefe hin sehr steil ab. Ein ähnlicher Dosisabfall ergibt sich auch bei der Betastrahlung der ^{90}Sr-Applikatoren, die wegen ihrer einfachen Anwendung die Röntgenweichstrahltherapie vollständig verdrängt haben.

Die Strontium-90-Platten werden in schweren Stahlbehältern aufbewahrt. Die Dosisleistungen dieser Platten sind an der Oberfläche sehr hoch, so daß die Bestrahlungszeiten sehr kurz gehalten werden können. Die einzelnen Stahlbehälter sind gut transportierbar, so daß auch Patienten außerhalb der Bestrahlungsräume, z.B. im Operationssaal, bestrahlt werden können.

Für die Oberflächenbestrahlungen des vorderen Auges sind verschiedene Applikatorformen mit gekrümmten Oberflächen entwickelt worden. Je nach Lokalisation des Bestrahlungsbereiches gibt es Applikatoren für die Korneabestrahlung oder solche mit zentraler Öffnung für die Konjunktiva. Entsprechend unterschiedlich ist die Dosisverteilung (Lederman, 1972).

Die Bestrahlungstechniken mit ^{90}Sr-Applikatoren gewinnen zunehmende Bedeutung bei der Behandlung gutartiger proliferativer und entzündlicher Erkrankungen der Kornea und Konjunktiva. Als Beispiel ist in Abb. 2 der Befund vor und 8 Wochen nach Strahlenbehandlung einer Hornhautverätzung dargestellt. Die Gefäßinjektion der Hornhaut und der Bindehaut ist deutlich zu-

rückgegangen. Anschließend wurde eine Keratoplastik durchgeführt.

Bei den Tumoren der Augenlider, meistens Basaliomen, hat sich die von Chaoul eingeführte Nahbestrahlungstechnik bewährt und wird auch in Zukunft die Behandlungsmethode der Wahl bleiben. Der Vorteil einer 45 kV-Strahlung ist, daß die Augenlinse und das übrige Auge durch Bleischalen sicher geschützt werden können (Frössler und Brands, 1972).

Eine ähnliche Abschirmung ist z.B. bei energiereichen Elektronen, die aufgrund ihrer Reichweite im Gewebe ebenfalls in Frage kämen, oder bei Isotopen, die Gammastrahlen emittieren, nicht möglich.

Halbtiefentherapie

Bei Tumoren der Augenlider mit größerer Tiefenausdehnung, z.B. penetrierenden Tumoren der Augenwinkel, kommen für eine Strahlenbehandlung energiereiche Elektronen, wie sie im Betatron oder im Linearbeschleuniger erzeugt werden, konventionelle Röntgenstrahlen mit Spannungen von 80 kV bis 150 kV oder Gammastrahlen des Telecaesiumgerätes in Betracht.

Vorteil der Elektronen ist ihre begrenzte Reichweite (Abb. 1). Da sie sich jedoch mit zunehmender Gewebetiefe auch in seitlicher Richtung pilzförmig verteilen, muß dieser Effekt bei der Feldeinstellung mitberück-

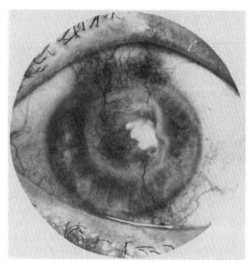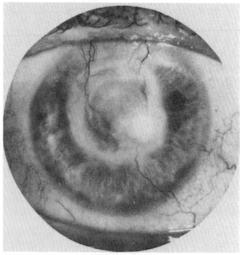

Abb. 2. Kalkverätzung der Hornhaut bei einem 45jährigen Patienten, Befund vor und 8 Wochen nach Strahlentherapie mit ^{90}Sr-Applikator, Oberflächendosis 3600 rep

sichtigt werden, um Strahlennebenwirkungen am Auge zu vermeiden.

Für die postoperative Strahlentherapie des Orbitatrichters nach Enukleation des Auges sind die Elektronen besonders geeignet, da aufgrund ihrer wählbaren Reichweite eine höhere Strahlenbelastung des tiefen Retroorbitalraumes nicht auftritt.

Tiefentherapie

Größere Tumoren des Augenbulbus und der Orbita werden heute in der Regel mit Techniken der Hochvolttherapie bestrahlt. Von der Feldeinstellung her unterscheiden sich diese Techniken nur wenig von denen, wie sie in der Orthovoltära z.B. von Reese (1963) für die Bestrahlung des Retinoblastoms oder von Hohl (1972) für eine Pendelbestrahlung des Retrobulbärraumes angegeben wurden.

Die Vorteile der ultraharten Röntgen- und Gammastrahlen sind ihre scharfe Begrenzung mit fast vollständig fehlender Streustrahlung in der Umgebung, die homogene Strahlenabsorption im Weichteilgewebe und im Knochen und schließlich eine geringere Hautbelastung im Bereich der Bestrahlungsfelder, da das Dosismaximum der Strahlung nicht in der Haut, sondern in tieferen Gewebsschichten liegt.

Die scharfe Markierung des Strahlenkegels im Gewebe läßt sich anhand der in Plexiglas eingebetteten, bestrahlten Röntgenfilme zeigen (Abb. 3). Bei der konventionellen Röntgenstrahlung tritt in der Umgebung des Primärstrahlenkegels ein breiter Bereich mit Streustrahlung auf, der insbesondere im Augenbereich wegen der Gefahr der Linsenschädigung unerwünscht ist.

Ein gewisser Nachteil der energiereichen Röntgen- und Gammastrahlung ist ihre große Reichweite, wodurch das Zerebrum höher belastet wird als mit Orthovolt-Röntgenstrahlung.

Therapieplanung

Durch neuere Entwicklungen der Gerätetechnik ist es jetzt möglich, die Dosisverteilung im Orbitabereich individuell für den einzelnen Patienten vor Beginn der Strahlenbehandlung zu berechnen und zu optimieren. Diese sogenannte computerunterstützte Therapieplanung ist in kürzester Zeit in allen großen Behandlungszentren eingeführt worden (Schütz und Wannenmacher, 1976).

Zunächst wird mit Hilfe eines Computertomogramms oder eines Ultraschallbildes ein Körperquerschnitt von der zu bestrahlenden Region hergestellt. Dieser Querschnitt wird

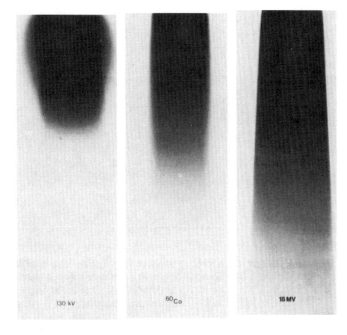

Abb. 3. Tiefendosisverteilung einer 130 kV-Röntgenstrahlung, einer ^{60}Co-Gammastrahlung und einer 18 MV-Röntgenstrahlung des Betatron

mit den markierten Bestrahlungsfeldern in den Rechner eingegeben und die Dosisverteilungen für eine bestimmte Strahlenart errechnet und auf einem Sichtgerät aufgezeichnet. Ist die Dosisverteilung für das Zielvolumen und die Nachbarorgane unbefriedigend, können die Bestrahlungsparameter (Feldgrößen, Bestrahlungsrichtungen, Anordnung von Keilfiltern, Pendelwinkel, Pendelachsen) bei der Planung geändert werden und so möglichst optimale Isodosenverläufe ermittelt werden. Die Rechenzeiten sind kurz, so daß der Zeitaufwand für die Optimierung des Bestrahlungsplans nicht allzu groß wird.

Bisher sind Berechnungen für Telekobalttherapie und ultraharte Röntgenstrahlen möglich. In absehbarer Zeit lassen sich auch Dosis-verteilungen für Elektronen berechnen.

In einer Musterplanung werden die verschiedenen Möglichkeiten der Hochvolttherapie der Orbita dargestellt.

1. Seitliches Stehfeld (Abb. 4a)

Mit einem einfachen seitlichen Stehfeld lassen sich der hintere Bulbus und die Orbita mit einer vollen Tumordosis bestrahlen. Die Strahlenquelle wird 10 bis 20 Grad nach dorsal gerichtet, um das andere Auge zu schonen. Vorteile sind die einfache Einstellung des Bestrahlungsfeldes und die Sicherheit der sich kaum verändernden Dosisverteilung bei etwas geänderter Patientenlage. Nachteile sind die hohe Dosisbelastung der Haut auf der Strahleneinfallsseite und die mögliche Schädigung des anderen Auges.

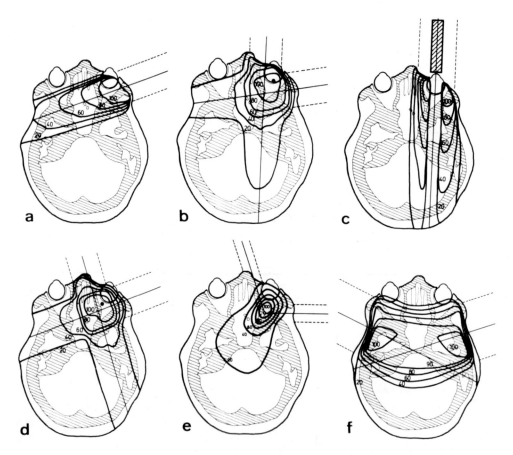

Abb. 4a–f. Computerunterstützte Planungen für eine Strahlenbehandlung der Orbita mit ^{60}Co-Gammastrahlen und ultraharten Röntgenstrahlen (18 MV, Betatron), a) seitliches Stehfeld (^{60}Co), b) ventrales und seitliches Stehfeld (^{60}Co), c) ventrales Stehfeld mit Bleischutz der Augenlinse (^{60}Co), d) temporales und nasales Stehfeld (18 MV Betatron), e) monoaxiale Pendelung (^{60}Co), f) seitliche Bestrahlungsfelder beiderseits (^{60}Co)

2. Ventrales und seitliches Stehfeld (Abb. 4b)

Diese Einstellung läßt sich nur dann wählen, wenn auf die Augenlinse keine Rücksicht genommen zu werden braucht. Diese Feldanordnung wird gern genommen, wenn eine Orbitainfiltration bei inoperablem Kieferhöhlenkarzinom besteht und der Orbitabereich Teil größerer Bestrahlungsfelder ist. Daß es bei voller Belastung des Auges mit einer tumorvernichtenden Dosis nicht immer zu schweren Strahlenschäden des Auges kommen muß, haben wir häufig erlebt und ergibt sich auch aus Literaturangaben.

Gerstenberg u. Mitarb. haben 1968 über 21 Patienten berichtet, bei denen das Auge mit Herddosen von mindestens 4000 rd ohne Schutz mitbestrahlt worden war: Vier Strahlenkatarakte und drei weitere, schwere Augenschäden wurden beobachtet.

3. Ventrales Stehfeld mit Linsenabdeckung durch einen runden Bleisatelliten (Abb. 4c)

Bei dieser Technik wird der vordere Augenabschnitt gut geschont. Im Bereich des Orbitatrichters tritt jedoch ein Dosisloch auf. Diese Bestrahlungstechnik kann angewandt werden, wenn durch Röntgenuntersuchungen (Tomographie, Computertomographie) oder durch einen operativen Eingriff sicher ist, daß der Retroorbitalraum tumorfrei ist.

4. Temporales und nasales Stehfeld (Abb. 4d)

Diese Einstellung entspricht derjenigen von Reese und führt zu einer guten Dosisverteilung im Orbitabereich. Wichtig ist natürlich, daß der Patient während der Bestrahlungen die Blickrichtung nicht ändert. Bei dieser Feldanordnung macht sich ein Vorteil der Hochvolttherapie bemerkbar: Die Strahlenbelastung der Haut im Bereich der Nase ist geringer als bei konventioneller Röntgenstrahlung.

5. Monoaxiale Pendelung (Abb. 4e)

Die Pendelachse liegt im Retrobulbärraum. Der Pendelwinkel beträgt 120°. Die Dosisverläufe in der Orbita sehen optimal aus. Schwierig erscheint jedoch die tägliche Reproduzierbarkeit der Einstellung des Bestrahlungsfeldes am Bestrahlungsgerät. So führt schon eine geringe Kopfdrehung und damit Verlagerung der Pendelachse zu ganz anderen Dosisverteilungen.

6. Seitliche, beiderseitige Bestrahlungsfelder (Abb. 4f)

Die Strahlenbehandlung der Retrobulbärräume bei der endokrinen Ophthalmopathie erfolgt üblicherweise über seitliche Bestrahlungsfelder mit Kippung der Strahlenquelle um 10 bis 20 Grad nach dorsal, um die vorderen Augenabschnitte auszusparen. Es wird u.a. manchmal empfohlen, die Hypophyse mitzubestrahlen. Nach Heinze u. Mitarb. (1974) fehlen jedoch jegliche endokrinologische Hinweise für eine direkte Strahlenwirkung auf das Hypophysen-Hypothalamussystem bei Anwendung niedriger Strahlendosen.

In den letzten Jahren hat es zahlreiche Mitteilungen über die Strahlentherapie intraorbitaler Tumoren mit Elektronen gegeben (Armstrong, 1974). Ihre Anwendung erfordert eine besondere subtile Einstelltechnik. Zuletzt haben Israelsson und Mitarb. (1977) eine besondere Bestrahlungstechnik mit einem Elektronentubus angegeben, der zur Aussparung des vorderen Augenbulbus einen runden Absorber enthält. Der Tubus wird 30° gegen die Senkrechte zur Orbitamitte geneigt und die Orbita von 4 Feldern aus bestrahlt, die 90° gegeneinander gedreht sind. Die Tiefendosisverteilungen für eine 12 MeV-Elektronenstrahlung des Betatrons zeigen, daß die Augenlinse in der 10%-Isodose liegt und die maximale Dosis im Retrobulbärbereich erreicht wird.

Transsklerale Kontaktbestrahlung

In dieser Übersicht über Strahlentherapietechniken muß auch auf die Kontaktbestrahlung intrabulbärer Tumoren mit Beta- und Gammastrahlern hingewiesen werden. Stallard hat 1960 ^{60}Co-Applikatoren entwickelt. Es handelt sich dabei um Platten aus Platin, in die das Kobalt in Ringen eingepaßt ist. Die Applikatoren werden auf die Sklera aufgenäht.

Zur transskleralen Strahlenbehandlung werden weiterhin betastrahlende Radioisotope angewandt: Strontium-90-Applikatoren und Ruthenium-106-Applikatoren (Lommatzsch, 1974). Die intraokulären Dosisverteilungen zeigen, daß die Dosen an der Basis der Tumoren sehr hoch sind und dennoch die Augenlinse geschont wird. Für die Strahlentherapie der Aderhautmelanome mit dem Kobalt-60-Applikator empfiehlt Stallard

(1973) an der Tumorbasis eine Dosis von 40 000 rd und im Tumorzentrum von 14 000 rd.

Die Strahlentherapie im Orbitabereich gehört sicher zu den schwierigsten Aufgaben, die dem Radiologen gestellt werden. Die auftretenden Probleme lassen sich nur in enger Zusammenarbeit mit dem Ophthalmologen lösen. Diese Zusammenarbeit setzt natürlich auch Erfahrungen voraus, wie sie nur an größeren Behandlungszentren entstehen können.

Zusammenfassung

Die Strahlentherapie des Auges und der Orbita erfordert die Anwendung aller heute üblichen Strahlenarten und Bestrahlungstechniken. Je nach Sitz des zu bestrahlenden Herdes werden Methoden der Oberflächentherapie, der Halbtiefen- und Tiefentherapie eingesetzt. Für die Strahlentherapie der Orbitatumoren werden Hochvolttherapietechniken angewandt. Mit Hilfe der computerunterstützten Therapieplanung lassen sich die Dosisverteilungen im Gewebe exakt ermitteln. Eine besondere Form der Strahlenbehandlung im ophthalmologischen Bereich stellt die transsklerale Kontaktbestrahlung intrabulbärer Tumoren mit radioaktiven Applikatoren dar, die Beta- oder Gammastrahlen emittieren.

Literatur

Armstrong, D.J.: The use of 4–6 MeV electrons for the conservative treatment of retinoblastoma. Br. J. Radiol. 47, 326–331 (1974). – Frößler, H., Brands, Th.: Bestrahlungsmethoden im Augenbereich. Röntgenpraxis 25, 163–168 (1972). – Gerstenberg, E., Krokowski, E., Kleberger, K.-E.: Komplikationen am Auge nach Bestrahlung von Karzinomen der Nasennebenhöhlen. In: Tumoren der Mundhöhle, des Rachens und des Kehlkopfes. Becker, J., Gauwerky, F. (Hrsg.). München-Berlin-Wien: Urban & Schwarzenberg: 1969. – Heinze, H.G., Pickardt, C.R., Brand, H.: Strahlentherapie der endokrinen Ophthalmopathie mit 18 MeV-Bremsstrahlung. Strahlentherapie 148, 226–234 (1974). – Hohl, K.: Augenmalignome. In: Handbuch der Medizinischen Radiologie, Band 19, Teil 1. Berlin, Heidelberg, New York: Springer 1972. – Israelsson, A., Lax, I., Walstam, R.: Electron therapy of intraorbital tumors. Radiology 124, 489–491 (1977). – Lederman, M.: Radiotherapy. In: Modern Ophthalmology, A. Sorsby (ed.). London: Butterworth 1972. – Lommatzsch, P.: Treatment of choriodal melanomas with ^{106}Ru/^{106}Rh beta-ray applicators. Surv. Ophthalmol. 19, 85–100 (1974). – Reese, A.B.: Tumors of the eye. New York: Hoeber, 1963. – Schütz, J., Wannenmacher, M.: Erfahrungen mit dem Philips-Therapieplanungssystem. Röntgenstrahlen 35, 25–30 (1976). – Stallard, H.B.: Malignant melanoma of the chorioid treated with radioactive applicators. Trans. Ophthalmol. Soc. U.K. 79, 373–392 (1960). – Stallard, H.B.: Malignant melanoma of the chorioid treated by radioactive applicators. In: Textbook of radiotherapy. Fletcher, G.H. (ed.). Philadelphia: Lea & Febiger 1973

Aussprache

Herr Pau (Düsseldorf) zu den Herren Schnepper und Castrup:

Basaliome in der Augenumgebung sollten immer operativ entfernt werden. Nach Röntgenbestrahlung tiefer Basaliome sahen wir mehrmals Rezidivtumoren in die Augenhöhlenknochen einwachsen. Dieses fast infauste Ereignis sahen wir nicht bei Rezidiven nach Operation. Nur dann, wenn durch eine Operation keine radikale Tumorentfernung möglich ist, lassen wir nachbestrahlen.

Herr Castrup (Schlußwort) zu Herrn Pau:

Die Bestrahlung wurde nur bei solchen Patienten angewendet, bei denen der Tumor auf operativem Wege nicht beseitigt werden konnte. Die Oberflächentherapie, die hier vorgestellt wurde, fand nur Verwendung, wenn der Tumor auch oberflächlich lag.

Ber. Dtsch. Ophthalmol. Ges. 76, 197–198 (1979)
Ionisierende Strahlen in der Ophthalmologie
Redigiert von W. Jaeger, Heidelberg
© J. F. Bergmann Verlag 1979

Rezidive röntgenbestrahlter Basaliome im Lidbereich

H. Knoebel und D. v. Domarus (Univ.-Augenklinik Hamburg-Eppendorf. Direktor: Prof. Dr.
Dr. h. c. H. Sautter)

Im Jahre 1900 beschrieb Stenbeck erstmals die Röntgenbestrahlung eines Basalioms, die in seiner Prognose als gut zu bezeichnen ist. Dennoch können nach einer Bestrahlung in seltenen Fällen Basaliomrezidive auftreten, die sich in ihrer Wachstumsart und dem histologischen Erscheinungsbild von dem ursprünglichen Tumor unterscheiden und ein chirurgisches Vorgehen erforderlich machen. Wir fanden unter 283 histologisch untersuchten Basaliomen nur 15, die zuvor röntgenbestrahlt worden sind. Im Folgenden soll das klinische und histopathologische Bild einiger solcher bestrahlter Basaliome demonstriert werden.

Bei einem 67jährigen Mann wurde vor 13 Jahren eine Basaliombestrahlung durchgeführt. Nach 12 Jahren kam es in diesem Bereich zu einem Rezidiv. Innerhalb eines Röntgenoderms mit Teleangiektasien und atrophischer Kutis war ein zarter, angedeuteter Wall mit zentraler Einziehung sichtbar.

Die Histologie zeigt einen typischen Basaliomzapfen mit angedeutet palisadenförmigem Aufbau am Rande, außerdem quergestreifte Muskulatur sowie ein sehr zellreiches Areal mit kleinen, unregelmäßigen, hyperchromatischen Zellkernen, die ein schaumig-vakuoliges Zytoplasma besitzen. Vollständige Zellnekrosen und die typische Zellanordnung des Basalioms werden vermißt, möglicherweise handelt es sich hier um die Reste eines früher bestrahlten Basaliomzapfens.

Bei dem zweiten Fall handelt es sich um eine 70jährige Frau, die vor einem Jahr wegen eines Basalioms im rechten inneren Lidwinkel 14mal röntgenbestrahlt wurde.

Das klinische Bild zeigte jetzt einen großen, rundlichen Tumor mit gelblichen Auflagerungen und angedeuteter Vaskularisierung; umgeben ist der Tumor von atrophischer Kutis mit Anzeichen eines Röntgenoderms.

Nach breitflächiger Verschiebeplastik findet sich histologisch ein großer, gelappter Tumor. Der Tumor läßt den palisadenförmigen Aufbau des Randes vermissen und ist von dichtem, kollagenem Bindegewebe umgeben, in dem sich zahlreich verstreute Tumorzellen befinden. Diese sind besonders gekennzeichnet durch ein auffallend vakuoliges Zytoplasma im Gegensatz zu dem schmalen Zytoplasmasaum der Zellen im soliden Tumoranteil.

Die folgende 11jährige Patientin leidet seit der Geburt an einem Xeroderma pigmentosum. Mehrere der Lidtumoren wurden bereits früher exzidiert oder bestrahlt. Die Bestrahlung eines weißlichen Tumors am linken Unterlid erfolgte 2 Jahre vor der Keilexzision, die histologisch einen soliden Tumorzapfen zeigt, der von locker mit Tumorzellen infiltriertem Gewebe umgeben ist.

Man erkennt vereinzelt Mitosen und eine noch vorhandene Pleomorphie der Zellen, die offenbar eine maligne Potenz besitzen.

Der letzte Fall zeigt das Auge einer 70jährigen Patientin, die seit Jahren an einem multiplen Basalzell-Nävus-Syndrom leidet, einem sog. Gorlin-Goltz-Syndrom. Die rechte Orbita wurde bereits wegen eines Basaliomeinbruchs exenteriert. Das linke Auge zeigte einen weißlichen Tumor, der bereits die Mitte der Hornhaut erreicht hatte und zuvor mehrfach röntgenbestrahlt worden war.

Nach erfolgter Keratektomie zeigt die Histologie Tumorzapfen eines Basalioms vom Morphea-Typ mit dazwischenliegendem, lockerem Bindegewebe. Man erkennt die durch die Röntgenausblendung scharf demarkierten Schläuche nekrotischen Zellmaterials. Im Grenzbereich finden sich Kernzertrümmerungen und Verklumpungen. Das Bindegewebe erscheint auf der nekrotischen Tumorseite verdichteter als auf der Seite der vitalen Tumorzellen. Die kolloidale Eisenfärbung weist nach, daß nur dort, wo noch vitale Tumoranteile vorhanden sind, saure Mucopolysaccharide produziert werden.

Zusammenfassend möchten wir feststellen, daß folgende Veränderungen nach Röntgenbestrahlung von Basaliomen typisch sind:

1. Veränderung der Tumorzellen durch Kernzertrümmerung und -verklumpung; Auftreten von schaumigem und vakuoligem Zytoplasma sowie teilweise oder vollständige Zellnekrosen.

2. Unfähigkeit der bestrahlten Tumorzellen, saure Mucopolysaccharide zu produzieren.

3. Störungen der Zellanordnung, besonders der palisadenförmigen Ränder des Tumorzapfens.

4. Auftreten bindegewebiger Veränderungen, die sich lichtmikroskopisch als Verdichtungen des Kollagens darstellen. Dies scheint uns von besonderer Bedeutung zu sein, da hierdurch die Wachstumsart und Wachstumsrichtung eines evtl. Rezidivs beeinflußt wird.

Wie schon eingangs erwähnt, hat die Strahlentherapie ebenso wie die chirurgische Exzision des Basalioms im Lidbereich eine gute Prognose. Die Heilungsrate beträgt bei beiden Methoden etwa 98%. Die ausreichende operative Entfernung von Basaliomen im Lidbereich, insbesondere bei Sitz im medialen Augenwinkel, kann technisch schwierig sein, die Strahlentherapie ist hingegen einfach und ambulant durchführbar. Soweit möglich, würden wir trotzdem zu einer chirurgischen Intervention raten, weil

1. die Diagnose histologisch gesichert werden kann und

2. in Zweifelsfällen eine histologische Kontrolle der Wundränder möglich ist.

Ber. Dtsch. Ophthalmol. Ges. 76, 199–201 (1979)
Ionisierende Strahlen in der Ophthalmologie
Redigiert von W. Jaeger, Heidelberg
© J. F. Bergmann Verlag 1979

Wirkung von Röntgenstrahlen auf die Frühentwicklung des Hühnchenauges [1]

J.X. Koliopoulos (Nationales Ophthalmologisches Zentrum Athen. Ambulante Abt. Leiter: Asst. Prof. Dr. J. Koliopoulos)

Es gibt wohl kaum eine größere Gruppe von Wirbeltieren, bei denen die radiobiologische Einwirkung von Röntgenbestrahlung auf Embryo und Fötus noch nicht untersucht worden ist. Bei den meisten dieser Tiere konnten strahlenbedingte Reaktionen und Mißbildungen erzeugt werden, wobei sich deren Erforschung z.T. auf nur ein Organ, wie z.B. das Auge, beschränkte.

In vorliegender Studie werden die Wirkungen verschiedener Bestrahlungsdosierungen auf diverse Entwicklungsstadien des Hühnerembryoauges untersucht. Soweit uns bekannt, sind bisher keine eingehenden Untersuchungen der radiobiologischen Wirkung auf das Augengewebe dieser Art vorgenommen worden.

Material und Verfahren

Für die Zwecke unserer Untersuchung wurden 2622 befruchtete Hühnereier der Hg-Linie von der Geflügelfarm der Amerikanischen Landwirtschaftsschule Thessaloniki beschafft. Die Eier wurden in den Brutöfen des Embryologischen La-boratoriums der Universität Thessaloniki (Leiter: Prof. S. Tsouzas) ausgebrütet.

Die Versuche erstreckten sich über drei Jahre (März 1970 bis April 1973). Die Eier wurden in vier Gruppen (I, II, III, IV), je nach der Inkubationsdauer zur Zeit der Bestrahlung, aufgeteilt (Tabelle 1). Sämtliche Eier dieser vier Gruppen wurden einer einzigen Bestrahlungsdosis ausgesetzt.

Tabelle 1. Wirkung der Bestrahlung auf die Frühentwicklung des Hühnchenauges

Material: 2622 befruchtete Eier von Hennen der Hg-Linie
Versuchseier: 2225
Kontrolleier: 397
Bestrahlungsdosis: 25–1000 r
am 1. oder 2.   Inkubationstag (Gruppe I)
am 3., 4. oder 5. Inkubationstag (Gruppe II)
am 6., 7. oder 8. Inkubationstag (Gruppe III)
am 10. oder 12.   Inkubationstag (Gruppe IV)

Die Bestrahlungsdosis der ionisierenden Röntgenstrahlen lag zwischen 25 und 1000 r. In Tabelle 2

Tabelle 2

Gruppe	Inkubationstag, an welchem Bestrahlung stattfand	Eine einzige Röntgendosis von	Anzahl der bestrahlten Eier	Anzahl der Kontrolleier
I.	1. oder 2.	300– 700 r	350	61
II.	3., 4. oder 5.	25–1000 r	1350	229
III	6., 7. oder 8.	150– 700 r	375	76
IV	10. oder 12.	300– 700 r	150	31
Summe			2225	397

[1] Diese Ausführungen stellen einen Teil einer umfangreicheren Untersuchung zu dem Thema dar, das an anderer Stelle eingehender behandelt werden soll. Die Kosten der elektronenmikroskopischen Studien wurden durch eine Zuwendung des „Embirikion"-Instituts bestritten. Die Ultrastrukturuntersuchungen wurden am Biologischen Laboratorium der Universität Athen (Prof. Cafatos) unter technischer Beihilfe von Herrn L. Margaritis durchgeführt.

sind die Dosierungsbreite, die Anzahl der bestrahlten Eier in jeder Gruppe und die Anzahl der jeweiligen Kontrolleier zusammengefaßt.

Die Röntgenstrahlen wurden mit einem Siemens-„Stabiliplan"-Gerät mit einer Abgabe von 34 r/min erzeugt, wobei die Betrahlungsdosierungen von einem Röntgenphysiker des „Theageion"-Krebsinstitutes gemessen wurden.

Die Eier wurden anschließend durchleuchtet, um die befruchteten Embryos auszuwählen und die im Verlauf des Versuchs getöteten auszusondern. Von den insgesamt verwendeten 2622 befruchteten Eiern wurden 2225 röntgenbestrahlt, während die übrigen 397 zur Kontrolle dienten.

Die Embryos wurden durch Aufbrechen der Schale, ein bis zwei Tage vor dem Ausbrüten, entnommen. Die getöteten Hühnerembryos wurden getrennt entnommen und ungeachtet des Inkubationstages morphologisch untersucht.

Sämtliche Hühnchen, sowohl die Versuchs-wie auch die Kontrolltiere, wurden makroskopisch untersucht, sowie eine gewisse Anzahl (52) auch mikroskopisch. Die Ultrastruktur von 8 Corneae wurde unter dem Elektronenmikroskop (Philips EM 200, Auflösungsfähigkeit 4Å) untersucht.

Ergebnisse

Folgende durch die Röntgenstrahlenwirkung bei den Hühnerembryos verursachten Veränderungen und Mißbildungen konnten in den Versuchsserien vorliegender Studie ermittelt werden (Tabellen 3–5).

Der prozentuale Anteil bzw. die jeweilige Anzahl der Fälle von Augenanomalien nach Gruppen und Bestrahlungsdosierungen sind aus Tabelle 6 ersichtlich.

Die augenfälligsten mikroskopischen Veränderungen, die beobachtet werden konnten,

Tabelle 3. Makroskopische Anomalien

1. Augenlider:
a) Lidspaltverengung
b) Koloboma der Lider
2. Kornea:
a) Mikrokornea
b) Kornea-Trübung
3. Linse:
a) Aphakie
b) Katarakt
4. Störungen der Augenpigmentierung:
a) Heterochromie der Iriden
b) Störungen des Pigmentepithels
5. Generelle Schädigungen des Auges:
a) Anophthalmie
b) Mikrophthalmie

Tabelle 4. Mikroskopische Anomalien

1. Entwicklungsstörungen der Kornea.
2. Fehlerhafte Ausbildung der Augenvorderkammer.
3. Mikroskopische Linsenschädigungen
4. Entwicklungsstörungen des Pigmentepithels, ungleichmäßige Pigmentverteilung oder Fehlen von Pigment
5. Netzhautdysplasie (Rosettenbildung usw.)

Tabelle 5. Anomalien der Kornea-Ultrastruktur

1. Entartung der Epithelzellen
2. Unregelmäßige Ausrichtung der Kollagenfasern
3. Degenerative Schädigungen der Hornhautzellen
4. Anomalien der Ultrastruktur als Zeichen eines gestörten Korneametabolismus

waren Netzhautdysplasie und Störungen des Pigmentepithels in Gruppe II (Tabelle 7).

Tabelle 6. Makroskopische Schäden

		Dosierungsbreite
Gruppe I (Bestrahlung am 1. oder 2. Inkubationstag)		
Anophthalmie	5 Fälle	600– 700 r
Gruppe II (Bestrahlung am 3., 4. oder 5. Inkubationstag)		
Mikrophthalmie	40%	25–1000 r
Lidspaltverengung	15%	600–1000 r
Aphakie	1 Fall	700 r
Katarakt	3 Fälle	700–1000 r
Pigmentstörungen	20%	300–1000 r
Gruppen III u. IV (Bestrahlung am 6., 7., 8., 10. oder 12. Inkubationstag)		
Mikrophthalmie	22%	300– 700 r

Tabelle 7. Mikroskopische Schäden

Gruppe II		Dosierungsbreite
Netzhautdysplasie	32%	500–1000 r
Störungen des Pigmentepithels	20%	300–1000 r

Besprechung

Es war dies ein kurzer Abriß unserer Versuchsdaten, deren Veröffentlichung in ausführlicher Form andersweitig in Kürze erfolgen wird. In diesen künftigen Studien beabsichtigen wir einen Vergleich unserer Ergebnisse mit ähnlichen von anderen Verfassern erzielten Resultaten hinsichtlich der Wirkung von Röntgenstrahlen auf das Augengewebe auch anderer Tierarten sowie ebenfalls auf menschliche Embryos, die in den ersten drei Monaten ihrer Entwicklung Bestrahlung ausgesetzt waren.

Eine Untersuchung ähnlicher angeborener Anomalien, die durch den gleichen teratogenen Faktor bei verschiedenen Arten hervorgerufen wurden, könnte zu einem besseren Verständnis der pathogenen Typen angeborener Mißbildungen beitragen und uns wichtige Hinweise zum Schutz des menschlichen Embryos liefern.

Zusammenfassung

Es wurden 2225 befruchtete Hühnereier der Hg-Linie einer Röntgenbestrahlung ausgesetzt, wobei die Bestrahlungsdosis von 25–1000 r reichte. 397 Eier wurden zur Kontrolle verwendet. Die Hühnerembryos wurden an verschiedenen Inkubationstagen bestrahlt. Es wurden makroskopische Schäden, wie Anophthalmie (5 Fälle), Aphakie (1 Fall), Katarakt (5 Fälle), sowie auch Mikrophthalmie und Pigmentstörungen beobachtet. Desweiteren wurden mikroskopische Schäden, darunter hauptsächlich Netzhautdysplasie mit Rosettenbildung und Störungen des Pigmentepithels festgestellt. Mit Hilfe des Elektronenmikroskops wurden Anomalien der Ultrastruktur der bestrahlten Kornea ermittelt.

Danksagung

Unser besonderer Dank gebührt Herrn Prof. S. Tsouras für seine wertvollen Ratschläge und die von ihm während unserer Untersuchung gewährte Unterstützung. Ebenfalls möchten wir Herrn Dr. J. Papakonstantinou der Abteilung für Embryologie der Universität Thessaloniki unsere Erkenntlichkeit für die uns großzügig geleistete technische und photographische Beihilfe aussprechen. Schließlich sind wir Herrn L. Margaritis für die Elektronenmikroskop-Präparate zu Dank verpflichtet.

Ber. Dtsch. Ophthalmol. Ges. 76, 203–207 (1979)
Ionisierende Strahlen in der Ophthalmologie
Redigiert von W. Jaeger, Heidelberg
© J. F. Bergmann Verlag 1979

Reflexionsmikroskopische Untersuchung des Hornhautendothels nach ionisierenden Strahlen

F. Bigar, P. Lommatzsch, R. Hürzeler, A. Thaer und W. Stützle (Univ.-Augenklinik Zürich. Direktor: Prof. R. Witmer. Augenklinik des Städtischen Klinikum Berlin-Buch, Ressort Forschung und Entwicklung Firma Ernst Leitz, Wetzlar, Fachgruppe für Statistik, ETH Zürich)

Berichte über Hornhautschädigungen nach Bestrahlungen beziehen sich nur in wenigen Fällen auf Untersuchungen des Endothels; sie beschränken sich in der Regel auf Veränderungen des Epithels und des Stromas [1]. Hughes und Iliff gaben eine Desquamation des Hornhautendothels mit Stromaödem an [2]. Bedford nimmt in seltenen Fällen anatomische und physiologische Veränderungen der Descemetschen Membran an [3]. Chi, Teng und Katzin führten experimentelle Betabestrahlungen der Hornhaut bei jungen Kaninchen durch. Diese ergaben eine temporäre Verminderung von normalerweise vorhandenen mehrkernigen Riesenzellen des Endothels. Nach dieser Reduktion kam es zu einer überschießenden kompensatorischen Zunahme der Riesenzellen. Die zytologischen Veränderungen nach Dosen von 18 000 rep bewirkten keine biomikroskopisch sichtbaren Hornhautveränderungen [4].

Eine progrediente Hornhautdystrophie nach Betabestrahlung bei einem Patienten mit einem histologisch verifizierten Bindehautmelanom gab Anlaß, den Einfluß von ionisierenden Strahlen auf das Endothel von Patienten zu untersuchen. Der einschichtige Zellverband des Hornhautendothels kann nach Vogt im reflektierten Licht bei genügender Vergrößerung beobachtet werden [5]. Modifikationen des von Maurice [6] angegebenen Spiegelmikroskopes (specular microscope) erlauben die in vivo Untersuchung und Photographie des Endothels beim Menschen [7, 8]. Die Tatsache, daß die Zelldichte des Endothels im Laufe des Lebens, nach intraokularen Eingriffen, nach Traumen, bei Glaukom und nach Entzündungen abnimmt und tief bleibt, sind Hinweise, daß untergehende Zellen kaum oder überhaupt nicht durch Zellteilungen ersetzt werden. Die Kontinuität des Endothelzellverbandes scheint vielmehr durch Zellmigration und Vergrößerung gewährleistet zu sein. Es lag deshalb nahe, mittels Prüfung der Zellgrößen eine direkte Schädigung des Endothels nach Betabestrahlung auszuschließen.

Das Hornhautendothel von Patienten, die seit 1963 an der Augenklinik der Charité und seit kurzem am Städtischen Klinikum Berlin-Buch wegen Bindehauttumoren und Aderhautmelanomen bestrahlt wurden, wurden retrospektiv mit dem Reflexionsmikroskop untersucht. Das nicht bestrahlte gesunde Auge diente dabei als Kontrolle. Die Endothelphotographien wurden mit einem halbautomatischen Bildanalysegerät A.S.M. Leitz ausgewertet. Pro Patient wurde auf je einer zen-

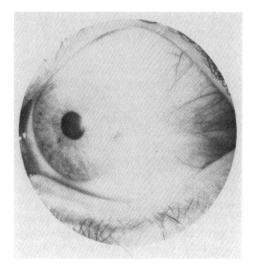

Abb. 1. Teleangiektasien bei Status nach ^{90}Sr/^{90}Y-Therapie (C.B., 1940) wegen histologisch verifiziertem Bindehautmelanom am Limbus temporal o.s.

Tabelle 1. Resultate der Endotheluntersuchungen bei 16 Patienten nach ^{90}Sr/^{90}Y-Kontakttherapie bei Tumoren der Conjunctiva bulbi

Patient	Diagnose	Histo-logie	Behand-lungsjahr	Gesamt-oberflächen-dosis (rd)		Endothelzelldichte pro mm² behandeltes Auge	gesundes Auge
L.B.,1941	Melanom	●	1963	8000	R	3789	3400
M.S.,1909	"	●	1977	15000	L	1589	1733
F.K.,1908	"	●	1977	15000	L	4167	4884
C.B.,1940	"	●	1977	15000	L	2899	2896
					Limbus	2783	3008
A.M.,1909	"		1965	18000	L	3412	3325
H.C.,1901	"		1964	18000	L	2374	2211
J.S.,1930	"		1973	20000	L	2583	2883
K.S.,1919	"		1968	10000	L	2539	2540
M.R.,1929	Naevus	●	1977	12000	R	2905	3121
J.L.,1963	"		1968	12000	L	3120	3517
O.B.,1961	"		1968	12000	R	3330	3524
G.J.,1929	"		1974	15000	L	4304	4341
H.H.,1961	"		1974	10000	R	3400	3300
					Limbus	3333	3445
E.W.,1949	"		1968	20000	R	3357	3450
					Limbus	3204	3312
U.V.,1957	"		1970	12000	L	4247	4055
H.S.,1927	Carcinom	●	1975	15000	L	2871	2874
	Anzahl Augen mit höherer Zellzahl					6	10

Tabelle 2. Resultate der Untersuchung des Hornhautendothels nach Betastrahlen-Kontakttherapie (Vorzeichentest)

	Anzahl Patienten	Anzahl Augen mit höherer Endothelzellzahl	
		bestrahlt	nicht behandelt
Strontium⁹⁰ – Kontakttherapie	16	6	10
Ruthenium¹⁰⁶ – Therapie	13	6	7

tralen Endothelphotographie des behandelten und des gesunden Auges die Grenzen von durchschnittlich 60 aneinandergrenzenden Zellen mit dem Filzstift auf dem elektromagnetischen Zeichenpult umfahren. Aus den ermittelten Einzelwerten wurde der Mittelwert der Zellfläche in μm² und daraus die Zelldichte des zentralen Hornhautabschnittes pro mm² berechnet. Bei starken Abweichungen der Zelldichte von den von Bourne [8] angegebenen Altersnormwerten wurden mehrere Photographien ausgewertet. Bei Patienten mit unmittelbar an die Hornhaut angrenzenden Bindehautläsionen wurde

auch die Endothelzelldichte am Limbus berechnet.

Insgesamt wurden 16 Patienten nach ^{90}Sr/^{90}Y-Bestrahlung wegen epibulbären Tumoren untersucht: 8 Patienten wegen eines Melanoms der Bindehaut (wovon 4 histologisch verifiziert), 7 Patienten wegen eines Nävus und einer wegen eines Karzinoms. Bei 5 Patienten war das rechte, und bei 11 das linke Auge bestrahlt worden. Die Gesamtoberflächendosis reichte von 8000 bis 20 000 rd. Der Zeitpunkt der Bestrahlung lag anläßlich der Endotheluntersuchung minimal 1 bis maximal 15 Jahre zurück (Tabelle 1). Bei 6 Patien-

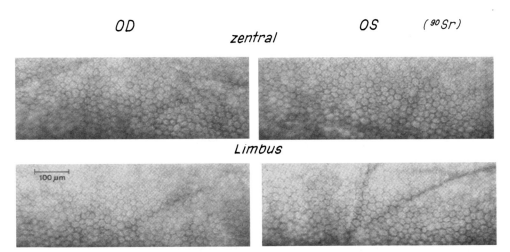

Abb. 2. Reflexionsmikroskopische Endothelbilder nach ^{90}Sr/^{90}Y-Therapie wegen Bindehautmelanoms (C.B., 1940) o.s. Oben: zentral o.d. und o.s. Unten: Limbusuntersuchungen o.d. und o.s.

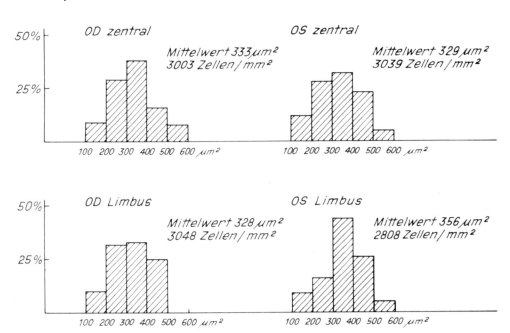

Abb. 3. Morphometrische Auswertung der Endothelbilder der Abb. 2 nach ^{90}Sr/^{90}Y-Bestrahlung o.s. am Limbus

ten wurde eine höhere zentrale Endothelzellzahl beim bestrahlten Auge und bei 10 am gesunden Auge ermittelt. Mit dem Vorzeichentest konnte auf Grund des Datenmaterials kein Unterschied zwischen dem zentralen Endothelabschnitt des bestrahlten und nicht behandelten Auges festgestellt werden (Tabelle 2). Bei den 3 Untersuchungen am Lim-

bus fand sich im unmittelbar bestrahlten Nachbargebiet jeweils eine tiefere Zellzahl verglichen mit dem gesunden Auge (Abb. 1 und 2). Wegen der geringen Zahl der am Limbus untersuchten Patienten ist eine sichere Aussage nicht möglich.

Der zentrale Hornhautabschnitt wurde bei 13 Patienten nach $^{106}Ru/^{106}Rh$-Kontaktthe-

Tabelle 3. Resultate der Endotheluntersuchungen bei 13 Patienten nach ^{106}Ru/^{106}Rh-Kontakttherapie wegen Aderhautmelanom

Patient	Behand-lungsjahr	Sklera-Oberflächen-dosis (rd)	Endothelzelldichte pro mm² behandeltes Auge	gesundes Auge
J.C.,1940	1974	70 000	R 3042	2842
S.Z.,1940	1971	97 000	R 3123	3134
E.B.,1938	1974	82 000	R 2835	2821
B.S.,1938	1975	82 000	L 3841	3853
C.S.,1935	1974	90 000	L 3061	2784
J.H.,1934	1975	130 000/102 000	L 2648	2784
W.E.,1933	1975	112 000	R 3015	3164
E.N.,1931	1972	128 000	R 3122	3043
F.G.,1931	1975	125 000	R 3122	3220
H.S.,1930	1975	102 000	L 4141	4193
J.K.,1919	1975	112 000	L 3226	3235
J.M.,1917	1968	84.000	R 2720	2710
O.T.,1909	1971	100 000	R 3095	2995
Anzahl Augen mit höherer Zellzahl			6	7

Tabelle 4. Resultate der Entotheluntersuchungen bei 2 Patienten nach ^{60}Co-Therapie

Patient	Behand-lungsjahr	Herddosis (rd)	Endothelzelldichte pro mm² behandeltes Auge	gesundes Auge
S.K.,1937	1966	6 000	3369	3631
L.E.,1912	1966	7930	2810	3053

rapie wegen eines Aderhautmelanoms untersucht, photographiert und morphometrisch ausgewertet. 8 rechte und 5 linke Augen wurden bestrahlt. Die Sklera-Oberflächendosis betrug zwischen 70 000 und 130 000 rd. Beim letzteren war noch eine zweite Behandlung mit 102 000 rd notwendig. Hier reichte die Zeit zwischen Bestrahlung und Endotheluntersuchung von 3 bis 7 Jahre zurück (Tabelle 3). Bei 6 Patienten fand sich eine höhere zentrale Endothelzellzahl beim bestrahlten und bei 7 Patienten am gesunden Auge (Tabelle 2). Auch hier ist statistisch (Vorzeichentest) keine Differenz nachzuweisen. Es zeigt sich bei beiden Bestrahlungsarten auch keine Abhängigkeit der Zelldichte von der Bestrahlungsdosis (Tabelle 3).

Zusätzlich kamen noch 2 Patienten nach ^{60}Co-Therapie zur Untersuchung. In beiden Fällen war die zentrale Endothelzelldichte beim bestrahlten Auge tiefer (Tabelle 4). Wegen der geringen Zahl von untersuchten Pa-

tienten läßt sich statistisch keine Aussage machen.

Diskussion

Die höchsten Strahlendosen im vorderen Segment erhielten die Patienten, die mit Strontium 90 wegen epibulbären Bindehauttumoren bestrahlt wurden. Bei diesen Fällen finden sich in der Regel feine periphere Linsentrübungen. Wegen der verschiedenen Lokalisationen der bestrahlten Bindehaut (Caruncel, Limbus) ist die Hornhaut von unterschiedlichen Dosen getroffen worden. Auf Grund der Voraussetzung der klinischen Studie kann bezüglich der Dosisabhängigkeit deshalb keine Exaktheit erwartet werden. Die ^{90}Sr/^{90}Y-Therapie beeinflußte bei den untersuchten Patienten die zentrale Endothelzelldichte nicht. Bei einer prospektiven Studie müßte dem Verhalten der Endothelzellen, insbesondere bei Bestrahlung von Läsionen am Limbus, Beachtung geschenkt werden.

Bei den Patienten mit intraokularen Tumoren, die mit ^{106}Ru/^{106}Rh-Applikatoren behandelt wurden, ist auf Grund der geringen Reichweite der Strahlen nur mit einer sehr niedrigen Dosis an der Hornhautrückfläche zu rechnen. Sie läßt sich auf Grund des Isodosenverlaufes nur abschätzen; sie muß unterhalb der Kataraktdosis von 800 rd liegen. Auch hier führt die Radiotherapie zu keiner signifikanten Verminderung der zentralen Endothelzellpopulation.

Summary. A retrospective specular microscopic study after ^{90}Sr/^{90}Y-therapy for epibulbar tumors in 16 patients revealed no significant reduction of endothelial cells within the central corneal area. Morphometric measurements of the cell population in the extreme corneal periphery close to treated lesions at the limbus showed a diminution of the cell density; the number of examined patients is however small. In a second series of 13 patients no diminution of the central endothelial cell population was found after radiotherapy with ^{106}Ru/ ^{106}Rh for intraocular tumors.

Literatur

1. Blodi, F.C.: The late effects of X-radiation on the cornea. Trans. Am. Ophthalmol. Soc. **56**, 413 (1958). – 2. Hughes, W.F., Iliff, C.E.: The effects of betairradiation on the rabbit's eye. Am. J. Roentgenol. **56**, 502 (1946). – 3. Bedford, M.A.: The corneal and conjunctival complications following radiotherapy. Proc. Roy. Soc. Med. **59**, 529 (1966). – 4. Chi, H.H., Teng, C.C., Katzin, H.M.: The effects of betaradiation on the normal corneal endothelium of the rabbit. Am. J. Ophthalmol. **55**, 724 (1963). – 5. Vogt, A.: Die Sichtbarkeit des lebenden Hornhautendothels. Albrecht v. Graefes Arch. Ophthal. **101**, 123 (1920). – 6. Maurice, D.M.: Cellular membrane activity in the corneal endothelium of the intact eye. Experientia **24**, 1094 (1968). – 7. Laing, R.A., Sandstrom, M.M., Leibowitz, H.M.: In vivo photomicrography of the corneal endothelium. Arch. Ophthalmol. **93**, 143 (1975). – 8. Bourne, W.M., Kaufman, H.E.: Specular microscopy of human corneal endothelium in vivo. Am. J. Ophthalmol. **81**, 319 (1976)

Ber. Dtsch. Ophthalmol. Ges. 76, 209–213 (1979)
Ionisierende Strahlen in der Ophthalmologie
Redigiert von W. Jaeger, Heidelberg
© J. F. Bergmann Verlag 1979

Die Beeinflussung der experimentell ausgelösten Hornhautvaskularisation des Kaninchens durch einmalige Applikation von Beta-Strahlen

Th. Neuhann, J. Kutzner, G. Sommer und F. Schweden (Univ.-Augenklinik Mainz. Direktor: Prof. Dr. A. Nover, Inst. für klinische Strahlenkunde. Direktor: Prof. Dr. L. Diethelm)

Einleitung

Die Behandlung von Gefäßeinsprossung in die Hornhaut ist eine weit verbreitete Indikation für die Anwendung von Beta-Strahlen am Auge. Dabei ist, insbesondere im Bezug auf die erforderlichen Dosen, zu unterscheiden zwischen dem Verschluß bereits bestehender Gefäße und der Hemmung des Wachstums neu einsprossender Kapillaren. Im ersten Falle sind relativ hohe Dosen erforderlich (100 gy und mehr), die sich bereits der Strahlentoleranz von Hornhaut und Linse nähern. Zur Hemmung des Einsprossens neuer Kapillaren in die Hornhaut genügen dagegen schon geringere Dosen. Dieses Anwendungsgebiet ist der Gegenstand unserer Untersuchungen. In der Literatur liegen zwar zahlreiche klinische Erfahrungsberichte vor (Friedell et al., 1950; Hughes, 1953; Hirsch, 1957; Leahey, 1960; Lohse und Krüger, 1966; Mailath und Peter, 1972; Lommatzsch, 1977); ein Vergleich ist jedoch sehr schwierig, weil nicht nur unterschiedliche Maßeinheiten angegeben werden, sondern auch unterschiedliche Applikationsarten, Strahlenquellen, Fraktionierungsschemata und Zusatzbehandlungen.

Klinisch stellt sich das Problem der Behandlung kornealer Neovaskularisation u.a. besonders bei Hornhauttransplantationen. Es erschien uns daher interessant, ein der klinischen Situation nahekommendes tierexperimentelles Modell zu suchen, anhand dessen die wirksame Dosis ermittelt werden kann, und welches eventuell Aussagen über den Wirkungsmechanismus ermöglicht. Im Folgenden soll über die ersten Ergebnisse dieser Studie berichtet werden.

Methodik

Als Versuchstiere dienten 14 weiße Neuseeländer Albino-Kaninchen mit einem Gewicht zwischen 3 000 und 4 000 g. Zur Erzeugung einer Hornhautvaskularisation führten wir, wie von Tenner (1973) empfohlen, eine exzentrische lamelläre Keratoplastik durch, wobei 2 pigmentierte Bastardkaninchen als Spender dienten.

Am 7. postoperativen Tag wurde eine Fluoreszenzangiographie der inzwischen eingewachsenen Hornhautgefäße durchgeführt.

Während 4 Tiere unbestrahlt blieben, um als Kontrolle zu dienen, wurde anschließend jeweils 5 Tieren 10 gy bzw. 60 gy Oberflächendosis aus einer Sr-90-Quelle durch Kontaktbestrahlung im Gebiet der Neovaskularisation appliziert.

Nach weiteren 7 und 14 Tagen erfolgte erneut bei jedem Tier eine Fluoreszenzangiographie.

Zur histologischen Untersuchung wurden aus jeder Gruppe je 2 Tiere 7 Tage nach der Bestrahlung, die übrigen 14 Tage nach der Bestrahlung getötet, die operierten Bulbi enukleiert, die Vorderabschnitte abpräpariert und in Formalin fixiert. Die Paraffinschnitte wurden mit Hämatoxylin-Eosin gefärbt.

Die Auswertung der Fluoreszenzangiographien wurde durch Vergleichsmessungen anhand der Fixmarken des Limbusabstandes des Transplantates von 3 mm und des Transplantat-Durchmessers von 4 mm vorgenommen. Zwei voneinander unabhängige Beobachter kamen hierbei zu übereinstimmenden Ergebnissen.

Ergebnisse

Bei den 4 unbestrahlten Tieren schritt die Vaskularisation ab dem 2. bis 3. postoperativen Tag stürmisch voran, erreichte nach 7 Tagen knapp das Transplantat und hatte dieses nach 16 bis 21 Tagen vollständig durchdrungen (Abb. 1 a).

Histologisch zeigt sich ein typisches Granulationsgewebe mit reichlicher Vaskularisation besonders im Grenzbereich zwischen Transplantat und Wirtshornhaut. Die Gefäße sind, zumindest lichtmikroskopisch, von intaktem Endothel ausgekleidet (Abb. 2 a).

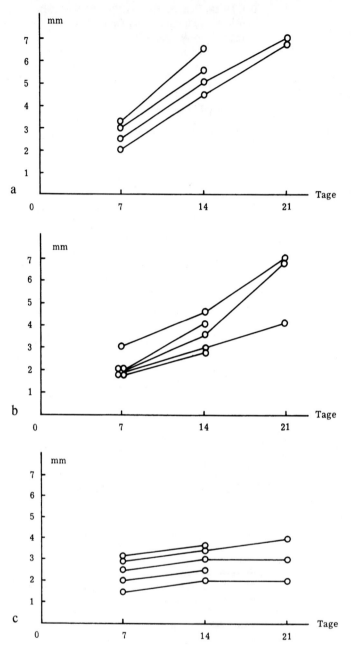

Abb. 1a–c. Gefäßeinsprossung in die Hornhaut nach lamellärer Keratoplastik in Abhängigkeit von der Zeit. Ordinate: Abstand der Gefäßfront vom Limbus in Millimetern. Abszisse: Zeit in Tagen (Tag 0: Keratoplastik). a) Unbestrahlt (Kontrollen): Nach 14 bis 21 Tagen Transplantat durchvaskularisiert. b) Bestrahlt mit 10 gy: Wachstumsgeschwindigkeit etwas verlangsamt, Durchvaskularisation jedoch nicht verhindert. c) Bestrahlt mit 60 gy: Wachstumsgeschwindigkeit erheblich verlangsamt, teilweise völliger Stillstand

Abb. 2a–d. Gefäßeinsprossung in die Hornhaut nach lamellärer Keratoplastik – Histologie (Haematoxylin-Eosin). a) Unbestrahlt (Kontrollen): Dichtes Granulationsgewebe, intakte Gefäße. b) Bestrahlt mit 10 gy: Kein nennenswerter Unterschied zu den Kontrollen. c) Bestrahlt mit 60 gy Dichte der zellulären reparativen Antwort gegenüber Kontrollen deutlich geringer. d) Bestrahlt mit 60 gy Fibrinoide Nekrose der Gefäßwände

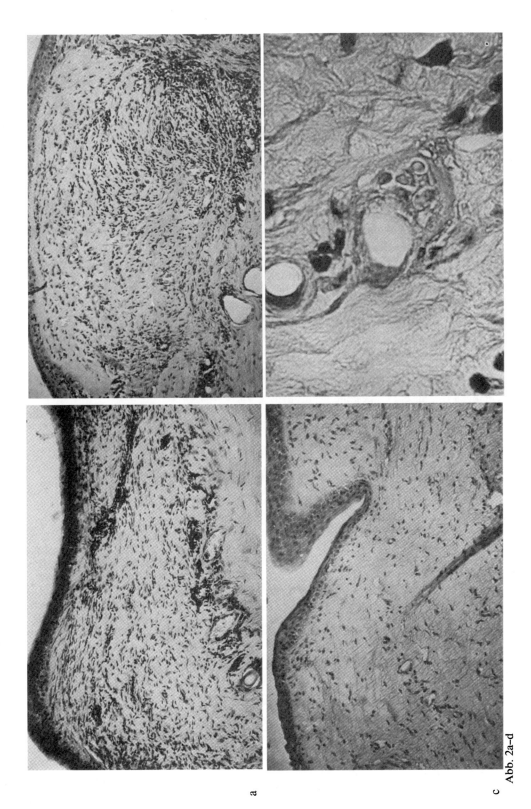

Abb. 2a–d

211

Bei den mit 10 gy bestrahlten Tieren zeigt sich zwar eine geringfügige Hemmung der Wachstumsgeschwindigkeit der Gefäße, ein Durchvaskularisieren des Transplantates wurde jedoch nicht verhindert (Abb. 1 b).

Histologisch läßt sich kein nennenswerter Unterschied zu den Kontrollbefunden erkennen. Sowohl die Dichte der reparativen zellulären Antwort, wie die Intaktheit der Gefäßendothelien und -wände ist den unbestrahlten Tieren vergleichbar (Abb. 2 b).

Bei den mit 60 gy bestrahlten Tieren ist dagegen ein deutlich vaskularisationshemmender Einfluß der Bestrahlung sichtbar; das Gefäßwachstum kommt in einem Teil der Fälle sogar für den Beobachtungszeitraum zum Stillstand (Abb. 1 c).

Histologisch zeigt sich neben einer massiven Suppression der zellulären Elemente des Granulationsgewebes auch eine deutliche Schädigung der Kapillarwandungen bis hin zu deren fibrinoider Nekrose (Abb. 2 c, 2 d).

Diskussion

Das hier verwendete Keratoplastikmodell erscheint uns für unsere Fragestellung gut geeignet. Es bewirkt nicht nur eine relativ uniforme Gefäßneubildungsantwort, die Keratoplastik ist auch klinisch diejenige Situation, in der eine Hornhautvaskularisation besonders unerwünscht ist und einer Therapie bedarf.

Die Einzeitbestrahlung haben wir gewählt, um eine konstante und damit vergleichbare Applikationsweise zu gewährleisten, da auch jedes Fraktionierungsschema auf der Basis der Ein-Zeit-Dosis berechnet wird.

In diesem Zusammenhang ist anzumerken, daß es sich bei den genannten Zahlen um Oberflächendosen handelt, die mit den am Gefäß wirksamen Dosen wegen der starken Gewebsabsorption der Beta-Strahlen nicht übereinstimmen; für den von uns verwendeten Sr-90-Applikator etwa zeigen die Isodosenkurven einen Dosisabfall von 50% pro Millimeter Gewebetiefe.

Diese bisher gewonnenen Ergebnisse zeigen, daß zur Hemmung von Gefäßneubildung in der Hornhaut 10 gy nicht ausreichen, während 60 gy auf Grund der bereits sichtbaren Kapillarwandnekrosen möglicherweise bereits eine obere Dosisgrenze darstellen. Damit ist auch der Dosisbereich für die weiteren Untersuchungen unserer Studie abgesteckt.

Zusammenfassung

Durch lamelläre Keratoplastik ausgelöste Hornhautvaskularisation beim Kaninchen wird durch Beta-Strahlen aus einer Sr-90-Quelle mit 10 gy und 60 gy bestrahlt. Unbestrahlte Tiere dienten als Kontrollen. Die Auswirkungen auf die neugebildeten Gefäße werden fluoreszenzangiographisch und histologisch untersucht.

Die Ergebnisse zeigen, daß zur Hemmung von Gefäßneubildung in der Hornhaut 10 gy nicht ausreichen, während 60 gy das Gefäßwachstum fast zum Stillstand bringen, jedoch auf Grund der bereits sichtbaren Kapillarwandnekrosen wohl schon die obere Dosisgrenze darstellen.

Summary. Corneal neovascularisation is induced in rabbits by lamellar corneal allografts and subsequently exposed to beta-radiation of 10 gy and 60 gy from Sr-90-source. The effects on the newly formed vessels are examined by fluorescein angiography and histologically.

10 gy prove to be insufficient for the inhibition of corneal neovascularisation. In contrast, 60 gy almost completely arrest vascular ingrowth, however seem to represent the upper dosage limit, since capillary wall necrosis can already be demonstrated.

Literatur

Friedell, H.L., Thomas, C.I., Krohmer, J.S.: Beta-ray application to the eye. Am. J. Ophthalmol. 33, 525 (1950). – Hirsch, P.: Zur Anwendung von Betastrahlen in der Augenheilkunde. Klin. Monatsbl. Augenheilkd. 131, 776 (1957). – Hughes, W.F.: Beta radiation therapy in ophtalmology. Trans. Am. Ophthalmol. Soc. 50, 469 (1953). – Leahey, B.D.: Beta radiation in ophthalmology, Am. J. Ophthalmol. 49, 7 (1960). – Lohse, K., Krüger, K.E.: Erfahrungen mit der Anwendung von Betastrahlen bei verschiedenen Erkrankungen des Augenvorderabschnittes. Klin. Monatsbl. Augenheilkd. 148, 109 (1966). – Lommatzsch, P.: Die therapeutische Anwendung von ionisierenden Strahlen in der Augenheilkunde. Leipzig: Thieme 1977. – Mailath, L., Peter, M.: Die Beta-Strahlen-Behandlung der Hornhautvaskularisation nach Keratoplastik. Klin. Monatsbl. Augenheilkd. 160, 554 (1972). – Tenner, A., Immich, J., Hazivar, E.: Beeinflussung experimentell ausgelöster Hornhautvaskularisation beim Kaninchen mit Kortison. Gefäßdarstellung mit

Fluoreszenzangiographie. In: Kortikosteroide in der Augenheilkunde. W. Böke (Hrsg.). München: Bergmann 1973

Aussprache

Herr Castrup (Münster) zu Herrn Neuhann:
Frage für die Praxis der Strahlentherapie von Hornhautvaskularisationen:
Welche Dicke erreichen die Vaskularisationen bei Ihren histologischen Untersuchungen? Welche Tiefe muß man deshalb für die Berechnung der Herddosis annehmen?

Herr Jaeger (Heidelberg) zu Herrn Neuhann:
Wurden auch Untersuchungen bei anderen auslösenden Faktoren für Vaskularisation durchgeführt? Bei der Keratoplastik bestehen - wie die Untersuchungen von Tenner gezeigt haben - sehr günstige experimentelle Voraussetzungen. In der Praxis wäre es jedoch auch wichtig zu wissen, wie sich die Vaskularisation bei Verätzungen verhält. Sowohl chemische Ätzmittel wie auch tierische Gifte sind sehr starke Stimulantien für das Auftreten einer Vaskularisation.

Herr Neuhann (Mainz) Schlußwort zu Herrn Castrup:
Die Schichtdicke des Transplantates betrug $1/2$ der Hornhautdicke. Die Gefäße waren nur im Transplantatbereich eingewachsen. Man kann dann aus den Isodosenkurven die am Gefäß wirksame Tiefendosis errechnen. Es wurden der Einfachheit halber die Oberflächendosen angegeben.

Zu Herrn Jaeger:
Das Keratoplastik-Modell wurde verwendet, da es der klinischen Situation sehr nahekommt. Ob mit anderen Faktoren, die vaskularisationsauslösend sind, die gleichen Ergebnisse erzielt werden können, ist uns nicht bekannt. Schwierigkeiten entstehen sicher dadurch, daß beim Verätzungsmodell das Ausmaß der Vaskularisation sehr viel stärker streut als beim Keratoplastik-Modell.

Ber. Dtsch. Ophthalmol. Ges. 76, 215–216 (1979)
Ionisierende Strahlen in der Ophthalmologie
Redigiert von W. Jaeger, Heidelberg
© J. F. Bergmann Verlag 1979

Fast Neutron Therapy for Advanced Lacrimal Gland Cylindromas [1]

K.J. Fritz, G.A. Lawrence, W.M. Jay, and J. Schanzlin (Dept. of Ophthalmology, Univ. of Chicago, Chicago, Illinois and the Fermi National Accelerator Laboratory, Batavia, Illinois)

Introduction

Two patients with tumors of the orbit which could not be treated using any conventional modalities were treated with 22 MEV neutrons at the FermiLab Cancer Therapy Facility at the National Accelerator Laboratory in the United States. One of the patients had a long course beginning with an benign lacrimal gland tumor, first removed in 1930, and developed a cystic adenocarcinoma in the mid-1970's. The second patient was first noted to have a lacrimal tumor in 1974 with rapid growth of a cystic adenocarcinoma. Both patients had arrest of the primary carcinoma following neutron therapy; however, there is possible metastatic disease present in both patients at this time.

Materials and Methods

The neutrons used in therapy are produced at the Fermi National Accelerator Laboratory. This accelerator laboratory is primarily devoted to high energy physics with the total accelerator capable of producing 500 GEV protons. To generate protons of such enormous energy, four stages are used. The first three of these stages are a Cockcroft-Walton accelerator, a 180 meter linear accelerator and a 150 meter diameter synchrotron. The first stage produces 3/4 MEV protons, the second boosts the energy to 200 MEV, and the final stage produces 8 GEV protons. These protons are then injected into a synchrotron with a two kilometer diameter which is used for the final acceleration phase. Because injection into the large synchrotron need not be done continuously, the linear accelerator can be used for a variety of purposes, both medical and non-medical, about 90-95% of the time. The medical therapy is done by removing protons from the linear

accelerator at an energy of 66 million electron volts. These protons are then directed at a beryllium target, 22 mm thick, which produces the neutrons. Neutrons so produced have a mean energy of about 25 million electron volts and a range of between zero and 64 million electron volts. For a 10 × 10 cm field at 153,2 cm, the maximum dose occurs at 1,5 cm and the dose rate ist 45 rads per minute. The 50% isodose point is 14,9 cm deep. The dose distribution resembles that of a 4 MEV photon beam with similar skin sparing characteristics. Neutrons from the beryllium target are collimated with a variety of polythelene concrete collimators which allows variation in the size and shape of the final neutron beam. Placement of patients before the beam is done by having the patient sit in a special chair which moves in three dimensions and can be rotated 360° about a vertical axis. The final alignment of patients and collimators is done with laser and x-ray confirmation before the patient is placed in front of the neutron beam itself. The specific doses of neutrons to be delivered are calculated with a Digital Equipment Corporation PDP-10 computer which has an algorithm allowing for the possibility of either pure neutron irradiation or mixed neutron-photon irradiation.

Case Histories

The first patient (122-26-00) developed a primary lacrimal gland tumor in 1930 which was resected and thought to be benign adenoma. There was recurrence of the tumor in 1938 requiring surgical removal. There was no further reactivation until 1969. Because of relatively slow growth in this instance, the tumor was not removed until 1973. The tumor removed then was found to be a cystic adenocarcinoma. During this surgery, bone was not removed even though it was felt that there must have been involvement of the lacrimal fossa. The patient was then referred to the University of Chicago for further studies and continuing therapy. Radiologic studies revealed infiltration of the bone temporally as well as of the lacrimal fossa itself, and a small defect in the roof of the orbit communicating with the cranial cavity. Because of this extensive involve-

[1] This study was support in part by a Block Fund Ophthalmology Grant, and the United States Public Health Service Grant EY 00523.

215

ment, an exenteration was performed. However, some tumor remained in the margins of the excised tissue and in 1976, a revision of the exenteration was performed. In September 1977 neutron therapy was begun and between September and October 1977 fourteen treatments over 51 days which totalled 2100 neutron rads was given. (One neutron rad is equivalent to three photon rads.) In January 1978 computed tomography revealed no further growth of the tumor and the skin covering the exenteration was healthy although firm. The patient did well until late summer, 1978, at which time a presumed cerebral mestastasis was active. She is now undergoing evaluation and therapy for this.

The second patient (139-71-82) was first seen at another medical center with presenting signs of limitation of motion of the rectus muscles of the left eye together with a proptosis of 2 mm. A Kronlein approach was used to explore the left orbit and excision of the bony lateral wall of the orbit, of the subadjacent periorbita, as well as tumor involving the middle third of the lateral rectus muscle was performed. Histologic examination revealed the tumor to be a circumscribed adenoid cystic carcinoma which was thought to be of lacrimal gland origin. No other treatment was done at this time. The patient was first seen at the University of Chicago in January 1977 after the original physician concluded that no further therapy would be useful, even though recurrent tumor was present. Following evaluation which included computed tomography of the brain, ultrasonography, radiography, and radionuclide scanning, all of which showed the tumor localized to the left eye, she was treated at the National Accelerator Laboratory with fast neutrons. This fast neutron therapy was carried out over a period of 49 days with 23 treatments given. A total dose of 2,300 neutron rads was given during this course. In April, 1977, the treatment was completed and orbital involvement has been totally stable since that time. In September, 1977, however, the patient was found to have a nodule in the upper lobe of the left lung as well as possible metastasis to a preauricular lymph node. The preauricular lymph node was treated with a total dose of 6,000 photon rads in 18 treatments covering a duration of 35 days. The lung nodule was treated with 4,000 photon rads with 14 treatments over 32 days. Although this photon irradiation did not cause regression of the tumors, they stabilized. Surgical removal is now being contemplated.

Discussion

The fast neutron beam of the Fermi National Accelerator reacts with tissue in a fashion similar to other neutron beams: about half of the energy is deposited in producing hydrogen nuclei recoil and half of the energy is deposited in other nuclei such as oxygen, carbon, etc. This second class of reaction produces not only recoil of intact nuclei but also nuclear fragments such as alpha particles. These energetic nuclei are capable of breaking both homologous DNA strands rendering the DNA incapable of replicating (Hal, 1973). This is done without a large increase in radicals such as peroxide so the use of neutrons provides relative hypoxia when compared to other radiation such as photons.

In our patients, tumors which are usually relatively insensitive to radiotherapy responded well to fast neutron therapy with the spectrum available at the Fermi National Accelerator Laboratory. With continuing experience, we hope to learn whether this fast neutron therapy represents the treatment of choice for orbital cylindromas.

Summary

Two patients with orbital cylindromas refractory to conventional radiotherapy and chemotherapy were treated with 22 MEV neutrons. This treatment arrested the growth of the tumors in both cases for a period of over one year.

References

Hal, E.: Radiobiology for the Radiologist. Hagerstown: Harper & Row 1973

Ber. Dtsch. Ophthalmol. Ges. 76, 217–222 (1979)
Ionisierende Strahlen in der Ophthalmologie
Redigiert von W. Jaeger, Heidelberg
© J. F. Bergmann Verlag 1979

Technik und Ergebnisse der Strahlentherapie sarkomatöser Orbitatumoren

W. Castrup, H. Busse und F. Osmers (Radiologische Klinik. Direktor: Prof. Dr. E. Schnepper, und Augenklinik. Direktor: Prof. Dr. H.J. Küchle der Univ. Münster)

Die Orbitatumoren umfassen die Tumoren der Augenhöhle einschließlich der Tränendrüse. Die Tumoren des Augapfels, die epibulbären Geschwülste und die Tumoren der Augenlider werden nicht mitberücksichtigt.

Nach einer Aufstellung von Mennig (1970) machen die Orbitatumoren nur ca. 3% aller ophthalmologischen Tumoren aus. Der Anteil der sarkomatösen Tumoren an den raumfordernden Prozessen beträgt etwa 20%.

Histologisch handelt es sich bei den Sarkomen der Orbita um Tumoren mit unterschiedlichem Malignitätsgrad, was die Beurteilung ihrer Dignität im Einzelfall sehr erschweren kann. Zwei große histologische Gruppen müssen unterschieden werden:

1. Die malignen Lymphome und
2. Sarkome, die vom Bindegewebe, der Muskulatur, von den Blutgefäßen oder vom Nervengewebe ausgehen.

Nach Henderson (1973) beträgt der Anteil der malignen Lymphome etwa 50%. Die histologische Klassifizierung der Non-Hodgkin-Lymphome wird in Europa seit einigen Jahren nach der Kieler Klassifikation (Lennert, 1974; Stein, 1976; Brittinger u.a., 1977) vorgenommen.

Eigenes Krankengut

Zwischen 1958 und 1978 wurden 31 Patienten mit sarkomatösen Orbitatumoren behandelt.

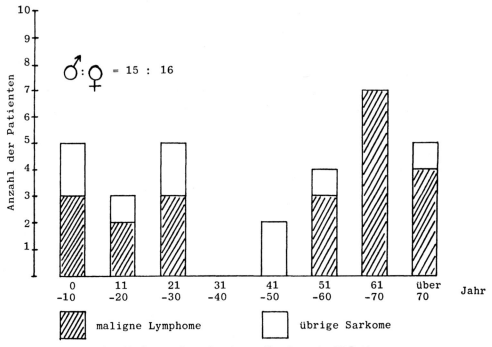

Abb. 1. Alters- und Geschlechtsverteilung des eigenen Krankengutes (31 Pat.)

Tabelle 1. Histologische Befunde bei 31 Patienten mit sarkomatösen Orbitatumoren

Non-Hodgkin-Lymphome		22 Pat.
niedriger Malignitätsgrad (6 Pat.):		
lymphozytisches Lymphom	2	
lymphoplasmozytoides Lymphom	1	
chron. lymphatische Leukämie	1	
lymphoide Retikulose	2	
hoher Malignitätsgrad (16 Pat.):		
Retikulumzellsarkom	14	
Lymphosarkom	2	
Tumoren des Bindegewebes		7 Pat.
Spindelzellsarkom	5	
Rundzellsarkom	1	
undifferenziertes Sarkom	1	
Tumoren der Blutgefäße		1 Pat.
malignes Hämangioendotheliom	1	
Tumoren des Nervengewebes		1 Pat.
Neuroblastom des N. olfactorius	1	

Es waren vorwiegend jüngere Patienten unterhalb des 30. Lebensjahres und ältere Patienten mit einem Häufigkeitsgipfel im 7. Lebensjahrzehnt (Abb. 1).

22 Patienten hatten maligne Lymphome (Tabelle 1), wobei die Lymphome mit hoher Malignität deutlich überwogen. Eine Neuklassifizierung der älteren histologischen Befunde wurde nicht durchgeführt.

Die Aufschlüsselung nach der Ausdehnung der Tumoren (Tabelle 2) ergibt, daß die niedrig malignen Non-Hodgkin-Lymphome meistens in der Orbita isoliert auftreten, während die Retikulumzellsarkome und Lymphosarkome bei Diagnosestellung häufig auch benachbarte Regionen mitbefallen haben. Bei den übrigen Sarkomen war die Tumorausbreitung bei 4 Patienten auf die Orbita beschränkt und bei 5 Patienten auch in anderen Gesichtsschädelbereichen nachweisbar.

Die häufigsten klinischen Symptome bei Diagnosestellung (Tabelle 3) waren der Exophthalmus und der neben dem Bulbus tastbare Tumor (Abb. 2). Drei Patienten hatten keine Augensymptome. Bei ihnen bestanden Beschwerden im Nasennebenhöhlenbereich: die Tumoren hatten dementsprechend ihre Haupttumormasse in dieser Region und waren sekundär in die Orbita eingebrochen. Nur bei einem Patienten wurden bei Behandlungsbeginn regionäre Lymphome getastet. 5 Patienten befanden sich im Stadium der Generalisierung.

Tabelle 2. Lokale Ausbreitung der sarkomatäsen Orbitatumoren (31 Pat.)

Histologie	Lokalisation	
	Orbita	Orbita u. Gesichtsschädel
Non-Hodgkin-Lymphome (22 Pat.)		
niedrige Malignität	5	1
hohe Malignität	6	10
übirge Sarkome (9 Pat.)	4	5

Tabelle 3. Klinische Symptomatik bei 31 Patienten mit sarkomatösen Orbitatumoren vor Therapiebeginn

Klinische Symptomatik	Pat.-Zahl
Exophthalmus	23
tastbarer Tumor	23
Bulbusverlagerung	19
Motilitätsstörung	22
Visuseinschränkung, Amaurose	8
keine Augensymptome	3
NNH-Symptome	13
regionale Lymphome	1
Generalisierung	5

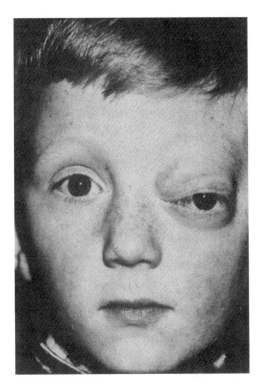

Strahlentherapie und der zytostatischen Behandlung im Gesamtkonzept der Tumortherapie.

Die Lymphome mit niedrigem Malignitätsgrad wurden alle nach histologischer Diagnosestellung primär bestrahlt. Bei den Lymphomen mit hoher Malignität wurde bis etwa 1968 eine vollständige Tumorentfernung angestrebt.

Die Patienten mit nicht lymphatischen Orbitasarkomen wurden während des gesamten untersuchten Behandlungszeitraums möglichst radikal operiert.

Strahlentherapietechnik

Bei jeder Tumorbestrahlung muß im Tumorbereich eine volle Herddosis erreicht werden. Ausnahmen sind die palliative Strahlentherapie und eine Strahlenbehandlung zur Tumorverkleinerung vor einer geplanten Operation oder zytostatischen Behandlung.

Bei malignen Lymphomen mit hoher Malignität ist bei einer fraktioniert verabreichten Herddosis von 4000 rd bis 4500 rd eine Tumorvernichtung zu erwarten (Musshoff und Slanina, 1976). Bei Non-Hodgkin-Lymphomen mit niedriger Malignität, bei denen der Orbitatumor Manifestation einer generalisiert auftretenden Systemerkrankung ist, z.B. bei der malignen Retikulose und der chronischen lymphatischen Leukämie, genügen bereits geringe Herddosen, um den Tumor rezidivfrei zu beseitigen (Scherer, 1973). Inwieweit auch bei den nur lokal und regional im Orbitabereich auftretenden malignen Lymphomen mit niedriger Malignität geringere Strahlendosen genügen, bleibt abzuwarten. Die in der Literatur angegebenen Dosen rei-

Abb. 2. 7jähriger Patient, Retikulumzellsarkom der linken Orbita

Indikationen zur Strahlentherapie

Bei den Patienten, die zur Strahlentherapie überwiesen wurden, waren verschiedene Behandlungsmaßnahmen vorausgegangen (Tabelle 4). Die unterschiedliche Radikalität der chirurgischen Maßnahmen ist nicht nur Folge der prä- oder intraoperativ festgestellten Tumorausbreitung, sondern auch des im Laufe der Jahre geänderten Stellenwertes der

Tabelle 4. Indikationen zur Strahlentherapie der sarkomatösen Orbitatumoren (31 Pat.)

Operative Eingriffe vor der Strahlentherapie	Non-Hodgkin-Lymphome		übrige Sarkome
	niedrige Malignität	hohe Malignität	
Probeexzision oder explorative Operation	5	4	
subtotale Tumorexstirpation		3	4
totale Tumorexstirpation mit Exenteratio orbitae		2	1
totale Tumorexstirpation ohne Exenteratio orbitae		2	1
Tumorrezidiv, keine Operation	1	1	
Rezidivoperation mit Exenteratio orbitae		1	1
palliative Strahlentherapie, keine Operation		3	1

chen von 1400 rd bis 4500 rd (Franklin, 1975; Kim u.a., 1976).

Bei den übrigen Sarkomen müssen Herddosen von 5000 rd bis 7000 rd erreicht werden.

Der Forderung nach ausreichender Herddosis steht diejenige nach optimaler Schonung des Auges gegenüber. Beide lassen sich nur mit Techniken der Hochvolttherapie erfüllen. Nachteil der früher üblichen, konventionellen Röntgenstrahlung ist ihr hoher Anteil an Streustrahlung in der Umgebung des Primärstrahlenbündels. Bei der heute üblichen Hochvoltstrahlung hat die Streustrahlung dieselbe Richtung wie die Primärstrahlung, so daß die Bestrahlungsfelder bis nahe an die besonders strahlenempfindlichen Strukturen des Auges, Linse und Kornea heranreichen können.

Folgende Bestrahlungstechniken, in der Regel am Telekobalttherapiegerät, wurden bei dem ausgewerteten Patientengut angewandt:

1. Seitliches Stehfeld mit etwas nach dorsal gewinkelter Einstrahlrichtung,
2. nasales und temporales Stehfeld,
3. ventrales und seitliches Stehfeld, ohne oder mit Linsenschonung durch einen Bleisatelliten.

Bei Zustand nach Enukleation wurde der Orbitatrichter bis 1970 mit Telekobalt direkt bestrahlt und danach mit schnellen Elektronen des 18 MeV-Betatrons.

Vier Patienten, die vor 1960 behandelt wurden, wurden konventionell bestrahlt.

Eine systematische Mitbestrahlung der benachbarten Lymphknotenregionen, wie sie von der Kieler Lymphomgruppe bei den Non-Hodgkin-Lymphomen im Rahmen einer Extended-Field-Bestrahlung vorgesehen ist, haben wir bisher nicht durchgeführt.

Ergebnisse

Von den insgesamt 31 Patienten wurden 28 Patienten kurativ behandelt. 12 Patienten befinden sich zur Zeit in Vollremission oder sind ohne Tumorsymptome aus anderer Ursache verstorben (Tabelle 5). Die Prognose der nicht-lymphatischen Tumoren ist am schlechtesten: nur 2 Patienten, die beide ein Spindelzellsarkom hatten und die radikal unter Mitnahme des Auges operiert worden waren, überlebten ihr Tumorleiden. Die übrigen 7 Patienten verstarben frühzeitig an ihrem Tumor (Tabelle 6).

Bei den Patienten mit malignen Lymphomen niedriger Malignität überleben zur Zeit 5 der 6 Patienten lokal tumorfrei. Der 6. Patient ist interkurrent 4 Monate nach Ende der Strahlentherapie an einer doppelseitigen Pneumonie verstorben. Als Beispiel soll der

Tabelle 5. Beobachtungszeiten bei Patienten, die sich nach kurativer Behandlung in Vollremission befinden bzw. ohne Tumorsymptome aus anderer Ursache verstorben sind

Beobachtungszeit nach Therapie	Non-Hodgkin-Lymphome		übrige
	niedrige Malignität	hohe Malignität	Sarkome
bis 1 Jahr	1		
bis 2 Jahre	2	1	
länger als 5 Jahre	2	4	2
insgesamt, bezogen auf sämtl. Patienten	5/6 (83%)	5/16 (31%)	2/9 (22%)

Tabelle 6. Beobachtungszeiten nach Therapie der Patienten mit nicht-lymphatischen Orbitasarkomen, die an ihrem Tumorleiden verstorben sind

Therapie	Pat.-Zahl	Remission	Überlebenszeit
vollst. Tu.-Exstirp., 5000 rd ^{60}Co	1	3 Mon.	9 Mon.
subtotale Tu.-Exst., 5000–6000 rd ^{60}CO	4	0–9 mon.	3 Mon.–2 J.
subtotale Rezidiv-Op., 5000 rd ^{60}Co	1	–	5 Mon.
4000 rd ^{60}Co palliativ	1	–	2 Mon.

Abb. 3. 56jähriger Patient, maligne Retikulose der rechten Orbita und des mittleren Gesichtes, Befunde vor und 3 Monate nach Strahlentherapie (4500 rd ^{60}Co)

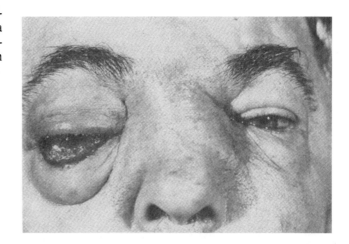

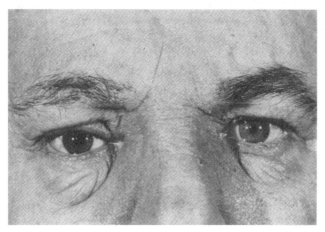

Befund eines 56jährigen Patienten mit einer malignen Retikulose des Gesichtes und des rechten Auges vor und nach Strahlentherapie gezeigt werden. Der Patient überlebt mittlerweile 7 Jahre ohne lokales Rezidiv, abgesehen von Manifestationen der Erkrankung an anderen Organen (Abb. 3).

Die Therapieergebnisse bei Patienten mit Retikulumzellsarkomen und Lymphosarkomen sind schlechter (Tabelle 7) und sind nur etwas günstiger als die der übrigen Sarkome. Bemerkenswert ist, daß die primäre Strahlentherapie diese Patienten ebenso in eine komplette Tumorremission bringen kann wie eine radikale Operation mit Nachbestrahlung. So wurden 2 von 5 Patienten tumorfrei, nachdem sie primär bestrahlt worden waren. Nach radikaler Operation waren es 3 von 8 Patienten. Bei diesen war eine Exenteratio der Orbita vorgenommen worden.

Tabelle 7. Therapieergebnisse bei Non-Hodgkin-Lymphomen der Orbita mit hohem Malignitätsgrad (16 Pat.)

Therapie	Pat.-Zahl	tumorfrei
primäre Strahlentherapie (PE oder explorative Op.)	5	2 (40%)
postoperative Strahlentherapie (nach totaler oder subtotaler Op.)	8	3 (37%)
palliative Strahlentherapie	3	– (0%)

Wegen der geringeren Nebenwirkungen und der Möglichkeit, das Augenlicht zu erhalten, ist daher die primäre Strahlentherapie der lymphatischen Tumoren zu bevorzugen.

Mit den Methoden der Hochvolttherapie lassen sich tumorvernichtende Herddosen in der Orbita ohne schwerere Nebenwirkungen verabreichen.

Zusammenfassung

Die Behandlungsergebnisse bei 31 Patienten mit sarkomatösen Orbitatumoren wurden retrospektiv untersucht. Histologisch handelte es sich bei 22 Patienten um Non-Hodgkin-Lymphome. Von den übrigen 9 Patienten hatten 7 Patienten Sarkome des Bindesgewebes und je ein Patient ein Hämangioendotheliom und ein Neuroblastom des Nervus olfactorius.

Die Therapiemaßnahmen reichten bei den malignen Lymphomen von primärer Strahlentherapie bis zu radikaler Tumorexstirpation mit Exenteratio orbitae. Bei den nicht lymphatischen Sarkomen wurde in allen Fällen eine möglichst radikale Tumorentfernung mit postoperativer Strahlenbehandlung angestrebt.

Es zeigt sich, daß die primäre Strahlentherapie der malignen Lymphome den Tumor unter Schonung des Auges ebenso beseitigen kann wie eine radikale Operation. Bei den übrigen Sarkomen hängt ein dauerhafter Therapieerfolg wesentlich von der Radikalität der Operation ab.

Literatur

Brittinger, G., Bartels, H., Bremer, K., Burger, A., Dühmke, E., Gunzer, U., König, E., Stacher, A., Stein, H., Theml, H., Waldner, R.: Retrospektive Untersuchungen zur klinischen Bedeutung der Kiel-Klassifikation der malignen Non-Hodgkin-Lymphome. Strahlentherapie 153, 222–228 (1977). – Franklin, C.I.V.: Primary lymphoreticular tumours in the orbit. Clin. Radiol. 26, 137–140 (1975). – Henderson, I.W.: Orbital tumors. Philadelphia: Saunders 1973. – Kim, Y.H., Fayos, J.V.: Primary orbital lymphoma: A radiotherapeutic experience. Int. J. Radiat. Oncol. Biol. Phys. 1, 1099–1105 (1976). – Lennert, K.: Blut und blutbildende Organe. In: Lehrbuch der Allgemeinen Pathologie und der Pathologischen Anatomie. Eder, M., Gedigk, P. (Hrsg.). Berlin, Heidelberg, New York: Springer 1974. – Mennig, H.: Geschwülste der Augenhöhle und ihre operative Behandlung. Leipzig: Thieme 1970. – Musshoff, K., Slanina, J.: Maligne Systemerkrankungen. In: Strahlentherapie. Scherer, E. (Hrsg.). Berlin, Heidelberg, New York: Springer 1976. – Scherer, E.: Strahlentherapie. Stuttgart: Thieme 1973. – Stein, H.: Klassifikation der malignen Non-Hodgkin-Lymphome aufgrund gemeinsamer morphologischer und immunologischer Merkmale zwischen normalen und neoplastischen lymphatischen Zellen. Immunität und Infektion 4 52–69 und 95–109 (1976)

Ber. Dtsch. Ophthalmol. Ges. 76, 223-225 (1979)
Ionisierende Strahlen in der Ophthalmologie
Redigiert von W. Jaeger, Heidelberg
© J. F. Bergmann Verlag 1979

Das maligne Melanom der Aderhaut im einzigen Auge; medizinische und menschliche Aspekte

K. Hruby (Wien)

Mit der medizinischen und menschlichen Problematik bösartiger Tumoren im einzigen Auge haben wir uns am häufigsten in Fällen von beidseitigem unheilbarem Retinoblastom und beim malignen Melanom der Uvea auseinanderzusetzen.

Melanoblastome der Iris können in der Regel frühzeitig entdeckt und radikal exzidiert werden, so daß auch beim einäugigen Patienten gute Ergebnisse möglich sind. Schwieriger ist die Situation beim Melanoblastom des Ziliarkörpers, wenn auch die Prognose seit Einführung der Zyklektomie verbessert werden konnte. Mein Lehrer *Lindner* wurde in Heidelberg heftig angegriffen, als er über seine ersten Fälle von Zyklektomie bei Fällen von Melanoblastom des Ziliarkörpers berichtete. Seither haben sich andere kompetente Autoren um die Weiterentwicklung der Operationstechnik bemüht, u.a. H. K. Müller und F. Hollwich, wobei sich während der letzten Jahre besonders die Mikrochirurgie bewährt hat. Fälle von malignem Melanoblastom des Ziliarkörpers im einzigen Auge sind mir allerdings persönlich nicht in Erinnerung.

Hingegen habe ich drei Fälle von *Melanoblastom der Aderhaut* im einzigen bzw. im besseren Auge persönlich miterlebt.

1. Während meiner Assistentenzeit bei Prof. Lindner ließ sich eine junge Dame beraten, welche die Enukleation ablehnte. Auch ein Konsilium zwischen Prof. Lindner und Prof. Safar, wobei die Exzision des Tumors erwogen wurde, führte zu keinem positiven Ergebnis. Die Patientin fand sich schließlich mit ihrem Schicksal ab und wir haben nichts mehr von ihr gehört.

2. Der Patient Richard K., geb. 2. 3. 1927, erschien erstmalig am 29. 8. 1969 in meiner Sprechstunde. Sein rechtes Auge war 1955 aus ungeklärten Gründen an einer primären Sehnervenatrophie erblindet und bot außer einem Divergenzschielen keinen pathologischen Befund. Seit 4 Monaten hatte der Patient eine fortschreitende Abnahme der Sehschärfe seines linken Auges bemerkt, als Ursache habe ich im temporalen oberen Quadranten des Augenhintergrundes ein Melanom der Aderhaut festgestellt; anschließend an den Tumor bestand eine flache seröse Netzhautablösung, die den hinteren Augenpol erreichte. Visus: − 1,0 sph 6/20, ohne Glas Jäger 5. Das Gesichtsfeld zeigte einen dem Tumor entsprechenden Ausfall, die ophthalmoskopische und biomikroskopische Diagnose konnte echographisch verifiziert werden.

Nach einer Aussprache mit dem Patienten wurde von Prof. Stallard (London) eine lokale Bestrahlung mit radioaktivem Kobalt ausgeführt und hinzugefügt, der Endeffekt der Radiotherapie könnte erst nach 9 – 12 Monaten beurteilt werden. Eventuell käme danach noch eine zusätzliche Lichtkoagulation bzw. eine Exzision des durch die Bestrahlung reduzierten Tumors in Frage. Die radioaktive Kobaltscheibe war vom 19. 9. bis 3. 10. 1969 episkleral fixiert worden.

Am 6. 3. 1970 konnte ich Prof. Stallard mitteilen, daß die seröse Amotio am Rande des Tumors fast völlig verschwunden war, in der Makula zeigte sich eine leichte Pigmentverschiebung. Visus: Jäger 3, − 0,5 sph comb. −0,25 cyl. 90 Grad 6/20 – 6/15. Die Höhe des Tumors hatte echographisch um etwa 1 mm abgenommen, die Basis des Tumors hatte die ursprüngliche Ausdehnung behalten. Im Echogramm hatte das Tumorgewebe an Homogenität verloren.

Am 19. 11. 1970 entschlossen wir uns zur Lichtkoagulation des Resttumors. Visus 6/9, Jäger 1. Die Koagulation mußte bis nahe an die Fovea herangeführt werden, am schwierigsten gestaltete sie sich am unteren Tumorrand, da hier über dem Tumorgewebe immer noch eine seröse Amotio bestand.

Am 13. 2. 1971 wurde der Patient wegen einer im Zentrum des Tumorbereiches aufgetretenen Blutung wieder zur stationären Behandlung aufgenommen; die Blutung war vorwiegend subvitreal lokalisiert und etwas nach unten hin abgesunken. Visus M.K. 6/12, Jäger 2.

Am 26. 5. 1971 durfte sich der Patient nach einem vorausgegangenen Briefwechsel bei Herrn Prof. Dr. G. Meyer-Schwickerath vorstellen. „Nach unseren Erfahrungen", so teilte mir Prof. Meyer-Schwickerath mit, „und nach Rücksprache mit Herrn Kollegen Wessing treten Blutungen sowohl aus der Tumorarea wie aus der Umgebung nach dem Stallardschen Applikator bis zu 8 Jahren nach der durchgeführten Therapie auf. Da der Tumor ansonsten einen relativ zerstörten Eindruck macht, war unsere übereinstimmende Meinung, daß man vorläufig noch warten sollte. Es besteht aber die Gefahr, daß es aus anderen Gefäßen zu Blutungen kommt. Die gelben retinalen Einlagerungen außerhalb des Tumors sind ebenfalls Zeichen für strahlenbedingte Gefäßstörungen. Vielleicht, daß wir nach geraumer Zeit uns noch einmal absprechen."

In den folgenden Monaten bestand kein Anlaß zur Sorge und der Patient unterzog sich sogar am 11. November 1971 einer kosmetischen Korrektur des Divergenzschielens seines erblindeten rechten Auges. Herrn Kollegen Prof. Meyer-Schwickerath konnte ich am 24. 11. 1971 folgendes berichten: „Gegenwärtig finden sich links staubförmige Einlagerungen im abgehobenen Glaskörper, die Papille ist abgeblaßt, die Netzhautgefäße sind eng. Stellenweise sieht man kleine Netzhautblutungen, die weißen Herdchen sind größtenteils verschwunden. Der Tumor ist von Narbengewebe eingesäumt und erreicht im Echogramm eine Höhe von ca. 1 mm; die Kuppe des Tumors zeigt eine neugebildete Gefäßschlinge mittleren Kalibers. Visus 6/12, Jäger 2 - 3. Gesichtsfeld: Ausfall der nasalen Hälfte. Zweifellos ist der Tumor noch nicht völlig zerstört. Seit der ersten Vorstellung des Patienten in meiner Sprechstunde sind nun 2 Jahre vergangen. Die Lichtkoagulation war am 19. 11. 1970."

Prof. Meyer-Schwickerath schrieb am 26. 11. 1971: „Wenn Sie der Überzeugung sind, daß noch lebendes Tumorgewebe vorhanden ist, so würde ich die Lichtkoagulation ruhig wiederholen. Man kann ja nichts verderben, wenn man innerhalb der Narbe bleibt. Was die Röntgen-Retinopathie angeht, so pflegt sie nach unseren Erfahrungen nach einiger Zeit nicht mehr progredient zu sein. Hoffen wir, daß es nicht zu neuen Blutungen kommt."

Am 21. 2. 1972 haben wir uns zur Lichtkoagulation des Resttumors innerhalb der Narbengrenzen entschlossen. Der Visus betrug 6/15, Jäger 2 - 3. Wegen einer zunehmenden Linsentrübung, vorwiegend im Bereich der hinteren Rinde, unterzog sich der Patient am 12. 2. 1973 einer erfolgreichen Kryoextraktion, die Sehschärfe erreichte am 27. 2. 1973 mit + 9.0 sph = + 3,5 cyl. Achse 105 Grad 6/12, mit Leseglas Jäger 2. In der Folge konnte der Patient wieder seine Berufstätigkeit in einer Buchhandlung fortsetzen.

Am 16. Oktober 1973 wurde der Patient wegen einer schweren abdominellen Symptomatik mit Verdacht auf Ulcus duodeni in die 1. Med. Universitätsklinik aufgenommen. Hier wurden melanotische Lebermetastasen festgestellt. Am 29. 11. 1973 wurde der Patient an meine Klinik transferiert und im Einvernehmen mit den Internisten symptomatisch behandelt. Der Visus des linken Auges betrug nur noch unsicheres Fingerzählen vor dem Auge, die Lichtprojektion fehlte von nasal her, die Farbenempfindung war intakt. Am 21. 1. 1974 ist der Patient verstorben. Der Obduktionsbefund lautete: Melanoblastom-Metastasen in Leber und Magen, progredientes Duodenalulkus mit Gefäßarrosion und Blutung in den Magen-Darmtrakt, Blutungsanämie, Lungenödem, Dilatatio cordis, Pankreasnekrosen, Struma colloides diffusa, adenomatöse Hyperplasie der Nebennierenrinde, linksseitige Pyelitis mit Papillennekrosen, Zustand nach Tonsillektomie.

Die histologische Untersuchung ergab in Schnitten vom *rechten* Fasciculus opticus neuromartige Wucherungen der Nervenscheiden und umschriebene Verkalkung. Die Nervenfasern waren atrophisch. Im *linken* Auge war kein Tumorgewebe nachweisbar.

Das maligne Melanoblastom der Aderhaut im linken Auge dieses Patienten konnte somit durch gezielte Radiokobaltbestrahlung und zwei Lichtkoagulationen zwar völlig zerstört, der letale Ausgang durch Lebermetastasen 3 Jahre und 5 Monate nach der ersten Vorstellung des Patienten jedoch nicht verhindert werden. Nach der Strahlentherapie und Lichtkoagulation im Verein mit einer späteren Kryoextraktion einer Katarakta cort. post. konnte bis wenige Wochen vor dem letalen Ausgang ein brauchbares Sehvermögen erhalten werden. Ob der Patient länger gelebt hätte, wenn er sich im Anschluß an die Diagnose zur Enukleation entschlossen hätte, ist schwer zu entscheiden; ich neige zu der Ansicht, er hätte in diesem Falle sein Auge vergeblich geopfert.

3. Am 15. 3. 1978 stellte sich die 63jährige Patientin Henriette H. in meiner Sprechstunde vor. Ihr rechtes Auge ist infolge einer höhergradigen Anisometropie amblyop, die Sehschärfe ist auf 1/36, Jäger 16, reduziert. Links fand sich im temporalen oberen Quadranten unweit der Papille ein Melanoblastom der Aderhaut mit einem entsprechenden Gesichtsfeldausfall und einer Sehschärfe (m.K.) von 6/10, Jäger 2. Wir haben die Patientin einer gründlichen Durchuntersuchung unterzogen, da bei Vorliegen von Metastasen die Enukleation des linken Auges außer Betracht geblieben wäre. Im Leberszintigramm fand sich zwar eine diffus inhomogene Speicherung von Tc-Schwefelkolloid bzw. ein tiefstehendes, vergrößertes Leberorgan mit ausgeprägter Parenchymschädigung (Zirrhepatis?) und ausgeprägter Steigerung der RES-Aktivität. Nach Meinung des Internisten steht dieser Befund mit der ophthalmologischen Problematik in keinem Zusammenhang. Zur Enukleation, Radiotherapie oder Lichtkoagulation hat sich die Patientin bisher nicht entschlossen. Auch hier stellt sich die Frage, ob wir mit der Enukleation des praktisch einzigen Auges das Leben der Patientin verlängern bzw. ob und wie lange wir durch konservative Maßnahmen ein brauchbares Sehvermögen und das Leben der Patientin erhalten können. Die Unzulänglichkeit unserer einschlägigen Kenntnisse belastet uns besonders in einäugigen Fällen, wie sie hier zur Sprache gekommen sind.

Zusammenfassung

Von drei Patienten mit malignem Melanoblastom der Aderhaut im einzigen bzw. besseren Auge entzogen sich 2 Fälle jeder Therapie. Im dritten Falle konnte der Tumor durch Kontaktbestrahlung (Stallard) und zweimalige Lichtkoagulation völlig zerstört und im Verein mit einer Kataraktoperation bis kurz vor dem letalen Ende des Patienten ein brauchbares Sehvermögen erhalten werden; 3 Jahre und 5 Monate nach Feststellung des Tumors verstarb der Patient infolge Metastasierung in die Leber.

Summary. Of three cases with malignant choroidal melanoblastoma of the only (or better) eye, two cases refused any kind of treatment. In the third case the tumor could be completely destroyed by radiotherapy (Stallard) and two light-coagulations, and following cataract surgery a useful vision could be saved nearly until the patient's death due to metastases of the liver 3 years and 5 months after detection of the tumour.

Résumé. De trois cas souffrant d'un mélanome maligne de la choroide dans l'oeuil meilleur ou unique deux refusaient tout traitement. Le troisième cas subissait un traitement efficace par une irradiation de contact, deux photocoagulations et l'extraction du cristallin. Quand même trois ans et cinq mois après la constatation de la tumeur, le malade est mort des métastases du foie.

Ber. Dtsch. Ophthalmol. Ges. 76, 227–232 (1979)
Ionisierende Strahlen in der Ophthalmologie
Redigiert von W. Jaeger, Heidelberg
© J. F. Bergmann Verlag 1979

Malignes Melanom der Aderhaut nach kurzfristig vorausgegangener Beta-Bestrahlung

H. Schmitt und W. Doden (Univ.-Augenklinik Frankfurt/Main. Direktor: Prof. Dr. W. Doden)

In der konservativen Behandlung maligner intraokularer Tumoren wurden Elektrodiathermie (Weve, 1937) und Lichtkoagulation (Meyer-Schwickerath, 1959) angewandt. Daneben trat die Kontakttherapie mit radioaktiven Strahlen, wobei zunächst Strontium-90 (Wegner, 1959) und Kobalt-60 (Stallard, 1961) als Strahlenquelle eingesetzt wurden. Es kam jedoch zu Komplikationen, einerseits systemisch durch Undichtigkeit der Applikatoren, andererseits auch lokal in Form von Skleranekrosen und Netzhautblutungen und radiogenen Spätschäden wie Katarakt, Gefäßschäden an Netz- und Aderhaut und Optikusatrophie (Stallard, 1968; Bedford, 1974). Der von Lommatzsch (1966, 1968) eingeführte Beta-Applikator ^{106}Ru/^{106}Rh sollte aufgrund eines steilen Dosisabfalles die Möglichkeit schaffen, eine sehr hohe Dosis am Tumor zu applizieren, ohne das an den Tumor angrenzende Augengewebe nennenswert zu schädigen. Auch bei diesem Beta-Applikator traten als Spätkomplikationen radiogene Gefäßschäden am retinalen und chorioidalen Kapillarsystem auf, die bei Tumoren in der Nähe des Optikus und der Makula zu teilweise erheblichen Funktionsminderungen führten (Lommatzsch, 1978).

Die Heilungsquoten bei konservativer Behandlung geeigneter intraokularer Tumoren mit Gamma- und Beta-Strahlern werden mit 70% angegeben (Stallard, 1968; Lommatzsch, 1974).

Nach histologischen Untersuchungen an enukleierten Augen ist das Ausmaß der Tumornekrosen in malignen Melanomen der Aderhaut nach Lichtkoagulation und Bestrahlung mit Gamma- und Beta-Applikatoren unabhängig vom Zelltyp, Pigmentgehalt und Gefäßreichtum des Tumors (Lund, 1968; Lommatzsch, 1974; MacFaul u. Mitarb., 1977). Die histologischen Untersuchungen wurden vorwiegend an Bulbi durchgeführt, die längere Zeit nach der Bestrahlung enukleiert worden waren. Wir konnten einen Bulbus histologisch untersuchen, der 20 Tage vor der Enukleation wegen eines malignen Melanoms der Aderhaut mit Beta-Bestrahlung behandelt worden war.

Kasuistik

Patient H.Z., 55 Jahre

Anamnese. Anläßlich einer interdisziplinären, konsiliarischen Untersuchung wurde am rechten Auge des Patienten ein pigmentierter, prominenter Aderhauttumor entdeckt. Subjektiv hatte der Patient keine Beschwerden.

Klinische Daten. Visus rechts/links 1,0. Im Gesichtsfeld des rechten Auges fand sich ein umschriebener Gesichtsfeldausfall von oben bis 25°. Am Fundus des rechten Auges zeigte sich in der nasal unteren Peripherie ein 6 Papillen-Durchmesser großer, 7 dpt. prominenter Aderhauttumor mit unregelmäßiger Pigmentierung.

Fluoreszenzangiographie. Deutlich feinfleckige Fluoreszein-Anfärbung, besonders am Tumorrand, diffus in der Spätphase.

Echographie. Zirka 3 mm prominenter, solider Tumor.

Radiophosphor-Test. Deutliche Mehrspeicherung im Bereich des Tumors.

Verlauf. Der in der Universitäts-Augenklinik Mainz aufgenähte Beta-Strahlenapplikator (Strontium-90) wurde 30 Stunden belassen (60 000 rad.) Auf Wunsch des Patienten wurde das rechte Auge 20 Tage nach der Bestrahlung enukleiert. Vor der Enukleation fand sich am Fundus ein weißlicher Rand um den Tumor.

Histologie

Bulbus rechts (Histologisches Labor der Univ.-Augenklinik, Frankfurt/Main, Nr. 8284), Fixation in gepufferter Formalinlösusng, Einbettung in Bioloid, Färbungen: PAS, HE, Depigmentierung.

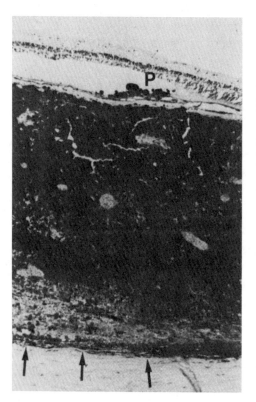

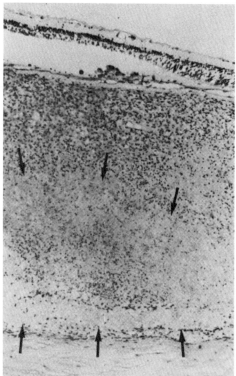

Abb. 1. Nekrosen an der Tumorbasis erkennbar (*Pfeile*). Atrophie und im umschriebenen Bereich Proliferation (*P*) des retinalen Pigmentepithels. Netzhaut artifiziell abgehoben mit Verlust der Stäbchen- und Zapfenschicht und verminderter Zellzahl in der äußeren Körnerschicht. 1. Stufe, Schnitt 35. Färbung: HE

Abb. 2. Im depigmentierten Schnitt zeigen sich die bis über die Tumormitte hinausreichenden Nekrosen und Blutungen im Tumor (*Pfeile*). Darüber zur Netzhaut hin schmaler Streifen von vitalem Tumorgewebe. Atrophie und Proliferation des retinalen Pigmentepithels. Netzhaut artifiziell abgehoben mit degenerativen Veränderungen wie in Abb. 1. 1. Stufe, Schnitt 37. Färbung: HE depigmentiert

Makroskopischer Befund

Es findet sich im nasal unteren Quadranten ein zirka 8 × 10 mm großer, zirka 3 mm prominenter, dunkel pigmentierter Tumor.

Mikroskopischer Befund

Das kräftig pigmentierte maligne Melanom der Aderhaut (Abb. 1) ist gemischtzellig, enthält jedoch überwiegend Melanomzellen vom Spindelzelltyp B. Der Tumor ist nur geringgradig in die inneren Skleraschichten eingewachsen. Die Bruchsche Membran ist intakt, zeigt jedoch über dem Tumor teilweise eine erhebliche Verdickung (Abb. 11) und einzelne Drusen (Abb. 9). Das retinale Pigmentepithel ist über dem Tumor stellenweise proliferiert, stellenweise atrophisch und depigmentiert (Abb. 1, 2). Umschriebene Ne-

krosen und Hämorrhagien zeigen sich überwiegend an der Basis des Tumors (Abb. 2, Abb. 3). In den nekrotischen Tumorbereichen finden sich Pyknose und Karyorhexis (Abb. 4) neben großen, runden pigmentbeladenen Makrophagen und feinkörnigem extrazellulärem Pigment (Abb. 5). In der Umgebung des Tumors ist die Aderhaut verdickt, ödematös und hyperämisch und locker infiltriert mit Leukozyten und Lymphozyten (Abb. 6). Die Netzhaut weist interessante Veränderungen auf. Außerhalb des Bestrahlungsgebietes ist die Netzhaut regulär aufgebaut. Am Übergang vom unbestrahlten zum bestrahlten Bereich zeigt sich eine zunehmende Netzhautschädigung (Abb. 7). Es findet sich außerhalb des eigentlichen Tumorbereiches eine vollständige Zerstörung der Außen- und Innenglieder, ein weitgehender

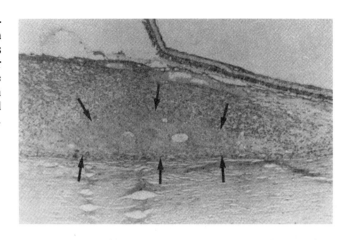

Abb. 3. Es finden sich im depigmentierten Schnitt Nekrosen (*Pfeile*) von der Tumorbasis bis in die Tumormitte, daneben, vor allem zur Netzhaut hin, vitale Tumorbereiche. Netzhaut im linken Bildbereich artifiziell abgehoben. 1. Stufe, Schnitt 5. Färbung: PAS depigmentiert

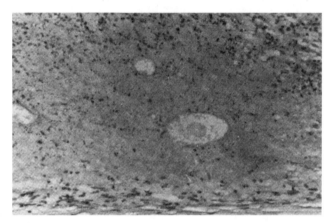

Abb. 4. Vergrößerter Ausschnitt aus Abb. 3 im Bereich der Nekrosen an der Tumorbasis mit Pyknose und Karyorhexis. In der rechten oberen Bildecke Übergang zu vitalem Tumorgewebe. 1. Stufe, Schnitt 8. Färbung: PAS depigmentiert

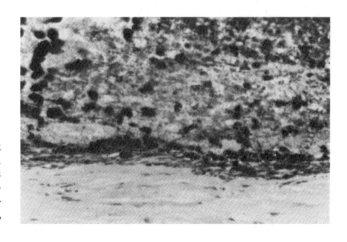

Abb. 5. Vergrößerter Ausschnitt aus Abb. 1. Im Nekrosebereich an der Tumorbasis feinkörniges extrazelluläres Pigment, daneben große, dicht mit Pigment beladene Makrophagen. 1. Stufe, Schnitt 35. Färbung: HE

Verlust der äußeren Körnerschicht und eine verminderte Zellzahl in der inneren Körnerschicht (Abb. 8). Über den flacheren Tumorbereichen zeigt die Netzhaut dagegen einen annähernd normalen Aufbau bis auf eine Auflockerung der Stäbchen- und Zapfenschicht (Abb. 9). Am flach auslaufenden Tumorrand zeigt sich deutlich die zunehmende radiogene Netzhautschädigung zum Gebiet außerhalb des Tumorbereiches hin (Abb. 10). Mit zunehmender Dicke des Tumors treten auch mehr degenerative Veränderungen in Erscheinung bis zu einem schmalen Netzhautrest auf der Kuppe des Melanoms (Abb. 11). Die Netz-

229

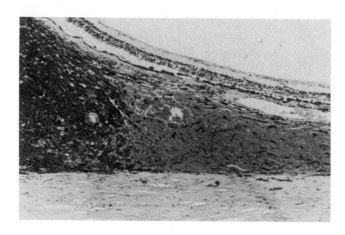

Abb. 6. Hyperämie und entzündliche Infiltration der Aderhaut am zentralen Tumorrand. 1. Stufe, Schnitt 60. Färbung: HE

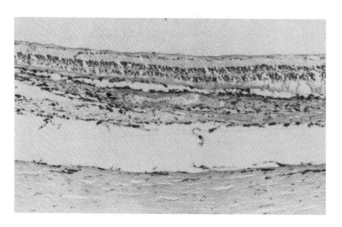

Abb. 7. Netzhautveränderungen im Bereich des Überganges vom bestrahlten (*linke Bildseite*) zum unbestrahlten (*rechte Bildseite*) Gebiet. Ein vergleichbarer humanpathologischer Befund ist uns nicht bekannt (siehe auch Abb. 8 bis 10). 1. Stufe, Schnitt 35. Färbung: PAS

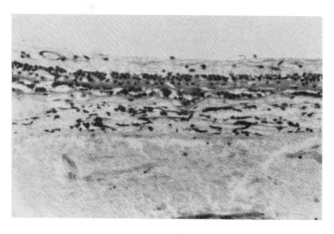

Abb. 8. Außerhalb des eigentlichen Tumorbereiches findet sich in der Umgebung eine vollständige Zerstörung der Außen- und Innenglieder der Netzhaut. Von der äußeren Körnerschicht sind nur noch einzelne Kerne erhalten, der Kerngehalt der inneren Körnerschicht ist vermindert. Hyperämie der Aderhaut. 1. Stufe, Schnitt 38. Färbung: PAS

hautveränderungen außerhalb des Tumorbereichs sind als direkte Strahleneinwirkung anzusehen (Lommatzsch, 1968). Die geringeren Veränderungen der Netzhaut über den flacheren Tumoranteilen sind wahrscheinlich als Folge einer Strahlenschutzwirkung dieser Tumorschicht zu deuten. Die zur

Kuppe des Tumors hin zunehmenden Netzhautveränderungen sind auf eine Ernährungsstörung infolge Ausschaltung der nutritiven Funktionen der Choriokapillaris anzusehen (Sautter u. Naumann, 1966).

An einem 8 Tage nach Beta-Bestrahlung enukleierten Bulbus mit malignem Mela-

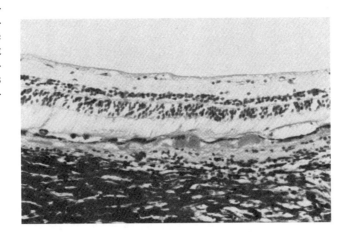

Abb. 9. Über den flachen Tumorbereichen sind die Netzhautschichten gut zu erkennen, die Stäbchen- und Zapfenschicht ist aufgelockert. Drusen der Bruchschen Membran, Atrophie des retinalen Pigmentepithels. 1. Stufe, Schnitt 55. Färbung: PAS

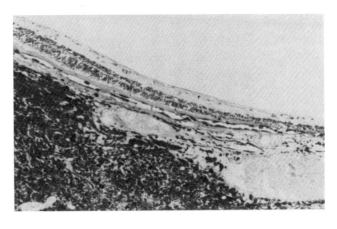

Abb. 10. Die zunehmende radiogene Netzhautschädigung vom flach auslaufenden zentralen Tumorrand (*linke Bildseite*) zum Gebiet außerhalb des eigentlichen Tumorbereiches (*rechte Bildseite*) ist deutlich erkennbar. 1. Stufe, Schnitt 38. Färbung: PAS

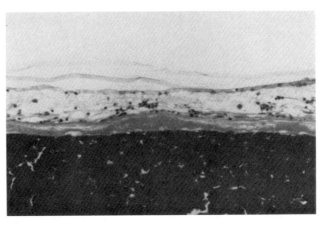

Abb. 11. Auf der Tumorkuppe zeigt sich eine hochgradige Degeneration der Netzhaut, Netzhautschichten sind nicht mehr zu erkennen. Vollständiger Untergang des Pigmentepithels. Die Bruchsche Membran ist erheblich verdickt. 2. Stufe, Schnitt 26. Färbung: PAS

nom der Aderhaut fand Lommatzsch (1974) eine totale Nekrose des Tumors. In Bulbi, die 6 Wochen bis 5 Jahre nach Beta- oder Gamma-Bestrahlung enukleiert worden waren, fanden sich zum Teil keine Nekrosen, zum Teil – wie in eigenem Fall – neben nekrotischen Bezirken intakte Tumorbereiche (Stallard, 1968; Lommatzsch, 1974; Char u. Mitarb., 1977; MacFaul u. Mitarb., 1977). Es wird vermutet, daß im Laufe der Zeit neben der direkten Zerstörung des Tumors durch die Bestrahlung ein langsamer Abbau des Tumors durch radiogen bedingte Obliteration der zuführenden Gefäße stattfindet (Bedford, 1974).

Zusammenfassung

Die durch eine kurzfristig vorausgegangene Beta-Bestrahlung (Strontium-90) in einem größeren malignen Melanom der Aderhaut bewirkten Veränderungen werden anhand von Stufenschnitten dargestellt und besprochen. Umschriebene Nekrosen und Hämorrhagien finden sich überwiegend an der Basis des Tumors.

Summary. The lesions in a malignant melanoma of the choroid shortly after treatment with a radioactive strontium-90 plaques are shown in serial sections. Circumscribed necrosis and hemorrhage are observed predominantely at the base of the tumor.

Literatur

Bedford, M.A.: The use and abuse of cobalt plaques in the treatment of chorioidal malignant melanomata. Trans. Ophthalmol. Soc. U.K. **93**, 139 (1974). – Char, D.H., Laun, L.I., Margolis, L.W.: Complications of cobalt plaques therapy of chorioidal melanomas. Am. J. Ophthal. **84**, 536 (1977). – Lommatzsch, P., Vollmar, R.: Ein neuer Weg zur konservativen Therapie intraokularer Tumoren mit Beta-Strahlen (Ruthenium[106]) unter Erhaltung der Sehfähigkeit. Klin. Monatsbl. Augenheilkd. **148**, 682 (1966). – Lommatzsch, P.: Morphologische und funktionelle Veränderungen des Kaninchenauges nach Einwirkung von Beta-Strahlen ([106]Ru/[106]Rh) auf den dorsalen Bulbusab-schnitt. Albrecht v. Graefes Arch. Klin. Exp. Ophthalmol. **176**, 100 (1968). – Lommatzsch, P.: Experiences in the treatment of malignant melanomas of the choroid with [106]Ru/[106]Rh beta-ray applicators. Trans. Ophthal. Soc. U. K. **93**, 119 (1974). – Lommatzsch, P., Velhagen, K.H.: Radiogene Gefäßschäden der Retina und Chorioidea nach Beta-Bestrahlung intraokularer Tumoren mit [106]Ru/[106]Rh-Applikatoren. In: Blutzirkulation in der Uvea, in der Netzhaut und im Sehnerven. Francois, J. (Hrsg.). Stuttgart: Enke 1978. – Lund, O.E.: Lichtkoagulation von malignen Melanoblastomen der Chorioidea. Klinische und histologische Untersuchungen. Mod. Probl. Ophthalmol. **7**, 45 (1968). – MacFaul, P.A., Morgan, G.: Histopathological changes in malignant melanomas of the choroid after cobalt plaque therapy. Br. J. Ophthalmol. **61**, 221 (1977). – Meyer-Schwickerath, G.: Lichtkoagulation, Bücherei des Augenarztes, 33. Heft. Stuttgart: Enke 1959. – Sautter, H., Naumann, G.: Das Verhalten der Netzhaut beim Melanoblastom der Aderhaut. II. Europ. Kongr. f. Ophthalmologie, Wien 1964, Ophthal. Addit. **151**, 693 (1966). – Stallard, H.B.: Malignant melanoma of the choroid treated with radioactive applicators. Am. R. Coll. Surg. **29**, 170 (1961). – Stallard, H.B.: Malignant melanoblastoma of the choroid. Med. Probl. Ophthalmol. **7**, 16 (1968). – Wegner, W.: Die radioaktiven Isotope. 18. Conàl. Ophthal. 1958 Belg., Acta 1 (1959) 523. – Weve, H.J.M.: Über operative Behandlung von intraokularen Tumoren mit Erhaltung des Bulbus. Arch. Augenheilkd. **110**, 482 (1937)

Ber. Dtsch. Ophthalmol. Ges. 76, 233–234 (1979)
Ionisierende Strahlen in der Ophthalmologie
Redigiert von W. Jaeger, Heidelberg
© J. F. Bergmann Verlag 1979

Metastatische Aderhauttumoren nach Röntgenbestrahlung

H. Pau (Univ.-Augenklinik Düsseldorf. Direktor: Prof. Dr. H. Pau)

Zu metastatischen Tumoren der Aderhaut führen Karzinome, Hypernephrome, Chorionepitheliome, maligne Melanome. Bei den lymphatischen Tumoren sowie den entzündlichen Pseudotumoren handelt es sich nicht um echte metastatische Tumore. In etwa 20% der Fälle sind beide Augen befallen, entweder gleichzeitig oder hintereinander (Ferry and Front, 1974). Doppelseitigkeit kann in bis zu 50% der Fälle auftreten (Röttinger u. Mitarb. 1976). Am häufigsten handelt es sich um primäre Mammakarzinome (etwa 60–65%), am zweithäufigsten um Lungen-Bronchial-Karzinome (etwa 10%), es folgen primäre Tumoren des Magen-Darm-Traktes (etwa 7%), des Uterus, der Schilddrüse und der Leber. Seltene Primärtumoren wurden gefunden in: Testes, Prostata, Epididymis, Parotis, Nebennieren, Pankreas, Epiglottis, Lippe (Duke-Elder, 1966; Haye and Calle, 1972; Witschel u. Mitarb., 1975).

Es besteht meist eine flache Verdickung der Aderhaut am hinteren Pol und darüber eine flache Netzhautablösung. Die Farbe ist blaß-hell-graugelblich. Die Begrenzung ist unscharf. Es können mehrere Herde im gleichen Auge auftreten, die zusammenlaufen, konfluieren und gelappte Grenzen haben. Die Areale vergrößern sich schnell. Die häufig wolkig, trübe, flach abgelöste Netzhaut wird nicht selten hochblasig und total abgelöst.

Röntgenbestrahlung ist die Methode der Wahl (Lemoine and McLeod, 1936; Cordes, 1944; Eröss, 1959; Haye u. Mitarb., 1975). Es gelingt so in etwa 3/4 der Fälle eine Sehverbesserung zu erzielen (Röttinger u. Mitarb., 1976). Es kommt dabei meist schon nach 2 Wochen zu einer Besserung von Befund und Visus. Bei ausgedehnter Netzhautablösung ist evtl. keine Besserung zu erreichen.

Das klinische Bild der Aderhautmetastasen unterschied sich bei uns nicht nach den verschiedenen Primärtumoren (Tabelle 1).

Tabelle 1. Häufigkeit, Geschlecht und Seitenverteilung der bei uns beobachteten Karzinom-Metastasen der Aderhaut

	♂	♀	rechts	beiderseits	links
Mamma-Karzinom	14	3		3	8
Bronchial-Karzinom	2	1	1	1	1
Uterus-Karzinom		3		1	2

Die meist leicht prominenten (1–3 dptr.) Areale sind etwas unscharf begrenzt. Sie setzen sich relativ häufig lappig aus verschiedenen Knoten zusammen. Daneben kommt es aber auch zu mehr homogen-solitären Tumoren oder Tumorarealen.

Das Aussehen der Netzhaut im Bereiche der Aderhautmetastasen ist häufig homogen wie eine Embolie der Zentralarterie, nur erscheint die Farbe hier nicht grau-weiß, sondern mehr grau-gelblich. Selten kann auch eine intensivere weiß-gelbe Farbe beobachtet

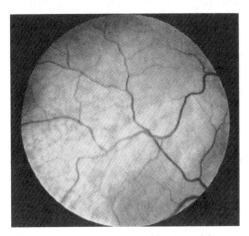

Abb. 1. K.I. 37 J. ♀. Mamma-Karzinom-Metastasen. Links 2 Monate nach Röntgen-Bestrahlung (4000 R): Diffuse Aderhautatrophie mit gelb-weißen Depigmentationen im ehemaligen Tumorbereich

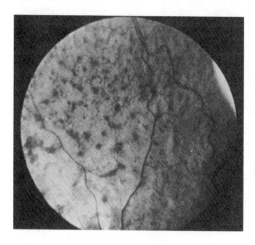

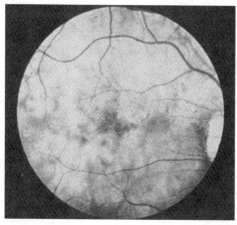

Abb. 2. E.G. 53 J.♂. Bronchial-Karzinom-Metastasen. 2 Monate nach Röntgen-Bestrahlung (4000 R). Links: Pfeffer-salzartige, braun-weißrote Aderhautnarben im ehemaligen Tumorbereich

Abb. 3. M.B. 33 J.♀. Mamma-Karzinom-Metastasen. 3 Monate nach Röntgen-Bestrahlung (3000 R). Links: Atrophisch fleckige weiß-braune Aderhautnarbung

werden. Über den Arealen ist die Netzhaut häufig flach – seltener hochblasig – abgehoben. Fluoreszenzangiographisch kam es evtl. zur fleckigen Anfärbung im arterio-venösen Stadium.

Bei der Vernarbung nach Röntgenbestrahlung, meist 4000 R (oder Cytostatica), traten evtl. reine Depigmentationen (Abb. 1) oder feldartige Depigmentationen mit eingelagerten regelmäßigen kleinen Pigmentansammlungen, -Punkten, -Flecken (Abb. 2) auf. Es konnte auch rein das Bild wie nach einer schweren Chorioiditis disseminata mit unregelmäßigen Depigmentationen und Pigmentierungen resultieren (Abb. 3).

Literatur

Cordes, F.C.: Bilateral metastatic carcinoma of the choroid. Am. J. Ophthalmol. 27, 1355–1370 (1944).

– Duke-Elder, S.: System of ophthalmology IX Diseases of the uveal tract. London: Henry Kimpton 1966. – Eröss, S.: Die Behandlung der intraokularen Karzinommetastasen. Klin. Monatsbl. Augenheilkd. 135, 417–424 (1959). – Haye, C., Calle, R.: Tumeurs metastatique choroidiennes. Ann. d'oculist Paris 205, 549–556 (1972). – Haye, C., Jammet, H., Dollfus, M.A.: L'oeil et les radiations ionisantes, p. 996. Paris: Masson 1965. Lemoine, A.N., McLeod, J.: Bilateral metastatic carcinoma of the choroid. Am. Arch. Ophthalmol. (Chicago) 16, 804–821 (1936). – Offret, G., Haye, C.: Tumeurs de l'oeil. Paris: Masson 1971. – Röttinger, E.M., Heckemann, R., Scherer, E., Vogel, M., Meyer-Schwickerath, G.: Radiation Therapy of Choroidal Metastases from Breast Cancer. Albrecht v. Graefes Arch. klin. Ophthalmol. 200, 243–250 (1976). – Witschel, H., Schmidt, W., Möbius, W.: Aderhautmetastasen des Bronchialkarzinoms. Klin. Monatsbl. Augenheilkd. 166, 209–215 (1975)

Ber. Dtsch. Ophthalmol. Ges. 76, 235–239 (1979)
Ionisierende Strahlen in der Ophthalmologie
Redigiert von W. Jaeger, Heidelberg
© J. F. Bergmann Verlag 1979

Rückbildung intraokularer Metastasen des Mamma-Karzinoms unter Strahlentherapie

A. Spiegelberg, K. Bergdolt und U. Hymmen (Univ.-Augenklinik Heidelberg. Direktor: Prof. Dr. W. Jaeger und Univ.-Strahlenklinik Heidelberg. Direktor: Prof. Dr. K. zum Winkel)

Aderhaut-Metastasen beim Mamma-Karzinom stellen ein signum mali ominis quoad vitam dar. Die mittlere Überlebenszeit beträgt – beim Auftreten der Symptome am Auge – nach Thatcher 7 Monate, nach Orenstein 9,3 Monate, nach Jensen höchstens 2 Jahre. Unter den in der Literatur beschriebenen Fällen waren sehr häufig beide Augen betroffen (in 17 von 42 Fällen bei Thatcher, in 13 von 26 Fällen bei Röttinger, in 1 von 9 Fällen bei Jensen). Das zweite Auge erkrankt dann sehr kurz nach dem ersten, im Durchschnitt etwa nach einem Monat (Thatcher). Aderhautmetastasen weisen ihrerseits als Primärbefund mit hoher Wahrscheinlichkeit auf ein Mamma-Karzinom hin (Dickens, Orenstein, Vogel), kommen aber – in Relation zur Gesamtzahl der Patientinnen und Patienten mit Brustkrebs – glücklicherweise selten vor (4 von 52 Patienten bei Albert, 3 von 536 bei Schinz).

Therapie der Wahl war zunächst die Röntgenbestrahlung, in jüngster Zeit auch die Caesium-137-Telegammastrahlentherapie (Rassow, Röttinger). Bei der schlechten Lebenserwartung kann so dem Patienten bis zu seinem Tode wenigstens die Blindheit erspart bleiben bzw. oft das volle Sehvermögen zurückgegeben werden. Wegen der im Bereich des hinteren Augenpols zahlreich eintretenden kurzen Ziliararterien finden sich metastatische Tumoren vornehmlich am hinteren Augenpol (Vogel), beeinträchtigen also sehr bald das Sehvermögen.

Im Folgenden werden fluoreszenzangiographische Bilder bzw. Photos des Augenhintergrunds in den verschiedenen Stadien der Metastasen-Rückbildung unter Caesium-Be-

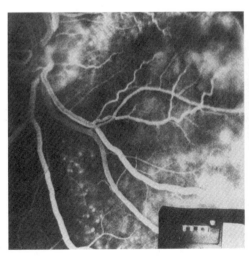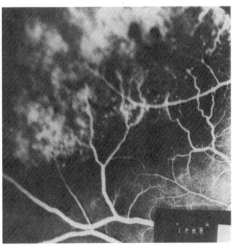

1   2

Abb. 1 und 2. Die Fluoreszenzangiographie zeigt beiderseits am hinteren Pol Areale, die sich bis zur Spätphase zart diffus anfärben. In der Randzone finden sich feine punktförmige Aufhellungen. Der hintere Pol und die untere Netzhauthälfte sind beiderseits serös abgehoben. Visus RA: defekte Lichtprojektion. Visus LA: 1/35

strahlung am Beispiel zweier Patientinnen dargestellt.

1. Patientin A.M. 64 Jahre

Diagnose: Mamma-Karzinom post operationem et radiationem
Histologie: Carcinoma solidum scirrhosum

$T_2N_2M_x$ Multiple Metastasierung

3 Monate nach Mamma-Amputation und Nachbestrahlung klagt die Patientin über eine zunehmende beidseitige Visusverschlechterung (Abb. 1 und 2).

Beginn der Caesium-Bestrahlungen am 9. 10. 76

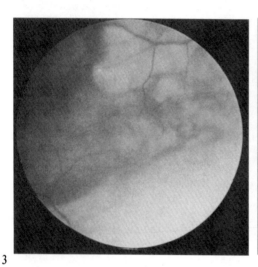
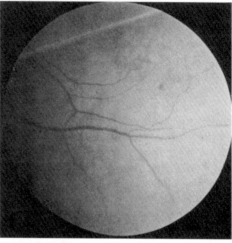

3

4

Abb. 3 und 4 (9. 11. 76). Die Fundusphotographie zeigt rechts landkartenförmige Narbenareale am hinteren Pol. Die Netzhaut ist zentral noch gering abgehoben. Links liegt die Netzhaut zentral narbig an, während nach unten zur mittleren Peripherie hin noch eine seröse Amotio besteht. Visus RA: Handbewegungen, intakte Lichtprojektion. Visus LA: 6/36

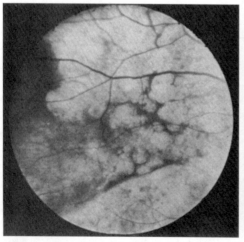
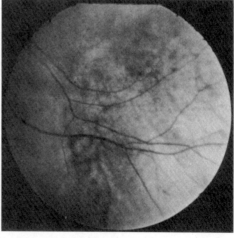

5

6

Abb. 5 und 6 (11. 8. 77). Die Netzhaut liegt beidseits am hinteren Pol an. Dort sieht man trockene pigmentierte Narbenareale. Der Fundusausschnitt des linken Auges zeigt hier temporal unten einen Bereich umschriebener Pigmentierung. Visus RA: cc 6/8 Nieden III. Visus LA: cc 6/18 Nieden VII

Bis zum 23. 11. 76 werden über 6 × 4 cm große seitliche Felder insgesamt 31 Bestrahlungen vorgenommen.

Einzelherddosis 128 Rad
Gesamtherddosis 3968 Rad
Biologische Wirkdosis 1142 ret
Dosisverteilungskurve siehe Computerbild I (Abb. 9).

Kontrolluntersuchung am 15. 12. 76

Die Patientin bemerkt eine zunehmende Visusbesserung. Visus RA: cc 1/18 LA: cc 6/18 (Abb. 3–10).

Die Patientin verstarb am 27. 9. 1978 ohne erneute Beeinträchtigung ihres Sehvermögens.

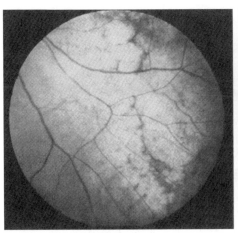
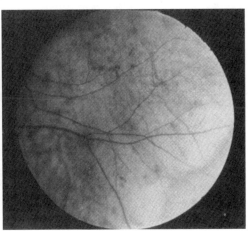

7   8

Abb. 7 und 8 (4.4.78). Verlaufskontrolle.
Beidseits zeigen sich pigmentierte trockene Narbenareale am gesamten hinteren Pol und in der Peripherie. Die Netzhaut liegt überall an. Visus RA: cc 6/8 Nieden II. Visus LA: cc 6/18 Nieden VII

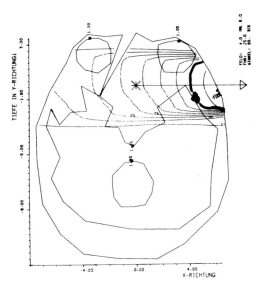
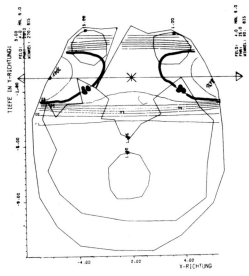

Abb. 9. Computerbild I   Abb. 10. Computerbild II

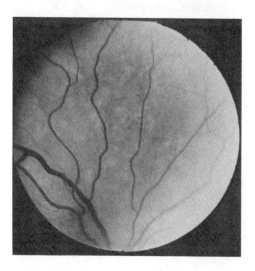

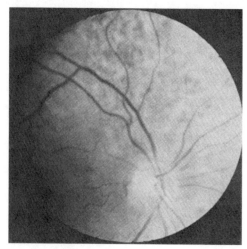

Abb. 11. Die Fundusphotographie zeigt parazentral eine solide Amotio von ca. 3 Dptr. Prominenz, die die Papille nach oben und unten umgreift. Die Oberfläche wirkt leicht gesprenkelt. Visus RA: cc 6/6 partiell

Abb. 12 (9. 11. 77). Die Patientin gibt eine Visusbesserung an. Die Abbildung zeigt, daß die Aderhautareale sich narbig umzuwandeln beginnen. Außerdem scheint das im Vorbefund beschriebene Areal kleiner. Visus RA: cc 6/5

2. Patientin L.P. 54 Jahre

Diagnose: Mamma-Karzinom post operationem et radiationem
Histologie: Entdifferenziertes Adenokarzinom $T_{2A}N_2M_x$ Multiple Metastasierung
Die Patientin bemerkte am 22. 9. 77 eine plötzliche Visusverschlechterung des rechten Auges (Abb. 11).

Beginn der Caesium-Bestrahlung am 25. 9. 77
Bis zum 25. 11. 77 werden insgesamt 31 Bestrahlungen durchgeführt.
Einzelherddosis 132 Rad
Gesamtherddosis 4092 Rad
Biologische Wirkdosis 1170 ret
Dosisverteilungskurve siehe Computerbild II (Abb. 10).
15. 3. 78: Die Aderhautareale sind deutlich vernarbt. Die Netzhaut liegt überall an. Visus RA: cc 6/5 (vgl. Abb. 12 und 13).
Unabhängig von der histologischen Struktur des Mammakarzinoms (comedo-Karzinom, Szirrhöses Karzinom, Adenokarzinom vgl. Dickson) werden in der Literatur hohe Erfolgsquoten bei der lokalen Strahlenbehandlung der Aderhautmetastasen beschrieben. Dickson erzielte Visusverbesserungen bei 4 von 7 Patienten, wobei allen eine Enukleation erspart blieb. Orenstein beschreibt in 3 von 7 Fällen deutliche, in 3 weiteren leichte

Visusverbesserungen. In der Gruppe von McMichael starb eine von 6 Patientinnen vor Einsetzen der Strahlentherapie, bei einer weiteren wurde das befallene Auge enukleiert. Bei 4 weiteren wurde jedoch eine deutliche Visusverbesserung festgestellt. Von 22 durch Röttinger dokumentierten Fällen wurde bei 16 durch gezielte Strahlenbehandlung (darunter ebenfalls Caesium-137-Telegamma-Strahlung) ein besserer Visus

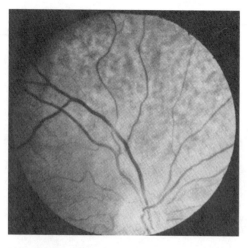

Abb. 13 (9. 6. 78). Unveränderter Befund. Die Pigmentierung ist noch deutlicher geworden. Visus RA: cc 5/5

erreicht. Es ist verständlich, daß bei keiner Patientin eine Strahlen-Katarakt induziert wurde, da hierfür die Überlebenszeit zu kurz ist.

Unsere eigenen Erfahrungen können bestätigen, daß die Caesium-Bestrahlung von Aderhaut-Metastasen beim Mamma-Karzinom eine außerordentlich segensreiche therapeutische Maßnahme ist. Es wird den ohnehin todgeweihten Patienten wenigstens das Schicksal erspart, vor dem Tod noch zu erblinden.

Zusammenfassung

Es wurde die Rückbildung von Aderhaut-Metastasen beim Mamma-Karzinom unter Caesium-Bestrahlung (in Kombination mit Zytostatika) bis zur Vernarbung beobachtet. Diese palliative Bestrahlungsbehandlung gewinnt dadurch an Bedeutung, daß dem Patienten das Schicksal der Erblindung vor dem Tod durch die Grunderkrankung erspart bleibt.

Summary. The regression of choroidal metastases in the case of two women with mamma carcinoma under the influence of Caesium-131-rays (in combination with a cytostatic therapy) has been observed from the beginning to the cicatricial stadium. This palliative radiation therapy is important as for it prevents blindness before patient's death caused by the primary sickness.

Literatur

Albert, D.M., Robinstein, R.A., Scheie, H.G.: Tumor Metastasis to the Eye. Am. J. Ophthalmol. **63**, 723–76 (1967). – Dickson, R.J.: Choroidal Metastases from Carcinoma of the Breast. Am. J. Ophthalmol. **46**, 14–18 (1958). – Jensen, O.A.: Metastatic tumors of the eye and orbit. Acta path. microbiol. Scand. **212**, 201–214 (1970). – McMichael, I.M.: Management of choroidal metastases from breast carcinoma. Brit. J. Ophthalmol. **53**, 782–785 (1969). – Orenstein, M.M., Anderson, D.P., Stein, J.J.: Choroid Metastasis. Cancer **29**, 1101–1107 (1972). – Röttinger, E.M., Heckemann, R., Scherer, E., Vogel, M., Meyer-Schwickerath, G.: Radiation Therapy of Choroidal Metastases from Breast Cancer. Albrecht von Graefes Archiv Klin. Ophthalmol. **200**, 243–250 (1976). – Thatcher, N., Thomas, P.R.M.: Choroidal Metastasis from Breast Carcinoma. Clin. Radiol. **26**, 549–553 (1975). – Vogel, M.: Maligne Tumoren der Uvea. Dtsch. Ärztebl. **19**, 1271 (1977)

Ber. Dtsch. Ophthalmol. Ges. 76, 241–244 (1979)
Ionisierende Strahlen in der Ophthalmologie
Redigiert von W. Jaeger, Heidelberg
© J. F. Bergmann Verlag 1979

Eine genaue Megavolt-Bestrahlungstechnik für das Retinoblastom

J. Schipper, K.E.W.P. Tan und P.A. Voûte (Utrecht)

Die Behandlung des Retinoblastoms ist in den Niederlanden in Utrecht zentralisiert. Grundsätzlich ist hier das Konzept der konservativen Behandlung des Retinoblastoms Strahlentherapie, ergänzt mit Lichtkoagulation und/oder Kryokoagulation in dem Fall, daß ungewiß ist, ob der Tumor sterilisiert ist.

Seit 1971 ist die Strahlenbehandlung:

1. standardisiert in Beziehung auf die Strahlendosis und
2. angewandt mittels einer sehr genauen Bestrahlungstechnik.

Eine kurze Beschreibung dieser Bestrahlungsmethode und ein Abriß der Behandlungsergebnisse wird im Folgenden dargeboten.

Bestrahlungstechnik

Die Bestrahlung wird mit einem 6 MeV- oder 8 MeV-Linearbeschleuniger mittels eines lateralen D-förmigen Feldes von 26 × 32 mm durchgeführt (siehe Abb. 1). Dieses D-förmige Augenfeld ist speziell zur Bestrahlung des ganzen tumorverdächtigen Retinagebietes

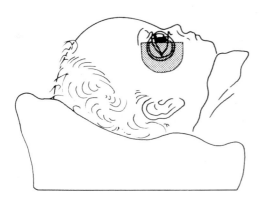

Abb. 1. Ein laterales D-förmiges Feld, speziell modelliert zur Bestrahlung des ganzen tumorverdächtigen Retinagebietes mit Abschirmung der Linse

modelliert einschließlich 1 cm des Nervus Opticus mit möglichst vollständiger Abschirmung der strahlenempfindlichen Linse. Die exakte Einstellung des Strahlenbündels wird erreicht durch indirekte Fixierung des Auges auf den Kollimatorhalter, wie schematisch gezeigt in Abb. 2.

Das Auge ist mit Hilfe eines Saugkontaktglases magnetisch an einer Plexiglas mm-Skala am Kollimatorhalter gekoppelt. Die erwünschte Distanz zwischen der Kornea und dem vorderen Rand des scharfkollimierten Strahlenbündels – die Halbschattenbreite (15%–80%) = 2 mm – kann mit Hilfe der mm-Skala rasch und leicht eingestellt werden mit einer Genauigkeit und Gesamtreproduzierbarkeit von 0,5 mm.

Unter jedem Einfallswinkel kann eingestrahlt werden, weil das fixierte Auge im Isozenter des Linearbeschleunigers positioniert ist (Abb. 3). Einseitige Bestrahlung des linken Auges zum Beispiel ohne oder mit Schonung des anderen Auges wird durchgeführt mit Feld 1b bzw. Feld 2a. Für den Fall, daß das rechte Auge später Tumor zeigt, wird Feld 2b bestrahlt ohne das früher applizierte Feld 2a zu überschneiden. Auch können beide Augen leicht und beide gleich präzise zur selben Zeit bestrahlt werden, indem man beide Augen mit Kontaktgläsern fixiert und abwechselnd die Felder 1a und 1b anwendet. Das Auge, das sich dem Kollimator am nächsten befindet, ist immer im Isozenter des Linearbeschleunigers positioniert. Ein konkretes Beispiel einer einseitigen Bestrahlung zeigt Abb. 4. Zur Gewährleistung der notwendigen Genauigkeit werden sehr junge Kinder in Halothan-Lachgas-Narkose behandelt. Während der Behandlung wird der Kinderkopf durch ein leichtes Vakuumkissen festgehalten. Besondere Sorgfalt wird dem Dosisaufbaugebiet des 6 MeV- und in besonderem Maße des 8 MeV-Strahlenbündels gewidmet. Zur Vermeidung einer Unterdosierung im

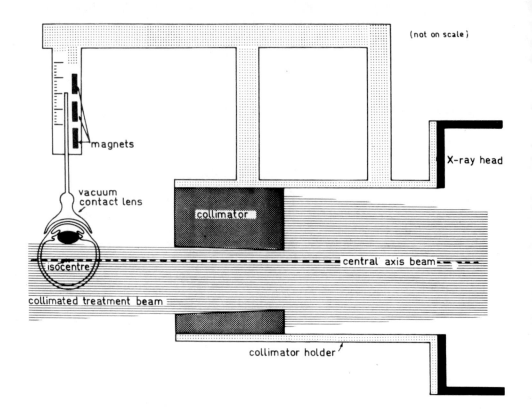

Abb. 2. Schematische Zeichnung der Bestrahlungstechnik. Das Auge ist mittels eines spezialen Saugkontaktglases magnetisch am Kollimatorhalter fixiert. Die erwünschte Distanz zwischen der Kornea und dem vorderen Rand des Strahlenbündels kann mit Hilfe der mm-Skala eingestellt werden

Tumorgebiet wird das Dosismaximum in geringere Tiefe verlagert, jedoch ohne Verlust der Schonung der Hautoberfläche, indem man im Strahlenbündel eine 8 mm dicke Plexiglasplatte in einer Entfernung von 4 bzw. 2 cm von der Haut anbringt.

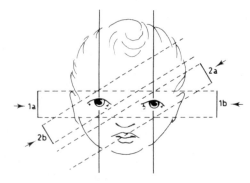

Abb. 3. Schematische Darstellung von ein- bzw. beiderseitigen Bestrahlung des Retinoblastoms

Zielvolumen

Das mit dem D-förmigen Feld zu bestrahlende Zielvolumen wird für jedes Auge, abhängig vom Umfang, von der Zahl und der Lokalisierung der jeweiligen Retinoblastome, sowie von der exakten Position der Linse bestimmt. Die axiale Länge zwischen der Kornea und dem Hinterpol der Linse (Abb. 5) war für die ersten zehn Patienten unserer Gruppe auf 7 mm geschätzt und bei den letzten zehn Patienten mit Ultraschall (10 Mhz) mit einer Genauigkeit von 0,1 mm gemessen worden. Der Wert von 7 mm stellte sich als eine gute Einschätzung heraus.

Im Anfang wurde das Strahlenbündel, wenn die Tumoren sich auf das Hintersegment des Auges beschränkten, mit einer Distanz von mindestens 2 mm zwischen der Linse und dem vorderen Rand des Feldes eingestellt (Abb. 5A). Weil in drei von acht auf diese Weise bestrahlten Augen später neue primäre Tumoren im unbestrahlten ex-

Abb. 4. Einseitige Bestrahlung
Retinoblastom

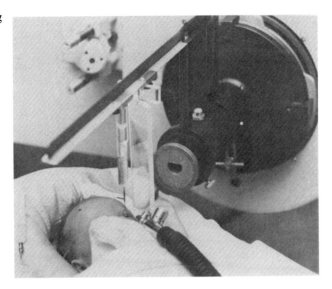

Abb. 5. Zielvolumen im Fall, daß das Retinoblastom auf das Hintersegment des Auges beschränkt ist (B) und den Äquator nach peripher überschreitet (C). Schematisch

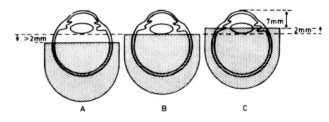

tremperipheren Retinagebiet entstanden, wurden diese Fälle danach mit einem die Linse streifenden Feld bestrahlt (Abb. 5B). Abb. 6 zeigt für diese Bündeleinstellung die relative Dosisquerverteilung längs der Symmetrieachse des Auges. Im Falle peripher gelegener Tumoren oder Glaskörperaussaat wird das Strahlenbündel 2 mm weiter nach vorne eingestellt (Abb. 5C), was eine Zunahme des Risikos der Katarakterzeugung bewirkt.

Strahlendosis

Die anzuwendende Strahlendosis ist auf eine Gesamttumordosis von 4500 rad in 15 Fraktionen von 300 rad und 3 Fraktionen pro Woche normalisiert.

Ergebnisse

In den Jahren 1971 bis 1978 wurden 23 Augen von 20 Retinoblastomfällen mit dieser standardisierten Bestrahlungsmethode behandelt. Von diesen wurden 6 Augen ausschließlich bestrahlt. Die übrigen 17 wurden mit Licht-und/oder Kryokoagulation nachbe-

handelt. In der Tabelle 1 sind die Gesamtergebnisse der Therapie dargestellt. Bei der Einteilung nach dem jeweiligen Grad der Erkrankung sind die Prognosegruppen nach Reese benutzt worden. In 21 der 23 Augen

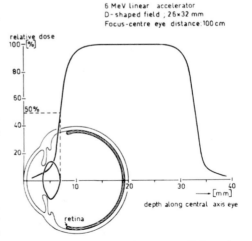

Abb. 6. Relative Dosisquerverteilung, die längs der Symmetrieachse des Auges im Fall der 6 MeV-Strahlenbündel die Linse streift

Tabelle 1. Gesamtergebnis aller radiotherapeutisch-ophthalmologisch behandelten Augen

Prognose Gruppe	Zahl der Augen	Geheilt	Spät-Enukleation	Komplikationen Katarakt	Retinopathie
1a	1	1			
b	4	4			1
2a	0	0			
b	3	3			
3a	6	6		1	1
b	1	1			
4a	4	3	1	1	
b	2	2		2	
5a	1	0	1		
b	1	1		1	
Summe	23	21	2	5	2

wurde das Retinoblastom zerstört. Die restlichen zwei Augen mußten enukleiert werden. Ein Patient, dessen beide Augen (2× Reese Gruppe 1b) gleichzeitig mit nachhaltigem Erfolg bestrahlt worden waren, starb vier Jahre nach der Radiotherapie an einem unabhängigen, intrakraniellen Tumor. Beide Augen waren vollkommen ruhig und Metastasen konnten nicht nachgewiesen werden. In fünf Augen, deren Linse über die Hälfte im Strahlenbündel lag, entstand Katarakt. Sie war aber nur in einem Fall progressiv. In zwei Augen kam eine leichte Strahlenretinopathie auf. Der Visus konnte für die meisten Patienten ihres jungen Alters wegen oder wegen Geistesgestörtheit (zwei Fälle) noch nicht genau bestimmt werden. Beachtenswert ist, daß in drei von den acht Augen, in denen die periphere Retina nicht bestrahlt worden war, neue Tumoren in diesem Gebiet entstanden, und daß in keinem der 23 bestrahlten Augen sich neue Tumorherde in dem Retinagebiet entwickelten, das die vollständige Strahlendosis bekam. Auf Grund dieser Ergebnisse sind wir der Überzeugung, daß mit einer genauen und homogenen Bestrahlung der ganzen Retina mit 4500 rad, ergänzt mit Licht- und/oder Kryokoagulation, die Mehrzahl der Retinoblastomfälle unter Kontrolle gebracht werden können. Weitere Einzelheiten über die Bestrahlungstechnik, die Dosimetrie und über die Behandlungsergebnisse werden an anderm Ort veröffentlicht werden.

Summary. Since 1971 radiotherapy of retinoblastoma in Utrecht is

1. standardised with regard to the radiation dose and

2. administered by means of a very accurate megavoltage irradiation technique.

A description of this irradiation method and a review of the treatment results are given in this paper.

Résumé. Depuis 1971 la radiothérapie du rétinoblastome à Utrecht est

1. standardisée par rapport à la dose de radiation et

2. administrée par une technique d'irradiation de haut énergie très précise.

Une description de cette méthode d'irradiation et un résumé des resultats sont présentés.

244

Ber. Dtsch. Ophthalmol. Ges. 76, 245–247 (1979)
Ionisierende Strahlen in der Ophthalmologie
Redigiert von W. Jaeger, Heidelberg
© J. F. Bergmann Verlag 1979

Lebenserhaltende Maßnahmen bei einem intrazerebral metastasierenden Retinoblastom

A. Spiegelberg und R. Ludwig (Univ.-Augenklinik Heidelberg. Direktor: Prof. Dr. W. Jaeger und Univ.-Kinderklinik Heidelberg. Direktor: Prof. Dr. H. Bickel)

Retinoblastome stellen den häufigsten intraokularen Tumor bei Kindern dar. Insgesamt gesehen nehmen sie bei den Malignomen im Kindesalter den dritten Platz ein.

In 20–35% der Fälle tritt das Retinoblastom bilateral auf. Therapie der Wahl beim unilateralen Retinoblastom ist die Enukleation. Dabei soll das Auge mit einem möglichst langen Optikusstumpf reseziert und exakt histologisch untersucht werden, um ein Verbleiben von Tumorresten auszuschließen. Bei bilateralen Tumoren soll, wenn irgend möglich, ein Auge erhalten werden. Man wird versuchen, den Tumor des weniger befallenen Auges mit Lichtkoagulation und Bestrahlung zu behandeln.

Metastasierende Retinoblastome hatten früher eine absolut infauste Prognose. Durch Kombination von Bestrahlung, zytostatischen Medikamenten und neurochirurgischen Eingriffen ist es möglich, auch metastasierende Prozesse günstig zu beeinflussen. Wie Meyer-Schwickerath betont, kommt es im Besonderen darauf an, die kleinen Patienten über das Kindesalter hinauszubringen, da jenseits dessen keine neuen Retinoblastome auftreten und sogar die noch bestehenden regressiven Veränderungen unterliegen. Diese Regel wurde bislang nur auf die intraokularen Retinoblastome angewandt. Das Beispiel des von uns zu zeigenden Kindes beweist aber, daß aufgrund moderner Bestrahlungsmethoden, zytostatischer Behandlung und palliativer hirnchirurgischer Maßnahmen bei den bislang infausten intrakraniellen Retinoblastomen die Möglichkeit besteht, die Prognose zu verbessern. Von besonderer Wichtigkeit sind dabei regelmäßige Kontrollen der Schädel-Hirn-Region mittels Computertomographie sowie des Knochensystems mittels Szintigraphie.

Hierdurch können neue Metastasen frühzeitig entdeckt, sowie die Veränderungen von Absiedelungen unter der Therapie beobachtet werden.

Eigene Beobachtung

Bei einem heute 7 Jahre alten Jungen wurde im Alter von 6 Wochen ein doppelseitiges Retinoblastom diagnostiziert. Am linken Auge bestand eine totale solide Amotio, am rechten Auge unterhalb der Papille ein ca. 1 Papillendurchmesser großer solitärer Tumor. Das linke Auge wurde enukleiert, histologisch zeigte sich ein typisches Retinoblastom mit Wintersteinerschen Rosetten. Der Nervus opticus war auf den Serienschnitten frei von Tumorzellen. Der Tumor am rechten Auge wurde in gleicher Sitzung mit Lichtkoagulation behandelt. Im Verlauf der nächsten 2 Wochen kam es zu einer hämorrhagischen Infarzierung des lichtkoagulierten Bezirks sowie zum Auftreten frischer Tumorknötchen. Die weitere Behandlung übernahm die Augenklinik Essen. Sämtliche in der Folgezeit aufgetretenen Tumorabsiedlungen wurden mit Lichtkoagulation behandelt und konnten zu narbiger Abheilung gebracht werden. Zusätzlich erfolgte in der Strahlenklinik Essen eine Röntgenbestrahlung nach Reese mit einer Herddosis von 3950 rad. Danach fanden sich bei 3monatigen Kontrollen in Narkose ophthalmoskopisch keine Rezidive.

Nach unauffälliger Entwicklung traten jedoch im Alter von 4 Jahren Symptome einer intrakraniellen Drucksteigerung auf. Das Kind wurde unter dem Verdacht einer intrakraniellen Retinoblastom-Metastase in der Heidelberger Kinderklinik aufgenommen. Es fand sich ein etwa mandarinengroßer Tumor rechtsseitig temporo-okzipital paramedian, der bis in die hinteren Stammganglien hineinreichte. Ferner bestand ein massiver Hirndruck mit einem erheblichen Hydrocephalus internus. Im Liquorpunktat fanden sich maligne Zellen. Die topographische Lage des Tumors, bei dem es sich im Zusammenhang mit der Anamnese um eine Metastase handeln mußte, ließ ein operatives Vorgehen nicht zu. Trotz Anlegen eines Spitz-Holter-Ventiles erblindete der Junge. Dennoch wurde eine kombinierte Bestrahlungs- und Zytostatika-Therapie begonnen. Über einen Zeitraum von 6 Wochen wurde mit dem Betatron eine Herddosis von 4000 rad appliziert. Parallel dazu erhielt der Junge wöchentlich Vincristin i.v. (1,5 mg/KO) und Cyclophosphamid i.v. (300 mg/KO) sowie Methotrexat intrathekal (15 mg/KO) injiziert. Diese Behandlung mußte jedoch schon nach $2^{1}/_{2}$ Monaten wegen eines schweren Somnolenz-Syndroms abgebrochen werden. Obwohl die Zytostatika-Therapie auf Wunsch der Eltern nicht mehr fortgesetzt wurde, traten keinerlei Hirndruckzeichen mehr auf. Computertomographische Verlaufskontrollen des Schädels zeigten regressive Veränderungen des metastatischen Rundherdes im Sinne einer Verkleinerung und Auftreten von Verkalkungen.

Diese wurden erstmals in einem Alter des Jungen von fast $6^{1}/_{2}$ Jahren beobachtet. (Siehe Abb. 1 und 2). Die geistige und körperliche Entwicklung des Jungen ist erstaunlich gut, bei Wohlbefinden und ohne Zeichen einer Aktivität der Grunderkrankung soll er in diesem Jahr in der Blindenschule eingeschult werden.

Der Verlauf bestärkt uns in der Annahme, daß nicht nur die intraokularen Retinoblasto-

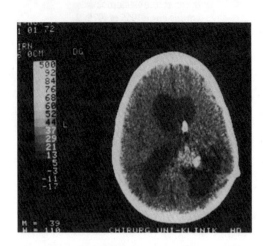

Abb. 2. CT vom 14. 11. 1978 (Chir. Univ.-Klinik Heidelberg). Deutliche Verkleinerung der Metastase mit Auftreten von Verkalkungen

me nach dem 5. Lebensjahr regressive Veränderungen durchmachen, sondern daß auch intrakranielle Absiedelungen vergleichbare Veränderungen aufweisen.

Zusammenfassung

Während früher intrazerebrale Metastasen eines Retinoblastoms eine rasche und tödlich ausgehende Progredienz anzeigten, ist heute eine günstige Beeinflussung durch Bestrahlung, zytostatische Therapie und neurochirurgische Maßnahmen möglich. Vielleicht verhalten sich die intrazerebralen Metastasen ähnlich wie der intraokulare Tumor, der nach dem Jugendalter meist im Wachstum sistiert. Somit wäre eine Verlängerung der Lebenserwartung auch bei intrazerebral metastasierendem Retinoblastom möglich.

Literatur

Abramson, D.H., Ellsworth, R.M., Zimmerman, L.E.: Nonocular cancer in retinoblastom survivors. Trans. Am. Acad. Ophthalmol. Otolaryngol. **81**, 454–457 (1976). – Bedfort, M.A.: Treatment of retinoblastoma. Adv. Ophthalmol. **31**, 2–32 (1975). – Bedfort, M.A., Freeman, J.E.: Retinoblastoma. In: Cancer in children, pp. 120–127. Berlin, Heidelberg, New York: Springer 1975. – Boniuk, M., Girard, L.J.: Spontaneous regression of bilateral retinoblastoma. Trans. Am. Acad. Ophthal. Otolaryngol. **73**, 194–198 (1969). – Campinchi, R., et al.: La chimiotherapie a-t-elle une place dans le traitement du retinoblastome? B.S.O.F. 1976, 1, LXXVI, 17–22. – Campinchi, R., et al.: Pronostic vital et

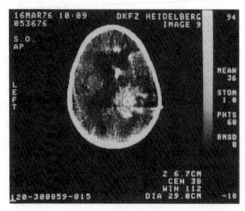

Abb. 1. Ct vom 16. 3. 1976 (D.K.F.Z. Heidelberg). Rechtsseitige, etwa mandarinengroße Metastase parieto-okzipital paramedian

fonctionell des retinoblastomes suivis a l'institut Gustave-Roussy entre 1955 et 1975. B.S.O.F., 1976, 1, LXXVI, 9-16. - Constantinides, M.G., Guilbert, M.M., Bolvin, M.J.: Retinoblastome in involution spontanée, B.S.O.F., 1977, 4, LXXVII, 547-549. - Ellsworth, R.M.: Retinoblastoma. Mod. Probl. Ophthalmol. **18**, 94-100 (1977). - Frederick, H., Verhoff, M.D.: Retinoblastoma undergoing spontaneous regression. Am. J. Ophthalmol. **162**, 573-574 (19). - Havers, W., Höpping, W., Schmitt, G.: Letale Verläufe bei Retinoblastom. Helv. paediat. Acta **33**, 329-339 (1978). - Höpping, W., Schmitt, G.: The treatment of retinoblastoma. Mod. Probl., Ophthalmol. **18**, 106-112 (1977). - Lonsdale, D., et al.: Chemotherapeutic trials in patients with metastatic retinoblastoma. Cancer chemotherapy reports. Vol. 52, Part 1, No. 6, 631-634 (1968). - Malignant Diseases of infancy, childhood and adolescence. Altman, A., Schwartz, A.D. (Eds.), Saunders 1978. - Mehra, K.S., Banerji, C.: Spontaneous regression of retinoblastoma. Br. J. Ophthalmol. **49**, 381-382 (1965). - Nehen, J.H.: Spontaneous regression of retinoblastoma. Acta Ophthalmol. **53**, 647-651 (1975). - Reese, A.B.: Tumors of the eye. New York: Harper & Row (1963). - Rubin, M.L., Kaufman, H.E.: Spontaneously regressend probable retinoblastoma. Arch. Ophthal. **81**, 442-445 (1969). - Sakic, N.: Ein Fall von rückgebildetem doppelseitigem Glioma retinae. Zbl. Ophthalmol. **78**, 45 (1959). - IX. SIOP Meeting, Philadelphia, 1977, Zusammenfassung der Vorträge. - Stannard, C.E., et al.: Treatment of malignant meningitis in retinoblastoma. Br. J. Ophthalmol. **59**, 362-365 (1975). - Steward, J.K., Smith, J.L.S., Arnold, E.L.: Spontaneous regression of retinoblastoma. Br. J. Ophthalmol. **40**, 449-461 (1956). - Tapley, Duv., Tretter, N.: Retinoblastoma. In: Clinical pediatric oncology. Eds. W.W. Sutow, T.J. Vietti, D.J. Fernbach. Saint Louis: Mosby 1978

Radioaktive Isotope in Diagnostik und Therapie

Ber. Dtsch. Ophthalmol. Ges. 76, 251-263 (1979)
Ionisierende Strahlen in der Ophthalmologie
Redigiert von W. Jaeger, Heidelberg
© J. F. Bergmann Verlag 1979

Die diagnostische Bedeutung radioaktiver Isotope für die Ophthalmologie

K. zum Winkel (Heidelberg)

Einleitung

Generelle Grundlagen der nuklearmedizinischen Diagnostik sind einmal die gleichen chemischen Eigenschaften und somit auch der gleiche Stoffwechsel nach Inkorporation aller Isotope – auch der Radioisotope – eines Elements und zweitens die einfache und exakte physikalische Messung der von den Radioisotopen emittierten Gamma- oder Betastrahlen.

Zahlreiche radioaktiv markierte Substanzen (Radiopharmaka) weisen eine Affinität zu bestimmten Organen, Organsystemen oder Krankheitsprozessen auf. *Die Erkennung von Krankheiten* wird möglich durch

1. positiven Kontrast, d.h. durch Radioaktivitätskonzentration im Krankheitsherd.

2. negativen Kontrast, d.h. durch fehlende oder herabgesetzte Aktivitätsaufnahme im Krankheitsherd bei sonst gleichmäßig speichernder Umgebung.

3. abnorme Radiopharmakokinetik, d.h. durch gestörte Aufnahme, Verteilung, Stoffwechselvorgänge und/oder Ausscheidung der verabfolgten radioaktiven Substanz.

Vorteile dieser Diagnostik sind

1. die minimale, weit unter dem toxischen Bereich liegende Substanzbelastung.

2. einfache, meist risikolose Applikationstechniken.

3. die geringe Strahlenbelastung, speziell der Gonaden.

4. exakte Meßergebnisse.

5. funktionelle Resultate, die sich in vielen Fällen mit keiner anderen Methode erzielen lassen.

Dennoch werden nuklearmedizinische Verfahren in der klinischen Ophthalmologie nur in beschränktem Umfange benutzt.

Physikalische und apparative Grundlagen

Nuklide sind Atomarten mit gleicher Ordnungszahl (Protonenzahl) und gleicher Neutronenzahl des Atomkerns. Atomarten mit gleicher Ordnungszahl, aber verschiedener Neutronenzahl, bezeichnet man als *Isotope*. Die gleiche Ordnungszahl bedingt die gleiche Position aller Isotope eines Elements im periodischen System.

Unter *Radioaktivität* wird die spontane Atomkernumwandlung unter Aussendung von Strahlen verstanden. Einheit der Radioaktivität ist das Curie, d.h. die Zahl der Zerfälle pro Zeiteinheit ($3,7 \times 10^{10}$ Zerfälle/Sekunde). Zur Kennzeichnung der Zerfallsgeschwindigkeit verwendet man die *Halbwertzeit*, innerhalb derer die Hälfte eines Radionuklids zerfällt.

Künstliche Radionuklide werden in Kernreaktoren oder Beschleunigern erzeugt. Gamma- und Betastrahlen werden nachgewiesen aufgrund der Wechselwirkung mit Materie. Gammastrahlen lassen sich mit einem *Szintillationszähler* messen, der die ausgelösten Lichtblitze verstärkt und in elektrische Spannungsimpulse umwandelt. Die Impulse können bezüglich ihrer Energie analysiert werden. Zur Ausschaltung von unerwünschter Umgebungsstrahlung müssen Szintillationszähler mit richtungsempfindlichen Bleikollimatoren ausgerüstet sein.

Die externe Messung der Gammastrahlung mit bildlicher Darstellung der Radioaktivitätsverteilung im Organismus oder in Teilbereichen wird *Szintigraphie* genannt. Darunter ist auch die Untersuchung der Radiopharmakokinetik (Funktionsszintigraphie) zu zählen. Die szintigraphische *Auflösung* hängt ab von der Strahlungsenergie des Radionuklids, der Tiefenlage des Strahlers und der Empfindlichkeit der Meßapparatur. Die *Szintillationskamera* (Anger) hat den früher üblichen Scanner weitgehend abgelöst. Gründe dafür sind

1. die simultane Registrierung in einem Untersuchungsfeld von 26–28 cm Durchmesser,

2. die Sequenzszintigraphie in fortlaufender Exposition oder in bestimmten Intervallen bei unveränderter Patientenlage,

3. die Funktionsszintigraphie durch Aufzeichnung von integralen Zeit-Aktivitätskurven über wählbaren „regions of interest".

Bei der Augenuntersuchung ist allerdings die mangelnde Empfindlichkeit der Anger-Kamera für Jod-125 (0,035 Mev Gamma- und 0,028 Röntgenstrahlen) nachteilig.

Der *Pinhole-Kollimator* der Kamera beruht auf dem Prinzip der „camera obscura". Die Bildgröße hängt ab vom Abstand des Objekts zur Kollimatoröffnung. Mit verringertem Abstand wird ein Vergrößerungseffekt erzielt, doch ist allgemein die Empfindlichkeit im Vergleich zum Parallellochkollimator herabgesetzt, weil weniger Gammastrahlen auf den Kamerakristall fallen.

Betastrahlen emittierende Radionuklide haben im Gewebe eine energieabhängige Eindringtiefe. So beträgt die maximale Reichweite von Phosphor-32 8 mm und die durchschnittliche 3 mm (Harris). Betastrahlen werden gemessen mit Gasionisationszählern bzw. mit Halbleitersystemen. Für ophthalmologische Zwecke wurden spezielle, kleindimensionierte Geiger-Müller-Zählrohre entwickelt. Betastrahlenmessungen durch den Nachweis der Cerenkov-Strahlung im Tierexperiment haben Safi und Mitarb. vorgenommen.

Radiopharmakologie

Vor der medizinischen Anwendung eines Radiopharmakons sind Kenntnisse über die physikalischen und klinischen Eigenschaften (Tabelle 1) wie über das biologische Verhalten im Organismus unerläßlich. *Phosphor-32* emittiert ausschließlich Betastrahlen. Da alle Körpergewebe Phosphor enthalten, wird ^{32}P rasch ubiquitär, besonders in stark proliferierenden Geweben wie Knochenmark und malignen Geschwülsten, aber auch in Granulationen bei der Wundheilung (Jarrett) verteilt.

Pertechnetat wird angereichert in Schilddrüse, Magen und Speicheldrüsen. In neoplastischen, vaskulären und entzündlichen Hirnläsionen wird Pertechnetat wegen der veränderten Blut-Hirnschranke konzentriert. Das Radiopharmakon wird häufig benutzt zur Darstellung der Durchblutung von Organen.

Galliumzitrat wird abgelagert in Leber, Milz, Skelett, Tränendrüsen, Intestinaltrakt, Brustdrüsen und Nieren, besonders aber in proliferierendem Tumorgewebe und in malignen Lymphomen. Allerdings ist die Konzentration nicht tumorspezifisch, denn es findet sich auch eine Galliumanreicherung in entzündlichen Affektionen wie Leberabszeß, Sarkoidose, Tuberkulose, Pneumonie etc.

Radioisotope des Jods haben in der Augenheilkunde Bedeutung zur Etikettierung

Tabelle 1. Radioaktive Substanzen in der Ophthalmologie

Pharmakon	Markierungs-nuklid	bevorzugte Gamma-Energie in MeV (Intensität)	maximale Betaenergie (MeV)	Halbwert-zeit	Ausscheidung
Na-Phosphat	P-32		1,71	14,3 d	< 10% im Urin in 24 h < 20% im Urin in 1 Wo.
Pertechnetat	Tc-99m	0,14 (89%)		6 h	30% im Urin in 24 h
Galliumzitrat	Ga-67	0,093 (40%) 0,184 (23%) 0,296 (20%)		78 h	
Jodoquinolin	J-125	0,035 (7%) 0,027 (Rö, 138%)		60 d	31% in Stuhl und Urin in 13 d
Jodochloroquin	J-131	0,36 (80%)	0,61	8,04 d	
4,3 Dimethylamino-propylamino-7-iodo-quinolin	J-123	0,159 (83%)		13,3 h	
Blei-Trometamol (Tris-aminomethan)	Pb-203	0,28 (95%)		52 h	

von *Chloroquinderivaten*, die den invasiven Radiophosphortest beim Nachweis des malignen Melanoms ersetzen und eine Szintigraphie ermöglichen sollen. Die theoretische Basis für die Einlagerung von „Tumorsuchern" ist noch weitgehend unbekannt; diskutiert werden verschiedene Hypothesen (Tabelle 2). Nach Heindel beruht die Verwendbarkeit von Chloroquinderivaten auf der Feststel-

Tabelle 2. Grundprinzipien der Akkumulation von radioaktiven Substanzen in Augentumoren (Heindel)

1. Erhöhte Permeabilität der Tumorkapillaren (Hypervaskularisation? Abnorme Permeabilität?)
2. Abnorm hoher Tumorbedarf für Komponenten oder Vorläufer des Stoffwechsels
3. Spezifische Bindungen im Tumorgewebe

lung, daß Melanoprotein unter Oxidation von Chloroquinmelanin einen Elektronenverlust bewirkt und ein chloroquinfreies Radikal zurückläßt (Carr). Jedenfalls ist an der Einbeziehung der Chloroquinderivate in den Melaninstoffwechsel nicht zu zweifeln.

Das von Beierwaltes eingeführte Jodoquinolin stellt chemisch keine einheitliche Substanz dar. Durch Erhitzen wird bei der Markierung Chlor durch Jod substituiert. Blanquet und Mitarb. verwendeten Jodochloro-

quin, das chemisch verschieden ist vom Jodoquinolin (Abb. 1). Von besonderem klinischen Interesse ist die von Packer und Mitarb. publizierte Markierung von Jodoquinolin durch Jod-123 wegen der hervorragenden physikalischen Eigenschaften und der geringen Strahlenbelastung dieses Radionuklids (Halbwertzeit 13,3 h, reiner Gammastrahler).

In Tierexperimenten fanden Danpure u. Mitarb. nach den Untersuchungen an 4 Jodoquinolinderivaten, daß 4-Amino-7-[^{125}J] Jodoquinolin für den Nachweis des malignen Melanoms am geeignetsten ist. Andererseits kommen Langevelde u. Mitarb. nach sehr eingehenden tierexperimentellen Studien mit 5 Quinolinanalogen zu dem Ergebnis, daß 4-(3-Dimethylaminopropylamino)-7-Jodoquinolin nach 24 h eine Speicherung im Tumorgewebe von 2,7% pro g aufweist nach intraperitonealer Applikation, nach intravenöser Injektion 1,0%/g Tumorgewebe. Nach Meinung der Autoren ist die absolute Aufnahme in Augenmelanomen im Vergleich zu dem umgebenden Gewebe niedrig, „es ist zweifelhaft, ob eine dieser (5 untersuchten) Substanzen praktischen Wert besitzt für die non-invasive Aufdeckung beim Menschen und die invasive P-32-Technik ersetzen wird". Dabei entspricht die verwendete Substanz der von Beierwaltes eingeführten.

In Tierexperimenten haben Packer u. Mitarb. auch eine Speicherung von Blei-Trisaminomethan im Melanom gefunden.

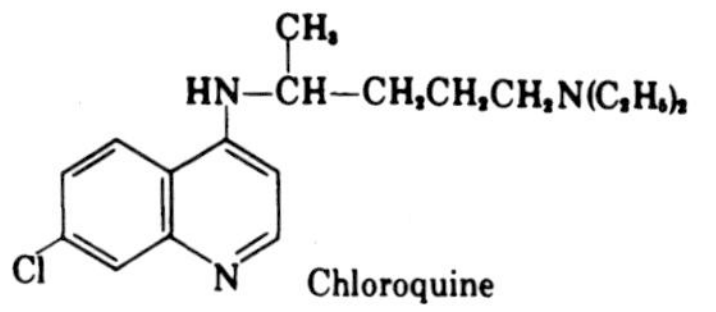

Chloroquine

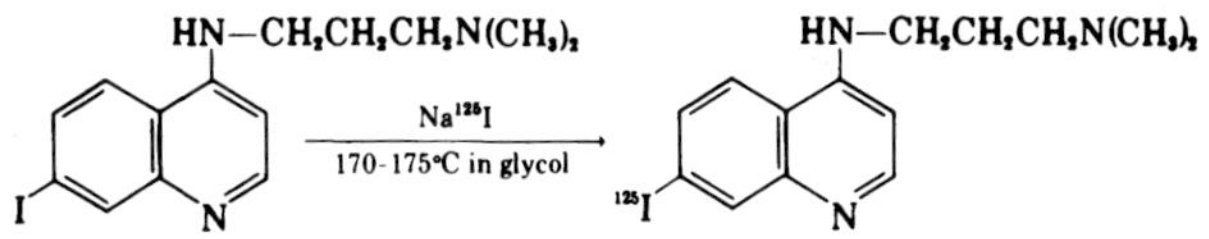

Labeling and final structure of Beierwaltes' NM-113.

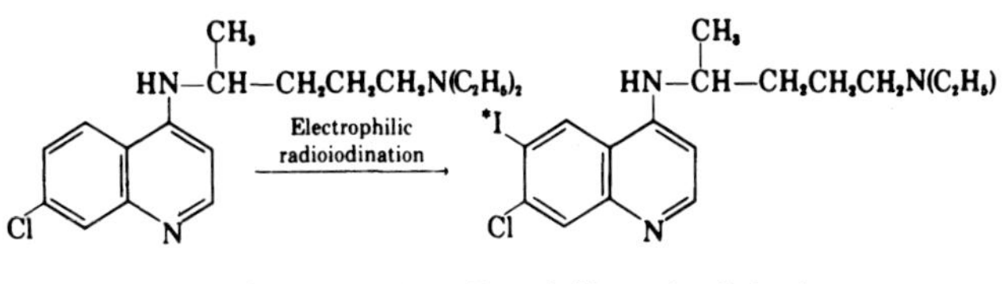

Abb. 1. Struktur und Markierung von Chloroquin-Derivaten (Heindel, 1976)

Blanquet's radio-iodinated chloroquine derivative.

253

Die Aufnahme von [57]Co-Bleomycin im Melanom war ähnlich (Packer u. Mitarb.), doch wurden klinische Ergebnisse bislang nicht mitgeteilt (Mori u. Mitarb.). Thallium-201-Chlorid ist wenig geeignet, weil bereits im normalen Auge eine relativ hohe Speicherung stattfindet (Packer u. Mitarb.).

Strahlenbelastung

Mit der medizinischen Anwendung von radioaktiv markierten Substanzen ist eine Strahlenbelastung des Patienten verbunden, deren Risiko vorher abgeschätzt und in Relation zur erwarteten Information gesetzt werden muß. Wenn dem Strahlenschutz gebührende Aufmerksamkeit geschenkt wird, besteht heute keine wesentliche Gefahr mehr beim Umgang mit Radiopharmaka. Ärztliche Aufgabe muß sein, die Strahlendosis so gering wie möglich zu halten.

Zur Abschätzung der Strahlenbelastung hat sich die Unterscheidung des Risikoorgans mit der höchsten Strahlenexposition von den Gonaden und dem Ganzkörper als nützlich erwiesen (Tabelle 3). Berücksichtigt werden sollten auch die Halbwertzeit, weil Radionuklide mit kurzer physikalischer Halbwertzeit die Strahlenbelastung reduzieren, und Betastrahlen emittierende Radionuklide wie Phosphor-32 und Jod-131, die zu einer beträchtlichen, sorgfältig zu beachtenden Strahlenexposition führen.

Klinische Ergebnisse

Radiophosphortest

Für den Radiophosphortest werden 300–1000 µCi (Ruiz und Howerton) i.v. oder oral verabfolgt. Wir applizierten nicht mehr als 300 µCi, haben aber auch keine Bedenken gegen eine Dosis von 500 µCi. Untersucht wird nach 24 resp. 48 Stunden. Zur exakten Messung tumorverdächtiger Bezirke der posterioren Uvea ist in vielen Fällen eine Inzision der Konjunktiva erforderlich.

Ein *positives Ergebnis* wird angenommen bei einer Überhöhung von 30 (Vogel und Strötges), 50 (Shields, Carmichael u. Mitarb.), 65 (Jarrett) bzw. 85% (Ruiz und Howerton).

Die *korrekt diagnostizierten Resultate* liegen durchweg um 95% (Tabellen 4 und 5). Sie sind damit als recht gut zu bezeichnen.

Doch ist ein Kommentar angebracht. So werden *Karzinommetastasen* teilweise unter die positiven Befunde eingereiht (Tabelle 4), teilweise werden unter „positiv" aber ausschließlich die malignen Melanome aufgeführt (Shields u. Mitarb., Tabelle 6). In diesem Zusammenhang sei auf die Erhebungen von Ferry und Font verwiesen (Tabelle 7), nach denen Karzinommetastasen bei männlichen Patienten vorwiegend ausgehen von Primärtumoren der Lunge, der Niere und des Hodens und bei weiblichen Patienten von Primärtumoren der Brust und in deutlich geringerer Frequenz der Lunge. Beim Verdacht auf das Vorliegen von Metastasen ist deshalb dringend eine entsprechende (Tabelle 7) Primärtumorsuche indiziert.

In der Bewertung des Radiophosphortests kommt den *falschen Ergebnissen* – sowohl den falsch positiven wie den falsch negativen – besondere Bedeutung zu (Tabelle 6) wegen der Konsequenzen einer ausgeführten oder unterlassenen Enukleation. Shields u. Mit-

Tabelle 3. Strahlenbelastung durch Radiopharmaka in der Ophthalmologie

Radiopharmakon	Aktivität	Organbelastung in mrad
[32]P-Phosphat	300 µCi	Knochenmark 6000–15 000, Testis 5100, Ganzkörper 3000–9000
[99m]Tc-Pertechnetat	10 mCi	Schilddrüse 1000–5000, Gonaden 120–350, Ganzkörper 120–240
[67]Ga-Zitrat	2 mCi	Knochenmark 1200–1600, Gonaden 400–800, Ganzkörper 400–800
[125]J (4-(3-Dimethylaminopropyl-amino) 7-Jodoquinolin	2 mCi	Auge 3200 (nach [131]J 8400), Ganzkörper 2000 (nach [131]J 4000)
zum Vergleich: 1 Röntgenaufnahme des Schädels		Haut 1200–1600, Testis 0,2, Ovar 0,05

Tabelle 4. ^{32}P-Rest bei 98 Patienten – 50 weibl., 48 männl. – mit Verdacht auf malignes Melanom des Ziliarkörpers oder der Chorioidea (Hagler u. Mitarb.)

A. Positiver Test		
Enukleation		71
Malignes Melanom	68	
Karzinommetastase	2	
Zystadenom (falsch pos.)	1	
Enukleation verweigert		2
Strahlentherapie		2
Enukleation vorgesehen		2
		77
B. Negativer Test		
Malignes Melanom (falsch neg.)		2
Hämangiom der Chorioidea		8
Hämatom der Chorioidea		3
Nävus		2
Zyste des Ziliarkörpers		2
Morbus Coats		2
Netzhautablösung		1
Chorioiditis		1
		21

Tabelle 5. Ergebnisse des ^{32}P-Tests bei 105 Enukleationen (Strötges und Vogel)

Richtig positiv	97
Richtig negativ	2
korrekt	99 = 94%
Falsch positiv (Aderhauthämangiom)	2
Falsch negativ (mal. Melanom)	2
Erst nach Enukleation richtig positiv	2
Histologisch kontrolliert	105

Tabelle 7. Primärtumorsitz in % bei 227 Patienten mit Karzinommetastasen im Auge (Ferry, A.P., Font, R.L.: Arch. Ophthalmol. **92**, 276, 1974)

Primärtumor	männlich	weiblich
Brust	–	78,6
Lunge	53,8	11,6
Niere	7,5	–
Hoden	6,5	–
Prostata	2,2	–
Pankreas	1,1	–
Kolon	1,1	1,0
Rektum	1,1	1,0
Magen	1,1	–
Schilddrüse	1,1	–
nicht festgestellt	24,5	7,8
	100	100

arb. berichten nach der Untersuchung von 300 Patienten über 1% falsch positive und 3,5% falsch negative Ergebnisse bei non-invasiver Technik. Bei invasiver Technik waren falsch positive Befunde nicht und falsch negative in 2% zu erheben.

Die Schlußfolgerungen zum *Wert des Radiophosphortests* sind unterschiedlich. Das Verfahren wird als hilfreich angesehen (Shields u. Mitarb.) für die differentialdiagnostische Abgrenzung benigner Läsionen wie Hämangiom, Nävus, seröse oder hämorrhagische Netzhautablösung, Melanozytom im Papillenbereich (Vogel und Strötges) und Hyperplasie von malignen Tumoren. Doch hat der Test offenbar nur beschränkten Wert bei der Erkennung des malignen Melanoms der Iris (Jarrett) und bei der Abgrenzung des

Tabelle 6. Falsche Ergebnisse beim ^{32}P-Test

Ergebnis	Pat.	Bemerkungen	Pat. insgesamt	Autor
Falsch positiv	1	Zystadenom	98	Hagler et al.
	2	Aderhauthämangiome	105	Strötges u. Vogel
	7	3 Karz. metast., 1 Hämorrhagie 4 d nach Kataraktoperat., 6 Wo. später neg.	255	Shields et al.
	1	5 Karz. metast. als richtig pos. bewertet	185	Jarrett
Falsch negativ	2		98	Hagler et al.
	2		105	Strötges u. Vogel
	4	mal. Melanom im vord. Segment	255	Shields et al.

malignen Melanoms der Chorioidea gegen Metastasen.

Immerhin ist der Phosphortest als derzeit akkurateste Methode zur Differenzierung benigner von malignen intraokulären Läsionen anzusehen.

Tumornachweis mit Gammastrahlen emittierenden Radiopharmaka

Im Tumornachweis mit Gammastrahlen aussendenden radioaktiven Substanzen ergaben sich nach ^{131}J-Dijodfluoreszein zwar keine falsch positiven Befunde bei der Suche nach Augentumoren, aber eine nicht akzeptable Zahl von falsch negativen Befunden (Heindel). Ähnliches gilt für ^{131}J-Humanserumalbumin, das für den Nachweis von malignen Geschwülsten nicht, allenfalls zur Aufdeckung von Angiomen und anderen benignen Tumoren im oberen temporalen Orbitaabschnitt geeignet erscheint. Auch nach dem mit ^{197}Hg oder ^{203}Hg (Sodee) markierten Quecksilberdiuretikum Neohydrin waren Augentumoren nicht mit hinreichender Sicherheit zu erkennen.

Gallium-67-Zitrat läßt Tumoren ab 1,5 cm Durchmesser erkennen, doch beobachteten Mori u. Mitarb. falsch positive Ergebnisse bei entzündlichen und granulomatösen Augenaffektionen. Heuer u. Mitarb. untersuchten 15 Patienten mit intraokulären Tumoren 66–72 Stunden nach 2–3 mCi ^{67}Ga. Nur 1 von 9 Patienten mit malignem Melanom und nur 2 von den übrigen 6 zeigten erhöhte Aktivitätsablagerung. Da Gallium auch in den Tränendrüsen angereichert wird (Mishkin und Maynard), erscheint das Radiopharmakon als wenig zuverlässig für den Augentumornachweis. Auf jeden Fall bedürfen erzielte Ergebnisse einer vorsichtigen Interpretation.

Chloroquinderivate

In der Gruppe der spezifisch im Tumorgewebe gebundenen Radiopharmaka besitzen Chloroquinderivate hervorragendes klinisches Interesse. Wir selbst haben bereits 1970 (Krüger u. Mitarb.) mit der von Beierwaltes angegebenen Substanz Szintigraphien mit einem Scanner 3–14 Tage nach oraler Gabe von 1,5–2 mCi ^{125}J unter vorheriger Schilddrüsenblockade mit Lugolscher Lösung ausgeführt. Im Fall der Metastase eines Plattenepithelkarzinoms in der Aderhaut war eine seitengleiche orbitale Aktivitätsverteilung zu sehen (Abb. 2). Bei 5 anderen Patienten mit seniler Makuladegeneration ergab sich ebenfalls ein unauffälliges Scan. Bei einem Patienten mit einem 1 cm großen, durch Enukleation gesicherten Melanoblastom der temporalen Partie der Aderhaut rechts zeigte sich eine Aktivitätskonzentration im Tumorbereich (Abb. 3).

Über den szintigraphischen Melanomnachweis – über die okuläre Szintigraphie –

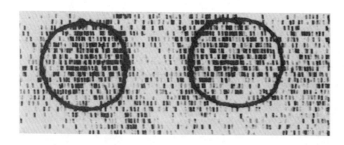

Abb. 2. Scan nach 2 mCi 125 J-Jodoquinolin bei einem Patienten mit Plattenepithelkarzinommetastase in der Aderhaut. Seitengleiche Aktivitätsverteilung in beiden Augen (Krüger u. Mitarb., 1970)

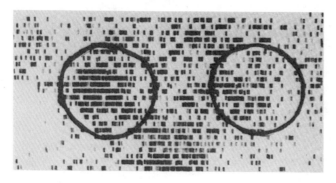

Abb. 3. Scan der Augenhöhlen nach 2 mCi ^{125}J-Quinolin bei einem Patienten mit Melanoblastom des rechten Auges. Erhöhte Radioaktivitätsablagerung im Tumorbereich (Krüger u. Mitarb., 1970)

256

Tabelle 8. Einseitig raumfordernde Prozesse der Orbita bei 230 Patienten (Flanagan)

Diagnose		Häufigkeit in %
Endokrine, thyreogene Ophthalmologie		16
Hämangiome		12
maligne Lymphome		10
chronische Granulome (Pseudotumoren)		8
Tränendrüsentumoren		7
Meningeome		5
Lymphangiome		4
Gliome d. Nerv. optic., Metastasen, periphere Nerventumoren, Dermoidzysten, Mukozelen, Weichteilsarkome	je 3	18
Aneurysmen, Angiosarkome	je 2	4
Osteome, Histiozystome, Sarkoid	je 1	3
fibröse Dysplasie, Enzephalozele, Tuberkulose, Myxom, Dacryoadenitis, Skleritis posterior	je 0,5	3
Exophthalmus unbekannter Ursache		10

mittels Anger-Kamera berichtete Bockslaff ausführlich. In experimentellen Studien konnte eine Punktquelle von 3 mm Durchmesser in einem Wasserbad bei einem Aktivitätsverhältnis von 10 : 1 unter der Voraussetzung entdeckt werden, daß der Abstand zum Pinholekollimator gering war.

Allgemein bleibt festzustellen, daß ein einseitiger Exophthalmus vielfältige Ursachen haben kann (Tabelle 8). Die Interpretation eines Szintigramms der Orbita bei Exophthalmus sollte nach folgenden Überlegungen (Fanagan) erfolgen

1. Aktivitätskonzentration ein- oder doppelseitig?
2. Aktivitätskonzentration diffus oder lokal asymmetrisch?
3. Fokale oder diffuse Aktivitätskonzentration im fraglichen Bezirk?
4. Röntgenaufnahme der Orbitae zum Vergleich und zur topographischen Orientierung.

Zu bedenken ist dabei die fokal erhöhte Aktivitätsaufnahme bei Tumoren und die diffus erhöhte Aktivitätsaufnahme bei entzündlichen Läsionen sowie vaskulären Anomalien, für die auch die Perfusionsuntersuchung in Betracht kommt.

Die Aufnahme in amelanotischen Melanomen ist identisch mit der in pigmentierten Melanomen (Blanquet u. Mitarb.).

Nach den Erfahrungen von Blanquet und Safi an 500 Patienten war beim malignen Melanom erhöhte Perfusion in der Tumorregion nach Pertechnetat zu sehen. In benignen Melanomen und bei Chorioiditis war erhöhte Perfusion, aber keine Chloroquinaufnahme festzustellen. Ähnliches gilt für Metastasen, doch war die Vaskularisation dabei hypo- oder hyperaktiv. Netzhautablösung war verknüpft mit verringerter Dijodfluoreszeinaufnahme.

Beierwaltes u. Mitarb. fordern in der Bestimmung von *Zählraten* mindestens 30% höhere Impulsraten über dem melanotisch befallenen Auge.

Pinhole-Szintigraphie

Grove hat 30 Minuten nach Blockade der Schilddrüse und der Speicheldrüsen mit Perchlorat die relativ hohe Dosis von 20–25 mCi Tc-99m als Pertechnetat injiziert. Für die Registrierung von 300 000–500 000 Impulsen mittels Pinhole-Kollimator wurden 4–9 Minuten benötigt. Beachtlich war eine ringförmige Pertechnetatablagerung in den Gefäßen der Orbitagewebe, in den Tränendrüsen und den Muskeln. Die zentrale Aufhellung war bedingt durch den relativ avaskulären Augapfel. Erhöhte Aktivität beruhte meist auf abnormer Vaskularisation oder Entzündung (Abb. 4). Sorgfältig ist bei der Anwendung der Methode nach Asymmetrien in der Radioaktivitätsverteilung zu fahnden.

Indikationen zur statischen Szintigraphie

Die Szintigraphie ist indiziert (Blanquet, Safi)

1. in Form der Perfusionsstudie (Pertechnetat) bei Tumoren des vorderen Segments,

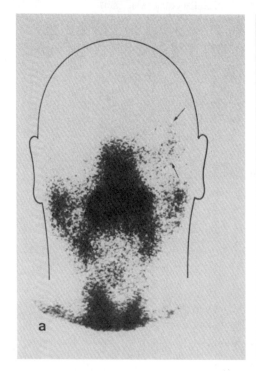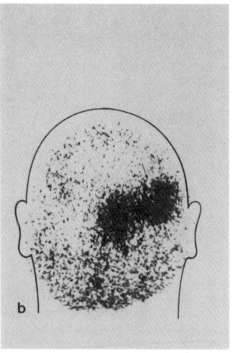

Abb. 4a und b. Orbita-Szintigraphie bei Entzündung (Pseudotumor) der linken Orbita (Grove, 1976). a) nach ^{99m}Tc-Pertechnetat ringförmige Aktivitätsablagerung in der linken Orbita, b) nach ^{67}Ga-Zitrat stark positive Aktivitätsspeicherung in der vorwiegend lymphozytären Läsion

d.h. der Iris, der Chorioidea oder des Ziliarkörpers

2. In Form der Perfusionsstudie und der Untersuchung nach Chloroquin bei Tumoren des posterioren Segments. Bei hoher Vaskularisation und negativer Chloroquinprüfung kommen in Betracht: Sarkom, Gliom der Retina, Aderhauthämangiom oder metastatische Tumoren.

Als non-invasive Methoden haben in jüngster Zeit Computer-Tomographie und Ultraschall eminente ophthalmologische Bedeutung erlangt. Mit ihrer Hilfe lassen sich viele orbitale und periorbitale Tumoren lokalisieren und abgrenzen. Die Szintigraphie hat aber weiterhin im Nachweis von arteriovenösen Mißbildungen mit typischer initialer Blutfülle und abklingender Radioaktivität in der wash-out-Phase, Pseudotumoren mit Aktivitätsspeicherung nach Pertechnetat und Galliumzitrat und Meningeomen mit rascher Anfärbung von Pertechnetat in der Durchblutung und bleibender oder zunehmender Konzentration in der wash-out- und Gleichgewichtsphase ihren Platz. Das besondere

Feld der Nuklearmedizin liegt deshalb im Studium der Dynamik des Kreislaufs wie von Stoffwechselvorgängen.

Abschließend bleibt festzustellen, daß bislang noch keine Methode die Treffsicherheit des Radiophosphortests bei der Diagnostik intraokularer Tumoren erreicht hat (Hager und Lommatzsch), weil bis heute keine ausreichend tumorspezifischen Radiopharmaka bekannt sind.

Durchblutungsstudien mit Pertechnetat

Pertechnetat ist vermehrt abgelagert in den Speicheldrüsen, im Oro- wie Nasopharynx und in den Tränendrüsen; in der Orbita findet sich nur wenig Aktivität.

Tc-99m-Pertechnetat wird in hoher Dosierung (bis 15 mCi) und kleinen Volumina (bis maximal 1 ml) als Bolus intravenös injiziert zur Hirnszintigraphie. Die Registrierung des initialen arteriellen und kapillären Durchflusses und des venösen Abflusses erlaubt Rückschlüsse auf die zerebrale Perfusion. Typisch für Verschluß oder Okklusion der

Arteria carotis interna sind verspätete Anflutung, die einmal durch den verringerten arteriellen Zufluß, zum anderen aber durch die Vaskularisation von der gesunden Hemisphäre aus bedingt ist, und das verspätete wash-out.

Weiter fand bei Perfusionsstudien der Orbita mit Kippung des Kopfes um 15–20 Grad nach dorsal nach Pertechnetat mit Hilfe der Szintillationskamera und elektronischer Datenverarbeitung eine veränderte Durchblutung nach Exenteratio, Kompression der Karotis oder Sympathektomie, während nach Enukleation keine Seitenunterschiede festzustellen waren.

Dakryozystographie

Die Prüfung der ableitenden Tränenwege mit dem Fluoreszeintest läßt partielle Obstruktionen nicht lokalisieren und die superioren und inferioren Tränenkanälchen nicht voneinander differenzieren. Zur röntgenologischen Dakryozystographie ist die Einführung eines Katheters nötig mit lokaler Anästhesie, Dilatation des punctum lacrimale und Injektion von Kontrastmittel unter Druck.

Die Radionuklid-Dacryozystographie beschrieben erstmalig Rossomondo, dann Carlton, von Denffer und Dressler sowie Correns und Gliem. 1 Tropfen Pertechnetatlösung mit 100 (−500) µCi wird in jeden Fornix conjunctivae appliziert. Mit der Szintillationskamera – armiert evtl. mit Pinhole-Kollimator (Brizel u. Mitarb.) – werden kurzfristige Sequenzen ausgeführt. Integrale Zeit-Aktivitätskurven über den interessierenden Regionen vermitteln Auskünfte über die Kinetik in den ableitenden Tränenwegen.

Bei 75% der Patienten mit normalen Tränenwegen war Aktivität innerhalb von 30 Sekunden im Tränensack und nach 60–90 Sekunden im Ductus nasolacrimalis nachzuweisen (Brizel u. Mitarb.). Das ableitende System wird lyraförmig abgebildet (von Denffer und Dressler).

Carlton errechnete eine Strahlenbelastung, die nur 2% von der einer Schädelaufnahme (Tabelle 3) beträgt.

Obstruktionen sind kenntlich am diffusen Aktivitätsverbleib über dem Bulbus, im Tränensack oder in Teilen des Ductus nasolacrimalis.

Wenn vor einer Strahlentherapie keine Epiphora mit Obstruktion bestand, konnten Brizel u. Mitarb. bei 26 Patienten auch nach einer Radiotherapie mit 5000–5500 rad keine Abflußstörungen feststellen. Sie empfehlen die Methode als prognostisches Verfahren vor strahlentherapeutischen und chirurgischen Maßnahmen.

Chaudhuri u. Mitarb. verglichen die röntgenologische mit der nuklearmedizinischen Dakryozystographie. Bei 3 von 30 untersuchten Patienten, die röntgenologisch einen unauffälligen Befund zeigten, war nuklearmedizinisch eine Obstruktion aufzudecken. Die *Indikationen* sind

1. die prätherapeutische Erkennung einer Abflußstörung der ableitenden Tränenwege,

2. die Lokalisation einer Obstruktion,

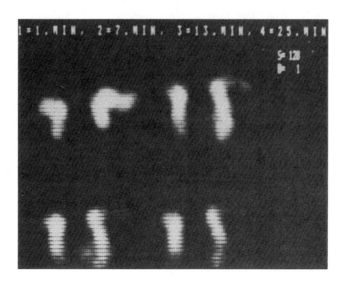

Abb. 5a. Radionuklid-Dakryozystographie bei normalen Abflußverhältnissen. a) elektronisch reproduzierte Szintiphotos der Tränenwege nach 1 (*links oben*), 7 (*rechts oben*), 13 (*links unten*) und 25 Minuten (*rechts unten*): zunehmende Füllung des Tränensackes und des Ductus nasolacrimalis beidseits

3. Erfolgsbeurteilung von operativen Maßnahmen.

Die Radionuklid-Dakryozystographie ersetzt die Röntgenuntersuchung der ableitenden Tränenwege nicht, sondern beschränkt sie auf die Fälle, bei denen vor einer Operation eine genaue morphologische Detailerkennung erforderlich ist (Hager und Lommatzsch).

Nuklearmedizinische Diagnostik außerhalb des Auges

Auf die diagnostischen Möglichkeiten mit radioaktiv markierten Substanzen außerhalb des Auges, z.B. bei der Suche nach Metasta-sen intraokularer maligner Neoplasien (maligne Melanome) oder bei der Suche nach dem Primärtumor beim Vorliegen von Metastasen kann nur hingewiesen werden. Sie im einzelnen aufzuführen, sprengt den Rahmen des Referates.

Schlußfolgerungen

Die Grundlagen und die klinischen Ergebnisse der Anwendung von radioaktiv markierten Substanzen in der Ophthalmologie zusammenfassend darf festgestellt werden:

1. Der Radiophosphortest ist nach wie vor trotz der invasiven Untersuchungstechnik

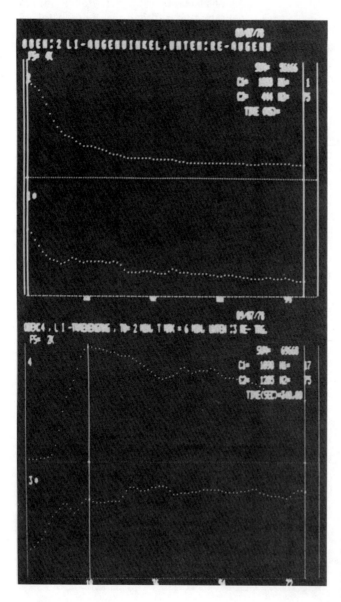

Abb. 5b. Zeit-Aktivitätskurven des linken und rechten Augenwinkels (*obere Hälfte*) und des linken und rechten Ductus nasolacrimalis (*untere Hälfte*)

und der nicht unbeträchtlichen Strahlenbelastung eine relevante Untersuchungsmethode zum Nachweis von intraokulären malignen Tumoren. Seine Treffsicherheit wird derzeit von keinem anderen Verfahren erreicht.

2. Die Differentialdiagnose des malignen Melanoms gegenüber anderen malignen Neoplasien, insbesondere Metastasen, ist nur in beschränktem Umfange möglich.

3. Weitere intensive klinische Forschung erscheint angezeigt mit dem Ziel, ein Radiopharmakon zu entwickeln, das zum einen geringere Strahlenbelastung verursacht (z.B.

bei einer Markierung mit Jod-123) und zum anderen höhere Tumorspezifität aufweist.

4. In der Klinik sollten Perfusionsstudien und die Radionuklid-Dakryozystographie mehr als bisher verwendet werden, da diese funktionell-morphologischen Untersuchungen eine typische Domäne der Nuklearmedizin bilden.

Zusammenfassung

Nach Darlegung der Grundlagen der Untersuchung mit radioaktiv markierten Substan-

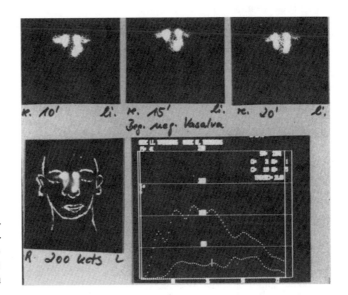

Abb. 6. Radionuklid-Dakryozystographie bei regelrechten Abflußverhältnissen links und relative Duktuseingangsstenose rechts, die sich beim negativen Valsalva auflöst

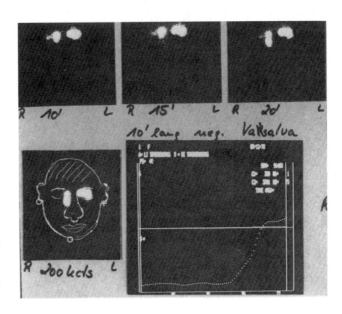

Abb. 7. Totale Duktuseingangsstenose links und relative Dukturseingangsstenose rechts, die sich beim negativen Valsalva zurückbildet. Die Zeitaktivitätskurven über dem linken Ductus nasolacrimalis (*obere Kurve*) läßt keinen Abfluß erkennen, über dem rechten Ductus nasolacrimalis nach negativem Valsalva deutlicher Aktivitätsanstieg

zen wird der Stand der nuklearmedizinischen Diagnostik aufgezeigt. Dem Radiophosphortest ist weiterhin eine erhebliche klinische Relevanz zuzuerkennen. Die fundamentale Bedeutung der klinischen Forschung nach tumorspezifischen Substanzen wird betont. Sequenz- und Funktionsszintigraphie werden beschrieben; die Verfahren sollten in breiterem Umfange in der Klinik Verwendung finden.

Literatur

Anger, H.O.: Gamma-ray and Positron scintillation camera. Nucleonics 21, 56 (1963). – Beierwaltes, W.H., Lieberman, M., Varma, V.M., Counsell, R.E.: Visualizing human malignant melanoma and metastases. Use of Chloroquine analog tagged with Iodine-125 JAMA 206, 97 (1968). – Blanquet, P., Safi, N., Le Rebeller, M.J.: Ocular scintigraphy. In: Nuclear Ophthalmology. Croll, M.N., Brady, L.W., Carmichael, P., Wallner, R.J. (Hrsg.). New York: John Wiley 1976. – Blanquet, P., Verin, B., Basse-Cathalinat, B., Safi, N.: Ocular scintigraphy. J. Nucl. Med. Allied Sci. 15, 478 (1974). – Bockslaff, H.R.M.: Non-contact detection of intraocular melanoma by the application of a gamma scintillation camera. Report on Research Activities during a Stay in Bordeaux. Med. School Hannover 1977. – Bockslaff, H., Jahns, E., Hundeshagen, H.: Kamera Szintigraphie mit einem Doppel-Lochblenden-Kollimator zur nicht invasiven Diagnose intraokularer Tumoren. Radioaktive Isotope in Klinik und Forschung. 13. Band. Wien: H. Egermann 1976. – Brizel, H.E., Sheils, W.C., Brown, M.: Effects of radiotherapy on nasolacrimal system as evaluated by dacryoscintigraphy. Radiology 116, 373 (1975). – Busse, H., Hollwich, F.: Erkrankungen der ableitenden Tränenwege und ihre Behandlung: F. Enke: Stuttgart 1978. – Carlton, W.H., Trueblood, J.H., Rossomondo, R.M.: Clinical evaluation of microscintigraphy of lacrimal drainage apparatus. J. Nucl. Med. Allied Sci.14, 89 (1973). – Carr, C.J.: Melanin affinity and psychopharmacologic effects of drugs. Psychopharmacol. Bull. 10, 38 (1974). – Chaudhuri T.K.: Clinical evaluation of nuclear dacryocystography. Clin. Nucl. Med. 1, 83 (1976). – Correns, H.J., Gliem, H., Pinck, V., Eschbach, H.: Sequenzszintigraphie der Tränenwege nach Dakryocystorhinostomie. 18. Kongr. med. Radiol., Dresden 1974. – Croll, M.N., Brady, L.W., Carmichael, P., Wallner, R.J.: Nuclear Ophthalmology. New York: John Wiley 1976. – Danpure, H.J., Somaia, S.S., Osman, S., Sadler, T., Goulding, R.W.: The potential use of some 4-Alkylamino derivatives of 7-(^{125}I) Iodoquinoline as melanoma-scanning agents. In vivo and in vitro studies using the Harding-Passey melanoma. 1. Int. Symp. Radiopharmacology, Innsbruck Mai 1978. (im Druck) – Denffer, H. v., Dressler, J.: Radionuklid-Dakryocystographie in der Diagnostik von Stenosen der tränenableitenden Wege. Albrecht v. Graefes Arch. Klin. Ophthalmol. 191, 321 (1974). – Flanagan, J.C.: Radioisotopes in orbital diseases. In: Nuclear Ophthalmology. Croll, M.N., Brady, L.W., Carmichael, P., Wallner, R.J. (Hrsg.). New York: John Wiley 1976. – Gliem, H., Pinck, V.: Szintigraphische Untersuchungen über die abführenden Tränenwege. Tag. Ges. Augenärzte DDR. Berlin 1974. – Grove, R.B.: High resolution pinhole scintiphotography of the orbits and orbital adnexae. In: Nuclear Ophthalmology. Croll, M.N., Brady, L.W., Carmichael, P., Wallner, R.J. (Hrsg.). New York: John Wiley 1976. – Hager, G., Lommatzsch, P.: Strahlentherapie in der Ophthalmologie. In: Aktuelle Ophthalmologie. Küchle, H.J. (Hrsg.). München: J.F. Lehmann 1976. – Hagler, W.S., Jarrett, W.H., Schnauss, R.H., La Rose, J.S., Palms, J.M., Wood, R.E.: The diagnosis of malignant melanoma of the ciliary body or choroid: use of the radioactive Phosphorus uptake test. South Med. J. 65, 1 (1972). – Harris, C.C.: Contact detection with radionuclides – the instruments. In: Nuclear Ophthalmology. Croll, M.N., Brady, L.W., Carmichael, P., Wallner, R.J. (Hrsg.). New York: John Wiley 1976. – Heindel, L.D.: The chemistry of radiopharmaceuticals for noncontact detection of ocular tumors. In: Nuclear Ophthalmology. Croll, M.N., Brady, L.W., Carmichael, P., Wallner, R.J. (Hrsg.). New York: John Wiley 1976. – Heuer, H.E., Ehlers, N., Hansen, H.H.: Scintigraphy of intraocular tumors with ^{67}Ga. Ann. ocul. 205, 1109 (1972). – Jarrett, W.H.: Ten years experience with radioactive Phosphorus uptake test in the diagnosis of uveal malignancy. In: Nuclear Ophthalmology. Croll, M.N., Brady, L.W., Carmichael, P., Wallner, R.J. (Hrsg.). New York: John Wiley 1976. – Kloss, G., Leven, M.: Aufnahme von radiojodmarkierten Tyrosin-Derivaten im Nebennierenmark und in Melanomen. Europ. J. Nucl. Med. (im Druck). – Krüger, J., Gross, R., zum Winkel, K., Wollensak, J., Haubold, U., Motzkus, F., Fischer, G.: Stoffwechselstudien an den Melanozyten des Auges mittels ^{125}J-Methoiquin. In: Radioaktive Isotope in Klinik und Forschung, Bd. IX. Fellinger, K., Höfer, R. (Hrsg.). München, Berlin, Wien: Urban und Schwarzenberg 1970. – Langevelde, A.V., Pauwels, E.K.J., Koch, C.T., Bakker, C.N.M., Kaspersen, F.M., Packer, S., Iwema, R.B.: Localization of 131-I labeled quinoline analogs in goldhamsters with Greene melanoma. 1. Intern. Sympos. Radiopharmacology, Innsbruck Mai 1978. (im Druck) – Mishkin, F.S., Maynard, W.P.: Lacrimal gland accumulation of ^{67}Ga. J. Nucl. Med. Allied Sci. 15, 630 (1974). – Mori, T., Hamamoto, K., Torizuka, K.: Studies on the usefulness of ^{99m}Tc-labeled Bleomycin for tumor imaging. J. Nucl. Med. Allied Sci. **14**, 431 (1973). – Packer, S., Lambrecht, R.M., Atkins, H.L., Wolf, A.P.: Short-lived radiopharmaceuticals for noncontact detection of ocular melanoma. In: Nuclear Ophthalmology. Croll, M.N., Brady, L.W., Carmichael, P., Wallner, R.J. (Hrsg.) New York: John Wiley 1976. – Rossomondo, R.M., Carlton, W.H., Trueblood, J.H., Thomas, R.P.: A new method of evaluating lacrimal drainage. Arch Ophthalmol. **88**, 523 (1972). – Ruiz, R.S., Howerton, E.E.: [32]P testing for posterior segment lesions. In: Nuclear Ophthalmology. Croll, M.N., Brady, L.W., Carmichael, P., Wallner, R.J. (Hrsg.). New York: John Wiley 1976. – Safi, N., Blanquet, P., LeRebeller, M.J., Blac, D., Thoreson, E.: Application of the Cerenkov effect for the detection of endocular tumors. In: Nuclear Ophthalmology. Croll, M.N., Brady, L.W., Carmichael, P., Wallner, R.J. (Hrsg.). New York: John Wiley 1976. – Shields, J.A., Carmichael, P.L., Leonard, B.C., Federman, J.L., Sarin, L.K.: The radioactive Phosphorus uptake test in the diagnosis of ocular tumors. In: Nuclear Ophthalmology. Croll, M.N., Brady, L.W., Carmichael, P., Wallner, R.J. (Hrsg.). New York: John Wiley 1976. – Shields, J.A., McDonald, P.R., Sarin, L.K.: Problems and improvements in the diagnosis of posterior uveal melanomas. In: Nuclear Ophthalmology. Croll, M.N., Brady, L.W., Carmichael, P., Wallner, R.J. (Hrsg.). New York: John Wiley 1976. – Sodee, D.B.: Localization of eye tumor by external counting with [203]Hg-Neohydrin. J. Nucl. Med. Allied Sci. **4**, 194 (1963). – Strötges, M.W., Vogel, M.H.: Ergebnisse des Radiophosphortests zur Diagnose maligner Melanoblastome des Auges. Nuc-compact **22** (1971). – Thomas, C.I., Krohmer, J.S., Storaasli, J.P.: Detection of intraocular tumors with radioactive Phosphorus. AMA Arch. Ophthalmol. **47**, 276 (1952). – Thurn, P., Bücheler, E. Mitbegründ. Cocchi, U.: Einführung in die Röntgendiagnostik. 4. Aufl. Stuttgart: Thieme 1974. – Vogel, M.: Maligne Tumoren der Uvea. Dtsch. Ärztebl. 1271 (1977). – Vogel, M.H., Strötges, M.W.: Der Wert des ^{32}P-Tests bei der Diagnose intraokularer Aderhautmelanome. Klin. Monatsbl. Augenheilkd. **159**, 375 (1971). – Weiter, J.: Measurement of relative perfusion distribution to each orbit using rapid sequential scintigraphy. In: Nuclear Ophthalmology. Croll, M.N., Brady, L.W., Carmichael, P., Wallner, R.J. (Hrsg.). New York: John Wiley 1976. – zum Winkel, K.: Nuklearmedizin. Berlin, Heidelberg, New York: Springer 1975. – zum Winkel, K., Claussen, C., Wetzel, E., Peneranda, M.: Computer-Tomographie und Hirn-Szintigraphie in der Artdiagnostik hirnorganischer Prozesse. Therapiewoche **28**, 6020 (1978)

Ber. Dtsch. Ophthalmol. Ges. 76, 265-274 (1979)
Ionisierende Strahlen in der Ophthalmologie
Redigiert von W. Jaeger, Heidelberg
© J. F. Bergmann Verlag 1979

Nuklearmedizinische Methoden in der Differentialdiagnose der endokrinen Ophthalmopathie

K. Ullerich und O. Fischedick (Dortmund)[1]

Klinischer Befund der endokrinen Ophthalmopathie als Ausgangspunkt nuklearmedizinischer Untersuchungen

Vor dem Einsatz *nuklearmedizinischer Methoden* in der Abklärung eines fraglich als endokrine Ophthalmopathie einzuordnenden Orbitaprozesses sollte man sich immer wieder klarmachen, daß nur die exakte Erhebung des *augenärztlichen Befundes* der Ausgangspunkt für einen gezielten Einsatz technischer Methoden sein kann. Alle Untersuchungen, die dies nicht berücksichtigen, müssen in eine diagnostische Sackgasse geraten. Aus diesem Grund müssen wir auch die Diskussion nuklearmedizinischer Untersuchungsmethoden mit der Besprechung des augenärztlichen Aspektes des Krankheitsbildes beginnen.

Von 12 Symptomen, die zu diesem Krankheitsbild beschrieben wurden und die überwiegend an Autornamen gebunden sind, haben nur die folgenden *3 Hauptsymptome*, die sich meßtechnisch genau bewerten lassen, einen diagnostischen Rang: Die Verkürzung der kontraktilen Substanz des Levator palpebrae, die zu einer Retraktion des *Oberlides* mit der Symptomatik nach Dalrymple und nach von Graefe führt, die Quellung der muskulären und bindegewebigen Elemente der Orbita, die eine *Protrusio* axial nach vorn auslöst, die Verkürzung der kontraktilen Substanz der Muskeln der Senkergruppe und des Internus, die eine *Blockade der Hebergruppe und des Externus* verursachen. Die als Komplikationen des Krankheitsbildes beschriebenen Erscheinungen einer Keratitis e lagophthalmo, einer Schädigung des Opticus oder eines Sekundärglaukoms sind diagnostisch vieldeutig und für die Einordnung des Prozesses nur bedingt zu verwerten.

In der differentialdiagnostischen Abgrenzung einer tumorösen Raumforderung der Orbita oder eines Prozesses der Orbitaberandungen wird man eine *Röntgenuntersuchung* des Schädels mit Standardeinstellungen und Spezialaufnahmen der spheno-orbitalen Übergangsregion durchführen. Wesentliche diagnostische Hinweise sind darüber hinaus von einer *Computer-Tomographie* der Orbita zu erwarten, die bei endokriner Ophthalmopathie mit Muskelbeteiligung eine Verbreiterung einzelner Muskeln, vorwiegend des Rectus inferior und des Rectus medialis erkennen läßt (Enzmann u. Mitarb., 1976; Wende 1977; Ullerich u. Fischedick, 1977). Die *Ultraschalldiagnostik* tritt gegenüber der Computertomographie in ihrer Aussagekraft zurück. Die *Myographie* der extraokularen Muskeln ermöglicht zusätzliche Aufschlüsse, steht jedoch nur wenigen Arbeitsgruppen zur Verfügung.

Liegen die *3 Hauptsymptome* Oberlidretraktion, Protrusio und Augenmuskelblockade vor, so ist nach unseren eigenen Erfahrungen an 480 einschlägigen Beobachtungen aus 3 Arbeitsgruppen in Hamburg und Dortmund die Diagnose mit klinischen Mitteln ausreichend zu sichern. Diese eindeutige Situation findet sich jedoch nur in etwa 30% der Beobachtungen. Bestehen neben *2 typischen Augensymptomen* klinisch die eindeutigen Zeichen einer *Schilddrüsenüberfunktion*, so ist dann, d.h. in etwa weiteren *20%* der Beobachtungen, die klinische Einordnung möglich. Wie sich aus der Übersicht der Sektion Schilddrüse der Deutschen Gesellschaft für Endokrinologie (1973) ergibt, gehen nur bestimmte Verlaufsformen der Hyperthyreose mit einschlägigen Augenbefunden einher.

[1] (Augenklinik der Städtischen Kliniken Dortmund. Direktor: Prof. Dr. K. Ullerich, und Abt. für Röntgenologie und Nuklearmedizin im Knappschaftskrankenhaus Dortmund. Chefarzt: Prof. Dr. O. Fischedick).

Die restlichen *50%* der Beobachtungen umfassen Fälle, die nur 2 Augensymptome oder nur 1 Augensymptom bieten, bei denen ferner die Diagnose einer Hyperthyreose klinisch unsicher ist oder bei denen der Prozeß von einer primären Euthyreose, einer behandlungsbedingten Euthyreose oder einer therapiebedingten Hypothyreose begleitet wird, wenn wir den Patienten übernehmen. In all diesen Beobachtungen ist die exakte Einordnung nur durch *nuklearmedizinische Maßnahmen* möglich (Tabelle 1).

Tabelle 1. Reihenfolge der diagnostischen Maßnahmen

Klinischer Befund
Ophthalmologie
Innere Medizin

In-vitro-Bestimmungen

In-vivo-Bestimmungen

Wir würden empfehlen, auch in den Fällen, die klinisch eine eindeutige Einordnung ermöglichen, eine volle Analyse mit *In-vitro-Methoden* der *Nuklearmedizin* durchzuführen, um neben klinischen Befunden weitere *diagnostische Parameter* zu erarbeiten, die im Verlauf des Prozesses kontrolliert werden können. Durch nuklearmedizinische Untersuchungsmethoden des In-vitro- und In-vivo-Bereichs konnte die Treffsicherheit in der Abklärung der endokrinen Ophthalmopathie von 50 auf 98% gesteigert werden. Es ist jedoch immer wieder zu bedenken, daß letzten Endes die Richtigkeit der mit klinischen und nuklearmedizinischen Untersuchungsmethoden gestellten Diagnose einer endokrinen Ophthalmopathie nur durch die *Beobachtung des Krankheitsverlaufs* und des *Therapieerfolges* bestätigt werden kann. Sollten Abweichungen im Krankheitsverlauf auftreten, so ist die Diagnostik in Frage zu stellen und durch zusätzliche Verfahren zu erweitern.

Hinweise zur Nomenklatur der Testverfahren

In der nuklearmedizinischen Untersuchungstechnik zur Abklärung der endokrinen Ophthalmopathie werden heute unterschieden sogenannte *In-vivo-* und *In-vitro-Methoden*. Bei den In-vivo-Verfahren werden die Umsetzungen radioaktiv markierter Substanzen *am Patienten* selbst verfolgt, der

Patient wird somit einer Strahlenexposition und einer zeitlichen Belastung über den Versuchsverlauf hinweg ausgesetzt. Bei den In-vitro-Verfahren, die lediglich *am Serum des Patienten* durchgeführt werden, erfolgt keine Strahlenbelastung des Kranken. Es ist allerdings zu berücksichtigen, daß beim TRH-Test ein gewisses Risiko durch die Belastung mit dem Hypothalamus-Faktor hingenommen werden muß. In den letzten 8 Jahren besteht daher die zunehmende Tendenz, in der Hyperthyreose-Diagnostik In-vivo-Techniken durch In-vitro-Untersuchungen zu ersetzen (Pfannenstiel, 1974, 1978). Für die Frage der Diagnostik des endokrinen Exophthalmus haben wir dieses Problem zunächst für die Verfahren der Hormonjodbestimmung mit *Proteinbindungsanalysen* (Ullerich u. Fischedick, 1976) und dann zunächst an einem kleineren (Fischedick u. Ullerich, 1977) und nunmehr umfangreicheren Vergleichsmaterial für die *Radioimmunassays* geprüft.

Historischer Überblick über den Einsatz biologischer und nuklearmedizinischer Testmethoden von 1952 bis 1978

Die Entwicklung der heute zum Einsatz kommenden Untersuchungsmethoden läßt sich leichter übersehen, wenn man eine kurze Rückschau über die in den letzten 26 Jahren zur Abklärung einer endokrinen Ophthalmopathie angewendeten Untersuchungstechniken hält.

Unter einer großen Anzahl nuklearmedizinischer In-vivo-Techniken zur Abklärung einer Schilddrüsendysfunktion und einer endokrinen Ophthalmopathie der Jahre 1952 bis 1958 setzte sich als exaktester nuklearmedizinischer Test das *Zweiphasenradiojodstoffwechselstudium* (Horst 1952; Ullerich u. Horst, 1953, 1955; Horst u. Ullerich, 1958, 1960) durch. Die Suppression des Jodstoffwechsels der Schilddrüse durch perorale Gabe von Hormonjod wurde von Horst bereits 1952 nachgewiesen und von Werner (1955) zu einem selbständigen Untersuchungsverfahren, dem *Suppressionstest*, ausgebaut. Beide Verfahren bedingen, wie schon besprochen, eine Strahlenexposition des Patienten, vor allen Dingen beim Suppressionstest, bei dem eine zweifache Strahlenexposition erforderlich ist.

Die Möglichkeiten, die Diagnostik der endokrinen Ophthalmopathie durch den

Nachweis des *Exophthalmusfaktors* im Patientenserum zu verbessern (Dobyns u. Wilson, 1954; Börner, 1956; Horster 1967), wurde von uns bereits 1956 auf Grund von experimentellen Arbeiten an Kaulquappen (Ullerich u. Mitarb., 1956) in Frage gestellt. Der Test wurde, nachdem Schemmel u. Mitarb. (1972) und Werner (1972) seine große Unsicherheit nachgewiesen hatten, endgültig aufgegeben.

Der von Adams und Purves (1957) eingeführte Test nach der long-acting-thyroid-factor-Methode (*LATS-Test*) zeigte bei Nachprüfungen eine unzureichende Koinzidenz mit der Augensymptomatik (Horster, 1970; Sellers u. Mitarb., 1970; Werner 1970), so daß auch dieses Verfahren für den Bereich der endokrinen Ophthalmopathie verlassen worden ist.

Bei der Unsicherheit der zuletzt beschriebenen Teste stützte sich die Diagnostik der endokrinen Ophthalmopathie um das Jahr 1965 wieder vorrangig auf das *Zweiphasenradiojodstoffwechselstudium* und den *Suppressionstest*.

Ab 1965 wurden nuklearmedizinische In-vitro-Methoden zur Bestimmung der Hormonjode entwickelt, die auf der Testung der *Bindungskapazität der Serum-Eiweiß-Körper* für T_3 und T_4 basierten. Wir haben über die diagnostischen Erfahrungen mit diesen Methoden zusammenfassend berichtet (Ullerich u. Fischedick, 1974, 1976). Sie boten immer noch Schwierigkeiten in der Spezifität und in der Aussagegenauigkeit im unteren u. oberen Meßbereich, sie zeigten ferner Abweichungen unter einer pharmakologischen oder hormonellen Beeinflussung der Patienten.

1970 begann die Entwicklung der *Radioimmunteste*, die eine wesentliche Verbesserung der Bestimmung von T_4 u. T_3 erbrachten und die quantitative Erfassung des *Thyreotropins* im Serum ermöglichten. Im gleichen Zeitraum erfolgte die Entdeckung, Strukturaufklärung und Synthese des Thyreotropin-Releasing-Hormone (*TRH*), an die sich sehr schnell die Nutzung für kommerzielle Testverfahren anschloß.

Hormonkinetik der Schilddrüse, zentrales Steuerungssystem

Die Hormonkinetik und die Funktion des Steuerungssystems der Schilddrüse wurden weitgehend aufgeklärt, nachdem radioaktiv markierte Verbindungen zur Analyse zur Verfügung standen. Der Hypothalamusfaktor, das Thyreotropin-Releasing-Hormone (*TRH*) löst die Ausschüttung des *Thyreotropins* aus dem Hypophysenvorderlappen aus, das wiederum den Schilddrüsenstoffwechsel in jeder Hinsicht stimuliert, d.h. die Jodaufnahme in der Schilddrüse anregt, den Einbau des Jods in Aminosäuren, die Kondensation der Monoaminosäuren zu Thyroxin und Trijodthyronin, heute schlagwortartig als T_4 und T_3 bezeichnet, vermittelt. Der Hypophysenvorderlappen stimuliert die Hormonjodabgabe aus der Schilddrüse an die Blutbahn, wobei diese im Serum an Transporteiweißkörper gebunden werden, während nur ein niedriger Anteil als freies T_4 und T_3 (FT 4 u. FT 3) stoffwechselwirksam vorliegt. Die Übersicht über den Hormonjodstoffwechsel im Einzelfall wird dadurch erschwert, daß eine zusätzliche Störung dadurch gegeben ist, daß sich aus dem stoffwechselträgen T_4 durch Dejodierung das stoffwechselaktive T_3 oder das stoffwechselunwirksame reverse T_3 bilden kann.

Die Anpassung der Schilddrüse an die jeweilige Stoffwechselsituation wird über die Höhe des *Hormonjodblutspiegels* gesteuert, wobei dieser die Thyreotropin-Sekretion aus dem Hypophysenvorderlappen bremst bzw. den Hypophysenvorderlappen für die TRH-Wirkung blockiert.

Abweichung der Kinetik und der Steuerungsvorgänge bei endokriner Ophthalmopathie (Abb. 1)

Die endokrine Ophthalmopathie entwickelt sich mit größter Wahrscheinlichkeit auf Grund *immunologischer Umsetzungen* an den Geweben der Orbita. Das auslösende Agens ist nicht bekannt, eine Diagnostik, die auf einem derartigen Allergen beruhen würde, konnte daher bisher nicht entwickelt werden.

Es ist zu betonen, daß die jetzt darzustellenden *Änderungen* der *Hormonkinetik der Schilddrüse und der Steuerungsvorgänge* nach unserer heutigen Erkenntnis mit der Auslösung der endokrinen Ophthalmopathie direkt nichts zu tun haben. Sie bieten sich jedoch als diagnostisches Kriterium zur Abklärung der Befunde an, da sie der *Augensymptomatik* mit großer Regelmäßigkeit *parallel gehen*. Die Schilddrüse ist bei endokriner Ophthalmopathie in beiden Schaltwegen vom Zentrum

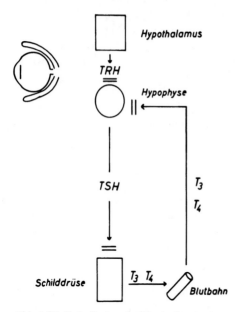

Abb. 1. Die Lokalisation der Blockaden des Reglersystems Hypothalamus-Hypophyse-Schilddrüse

abgekoppelt (Ullerich u. Fischedick, 1976a, 1976b). Der Hypophysenvorderlappen ist für den *Hypothalamusimpuls* blockiert, wie Ormston u. Mitarb. (1973) nachgewiesen haben. Ein *Thyreotropinimpuls* auf die Schilddrüse führt zu keiner Stimulation dieses Organs, wie Horst und Ullerich bereits 1958 fanden. Entgegen der Annahme der älteren Literatur ließ sich durch die Radioimmunbestimmung zeigen, daß der *TSH-Spiegel* des Serums bei endokriner Ophthalmopathie *nicht erhöht,* sondern niedrig ist. Es ist ferner die Beeinflussung des Hypophysenvorderlappens durch den *Hormonjodblutspiegel* blockiert, d.h. eine orale Gabe von T_3 oder T_4 führt nicht zu einer Blockade der Thyreotropinausschüttung (Horst 1952, Werner 1955). Die vom Zentralbereich in ihrer Steuerung abgetrennte Schilddrüse zeigt eine Automatisation ihres Stoffwechsels mit erhöhter Jodumsatzgeschwindigkeit und teilweise mit erhöhter Hormonjodproduktion.

Die exakteste Analyse dieser Stoffwechselabweichungen würde eine quantitative Bestimmung der *Hormonjodproduktion* und des *Hormonjodverbrauchs* ergeben. Teste, die diesen Nachweis führen, sind jedoch so aufwendig, daß sie für klinische Untersuchungen nicht in Frage kommen. Die heute klinisch angewandten *In-vitro-Methoden* stützen sich auf den Nachweis des Serumspiegels für *Gesamt-T_4* und *Gesamt-T_3,* erfassen daher nicht

die freien Anteile des Hormonjods im Serum, sie stützen sich ferner auf die Bestimmung des *TSH-Spiegels* und die Bewertung der Hypophysenvorderlappenreaktion auf *TRH-Gabe.* Hieraus ergibt sich bereits, daß die *Aussagemöglichkeiten* dieser Methoden *begrenzt* sind, wenn eine primäre Euthyreose oder eine sekundäre Euthyreose oder Unterfunktion den Augenbefund begleiten. Im Gegensatz hierzu wird beim *Radiojodzweiphasenstoffwechselstudium* die Hormonkinetik durch den Nachweis einer Beschleunigung des Hormonumsatzes erfaßt. Der *Suppressionstest* vermittelt als In-vivo-Methode einen Einblick in die Störung der Steuerung Hormonjod-Hypophyse.

Radioimmunbestimmung

Die Radioimmunbestimmungen basieren darauf, daß Versuchstiere gegen bestimmte hochmolekulare Verbindungen, im vorliegenden Fall Thyreotropin sowie an größere Eiweißmoleküle gebundenes T_3 und T_4, sensibilisiert werden. Versetzt man eine Aufschwemmung derartiger Antikörper mit einer bestimmten Menge radioaktiv markierten Antigens und fügt ein Patientenserum hinzu, das in unbekannter Höhe das gleiche Antigen enthält, so kommt es zu einer konkurrierenden Bindung der Hormonverbindungen des Patientenserums und des quantitativ definierten Testantigens an die Antikörper nach dem Massenwirkungsgesetz. Auf diese Weise läßt sich an Hand von Eichkurven die Höhe des T_3, T_4 und des TSH im Patientenserum bestimmen.

Die Radioimmunbestimmungen erfolgen im Laboratorium mittels der von der Industrie gefertigten *Testsätze.* Jedes Laboratorium muß jedoch für seine Versuchsanordnungen und für die Population seines Einzugsbereichs Mittelwerte und Streuung der Mittelwerte des Normalbereichs festlegen (Streuung der Methodik, nahrungsmäßige Jodexposition der Bevölkerung).

Gegenüberstellung der Radioimmunteste und der In-vitro-Untersuchungen (Tabelle 2)

Seit 1972 haben wir in unserer Arbeitsgruppe schrittweise von den Proteinbindungsmethoden auf die Radioimmunteste umgestellt, in strittigen Fällen außerdem die In-vivo-Untersuchungen beibehalten. Um eine exakte

Tabelle 2. Übersicht über die In-vitro- und In-vivo-Teste bei endokriner Ophthalmopathie (Ullerich und Fischedick 1977)

Klinische Symptomatik

In-vitro-Teste
Radioimmun-Test auf T_3
Radioimmun-Test auf T_4
Radioimmun-Test auf TSH
TRH-Belastungstest
ERT-Test

In-vivo-Teste
Zweiphasenradiojod-Stoffwechselstudium
Suppressionstest

Aussage über die Valenz der Radioimmununtersuchungen bei endokriner Ophthalmopathie machen zu können, haben wir von *Januar 1976 bis Juni 1978 118 Patienten* mit endokriner Ophthalmopathie folgenden Testen unterzogen:
T_4-Ria, T_3-Ria,
Bestimmung der effektiven Thyroxin-Ratio (ETR-Test nach Murphy) in Einzelfällen,
Thyreotropin-Ria im Serum als Leertest,
Thyreotropin-Ria im Serum nach TRH-Belastung,
Zweiphasenradiojodstoffwechselstudium (Horst),
in einzelnen Fällen Suppressionstest nach Werner.
Für unsere Laboratoriumsbedingungen lag der Normalbereich des T_4-Testes bei 5 bis 12 µg/100 ml, des T_3-Testes bei 100 bis 240 ng/100 ml Serum.

Wie schon oben betont, sind in der klinischen Routine die stoffwechselentscheidenden Werte für freies T_4 und T_3 nicht zu ermitteln. Die Spiegel für Gesamt-T_4 und Gesamt-T_3 geben jedoch in vielen Fällen entscheidende Hinweise. Fehldeutungen dieser Teste können dadurch erfolgen, daß unter bestimmten Umständen, so in der Schwangerschaft oder nach Applikation von Östrogenen, ferner unter pharmakologischer Einwirkung Veränderungen der Spiegel und der Funktion der Trägerproteine des Serums eintreten, so daß die Teste abweichende Ergebnisse liefern.

Zur Korrektur dieser Befunde wurde daher aus dem Bereich der Proteinbindungsanalysen in strittigen Fällen das Verfahren der effektiven Thyroxin-Ratio (*ETR-Test*) noch herangezogen, das die Bestimmung des

Gesamt-T_4 und der Thyroxinbindungskapazität zusammenfaßt.

Zur Zeit laufen Bemühungen, den Einfluß der Hormonbindung im Serum durch eine direkte Bestimmung des *Thyreoglobulins* mit einer Radioimmunmethode genauer zu erfassen (Pickardt u. Mitarb., 1977). Die Auswertung dieser Bestimmungen ist schwierig, da bei Normalpersonen die Spiegelhöhe abhängig vom Lebensalter stark variiert.

Der Serumspiegel für *Thyreotropin* liegt bei Normalpersonen bei 1,0–7,0 µE/ml Serum. Er ist bei endokriner Ophthalmopathie desgleichen niedrig, solange eine Hyperthyreose oder eine Euthyreose besteht. Bei Unterfunktion steigt der TSH-Spiegel des Serums infolge eines Absinkens der Hormonjodwerte im Serum an.

Bei Normalpersonen erhöht sich der Thyreotropinspiegel bei Gabe von 400 µg *TRH* nach 30 Minuten auf 2,0 bis 25,0 µE/ml Serum. Bei den meisten Patienten mit endokriner Ophthalmopathie ist dieser Anstieg blockiert. Bei sich anbahnender Unterfunktion kommt es zu einer starken Steigerung des TSH-Serum-Wertes nach TRH-Gabe.

Der In-vitro-Test des *Zweiphasenradiojodstoffwechselstudiums* wurde unverändert nach den Angaben von Horst (1952) durchgeführt. Bei dieser Untersuchungstechnik erhielten die Erwachsenen 25 bis 50 µCi 131 J peroral. Ausgewertet wurden die Jodidphase durch Messung der Schilddrüsenaufnahme nach 2, 4, 24, 48 Stunden sowie die Werte des Gesamt-Serum 131 J sowie des proteingebundenen 131 J im Serum 48 Stunden nach Applikation.

Der *Suppressionstest* wurde nach den Angaben von Werner (1955) durchgeführt. Bewertet wurden der Eintritt oder das Ausbleiben eines Anstiegs der Radiojodaufnahme nach mehrfacher Applikation von T_3 oder einmaliger Gabe von T_4.

Untersuchungsergebnisse

Wie Horst und Ullerich (1958) nachwiesen, liegen bei leichter u. schwerer endokriner Ophthalmopathie identische Abweichungen der Steuerung vor. Die Ergebnisse der In-vitro-Testungen u. In-vivo-Testungen sind daher von der Schwere des Augenbefundes unabhängig.

Die Kombination einer bestimmten Augensymptomatik und bestimmter Schilddrüsenstoffwechselzustände ergeben Symptomkombinationen, die eine Ordnung der Testergebnisse erlauben.

Endokrine Ophthalmopathie und Hyperthyreose (Tabelle 3)

Im fraglichen Zeitraum untersuchten wir 56 Patienten, die neben den Augenbefunden klinisch die Zeichen einer *Überfunktion* boten. Bei 43 dieser Patienten, also der größeren Gruppe, war der Serumspiegel für T_3 u. T_4

Tabelle 3. Ergebnisse der In-vitro-Teste bei endokriner Ophthalmopathie mit klinischer Hyperthyreose

T_4 RIA	T_3 RIA	TSH Basalwert	TRH Test	N
↑	↑	niedrig	·∅	43
↔	↑	niedrig	∅	11
↔	↑	niedrig	+	2
Summe				56

erhöht, während der TSH-Basalwert niedrig lag und durch eine TRH-Gabe keine Stimulation ausgelöst werden konnte. Interessant war eine 2. Gruppe, die nur eine Erhöhung des T_3-Wertes bei niedrigen TSH-Basalwerten und einer Blockade der TRH-Testung bot.

Lediglich 2 Patienten zeigten einen erhöhten T_3-Wert, einen niedrigen TSH-Leerwert und eine normale TRH-Stimulation.

Endokrine Ophthalmopathie und primäre Euthyreose (Tabelle 4)

Nur 3 Patienten mit endokriner Ophthalmopathie boten klinisch den Befund einer primären *Euthyreose*. Bei diesen war der T_3-Wert erhöht, während der Basalwert für TSH niedrig war und die Belastung mit TRH regulär ausfielen.

Tabelle 4. Ergebnisse der In-vitro-Teste bei endokriner Ophthalmopathie mit klinischer primärer Euthyreose

T_4 RIA	T_3 RIA	TSH Basalwert	TRH Test	N
↔	↑	niedrig	+	3

Tabelle 5. Ergebnisse der In-vitro-Teste bei endokriner Ophthalmopathie mit klinischer posttherapeutischer Euthyreose bzw. Hypothyreose

T_4 RIA	T_3 RIA	TSH Basalwert	TRH Test	N
↔	↑	erhöht	+ +	5
↔	↔	niedrig	∅	18
↔	↔	niedrig	+	9
↔	↔	erhöht	+ +	12
↓	↔	erhöht	+ +	5
↓	↓	erhöht	+ +	10
Summe				59

Endokrine Ophthalmopathie und posttherapeutische Euthyreose bzw. Hypothyreose (Tabelle 5)

In dieser Gruppe führten wir 59 Patienten, die zur Zeit des Untersuchungstermins neben einer endokrinen Ophthalmopathie das Bild der *Normalfunktion* oder *Unterfunktion nach Behandlungsmaßnahmen*, nämlich einer Strumektomie, einer Radiojodtherapie oder nach medikamentösen thyreostatischen Behandlungsmaßnahmen boten.

Unter diesen Kranken war bei 5 Patienten bei normalem T_4-Wert der T_3-Wert erhöht bei einer Anhebung des TSH-Basalwertes und einer positiven Stimulation unter TRH. Dies ist eine Gruppe, die den Verdacht nahelegt, daß die Umkehr der Euthyreose in eine Unterfunktion erfolgen wird.

18 Patienten boten nach den Behandlungsmaßnahmen in bezug auf die Hormonjodwerte einen normalen Status, während sich der Regulationsmechanismus Hypothalamus-Hypophyse noch nicht wieder eingespielt hatte (niedriger TSH-Wert, fehlender Effekt der TRH-Stimulation).

9 Patienten boten reguläre Hormonjodwerte bei völliger Normalisierung des Steuerungssystems Hypothalamus-Hypophyse.

Bei 12 Patienten fielen die Hormonjodwerte normal aus, während die TSH-Basalwerte erhöht waren und eine starke Stimulation unter TRH-Gabe vorlag. Nach unseren Erfahrungen besteht für diese Gruppe die Gefahr des Abrutschens in eine Unterfunktion.

Bei 5 Patienten waren der T_4-Wert erniedrigt, der T_3-Wert normal, der TSH-Leerwert und der Effekt der Stimulation erhöht.

Schließlich boten 10 Patienten das volle Bild einer Unterfunktion mit Absenkung des T_3- u. T_4-Wertes, Steigerung des TSH-Leerwertes und starkem Anstieg des TSH-Wertes auf Stimulation mit TRH.

Ergebnis des Zweiphasenradiojodstoffwechselstudiums in den 3 Gruppen

Als Kriterium einer der endokrinen Ophthalmopathie parallel gehenden Störung der Hormonkinetik der Schilddrüse wurde die Erhöhung der Geschwindigkeit der Hormonjodbildung herangezogen, faßbar in der Höhe des 48-Stunden-Serum-Wertes für 131 J. Diese Werte lagen bei 117 der 118 getesteten Patienten über der oberen Normgrenze für proteingebundenes Jod, die mit 0,2%/l der zugeführten Dosis festzulegen ist (Horst, 1952, Horst und Ullerich, 1958).

Diskussion der Befunde

Wie schon oben angeführt, legt die Einführung immer wieder verbesserter In-vitro-Teste in die Schilddrüsendiagnostik nahe, durch diese Verfahren, vor allen Dingen durch die Radioimmunbestimmungen, die In-vivo-Untersuchungen, die den Patienten einer Strahlenbelastung aussetzen und zeitlich beanspruchen, soweit dies möglich ist, abzulösen. Hierbei muß man sich jedoch klarmachen, daß die diagnostischen Probleme in der Abklärung einer fraglichen Hyperthyreose und in der Abklärung einer fraglichen endokrinen Ophthalmopathie nicht identisch sind, ganz abgesehen davon, daß sich in der Abgrenzung der verschiedenen Formen der Schilddrüsenunterfunktion wieder ganz andere Fragestellungen ergeben. *Eine Hyperthyreose* ist *abzugrenzen* gegen einen *Normalbefund* der Schilddrüse bzw. gegen Krankheitsbilder, die von *vegetativen Störungen* beherrscht werden. Schwerwiegende Folgen werden daher in der Diagnose der Hyperthyreose vor allen Dingen falsch-negative Ergebnisse zeitigen. In der Diagnostik der Hyperthyreose wurden inzwischen die Hormonjodbestimmungsverfahren, die auf einer Proteinbindungsanalyse basierten, weitgehend durch Radioimmunbestimmungen abgelöst und das diagnostische Raster durch die Radioimmunbestimmung des Thyreotropins im Serum und die Durchführung der TRH-Belastungen ergänzt (Mitsuma u. Mit-

arb., 1971; Schneider u. Mitarb., 1971; Hüfner u. Hesch, 1973; Hermann, 1976; Reinwein, 1976; Vossberg, 1977; Börner, 1977). Es bahnen sich Bestrebungen an, die Diagnostik der Schilddrüsenüberfunktion weiter zu vereinfachen, d.h. in klinisch eindeutigen Situationen nur *Suchteste* auszuführen und in weiteren Beobachtungen durch eine sog. *Stufendiagnostik* aufwendige Testverfahren einzusparen. Auf die Umstellung auf In-vitro-Teste hat Pfannenstiel (1973, 1974, 1978) immer wieder gedrängt.

Für die Diagnostik der *endokrinen Ophthalmopathie* liegt die Situation schwieriger. Hier sind nicht nur die Fälle einzuordnen, die mit einer *Hyperthyreose* einhergehen, sondern auch die Augenbefunde, die *primär* von einer *Euthyreose* oder *posttherapeutisch* von einer *Euthyreose* bzw. einer *Unterfunktion* begleitet sind. Auf die anamnestische Angabe, daß früher eine Überfunktion bestanden habe, die durch therapeutische Maßnahmen in eine Euthyreose bzw. eine Unterfunktion umgewandelt wurde, darf man sich erfahrungsgemäß nicht stützen.

Wie o.a. stehen als In-vitro-Test auf der Basis einer Radioimmununtersuchung zur Verfügung die Bestimmung des Gesamt-T_4, des Gesamt-T_3, die Bestimmung des Leerwertes an TSH im Serum und die Bestimmung des TSH-Wertes nach TRH-Belastung. Zweifellos ist die diagnostische Sicherheit durch die Einführung der TSH-Spiegelbestimmung und der TRH-Belastungsprobe erheblich verbessert worden (Ormston u. Mitarb., 1973; Franco u. Mitarb., 1973; Clifton-Bligh u. Mitarb., 1974). In der Diagnostik der endokrinen Ophthalmopathie muß ein hoher Sicherheitsgrad gefordert werden, da falschpositive Einordnungen vor allen Dingen die Gefahr beinhalten, daß eine *tumoröse Raumforderung* der Orbita *fälschlich als endokrine Ophthalmopathie eingeordnet* und behandelt wird.

Unseres Erachtens ist eine *ausreichende diagnostische Sicherheit* mit In-vitro-Testen daher gegeben, wenn die *Aussage im T_4-Test, T_3-Test, TSH-Leerwert und in der TRH-Belastung* übereinstimmt, d.h., wenn sowohl die Hormonjodserum-Werte erhöht sind wie der Nachweis eines niedrigen TSH-Spiegels im Serum bei Blockade der TRH-Reaktion geführt werden kann. Einzuordnen sind desgleichen Fälle, die bei *normalem T_4-Wert* eine *Erhöhung des T_3-Wertes* bei *niedrigem TSH-*

Spiegel und blockierter TRH-Belastung aufweisen. Diese Fälle, auf die erstmals Hesch, Hüfner und von zur Mühlen (1972, 1974) hingewiesen haben, dürften in den meisten Fällen das Durchlaufstadium für die Entwicklung eines Vollbildes der Hyperthyreose darstellen. Nach unseren Erfahrungen zeigen Verlaufskontrollen, daß bei weiterer Beobachtung auch der T_4-Wert ansteigt. Auf jeden Fall fordern diese Verlaufsformen eine *weitere sorgfältige Kontrolle.*

Alle *anderen Testkonstellationen erlauben nicht die Einordnung* eines Augenbefundes als endokrine Ophthalmopathie, da sie nicht die Abgrenzung gegen eine Raumforderung der Orbita anderer Art, die mit einer Euthyreose oder zufällig mit einer Hypothyreose einhergeht, ermöglichen.

Legen wir diese diagnostischen Kriterien den von uns aufgestellten Patientengruppen zugrunde, so war in der Gruppe der endokrinen Ophthalmopathie mit Hyperthyreose die Einordnung auf Grund der In-vitro-Teste in 54 von 56 Fällen möglich, wobei bei 11 Patienten auf Grund der niedrigen T_4-Werte Verlaufskontrollen durchzuführen waren.

In der Gruppe der endokrinen Ophthalmopathie mit primärer Euthyreose ermöglichten die In-vitro-Teste keine Aussage.

Die 59 Patienten, die uns im Stadium der posttherapeutischen Euthyreose oder Hypothyreose wegen einer Verschlechterung des Augenbefundes zugewiesen wurden, ermöglichten auf Grund der In-vitro-Teste sämtlich nicht die Einordnung des Augenbefundes.

Im Gegensatz hierzu konnte bei 117 der insgesamt 118 Patienten mit endokriner Ophthalmopathie in der Hormonjodphase des *Zweiphasenradiojodstoffwechselstudiums* das Kriterium einer beschleunigten Hormonkinetik, nämlich ein erhöhter 48 Stunden 131-Serumwert, nachgewiesen werden. Die erweiterte Aussagemöglichkeit des In-vivo-Testes ergibt sich daraus, daß hier nicht Hormonspiegel, sondern eine Umsatzbeschleunigung des Hormonhaushalts als Testkriterium herangezogen wird. Auch dann, wenn die primär hyperthyreote Schilddrüse durch Strumektomie oder durch eine Radiojodtherapie in ihrem Parenchym reduziert wird, zeigt das restliche Schilddrüsenparenchym unverändert den Zustand der Hormonumsatzbeschleunigung an.

Entsprechend unseren Ergebnissen zeigte sich auch in den Beobachtungen von Lawton u. Mitarb. (1977), daß bei 20 mit einer Hyperthyreose einhergehenden Fällen von endokriner Ophthalmopathie auf Grund der Radioimmunteste eine eindeutige Einordnung möglich war, während bei 41 von einer Euthyreose begleiteten Krankheitsfällen die von uns aufgezeigte diagnostische Unsicherheit der In-vitro-Teste vorlag.

Zusammenfassung

Die genaue Auswertung des augenärztlichen Befundes der endokrinen Ophthalmopathie (Retraktion der Oberlider, Protrusio, typische Motilitätsblockade), der Einsatz der Computer-Tomographie, die Bewertung des internistischen Befundes ermöglichen in 50% der Beobachtungen die Einordnung des Orbitalprozesses auf Grund der klinischen Diagnostik. In den restlichen 50% der Beobachtungen ist man auf nuklearmedizinische Untersuchungsmethoden angewiesen. Die endokrine Ophthalmopathie dürfte pathogenetisch auf immunbiologische Umsetzungen des Orbitalgewebes gegen einen bisher unbekannten Faktor zurückzuführen sein. Dem Augenbefund parallel gehen Abweichungen der Hormonkinetik der Schilddrüse und Abweichungen der Funktion des Steuerungssystems Hypothalamus-Hypophyse-Schilddrüse, die bei Anwendung von nuklearmedizinischen Methoden zur diagnostischen Einordnung des Augenbefundes ausgenutzt werden. In 118 Beobachtungen des eigenen Krankengutes wurde durch Paralleluntersuchungen geprüft, ob es heute möglich ist, durch die In-vitro-Methoden der Radioimmunbestimmung (T_3-Ria, T_4-Ria, TSH-Leerwert, Belastung des TSH-Spiegels mit TRH-Gabe) die In-vivo-Teste (Zweiphasenradiojodstoffwechselstudium, Suppressionstest) zumindesten teilweise abzulösen. Bei dem schwierigen Krankheitsgut der Arbeitsgruppe war eine Einordnung des Augenbefundes auf Grund der In-vitro-Teste nur in 54 von 56 Beobachtungen möglich, bei denen der Augenbefund mit einer Hyperthyreose einherging. Bei 2 Beobachtungen dieser Gruppe, 3 Fällen mit primärer Euthyreose und 59 Beobachtungen, die von einer posttherapeutischen Euthyreose bzw. Hypothyreose begleitet waren, war die Einordnung auf Grund der In-vitro-Teste nicht verläßlich möglich. In 117 der insgesamt 118 Fälle konnte dagegen der Augenbefund auf Grund der Bestimmung der Hormonjodphase des Zweiphasenradiojodstoffwechselstudiums als endokrine Ophthalmopathie ausgewiesen werden. Diese Einordnung bestätigte sich durch den weiteren klinischen Verlauf. Die Untersuchungsserie zeigte, daß man in der Diagnostik der endokrinen Ophthalmopathie mit den In-vitro-Testen beginnen wird, in einem Teil der Beobachtungen die Diagnostik jedoch nur durch die In-vivo-Teste abschließen kann. Nach endgültiger Einordnung des Prozesses sind dann die weiteren Kontrollen mit In-vitro-Bestimmungen möglich. Schon auf diese Weise wird ein nicht unerheblicher Anteil der durch die In-vivo-Methoden gegebenen Strahlenbelastung des Patienten vermieden.

Literatur

Adams, D.H., Purves, D.: The change in thyroid J 131 content between 8 und 48 hours as an index of thyroid activity. Metabolismus 6, 26 (1957). − Börner, R.: Experimentelle Beiträge zur Frage des endokrinen Exophthalmus. Ber. Dtsch. Ophthalmol. Ges. 60, 255 (1956). − Börner, W.: Diagnostik und Therapie von Hyperthyreose und endokriner Ophthalmopathie. Therapiewoche 27, 4694 (1977). − Boler, J., Enzman, F., Folkers, K., Bowers, C.Y., Schally, A.V.: The identity of chemical and hormonal properties of the thyrotropin in releasing hormone and pyroglutamylhistidylproline-amide. Biochem. Biophys. Res. Comm. 37, 705 (1969). − Cassidy, C.E.: Thyroid Suppression Test as Index of Outcome of Hyperthyroidism Treated with Antithyroid Drugs. Metabolism 19, 745 (1970). − Clifton-Bligh, P., Silverstein, G.E., Burke, G.: Unresponsiveness to Thyrotropin-Releasing Hormone (TRH) in Treated Graves' Hyperthyroidism and in Euthyroid Graves' Disease. J. Clin. Endocrinol. Metab. 38, 531 (1974). − Dobyns, W.M., Wilson, L.A.: Exophthalmus-producing substance in serum of patients suffering from progressive exophthalmos. J. Clin. Endocr. 14, 1393 (1954). − Emrich, D.: In-vitro-Verfahren zur Beurteilung der Schilddrüsenfunktion. Med. Welt 27, 1716 (1976). − Emrich, D.: In-vitro-Verfahren in der Schilddrüsendiagnostik. Therapiewoche 28, 5053 (1978). − Enzmann, D., Marshall, D.H., Rosenthal, A.R., Kriss, J.P.: Computed Tomography in Graves' ophthalmopathy. Radiology 118, 615 (1976). − Fischedick, O., Ullerich, K.: In-vitro and in vivo diagnosis of endocrine Ophthalmopathy. In: Proc. 3rd. Int. Symp. on Orbital disorders, S. 334. The Hague-Boston-London: Junk 1978. − Franco, P.S., Hershman, J.M., Haigler, E.D., Pittman, J.A.: Response to Thyrotropinreleasing Hormone Compared With Thyroid Suppression Tests in Euthyroid Graves' Disease. Metabolism 22, 1357 (1973). − Hall, R., Amos, J., Ormston, B.J.: Radioimmunoassay of Human Serum Thyrotrophin. Br. Med. J. 1, 582 (1971). − Hermann, R., Schneider, C.: Der Radioimmunassay für Trijodthyronin und Thyroxin im Serum und seine Anwendung bei Hyperthyreose. Der Radiologe 18, 156 (1974). − Herrmann, J.: Such- und Schnelltest bei Schilddrüsenerkrankungen. Internist 17, 476 (1976). − Hesch, R.D., Hüfner, M., von zur Mühlen, A.: Erste klinische Ergebnisse mit einer radioimmunchemischen Bestimmungsmethode von Trijodthyronin im Plasma (IT₃). Dtsch. med. Wochenschr. 97, 351 (1972). − Hesch, R.D., Hüfner, M., von zur Mühlen, A.: Trijodthyronin-Hyperthyreose bei endokriner Ophthalmopathie. Dtsch. med. Wochenschr. 97, 1837 (1972). − Hesch, R.D., Hüfner, M., von zur Mühlen, A., Emrich, D.: Trijodthyronine levels in patients with euthyroid endocrine exophthalmos and during treatment of thyrotoxicosis. Acta endocrinol. (Kbh) 75, 514 (1974). − Horst, W.: Methoden und Ergebnisse des Radiojodstoffwechselstudiums zur Diagnostik thyreoidaler und extrathyreoidaler Erkrankungen. Klin. Wochenschr. 30, 439 (1952). − Horst, W., Ullerich, K.: Hypophysen-Schilddrüsen-Erkrankungen und endokrine Ophthalmopathie. 31. Beiheft der Klin. Monatsbl. Augenheilk., Stuttgart: Enke 1958. − Horst, W., Ullerich, K.: Bedeutung des Radiojod-Stoffwechselstudiums für Diagnostik und Therapie der endokrinen Ophthalmopathie. Ber. Dtsch. Ophthalmol. Ges. 63, 136 (1960). − Horster, F.A.: Endokrine Opthalmopathie. Berlin, Heidelberg, New York: Springer 1967. − Horster, F.A.: Zur Pathophysiologie und Therapie der endokrinen Ophthalmopathie. Verh. dt. Ges. inn. Med. 76, 771 (1970). − Horster, F.A., Wildmeister, W.: Klinische Bedeutung des synthetischen TRH. Dtsch. med. Wochenschr. 96, 175 (1971). − Hüfner, M., Hesch, R.-D.: Radioimmunoassay for Trijodothyronine in human serum. Acta Endocrinol. (Kbh) 72 (1973) 464. − Inoue, Y., Inoue, T.: Study on dysthyroid ophthalmopathy. Proc. 3rd. Symp. on Orbital Disorders, Amsterdam 1977, S. 349. The Hague, Boston, London: Junk 1978. − Lawton, N.F., Fells, P., Lloyd, G.A.S.: Medical investigation of dysthyroid eye disease. Proc. 3rd. Symp. on orbital disorders, Amsterdam 1977, S. 343. The Hague, Boston, London: Junk 1978. − Mitsuma, T., Gershengorn, M., Colucci, J., Hollander, C.S.: Radioimmunoassay of Trijodthyronine in Unextracted Human Serum. J. Clin. Endocrinol. Metab. 33, 364 (1971). − von zur Mühlen, A., Hesch, R.D., Emrich, D., Creutzfeldt, W.: Wirkung von synthetischen „thyreotropin releasing factor" auf Plasmaspiegel von thyreotropem Hormon und Wachstumshormon bei Gesunden, Patienten mit Hyperthyreose und primärer Hypothyreose. Dtsch. med.

Wochenschr. **95**, 2623 (1970). – von zur Mühlen, A., Emrich, D., Hesch, R.D., Köbberling, J.: Untersuchungen über die Beeinflussung der Thyreotrophin-Sekretion beim Menschen. Acta Endocrinol. (Kbh) **68**, 669 (1971). – Murphy, B.E.P.: Determination of Thyroxine. U.S.P. **3**, 414, 383 (1968). – Ormston, B.J., Kilborn, J.R., Garry, R., Amos, J., Hall, R.: Further Observations on the Effect of Synthetic Thyrotrophin-releasing Hormone in Man. Br. Med. J. **209**, 199 (1971). – Ormston, B.J., Alexander, L., Evered, D.C., Clark, F., Bird, T., Appleton, D., Hall, R.: Thyrotropin response to Thyrotrophin-Releasing Hormone in Ophthalmic Graves' disease: Correlation with other aspects of Thyroid function, Thyroid suppressibility and activity of eye signs. Clin. Endocrinol. **2**, 369 (1973). – Pfannenstiel, P.: Rationelle Schilddrüsendiagnostik. Schilddrüse 1973, Saarländ. Ärzteblatt **20** (1974). – Pfannenstiel, P.: Diagnostik von Schilddrüsenerkrankungen. Dietzenbach-Steinberg: Verlag der Byk-Mallinckrodt Radiopharmazeutika-Diagnostika 1974. – Pfannenstiel, P.: Stufenprogramm nuklearmedizinischer Schilddrüsendiagnostik. Dtsch. Ärztebl. **33**, 1853 (1978). – Pfannenstiel, P., Pixberg, H.U.: Erweiterte 131 J-Diagnostik von Störungen im Schilddrüsenreglerkreis durch Belastung mit TRH. Münch. med. Wochenschr. **115**, 495 (1973). – Pickardt, C.R., Bauer, M., Kubiczek, Th., Scriba, P.C.: Vorteile der direkten Bestimmung des thyroxinbindenden Globulins (TBG) in der Schilddrüsendiagnostik. Internist **18**, 538 (1977). – Reinwein, D.: Neuere Gesichtspunkte in der Diagnostik und Therapie von Schilddrüsenerkrankungen. Krankenhausarzt **49**, 69 (1976). – Schemmel, K., Weisbecker, L., Kahl, H., Uthgenannt, H., Kreysing, G., Zepf, S.: Exophthalmogener Effekt durch endogenes und exogenes thyreotropes Hormon im Tierexperiment. Schweiz. med. Wochenschr. **102**, 667 (1972). – Schneider, C., Montz, R., Kunstmann, H.: Über die Hyperthyreose-Diagnostik mit der Gesamt-Thyroxinbestimmung (T_4-Test). Dtsch. Med. Wochenschr. **97**, 327 (1971). – Sellers, E., Awald, A.G., Schönbaum, E.: Long-acting thyroid stimulator in Graves' disease. Lancet **1970**, 335. – Ullerich, K., Die Klinik der endokrinen Ophthalmopathie. Referat auf der Tagung der Sektion Schilddrüse der Deutschen Gesellschaft für Endokrinologie, 22. und 23. 4. 77, Kettwig/Ruhr. – Ullerich, K., Fischedick, O.: Endokrine Ophthalmopathie. Klinische Symptomatik, Klassifikation, diagnostische Einordnung, Behandlungsindikationen. Röntgenblätter **29**, 331 (1976a). – Ullerich, K., Fischedick, O.: Spezialuntersuchungen, insbesondere nuklearmedizinische Methoden zum Nachweis einer endokrinen Ophthalmopathie. In: Die gezielte Diagnostik raumfordernder Prozesse der Orbita. Stuttgart: Enke 1976b. – Ullerich, K., Fischedick, O.: Neue Ergebnisse zur Diagnostik, Pathogenese und Therapie der endokrinen Ophthalmopathie. Kurs auf dem XIII. Essener Kongreß für augenärztliche Fortbildung von 13. 2. bis zum 17. 2. 78 in Essen. – Ullerich, K., Glöer, B., Hoffmann-Conrads, E.: Zur Frage des klinisch-experimentellen Nachweises einer thyreotropen Stimulierung bei endokriner Ophthalmopathie. Ärztl. Forschung **10**, 480 (1956). – Ullerich, K., Horst, W.: Abgrenzung des einseitigen Exophthalmus durch ein spezielles Radiojodstoffwechselstudium. Ber. Dtsch. Ophtal. Ges. **58**, 269 (1953). – Ullerich, K., Horst, W.: Ergebnisse einer modernen Strahlentherapie des endokrinen Exophthalmus. Ber. Dtsch. Ophthalmol. Ges. **59**, 267 (1955). – Ullerich, K., Horst, W.: Zur Typenlehre des endokrinen Exophthalmus. Klin. Monatsbl. Augenheilkd. **128**, 215 (1956). – Vossberg, H.: In-vitro-Meßwerte zur Schilddrüsenfunktionsdiagnostik. Therapiewoche **27**, 4636 (1977). – Werner, S.C.: The Thyroid. New York: Hoeber Medical Division, Harper and Row 1955. Werner, S.C.: The eye changes of Graves disease. JMA **177**, 551 (1961). – Werner, S.C.: The eye changes of Graves' disease. Mayo Clin. Proc. **47**, 969 (1972). – Wende, S.: Computertomographie bei endokriner Ophthalmopathie. Referat auf der Tagung der Sektion Schilddrüse der Deutschen Ges. f. Endokrinologie, 22 und 23. 4. 77, Kettwig/Ruhr

Ber. Dtsch. Ophthalmol. Ges. 76, 275–282 (1979)
Ionisierende Strahlen in der Ophthalmologie
Redigiert von W. Jaeger, Heidelberg
© J. F. Bergmann Verlag 1979

Therapie der endokrinen Ophthalmopathie.
Nuklearmedizinische und strahlentherapeutische Gesichtspunkte

O. Fischedick und K. Ullerich (Abt. für Röntgenologie und Nuklearmedizin, Knappschaftskrankenhaus Dortmund. Chefarzt: Prof. O. Fischedick und Augenklinik der Städt. Kliniken
Dortmund. Direktor: Prof. K. Ullerich)

Grundprinzipien

Grundsatz der Therapie der endokrinen
Ophthalmopathie muß es sein, einen Augenbefund zu bessern, eine Progression des Augenbefundes und einen Funktionsverlust
nach Möglichkeit zu verhindern, zum zweiten eine den Augenbefund begleitende Fehl-
funktion der Schilddrüse durch therapeutische Maßnahmen zu kompensieren.

Das therapeutische Vorgehen muß auf die
Kombinationen okulärer und internistischer
Befunde, die im einzelnen Fall vorliegen, spe-
ziell abgestellt werden.

Die Normalisierung der Schilddrüsenfunktion ist eine der Voraussetzungen für eine erfolgreiche Behandlung des Augenbefundes.

Augenärztlicher Befund

Ein systematisches Vorgehen ist nur möglich,
wenn die Schwere des augenärztlichen und
internistischen Befundes graduell festgelegt
wird.

Die Kardinalsymptome der endokrinen
Ophthalmopathie sind die Retraktion des
Oberlides nach Dalrymple und Graefe, die
axiale Verdrängung des Bulbus aus der Augenhöhle, die Blockade der Hebergruppe
und des Externus durch den Muskelschaden
der Antagonisten.

Bei Fortschreiten des Befundes kommt es
zu einer ödematösen Durchtränkung der Lider und der Bindehaut, durch Kombination
der Protrusio und der Lidsymptomatik zu einer Keratitis e lagophthalmo, durch Infiltration der Muskeln in der Orbitaspitze zu Schädigungen der Sehnerven mit Ausfall des pa-
pillomakulären Bündels.

Es sind mehrfach Versuche unternommen worden, diesen Befund graduell einzuteilen.

Das beste Schema der Einteilung des Augenbefundes ist die für die American Thyroid
Association von Werner (1972) aufgestellte
Klassifizierung, welche Befunde der Lider,
der Bindehaut, der Protrusio, den Befall der
Muskulatur, die Beteiligung der Hornhaut
und die Läsion des Sehnerven unterscheidet.
Für alle Einzelsymptome sind drei Schwere-
gruppen vorgesehen mit der Einteilung 0 =
kein Befall, a = geringer, b = mäßiger, c =
schwerer Befall.

Für das therapeutische Vorgehen hat es
sich bewährt, aus den Symptomengruppen
von Werner den Komplex III, nämlich die
Protrusio, für die Einteilung herauszuheben,
wobei die Gruppe III o = Hertel-Werte bis 20
mm, III a = zwischen 21 und 23, die Gruppe
III b = zwischen 24 und 27, die Gruppe III c =
Hertel-Werte von 28 mm und darüber
umfaßt. Sollten im Einzelfall gravierende
Symptomenkombinationen vorliegen, welche die Hornhaut oder den Opticus bedro-
hen, sollte man die Behandlung im Sinne der
Therapie der höheren Klassifikationsgruppe
intensivieren (Abb. 1).

Klassifikation der Protrusio-Werte

III o	bis	20 mm
III a		21 mm bis 23 mm
III b		24 mm bis 27 mm
III c		28 mm und darüber

Abb. 1. Einteilung der Protrusio-Werte nach der
Klassifikation II von Werner (1972)

Internistischer Befund

Der Augenbefund kann begleitet sein von
1. einer Hyperthyreose,
2. einer primären Euthyreose,

3. einer posttherapeutischen Euthyreose,
4. einer posttherapeutischen Schilddrüsenunterfunktion.

Behandlung der Schilddrüsenüberfunktion

In den letzten Jahren hat sich die Erkenntnis durchgesetzt, daß ein wesentlicher Faktor für die erfolgreiche Behandlung der endokrinen Ophthalmopathie die vollständige Regulierung der neben dem Augenbefund bestehenden Hyperthyreose ist. Zur Behandlung stehen dabei folgende Prinzipien zur Wahl:
Therapie mit Thyreostatika.
Subtotale Strumektomie.
Resektion der Schilddrüse mit J 131.

Die *Therapie mit Thyreostatika* ist zu bevorzugen bei jüngeren Patienten mit normal großer oder leicht vergrößerter Schilddrüse, zur Herstellung einer euthyreoten Stoffwechsellage vor einer Schilddrüsenoperation bzw. bis zum Wirkungseintritt einer Radiojodtherapie. Der Nachteil des Verfahrens ist die hohe Rezidivquote, die lange Behandlungszeit, die Möglichkeit einer allergisch-toxischen Reaktion auf die Medikamente und die strumigene Wirkung.

Es ist die Erfahrung unserer und anderer Arbeitsgruppen, daß eine lang dauernde Therapie mit Thyreostatika das Risiko einer Entgleisung eines bestehenden Augenbefundes in sich birgt.

Die Indikation der *subtotalen Strumektomie* betrifft Fälle von Hyperthyreose mit großer Knotenstruma, Beobachtungen eines Hyperthyreoserezidivs, Fälle nach erfolgloser thyreostatischer Behandlung.

Die Belastung durch das Operationsrisiko und das Risiko einer Rekurrensparese oder Hypokalziämie ist nur gering anzusetzen, die Risiken einer postoperativen Unterfunktion sind dagegen zahlenmäßig erheblich.

Eine Verschlechterung des Augenbefundes nach Strumektomie oder das Auftreten manifester Augenerscheinungen nach der Operation, dürften ihre Ursachen in erster Linie in einer posttherapeutischen Unterfunktion haben, die nicht erkannt wurde.

Das Schwergewicht der Behandlung einer Hyperthyreose durch *Resektion* der Schilddrüse *durch Radiojod* liegt bei Patienten jenseits des generationsfähigen Alters, bei Hyperthyreoserezidiven nach erfolgloser thyreostatischer Therapie und in der Behandlung von Patienten mit erhöhtem Operations-

risiko. Eine Gegenindikation besteht in einer Gravidität.

Das Verfahren ist wie die subtotale Strumektomie mit einer nicht unerheblichen Quote von Hypothyreosen im Spätstadium belastet. Die Gefahr einer posttherapeutischen Karzinomentwicklung der Schilddrüse sowie die Gefahr einer genetischen Belastung sind nach den bisher vorliegenden Statistiken als gering anzusehen.

Die Berechnung der Therapiedosis hängt von einer Reihe von Faktoren ab, deren Größe nicht genau abzuschätzen ist. Die Berechnung der notwendigen Dosis geschieht aus der Größe der Schilddrüse und der Verweildauer des radioaktiven Jods, welche man im sog. Zweiphasenradiojod-Stoffwechselstudium nach Horst mit Messung der effektiven Halbwertzeit ermittelt. Es gibt aber auch Schilddrüsenbezirke, die nicht so gesetzmäßig auf Radiojod ansprechen, wie man das für andere Teile der gleichen Schilddrüse annehmen kann. Ein weiterer Unsicherheitsfaktor besteht in der fraktionierten Radiojodresektion der Schilddrüse. Diese ist aber notwendig, um die posttherapeutische Hypothyreose möglichst gering zu halten. Bei einzeitiger Radiojodresektion scheint sich eine endokrine Ophthalmopathie leichter zu entwickeln als bei einem fraktionierten Abbau der Überfunktion. Stationäre Behandlung ist wegen der Verweildauer des Radiojods in der Schilddrüse aus Strahlenschutzgründen notwendig. Die stationäre Behandlung dauert aber in der Regel nicht mehr als eine Woche.

Primäre und posttherapeutische Euthyreose

Liegt neben dem typischen Augenbefund eine primäre oder posttherapeutische Euthyreose vor, so sind die Befunde während der Gesamtbehandlung in Abständen unter Berücksichtigung des T3-Testes, des T4-Testes, des TSH-Basiswertes und der TRH-Belastung zu kontrollieren, um bei primärer Euthyreose die Entwicklung einer Überfunktion frühzeitig erkennen zu können und bei posttherapeutischer Euthyreose das Abgleiten in eine Unterfunktion nicht zu übersehen. Dabei ist wesentlich, daß bei noch normalen T3- und T4-Werten der Anstieg des TSH-Ausgangswertes und eine überschießende TRH-Reaktion auf eine sich anbahnende Unterfunktion hindeuten.

Posttherapeutische Unterfunktion

Liegt nach einer subtotalen Strumektomie oder nach einer Radiojodtherapie eine Unterfunktion vor, so ist auf jeden Fall durch Gabe von Hormonjod der Hormonblutspiegel im oberen Normbereich einzustellen, wenn eine Dekompensation des Augenbefundes vermieden werden soll. Die Kontrollen können dabei ausreichend durchgeführt werden unter wiederholter Überprüfung des T4- und T3-Wertes bei gleichzeitiger Analyse des TSH-Wertes und in Abständen wiederholter TRH-Belastung.

Stufenbehandlung des Augenbefundes

Normale Augensymptomatik

Bei normaler Augensymptomatik sind keine prophylaktischen Maßnahmen erforderlich. Bei jeder gegen die Schilddrüsenüberfunktion gerichteten Maßnahme besteht ein Risiko von 1 bis 2%, daß der Einzelfall im Augenbereich dekompensiert. Welchen Patienten diese Dekompensation trifft, ist weder durch klinische Analyse, noch durch Testung vorauszusehen. Bei Einsetzen der Augensymptomatik ist entsprechend den nächsten Stufengruppen zu verfahren.

Gering ausgeprägte Augensymptomatik

Liegt eine gering ausgeprägte Augensymptomatik mit Protrusiowerten zwischen 21 bis 23 mm, geringer Retraktion des Oberlides, einer geringen Lidschwellung und isolierten Ausfällen der Motilität vor, so ist eine systemische Steroidbehandlung, beginnend mit 48 mg Decortilen, wöchentlich abzubauen um 6 mg, bei einer Erhaltungsdosis von 12 mg für 3 Wochen durchzuführen. Die Stoßtherapie kann nach einem Intervall von 14 Tagen wiederholt werden. Häufig kombiniert sich eine Protrusio zwischen 21 und 23 mm mit gravierenden sonstigen Symptomen, so daß dann bereits in dieser Gruppe eine Strahlentherapie von 200–400 OD (2,0–4,0 Gy) erforderlich wird.

Mittelschwere endokrine Ophthalmopathie

Bei mittelschwerer endokriner Ophthalmopathie, d.h. Hertel-Werten zwischen 24 und 27 mm, eindeutiger Lidsymptomatik, gröberer Bewegungsstörung ist es wichtig, früh und intensiv eine aktive Behandlung anzustreben.

Viele deletäre Verläufe gehen darauf zurück, daß in diesem Stadium mit aktiven Maßnahmen zu lange gezögert wurde.

Durchzuführen ist hier eine Strahlentherapie des Retrobulbärraums mit 200 bis 400 rad (2,0–4,0 Gy) Oberflächendosis unter gleichzeitigem Einsatz der vorhin beschriebenen Steroidbehandlung, beginnend mit 60 mg Decortilen, die nach einem Intervall wiederholt werden sollte. Bei ungünstigem Verlauf muß die Strahlentherapie des Retrobulbärraums unter Umständen bis 600 OD (6,0 Gy) Oberflächendosis aufgestockt werden.

Schwere endokrine Ophthalmopathie

Bei schwerer endokriner Ophthalmopathie mit Hertel-Werten der Stufe III c (über 28 mm) liegt neben der Protrusio durchweg eine Schwellung der Oberlider, eine Chemosis der Bindehaut, eine weitgehende Blockade der Hebergruppe und des Externus durch die Infiltration der Gegenmuskeln vor. In den meisten Fällen bahnt sich eine Schädigung der Hornhaut im Sinne einer Keratitis e lagophthalmo an. Einzelne Fälle bieten eine Opticus-Komplikation durch Kompression des Opticus in der Orbitaspitze. Selten liegt ein Sekundärglaucom vor.

In diesen Fällen ist eine Strahlentherapie des Retrobulbärraums mit Dosen von 400 bis 800 r OD (4,0–8,0 Gy) einzuleiten, u.U. in einer zweiten Serie auf 1 200 r (12,0 Gy) aufzustocken. Diese Therapie muß von einer systemischen Steroidbehandlung begleitet werden, die zu wiederholen ist.

Einzelheiten zur Strahlen-Therapie des Retrobulbärraums

Die Wirkung der Röntgenstrahlen auf entzündliches Gewebe ist eine Erfahrung, die schon in den ersten Jahren nach der Entdeckung der Röntgenstrahlen gemacht wurde. Man kennt drei Theorien einer Wirkung auf den Entzündungsprozeß:

1. Die zellulärfermentative. Diese sieht in der Zerstörung der Exsudatzellen die Hauptwirkung.

2. Eine weitere Auffassung glaubt eine neuroregulatorische Wirkung mit dem Einfluß auf das Gefäßnervensystem und auf das endokrine System annehmen zu können.

3. Die dritte Auffassung hat die meisten Anhänger gefunden. Man nimmt eine elektrochemische Wirkungsweise an, bei der es

zu einer Verschiebung der Ionenkonzentration kommt. Die Röntgenstrahlung führt zu einer Änderung des Ionengleichgewichts mit einer primären Acidose und einer anschließenden langdauernden Alkalose. Die Wirkung auf einen Entzündungsprozeß ist schon mit einer Dosis in der Größenordnung von 1 rad nachgewiesen worden.

In den beginnenden 50iger Jahren wurde die Bestrahlung des Retrobulbärraumes von einem recht großen Feld durchgeführt, wobei gleichzeitig der Hypophysenbereich in das Bestrahlungsfeld einbezogen wurde. Man ging dabei von der Annahme aus, daß die endokrine Ophthalmopathie durch eine thyreotrope Stimulation der Hypophyse ausgelöst würde und daß man den Befund durch eine regulative Bestrahlung des Hypophysenbereiches günstig beeinflussen könnte.

Die Arbeitsgruppe von Horst und Ullerich führte bereits Ende der 50iger Jahre Vergleichsuntersuchungen durch, wobei eine Patientengruppe mit endokriner Ophthalmopathie zunächst einer selektiven Bestrahlung des Hypophysenbereichs unterzogen wurde, die dann bei keinem der Patienten den Verlauf des Augenprozesses günstig beeinflußte. Eine nachgeschickte Strahlentherapie des Retrobulbärraums erbrachte dann jedoch die erwartete Besserung. Damit wurde der Beweis der symptomatischen Wirkung der Strahlentherapie auf den Augenbefund erbracht. Der negative Effekt der Bestrahlung des Hypophysenraums findet seine Erklärung in unseren heutigen Erkenntnissen aus der Bestimmung des TSH-Serumspiegels der Patienten mit endokriner Ophthalmopathie, der nicht erhöht sondern erniedrigt ist.

Seit nunmehr 17 Jahren haben wir in Dortmund eine isolierte Strahlentherapie des Retrobulbärraumes, soweit dies anatomisch möglich ist, mit mäßig hohen Antientzündungsdosen durchgeführt und auf die Strahlentherapie des Hypophysenraumes vollständig verzichtet.

Auch nach Meinung von Donaldson und Mitarb., die sich ausdrücklich auf die Arbeiten von Horst und Ullerich sowie Guinet und Mornex beziehen, sei die Strahlenbehandlung der Hypophyse nicht notwendig, um einen befriedigenden Effekt auf die Protrusio zu erzielen.

Die Linse des Auges gehört zu den Organen, die gegen ionisierende Strahlen empfindlich reagieren. Darum muß eine Strahlenschädigung der Linse vermieden werden. Auch gehen die Überlegungen des Strahlentherapeuten dahin, nach Möglichkeit eine niedrige Dosis einzustrahlen, das Verhältnis zwischen Oberflächen- und Herddosis günstig zu gestalten und eine Strahlenqualität mit einem Strahlenbündel zu wählen, das stark eingeengt ist und wenig Streustrahlen aussendet, welche sekundär die Linse schädigen könnten. Außerdem ist die Möglichkeit der Schädigung der Linse des kontralateralen Auges zu bedenken. In Frage kommt eine Elektronenstrahlung mit Hilfe des Linearbeschleunigers und des Betatrons, die harte Gammastrahlung der Kobaltquelle und auch die konventionelle Strahlentherapie mit 200 kV unter Einengung des Strahlenbündels. Sowohl die Elektronenstrahlung, als auch die Kobalt 60-Bestrahlung zeigen zur Seite hin eine scharfe Feldbegrenzung. Dabei ist Elektronenstrahlung relativ gut zu dosieren, während die harte Gammastrahlung eine relativ große Tiefendosis hat. Donaldson und Mitarb. haben ihre Strahlentherapie mit dem Linearbeschleuniger durchgeführt und sie berichten von 91% sehr guten bis noch guten Ergebnissen. Nur bei 9% ihrer Patienten hätte die Strahlentherapie keinen Effekt hervorgerufen. Negative Wirkungen haben sie nicht beobachtet. Die Dosierung betrug insgesamt 2 000 rad Herd bei einer täglichen Fraktionisierung von 200 rad über 2 Wochen hinaus. Dabei wird das Strahlenbündel bei einer Feldgröße von 4 × 5 cm, 5° in Richtung auf die Hypophyse gedreht, so daß die Sella turcica immer im Strahlenkegel gelegen ist.

Heinze, Pickardt und Brand haben über ihre Erfahrungen mit einer 18-MeV-Bremsstrahlung berichtet und in 66% ihrer Patienten ein gutes Therapieergebnis erhalten. Sie selbst benutzen eine Feldbreite von 3 cm bei einer Feldlänge von 5,4 cm und richten das Strahlenfeld um 5–10° in Richtung auf die Sella turcica, so daß diese weitgehend im Bestrahlungsgebiet eingeschlossen worden ist. Durch die Dorsalschwenkung des Strahlenbündels wird aber die Linse der kontralateralen Seite geschont.

Wir selbst führen die Strahlentherapie mit der konventionellen Tiefentherapie von 200 kV und einem Fokusabstand von 30 cm und einem 1,0 mm Cu-Filter durch. Es wird ein stark eingeblendetes Feld von 2,5 cm Breite und 3,5 cm Länge benutzt. Hier wird das Strahlenbündel so konzentriert, daß der

Abb. 2. Isodosenverhältnisse bei 200 kV, 1 mm Cu-Filter, 40 cm FHA

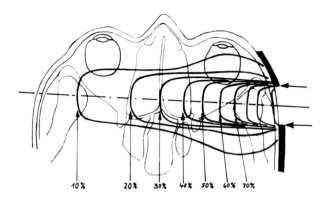

ISODOSEN bei

ORBITASPITZENBESTRAHLUNG

Rand des Bestrahlungsfeldes die Linse nicht erreichen kann.

Die Lage des Zentralstrahls wird so berechnet, daß die Mitte des Feldes 1 cm dorsal von der Bulbushinterwand gelegen ist. Da die Lage des Bulbus in bezug auf die laterale Orbitawand durch den Hertelwert bestimmbar ist, wird die Lokalisation nach einer Formel vorgenommen, welche die Länge des Bulbus, den Hertelwert und damit den Abstand der Bulbushinterwand von der Feldmitte berücksichtigt. Die im Computertomogramm berechnete Dosisverteilung (Abb. 2) zeigt, daß die sog. 10%-Isodose etwa 5 mm

hinter der dorsalen Linsenwand liegt und das kontralaterale Auge praktisch von der Strahlung nicht getroffen wird. Entscheidend ist daher die richtige Lokalisation des Bestrahlungsfeldes. Der Bestrahlungstubus wird senkrecht auf die seitliche Orbitawand gerichtet.

Ergebnis der Strahlenbehandlung und der Steroidtherapie

In den meisten Fällen wurde eine kombinierte Steroidtherapie und Strahlenbehandlung des Retrobulbärraums durchgeführt, so daß

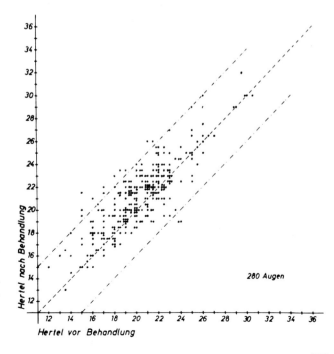

Abb. 3. Gegenüberstellung der Hertel-Werte von 140 Patienten mit endokriner Ophthalmopathie vor Beginn und nach Abschluß der Behandlung

sich hier die Wirkung der Einzelfaktoren jeder Kombinationsbehandlung schwer beurteilen läßt. Wir haben jedoch aus der Beurteilung von Fällen, deren Therapie mit einer reinen Steroidbehandlung begonnen wurde und deren Befund sich verschlechterte, den Eindruck, daß eine nachfolgende Bestrahlung des Retrobulbärraums den Umschwung zum günstigen Krankheitsverlauf erbrachte. In vielen Fällen konnte durch die Steroidtherapie allein der Verlauf des Prozesses nicht gebremst werden.

Zahlreiche Behandlungsserien, vor allen Dingen internistische Berichte, nehmen zum Behandlungserfolg Stellung, ohne echte Maßangaben zu liefern. Die beste Übersicht ergibt nach unseren Erfahrungen die Kontrolle der Hertel-Werte. Im jetzt folgenden Diagramm (Abb. 3) sind der Ausgangsbefund und der Endbefund des Hertelwertes gegeneinander aufgetragen, und zwar in der Nachbeobachtung von 140 Patienten. Dabei zeigt sich, daß das Gros der Beobachtungen im leichten bzw. mittelschweren Bereich angeordnet ist. Interessanterweise erfolgt unter den Behandlungsmaßnahmen in der überwiegenden Mehrzahl der Fälle eine gewisse weitere Zunahme des Befundes, die jedoch selten mehr als 2 mm Hertelwert beträgt. Nach der Progression kommt es zu einem Stillstand und zu einer Vernarbung. In einem geringen Anteil der Beobachtungen erfolgt eine Rückbildung. Diese Bewegung zum Positiven und zum Negativen verteilt sich gleichmäßig auf alle Schweregrade des Prozesses. Interessanterweise erfolgt in den meisten Fällen mit niedriger Ausgangsposition auch eine Progression bis zu 2 mm.

Unter der Bestrahlungsmaßnahme kommt es nach unseren Erfahrungen durch Rückgang der orbitalen Stauung relativ schnell zu einer Rückbildung der Chemosis und der Oberlidschwellung.

Die motorischen Ausfälle sind weder durch die Strahlentherapie, noch durch die Steroidbehandlung entscheidend zu beeinflussen. Diese Beobachtungen haben uns vor allen Dingen bewogen, Frühoperationen an den kontrahierten Augenmuskeln zu empfehlen.

Die Opticuskomplikationen werden, wie man durch computertomographische Untersuchungen leicht nachweisen kann, durch massive Schwellung der Muskeln in der Spitze des Orbitatrichters um den Sehnerv herum

ausgelöst. Auch dieser Prozeß läßt sich durch die Bestrahlung des Retrobulbärraums und die dadurch ausgelöste Entquellung der Muskulatur relativ günstig beeinflussen. In keiner unserer Beobachtungen kam es zu einem deletären Verlust des Sehvermögens.

Besondere Behandlungsformen

Wir haben in Einzelfällen die Steroidtherapie und die Bestrahlungsmaßnahmen mit der Gabe von 100 mg Imurek über einen längeren Zeitraum hinweg kombiniert, ohne daß wir von dieser zusätzlichen Behandlungsmaßnahme einen Erfolg gesehen hätten.

Eine Injektionsbehandlung des Retrobulbärraums mit Steroid-Aufschwemmungen wurde nicht ausgeführt, da wir, vor allen Dingen beim schweren endokrinen Exophthalmus, dies Verfahren für riskant halten.

Bei verschleppten, therapieresistenten Formen der endokrinen Ophthalmopathie haben auch wir die Totalausschaltung der Schilddrüse mit nachfolgender Substitution des Hormonjodblutspiegels mit Gabe von T4, T3 oder Hormonkombinationen vorgenommen. Nach unseren Verlaufsbeobachtungen und nach den Angaben der Literatur sind die Behandlungserfolge jedoch nicht so ermutigend, daß man dieses Verfahren über Ausnahmesituationen hinaus empfehlen könnte. Wir halten es vor allen Dingen für verfehlt, die Totalausschaltung der Schilddrüse in Fällen vorzunehmen, die durch die vorstehend geschilderten Behandlungsmaßnahmen geheilt werden können, ohne daß ein totaler Ausfall der Schilddrüse entsteht. Nach unseren Erfahrungen sind diese Patienten, im Gegensatz zu den sonstigen Formen der Hypothyreose, sehr schwer zu substituieren, da ihr Reglermechanismus gestört ist.

Zusätzliche operative Maßnahmen

Bei völliger Dekompensation des Augenbefundes, drohender Hornhautperforation oder bedrohlicher Kompression der Sehnerven im Bereich der Orbitaspitze wäre an eine orbitale Depression gegen den Kranialraum oder gegen die Nebenhöhlen zu denken. Wir haben in den zurückliegenden 18 Jahren aus unserem Beobachtungsgut 4 Patienten dem mit uns zusammenarbeitenden Neurochirurgen, Prof. Schürmann in Mainz, überwiesen, damit dieser unter Fortführung der von uns begonnenen, oben beschriebenen Therapie als Neurochirurg selbst die Kontrolle durchführen und die Entscheidung treffen konnte, ob eine Dekompression gegen den Kranialbereich durchzuführen sei oder nicht. In allen 4 Fällen klangen unter seiner Weiterbeobachtung die Symptome soweit ab, daß der Lidschluß wieder möglich wurde, die Hornhaut abheilte und die Funktionsverluste durch die Opticuskomplikation weitgehend zurückgingen. Von einem operativen Eingriff konnte daher in allen Fällen Abstand genommen werden.

In der Nachbehandlung der Spätstadien der endokrinen Ophthalmopathie hat sich die kosmetische Verbesserung des Endbefundes durch Resektion des Levators und Verkürzung der temporalen Lidspalte bewährt.

Nach unseren Erfahrungen können motorische Blockaden der Hebergruppe und des Externus durch genau dosierte Rücklagerungen der blockierenden Muskeln im Früh- und Spätstadium entscheidend beeinflußt werden.

Zusammenfassung

Die Regulation der Entgleisung der Schilddrüse in Richtung auf eine Hyperthyreose oder eine sekundäre Unterfunktion ist eine entscheidende Maßnahme zur günstigen Beeinflussung des Verlaufs der endokrinen Ophthalmopathie. Die Behandlung ist im übrigen eine symptomatische und zielt darauf ab, durch eine Bestrahlung des Retrobulbärraums und eine systemische Steroidbehandlung die orbitalen Gewebsveränderungen günstig zu beeinflussen und die funktionelle Situation des Auges zu bessern.

Unsere Erfahrungen an einem großen, von verschiedenen Arbeitsgruppen zugewiesenen Krankengut zeigen immer wieder, daß es entscheidend ist, aktive Behandlungsmaßnahmen früh einzusetzen, wenn man ein kosmetisch und funktionell günstiges Endergebnis erreichen will.

Literatur

Aranow, H., Day, R.M.: Management of thyrotoxicosis in patients with ophthalmopathy: antithyroid regimen determined primarily by ocular manifestation. J. Clin. Endocrinol. Metab. 25, 1 (1965). – Bauer, F.K., Catz, B.: Radioactive iodine therapy for progressive malignant exophthalmos. Acta Endocrinol. 51, 15 (1966). – Cant, J.S.: The assessment and treatment of endocrine exophthalmos, Proc. R. Soc. Med. 63, 783 (1970). – Day, R.M.: Evaluation of exophthalmos. In: the thyroid. Werner, S.C. Ingbar, S.H. (eds.) 3rd Ed. p. 535. New York: Harper and Row 1971. – Day, R.M., Carroll, F.D.: Corticosteroids in the treatment of optic nerve involvement. Arch. Ophthalmol. 79, 279 (1968). – Depisch, D., Höfer, R., Schatz, H.: Der Einfluß von immunsuppressiver Therapie auf den Long-Acting Thyroid Stimulator (LATS) und das klinische Bild bei Patienten mit lokalisiertem Myxödem und Exophthalmus. Wien. Klin. Wochenschr. 81, 8 (1969). – Der Kinderen, P.J.: EPS, LATS and exophthalmos. In: Thyrotoxicosix, Irvine, W.P. (ed.) p. 221. Edinbourgh: Livingstone 1967. – Donaldson, S.S., Bagshaw, A.M., Kriss, J.P.: Supervoltage orbital radiotherapy for Graves' ophthalmopathy. J. Clin. Endocrinol. Metab. 37, 276 (1973). – Emrich, D., Bay, V., Freyschmidt, P., Hackenberg, K., Herrmann, J., von zur Mühlen, A., Pickardt, C.R., Schneider, C., Scriba, P.C., Stubbe, P.: Therapie der Schilddrüsenüberfunktion. Dtsch. Med. Wochenschr. 102, 1261 (1977). – Fischedick, O., Ullerich K.: In vitro and in vivo diagnosis of endocrine ophthalmopathy. Proc. 3rd Int. Symp. on Orbital Disorders, Amsterdam 1977. – Foldenauer, A., Böhm, P.: Medikamentöse Beeinflussung des Jodstoffwechsels der Schilddrüse und ihrer klinischen Funktionsdiagnostik. Dtsch. Med. Wochenschr. 95, 1454 (1970). – Foldenauer, A., Böhm, P.: Über die Dauer medikamentöser Hyperthyreosebehandlung. Dtsch. Med. Wochenschr. 97, 604 (1972). – Garber, M.I.: Methylprednisolone in the treatment of exophthalmos. Lancet I, 958 (1966). – Gatz, B., Perzik, S.L.: Subtotal vs total surgical ablation of the thyroid malignant exopthalmos and its relation to remnant thyroid. V. Int. Thyroid Conf., Rome 1965. – Guinet, P., Mornex, R.: Rev. Lyon Med. 5, 933 (1956). – Heinze, H.G., Pickardt, C.R., Brand, H.: Strahlentherapie der endokrinen Ophthalmopathie mit 18-MeV-Bremsstrahlung. Strahlentherapie 148, 226 (1974). – Heydenreich, A., Morczek, A., Kurras, U.: Zur Behandlung des malignen Exophthalmus. Dtsch. Gesundh.-Wes. 21, 1236 (1966). – Horst, W., Ullerich, K.: Hypophysen-Schilddrüsen-Erkrankungen Ophthalmopathie. 31. Beih. der Klin. Mbl. Augenheilk. Stuttgart: Enke 1958. – Horst, W., Ullerich, K.: Bedeutung des Radiojod-Stoffwechselstudiums für Diagnostik und Therapie der endokrinen Ophthalmopathie. Ber. 63. Zusammenkunft der DOG in Berlin, p. 136 (1960). – Horster, F.A.: Endokrine Ophthalmopathie. Berlin, Heidelberg, New York: Springer 1967. – Horster, F.A.: Zur Pathophysiologie und Therapie der endokrinen Ophthalmopathie. Verh. dt. Ges. inn. Med. 76, 771 (1970). – Horster, F.A., Wildmeister, W.: Klinische Bedeutung des synthetischen TRH. Dtsch.

Med. Wochenschr. **96**, 175 (1971). – Ispas, I., Mileu, S.: Die diencephal-hypophysäre und orbitale Röntgentherapie bei endokrinen ödematösen progressiven Exophthalmien (100 Beobachtungen). Strahlentherapie **133**, 184 (1967). – Ivy, H.K.: Medical approach in ophthalmopathy of Graves' disease. Mayo Clin. Proc. 47, 980 (1972). – Kirmse, L., Lahrtz, H.-G., Schemmel, K., Waschulzik, G.: Totale Thyreoidektomie bei progredienter endokriner Orbitopathie. Dtsch. Med. Wochenschr. **100**, 535 (1975). – Klein, E., Kracht, J., Krüskemper, H.L., Reinwein, D., Scriba, S.: Klassifikation der Schilddrüsenkrankheiten. Dtsch. Med. Wochenschr. **98**, 2249 (1973). – Klein, E., Kracht, J., Krüskemper, H.L., Reinwein, D., Scriba, P.C.: Klassifikation der Schilddrüsenkrankheiten. Dtsch. Med. Wochenschr. **98**, 2362 (1973). – Müller, W., Schemmel, K., Uthgenannt, H., Weissbekker, L.: Die Behandlung des malignen Exophthalmus durch totale Thyreoidektomie. Dtsch. Med. Wochenschr. **93**, 2103 (1967). – Ogura, J.H., Lucente, F.E.: Surgical results of orbital decompression for malignant exophthalmos. Laryngoscope **84**, 637 (1974). – Pickardt, C.R., Boergen, K.P., Heinze, H.G.: Endokrine Ophthalmopathie. Internist **15**, 497 (1974). – Schleusener, H.: Behandlung der „endokrinen" Orbitopathie. Therapiewoche **28**, 5109–5112 (1978). – Ullerich, K.: Kosmetische und funktionelle Nachoperationen bei endokriner Ophthalmopathie. Referat auf der Tagung der Sektion Schilddrüse der Deutschen Gesellschaft für Endokrinologie am 22. und 23. 4. 1977 in Kettwig/Ruhr. – Ullerich, K., Fischedick, O.: Spezialuntersuchungen, insbesondere nuklearmedizinische Methoden, zum Nachweis einer endokrinen Ophthalmopathie. Stuttgart: Enke 1976. – Ullerich, K., Horst, W.: Abgrenzung des einseitigen Exophthalmus durch ein spezielles Radiojodstoffwechselstudium. Ber. 58. Zusammenkunft der DOG Heidelberg 1953, 269. – Ullerich, K., Horst, W.: Ergebnisse einer modernen Strahlentherapie des endokrinen Exophthalmus. Ber. 59. Tagung der DOG in Heidelberg 1955, 267. – Ullerich, K., Horst, W.: Zur Typenlehre des endokrinen Exophthalmus. Klin. Monatsbl. Augenheilkd. **128**, 215 (1956). – Volpé, R., Desbarats-Schonbaum, M.L., Schonbaum, E., Row, V.V., Ezrin, C.: The effect of radioablation of the thyroid gland in Graves' disease with high levels of long-acting thyroid stimulator (LATS). Am. J. Med. **46**, 217 (1969). – Weiss, E.R., Blahd, W.H., Winston, M.A., Krishnamurthy, G.T.: Observations on the therapeutic merit of thyroid radioablation for treatment of malignant exophthalmos. Nucl. med. **11**, 226 (1972). – Werner, S.C.: Prednisone in emergency treatment of malignant exophthalmos. Lancet **I**, 1004 (1966). – Werner, S.C., Ingbar, S.H. (eds.): The thyroid, New York: Harper and Row, 3rd Ed., p. 539. – Werner, S.C.: Modification of the classification of the eye changes of Graves' disease: Recommendations of the ad hoc committee of the American Thyroid Association. J. Clin. Endocrinol. **44**, 203 (1977). – Wildmeister, W., Horster, F.A.: Zur Therapie der endokrinen Ophthalmopathie. Dtsch. Med. Wochenschr. **97**, 1708 (1972). – Wildmeister, W.: Therapie der endokrinen Ophthalmopathie mit radioaktivem Jod und mit Hormonen. Nuc. comp. **85** (1971)

Ber. Dtsch. Ophthalmol. Ges. 76, 283–288 (1979)
Ionisierende Strahlen in der Ophthalmologie
Redigiert von W. Jaeger, Heidelberg
© J. F. Bergmann Verlag 1979

Die Anwendung von Beta-Strahlern bei nichttumorösen Prozessen des vorderen Augenabschnittes

H.-J. Thiel (Abt. Ophthalmologie. Leiter: Prof. Dr. W. Böke. Zentrum Operative Medizin II Christian-Albrechts-Universität Kiel)

Einleitung

Ionisierende Strahlen wurden bereits kurz nach ihrer Entdeckung auch in der Augenheilkunde zu therapeutischen Zwecken eingesetzt. Da ausreichende Erfahrungen über die Belastbarkeit und Reaktionsformen der einzelnen Augengewebe einschließlich der periorbitalen Region noch nicht vorlagen, war auch der Indikationsbereich entsprechend unübersichtlich. Es überrascht nicht, wenn den ersten enthusiastischen Berichten über die gute Wirksamkeit z.b. von Röntgenstrahlen auch Angaben über Mißerfolge und Behandlungsschäden gegenübergestellt wurden. Diese Zurückhaltung und in gewisser Weise sogar Skepsis ließen sich erst beseitigen, als man aufgrund tierexperimenteller Befunde und klinischer Erfahrungen feststellte, daß die Strahlenwirkung von der verabreichten Dosis abhängt (Rauch, 1914). Auch die Kenntnis der Strahlensensibilität der einzelnen Augengewebe sah man schließlich als wesentliche Voraussetzung für eine therapeutische Anwendung ionisierender Strahlen an (Stargardt, 1912). Bei der Strahlentherapie in der Ophthalmologie spielt die Schonung der so unterschiedlichen und teilweise empfindlichen Gewebsstrukturen eine entscheidende Rolle. Da sich mit Gamma-Strahlen oder mit konventionellen Röntgenstrahlen auch bei exaktester Einstellung, selbst unter Nahbestrahlungsbedingungen, eine Belastung der angrenzenden Gewebsanteile nicht ausschließen läßt, hat sich die Beta-Bestrahlung in nahezu idealer Weise angeboten. Gerade im Bereich der vorderen Augenabschnitte ist wegen der engen Nachbarschaft unterschiedlicher Strukturen wie Kornea, Bindehaut, Ziliarkörper und Kammerwinkel oder Linse eine gezielte, gut dosierbare Strahlung mit abschätzbarer Tiefen-

wirkung wünschenswert. Nach Einführung der Beta-Strahlen in der Therapie von Augenkrankheiten (Burnam u. Neill, 1940; Larsson, 1946; Ruedemann u. Glasser, 1946; Ruedemann, 1949) haben Friedell u. Mitarb. (1950, 1954) Beta-Applikatoren konstruiert und damit Möglichkeiten eröffnet, ohne wesentliche Gefahr radiogener Komplikationen Veränderungen der Konjunktiva und Kornea erfolgreich zu behandeln. Die vielfältigen Formen der Applikatoren sind je nach Verwendungszweck anwendbar.

Beta-Strahlen und ihre klinische Anwendung

Im Gegensatz zur Röntgen- oder Gamma-Strahlung ist die Beta-Strahlung eine Korpuskularstrahlung und besteht aus Elektronen. Beta-Strahlen eignen sich besonders gut für eine Oberflächentherapie, da die starke Gewebsabsorption zu einem raschen Dosisabfall führt, die Strahlen werden im Gewebe vollständig absorbiert. Sie sind daher in therapeutischer Hinsicht nur für eine Kontakttherapie geeignet. Ihre Reichweite beträgt je nach der Emissionsenergie nur wenige Millimeter und ist bei den verschiedenen Radionukliden recht unterschiedlich. Eine Übersicht über die in der Ophthalmologie anwendbaren Beta-Strahler haben Becker und Scheer (1954) erstellt, die wichtigsten und therapeutisch in erster Linie genutzten sind die Zerfallspaare 90 Sr/90 Y und 106 Ru/106 Rh (Lommatzsch u. Vollmar, 1964, 1966). Hierbei hat sich 90 Sr/90 Y wegen der langen Halbwertzeit und der hohen Energie von E_{max} = 2,23 MEV als besonders günstig erwiesen. Im Vergleich der Isodosen (ausführlich bei Lommatzsch u. Vollmar, 1964) besitzt 106 Ru/106 Rh jedoch eine größere Tiefenwirkung, was unter bestimmten Voraussetzungen, z.B. bei der Behandlung von intraokularen Tumoren, vorteilhaft sein kann. Die Strahlenbelastung der Patienten ist bei Verwendung der Beta-Strahler im Gegensatz zu anderen Bestrahlungsarten nur sehr gering.

Wirkung von Beta-Strahlen auf Gewebe des vorderen Augenabschnittes

Für die Therapie mit ionisierenden Strahlen ist die Kenntnis der spezifischen Reaktionsweise von Zellen und Geweben eine wichtige Voraussetzung. Ellis (1967) und Fowler (1968) haben gezeigt, daß für den therapeutischen Effekt einer Bestrahlung sowohl die Fraktionierung wie auch die jeweilige Dosierung entscheidend sind. Dies gilt auch für die Anwendung von Beta-Strahlen. Aufgrund der geringen Tiefenwirkung wird sie im wesentlichen bei Veränderungen der Konjunktiva und Kornea angewandt.

Beta-Strahlen führen innerhalb einer Zelle zu molekularen Strukturveränderungen, die bei entsprechend hoher Strahlenbelastung den Zelltod nach sich ziehen. Frühe Untersucher stellten bei experimenteller Beta-Bestrahlung eine hohe Strahlenempfindlichkeit der Gewebe des vorderen Augenabschnittes fest (Hughes u. Iliff, 1949). Histopathologisch konnten nach Bestrahlungsserien im Bereich der Hornhaut Desorganisationen des Epithelverbandes, Verlust von Stromazellen, Stromaödem und Endothelnekrosen nachgewiesen werden (Wilson, 1950). Spätschäden wurden, abhängig von der verabreichten Dosis, bis zu 15 Jahren nach einer Bestrahlung beobachtet, und zwar Veränderungen der Konjunktiva (Teleangiektasien, Keratinisation des Konjunktivalepithels), der Kornea (Keratitis punctata superficialis, Hornhautvaskularisation, Hornhautnarben, Hornhautulzerationen, Perforationen), Sklera (Skleraatrophie, Skleranekrosen) und Iris (Iritis, Irisatrophie). Einer der Gründe ist sicherlich darin zu sehen, daß zu hohe Bestrahlungsdosen angewandt wurden. Zwar war der Indikationsbereich einer Bestrahlung nichttumoröser Prozesse des vorderen Augenabschnittes und deren Dosierung schon frühzeitig weitgehend anerkannt, bei speziellen Hornhautveränderungen jedoch (z.B. bei tiefen Vaskularisationen) kamen bis zu 25% erhöhte Dosen zur Anwendung (Leahey, 1960). Durch Überschneidung der Bestrahlungsfelder resultierten sogar Dosen bis zu 30 000 rep pro Areal. Überdies waren unterschiedliche Applikatoren in Gebrauch, die nicht in jedem Fall einen Dosisvergleich zuließen. Die Warnung vor möglichen Spätschäden war deshalb durchaus berechtigt (Merriam, 1955).

Nun können Reaktionen auf eine Beta-Bestrahlung je nach Zell- und Gewebeaufbau recht unterschiedlich sein.

An der Bindehaut führen Dosen ab 5000 rep zur Atrophie mit erweiterten Gefäßschlingen (Teleangiektasien). Nach Dosen von 5000 bis 10 000 rep scheint es zur Keratinisation des Bindehautepithels zu kommen (Merriam, 1955). Dennoch sind Süchting u. Mitarb. (1966) der Ansicht, daß die Bindehaut möglicherweise einen Strahlenschaden besser überwindet, als z.B. die Hornhaut. Nach einer Beta-Bestrahlung mit klinisch relevanten Dosen von 600 bis 6000 rep zeigte sich im Vergleich beider Epithelschichten zwar eine Depression sowohl der DNS-Synthese als auch der Mitoserate, die Normalisierung trat jedoch früher im Bereich des Bindehautepithels auf. Über etwaige Spätschäden über die 4. Woche hinaus geben diese Versuche allerdings keine Auskunft. Veränderungen der Hornhaut nach einer Beta-Bestrahlung sind aufgrund des unterschiedlichen Aufbaus erwartungsgemäß vielfältig und auch differenzierter als an der Bindehaut. Das Epithel antwortet auf eine Strahlenbelastung mit einer dosisabhängigen Mitosedepression (Machemer u. Mitarb., 1965, 1966), aber auch hier scheint es nach einer einmaligen Straheneinwirkung von 600 bis 6000 rep wie bei dem Bindehautepithel zu einer Normalisierung der DNS-Synthese und der Mitoseaktivität zu kommen. Die Zellen des Stroma corneae werden durch eine Beta-Bestrahlung ebenfalls beeinflußt. So beobachteten McDonald und Wilder (1955) bei künstlich gesetzten Hornhautwunden nach geringer Strahlenbelastung eine erhöhte, nach Dosen über 1000 rep stets eine gehemmte Fibroblastenaktivität. Diesem Befund dürfte eine erhebliche Bedeutung zukommen, wenn die Frage einer Strahlentherapie im Verlauf einer kornealen Wundheilung zur Beantwortung ansteht. Wenn Hornhautzellen in ihrer Stoffwechselleistung beeinträchtigt werden, dann sind auch Auswirkungen auf die Synthese der Grundsubstanz zu erwarten, was Münich (1959) und Schuster (1964) nachweisen konnten. Veränderungen der Kollagenstruktur sind ebenfalls unter Einwirkung klinisch anwendbarer Bestrahlungswerte feststellbar (Morrison u. Mitarb., 1971). Die verringerten ATP- und ADP-Reserven in der Hornhaut nach 650 rep (Münich, 1960) sind ebenso wie ein Absinken des O_2-Verbrauchs und der anäroben Glykolyse (Korecz u. Szirmak, 1965) weitere Zeichen einer Stoffwechselbeeinflussung durch eine Beta-Bestrahlung. Besondere Bedeutung für die Erhaltung der Hornhaut-Transparenz kommt bekanntermaßen einer intakten Endothelschicht zu. Die Auswirkungen einer Beta-Bestrahlung auf diese Zellschicht untersuchten Chi u. Mitarb. (1963). Die Autoren wiesen zytologische Veränderungen des Endothels der Kaninchen-Hornhaut nach, noch ehe biomikroskopisch irgendwelche Änderungen der Hornhautstruktur erkennbar waren. Diese Beobachtung sollte dann berücksichtigt werden, wenn eine Bestrahlung bei vermuteter oder nachgewiesener Endothelschädigung vorgesehen ist. Eine Beta-Bestrahlung der Limbus-Region mit 6000 bis 20 000 rep kann Veränderungen des Kammerwinkels, evtl. mit einem Sekundärglaukom, nach sich ziehen (Doktor u. Almeda, 1960).

Bei epibulbärer Betabestrahlung ist durchaus mit einer Strahlenkatarakt zu rechnen (Lommatzsch, 1967), wenn die Limbusregion bestrahlt wird. Eine derartige Situation liegt bei der Pterygiumbestrahlung vor. Nach 3000 bis 5000 rep können in einzelnen Fällen periphere subkapsuläre Linsentrübungen ohne Behinderung der optischen Funktion auftreten (Hilger, 1966).

Die Sklera gehört dagegen zu den strahlenresistenten Augengeweben. Nach Beta-Bestrahlung kommt es ab 20 000 bis 50 000 rep bei Kaninchen zu einer Skleritis als Frühreaktion. Nach 50 000 rep tritt eine Skleranekrose mit vermindertem 35 S-Einbau auf (Kunz und Lommatzsch, 1966), eine Perforation konnte selbst bei 500 000 rep am Kaninchenauge nicht beobachtet werden. Mit einer radiogenen Skleraschädigung ist ab 100 000 rep zu rechnen.

Den Einfluß von Beta-Strahlen auf Tumorzellen der Bindehaut (Basalzellkarzinom) untersuchten Klug und Lommatzsch (1975). Ultrastrukturell waren nach 10 000 rad (1000 rad tgl. auf die Tumoroberfläche, 90 Sr/90 Y) keine ausgedehnten Nekrosen nachweisbar. Im Vergleich mit nichtbestrahlten Tumorzellen imponierten Veränderungen der Kernstruktur mit hypertrophiertem Nukleolus sowie eine nur geringe Schwellung der Mitochondrien mit teilweisem Verlust der Zytoplasmastrukturen, wie sie anscheinend auch an anderen Zelltypen nach Bestrahlungen auftreten können (Klein-Szanto u. Mitarb., 1974; Hugon u. Mitarb., 1965; Jordan u. Mitarb., 1972). Diese Veränderungen der Mitochondrienstruktur könnten das morphologische Substrat einer enzymatischen Zellschädigung darstellen. Anscheinend wandern auch Lymphozyten, die auf ionisierende Strahlen recht empfindlich reagieren (Smith u. Mitarb., 1967), in den Tumorbereich ein, wo sie, zumindest im Tierexperiment (Schöfelder u. Mitarb., 1974), geschädigte Tumorzellen abräumen.

Die therapeutische Anwendung von Beta-Strahlen an den vorderen Augenabschnitten

Indikationen zur Anwendung von Beta-Strahlen bei nichttumorösen Prozessen des vorderen Augenabschnittes sind in der Tabelle 1 zusammengefaßt. Sie gehen im we-

Tabelle 1. Anwendung von Beta-Strahlern bei nichttumorösen Erkrankungen des vorderen Augenabschnittes

1. Günstige Ergebnisse
  1.1. Vaskularisation *nach* Keratoplastik
  1.2. Rezidivierendes Pterygium, Bestrahlung *nach* operativer Entfernung
  1.3. Entzündliche Hornhauterkrankungen mit oberflächlicher Vaskularisation (z.B. Rosacea-Keratitis)
  1.4. Konjunktivitis vernalis, palbebrale oder bulbäre Form

2. Weniger günstige Ergebnisse
  2.1. Allergische Keratitis mit Gefäßneubildung
  2.2. Episkleritis
  2.3. Granulationen der Bindehaut und Hornhaut

3. Unsichere Ergebnisse, Bestrahlung nicht erfolgversprechend
  3.1. Herpes corneae
  3.2. Chemische Verätzungen
  3.3. Sklerosierende Keratitis (Perikeratitis)
  3.4. Trachom

4. Beta-Strahlen nicht indiziert, da kein nachweisbarer Effekt
  4.1. Primäre Pterygium-Bestrahlung
  4.2. Hornhautdystrophie

sentlichen auf Empfehlungen zurück, die bereits in der Anfangsphase der Beta-Strahlen-Therapie gegeben wurden. Besonders dankbare Anwendungsbereiche sind

1. sekundäre Hornhautvaskularisation *nach* Keratoplastik,
2. rezidivierendes Pterygium, Bestrahlung *nach* operativer Entfernung,
3. Konjunktivitis vernalis,
4. Keratitis e acne rosacea,
5. Ulcus marginale, Ulcus rodens.

Die Strahlentherapie nichttumorbedingter Augenerkrankungen kann zur Unterstützung eines Heilungsprozesses (Hemmung entzündlicher Vorgänge, Beseitigung von Granulationsgewebe) durchgeführt werden, wobei der *Einfluß auf die Blutgefäße* mit Rückbildung der reaktiven Gefäßerweiterung und Rückbildung bzw. Obliteration neugebildeter Gefäße besonders bei Erkrankungen der Kornea erwünscht ist. Die Anwendung der Beta-Strahlen ist in solchen Fällen jedoch nicht ganz unproblematisch. Sie führt in therapeutisch wirksamen und daher adäquaten Dosen zu einer Verschlechterung der Gesamtstoffwechsellage. Außerdem wird die Fibroblastenaktivität und damit die gewünschte Heilung nach erfolgter Keratoplastik beeinflußt. Unbestritten ist, daß nach einer Bestrahlung mit Strontium 90 die reparativen Vorgänge innerhalb der Kornea im allgemeinen und die Wundheilung im speziellen beeinträchtigt sind (McDonald u. Wilder, 1955). Morrison u. Mitarb. (1971) stellten in ihren Tierversuchen (Bestimmung der Hornhautfestigkeit nach perforierender Wunde und Beta-Bestrahlung: 104 rad/sec., Applikatordurchmesser 13 mm, 10 000 rad) folgende Veränderungen fest: Ultrastrukturelle Zellschäden, verminderte Synthesefähigkeit der Fibroblasten in der Hornhautwunde mit fehlender Kollagensynthese im Wundbereich sowie fehlende Endothelabdeckung der Wunde. Die verabreichten Dosen betrugen weniger als die Hälfte einer Bestrahlungsmenge, die an der Kornea irgendwelche Schäden setzen kann. Die nachgewiesenen Veränderungen traten unabhängig davon auf, ob die Bestrahlung drei Monate *vor* oder unmittelbar *nach* der Hornhautverletzung durchgeführt wurde. Auch wenn verschiedentlich über günstige Ergebnisse bei einer Beta-Bestrahlung *vor* einer Keratoplastik berichtet wird, so sollten die angeführten Ergebnisse klinischer und experimenteller Untersuchungen nicht unberücksichtigt bleiben. In ungünstigen Fällen können durchaus Hemmungen der Reparationsvorgänge und damit Komplikationen in der postoperativen Phase auftreten. Aus diesem Grund wird die präoperative Beta-Bestrahlung von verschiedenen Autoren strikt abgelehnt (McDonald u. Wilder, 1955; Merriam, 1955; Leahey, 1957; Mailath u. Peter, 1972; Lommatzsch u. Mitarb., 1978). Falls nach einer Keratoplastik Gefäßproliferationen den Transplantationserfolg gefährden sollten, käme eine schonende Beta-Bestrahlung in Betracht. Dabei ist jedoch immer zu berücksichtigen, daß wiederum in reparative Vorgänge eingegriffen wird, so daß eine strenge Indikationsstellung vorauszusetzen ist. Aus Sicherheitsgründen wird man auch nicht unmittelbar nach einer Keratoplastik, sondern erst bei einer sich sekundär ausbildenden Vaskularisation und in einem angemessenen Zeitraum nach dem Eingriff eine Bestrahlung durchführen, evtl. in Kombination mit immunsuppressiven Medikamenten, die dann eine geringere Strahlendosis erfordern (Mailath u. Peter, 1972). Mit einer Beta-Bestrahlung sollte lediglich die oberflächliche Gefäßeinsprossung angegangen werden, bei tieferliegenden Gefäßen sind höhere Dosen mit allen bekannten Nebenwirkungen und Risiken erforderlich. So reagieren z.B. dicht getrübte und vaskularisierte Hornhäute mit tiefen Gefäßeinsprossungen, wie sie nach Verätzungen geläufig sind, kaum auf eine Beta-Bestrahlung.

Die Strahlentherapie eines Pterygiums *nach* der Operation scheint nach unseren eigenen Erfahrungen zu günstigeren Ergebnissen und zu einer deutlich niedrigeren Rezidivquote zu führen. Bestrahlt wurden jeweils verschiedene Felder, wobei Einzeldosen von 500 rd/Feld mit einer Gesamtdosis von 2 500 bis 3 000 rd verabfolgt wurden. Zur Anwendung kamen jeweils die ophthalmologischen Strontium-90-Applikatoren mit einem Durchmesser von 0,6 cm. Entzündliche Erkrankungen der Hornhaut mit Vaskularisation des Stroma corneae sollen durch eine Beta-Bestrahlung ebenfalls günstig beeinflußt werden. McDonald u. Wilson (1959) haben z.B. bei der Keratitis e acne rosacea in 86% ausgezeichnete Erfolge gesehen (Gesamtdosis bis 600 rd). Auch Fraser und Naunton (1961) sahen gute Erfolge, die Gesamtdosis von 2000 rep wurde dabei nicht überschritten.

Auch die Veränderungen der tarsalen Bindehaut im Gefolge einer Konjunktivitis vernalis sind offenbar nach einer Beta-Bestrahlung rückbildungsfähig. Angegeben werden Dosen von 1800 bis 9000 rd. Allerdings können hochdosierte Beta-Strahlen auch Spätschäden der tarsalen Bindehaut in Form von Fibrosen und Atrophien auslösen (Merriam, 1955; Lederman, 1957). Das therapeutisch nur schwer beeinflußbare Ulcus rodens scheint nach wöchentlichen Dosen von 500 bis 600 rd (über 4–6 Wochen) zum Stillstand zu kommen (Ledermann, 1957). Auch bei herpetischen Keratitiden sind Beta-Strahler zur Anwendung gekommen. Die jeweiligen Ausgangsituationen sind jedoch so heterogen, daß eine einheitliche Beurteilung kaum erfolgen kann. Außerdem sind negative Auswirkungen einer Strahlenbelastung auf die ohnehin virusgeschädigten Epithel- und Stromazellen nicht auszuschließen.

Schlußfolgerung

Die Anwendung ionisierender Strahlen, speziell der Beta-Strahler zur Behandlung nichttumoröser Erkrankungen des vorderen Augenabschnittes, ist selbstverständlich nicht für die tägliche ophthalmologische Praxis als Routinebehandlung geeignet, da sich mit bestimmten Medikamenten oder Medikamentengruppen entzündliche oder proliferative Veränderungen schnell und meist auch zuverlässig beherrschen lassen. Unbegründet ist allerdings das aus der Frühzeit der Strahlentherapie stammende Unbehagen, ionisierende Strahlen am Auge anzuwenden. Bei fraktionierter Bestrahlung und zurückhaltender Dosierung treten Nebenwirkungen kaum oder nur in begrenztem Maße auf. Die Möglichkeiten, die eine Strahlenbehandlung bietet, sollten genutzt und dort eingesetzt werden, wo ein zusätzlicher therapeutischer Effekt zu erzielen ist. Dies scheint bei der Beta-Bestrahlung im Bereich des vorderen Augenabschnittes erreichbar zu sein.

Literatur

Becker, I., Scheer, K.E.: Die Bedeutung der radioaktiven Isotope für die Augenheilkunde. Albrecht von Graefes Arch. Klin. Ophthalmol. **155**, 227 (1954). – Burnam, C.F., Neill, W.J.: Use of beta ray of radium applicator; description of method and results obtained in superficial lesions of eye. South Med. **33**, 279 (1940). – Chi, H.H., Teng, C.C., Katzin, H.M.: The effects of beta radiation on the normal corneal endothelium of the rabbit. Am. J. Ophthalmol. **55**, 724 (1963). – Doctor, D.W., Almeda, E.M.: The effects of beta radiation on the anterior chamber of the rabbit eye. Am. J. Ophthalmol. **50**, 469 (1960). – Ellis, F.: Fractionation in radiotherapy. Mod. Trends Radiother. **1**, 34 (1967). – Fowler, I.F.: The rationale of dose fractionation Front. rad. Ther. Onc. **3**, 6 (1968). – Fraser, H., Naunton, W.J.: Treatment of nonmalignant corneal conditions with radioactive isotopes. Br. J. Ophthalmol. **45**, 358 (1961). – Friedell, H.L., Thomas, C.I., Krohmer, I.S.: Beta-Ray applications to the eye. With a description of an applicator utilizing 90 Sr and its clinical use. Am. J. Ophthalmol. **33**, 525 (1950). – Friedell, H.L., Thomas, C.I., Krohmer, J.S.: An evaluation of the clinical use of a strontium 90 beta-ray applicator with a review of the underlying principles. Am. J. Roentgenol. **71**, 25 (1954). – Hilger, J.H.C.: Strontium 90 B-Irradiation. Cataractogenicity and pterygium recurrence. Arch. Ophthalmol. **76**, 329 (1966). – Hughes, W.F., Iliff, C.E.: Beta irradiation of the eye. Am. J. Ophthalmol. **32**, 351 (1949). – Hugon, J., Maisin, J.R., Borgers, M.: Changes in ultrastructure of duodenal crypts in X-irradiated mice. Radiat. Res. **25**, 489 (1965). – Jordan, S.W., Dean, P.N., Ahlquist, J.: Early ultrastructural effects of ionizing radiation. I. Mitochondrial and nuclear changes. Lab. Invest **27**, 538 (1972). – Klein-Szanto, A.J.P., de Rey, B.L.M., Conti, C.J.: Ultrastructure of irradiated nuclei. Strahlentherapie **147**, 263 (1974). – Klug, H., Lommatzsch, P.: Electron microscopic examinations of a conjunctival squamous cell carcinoma before and during beta-irradiation. Invest. Ophthal. **14**, 791 (1975). – Korecz, K., Szirmak, E.: Wirkung der lokalen Beta-Bestrahlung auf den Stoffwechsel der Hornhaut von Kaninchen. Klin. Monatsbl. Augenheilkd. **146**, 204 (1965). – Kunz, J., Lommatzsch, P.: Veränderungen des ^{35}S-Sulfat-Einbaues in der Sklera von Kaninchenaugen nach hochdosierter Beta-Bestrahlung. Albrecht von Graefes Arch. Klin. Ophthal. **171**, 68 (1966). – Larsson, H.: Results of radiotherapy of epibulbar tumors at Radiumhemmet, Stockholm, 1920–1940. Acta Radiologica **27**, 358 (1946). – Leahey, B.D.: Penetrating keratoplasty. Trans. Am. Ophthalmol. Soc. **55**, 575 (1957). – Leahey, B.D.: Beta radiation in Ophthalmology. Indications, technique and complications. Am. J. Ophthalmol. **49**, 7 (1960). – Lederman, M.: Radiotherapy of non-malignant diseases of the eye. Br. J. Ophthalmol. **41**, 1 (1957). – Lommatzsch, P.: Zur Frage der Strahlenkatarakt bei Betabestrahlung des vorderen Augenabschnittes. Klin. Monatsbl. Augenheilkd. **150**, 683 (1967). – Lommatzsch, P.: Beta-ray treatment of malignant epithelial tumors of the conjunctiva. Am. J. Ophthalmol. **81**, 198 (1976). – Lommatzsch, P., Vollmar, P.: Einige Ergebnisse der Beta-Therapie bei epibulbären Tumoren. Klin. Monatsbl. Augenheilkd. **144**, 856 (1964). – Lommatzsch, P., Vollmar, R.: Ein neuer Weg zur konservativen Therapie intraokularer Tumoren mit Beta-Strahlen (106 - Ru/106 Rh) unter Erhaltung der Sehfähigkeit. Klin. Monatsbl. Augenheilkd. **148**, 682 (1966). – Lommatzsch, P., Vollmar, R., Fürst, G.: Die therapeutische Anwendung von ionisierenden Strahlen in der Augenheilkunde. In: Der Augenarzt, Bd. V. (Hrg. Velhagen, K.). Leipzig: Thieme 1978. – Machemer, R., Süchting, P., Schuster, R.: Die Einwirkung von β-Strahlen auf die DNS-Synthese und die Mitosetätigkeit am Epithel der Rattencornea. Albrecht von Graefes Arch. Klin. Ophthal. **168**, 489 (1965). – Machemer, R., Süchting, P., Schuster, R., Wolfers, W.: Frühveränderungen am Epithel der Rattencornea nach Beta-Bestrahlung. Albrecht von Graefes Arch. Klin. Ophthal. **170**, 311 (1966). – Mailath, L., Peter, M.: Die Beta-Strahlen-Behandlung der Hornhautvaskularisation nach Keratoplastik. Klin. Monatsbl. Augenheilkd. **160**, 554 (1972). – McDonald, J.E., Wilder, H.C.: The effect of beta radiation on corneal healing. Am. J. Ophthalmol. **40**, 170 (1955). – McDonald, J. E., Wilson, F.M.: Ocular effects on ionizing radiation and radiotherapy. Trans. Am. Acad. Ophthalmol. Otolaryngol. **63**, 468 (1959). – Merriam, G.R.: Late effects of beta radiation on the eye. Arch. Ophthalmol. **53**, 708 (1955). – Morrison, D.R., Kanai, A., Gasset, A.R.: Beta radiation inhibition of corneal healing. Tensile strength and ultrastructure change. Invest. Ophthalmol. **10**, 826 (1971). – Münich, W.: Untersuchungen über die Wirkung von Beta-Strahlen auf den Stoffwechsel der Hornhaut. Klin. Monatsbl. Augenheilkd. **135**, 436 (1959). – Münich, W.: Experimentelle Untersuchungen über die Wirkung von Betastrahlen auf die Aufnahme von P 32 in die Hornhautgewebe des Kaninchens und seinen Einbau in säurelösliche Phosphorfraktionen, insbesondere ATP und ADP. Albrecht von Graefes Arch. Klin. Ophthal. **162**, 440 (1960). – Rauch, R.: Über die Anwendung von X-Strahlen gewisser Intensität auf das Auge. Strahlentherapie **4**, 471 (1914). – Ruedemann, A.D.: Beta radiation therapy. Arch. Ophthalmol. **41**, 1 (1949). – Ruedemann, A.D., Glasser, O.: Beta irradiation in ophthalmology. Cleveland Clin. Quart. **13**, 104 (1946). – Scheie, H.G., Dennis, R.H., Ripple, R.C., Calkins, L.L., Buesseler, J.A.: The effect of low-voltage Roentgen rays on the normal and vascularized cornea of the rabbit. Am. J. Ophthalmol. **33**, 549 (1950). – Schöfelder, M., Wildführ, W., Gläser, A.: Zur licht- und elektronenmikroskopischen Morphologie der lymphozytären Tumorzellvernichtung in vitro. Pathol. Microbiol. **41**, 251 (1974). – Schuster, R.: Fibroblastenproliferation und S 35-Sulfateinbau in verschiedenen Vascularisationsstadien der Kornea nach Einwirkung von Betastrahlen. Strahlentherapie (Berlin) **123**, 177 (1964). – Smith, B., White, C., Hartsock, I., Dickson, H.C.: Acute ultrastructural effects of 50 Roentgens on the lymph node of the mouse. Am. J. Pathol. **50**, 159 (1967). – Stargardt, K.: Die Röntgentherapie in der Augenheilkunde. 1. Die Röntgenbehandlung der Lidepitheliome. 2. Die Röntgenbehandlung des Trachoms. Strahlentherapie **1**, 156, 526 (1912). – Süchting, P., Machemer, R., Schuster, R.: Der Einfluß von Beta-Strahlen auf das limbusnahe Conjunctivalepithel am Rattenauge. Autoradiographische Untersuchung mit 3-H-Thymidin. Albrecht von Graefes Arch. Klin. Ophthal. **170**, 52 (1966). – Wilson, F.M.: Beta irradiation. An evaluation of a Radium-D applicator for ophthalmic use. Am. J. Ophthalmol. **33**, 539 (1950)

Diskussion der Referate über das Thema Radioaktive Isotope in Diagnostik und Therapie

Gesprächsleiter: K. Ullerich (Dortmund)

Herr Ullerich (Dortmund):
Wir haben heterogene Themen zu diskutieren. Ich halte es daher für das beste, wenn wir die einzelnen Referate getrennt abhandeln.

Herr Ullerich zu Herrn zum Winkel:
Die Wertigkeit der verschiedenen Untersuchungsmethoden, die zur Abklärung eines Uveatumors zum Einsatz kommen, läßt sich meines Erachtens nur beurteilen, wenn man bei einer Patientengruppe alle zur Verfügung stehenden Methoden, d.h. die klinische Untersuchung der Ophthalmoskopie, die Lange-Lampen-Durchleuchtung, die P-32-Methode, die Ultraschalldiagnostik und die Fluoreszenzangiographie gleichzeitig heranziehen würde. Von den meisten Arbeitsgruppen werden nur Erfahrungen mit einer Einzelmethode mitgeteilt, so daß es nicht zu einem echten Vergleich kommt. Die Leistungsfähigkeit einer Methode ist ja nicht in der Abgrenzung eines Tumors gegen eine perlucide Amotio zu finden, sondern in der Abtrennung eines pigmentierten Tumors gegen eine ausgedehnte subretinale Blutung. Ich hätte an Sie die Frage, ob Sie auch vom nuklearmedizinischen Standpunkt aus derartige Vergleichsprüfungen für wichtig halten würden.

Herr zum Winkel (Heidelberg) zu Herrn Ullerich (Dortmund):
Ich würde es absolut so sehen und würde eine solche kombinierte und umfangreiche Diagnostik für unbedingt erforderlich halten. Es müßte hier noch das Jodo-Chloroquin eingeschlossen werden. Leider lassen die bisherigen Tierversuche, die sehr umfangreich durchgeführt worden sind, zunächst nur erkennen, daß die Diagnostik von Tierspezies zu Tierspezies recht unterschiedlich ausfällt und daß Rückschlüsse auf den Patienten, also auch auf die Klinik, nur bedingt zulässig sind. Und gerade hier meine ich, daß der P-32-Test nicht nur mit der Ultraschalldiagnostik und letztlich mit den operativen und histologischen Ergebnissen verglichen werden sollte, sondern insbesondere auch mit den Jodo-Chloroquin-Präparaten, die meiner Ansicht nach eben nicht mit J 131, sondern aus physikalischen Gründen mit J 123 markiert sein müßten. Die einzelnen Untersuchungen darüber hat Herr Packer ausgeführt, der wohl nachher noch sprechen wird, aber, wie ich aus dem Kongreßführer gesehen habe, auch hier nur über wenige klinische Untersuchungen berichtet. Deshalb würde ich eine derartige umfangreiche Studie für drin-

gend erforderlich halten; es wäre sogar zu begrüßen, wenn die Voraussetzungen geschaffen würden, daß an mehreren Universitäten in einem Verbund eine derartige Untersuchungsserie zum Tragen käme.

Herr Ullerich (Dortmund) zu Herrn zum Winkel (Heidelberg):
Ich hätte die Frage, ob Sie in der Schilddrüsendiagnostik bereits Erfahrungen mit der 123 J-Diagnostik haben. Wegen der kurzen Halbwertzeit der Verbindung dürfte eine Anwendung nur möglich sein, wenn ein kurzer Transportweg vom Hersteller zum Anwender gesichert ist. Schwierigkeiten müßten besonders dann auftreten, wenn für eine gezielte Diagnostik 123 J noch in eine organische Verbindung eingebaut werden müßte.

Herr zum Winkel (Heidelberg) zu Herrn Ullerich (Dortmund):
Das 123 J ist beziehbar, es ist aber, das muß ich im voraus sagen, nicht billig. Aber es liegt eine Empfehlung des Bundesgesundheitsamtes vor, die vor ganz kurzer Zeit erschienen ist, daß 123 J in großem Umfang in der Bundesrepublik das bisher verwandte 131 J ersetzen sollte. Die Technik der Jodo-Chloroquin-Markierungen ist allerdings ein rasch ablaufendes Verfahren, das von dem jeweiligen Nuklearmedizinischen Institut selbst durchgeführt werden kann. Dies ist eine Voraussetzung für die Testanwendung.

Wir arbeiten seit 2 Jahren mit 123 J sowohl in der Schilddrüsendiagnostik als auch insbesondere in der Nierendiagnostik. Wir erhalten das Material $1 \times$ wöchentlich geliefert, d.h. es fällt bis zur Anwendung beim Patienten etwa um eine Halbwertzeit ab, und wir markieren z.B. die Hippursäurepräparate selbst. Das Material ist also erhältlich und ich sehe gar nicht so große Schwierigkeiten.

Herr Ullerich (Dortmund):
Wir danken Ihnen, Herr zum Winkel, für diese zahlreichen Hinweise auf die Möglichkeiten einer Weiterentwicklung der Nuklearmedizin auf dem Gebiet der Augenheilkunde.

Wir kommen damit zum zweiten Thema, nämlich der nuklearmedizinischen Diagnostik und der Strahlentherapie der endokrinen Ophthalmopathie. Herr Fischedick und ich hätten zunächst an Sie die Frage, Herr zum Winkel, ob Sie die Einsatzmöglichkeiten der In-vitro-Teste und der In-vivo-Methoden auf diesem Gebiet ähnlich beurteilen wie wir.

Herr zum Winkel (Heidelberg) zu Herrn Ullerich (Dortmund):

Sie handeln absolut exakt. Wir hätten überhaupt keine Beanstandungen, ich kann Ihnen nur gratulieren zu Ihrer guten Aussage auf Grund des umfangreichen Krankenmaterials.

Herr Ullerich (Dortmund):

Auf dem Gebiet der endokrinen Ophthalmopathie, das in zahlreiche andere Fachsektionen hinüberreicht, ist es schwierig, allein vom augenärztlichen Standpunkt aus eine Entscheidung über ein diagnostisches Verfahren zu treffen. Für Herrn Fischedick und mich war daher besonders wichtig die Teilnahme an den Sitzungen der Sektion Schilddrüse der Deutschen Gesellschaft für Endokrinologie, an denen Internisten, Endokrinologen, Nuklearmediziner und Chirurgen teilnehmen. Für uns war besonders wichtig, daß dieses Gremium zu dem Entschluß kam, die Testung des EPF-Faktors wegen ihrer geringen Treffsicherheit aus der Diagnostik ganz herauszunehmen.

Für die Arbeitsgruppen liegt eine Schwierigkeit darin, daß die Neuentwicklung von Testen, hier vor allen Dingen der Radioimmunmethoden, sehr schnell ist, so daß einzelne Laboratorien dem Wechsel der Methoden kaum folgen können. So wird in Kürze bereits die Radioimmunbestimmung des TBG's, über die die Arbeitsgruppe von Herrn Scriba in München bereits berichtet hat, in das Testprogramm aufgenommen werden müssen.

Bei der Abwicklung der Seminare über endokrine Ophthalmopathie auf der EFA in Essen sehen wir uns somit in jedem Jahr vor einer neuen diagnostischen Situation.

Die Ergebnisse der nuklearmedizinischen Untersuchungsmethoden haben teilweise zu einer neuen Einteilung der endokrinen Ophthalmopathie geführt. So zeigen in der Gruppe der endokrinen Ophthalmopathie mit primärer Euthyreose einzelne Patienten eine Erhöhung des T_3-Wertes. Die Erfahrungen der letzten Jahre haben gezeigt, daß diese Patienten-Gruppe teilweise ein Durchlaufstadium zur Entwicklung des Vollbildes der Hyperthyreose darstellt.

Die nuklearmedizinischen Methoden haben ferner demonstriert, daß die früher geübte Einteilung in einen thyreotoxischen und thyreotropen Exophthalmus, die noch üblich war, als Herr Sautter und wir die Arbeit auf diesem Gebiet begannen, nicht aufrecht erhalten werden kann. Durch die Radioimmunbestimmungen wissen wir vielmehr, daß eine thyreotrope Stimulation bei endokriner Ophthalmopathie nicht vorliegt, sondern daß die TSH-Serumwerte niedrig liegen und die fehlende Stimulation der Schilddrüse durch TRH sogar ein Kriterium der endokrinen Ophthalmopathie ist.

Hier hat sich das pathogenetische Konzept praktisch um 180 Grad gedreht.

Hätten Sie zu diesem Thema Fragen auf dem diagnostischen oder therapeutischen Gebiet?

Herr Böke (Kiel) zu Herrn Fischedick und Herrn Ullerich (Dortmund):

Gegen die retrobulbäre Bestrahlung wird gelegentlich eingewendet, daß sie zu frühzeitiger Vernarbung im retrobulbären Raum und dadurch zum unvollständigen Rückgang der Protrusio führe. Welche Meinungen haben die Autoren dazu.

Herr Fischedick (Dortmund) zu Herrn Böke (Kiel):

Die von uns angesetzten Bestrahlungsdosen des Retrobulbärraums liegen so niedrig, daß keine unerwünschten Vernarbungen auftreten können.

Herr Ullerich (Dortmund) zu Herrn Böke (Kiel):

Wir glauben, daß die Prognose eher dadurch verschlechtert wird, daß bei einer bedrohlichen Symptomatik mit dem Einsatz strahlentherapeutischer Mittel gezögert wird, bis sich die Chancen für eine anatomische und funktionelle Rückbildung verschlechtert haben. Prognostisch ungünstig sind die Fälle, bei denen die Retraktion der Oberlider, die Blockade der Motorik der Heber schon bei einer Protrusio um 22 mm den Lidschluß unvollständig werden lassen. Man findet ferner Fälle mit mäßiger Protrusio und frühzeitigem Optikusbefall mit Visusminderungen bis auf 5/35 und schlechter, bei denen man dann mit der Computer-Tomographie konstant nachweisen kann, daß der Muskelapparat des Orbitaltrichters zu einem Block verdichtet ist und den Optikus komprimiert.

Wir sehen immer wieder, daß andere Arbeitsgruppen, die sich mit der Hyperthyreose-Behandlung genau auskennen, den Einsatz der Strahlentherapie bei endokriner Ophthalmopathie unter Anwendung konservativer Maßnahmen hinauszögern, so daß man bei der Übernahme der Fälle vor der Frage steht, ob eine Strahlentherapie überhaupt noch zu wagen ist oder ob man die Orbita primär dekomprimieren müßte. Insgesamt sollte daher der Trend zu einem aktiven Vorgehen bestehen, solange funktionell und kosmetisch noch etwas gerettet werden kann.

Die früher offene Frage, ob die Rückbildung der Augensymptomatik auf die Bestrahlung der Hypophyse oder auf die Bestrahlung des Retrobulbärraums zurückginge, ist unseres Erachtens in letzterer Richtung entschieden. Wir haben mit Horst zu einer Zeit in Hamburg, als die Technik der Pendelbestrahlung aufkam, zunächst die Hypophyse elektiv bestrahlt und, als wir sahen, daß dies keinen Effekt hatte, mit gutem Erfolg eine Orbitabestrahlung nachgeschickt. Seit 1960 haben wir in Dortmund nur die symptomatische Therapie der Strahlenbehandlung des Retrobulbärraums vorgenommen.

In unserer großen Fallserie waren nur 4 Beobachtungen soweit dekompensiert, daß wir sie nach Einleitung der gesamten Behandlungsmaßnahmen dem Neurochirurgen Herrn Prof. Dr. Schürmann in Mainz überwiesen haben, damit dieser selbst den Zeitpunkt einer evtl. erforderlichen Dekompression festlegen könnte. Alle 4 Patienten sind jedoch konservativ, teils unter Zerstrahlung der Schilddrüse, weiter behandelt worden, ohne daß eine Dekompression erforderlich wurde.

Herr Sautter (Hamburg) zu Herrn Ullerich und Herrn Fischedick (Dortmund):

Sie, Herr Ullerich, berichteten von Fällen, wo die Computer-Tomographien eine Muskelverdickung in dem Trichter der Orbita ohne Exophthalmus oder andere, auf eine endokrine Ophthalmopathie hindeutende Symptome ergeben haben. Meine Frage lautet, wie kamen Sie hier auf den Verdacht einer endokrinen Ophthalmopathie. Es könnte doch auch eine Myositis vorgelegen haben, zumal Sie in diesen Beobachtungen häufig eine Optikusbeteiligung mit Funktionseinbuße beobachteten, was im allgemeinen nicht zur endokrinen Ophthalmopathie gehört.

Zu Herrn Fischedick und Herrn Ullerich (Dortmund):

Sie empfehlen eine Frühoperation der Augenmuskelparesen. Können Sie dies näher begründen und welche Muskeln gehen Sie dabei an, die entzündlich infiltrierten oder die nicht infiltrierten, welche ja wohl als die paretischen erscheinen?

Herr Ullerich (Dortmund) zu Herrn Sautter (Hamburg):

Die okuläre Myositis ist das Leiden, welches sich am schwersten von einer symptomenarmen endokrinen Ophthalmopathie abgrenzen läßt. Bei der okulären Myositis fallen die nuklearmedizinischen Teste auf dem In-vitro- und In-vivo-Sektor negativ aus. Während bei der okulären Myositis die einzelnen Muskeln wahllos befallen werden und der infiltrierte Muskel die Verdickung im Computer-Tomogramm zeigt, erfolgt dagegen der Befall der Augenmuskeln bei endokriner Ophthalmopathie systematisiert. Hier sind in der Reihenfolge Rectus inferior, Obliquus superior, Rectus internus die Muskeln in ihrer kontraktilen Substanz verkürzt und entsprechend die Antagonisten, also der Rectus superior, der Obliquus inferior und der Rectus externus in ihrer Bewegung blockiert. Es liegen also keine Paresen, sondern Muskelverkürzungen und Blockaden der Gegenspieler vor. Wir führen den Eingriff an einem der in der kontraktilen Substanz veränderten Muskeln, nämlich bei der Vertikalblockade am Rectus inferior, bei der

Horizontalblockade am Rectus internus, durch. Bei der Rücklagerung muß man sehr vorsichtig dosieren, da die Wiedererholung der blockierten Muskeln überraschend groß ist. Es muß angestrebt werden, einen Teil des unteren Blickfeldes zu erhalten und das mittlere Blickfeld voll wieder herzustellen. Wir haben etwa 10 Patienten in dieser Form operativ korrigiert. In einzelnen Fällen haben wir die operativen Maßnahmen relativ dicht an die Strahlentherapie angeschlossen, um groben sekundären Veränderungen der blockierten Muskeln zuvorzukommen.

Herr Ullerich (Dortmund):

Dürfen wir nun das Referat von Herrn Thiel diskutieren.

Herr Böke (Kiel) zu Herrn Thiel (Kiel):

Welche Erfolgsaussicht hat die Betabestrahlung *nach Keratoplastik* und wann wird sie zweckmäßigerweise durchgeführt?

Herr Thiel (Kiel) zu Herrn Böke (Kiel):

Die Betabestrahlung nach einer Keratoplastik ist sicherlich ein dankbarer Anwendungsbereich, aber auch nicht ganz unproblematisch. Eine Strahlentherapie führt an der Hornhaut zur Rückbildung bzw. Obliteration neugebildeter Gefäße sowie zu einer Hemmung der Fibroblastenaktivität. Sie beseitigt einerseits die unerwünschte Vaskularisation, beeinflußt andererseits aber auch die feste Einheilung des Transplantats. Eine strenge Indikationsstellung ist daher vorauszusetzen. Die Bestrahlung wird man daher nicht unmittelbar nach einer Keratoplastik, sondern in einem angemessenen Abstand nach dem Eingriff durchführen, wenn Gefäßproliferationen den Transplantationserfolg gefährden.

In Kombination mit Kortikosteroiden kann man überdies meist auch mit einer geringeren Strahlendosis auskommen. Eine verbindliche Empfehlung, wann bestrahlt werden sollte, läßt sich nicht geben, die Indikation richtet sich nach dem Lokalbefund, nach der Gefäßdurchsetzung und der Geschwindigkeit, mit der sich Gefäße dem Transplantat nähern.

Herr Schröder (Ebersberg):

Seit über 10 Jahren führe ich einer Anregung von Prof. Dr. Rohrschneider folgend, die postoperative Bestrahlung von weit über 100 Pterygien nach Exzision durch. Ich habe seitdem nie ein Rezidiv beobachtet. Die Bestrahlung erfolgte mit Strontium 90. Meine Frage: In welchem zeitlichen Abstand und in welcher Dosierung führen Sie Ihre Bestrahlung durch.

Herr Thiel (Kiel) zu Herrn Schröder (Ebersberg):

Wir führen diese Bestrahlung etwa 1 bis 2 Wochen nach der Operation durch und in einer Dosierung von 1000 bis 2000 rad in wöchentlichen Sitzungen von 500 rad.

Herr Ullerich (Dortmund) zu Herrn Thiel (Kiel):
Führen Sie bei Ihrer Technik eine Pterygium-Operation mit oder ohne Keratoplastik durch?

Herr Thiel (Kiel) zu Herrn Ullerich (Dortmund):
In umkomplizierten Fällen schneiden wir das Pterygium aus und lassen die Sklera unbedeckt. Sobald das Epithel den Defekt überwachsen hat, führen wir die Strahlentherapie durch. Wir übersehen z.Z. 21 Fälle in einem Zeitraum von 2 Jahren. Bisher wurden keine Rezidive beobachtet.

Herr Jaeger (Heidelberg) zu Herrn Thiel (Kiel):
Es gibt Aphakie-Glaukome, deren Druck durch die verschiedensten Maßnahmen nicht zu beherrschen ist. Herr Gärtner, damals noch in Heidelberg, hat vor etwa 15 Jahren versucht, gemeinsam mit der Strahlenklinik Heidelberg durch Bestrahlung des Ziliarkörpers die Kammerwasserproduktion zu drosseln und den Augendruck zu normalisieren. Das Ergebnis war widersprüchlich. Manchmal gelang es, meist gelang es jedoch nicht, damit den Druck zu senken. Wir haben uns das so erklärt, daß zwar durch die Bestrahlung der Ziliarkörper atrophiert und die Kammerwassersekretion gedrosselt werden kann, gleichzeitig aber auch die Abflußwege durch die Strahleneinwirkung oblite-

rieren. Von den damals behandelten Patienten, die wir für diesen Kongreß nachuntersuchen wollten, waren leider nur noch so wenige erreichbar, daß auch eine Verlaufskontrolle auf Grund der kleineren Anzahl von Patienten unergiebig war.

Ist es bekannt, ob ähnliche Versuche an anderen Kliniken gemacht wurden und mit welchem Ergebnis?

Herr Thiel (Kiel) zu Herrn Jaeger (Heidelberg)
Eine Literatur zu dieser ganz speziellen Frage ist mir eigentlich nicht erinnerlich. Es sind zwar verschiedene Versuche unternommen worden, aber immer nur an Einzelfällen.

Herr Ullerich (Dortmund) zu Herrn Jaeger (Heidelberg):
Wahrscheinlich ist es überhaupt schwierig, bei einer Kammerwasserabflußstörung mt einem Verfahren, das die Kammerwasserproduktion einengt, eine Normalisation des Augendrucks zu erreichen. Bei einer Unterdosierung bleibt die Tensionserhöhung bestehen, bei einer Überdosierung erreicht man sehr leicht eine Phthisis bulbi.

Herr Ullerich (Dortmund):
Da sich keine weiteren Fragen ergeben, danke ich nochmals sehr herzlich den Referenten, vor allen Dingen unseren Gästen aus dem Bereich der Nuklearmedizin, für Ihre Referate und Diskussionserwiderungen und schließe damit die Sitzung.

Ber. Dtsch. Ophthalmol. Ges. 76, 293–298 (1979)
Ionisierende Strahlen in der Ophthalmologie
Redigiert von W. Jaeger, Heidelberg
© J. F. Bergmann Verlag 1979

Klinische Erfahrungen mit dem P^{32}-Test

W. Weder und I. Strempel (Univ.-Augenklinik Marburg/Lahn. Direktor: Professor Dr. Dr. h. c. W. Straub)

Seit der ersten Mitteilung 1952 von Thomas u. Mitarb. sind viele Veröffentlichungen über die Anwendung des P^{32}-Testes zur Diagnose des Aderhautmelanoms erschienen. Wir können hier aus Zeitgründen darauf nicht eingehen. An unserer Klinik führen wir den P^{32}-Test seit 1976 durch. Das Vorgehen wurde hier vor 2 Tagen im Film gezeigt. Verwendung findet die Halbleiterdetektorsonde von Lommatzsch in Verbindung mit dem Strahlungsmeßgerät 20 026 der Firma VEB Meßelektronik „Otto Schön", Dresden.

Die Parameter: Dosierung des P^{32} zu 10 µCi/pro kg, Messung nach 72 Stunden, Einpegeln des Diskriminators auf etwa 40 Skalenteile für die optimalen Daten des Detektors und letztlich die zumutbare Zählzeit stellen den bestmöglichen Kompromiß dar. Zur Steigerung der statistischen Sicherheit der Aussage bleibt nach Lage der Dinge nur die Verlängerung der Meßzeiten. Nach Lommatzsch ist ab 60% Mehrspeicherung Malignität anzunehmen.

Wir haben den Test unter strenger Indikation bisher 8 × durchgeführt (Tabelle 1) und dabei ein falsch negatives Ergebnis erhalten. Bei diesem Patienten erzielten wir über einer kleinen nävusartigen Veränderung in Maku-

Tabelle 1. Übersicht über die an der Univ. Augenklinik Marburg bisher durchgeführten P^{32}-Untersuchungen

Nr.	Pat.	A	Klin. Befunde		32 P-Test	sofortige Enu-cleation	Histologische Befunde	
							Tumor gesamt	Areal der höchsten Speicherung
1	♂ M. W. 50 J.	R	Seit 1 Jahr Sehverschlechterung Vcc 0.25		+ 65% temporal am Opticus	ja	Spindel - B	pigmentarmes aufgelockertes Areal mit vereinz. Epitheloid - Z
2	♀ S. H. 64 J.	L	Seit Tagen mouches vol. bei Retinop. diab. Vcc 0.8		keine Mehrspeicherung	nein		
3	♂ H. K. 66 J.	R	Beschw. Ø Vcc 1.0		keine Mehrspeicherung	nein		
4	♂ H. K. 66 J.	L	Seit 4 Monaten Sehverschlechterung Vcc 0.67		+ 9 % über dem Tumor + 20% am temporal unteren Tumorrand	nein	3 Mon. später enucleiert. Spindel - B	aufgelockerte Spindel - B - Zellen vereinzelte Epitheloidzellen
5	♂ B. H. 70 J.	R	Zufallsbefund bei Brillenanpassung Vcc 1.0		+ 27% am Tumorrand + 10% im Tumorzentrum	ja	gemischt - zellig	Epitheloidzellen
6	♀ Sch. F. 69 J.	R	Zufallsbefund bei Retinop. diabetica Keine subj. Symptome Vcc 1.0		keine Mehrspeicherung	nein		
7	♀ Sch. E. 57 J.	R	Seit 4 Monaten Sehverschlechterung Vcc 0.4		+ 22% im schwarzen Knoten + 62% temp. oberhalb des Knotens + 41 % oberer Tumorrand	ja	überwiegend Epitheloid - Z	große schaumige Epitheloid - zellen, erhöhte Mitoserate
8	♂ D. A. 64 J.	R	Seit 1/2 Jahr Sehverschlechterung Vcc 0.15		+ 10 % über dem Tumorzentrum	nein		

lanähe eine Mehrspeicherungsrate von 9%, an deren unterer Begrenzung eine solche von 20%. Dieser Wert unterschied sich auch statistisch nicht signifikant vom Mittelwert des gesunden Bereiches. Bei einem anderen Patienten hatten wir über einem tumorverdächtigen Areal eine Mehrspeicherungsrate von 27% als positiv interpretiert und den Bulbus enukleiert. Histologisch wurde ein malignes Melanom bestätigt. Die erhaltene Mehrspeicherungsrate von 27% war mit den Vertrauensgrenzen von 95% statistisch signifikant gewesen. Diese Berechnungen werden von uns während der Operation mit einem Elektronenrechner durchgeführt.

Nach Ruiz und Howerton, welche 1974 die Theorie der Poisson-Verteilung auf die Zählung der radioaktiven Zerfälle angewendet haben, ist die Gesamtzählrate der radioaktiven Zerfälle gleichzeitig eine Schätzung für die Varianz. Die Standardabweichung in % beträgt Hundert dividiert durch die Wurzel aus der Gesamtzählrate. Die Abb. 1 zeigt die zu erwartenden Standardabweichungen für 5 verschieden große Gesamtzählraten. Bei einer Zählrate von 100 Impulsen beträgt (linke Kurve) danach die Standardabweichung $\pm$ 10%, bei einer Zählrate von 400 Impulsen ergibt sich (mittlere Kurve) eine Standardabweichung von $\pm$ 5%. Bei Fehlerschätzungen dieser Art ist aber zu bedenken, daß der technische Meßfehler hierbei noch nicht mit berücksichtigt ist. Wir führen daher über dem gesunden Quadranten insgesamt 10 Einzelmessungen der Impulszählrate pro Minute durch und erhalten dabei eine Gesamtzählrate von über 1000 Impulsen. Unsere so aus 10 Einzelmessungen errechneten Standardabweichungen betrugen zwischen $\pm$ 8 und $\pm$ 12%, im Mittel ungefähr $\pm$ 10%. Danach beträgt der 2s-Abstand über dem Mittelwert der Zählrate des gesunden Quadranten für den 95%-Vertrauensbereich um 20%. Wenn über dem tumorverdächtigen Areal z.B. 400 Impulse pro Minute gezählt werden (mittlere Kurve), der Fehler $\pm$ 5% und der 2s-Wert damit 10% beträgt, ist das Untersuchungsergebnis ab 30% Mehrspeicherung mit einer statistischen Sicherheit von 95% positiv. Voraussetzung ist allerdings, daß über dem Tumorareal insgesamt wenigstens 400 Impulse gezählt werden. Handelt es sich z.B. um ein beginnendes Melanom mit nur geringer Mehrspeicherungsrate von 200 Impulsen pro Minute, so würde die Standardabweichung für die einmalige Messung mit $\pm$ 7% zu veranschlagen sein (zweite Kurve von li.). Um die für die Standardabweichung von $\pm$ 5% erforderliche Zählrate von 400 Impulsen zu erhalten, müßte man also in diesem Falle die Messung am Tumorareal über 2 Minuten ausdehnen, den erhaltenen Wert durch 2 dividieren, um die Impulszählrate pro Minute zu erhalten. Den mit den Methoden der Statistik erhaltenen Grenzwert akzeptieren wir nur dann als Kriterium für tumorbedingte Mehrspeicherung, wenn es sich um ein vorgefiltertes Patientenkollektiv handelt, bei dem es nur noch um die Frage geht: Reizfreier unverdächtiger Nävus oder beginnend entarteter Nävus bzw. beginnendes Melanom oder sonstige Komponente.

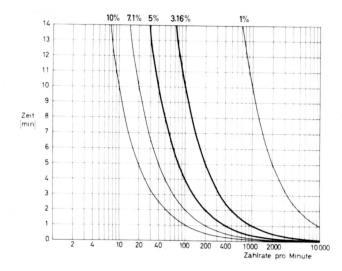

Abb. 1. Standardabweichungen bei verschiedenen Zählraten nach der Poisson-Verteilung.

$$S\,[\%] = \frac{100}{\sqrt{N}} \quad (N = \text{Gesamtzählrate})$$

Wenn das Repertoire der übrigen klinischen Untersuchungsmethodik wie Ultraschall, Fluoreszenzangiographie usw. nicht durchführbar oder verwertbar ist und somit Prozesse, die einen falsch positiven Testausfall ergeben können, nicht von vornherein ausgeschlossen werden können, halten wir uns an den empirisch bekannten Grenzwert von 60%.

Bei der klinischen Beurteilung eines malignen Melanoms ist das histologische Ergebnis von Bedeutung, da es den entscheidenden prognostischen Faktor in der Gesamtbewertung aller klinisch-diagnostischen Maßnahmen darstellt. Uns interessiert in diesem Zusammenhang besonders, ob Beziehungen zwischen Meßergebnissen im P^{32}-Test und dem histologischen Bild bestehen.

In der Literatur gibt es hierzu sehr widersprüchliche Ansichten. So meinen Hagler u. Mitarb. (1970) sowie Gass u. Mitarb. (1977),

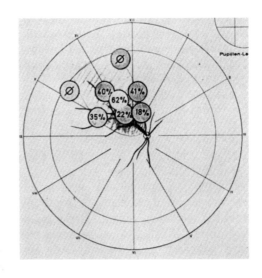

Abb. 2. Verschiedene P^{32}Mehrspeicherungen über einem melanomverdächtigen Areal

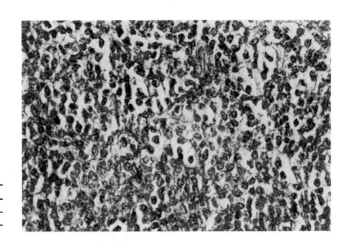

Abb. 3. Überwiegend Spindel-B-Zellen im schwarzen Tumorknoten mit geringer P^{32}-Mehrspeicherung (PAS-Färbung, 580fache Vergrößerung)

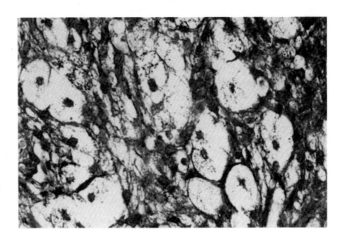

Abb. 4. Epitheloidzellen im Areal der höchsten P^{32}-Mehrspeicherungsrate (PAS-Färbung, 580fache Vergrößerung)

daß diese Korrelation nicht besteht, wogegen Char u. Mitarb. (1976) sowie Rao u. Mitarb. (1977) anhand neuerer in-vivo- und in-vitro-Untersuchungen zu der gegenteiligen Ansicht gelangen.

Wir haben deshalb über jedem Tumor nach vorheriger genauer Lokalisation mehrere Messungen durchgeführt und Meßstellen sowie zugehörige Speicherraten in ein Fundusschema eingetragen. Anschließend wurde der Bulbus nach Formalinfixierung so aufgeschnitten, daß man die den gemessenen Tumorregionen zugehörigen Zellareale histologisch auswerten konnte. Dabei ergab sich die wichtige Tatsache, daß unterschiedliche P^{32}-Aktivitäten auch verschiedenen Tumorarealen zugeordnet werden können.

Dazu ein Beispiel: Der P^{32}-Test einer melanomverdächtigen Pigmentierung temporal oberhalb der rechten Papille einer 57 jährigen Patientin ergab örtlich verschiedene Speicherraten (Abb. 2). Im ophthalmoskopisch besonders dunklen und leicht prominenten Areal zeigte sich eine nicht signifikante Mehrspeicherung von 22%, wobei im klinisch weniger verdächtigen helleren Bezirk signifikante Aktivitätssteigerungen zwischen 35% und 62% gemessen wurden. Histologisch findet man im schwarzen Tumorknoten überwiegend Spindel-B-Zellen (Abb. 3), wogegen im angrenzenden Bereich Epitheloidzellen vorherrschen (Abb. 4). Vergleichbare Ergebnisse fanden wir auch bei den anderen Patienten (Abb. 1). Diese Beispiele deuten bereits darauf hin, daß bei sorgfältiger Messung verschiedener Tumorareale mit anschließender histologischer Auswertung doch eine Beziehung zwischen der Speicherung und dem Zelltyp besteht.

Bisherige Versuche, einen solchen Zusammenhang herzustellen, ergaben überwiegend negative Ergebnisse, und zwar aus verschiedenen Gründen. Zum einen wurde bei all' diesen Untersuchungen nur *ein* Meßwert des P^{32}-Testes verwertet und zum anderen wurde dieser dann mit der Histologie des Gesamttumors korreliert. Beides scheint nicht gerechtfertigt, denn verschiedene Tumorareale haben unterschiedliche Speicherraten, wie die Arbeitsgruppe um Char und auch wir fanden. Darüber hinaus ist ein malignes Melanom nur selten histologisch so homogen aufgebaut, daß es nur aus einem Zelltyp besteht. Insbesondere Gamel und Mc Lean (1977) weisen darauf hin, daß bei der histolo-

gischen Beurteilung eines Melanoms viele Schnitte verschiedener Ebenen begutachtet werden müssen, um eine zuverlässigere Aussage machen zu können. Darüber hinaus wurde bei vielen histologischen Bewertungen die Klassifizierung nach Callender zugrundegelegt, was nach Zimmermann (1975), Gass (1977), Rao (1977), Char (1976) u.a. ein zu ungenauer und unzuverlässiger Beurteilungsmaßstab ist. Eine Zuordnung zu Spindel A-, B- oder Epitheloidzelltumor scheint nach Gass (1977) zu wenig differenziert, zumal die Mehrzahl der malignen Melanome vom gemischten Zelltyp ist. Rao u. Mitarb. (1977) stellten fest, daß innerhalb der gemischtzelligen Melanome die wichtigste Zellkomponente, die Epitheloidzellen, zwischen 5% und 75% variieren. Ihr Anteil am Gesamttumor beeinflußt jedoch die Prognose wie auch das Ergebnis des P^{32}-Testes (Char et al., 1976).

Unsere Ergebnisse sprechen dafür, daß es möglich erscheint, mit dem P^{32}-Test den überwiegenden Zelltyp eines Melanoms vorhersagen zu können. Damit hätte man schon vor der Enukleation ein weiteres wichtiges prognostisches Kriterium gewonnen. Wir halten es daher für wichtig, darauf hinzuweisen, daß Messungen an verschiedenen Orten über einem Tumor notwendig sind, um zuverlässigere Aussagen insbesondere hinsichtlich seiner Zellzusammensetzung gewinnen zu können. Sorgfältige Messung, Dokumentation und entsprechende histologische Aufarbeitung jedes malignen Melanoms werden jedoch erforderlich sein, um diesen ersten klinischen Beobachtungen eine statistisch gesicherte Bestätigung zuteil werden zu lassen.

Zusammenfassung

Auf die Literatur und das verwendete Meßgerät wird kurz eingegangen. Es folgt die Diskussion eines falsch negativen Ergebnisses sowie die Diskussion von zwei nur kleinen Mehrspeicherungsraten des P^{32} bei Melanom. An einem ungefilterten großen Kollektiv wird nach dem P^{32}-Test Malignität ab 60% Mehrspeicherung angenommen. Um auch kleinste Mehrspeicherungsraten mit einer Irrtumswahrscheinlichkeit von 5% erfassen zu können, werden an einem vorgefilterten Kollektiv, bei dem es nur noch um die Frage geht: Gutartiger oder beginnend entarteter Nävus bzw. Melanom, statistische Methoden unter Zuhilfenahme eines Elektronenrechners noch während der Operation durchgeführt.

Nach exakter Lokalisation wurden über einem tumorverdächtigen Gebiet an verschiedenen Stellen desselben die Mehrspeicherungsraten so dokumentiert, daß sie nach der Enukleation und histologischen Aufarbeitung den verschiedenen Arealen des Tumors zugeordnet werden konnten. In den Tumorbereichen mit höherer P^{32}-Mehrspeicherungsrate wurden überwiegend Melanomzellen vom Epitheloidzelltyp und in den Bezirken mit nur geringer Mehrspeicherungsrate dagegen überwiegend solche vom Spindel-B-Zelltyp gefunden.

Summary. Brief demonstration of ^{32}P-Test, test instrument and special literature. Discussion of one false-negative and two low-rate results in melanoma. 60% higher uptake in comparison to an uninvolved quadrant is generally regarded positive. Our patients belonged to a specially selected group with pigmented melanomalike lesions of uncertain dignity. By special methods it was possible to prove statistical significance at the 5% level even with lower rates of uptake. The calculations were performed by an electronic calculator during the operation. After localisation with the probe window by indirect ophthalmoscopy several countings over different areas of the affection were taken. Finally a picture of the tumor with the counting areas and uptake rates was drawn. The enucleated eyes were sectioned after fixation in formalin in a manner that the special areas of uptake could be investigated by microscope.

Areas of higher uptake mainly consist of epitheloid cells, while those of lower uptake predominantly are composed of spindle-B-cells.

Résumé. Revue de la littérature, description des instruments. Discussion d'un résultat faux négatif ainsi que de deux faibles fixations d' éléments radioactifs du P-32 dans un mélanome. Dans un grand collectif non choisi le test P-32 est considéré comme positif à partir d'une fixation d'éléments radioactifs de 60%. L'usage d'un computer pendant l'opération permet de pouvoir dépister des faibles fixations d'éléments radioactifs avec une possibilité d'erreur des 5% s'il s'agit de la question: Naevus ou mélanome. Après une localisation exacte on a determiné les éléments radioactifs en plusieurs endroits sur la sclérotique au-dessus d'une tumeur de la choroide. Après l'énucléation et l'éxamen histologique il a été possible d'établir une relation entre la fixation d'éléments radioactifs et les différentes parties de la tumeur. Dans la région tumorale avec une fixation d'éléments radioactifs plus élévée on trouvait en premier lieu des cellules épi-
theloidales, dans les parties avec une faible fixation d'éléments radioactifs il y avait sûrtout les cellules du „Spindelzell-B-type".

Literatur

Callender, G.R., Wilder, H.C., Ash, J.E.: Five hundred melanomas of the chorioid and the ciliary body followed five years or longer. Am. J. Ophthalmol. **25**, 962–967 (1942). – Char, D.H., Brooks, C., Irvine, A.R., Hogan, M.J., Howes, E.L.: Correlation between Degree of malignancy and the radioactive Phosphorus uptake test in ocular melanomas. Am. J. Ophthalmol. **81**, 71–75 (1976). – Gamel, J.W., McLean, M.J.: Quantitative Analysis of the Callender Classification of uveal melanoma cells. Arch. Ophthalmol. **95**, 686–691 (1977). – Gass, J.D.M.: Problems in the differential diagnosis of chorioidal nevi and malignant melanomas. The XXXIII. Edward Jackson Memorial Lecture. Am. J. Ophthalmol. **83**, 299–323 (1977). – Hagler, W., Jarret, W.H., Humphrey, W.T.: The Radioactive Phosphorus Uptake Test in Diagnosis of Uveal Melanoma. Arch. Ophthalmol. **83**, 548–557 (1970). – Lommatzsch, P.: Clinical experience with the ^{32}P test and the semiconductor probe in diagnosis of intraocular tumors. Mod. Probl. Ophthalmol. Vol. 18, pp. 73–76. Basel: Karger 1977. – Rao, A.N., Gamel, J.W., Mc Mahon, R.T., Mc Lean, J.W.: Correlation of in vitro ^{32}P counts with histologic features of malignant melanoma of the chorioid and ciliary body. Invest. Ophthalmol. **16**, 98–102 (1977). – Ruiz, R.S., Howerton, E.E.: Chorioidal melanoma size and accuracy with the radioactive phosphorus test. Am. J. Ophthalmol. **78**, 794–799 (1974). – Thomas, C.I., Krohmer, J.S., Storaasli, J.P.: Detection of intra-ocular tumors with radioactive phosphorus. Arch. Ophthalmol. **47**, 276 (1952). – Zimmermann, L.E., Mc Lean, J.W., Gass, Z.N.: Changing concepts of the prognosis and management of small malignant melanomas of the chorioid. Montgomery Lecture 1975. Trans. Ophthalmol. Soc. U.K. **95**, 487 (1975)

Aussprache

Herr Buschmann (Würzburg) zu Herrn Weder:
Geben Sie ^{32}P oral oder i.v.? Nach welcher Zeit erfolgte die Ablesung?

Herr Schlieter (Bonn) zu Herrn Weder:
Ich hätte gerne gewußt, was ein „beginnendes" Melanom ist. Es gibt große und kleine intraokulare Melanome, wobei eine Übereinstimmung des histologischen Bildes mit der Größe des Melanoms bekannt ist: Große Melanome zeigen überwiegend Epitheloidzelltyp, kleine Melanome überwiegend

Spindelzell-A-Typ. Dabei stellt sich die Frage, ob die Spindelzell-A-Melanome tatsächlich „maligne" Melanome darstellen, da die Prognose dieser Patienten sehr gut ist. Den Terminus „beginnendes" Melanom gibt es aber für intraokulare Melanome nicht.

Herr Fischer (Berlin-Wenckebach) zu Herrn Weder:
Ich hätte gerne Aufschluß darüber:
1. Wie Sie die Meßstellen legen, ohne daß Überschneidungen stattfinden bei der Größe des Zählfensters in der Meßsonde?
2. Ob die in Ihrem Dia geschilderte Meßgenauigkeit – mitten in einem Tumor befindet sich eine Zone geringerer Aktivität – nicht eine Pseudogenauigkeit darstellt, oder ob Sie tatsächlich der Auffassung sind, daß Sie bei der Inhomogenität des Melanoms auf eine typische Histologie schließen können.

Herr Hallermann (Hamburg) zu Herrn Weder:
Der Augentumor-Diagnostik-Meßplatz nach Lommatzsch wird an der Hamburger Klinik seit 1975 betrieben. Die Ergebnisse nach Untersuchungen an ca. 80 Patienten bestätigen die hohe Sicherheit des Testes. Bei einer Impulsratendifferenz von 60% zwischen Tumor und gesundem Areal ist für uns das Kriterium der Malignität erfüllt. Aus der Höhe der jeweiligen Impulsraten sind jedoch nach unseren Erfahrungen Rückschlüsse auf den histologischen Aufbau eines Melanoms nicht möglich.

Herr Weder (Schlußwort) zu Herrn Buschmann:
Wir lassen P^{32} (10 µCi/kg) in der Nuklearmedizinischen Poliklinik injizieren und führen die Untersuchung nach 72 Stunden durch.

Zu Herrn Schlieter:
Mit dem Ausdruck „beginnendes Melanom" meinten wir die maligne Entartung der bis dahin klinisch als gutartig angesehenen Fundusveränderungen.

Zu Herrn Fischer:
Zu 1: Die Lokalisation der Meßstellen erfolgt durch Spiegelkontrolle im umgekehrten Bild. Die exakte Wiederauffindbarkeit ist durch das Muster des tumorverdächtigen Areals sowie durch den Gefäßverlauf gegeben. Bei sehr kleinen Melanomen kann es bei mehreren Messungen natürlich Überschneidungen geben, die man aber erkennt und dann entsprechend dokumentiert. Die exakte Lokalisation und Wiederauffindbarkeit ist hier eher weniger problematisch als in der Ablatiochirurgie.

Frau Strempel (Schlußwort) zu Herrn Fischer:
Zu 2: Man kann nicht von „der" Inhomogenität des Melanoms sprechen. Es gibt reine Spindelzellmelanome und reine Epitheloidzellmelanome. Bei den gemischten Tumoren gibt es nachweisbar Areale, in denen der eine oder der andere Zelltyp vorherrscht. Diese sind histologisch eindeutig differenzierbar.

Zu Herrn Hallermann:
Ein solcher Rückschluß ist auch nur dann möglich, wenn das Meßverfahren und die histologische Aufbereitung z.B. nach dem hier dargestellten Verfahren durchgeführt werden.
Wenn man nur ein Meßergebnis mit der Histologie des Gesamttumors korreliert, ist ein negatives Ergebnis aus verschiedenen Gründen erklärbar.

Ber. Dtsch. Ophthalmol. Ges. 76, 299–300 (1979)
Ionisierende Strahlen in der Ophthalmologie
Redigiert von W. Jaeger, Heidelberg
© J. F. Bergmann Verlag 1979

Die Durchführung des P^{32}-Testes in der Tumordiagnostik des Augapfels

W. Weder (Univ.-Augenklinik Marburg/Lahn)

Dieser Film zeigt die Durchführung des P^{32}-Testes zur Diagnostik bzw. zum Ausschluß eines malignen Tumors der Uvea.

Wir führen diese Untersuchung seit 1976 in Zusammenarbeit mit dem Radiologiezentrum der Univ. Marburg durch. Gezeigt wird das klinisch-operative Vorgehen bei einer Patientin mit einer nicht prominenten, teils pigmentierten Veränderung am Augenhintergrund, wobei mit den vorher durchgeführten Untersuchungsmethoden (Diaphanoskopie, Ultraschall, Fundusfotografie, klinische Verlaufskontrolle, Fluoreszenzangiographie) keine Entscheidung zwischen Narbe, Nävus und beginnendem Melanom getroffen werden konnte.

Die Fundusskizze demonstriert die Lokalisation der pathologischen Veränderung etwa 2 PD temporal oberhalb der Makula. Nachdem die Patientin über den Plan aufgeklärt und die Aktivität des angelieferten P^{32} in der Nuklearmedizinischen Poliklinik gegebenenfalls zum derzeitigen Datum nach dem radioaktiven Zerfallsgesetz neu berechnet wurde, erfolgt die intravenöse Injektion von 10 µ Ci P^{32}/kg Körpergewicht. Anschließend wird die Patientin für 3 Tage auf der Bettenstation der Strahlenklinik des Radiologiezentrums aufgenommen. Wir führen die Untersuchung 72 Stunden nach der Injektion im Op der Augenklinik durch.

Die OP erfolgt in Lokalanästhesie. Die Bindehaut wird in einem gesunden Quadranten sowie in dem Quadranten mit dem tumorverdächtigen Areal eröffnet. Anschlingen der geraden Augenmuskeln. Wir verwenden die von Lommatzsch in Zusammenarbeit mit der Firma VEB Meßelektronik „Otto Schön", Dresden, entwickelte Halbleiterdetektorsonde, die an das entsprechende Strahlungsmeßgerät 20026 angeschlossen wird. Vor den ersten Messungen über dem gesunden Quadranten erfolgt in einer an dieser Stelle nicht gezeigten Vorarbeit das genaue Einpegeln

des Diskriminators im Gerät derart, daß die über der gesunden Aderhaut auf der Sklera gemessene Impulszählrate 100 bis 150 Impulse pro Minute beträgt. Mit dieser Eichung wird, aus hier gleichfalls nicht näher erörterten Gründen, der beste Kompromiß zwischen den meßtechnischen und statistischen Parametern erreicht. Insgesamt werden 10 Messungen über dem gesunden Quadranten jeweils eine Minute lang durchgeführt. Demonstration der ersten Messung im Film. Die vollständig gezeigte Registrierung der Impulse am Gerät über 1 Minute soll verständlich machen, daß dem Operateur diese Meßzeit recht lang werden kann, denn er darf wegen der kurzen Reichweite der Beta-Strahlen im Gewebe und auch wegen der Richtcharakteristik des Detektors die Sonde auf der Sklera nicht verkanten und bei der Tumorlokalisation auch nicht auf der Sklera verschieben. Nach der 10. Messung der Zählrate im gesunden Quadranten werden Mittelwert und Standardabweichung berechnet. Wir benutzen dazu im Op einen geeigneten Elektronenrechner. Nach der Standardabweichung in % berechnen wir den 2s-Wert in %.

Nunmehr wird mit der Meßsonde unter Lokalisation durch Spiegelkontrolle im umgekehrten Bild das tumorverdächtige Areal aufgesucht. Das Vorgehen ist hierbei wie in der Ablatiochirurgie. Natürlich ist der Op dabei verdunkelt, im Film allerdings fällt durch die etwas geöffneten Fensterrollos zusätzlich Tageslicht ein, da das Licht sonst zur Darstellung nicht gereicht hätte. Die Fundustrickzeichnung soll zeigen, wie der Operateur die Situation im umgekehrten Bild sieht. Die digitale Anzeige eines Impulses ist jeweils mit einem akustischen Signal verbunden, was die Vororientierung beim Auffinden der Stelle der höchsten Mehrspeicherungsrate erleichtert. Wichtig ist, daß man das verdächtige Areal in der Mitte sowie an den Rändern untersucht und jeweils den Ort der Messung genau protokolliert. Dem Histologen erleichtert dies später seine Arbeit.

Nach Beendigung der Messungen über dem tumorverdächtigen Gebiet erfolgt die Errechnung seiner prozentualen Mehrspeicherungen gegenüber dem Mittelwert über dem gesunden Vergleichsgewebe. Ort der Messungen und Impulsraten wurden protokolliert.

Die prozentuale Mehrspeicherung errechnet sich jeweils nach der Formel

$$\frac{n_1 - n_2}{n_2} \cdot 100 \ [\%].$$

n_1 bedeutet dabei die Impulszählrate pro Minute über dem Tumor, n_2 diejenige über der gesunden Aderhaut.

Die folgende Szene demonstriert noch einmal das gesamte Untersuchungsprotokoll. Oben stehen die Meßwerte des gesunden Quadranten, der errechnete Mittelwert mit der Standardabweichung sowie die errechnete Standardabweichung in % mit der Angabe des 2s-Abstandes in %. Unten rechts finden sich die zur angegebenen Lokalisation erhaltenen Mehrspeicherungswerte in %. Im Anschluß daran führen wir zur Sicherheit eine weitere nachträgliche Kontrollmessung im gesunden Quadranten durch, um uns von der technischen Konstanz unserer Meßeinrich-

tung zu überzeugen. Die höchste erzielte Mehrspeicherungsrate von 62% wurde zur Demonstration in der Fundusskizze dargestellt. Es folgt die Darstellung der übrigen gemessenen Mehrspeicherungen.

Die zu erwartende Standardabweichung für die Einzelmessung über dem tumorverdächtigen Areal kann nach der Poisson-Verteilung auf ungefähr ± 5% geschätzt werden, so daß also die Vertrauensgrenzen für den 2s-Abstand 10% betragen würden. Daher ist die Untersuchung mit einer statistischen Sicherheit von 95% dann positiv ausgefallen, wenn die über dem Tumorareal erhaltene Mehrspeicherungsrate den 2s-Abstand des Mittelwertes über dem gesunden Bereich um zusätzliche 10% übersteigt. Nach klinisch empirischen Gesichtspunkten wird für ein ungefiltertes Patientenkollektiv der Testausfall ab 40% bis 60% Mehrspeicherung als positiv interpretiert. Nachdem vorher die Situation mit dem Patienten besprochen worden war und, falls sich dies als erforderlich erwies, er seine Einwilligung zur Enukleation gegeben hatte, wurde dieser Bulbus noch in der gleichen Lokalanästhesie enukleiert. Danach erfolgte die makroskopische und histologische Aufarbeitung und Untersuchung des Materials. Es handelte sich um ein malignes Melanom.

Ber. Dtsch. Ophthalmol. Ges. 76, 301 (1979)
Ionisierende Strahlen in der Ophthalmologie
Redigiert von W. Jaeger, Heidelberg
© J. F. Bergmann Verlag 1979

Melanomlokalisation mit Hilfe radioaktiver Substanzen

S. Packer, H.L. Atkins, A.P. Wolf, D. Lloyd, R.D. Lambrecht, C. Redvanly, D. Christman und R.G. Fairchild (Upton, Ma./USA)

Wir verwandten das Melanom des syrischen Goldhamsters als Laboratoriumsmodell, um eine mögliche Verwendbarkeit von radioaktiven Substanzen zur Melanomlokalisation zu prüfen. Bioverteilungsdaten wurden ermittelt, und wo die Tumorhintergrundsverhältnisse günstig waren, wurden Szintigramme (scans) gemacht. Die untersuchten Wirkstoffe hinsichtlich ihrer %-Dosis/g-Aufnahme werden in einer Tabelle gezeigt. Die Scans waren von Nutzen bei Melanomen des Auges. Anderweitige Lokalisation von Melanomen hängen von der Organaufnahme im Gebiete des Tumors ab. Daher können wir nicht sagen, daß alle Wirkstoffe gleich gut zur Lokalisationsdiagnostik geeignet sind; es scheint eher, daß verschiedene radioaktive Substanzen für die zu untersuchenden Bezirke ermittelt werden müssen. Klinische Studien mit Iodine-123, 4,3 DMQ (4,3 dimethylaminopropylamino-7-iodoquinoline) haben uns ermöglicht, zwei Aderhautmelanome und ein Hautmelanom zu lokalisieren. Negativstudien wurden in drei Fällen durchgeführt; alle hatten auch ein negatives Biopsieergebnis. Zur Lokalisation von Aderhautmelanomen waren spezielle Kollimatoren erforderlich.

Aussprache

Herr v. Denffer (München) zu Herrn Packer:
Hinweis auf die Möglichkeit der noninvasiven Durchführung des 32P-Testes mit Hilfe des Čercukov-Effekts.

Herr Schlieter (Bonn) zu Herrn Packer und zu Herrn Bockslaff:

Es ist erfreulich, daß neue Techniken der Diagnostik intraokularer Tumoren mit Hilfe von Isotopen entwickelt wurden, da es sinnvoll erscheint von β-Strahlung P-32 wegzukommen. Wir wissen nämlich bisher gar nicht, was wir bei dem Meßvorgang beim P-32-Test mit dem Tumor tun. Zur genauen Lokalisation ist die Eindellung der Sklera im Tumorbereich notwendig mit Überdehnung des Melanoms, Zusammenpressen und praktisch Massage. Daher kommt es unter Umständen zu Blutungen im Tumor mit der erhöhten Gefahr der Zellausschwemmung. Wir wissen also bisher gar nicht, was wir dem Patienten mit dem P₃₂-Test antun. Die Entwicklung von diagnostischen Methoden, die γ-Strahlen benutzen, wobei die Messungen in einigem Abstand vom Auge erfolgen können, ist deswegen voranzutreiben.

Herr Bleckmann (Berlin) zu Herrn Bockslaff:
Sie sprachen von der Möglichkeit der Speicherung markierten Tyrosins im malignen Melanom der Aderhaut. Ich frage nach Ergebnissen der Speicherung dieses Tracers beim amelanotischen Melanom.

Herr zum Winkel (Heidelberg) zu Herrn Packer und Herrn Bockslaff:
Es sollte eine Verbundforschung von mehreren Universitäten mit dem Ziel durchgeführt werden, sowohl die klinische Verwendung von Jodoquinolin-Derivaten, die mit Jod-123 entsprechend dem Verfahren von Herrn Packer markiert sind zu testen, als auch die Ergebnisse bei malignen Augentumoren mit den Ergebnissen des Phosphor-32-Testes zu vergleichen. Eine solche Verbundforschung von nuklearmedizinischen Institutionen und Augenkliniken mehrerer Universitäten hätte den Vorteil, daß relativ rasch eine Aussage über die Wertigkeit der Methode gemacht werden kann.

Ber. Dtsch. Ophthalmol. Ges. 76, 303–310 (1979)
Ionisierende Strahlen in der Ophthalmologie
Redigiert von W. Jaeger, Heidelberg
© J. F. Bergmann Verlag 1979

Gamma-Kamera-Szintigraphie mit einem Doppel-Lochblenden-Kollimator zum nicht-invasiven Nachweis intraokularer Veränderungen

H. Bockslaff, D. Dausch, L. Stöppler, H. Honegger, H. Hundeshagen (Med. Hochschule Hannover)

Einleitung

Der Radiophosphor-Test wird mittlerweile den klassischen Verfahren in der ophthalmologischen Tumordiagnostik zugerechnet [3, 14, 18]. Als Nachteil muß jedoch der operative Eingriff zur Plazierung der Meßsonde gesehen werden [10]. Wir suchten daher nach Möglichkeiten eines nicht-invasiven, nuklearmedizinischen Verfahrens zum Nachweis intraokularer Veränderungen.

Geräteausstattung

Wir verwenden eine moderne Gamma-Szintillationskamera als Untersuchungsinstrument. Für die Zwecke einer ophthalmo-nuklearen Diagnostik sind Umbauten am Betriebssystem der Kamera nicht erforderlich. Der Kamera zugeordnet ist eine Anlage zur Verarbeitung der Meßdaten mit elektronischer Rechenmöglichkeit, sowie Kern- und Bandspeichereinheit mit „Region of Interest"-Technik. Die Untersuchungsergebnisse werden als Szintiphotos über ein Oszilloskop ausgegeben und lassen sich fotografisch dokumentieren. Die Zeit-Aktivitäts-Kurven schreibt ein x-y-Druckwerk.

Die Kollimation der Strahlung erfordert eine Anpassung an die besonderen Bedürfnisse einer Augenuntersuchung. Es hat sich gezeigt, daß Viel-Loch-Kollimatoren in Parallelanordnung ungeeignet sind, da sie keine Vergrößerungseigenschaften besitzen. Der Größenunterschied zwischen dem Untersuchungsobjekt (Bulbusquerdurchmesser

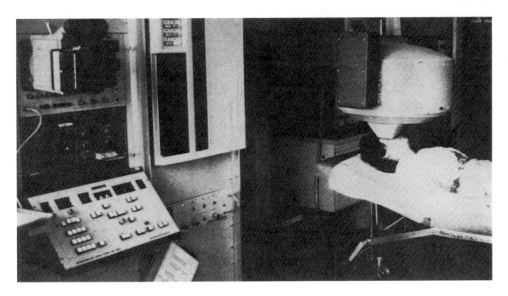

Abb. 1. Geräteanordnung für die Kamera-Szintigraphie der Augen. Im Vordergrund die Datenauswerteinheit mit Kern- und Bandspeicher, sowie Oszilloskop zur Datenausgabe. Im Hintergrund der Detektorkopf der Gamma-Kamera, mit einem Doppel-Lochblenden-Kollimator

27–30 mm) und dem Detektorkristall der Gamma-Kamera (12 oder 15 Zoll = 300 bis 380 mm), macht eine Vergrößerungstechnik erforderlich und möglich.

Diese läßt sich bei kleinen Objekten strahlenphysikalisch besonders günstig mit Lochblenden-Kollimatoren erreichen [1, 13].

Blanquet und Safi stellten bereits 1975 das Konzept einer Doppelanordnung von Lochblenden zur Augen-Szintigraphie mit einer Gamma-Kamera vor [4]. Wir haben uns diesem Vorschlag angeschlossen und sehen darin die günstigste Problemlösung (Abb. 2).

Aufgrund der Doppelanordnung der Pinholes wird simultan für jedes Auge getrennt bei identischer Geometrie ein vergrößertes Abbild der Radioaktivitätsverteilung in den Augen auf dem Detektorkristall der Gamma-Kamera entworfen. In Abhängigkeit vom Kristalldurchmesser des Detektors und als Funktion der Geometrie des Kollimators ist ein Vergrößerungsfaktor von 1 : 4 bis 1 : 6 erreichbar [1, 5]. Bei einer 15 Zoll-Kamera stehen 2 × 7 Zoll (2 × 180 mm) Kristallfläche für den Bildaufbau am Detektor zur Verfügung.

Das ursprüngliche Kollimator-Konzept haben wir unter dem strahlenphysikalischen und anatomischen Aspekt überarbeitet. Die Exzenterlagerung der beiden Pinholes im Kollimatorgehäuse zur Anpassung der Pinhole-Zentralachsen an den individuellen Pupillarabstand des Patienten wurde aufgegeben. Beide Pinholes sind nun in einer Bügelkonstruktion mit detektornahem Drehpunkt im Kollimatorgehäuse angeordnet. Wegen der Geometrie dieser Konstruktion kann bei jedem Pupillarabstand das maximal mögliche Kamera-Gesichtsfeld für den Bildaufbau genutzt werden. Ein Spindeltrieb erlaubt die Anpassung des Abstandes der Pinhole-Zentralachsen an den individuellen Pupillarabstand. Im Strahlengang der Kollimatoren wurde für jedes Auge ein Fixierlicht zur Ruhigstellung der Bulbi vorgesehen.

Die Pinholes sind in Wolfram-Legierung gefertigt. Sie sind innen mit hochdichtem Abschirmmetall ausgekleidet. Die Lochblenden-Kollimatoren wurden so gestaltet, daß sie sich der Kontur des äußeren Orbitaeinganges anpassen. Dadurch läßt sich die Lochblenden-Ebene (Pinhole-plane) bis auf wenige Millimeter an die Bulbusvorderfläche heranbringen. Somit vermindert sich der Kollimator-Objekt-Abstand, und der Kollimator-Kristall-Abstand läßt sich steigern (Abb. 4). Dieser konstruktive Schritt verbesserte entscheidend die Ausbeute und die Auflösung des Gesamtsystems [5].

Die Auflösung muß als wichtigste Kenngröße der Abbildungsleistung der Kollimatoren gewertet werden. Aufgrund der Vergrößerungstechnik bei Verwendung von Pinhole-Kollimatoren liegt die Objektauflösung

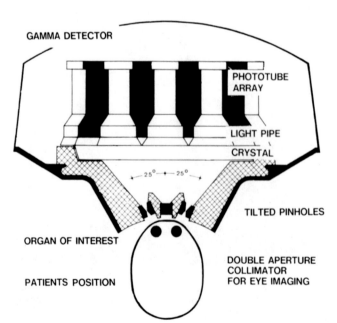

Abb. 2. Prinzipieller Aufbau des Okular-Szintigraphie-Systems mit Dopppel-Lochblenden an einer Gamma-Szintillations-Kamera

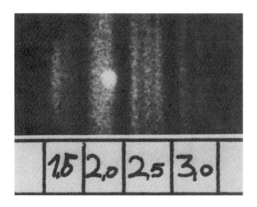

Abb. 3. Auflösungsvermögen von Lochblenden-Kollimatoren. Mit einem Prüfphantom werden Linien von 2,5 mm Abstand eindeutig voneinander getrennt abgebildet. Das Auflösungsvermögen muß bei Lochblenden-Kollimatoren (pinholes) als Objektauflösung oder geometrische Auflösung definiert werden. – Lochblendendurchmesser 1,6 mm – Nuklid 99 m Tc

unterhalb der inhärenten Auflösung des Kamerasystems. Mit einem Prüfphantom ließen sich Linienquellen von 2,5 mm Abstand einwandfrei voneinander getrennt darstellen (Abb. 3). Simulierte Tumoren in Form von Punktquellen von 2 und 3 mm Durchmesser in exakter anatomischer Lage der Bulbushinterfläche und vor einer Hintergrundaktivität von 1 : 10 im Bereich der hinteren Schädelgrube angeordnet, ließen sich scharf abgebildet lokalisieren [5].

Radiopharmaka und Nuklide

Die Kamera-Szintigraphie des Auges kann als Verfahren mit Objektdarstellung in positivem Kontrast definiert werden. Die Methode soll helfen, intraokulare Veränderungen, insbesondere Tumoren, aufzudecken.

Ein Radiopharmakon mit klinisch ausreichend erprobter Sicherheit des Einlagerungsmechanismus wird kommerziell noch nicht für die Szintigraphie des Auges angeboten. Deshalb haben wir uns für unsere ersten klinischen Studien mit dem neuen System ausschließlich auf die Verwendung des Technetium-Pertechnetat beschränkt. Wir verabfolgen den Tracer in einer Dosierung von 15 m-Ci als intravenöse Injektion. Von der Hirnszintigraphie her bestehen ausgedehnte klinische Erfahrungen mit dieser Substanz. Das Radiopharmakon gilt als Tumortracer mit unspezifischen Anreicherungseigenschaften [11, 15].

Untersuchungsgang und Auswertung der Ergebnisse

Die Schilddrüse wird analog zur Hirnszintigraphie 1 Stunde vor der Untersuchung mit einer IRENAT-Gabe von 50 Tropfen pro Patient blockiert. Die Kollimatoren werden mit dem Rändeltrieb auf den individuellen Pupillarabstand eingestellt. In liegender Position des Patienten fixieren wir den Kopf in leicht überstreckter Haltung durch mehrere

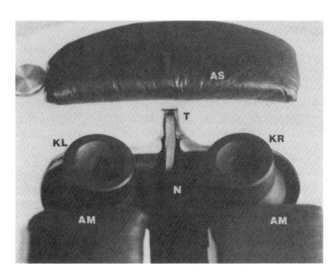

Abb. 4. Detailansicht eines Doppel-Lochblenden-Kollimators für die Kamera-Szintigraphie der Augen. Die Lochblenden ragen aus dem Abschirmgehäuse heraus und erlauben so eine Anpassung an unterschiedliche Gesichtsformen. *KL* – Linker Kollimator; *KR* – Rechter Kollimator; *T* – Rändeltrieb für die Anpassung der Kollimatoren an den individuellen Pupillarabstand; *AS* – *AM*-Auflagekissen für die Stirn und das Mittelgesicht; *N* – Raum zur Aufnahme der Nase

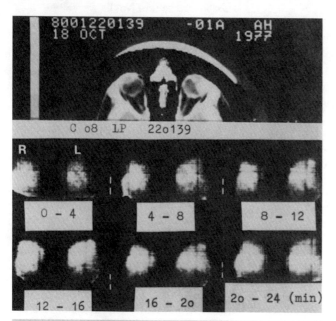

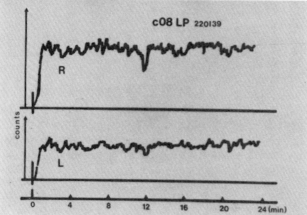

Abb. 5. Patient LP-220139 – Histologisch gesichertes Aderhautmelanom im temporalen Anteil des rechten Bulbus. Spindelzelltyp A – Sequenzszintigraphie mit 15 mCi 99m Tc zeigt eine vermehrte Anreicherung des Tracers im rechten Bulbus. Die seitengetrennten Zeit-Aktivitätskurven belegen den Befund. Hiermit übereinstimmend zeigt das Computertomogramm einen hyperdensen Bereich in der temporalen Bulbushälfte rechts

Sandkissen oder ein Plasticast-Gerät[1] (Abb. 1). Wir nähern den Kollimator der Hornhaut bis auf 10 mm mit Hilfe eines Elektrotriebes. Zur Ruhigstellung der Augen während der Untersuchung blickt der Patient auf ein Fixierlicht. Nach dem Start von Kamera und Rechnersystem wird der Tracer intravenös injiziert. Die Untersuchung dauert 30 Minuten. Falls erforderlich, fertigen wir noch eine Spätaufnahme nach 2 Stunden an.

Für die Auswertung stehen Szintifotos als Sequenzbilder zur Verfügung (Abb. 5). Eine Traceranreicherung läßt sich bereits in diesen Unterlagen als zunehmend gesteigerte Helligkeit in den Bildelementen auf dem Oszil-

loskop erkennen und für einen Seitenvergleich heranziehen. Bei der Auswertung der Szintifotos ist zu beachten, daß durch die Lochblenden für jedes Auge getrennt ein umgekehrtes und seitenverkehrtes Bild entworfen wird. Infolgedessen fallen die temporalen Bulbusanteile auf medial gelegene Bildelemente. Die nasalen Bulbusanteile werden lateral abgebildet.

Für die Auswertung der Untersuchung liegen weiterhin die Zeit-Aktivitäts-Kurven für jedes Auge getrennt vor. Diese Kurven zeigen die Dynamik der Nuklidanreicherung im Untersuchungsobjekt. Selektiv lassen sich zusätzlich die Funktionskurven über bestimmten Arealen des Bulbusabbildes mit Hilfe der REGION OF INTEREST-Technik

---

[1] Picker-Roentgen, Espelkamp

bestimmen. Der Rechner druckt schließlich für einen quantitativen Seitenvergleich die Impulsraten der Nuklidanreicherung als digitale Meßwerte aus. Diese Vergleichsmöglichkeit besteht aus dem Gesamtbereich der Bilder oder aus frei wählbaren Teilbereichen, die von besonderem Interesse sind.

Wir verglichen die Ergebnisse der Augenszintigraphie mit der Computertomographie. Zur selektiven Orbita- und Bulbusdarstellung stand für unsere Studie ein EMI-1010 Kopfscanner zur Verfügung. Für Detailstudien am Bulbus wurde bei Bedarf die Technik mit hochauflösender Matrix verwendet [16, 19].

Auf eine Gegenkontrolle der Kamera-Befunde mit dem Radiophosphor-Test mußten wir bislang verzichten, da wir über kein entsprechendes Meßgerät verfügten. Um jedoch die Kriterien der Befundinterpretation zu verbessern, wäre dieses von großem Interesse.

Patientengruppen

Wir haben seit Herbst 1977 20 Patienten mit der Kamera-Sequenz-Szintigraphie der Augen untersuchen können. Für die Studie mit dem neuen Untersuchungsverfahren wählten wir Patienten aus, bei denen sich der klinische Verdacht eines soliden Prozesses am Augenhintergrund ergab. Die brechenden Medien waren klar und damit eine vollständige ophthalmologische Beurteilungsmöglichkeit gegeben. Eine histologische Sicherung der Befunde wurde angestrebt, soweit sie sich klinisch verwirklichen ließ.

In der Verteilung, entsprechend der ophthalmologischen Diagnose, fanden sich zur Hälfte Aderhaut-Melanome. Die andere Hälfte der Patientengruppen wies Aderhautmetastasen unterschiedlicher Primärtumoren auf.

Ergebnisse

Bei der Bewertung der nuklearmedizinischen Ergebnisse ergaben sich folgende Gesichtspunkte:

1. In allen Fällen konnte der solide Prozeß mit der Augen-Szintigraphie durch eine vermehrte Anreicherung des Tracers im erkrankten Auge nachgewiesen werden (Abb. 5).

2. Bemerkenswert war die Beobachtung, daß bei den Aderhautmetastasen eine ausgeprägte Seitendifferenz der Traceranreicherung meßbar war.

3. In allen Fällen eines Aderhautmelanoms ließ sich ebenfalls eine Seitendifferenz nachweisen. Diese war jedoch im Vergleich zu den nuklearmedizinischen Parametern aus der Gruppe der Aderhautmetastasen nicht so ausgeprägt.

4. In der Kontrolle unserer nuklearmedizinischen Befunde mit der Computertomographie ergab sich vollständige Übereinstimmung bei den Metastasen der Aderhaut. Beim Melanom der Aderhaut stimmte in einem Fall die Szintigraphie und die Computertomographie nicht überein. Der nuklearmedizinische Befund sprach für eine intraokulare Veränderung, der klinische Befund, einschließlich Fundusfoto, ließ an ein malignes Melanom denken. Im Computertomogramm fand sich kein Tumorhinweis im Bulbus. Alle übrigen Fälle korrelierten in den Befunden.

Diskussion

Der Einsatz von Mono-Lochblenden-Kollimatoren an einer Gamma-Kamera für ophthalmo-nuklearmedizinische Untersuchungen geht vor allem auf Grove (1971) zurück. Blanquet und Safi (1975) dagegen haben Lochblenden in Doppelanordnung als Double-Aperture-Pinhole-Kollimatoren bevorzugt. Dieses Konzept entspricht den besonderen Anforderungen der Ophthalmologie, da jedes Auge getrennt und vergrößert bei identischer Geometrie abgebildet wird. Die Kamera-Szintigraphie des Auges kann mit jeder modernen Gamma-Kamera durchgeführt werden, die über ein leistungsfähiges Auswertesystem verfügt. Die Kamera muß lediglich mit dem Sonderkollimator ausgerüstet werden. Dabei achteten wir auf universelle Verwendbarkeit des Kollimators an praktisch jedem Instrument durch einen austauschbaren Adapterflansch.

Der klinische Sinn der Augen-Szintigraphie mit einer Gamma-Kamera ergibt sich aus der methodischen Möglichkeit, dynamische Vorgänge aufgrund einer Hypervaskularisation oder eines pathologisch veränderten Intermediär-Stoffwechsels quantitativ verfolgen zu können. Die Anwendung gammastrahlender Nuklide aus dem Energiebereich zwischen 120 und 400 KeV ist notwendig. Die Wahl der Strahlenqualität als Meßsignal mit praktisch unbegrenzter Gewebehalbwert-Schichtdicke ermöglicht das nicht-invasive Vorgehen bei der Untersuchung. Der Beta-Strahler Radiophosphor läßt sich aus meßtechnischen Gründen nicht einsetzen. Die Methode erlaubt die Verwendung aller klinisch gebräuchlichen Nuklide, die eine Gamma-Strahlung aussenden. Damit läßt sich eine große Zahl bekannter Radiopharmaka und experimenteller Substanzen mit tumorsuchenden Eigenschaften markieren.

Für unsere ersten Studien mit dem neuen Untersuchungsverfahren haben wir uns auf die Verwendung des Technetium-Pertechnetat beschränkt. Von der Hirnszintigraphie her bestehen ausgiebige klinische Erfahrungen mit diesem Tracer. Das Technetium-Pertechnetat gilt als Untersuchungssubstanz zur Darstellung von Neoformationen in positivem Kontrast [15]. Pertechnetat gilt als ein nuklearmedizinischer Vektor, der einen Hinweis auf den Hypervaskularisierungsgrad bei Neubildungen bietet. Ein spezifischer Anreicherungsmechanismus darf nicht unterstellt werden. Das Nuklid ist mittels eines Generator-Systems am Ort der Verwendung problemlos zu beschaffen. Wegen seiner kurzen Halbwertzeit von nur 6 Stunden kann die Strahlenbelastung praktisch vernachlässigt werden. In diesen Merkmalen liegen die Vorzüge des Technetium-Pertechnetat begründet.

Die künftigen Möglichkeiten, aber auch die Grenzen der Kamera-Szintigraphie der Augen, sind eng an die Qualität eines Radiopharmakon mit tumorsuchenden Eigenschaften geknüpft. Von der ophthalmologischen Fragestellung her besteht dringender Bedarf an einem Tracer, der eine Information zur Differenzierung zwischen dem malignen Melanom der Aderhaut und dem Naevus bieten könnte. An radiopharmakologischen Arbeiten in dieser Richtung hat es bislang nicht gefehlt [2, 4, 6, 17].

Sehr große Aufmerksamkeit wurde den Quinolinen und seinen Analogen gewidmet. Eine überzeugende Hypothese des Anreicherungsmechanismus im Melanom hat Heindel (1976) aufgestellt. Danach ist an eine Sekundärelektronenbindung zwischen dem hoch oxydierten, elektronenarmen Melanin-Molekül und der elektronenreichen Quinoline-Grundstruktur zu denken.

Bakker u. Mitarb. (1977) untersuchten eine Gruppe von Quinoline-Analogen auf ihre Brauchbarkeit als Tumortracer, besonders unter dem Aspekt der Augenuntersuchung. Sie kamen jedoch nicht zu einem Ergebnis, das die Einführung dieser Substanzgruppe als Radiopharmakon rechtfertigt. Wolf (1978) betont, daß die Quinoline auch weiterhin Beachtung verdienen, wobei das richtige Analoge zu finden ist.

Eine Studie an 4-Alkylamino-Derivaten des 7-Iodoquinoline von Danpure u. Mitarb. (1978) zeigte eine 10- bis 20fach höhere Anreicherung der Substanz in Melanomzellen gegenüber HeLa-Zellen. Die Untersuchungen spiegeln das weiterhin anhaltende Interesse an Quinolinen wider.

Die Arbeitsgruppe von Kloss und Leven (1979) hat sich mit markierten Prämetaboliten und Derivaten der Vorstufen des Melaninstoffwechsels beschäftigt, um neue radiopharmakologische Möglichkeiten eines Tumor-Tracers zu prüfen. Die Studie belegt einen pathophysiologisch sinnvollen Ansatz zum nuklear-medizinischen Melanom-Nachweis. Da melanomtypische Stoffwechselwege markiert werden, kann im Fall der zitierten Studie von einem spezifischen Anreicherungsmechanismus des Tracers gesprochen werden. Am Melanom-Modell wurden aufgrund von Tierexperimenten Tumor-zu-Nichttumor-Anreicherungsraten von über 100 : 1 gemessen [12]. Dieser Wert übertrifft die theoretische Anreicherungsrate des Radiophosphor. Weitere Untersuchungen sind abzuwarten.

Die ersten Ergebnisse unserer Studie über eine Gamma-Kamera-Szintigraphie der Augen haben die Reproduzierbarkeit der von Blanquet und Safi (1975) vorgelegten Befunde nachweisen können. Unsere Studie belegt eine gute Übereinstimmung der nuklearmedizinischen Ergebnisse mit den Befunden der CT-Untersuchung, sowie mit dem klinischen Bild. Selbst bei Verwendung des unspezifischen, somit nicht idealen Tracers Technetium-Pertechnetat, zeichnet sich ein nuklearmedizinisches Befundraster ab, das in klinisch-ophthalmologische Diagnosen einzuordnen ist. Die Kamera-Szintigraphie mit Doppel-Lochblenden bietet beim Nachweis intraokularer Veränderungen Vorteile an, die sich aus der Wiederholbarkeit der Untersuchung mit dem nicht-invasiven Vorgehen ergeben. In der ophthalmologischen Tumordiagnostik wird sich die klinische Relevanz der Kamera-Szintigraphie der Augen mit den überzeugenden Ergebnissen des Radiophosphor-Tests zu messen haben. Als klinisch wichtigstes Ziel der Radiopharmaka-Forschung läßt sich für die Belange der Ophthalmologie mit Gass (1977) die Arbeit an einem sicheren Vektor zur Differentialdiagnose zwischen dem Aderhautnävus und dem malignen Melanom der Chorioidea definieren.

Zusammenfassung

Es wird ein nuklearmedizinisches Verfahren zum nichtinvasiven Nachweis intraokularer Veränderungen vorgestellt. Wir benutzen eine Gamma-Szintillationskamera. Zur Verwendung in der nuklear-ophthalmologischen Diagnostik wurde ein spezieller Doppel-Lochblenden-Kollimator entwickelt. Dieser Kollimator ermöglicht die simultane, seitengetrennte und vergrößerte Abbildung der Radioaktivitätsverteilung in beiden Augen auf dem Detektorkristall der Gamma-Kamera. Das technische Konzept der Anlage wird beschrieben. Die Abbildungseigenschaften des Systems werden erläutert. Die Objektauflösung und die Ausbeute spielen eine wichtige Rolle. Mit Lochblenden-Kollimatoren lassen sich Objektauflösungen von 2,5 mm am Linienphantom erzielen. Wir verwenden als Radiopharmakon derzeit ausschließlich das Technetium-Pertechnetat in einer Dosierung von 15 mCi intravenös verabreicht. Erste klinische Untersuchungen zeigen, daß solide Prozesse im Augeninneren eine signifikante Anreicherung des Radiopharmakon aufweisen. Die Ergebnisse wurden mit der Computertomographie korreliert.

Summary. A nuclear medicine process for the non-contact detection of intraocular mass lesions is described. We use a gammascintillation camera. For the application in nuclear ophthalmology a double aperture pinhole collimator has been realized. This collimator allows the simultaneous, separate and magnified projection of the distribution of radioactivity in both eyes onto the detector-crystal of the gamma-camera. The technical concept of the system is described. Pinholes are very useful for the visualization of small objects. With line source phantoms we found a geometric resolution better than 2.5 mm. Problems with sensitivity and response are very important in the collimator design. At present, we administer as tracer exclusively technetium pertechnat at a dosage of 15 mCi intravenously. First clinical studies show that solid processes in the interior of the eye reveal a significantly increased storage of the tracer. The results were correlated by computertomography. There are mutual relations between the findings of CT scanning and gamma-camera scintigraphy of the eye-ball.

Résumé. Nous décrivons un procédé de la médicine nucléaire pour la détection non-invasive des altérations intraoculaires. Nous employons une gamma-caméra à scintillation. Un collimateur à double pinhole est réalisé avec les spécifications d'un diagnostique ophthalmonucléaire. Il permet la projection simultanée, séparée et agrandie de la répartition de la radioactivité du traceur de chacun des deux yeux sur le détecteur de la gamma-caméra. Le principe technique de l'appareil est décrit. Nous analysons les propriétés du collimateur – résolution et rendement – et les illustrons par des essais sur phantôme. A présent, nous nous limitons à l'emploi du technétium sous forme de pertechnétate comme traceur à un dosage de 15 mCi par route intraveineuse. Des études cliniques préliminaires montrent que des processus solides à l'intérieur de l'oeil présentent une augmentation de la fixation du traceur. Les résultats ainsi obtenus ont été comparés aux données cliniques et aux résultats de la tomodensitométrie. Nous mettons en évidence des rélations mutuelles très encourageantes entre la Computertomographie et la Caméra-Scintigraphie de l'oeil.

Danksagung

Die Arbeit entstand mit Unterstützung der Minna-James-Heineman Stiftung, Hannover. Wir danken ferner Frau Christiane Schliep, RTA für die technische Hilfe bei der Patientenuntersuchung mit der Gamma-Kamera. Für die Sekretariatsarbeiten bedanken wir uns bei Frau Vera Pfeiffer.

Literatur

1. Anger, H.O.: Image-producing collimators for use with gamma-ray emitters. In: Instrumentation in nuclear medicine. Hine, G.J. (ed.), Vol. I, pp. 514–520. New York: Academic Press, 1967. – 2. Bakker, C.N.M., Kaspersen, F.M., Lindner, L., Jochemsen, R.: Labeled chloroquine analogs for the detection of ocular melanoma. Proc. Soc. Nucl. Med. 49–50 (1977). – 3. Biersack, H.J., Schlieter, F.: Der P-32 Test in der ophthalmologischen Tumordiagnostik. 59. Tagung Dtsch. Röntgenges. Vortrag 25, Bonn 1978. (pers. Mitteilung). – 4. Blanquet, P., Safi, N.: Radionuclidic exploration in ophthalmology. Int. J. Nucl. Med. Biol. 2, 165–173 (1975). – 5. Bockslaff, H., Jahns, E., Hundeshagen, H.: Kamera-Szintigraphie mit einem Doppel-Lochblenden-

Kollimator zur nicht invasiven Diagnose intraokularer Tumoren. In: Radioaktive Isotope in Klinik und Forschung. Höfer, R. (Hrsg.), Bd. 13, S. 341–348. Wien: Egermann 1978. – 6. Boyd, C.M., Beierwalters, W.H., Liebermann, L.M., Bergström, T.J.: 125-J-labeled chloroquine analog in the diagnosis of ocular melanoma. J. Nucl. Med. 12, 601–605 (1971). – 7. Danpure, H.J., Somaia, S.S., Sadler, T., Goulding, R.W.: The potential use of some 4-Alkylamino Derivatives of 7-(125-J) Iodoquinoline as Melanoma Scanning Agents. Paper presented at the first Int. Symposium on Radiopharmacology, Innsbruck, 21–24 May 1978. – 8. Gass, J.D.M.: Problems in the differential diagnosis of choroidal nevi and malignant melanomas Am. J. Ophthalmol. 83, 3, 299 (1977). – 9. Grove, A.S., Kotner, L.M.: Radioisotop Evaluation of Orbital Leasion. Trans. Am. Acad. Ophthalmol. Otolaryngol. 75, 946 (1971). – 10. Hallermann, D.: Nukleartechnische Diagnoseverfahren in der klinischen Ophthalmologie. Klin. Monatsbl. Augenheilkd. 172, 77–80 (1978). – 11. Heindel, N.D.: The chemistry of radiopharmaceuticals for noncontact detection of ocular tumors, pp. 104–110. In: Nuclear Ophthalmology. Croll, N.M. et al. (eds.). New York: Wiley 1976. – 12. Kloss, G., Leven, M.: Accumulation of Radioiodinated Tyrosine Derivatives in the Adrenal Medulla and in Melanomas.

Eur. J. Nucl. Med. (in Press). – 13. Kuhl, D.E.: Measuring the response – the collimator component. In: Principles of nuclear medicine. Wagner, H.N. (ed.). pp. 201–205. Philadelphia: Saunders 1972. – 14. Lommatsch, P., Ulrich, Ch., Ulrich, W.D., Guntermann, S., Millner, R.: Über eine neue Meß-Sonde zur Diagnostik intraokularer Tumoren. Albrecht von Graefes Arch. Klin. Ophthalmol. 177, 105 (1969). – 15. Mishkin, F.S., Reese, I.C.: Tissue and Tumor Concentration of Technetium 99m as Pertechnetate. Am. J. Rad. 104, 1, 145–149 (1968). – 16. Momose, K.J., New, P.F.J., Grove, A.S., Scott, W.R.: The use of computed tomography in ophthalmology. Radiology 115, 361–368 (1975). – 17. Packer, S., Lambrecht, R.M., Atkins, H.L., Wolf, A.P.: Short-lived radiopharmaceuticals for noncontact detection of ocular melanoma. In: Nuclear ophthalmology. Croll, N.M. et al. (eds.), pp. 111–121. New York: Wiley 1976. – 18. Strötges, M.W.: Ergebnisse nuklearmedizinischer Untersuchungen bei Melanoblastomen des Auges im Vergleich zum histologischen Befund. Radiobiol. Radiother. 12, 6, 803–806 (1971). – 19. Weinstein, M.A., Berlin, A.J., Duchnesneau, P.M.: High resolution computed tomography of the orbit with the Ohio Nuclear Delta head scanner. Am. J. Roentgenol. 127, 175–177 (1976). – 20. Wolf, A.P.: Persönliche Mitteilung (1978)

Ber. Dtsch. Ophthalmol. Ges. 76, 311–321 (1979)
Ionisierende Strahlen in der Ophthalmologie
Redigiert von W. Jaeger, Heidelberg
© J. F. Bergmann Verlag 1979

Gamma-Kamera-Funktions-Szintigraphie zum Nachweis intraokularer Veränderungen – Technisches Konzept und klinische Beispiele

H. Bockslaff, D. Dausch, L. Stöppler, H. Hundeshagen (Hannover), N. Safi und P. Blanquet (Bordeaux)

Zum nicht-invasiven Nachweis intraokularer Veränderungen verwenden wir ein Szintigraphiegerät mit stehendem Detektor, eine Gamma-Kamera. Bei diesen Geräten dient ein Szintillationskristall von etwa 30 cm Durchmesser als Strahlendetektor [30]. Die Meßwerte der Radioaktivitätsverteilung im untersuchten Organ fallen in digitaler Form an und werden über ein elektronisches Rechnersystem weiterverarbeitet. Die Meßdatenausgabe übernimmt ein Oszilloskop mit angeschlossener Fotografie-Einrichtung. Die Impulssummen von hintereinanderfolgenden Szintigrammen lassen sich in Abhängigkeit von der Zeit integrieren. Die Funktionskurven werden über ein x-y-Schreibwerk aus-gegeben. Diese Zeit-Aktivitäts-Kurven repräsentieren die Dynamik der Anreicherung des Radioindikators im Untersuchungsorgan in Abhängigkeit von der Zeit. Moderne Gamma-Kamera-Systeme ermöglichen die Verbindung von Lokalisations- und Funktionsdiagnostik. Man spricht dann von Funktionsszintigraphie [12].

Zur Darstellung großvolumiger Organe werden die Gamma-Kameras in der Regel mit Parallel-Loch-Kollimatoren, die eine 1:1 Darstellung ermöglichen, ausgerüstet. Wegen des geringen Volumens haben sich die klassischen Kollimatoren bei der Augen-Szintigraphie nicht bewährt. Lochblenden-Kollimatoren dagegen ermöglichen eine Ver-

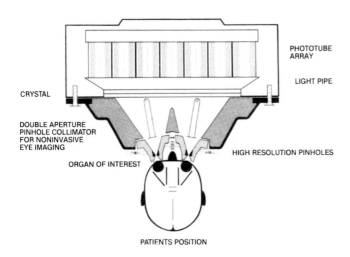

Abb. 1. Detektorkopf einer Gamma-szintillationskamera mit einem Doppel-Lochblenden-Kollimator in der Schnittzeichnung. Jedem Auge ist eine Lochblende zugeordnet. Aufgrund der Geometrie des Kollimators wird für jedes Auge getrennt ein vergrößertes, umgekehrtes und seitenverkehrtes Abbild der Radioaktivitätsverteilung in den Augen auf dem Gesichtsfeld der Kamera entworfen. Die Abbilder stehen nebeneinander auf dem Kristall und sind überlappungsfrei. Die Lochblenden wurden als prominent aus dem Abschirmgehäuse herausragenden Baugruppen ausgelegt. Diese Konstruktion erlaubt es, die Kollimatoren möglichst nahe an das Auge heranzuführen. Strahlenphysikalisch optimieren sich dadurch die Ausbeute und die geometrische Objektauflösung. Z – Arbeitsabstand = 35 mm

größerungstechnik. Sie arbeiten nach dem Prinzip der Lochkamera. Dieser Kollimator-Typ hat sich zur Darstellung kleiner Organe bei nuklearmedizinischen Untersuchungen in der Ophthalmologie bewährt [7, 9, 26]. Die

o.g. Autoren haben mit Mono-Lochblenden-Kollimatoren gearbeitet.

Für die Sonderzwecke einer Ophthalmonuklearmedizinischen Untersuchung des Auges muß eine simultane Abbildungsmög-

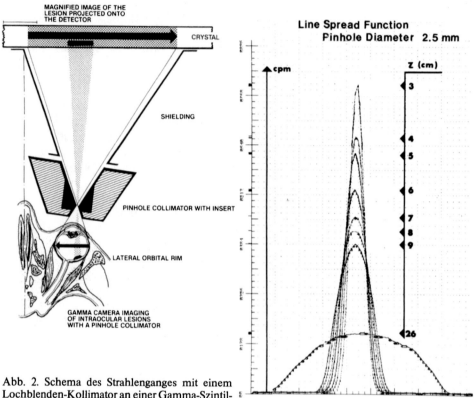

Abb. 2. Schema des Strahlenganges mit einem Lochblenden-Kollimator an einer Gamma-Szintillations-Kamera. Ein intraokular am hinteren Augenpol gelegener Tumor wird durch den Radioindikator markiert. Die Radioaktivitätsverteilung projiziert sich als vergrößertes Strahlenabbild auf den Detektorkristall der Kamera. Die Abbildungsgeometrie der Lochblende erlaubt eine nahezu ausschließliche Exploration des Bulbus. Radioaktivität aus kollimatorfernen Hirnregionen (Sinus venosus) trägt wegen der steil abfallenden Ausbeute-Charakteristik der Lochblenden nur unwesentlich zum Bildaufbau bei

Abb. 4. Gemessene Linienübertragungsfunktion (LSF) eines Lochblenden-Kollimators. Blendendurchmesser-Apertur-D = 2,5 mm. Baumaterial: Wolfram-DENSIMET 18-. Nuklid in der Linienquelle: 99mTc-140 KeV. Die Abbildungs-Charakteristik belegt das sehr enge Gesichtsfeld von Pinhole-Kollimatoren. Z = Arbeitsabstand. In 30–50 mm Arbeitsabstand beträgt das Gesichtsfeld nur 35–40 mm

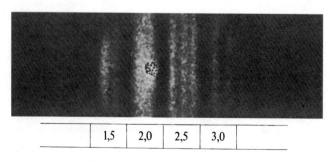

Abb. 3. Erzielte Gesamtauflösung – geometrische Objektauflösung – mit einem Linienquellen-Raster in 40 mm Abstand vom Kollimator. Die Auflösung ist besser als 2,5 mm. Blendendurchmesser 1,6 mm. Nuklid 99mTc

lichkeit des erkrankten Auges und des Partnerauges gefordert werden. Aus diesem Grunde stellten Blanquet und Safi 1974 das Konzept einer Doppelanordnung von Lochblenden in einem Kollimatorgehäuse zur Augenszintigraphie mit einer Gamma-Kamera vor (Double aperture pinhole collimator). Dieses Kollimator-Konzept wird den anatomischen Gegebenheiten einer Augenuntersuchung mit nuklearmedizinischen Möglichkeiten in idealer Weise gerecht (Abb. 1 u. Abb. 2).

Aufgrund der Doppelanordnung der Lochblenden wird simultan und für jedes Auge getrennt bei absolut identischer Meßgeometrie ein vergrößertes Abbild der Radioaktivitätsverteilung in den Augen auf dem Detektorkristall der Gamma-Kamera entworfen. Dabei läßt sich ein Vergrößerungsfaktor von 1 : 4 bis 1 : 6 erreichen. Aufgrund der Objektvergrößerung mit Doppel-Lochblenden erscheint das Abbild der Radioaktivitätsverteilung in den Augen als nebeneinanderliegendes, leicht ovalär verzogenes (Distorsion) Strahlenabbild von 2 × 150 mm Durchmesser auf dem Detektorkristall. Wir haben die erzielbare geometrische Objektauflösung am Linienphantom überprüft und konnten eine „geometrische Objektauflösung" von besser als 2,5 mm nachweisen. Damit liegt der Wert unterhalb der inhärenten Auflösung moderner Gamma-Kameras (Abb. 3). Ein simulierter Tumor als radioaktive Punktquelle (99mTc) von 3 mm Durchmesser in anatomischer Lage des hinteren Augenpols ließ sich vor einer hohen, ebenfalls simulierten Untergrund-Aktivität einwandfrei mit einem Doppel-Lochblenden-Kollimator abbilden (Abb. 6). Eine besondere strahlenphysikalische Eigenheit von Lochblenden-Kollimatoren ist die starke Tiefenabhängigkeit der Ausbeute. Daher sollte der Arbeitsabstand Objekt-Lochblenden-Ebene möglichst gering sein. Der ursprünglich benutzte Doppel-Lochblenden-Kollimator ließ nur einen Arbeitsabstand von 70 mm zwischen Lochblendenebe-

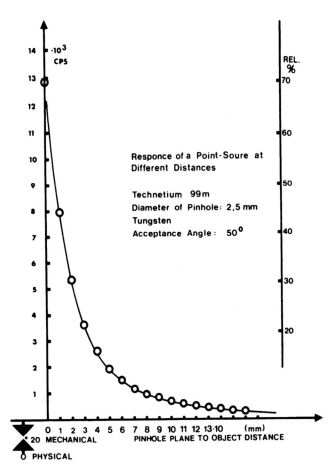

Abb. 5. Punktquellenausbeute als Funktion des Abstandes zwischen Quelle und Lochblenden-Ebene. Wolfram-Lochblende, D = 2,5 mm. Quelle: 99mTc-140 KeV. Der Versuch belegt die in Abhängigkeit vom Abstand steil abfallende Ausbeute von Lochblenden-Kollimatoren. Geringer Arbeitsabstand Lochblenden-Ebene-Objekt führt zu einer Optimierung der relativen Ausbeute

313

ne und hinterem Augenpol zu (Abb. 4, Abb. 5). Die Neukonstruktion des Kollimators unter Berücksichtigung der besonderen anatomischen Gegebenheiten einer Augenuntersuchung führte zu einem Kollimator-Konzept mit prominent aus dem Abschirmgehäuse hervorragenden Lochblenden-Einsätzen (Abb. 1). Die Form der Lochblenden wurde so gewählt, daß sich die Kollimatoren in den vorderen Orbitaeingang einführen lassen. Auf diese Weise ließ sich der Arbeitsabstand bis auf 35 mm vermindern. Die Ausbeute konnte gesteigert werden. Die beiden Lochblenden lassen sich mit Hilfe eines Spindel-

triebes oder einer Exzenterführung gegeneinander verstellen. Die Konstruktion erlaubt somit das Anpassen der Kollimator-Zentralachsen an den individuellen Pupillarabstand des Patienten.

Die Kamera-Szintigraphie erfordert den Einsatz von gammastrahlenden Nukliden aus dem Energiebereich 120-400 KeV. Die Wahl der Strahlenqualität als Meßsignal ermöglicht das nicht-invasive Vorgehen bei der Untersuchung.

Für unsere ersten Studien mit dem neuen Untersuchungsverfahren haben wir uns in Hannover ausschließlich auf die Verwen-

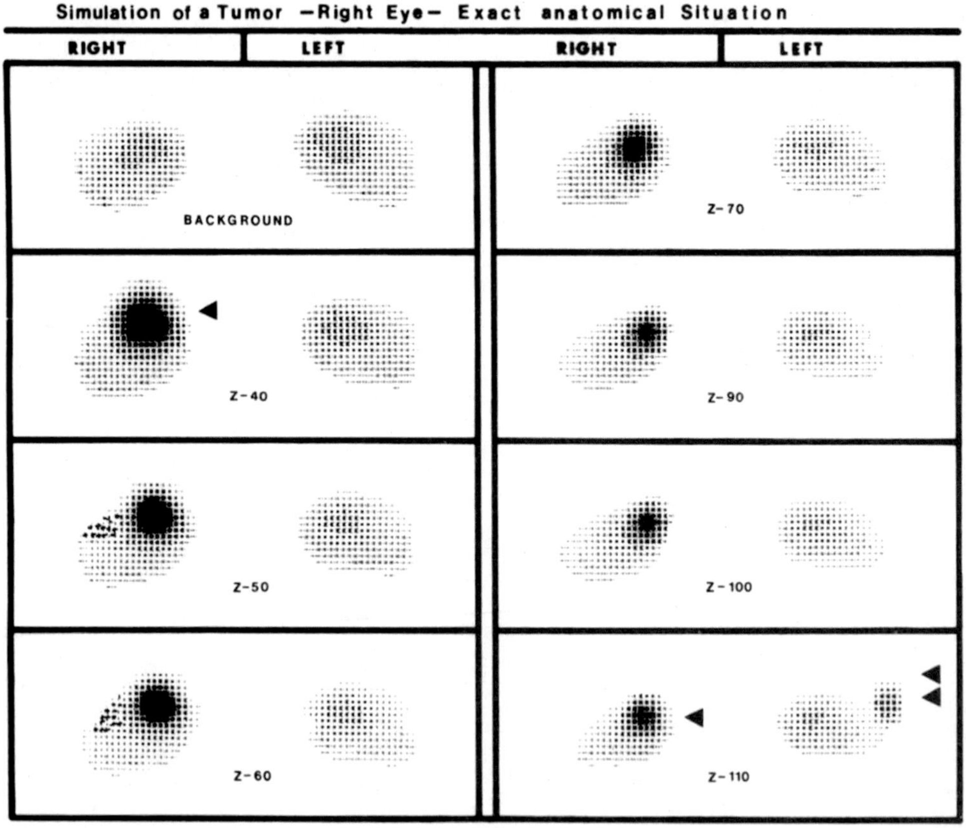

Abb. 6. Phantomversuch zur Tumordarstellung mit dem Doppel-Lochblenden System an einer Gamma-Kamera. Punktquelle von 3 mm Durchmesser in exakter anatomischer Lage des rechten Bulbus in der Orbita, hinterer Augenpol. Gemessen wurde bei verschiedenen Kollimator-Objektabständen (Z=Abstand Lochblende-Tumorlage in Millimetern). Simulierte Untergrundaktivität in der Schädelgrube. Der Versuch belegt die Darstellbarkeit von Punktquellen von 3 mm (2 mm) in der Augenregion, selbst wenn das Punktquellen- zu Hintergrundverhältnis der Radioaktivität 1 : 10 beträgt. Deutlich wird auch in diesem Experiment die steil abfallende Ausbeute in Abhängigkeit vom Arbeitsabstand Z belegt.
Vergleiche Z = 40 mm und Z = 110 mm. Ferner projiziert sich bei Z = 110 mm der simulierte Tumor auch auf die linke Detektorhälfte der Kamera (Zwei Dreiecke). Die Aufnahmen belegen die leicht oväläre Verformung der Bilder infolge Distorsion, schiefe Zentralprojektion

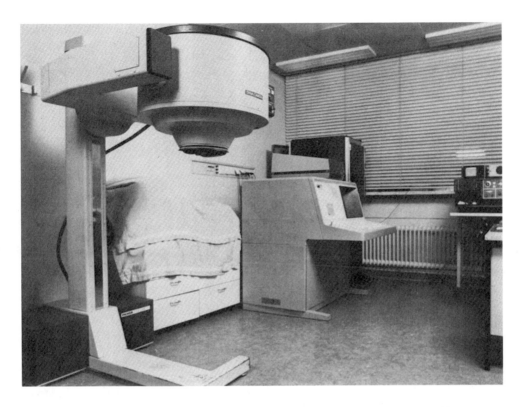

Abb. 7. Gesamtansicht der Untersuchungseinheit für die Kamera-Szintigraphie der Augen (Inst. f. Nukl. Med. Hannover). Links im Bild der Detektorkopf der Gamma-Kamera mit einem Doppel-Lochblenden Kollimator ausgerüstet. Im Mittelteil des Fotos die Anlage für die elektronische Meßdatenverarbeitung und die Befundausgabe. Rechts im Bild die Betriebseinheit für die Picker Dyna Camera 4/12

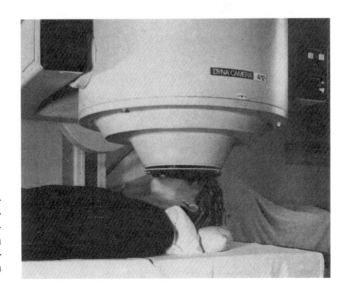

Abb. 8. Detektorkopf mit Sonderkollimator für die Augenszintigraphie. (Double Aperture Pinhole Collimator). Der Patient in liegender Untersuchungsposition mit leicht überstrecktem Kopf

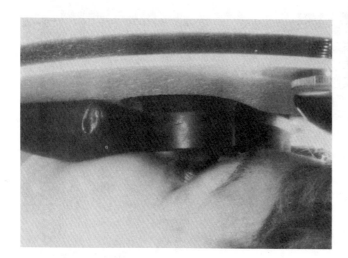

Abb. 9. Detailansicht der Positionierung des Lochblenden-Kollimators in der Orbitaeingangsebene. Der Kollimator wird möglichst nahe an das Patientenauge herangeführt

dung des Technetium-Pertechnetat beschränkt. Wir geben das Nuklid in einer Dosierung von 15 mCi als intravenöse Injektion. Von der Hirnszintigraphie her bestehen ausgiebige klinische Erfahrungen mit dieser Substanz. Sie gilt als Radioindikator zur Darstellung von Neoformationen in positivem Kontrast. Pertechnetat läßt sich als Vektor einstu-

fen, der einen Hinweis auf den Hypervaskularisierungsgrad bei Neubildungen bietet. Ein spezifischer Anreicherungsmechanismus darf nicht unterstellt werden. Der Tracer läßt sich mittels eines Generator-Systems am Ort der Anwendung problemlos beschaffen. Das Nuklid ist kurzlebig und somit kann die Strahlenbelastung vernachlässigt werden.

Seit Herbst 1977 wurden in Hannover 20 Patienten mit der Sequenzszintigraphie der Augen untersucht. Dabei wählten wir Patienten aus, bei denen sich der klinische Verdacht auf einen soliden Prozeß am Augenhintergrund ergab. In der Verteilung entsprechend der ophthalmologisch-klinischen Diagnose fanden sich zur Hälfte Aderhautmelanome. Die andere Hälfte der Patientengruppe setzte sich aus Aderhautmetastasen unterschiedlicher Primärtumoren zusammen.

In fast allen Fällen war eine ophthalmologisch-histologische Diagnose möglich. Die Befunde wurden mit der Computertomographie korreliert. Dabei stand uns ein EMI 1010 Computertomographiegerät für neuroradiologische Untersuchungen zur Verfügung.[1]

Kasuistik

Die nachfolgende Demonstration von Fällen

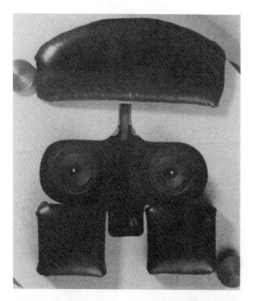

Abb. 10. Patientenseitige en face-Ansicht des Sonderkollimators für die Kamera-Szintigraphie der Augen. Jedem Auge wird eine Lochblende zugeordnet. Eine exakte Positionierung ist unerläßlich. Mit dem Rändeltrieb läßt sich die jeweilige Pupillardistanz des Patienten einstellen. Flache Kissen stützen Mittelgesicht und Stirn

[1] Wir danken Herrn Prof. Dr. med. H.G. Vogelsang, Direktor der Abteilung für Neuroradiologie, Departement Radiologie der MHH, für die interessierte Förderung der Studie und die Bereitstellung von Untersuchungszeit am CT-Gerät.

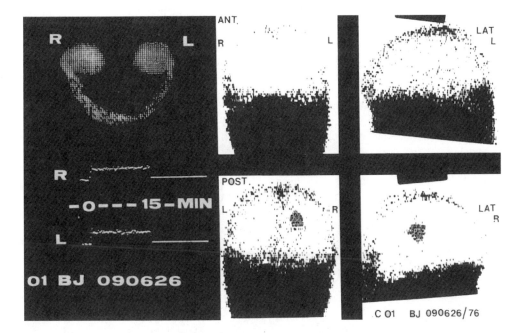

Abb. 11. Primär pulmonal metastasierendes Nieren-Karzinom mit solitärer Hirnmetastase rechts parietal. Keine Augenbeteiligung. Kasuistik. Fall 1

aus dem bislang in Hannover untersuchten und dokumentierten Krankengut stellt eine Auswahl von vier typischen Befundrastern dar.

1. Fall

B.J. -090626- (siehe hierzu Abb. 11)

Primär pulmonal metastasierendes Nieren-Karzinom mit solitärer Hirnmetastase, im Hirnszintigramm mit 99 mTc rechts parietal gelegen.
Fundus: Beiderseits regelrecht.
Augenszintigramm: Keinerlei Seitendifferenz der Nuklidanreicherung. Somit Normalfall und unauffällig.

Der Fall ist deshalb bemerkenswert, weil er aufzeigt, daß, selbst wenn eine nuklidspeichernde Hirnmetastase vorliegt, es zu keiner Superposition der Bilder in den Lochblenden kommt. Die Ursache liegt in der starken Tiefenabhängigkeit der Ausbeute von Lochblenden begründet. Ferner in dem sehr exakt definierten Gesichtsfeld von pinholes, die praktisch nur die Radioaktivität im Auge messen.

2. Fall

L.P. -220139- (siehe hierzu Abb. 12)
Aderhautmelanom vom Spindelzell-Typ A im rechten Auge.
Fundus: RA: Hochprominenter Tumor in der temporalen Bulbushälfte, zwischen Äquator und ora serrata gelegen. V = 0,4 LA: Regelrecht. V = 1,2
Augenszintigraphie: Seitendifferenz der Nuklidanreicherung zugunsten des rechten Auges im Sequenzszintigramm und in den Zeit-Aktivitäts-Kurven (15mCi 99mTc)
Computertomogramm: Umschriebener hyperdenser Bereich im temporalen Bulbusabschnitt des rechten Auges.

3. Fall

D.E. -190907- (siehe hierzu Abb. 13)
Aderhautmelanom vom Spindelzell-Typ B im linken Auge.
Fundus: LA: Großer parapapillärer Aderhauttumor mit flacher Ausdehnung. V = cc 0,2
RA: Regelrecht. V = cc 0,8
Augenszintigramm: Mäßig ausgeprägte Seitendifferenz der Nuklidanreicherung zugunsten links. (15mCi 99mTc)
Computertomogramm: Im Bulbus kein tumorverdächtiger Befund.

4. Fall

M.U. -290635- (siehe hierzu Abb. 14)
Aderhautmetastase im rechten Auge bei metastasierendem Mamma-Karzinom.
Fundus: RA: Große Aderhautmetastase am hinteren Pol. V = 1/35
LA: Regelrecht. V = 1,0
Augenszintigramm: Hochgradige Nuklidanreicherung im rechten Auge zentral. Ausgeprägte Sei-

tendifferenz gegenüber links. Siehe Zeit-Aktivitäts-Kurven und Szintigramm (15mCi 99mTc).

Bei der Bewertung der nuklearmedizinischen Ergebnisse der Augenszintigraphie ergaben sich folgende Gesichtspunkte:

1. In allen untersuchten Fällen konnte der solide Prozeß mit der Augenszintigraphie durch eine vermehrte Anreicherung des Tracers im erkrankten Auge nachgewiesen werden.

2. Bemerkenswert war die Beobachtung, daß bei den Aderhautmetastasen eine ausgeprägte Seitendifferenz der Traceranreicherung meßbar war.

3. In allen Fällen eines intraokularen Melanoms ließ sich ebenfalls eine Seitendifferenz nachweisen. Diese war jedoch im Vergleich zu den nuklearmedizinischen Parametern aus der Gruppe der Aderhautmetastasen weniger stark ausgeprägt.

Diese Aussagen gelten für die Verwendung des Pertechnetat als Radioindikator.

4. In der Kontrolle unserer nuklearmedizinischen Befunde mit der Computertomographie fand sich eine vollständige Übereinstimmung bei den Metastasen der Aderhaut. Beim Melanom der Aderhaut fand sich in einem Fall keine Übereinstimmung zwischen

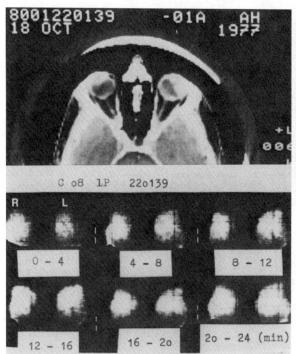

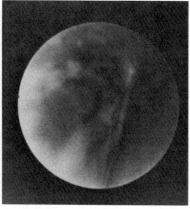

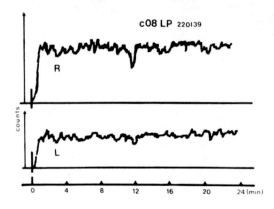

Abb. 12. Aderhautmelanoblastom vom Spindelzell-Typ A mit allen relevanten Untersuchungsparametern. Kasuistik: Fall 2

Szintigraphie und Computertomographie. Der nuklearmedizinische Befund sprach für eine intraokulare Veränderung. Der klinische Befund einschließlich Fundusphoto ließ an ein malignes Melanom denken. Im Computertomogramm fand sich kein signifikanter Dichteunterschied als Tumorhinweis im Bulbus, da es Melanome gibt, die sich aufgrund ihres geringen Dichteunterschiedes dem Nachweis im CT entziehen können.

Alle übrigen Fälle korrelierten in den Befunden.

Von der ophthalmologischen Fragestel-lung her besteht Bedarf an einem Radioindikator, der eine Information zur Differenzierung zwischen dem malignen Melanom der Aderhaut und dem Nävus bieten könnte [20, 21, 22].

Die Arbeiten an markierten Quinoline-Analogen haben bislang noch nicht zu einem klinisch relevanten Radiopharmakon geführt. Jüngste Veröffentlichungen beweisen jedoch ein weiter anhaltendes Interesse an dieser Substanzgruppe [24].

Wir selber sehen große Chancen bei der Entwicklung eines geeigneten Melanom-Tra-

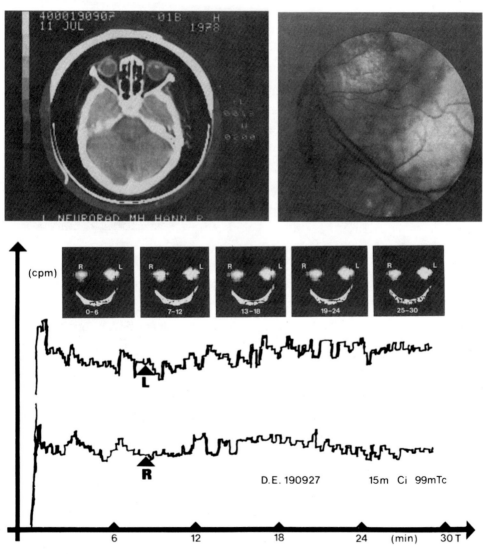

Abb. 13. Aderhautmelanoblastom vom Spindelzell-Typ B mit allen relevanten Untersuchungsparametern. Kasuistik: Fall 3

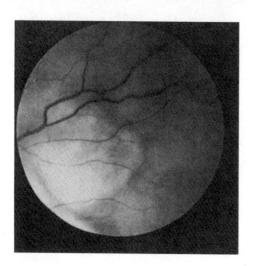

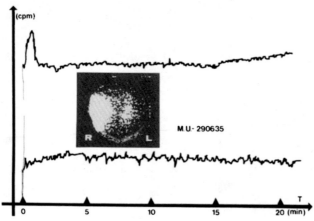

cers in den Arbeiten über markierte Prämetaboliten und Vorstufen des Melanin-Stoffwechsels. Diese Studien einer deutschen Arbeitsgruppe belegen einen pathophysiologisch interessanten Ansatz zum Melanom-Nachweis. Es werden melanom-typische Stoffwechsel-Wege markiert. Somit kann hier von einem spezifischen Anreicherungsmechanismus gesprochen werden.

Schlußbetrachtung

Die Verwendung von gamma-strahlenden Nukliden und markierten Radiopharmaka gestattet einen nicht-invasiven Nachweis intraokularer Veränderungen.

Die technische Ausrüstung der Wahl besteht aus einer Gamma-Kamera mit einer entsprechenden Anlage zur Meßdatenverarbeitung. Jede leistungsfähige Gamma-Kamera läßt sich verwenden. Somit entfallen die Beschaffungskosten für ein Sonderinstrument.

Die Doppelanordnung von zwei Lochblenden in einem Kollimatorgehäuse führt zu einem hochauflösenden Kollimator und erfüllt in idealer Weise die besonderen Erfordernisse einer Augenuntersuchung. Das Auflösungsvermögen des Systems dürfte als ausreichend anzusehen sein.

Die ersten Studien mit dem neuen System unter Verwendung des nicht idealen Tracers Technetium-Pertechnetat haben die Reproduzierbarkeit der Ergebnisse aufzeigen können. Ein Befundraster zeichnet sich ab, welches durchaus in klinisch-ophthalmologischen Diagnosen einzuordnen ist. Weitere Erfahrungen mit dem neuen Verfahren sind erforderlich.

Ein idealer gamma-markierter Tracer läßt sich derzeit noch nicht kommerziell beschaffen. Jüngste Arbeiten aus dem Bereich der

Radiopharmakologie zeigen hoffnungsvolle Ansätze in Richtung auf einen geeigneten Tracer mit tumorsuchenden Eigenschaften.

Die klinische Relevanz der Kamera-Szintigraphie der Augen wird sich in der ophthalmologischen Tumordiagnostik an den überzeugenden Ergebnissen des Radiophosphor-Tests zu messen haben.

Danksagung

Dem Hause Picker-Röntgen, Espelkamp, danken wir für die technische Unterstützung bei der Gestaltung der wissenschaftlichen Ausstellung.

Literatur

1. Anger, H.O.: Image-Producing Collimators for use with Gamma-Ray Emitters, pp. 514–520. In: Hine, G.J. (ed.): Instrumentation in Nuclear Medicine, Vol. 1. New York: Academic Press, 1967. – 2. Blanquet, P. et al.: La scintigraphie oculaire. Nouv. Pr. Med. 3, 34, 2154-2158, 1974. – 3. Blanquet, P., Safi, N. et al.: Radionuclidic Exploration in Ophthalmology. Int. J. Nuc. Biol. 2, 165–173 (1975). – 4. Blanquet, P., Safi, N., Le Rebeller, M.J.: Ocular scintigraphy. In: Nuclear Ophthalmology. Croll, M.N. (Hrsg.), p.134–147. New York: Wiley 1976. – 5. Bockslaff, H., Dausch, D., Stöppler, L., Honegger, H., Hundeshagen, H.: Gamma-Kamera Szintigraphie mit einem Doppel-Lochblenden Kollimator zum nichtinvasiven Nachweis intaokularer Veränderungen. Ber. Dtsch. Ophthalmol. Ges. 76, (1978). – 6. Bockslaff, H., Jahns, E., Hundeshagen, H.: Kamera Szintigraphie mit einem Doppel Lochblendenkollimator zur nicht invasiven Diagnose intraokularer Tumoren. In: Höfer, R. (ed).: radioaktive Isotope in Klinik und Forschung 13, 341-348 (1978). – 7. Carlton, W.H. et al.: Clinical evaluation of mikroscintigraphy of the lacrimal drainage apparatus. J. Nucl. Med 14, 89–92 (1973). – 8. Croll, M.N., Brady, L.W., Carmichel, P.C., Wallner, R.J.: Nuclear Ophthalmology. New York: Wiley 1976. – 9. Dausch, D., Meyer, P.B.: Über den Abfluß der Tränenflüssigkeit. 34. Tagung der Nordwestdeutschen Augenärzte (1975), Braunschweig. – 11. Duke-Elder, S.: System of Ophthalmology. Volume VII, pp. 363–365. London: Henry Kimpton 1968. – 11. Graul, E.H.: Nuklearmedizinische Tumorfahndung. DÄ. 49, 2903-2904 (1977). – 12. Habermehl, A.: Nuklearmedizinische Lokalisationstechnik – Szintigraphie, DÄ. 42, 2433-2436 (1978). – 13. Hallermann, D.: Nukleartechnische Diagnoseverfahren in der klinischen Ophthalmologie. Klin. Monatsbl. Augenheilk. 172, 77-80 (1978). – 14. Kuhl, D.E.: Measuring the Response – The Collimator Component. In: Principles of Nuclear Medicine. Wagner, H.N. (Hrsg.), S. 202-205. Philadelphia: Saunders, 1972. – 15. Lommatzsch, P., Guntermann, S.: Über den klinischen Wert des 32-P-Testes für die Diagnostik intraokularer Tumoren. Der Augenarzt 4, 233-237 (1976). – 16. Mallard, F.S., Myers, M.J.: The Performance of a Gamma Camera for the Visualisation of Radioactive Isotopes in vivo. Phys. med Biol. 8, 2, 165-182 (1963). – 17. Marshall, J.: Computer assisted tomography in orbital disease. Br. J. Ophthalmol. 58, 571 (1974). – 18. Meyer, P.B., Dausch, D.: Klinische Erfahrungen mit der Radionuklid-Dakryozystographie, Klin. Monatsbl. Augenheilkd. 167, 421-426 (1975). – 19. Momose, K.J., New, P.F.J., Grove, A.S., Scott, W.R.: The use of computed tomography in ophthalmology. Radiology 115, 361-368 (1975). – 20. Naumann, G.: Histogenesis of malignant melanomas of the uvea. Arch. Ophthalmol. 76, 784-796 (1966). – 21. Naumann, G.: Pigmentierte Naevi der Aderhaut. Adv. Ophthal. 23, 187-272 (1970). – 22. Naumann, G., Völcker, H.E.: Klinisch unerwartete maligne Melanome der hinteren Uvea. Klin. Monatsbl. Augenheilkd. 168, 311-317 (1976). – 23. O'Rourke, J.: Nuclear ophthalmology – dynamic function studies in intraocular disease. London: Saunders 1976. – 24. Packer, S. et al.: Melanoma localizing radiopharmaceuticals, Ber. Dtsch. Ophthalmol. Ges. 76 (1978). – 25. Renard, G. et al.: Anatomie de l'oeil et de ses annexes. Paris: Masson 1965. – 26. Rossomondo, R.M. et al.: A new Method of Evaluating Lacrimal Drainage. Arch. Ophthalmol. (Chic.) 88, 523 (1972). – 27. Strötges, M.W.: Ergebnisse nuklearmedizinischer Untersuchungen bei Melanoblastomen des Auges im Vergleich zum histologischen Befund. Rad. biol. ther. 6, 803-806 (1971). – 28. Vogel, M.: Maligne Tumoren der Uvea. DÄ. 19, 1271-1274 (1977). – 29. Wright, J.E., Glyn, A.S.L., Ambrose, J.: Computerized axial tomography in the detection of orbital space-occupying lesions. Am. J. Ophthalmol. 80, 78 (1975). – 30. zum Winkel, K.: Nuklearmedizin. Berlin, Heidelberg, New York: Springer 1976

Ber. Dtsch. Ophthalmol. Ges. **76**, 323–326 (1979)
Ionisierende Strahlen in der Ophthalmologie
Redigiert von W. Jaeger, Heidelberg
© J. F. Bergmann Verlag 1979

Untersuchungen zur Erfassung der Dynamik des Tränenabtransportes mit der Radionukliddakryographie

H. v. Denffer, I. Bofilias, P. Michejew, J. Dressler und I. Wolf (Augenklinik rechts der Isar der TU München. Direktor: Prof. Dr. H.-J. Merté, Nuklearmedizinische Klinik rechts der Isar der TU München. Direktor: Prof. Dr. W. Pabst)

Die Radionukliddakryographie (RND) wird überwiegend zur Diagnostik von Abflußstörungen der Tränennasenwege eingesetzt. Schwerpunkt ist die prä- und postoperative Kontrolle bei Eingriffen am tränenableitenden Apparat (Rossomondo et al., 1972; Carlton et al., 1973; v. Denffer u. Dressler, 1974, 1976; Brizel et al., 1975; Chaudhuri et al., 1975; Pink u. Gliem, 1975).

Die vorliegenden Untersuchungen dienen der Erfassung der Abflußdynamik des Tränenabtransportes mit der RND. Die RND wurde in üblicher Methode durchgeführt, und zwar zum einen mit einem Pinhole-Kollimator mit einer Bohrung von 0,15 inch für die Bestimmung der Tränenabflußrate vom Bulbus (I), und zum anderen mit einem Mikrokollimator mit einer Bohrung von 0,04 inch zur getrennten Auswertung des Tränenflusses durch die Tränenkanälchen (II). Als Testsubstanz wurde ^{99m}Tc-Pertechnetat und ^{99m}Tc-Humanalbumin gewählt, als Testvolumen 5 µl und 20 µl.

I. Bei der Auswertung der Zeitaktivitätskurven über dem Lidspaltenbereich konnten bei 36 Augengesunden e-Funktionen mit biexponentiellem Charakter errechnet werden. Diese können durch ein 2-Kompartment-Modell mit einer schnellen und einer langsamen Komponente des Abtransportes interpretiert werden. Die Steigung der schnellen Komponente K_1 gilt dabei als Maß für den anfangs schnellen Abtransport des überschüssigen instillierten Volumens vom Lidspaltenbereich (z.B. 5 bzw. 20 µl), während die langsame Komponente K_2 im wesentlichen auf einem Verdünnungseffekt durch Tränensekretion beruht (vgl. v. Denffer u. Dressler, 1976) (Abb. 1). Die durchschnittliche Rate des schnellen Abtransportes eines überschüssigen Tränenvolumens konnte mit 193 ± 71 µl/min bestimmt werden. Dieser Wert gilt für die Applikation von 20 µl und einem Ruhevolumen von 8 µl (Scherz et al., 1974). Die Rate des Abtransportes des durch Basissekretion vergrößerten Ruhevolumens wurde mit $0,53 \pm 0,33$ µl/min bestimmt. Dieser Wert war nicht vom instillierten Volumen abhängig. Der von uns errechnete Wert von 0,53 µl/min korrespondiert mit dem von

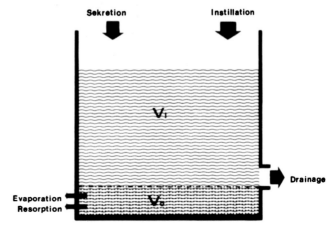

Abb. 1. Schematische Darstellung der Volumen-, Zufluß- und Abflußverhältnisse der Tränenflüssigkeit am Auge. V_0 = Ruhevolumen, V_J = instilliertes Testvolumen. Das überschüssige Volumen wird über die Tränennasenwege schnell abtransportiert, bis das normale Ruhevolumen wieder erreicht ist. Ein weiterer Abtransport geschieht nur, wenn die Basissekretion Verluste durch Verdunstung oder Resorption überschreitet

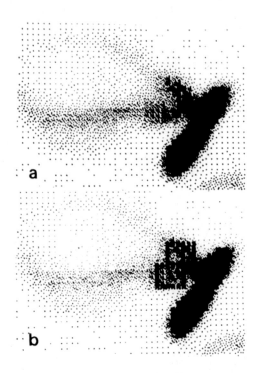

Abb. 2. Summationsaufnahmen vom Kernspeicher nach RND mit Mikrokollimator ($\emptyset = 0{,}04$ inch). Die Tränenkanälchen können einwandfrei getrennt dargestellt werden (a) und die entsprechenden Zeitaktivitätskurven im Region-of-interest-Verfahren abgeleitet werden (Region of interest in Abb. 2b markiert)

Sørensen (1975) ebenfalls mit nuklearmedizinischen Methoden errechneten. Alle übrigen Angaben in der Literatur über Tränenproduktion bzw. Tränenabfluß liegen darüber, als Methode wurde am häufigsten die Fluorophotometrie verwendet. Es ist jedoch zu beachten, daß die RND nur den tatsächlich erfolgten Abtransport beschreibt, und daß über die Sekretion nur indirekt etwas geschlossen werden kann. Denn Verluste von Tränenflüssigkeit, z.B. durch Verdunstung oder möglicherweise auch durch Rückresorption durch die Bindehaut, gehen in die Messung nicht ein. Geht man von den Ergebnissen von Scherz et al. (1974) aus, die als Sekretionsrate 1 µl/min angaben, so liegt der von uns errechnete Wert deutlich darunter. Die Differenz könnte dadurch erklärt werden, daß ein Teil der Tränenflüssigkeit resorbiert, bzw. verdunstet ist. Nach Mishima und Maurice (1971) beträgt die Verdunstung der Tränenflüssigkeit jedoch nur etwa 0,1 µl/min. Allerdings ist dieser Wert für Kaninchen errechnet, die wahrscheinlich einen vom Menschen unterschiedlichen Aufbau des präkornealen Tränenfilms haben; man denke nur an den extrem seltenen Lidschlag bei Kaninchen („Lagophthalmus"). Möglicherweise ist die Verdunstungsrate des präkornealen Tränenfilms bei Menschen größer als bisher angenommen. Die Kapazität der tränenableitenden Wege ist unter Ruhebedingungen offenbar nur zu einem geringen Teil ausgenutzt. Unter Reizsekretion kann, wie aus unseren Ergebnissen hervorgeht, ein bis zu 400faches Volumen transportiert werden.

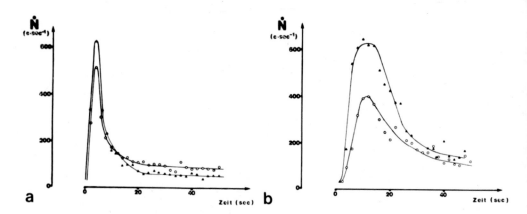

Abb. 3a und b. Typischer Verlauf von Zeitaktivitätskurven über den Tränenkanälchen. a) Durchflußrate des oberen und unteren Tränenkanälchens annähernd gleich, b) höhere Durchflußrate durch das obere Tränenkanälchen

Dieser Wert wird nach vorläufigen Untersuchungen von Patienten mit Störungen der Tränendrainage deutlich unterschritten, endgültige Aussagen über Maß und Signifikanz dieser Ergebnisse lassen sich jedoch erst machen, wenn ein genügend großes Patientengut ausgewertet worden ist.

II. Bei Verwendung eines Mikrokollimators mit extrem kleiner Bohrung gelingt die getrennte Darstellung der Tränenkanälchen mit der RND (Abb. 2a). Zeitaktivitätskurven über den Canaliculi bilden die Grundlage zur Berechnung des Tränenflusses unter Reizsekretion (Abb. 2b, 3a + b). Dabei wird als Äquivalent des Flusses durch die Tränenkanälchen das Verhältnis des Integrals der Kurve zur Zeit gewählt. Diese Flußrate wurde bei 10 Augengesunden bestimmt. Bei 6 dieser Augen war er durch das obere wie durch das untere Tränenkanälchen etwa gleich groß, bei 3 Augen lag eine größere Durchflußrate durch das obere Tränenkanälchen vor und bei einer Person durch das untere Tränenkanälchen (Tabelle 1). Die weit verbreitete Meinung, daß das obere Tränenkanälchen funktionell unwichtig sei, erweist sich nach diesen Ergebnissen als nicht richtig. Durch wahlweisen Verschluß des oberen bzw. unteren Tränenpünktchens durch Plastikstöpsel konnten schon Jones et al. (1972) nachweisen, daß sowohl das obere wie das untere Tränenkanälchen als Hauptflußort der Tränenflüssigkeit funktionieren können, worauf in letzter Zeit Busse und Hollwich (1978) erneut hingewiesen haben. Erstmals konnten wir mittels RND die Flußrate durch das obere wie durch

das untere Tränenkanälchen messen. Unsere Befunde bedürfen jedoch noch der statistischen Erhärtung durch eine größere Anzahl von Untersuchungen.

Literatur

Brizel, H.E., Shelle, W.Ch., Brown, M.: The effects of radiotherapy on the nasolacrimal system as evaluated by dakryoscintigraphy. Radiology **116**, 373 (1975). – Busse, H., Hollwich, F.: Erkrankungen der ableitenden Tränenwege und ihre Behandlung. Stuttgart: Enke 1978. – Carlton, R.M., Trueblood, J.N., Rossomondo, R.M.: Clinical evaluation of microscintigraphy of the lacrimal drainage apparatus. J. Nucl. Med. **14**, 89 (1973). – Chaudhuri, T.P., Saparoff, G.R., Dolan, K.D., Chaudhuri, T.K.: A comparative study of contrast dacryocystogram and nuclear dacryocystogram. J. Nucl. Med. **16**, 605 (1975). – v. Denffer, H., Dressler, J.: Die Radionuklid-Dakryozystographie in der Diagnose von Stenosen der tränenableitenden Wege. Albrecht v. Graefes Arch. Klin. Ophthalmol. **191**, 321 (1974). – v. Denffer, H., Dressler, J.: Radionukliddakryographie in Klinik und Forschung. Klin. Monatsbl. Augenheilkd. **169**, 66 (1976). – Jones, L.T., Marquis, M., Vincent, N.: Lacrimal function. Am. J. Ophthalmol. **73**, 658 (1972). – Mishima, S., Maurice, D.M.: The Oily Layer of the Tear Film and Evaporation from the Corneal Surface. Exp. Eye Res. **1**, 39 (1961). – Pink, V., Gliem, H.: Funktionsszintigraphische Untersuchungen nach der Dakryozystorhinostomie. Klin. Monatsbl. Augenheilkd. **167**, 830 (1975). – Rossomondo, R.M., Charlton, W.H., Trueblood, J.N., Thomas, R.P.: A new method of evaluating lacrimal drainage. Arch. Ophthalmol. **88**, 523 (1972). – Scherz, W., Doane, M.G., Dohlman, C.H.: Tear Volume in Normal Eyes and Keratoconjunctivitis sicca. Albrecht v. Graefes Arch. Klin. Ophthalmol. **192**, 141 (1974). – Sørensen, T.: Determination of tear flow using a radioactive tracer. Acta Ophthalmol. (Kbh) Suppl. **125**, 43 (1975)

Tabelle 1. Flußraten durch die Tränenkanälchen, Angaben in Prozent des Gesamtdurchflusses

Auge	C. superior	C. inferior
1	61,5	38,5
2	56,5	43,5
3	55,8	44,2
4	52,8	47,2
5	52,5	47,5
6	51,7	48,3
7	47,5	52,5
8	46,9	53,1
9	45,2	54,8
10	33,0	67,0

Aussprache

Herr Busse (Münster) zu Herrn von Denffer:

Die Untersuchungen waren außerordentlich interessant und aufschlußreich für die Therapie der Tränenwegsverletzungen. Dennoch beobachtet man gelegentlich, daß bei intaktem oberem Tränenröhrchen und defektem unterem ausgesprochenes Tränenträufeln besteht. Haben Ihre Untersuchungen diesbezüglich weitere Erkenntnisse vermitteln können?

Herr v. Denffer (Schlußwort):

Zur Frage von Herrn Busse, warum man häufiger Abflußstörungen bei Patienten mit Verschluß des unteren Tränenkanälchens findet als bei solchen Patienten, die einen isolierten Verschluß des oberen Tränenkanälchens haben, möchte ich folgendes bemerken:

1. Unsere Ergebnisse sagen nur etwas über das Verhältnis des Tränenflusses durch das obere wie das untere Tränenkanälchen aus. Es ist damit keinesfalls gesagt, daß bei Verschluß des einen oder anderen Tränenkanälchens die Kapazität des verbliebenen Röhrchens ausreichen würde, auch unter Reizsekretion eine ausreichende Tränenabfuhr zu gewährleisten.

2. Isolierte Stenosen des unteren Tränenkanälchens kommen u. E. überhaupt häufiger vor als solche des oberen Tränenkanälchens, man denke nur an die stärker exponierte Lage des unteren Canaliculus bei Lidverletzungen. Es wäre also zu prüfen, ob Abflußstörungen bei isolierten Verschlüssen des unteren Canaliculus auch tatsächlich *relativ* häufiger auftreten. Unseres Wissens liegen darüber keine statistischen Untersuchungen vor.

3. Bei isolierten Verschlüssen, bzw. Stenosen im Bereich der Canaliculi inferiores oder superiores, die zu Abflußstörungen führen, sollte man anhand von Röntgendacryozystographien, am besten mit Kathetertechnik prüfen, inwieweit der Canaliculus communis bzw. die Einmündungsstelle desselben eine normale Weite aufweisen und nicht etwa narbig stenosiert sind.

Ber. Dtsch. Ophthalmol. Ges. 76, 327–329 (1979)
Ionisierende Strahlen in der Ophthalmologie
Redigiert von W. Jaeger, Heidelberg
© J. F. Bergmann Verlag 1979

Zur Sichtbarmachung intraokularer Strömungsänderungen durch Isotopen

J. O'Rourke, T. Mendeloff, D. D'Amato, E. Weigelin und I. Wilmanns (Univ. of Connecticut, Health Center Division of Ophthalmology und Klinisches Inst. für experimentelle Ophthalmologie der Univ. Bonn)

In diesem Vortrag wollen wir einige Kurven über die Ausschwemmung radioisotoper Tracersubstanzen zeigen, mit deren Hilfe die Möglichkeit geboten ist, Änderungen des Kammerwasserausflusses und der uvealen Kapillardurchblutung in vivo darzustellen.

Wir werden diese Registrierungen im folgenden „flowgrams" nennen.

Die technischen Schritte zur Durchführung dieser Untersuchungen, Mikroinjektion der Tracer-Substanz in die Vorderkammer und extraokulare Impulszählung mit einem Scintillationsdetektor, wurden an anderer Stelle eingehend beschrieben (1, 2).

Besonders betont sei die Notwendigkeit, am Anfang der Kurve den Abfallswinkel der registrierten Impulse genau zu erfassen, – also die Frühperiode des wash-out.

Aus ihm erhält man die beste Information, wenn es darum geht, Veränderungen in dynamischen Prozessen mit so kleinen Variationsmöglichkeiten nachzuweisen, wie sie beim Kammerwasserausfluß oder bei der Kapillardurchströmung erwartet werden können. Der Anfangsteil einer vollständigen wash-out-Registrierung, die etwa 3 Stunden erfordert, weist den einer linearen Funktion am nächsten kommenden Verlauf auf, da er diejenige Phase der Registrierung erfaßt, die der sekundären Verteilung der Tracersubstanz (Rezirkulation oder Diffusion in das Umgebungsgewebe) oder anderer Störungen

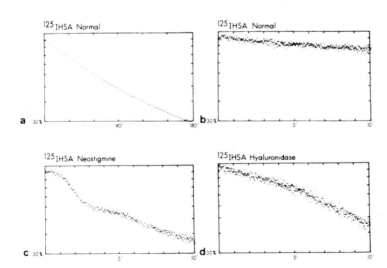

Abb. 1a–d. Beispiele von in vivo Registrierungen von Serum-Albumin J125 wash out aus der vorderen Augenkammer. a) Langzeitregistrierung, 180 Punkte. Der Kurvenverlauf ist bedingt durch Rezirkulation aus benachbarten orbitalen und periokularen Geweben nach der Ausschwemmung aus dem Auge. b) Typische fortlaufende in vivo-Registrierung des initialen Kurvenabfalls beim Kammerwasserausfluß aus dem normalen Auge. c) Typische Registrierung der vierphasigen Anfangskurve, aufgenommen bei Miosis und Vasodilatation nach Infusion von Neostigmin mit Tracerlösung. d) Patnerauge von 1b. Registrierung im selben Versuch nach Infusion von Hyaluronidase mit Tracerlösungen

des steady-state vorausgeht. Dieser Teil der Kurve ist deshalb mehr repräsentativ für Änderungen von Strömungsvorgängen als die übrigen Abschnitte, wie das auch von anderen Untersuchungen her bekannt ist.

Der Kammerwasserausfluß wurde mit Hilfe der flowgram-Methode über die Bestimmung der wash-out-Rate (K_{out}) von menschlichem Serum-Albumin I_{125} an Tieraugen untersucht, die uveale Kapillarströmung unter Verwendung von Xenon 133 ($K_{out} \times 100 = \%$ min).

Einige wenige Darstellungen sollen die besondere Stellung des Kurvenabfalls im Anfangsstadium aufzeigen.

Die erste Gruppe (Abb. 1a–1d) zeigt Beispiele von Kammerwasserabfluß-Flowdiagrammen, wie sie bei in vivo-Aufnahme an Hundeaugen auf dem Bildschirm des Ausgabe-Terminals während der Anfangsperiode des wash-out von Serumalbumin erscheinen. Wenn die 10-min Kurve aus 600 Aufnahmepunkten über ein least squares-Computerprogramm ausgewertet wird, erhält man im Normalfall einen praktisch linearen Verlauf (Abb. 1b mit $K_{out} = 0,0245 \pm 0,0047$). Im zweiten Auge (Abb. 1d) wurde im gleichen Versuch der Abflußwiderstand durch Infusion von Hyaluronidase reduziert (85 E/10 µl). Der Kammerwasserabfluß ist, wie die Registrie-

rung der Traceraktivität zeigt, etwa aufs 4fache beschleunigt ($K_{out} = 0,0856 \pm 0,0070$). Abb. 1c zeigt die Antwort des Kammerwasserabflusses auf Miosis und Vasodilatation nach Neostigmin, das zusammen mit dem Tracer infundiert wurde (0,005 mg/5 µl). Dabei wurden annähernd 40% des Kammerwasservolumens in ungefähr 2 min aus der Vorderkammer ausgespült (K_{out} für das schnellste Segment der Kurve = 0,2536 ± 0,0042). Die Langzeitkurve (Registrierung über 3 Stunden) verlangt zur Auswertung eine mühsame, nachträgliche Analyse (Abb. 1a), um die interessierende Abflußfunktion zu erfassen. Die langdauernde Narkose unterbricht den steady-state, der Vorbedingung für den linearen Verlauf der wash-out Registrierung ist. Deshalb sind derartige Registrierungen nach unseren Erfahrungen weniger aussagefähig und weniger bequem im Gebrauch als die flowgrams der Initialphase mit Verwertung einer hohen Zahl von Meßpunkten.

In den folgenden Abbildungen (2a–2d) sind flowgrams der Kapillarströmung nach Mikroinjektion von Xenon 133 (100 µc/20 µl Kochsalzlösung) in die Vorderkammer dargestellt. Abb. 2a gibt eine Langzeitregistrierung (3 Std) wieder, bei der dieselben Probleme wie bei der Langzeitregistrierung des Kammerwasserabflusses entstehen. Abb. 2 c

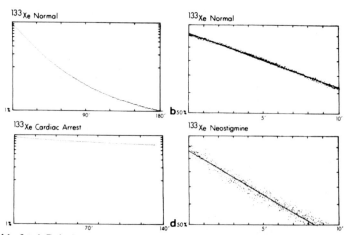

Abb. 2a–d. Beispiele von in vivo Registrierungen des Xenon 133 wash out aus der vorderen Kammer. a) Kurvenverlauf bei Langzeitregistrierung (180 Punkte). Verlauf ist beeinflußt durch Diffusion der Tracersubstanz in die okulären Medien. b) Typische in vivo Registrierung des Anfangsverlaufs der wash out Kurve eines normalen Auges. c) Aufhören des wash out nach Herzstillstand. Der geringe Verlust an Aktivität während der Langzeitregistrierung ist durch physikalische Diffusion bedingt und beweist die überwiegende Rolle der Kapillarzirkulation beim wash out von Xenon aus dem Auge. d) Partnerauge von 2b. Kurvenverlauf nach Infusion von Neostigmin mit der Tracerlösung

zeigt das Aufhören des Ausflusses der Tracersubstanz nach Herzstillstand, wodurch die Abhängigkeit des Abtransportes von einer funktionierenden Mikrozirkulation bestätigt wird. In Abb. 2b ist ein praktisch linearer Abfall in einem gesunden Auge, gewonnen aus 600 Meßpunkten, dargestellt. Abb. 2d schließlich zeigt die Beschleunigung des Abtransportes aus dem Kapillargebiet als Folge einer Neostigmin-Infusion ins zweite Auge desselben Tiers. Im Gegensatz zum flowgram des Kammerwasserabflusses nach Neostigmin, dessen Geschwindigkeit mehrere Phasen erkennen läßt (Abb. 1c), erhält man für den Abtransport der Tracer-Substanz aus den Kapillaren im Miosis-Auge ein linear verlaufendes flowgram.

Der Wert für Xenon K_{out} am unbeeinflußten Auge betrug $0,0670 \pm 0,0031$. Unter Neostigmin stieg er an auf $0,1024 \pm 0,0012$.

In klinische Probleme betreffenden Studien haben wir festgestellt, daß die Xenon-Kapillar-Flowgramme deutlich verlangsamt waren in schweren und chronischen Stadien von intraokularer experimenteller Entzündung. Ähnliche Veränderungen folgten, wenn auch nicht regelmäßig, experimentellem stumpfem Trauma. Weitere Untersuchungen dieser Fragen sind im Gange.

Zusammenfassend empfehlen wir die Beachtung der folgenden Punkte beim Gebrauch von Isotopen für die Untersuchung dynamischer Vorgänge am Auge:

1. Linearität des Anfangsteils der Registrierung des Tracer-Abtransportes ist am besten gewährleistet durch Erfassung einer großen Zahl von Meßpunkten. Geht man so vor, so besteht ausreichende Zuverlässigkeit für in vivo-Beurteilung von Änderungen des Kammerwasserausflusses bzw. Kapillardurchflusses.

2. Die Dauer des anfänglichen linearen Verlaufs beträgt im Durchschnitt für das normale Hundeauge ungefähr 15 min für Xenon 133 und 30–45 min für Serum-Albumin washout.

Zusammenfassung

Die Bewegungsabläufe in den Kapillaren der Uvea und im Kammerwasser, beide unsichtbar für das bloße Auge, können anhand von Aufzeichnungen des Isotopen-washouts sichtbar gemacht und ausgewertet werden. An Tierversuchen, die den klinischen Verhältnissen gleichen (einschließlich Vasodilatation, Endophthalmitis und Miosis) werden durch Messung der Auswaschgeschwindigkeit von radioaktiven Tracern Veränderungen im Blutstrom der Kapillaren und des i.o. Flüssigkeitswechsels gezeigt. Die klinische Bedeutung derartiger Studien wird diskutiert.

Literatur

1. O'Rourke, J.: Nuclear ophthalmology: dynamic function in intraocular disease, pp 1–92. London: Saunders 1976. – 2. O'Rourke, J. Mendeloff, T., D'Amato, D.P.: Continuous in vivo recordings of intraocular capillary and aqueous humor flows: Improved responsiveness of initial slopes of tracer washout to flow changes. Opthalmic research (in press). – 3. O'Rourke, J., D'Amato, D., Luthra, C., Mazhar, Mendeloff, T.: Effects of eye trauma on the intraocular microcirculation: a clinical viewpoint. In: Ocular Trauma. Proc. Int. Cong. on Eye Trauma. Freeman, H. (ed.), pp. 46–61. New York: Appleton-Century-Crofts 1979

Ber. Dtsch. Ophthalmol. Ges. 76, 331-334 (1979)
Ionisierende Strahlen in der Ophthalmologie
Redigiert von W. Jaeger, Heidelberg
© J. F. Bergmann Verlag 1979

Darstellung des Kammerwasserabflusses nach fistulierender Glaukomoperation mit Tc 99m Pertechnetat.

I. Egerer [1], K. Kletter [2] und R. Dudczak [2] (Wien)

Einleitung

Die in der Vergangenheit unter Verwendung verschiedenster Materialien durchgeführten Drainoperationen scheiterten offenbar zum Teil am Verschluß des Filtrationsspaltes durch Vernarbungsprozesse. Bei Verwendung inerter, elastischer Kunststoffe könnte dieser Prozeß in Grenzen gehalten werden. Nach Insertion von Silikonkathetern in einem Filtrationsspalt gelang uns bereits mit Hilfe von Injektion einer Fluoreszeinlösung in die Vorderkammer der Nachweis zahlreicher Abflußwege im Sickerkissenbereich (Egerer u. Freyler, 1978). Nunmehr waren wir an der Frage interessiert, ob die Filtration in solchen Fällen auch mit einer anderen Methode nachzuweisen wäre, die es obendrein ermöglicht, eine quantitative Aussage über den Kammerwasserabfluß sowohl aus der Vorderkammer als auch aus dem Sickerkissen zu treffen. Zu diesem Zweck wurde ein radioaktives Isotop in die Vorderkammer von Versuchstieren injiziert und der Transport des Tracers mit einer Gammakamera gemessen. Die Anwendung dieses Verfahrens zur Darstellung des Kammerwasserabflusses wurde bisher unseres Wissens nicht beschrieben. Einzig bei nicht operierten Versuchstieren wurde ein ähnliches Meßverfahren bei einer anderen Fragestellung angewandt (Grüntzig u. Mitarb. 1977).

Material und Methodik

Die Abflußverhältnisse aus der Vorderkammer und dem nachgeschalteten Sickerkissen wurden an 8 Kaninchen (Chinchilla Bastarde) nach voran-gegangener fistulierender Glaukomoperation untersucht. Bei der Operation wurde in einen etwa 2,5 mm langen Thermosklerostomiespalt (Scheie) ein etwa 5 mm langer Silikonkatheter mit einem Innendurchmesser von 0,5 mm und einem Außendurchmesser von 0,94 mm so insertiert, daß der Katheter etwa 1,5 mm in die Vorderkammer hineinragte. Die Fixation des Drains erfolgte an seinem proximalen und distalen Ende mit je zwei 10-0-Nylonfäden.

Die Reproduzierbarkeit der Daten für den Abfluß wurde durch Wiederholung der Untersuchung in drei Fällen objektiviert. Der Zeitraum zwischen Operation und Untersuchung betrug 6-35 Wochen.

Zur Kontrolle und um Normalwerte zu erhalten, prüften wir außerdem den Abfluß aus der Vorderkammer bei nicht glaukomoperierten Tieren.

Für die Untersuchung verwendeten wir Tc 99m-Pertechnetat mit einer Aktivität von 100 bis 200 µCi. Die Injektion erfolgte in Kurzzeitnarkose mit Ketalar direkt in die Vorderkammer unter Verwendung einer 1 ml Tuberculinspritze sowie einer 0,4 × 21 mm Einmalnadel. Die Parazentese wurde direkt mit der Nadel in Limbusnähe durchgeführt. Die injizierten Volumina lagen zwischen 0,03 und 0,10 ml bei einem Mittelwert von 0,05 ml.

Die Aufnahmen wurden mit einer Gammakamera (PHO Gamma III, Nuclear Chicago) durchgeführt und die Daten mittels eines Computersystems (Gamma-11, Digital Equipment) erfaßt und numerisch ausgewertet.

Die Darstellung der Vorderkammer und des Sickerkissens wurden auf Polaroidfilm dokumentiert (Abb. 1). Der Beginn der Datenaufnahme erfolgte unmittelbar mit der Injektion, sodann wurden während der ersten 30 Minuten kontinuierlich Messungen mit einer einminütigen Bildfrequenz aufgenommen. Weitere einzelne Aufnahmen wurden bis zu 3 Stunden p.i. angefertigt.

Zur quantitativen Auswertung wurden zunächst „regions of interest" über die Vorderkammer sowie (bei entsprechender Darstellung) über das Sickerkissen gelegt und die Zeitaktivitätskurven generiert.

[1] I. Univ. Augenklinik Wien. Vorstand: Prof. Dr. K. Hruby.
[2] I. Med. Univ. Klinik Wien. Vorstand: Prof. Dr. Dr. h.c. E. Deutsch.

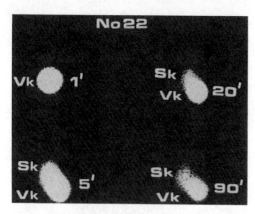

Abb. 1. Darstellung von Vorderkammer (VK) und Sickerkissen (SK) im Szintigramm nach 1, 5, 20 bzw. 90 Minuten p.i.

Die Analyse der Kurven erfolgte unter der Annahme, daß sich Vorderkammer und Sickerkissen wie zwei in Serie geschaltete Kompartments verhalten – also daß eine Aktivität, die aus der Vorderkammer bzw. dem Sickerkissen abtransportiert wurde, während der Beobachtungsdauer nicht mehr dorthin zurückkehrt, und daß die im Sickerkissen erscheinende Aktivität direkt aus der Vorderkammer antransportiert wird.

Die Kurven über Vorderkammer und Sickerkissen wurden zunächst für den physikalischen Zerfall von Tc 99m korrigiert. Die Bestimmung der Halbwertszeit für die Monoexponentialfunktion des Aktivitätsverlaufes über der Vorderkammer erfolgte durch Berechnung der semilogarithmischen Regressionsgeraden. Die Abflußgeschwindigkeit aus dem Sickerkissen wurde aus Höhe und Zeitpunkt des Eintritts des Aktivitätsmaximums und dem nachfolgenden Abfall der Kurve geschätzt. Als zusätzliche Kontrolle der Ergebnisse wurde die Lage des Silikonkatheters und die Form des Sickerkissens optisch beurteilt und mit den Meßergebnissen der Isotopenuntersuchung verglichen.

Resultate und Diskussion

Für die beiden nicht glaukomoperierten Versuchstiere (Nr. I, Nr. II) fanden wir über der Vorderkammer eine Exponentialkomponente mit einer Halbwertzeit von 34 Minuten bzw. 39 Minuten (Tabelle 1), was einer mittleren Austauschzeit des Kammerwassers von 49 bzw. 56 Minuten ($1{,}44 \times$ T 1/2) entspricht. Dieses Ergebnis zeigt eine sehr gute Übereinstimmung mit den Resultaten von Grüntzig und Mitarbeitern, die bei Untersuchungen zur Lymphdrainage des Auges, die sie mit Tc 99m Mikrokolloid bzw. Tc 99m Albumin durchführten, eine entsprechende Komponente mit einer Halbwertszeit von 36 Minuten fanden. Auf Grund dieser guten Übereinstimmung beschränkten wir uns auf diese beiden Untersuchungen zur Bestimmung eines Normalwertes für den Kammerwasseraustausch. In einem (operierten) Fall (Tier Nr. 13) verendete das Versuchstier unmittelbar vor der Injektion des Tc 99m Pertechnetat in der Narkose. Anschließend konnten wir bis zu einer Stunde p.i. keine signifikante Abnahme der Aktivität über der Vorderkammer feststellen. Dies zeigt unseres Erachtens, daß ein Abfluß des Pertechnetats aus der Vorder-

Tabelle 1

Tier Nr.	Zeit nach d. Operation (Wochen)	injiziertes Volumen (ml)	Darstellung des Sickerkissens	T 1/2 Vorder- kammer (Min.)	T 1/2 Sickerkissen (Min.)
11a)	31	0,09	ja	32	~5
b)	35	0,04	ja	29	7
13	31	0,06	nein	>1000	
22	16	0,04	ja	46	~9
23a)	14	0,10	ja	60	5–10
b)	18	0,03	ja	69	5–10
24a)	16	0,03	nein	75	
b)	16	0,05	?	71	
25	12	0,03	ja	24	~5
25/I	6	0,05	nein	140	
26	9	0,04	nein	98	
I		0,05		34	
II		0,05		39	

kammer ausschließlich durch einen aktiven Transport mit dem Kammerwasser erfolgt und eine eventuelle Diffusion keine Rolle spielt.

Für die glaukomoperierten Tiere ließen sich die über der Vorderkammer gemessenen Zeitaktivitätskurven mit Ausnahme von zwei Fällen (11a, 23a) nach einer kurzen Durchmischungszeit für den Tracer während der gesamten Untersuchungsdauer gut durch eine Monoexponentialfunktion beschreiben. In sämtlichen Fällen (einschließlich der nicht operierten Tiere) lag der Korrelationskoeffizient für die Regression bei 0,9 oder darüber. Für Tier Nr. 11a und Tier Nr. 23a fanden wir zusätzlich bis etwa 5–10 Min. p.i. eine raschere Anfangskomponente, die sich jedoch aus dem großen injizierten Flüssigkeitsvolumen (Tabelle 1) und einer damit verbundenen Druckerhöhung in der Vorderkammer erklären läßt. In diesen beiden Fällen wurde die erste Komponente verworfen und nur die nachfolgende berücksichtigt.

In der Mehrzahl der Fälle konnten Sickerkissen dargestellt werden (Tabelle 1). Wo dies nicht der Fall war, kann dies auf folgende Ursachen zurückgeführt werden: Einerseits auf eine Überlagerung der Projektion von Vorderkammer und Sickerkissen im Szintigramm und andererseits auf einen fehlenden bzw. zu geringen Abfluß in das Sickerkissen. Bei zu geringem Abfluß in das Sickerkissen und einem gleichzeitigen raschen Transit durch dieses ist die Aktivitätsanreicherung dort so gering, daß keine sichtbare Darstellung erfolgt. Als Beispiel für jene Fälle, wo keine Darstellung erfolgte, sieht man bei Tier Nr. 13, daß hier aus den bereits oben besprochenen Gründen keine solche erfolgen konnte.

Für Tier Nr. 25/I sowie Tier Nr. 26 war intraoperativ das proximale Ende des Katheters intrakorneal zu liegen gekommen, was eine Passage des Pertechnetat durch das Lumen des Drains ausschloß. Dem entspricht auch die sehr lange Austauschzeit für das Kammerwasser von etwa 3 1/2 Stunden (Nr. 25/I) bzw. etwa 2 1/2 Stunden (Nr. 26).

Für das Tier Nr. 24 konnte der Nachweis eines Sickerkissens im Szintigramm nicht eindeutig erbracht werden, obwohl die biomikroskopische Untersuchung das Vorhandensein eines solchen eindeutig ergab. Dies führen wir auf die bereits oben erwähnte Möglichkeit einer Überlagerung der Projektion

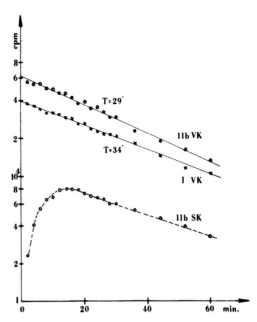

Abb. 2. Aktivitätsverlauf über Vorderkammer (VK) und Sickerkissen (SK) bei einem glaukomoperierten Tier (11b) und über der Vorderkammer eines Kontrolltieres (I)

von Vorderkammer und Sickerkissen zurück.

Bei den Tieren Nr. 11, Nr. 23, Nr. 22 und Nr. 25 konnte das Bestehen eines funktionierenden Sickerkissens eindeutig nachgewiesen werden. Die Austauschgeschwindigkeit aus dem Sickerkissen wurde nur abgeschätzt und ergab in jedem Fall einen raschen Abfluß im Vergleich zur Vorderkammer (Abb. 2) Dies läßt sich aus dem frühen Eintritt des Aktivitätsmaximums und der deutlich niedrigeren Aktivitätskonzentration verglichen mit der Vorderkammer ablesen. Dem entspricht auch die rasche Einstellung eines Gleichgewichts der Aktivitäten in der Vorderkammer und im Sickerkissen.

Eine zweite, langsamere Komponente für den Abfluß aus der Vorderkammer, wie sie von Grüntzig und Mitarbeitern beobachtet wurde, konnten wir in keinem der Fälle beobachten. Wie dies auch von den vorher genannten Autoren vermutet wurde, nehmen wir als Ursache für die zweite Komponente Aggregations- und Adsorptionseffekte des Mikrokolloids und Albumins an, die bei Tc-Pertechnetat nicht auftreten.

Wie die vorliegenden Untersuchungen zeigen, konnten bei 4 von 5 Fällen nach komplikationslos durchgeführten Glaukomoperationen mit Insertion eines Silikonkatheters gut funktionierende Filtrationskissen nachgewiesen werden. Diese Ergebnisse erhärten den schon aus den Fluoreszeinversuchen gewonnenen Schluß, daß dieses Operationsverfahren bei einwandfreier Technik eine anhaltende Filtration gewährleisten kann. Die von uns angewandte Isotopenmethode ermöglicht qualitative und auch weitgehend quantitative Studien über die Abflußverhältnisse des Kammerwassers und ist somit zur Beurteilung der Wirksamkeit fistulierender Glaukomoperationen gut geeignet.

Zusammenfassung

Bei 8 Kaninchen, welche einer fistulierenden Glaukomoperation (Operation nach Scheie kombiniert mit Insertion eines Silikonkatheters) unterzogen worden waren, wurde nach Ablauf mehrerer Monate das Bestehen einer Fistulation mittels Injektion von Tc 99m Pertechnetat in die Vorderkammer geprüft; zwei nicht operierte Kaninchen dienten als Kontrolle. Von 5 Versuchstieren, bei welchen die Operation ohne Komplikation verlaufen war, konnten bei 4 Sickerkissen nachgewiesen werden. Auf die prinzipielle Anwendbarkeit dieser Isotopenmethode zur qualitativen und quantitativen Beurteilung des Erfolges fistulierender Glaukomoperationen wird hingewiesen.

Summary. 8 rabbits have undergone fistulizing glaucoma surgery (combined Scheie procedure with insertion of a silicon tube). Several months following the procedure the presence of an actual filtration has been determined by means of injection of an radioactive isotope (Tc 99m Pertechnetat) into the anterior chamber. In three instances the reproducibility of the results has been checked, additionally two non-operated animals served as controls. From 5 test animals with uncomplicated surgical results, 4 displayed filtration unequivocally. The principal applicability of this type of examination utilizing isotopes to determine qualitatively as well as quantitatively the success of a fistulizing glaucoma operation is being pointed out.

Résumé. 8 lapins ont été traités par opération fistulante du glaucome suivant la téchnique de Scheie avec insertion d'un tube de silicone. Plusieurs mois

après l'opération, la présence de la filtration fut mise en évidence par l'injection d'un isotope radioactif (Tc 99m pertechnétate) dans la chambre antérieure. Dans trois cas, la reproducibilité des résultats fut vérifiée, deux animaux non opérés ont servi comme contrôle. La filtration a pu être mise en évidence chez 4 des 5 animaux sans complications postopératoires. L'evaluation qualitative et quantitative du succès de l'opération fistulante du glaucome est l'application principale de cet examen à isotopes.

Literatur

Egerer, I., Freyler, H.: Die Abflußwege des Kammerwassers nach Drainoperationen. Klin. Monatsbl. Augenheilkd. (im Druck). – Grüntzig, J., Schicha, H., Becker, V., Kiem, J., Feinendegen, L.E.: Studien zur Lymphdrainage des Auges: 2. Abfluß lymphpflichtiger radioaktiver Substanzen aus der Vorderkammer. Klin. Monatsbl. Augenheilkd. **171**, 571–575 (1977)

Aussprache

Herr Hanselmayer (Graz) zu Herrn Egerer:
Nachdem Kunststoffröhrchen von uns vor ca. acht Jahren gemeinsam mit Zechner tierexperimentell zur Drainage der Vorderkammer erprobt wurden, haben wir diese Methode auch in verzweifelten Glaukomfällen, wie sie z.B. bei Rubeosis vorkommen, angewendet. In einigen Fällen konnte mit Anwendung von Silikon-Röhrchen eine befriedigende Drucksenkung auf Dauer erzielt werden; in einem Fall trat allerdings eine massive kaum beherrschbare Uveitis auf, in einem anderen entstand infolge einer Vernarbung eine neuerliche Druckerhöhung.

Herr Egerer (Schlußwort):
Sowohl bei unseren Tierexperimenten wie auch bei unserem bisherigen Krankengut wurde eine ausgezeichnete Verträglichkeit der Silikonröhrchen festgestellt. Funktionell besteht unseres Erachtens ein Unterschied zwischen einem Silikonkatheter, welcher in einem Zyklodialysespalt lokalisiert ist und einem solchen, der, wie in unserem Fall, episkleral gelegen in einen Corneo-Skleralspalt mündet. Bei letzterem erfolgt nämlich die Filtration nicht nur durch das Lumen des Katheters, sondern auch durch den offen gehaltenen Corneo-Skleralspalt.

Ber. Dtsch. Ophthalmol. Ges. 76, 335–342 (1979)
Ionisierende Strahlen in der Ophthalmologie
Redigiert von W. Jaeger, Heidelberg
© J. F. Bergmann Verlag 1979

Beeinflussung der Lymphdrainage des Glaskörpers durch Kryotherapie, Venalot und Dionin, gemessen mit lymphpflichtigen radioaktiven Tracern

J. Grüntzig [1], H. Schicha [2] und V. Becker [3]

Einleitung

In früheren Untersuchungen wurde tierexperimentell nachgewiesen, daß auch das Auge einer Lymphdrainage unterliegt. Dies trifft für Vorderkammer, Subkonjunktivalraum, Retrobulbärraum sowie Glaskörper zu; und zwar werden die vorderen Augenabschnitte vorzugsweise über die ipsilateralen oberflächlichen zervikalen Lymphknoten und die hinteren Augenabschnitte über die tiefen zervikalen Lymphknoten bds. drainiert (Grüntzig et al., 1976, 1977, 1978, 1979; Schicha et al., 1977, 1978).

Die vorliegende Arbeit sollte klären, ob klinisch relevante therapeutische Maßnahmen, wie Kryokoagulation, Venalot- und Dioninapplikation, tierexperimentell die Lymphdrainage des Glaskörpers beeinflussen. Der histologische Befund unmittelbar nach Kryokoagulation der Sklera entspricht einem ausgeprägten Ödem aller Netzhautschichten. Die Netzhaut erscheint hierbei verdickt und gefältelt, die Aderhaut gestaut. Die Lederhaut zeigt eine ödematöse Durchtränkung, Quellung und teilweise Dissoziation der Fasern (Literaturübersicht: Forlani et al., 1970). Wird die Kryosonde auf die Bindehaut gesetzt, so entwickelt sich zusätzlich eine Chemosis. Venalot[4], ein Benzopyron-Troxerutin-Präpa-

rat, wird insbesondere bei Lymphographien, jedoch auch postoperativ zur Behandlung von Lymphstauungen und Wundödemen eingesetzt. Der therapeutische Erfolg dieses Präparates beruht nach Földi (1976) sowohl auf einer Stimulation der extralymphatischen zellulären Plasmaproteinbewältigung, als auch auf einer Steigerung der Lymphdrainage.

In seiner Abhandlung „Über die mit Dionin zu behandelnden Augenkrankheiten" beschrieb Wolffberg bereits 1899, daß Dionin nach lokaler Applikation eine Bindehautchemosis verursacht. Er schloß daraus, daß dieses Morphinderivat zu einer heilsamen „Überschwemmung des gesamten Bindehauttractus und der Lidränder mit Lymphe" führt.

Birsch-Hirschfeld vermutete 1909 ebenfalls eine verstärkte Lymphdrainage durch Dionin und verwandte es deshalb zur Darstellung des „Lymphspaltensystems der Orbita".

Gegenwärtig wird Dionin bzw. Äthylmorphin in der Ophthalmologie noch zur Behandlung von Verätzungen eingesetzt. Friedburg und Meisner (1978) beobachteten nach Dioningabe eine Hyperämie und eine Steigerung der Gefäßdurchlässigkeit für Fluoreszein.

Material und Methoden

Im Experiment standen 37 Kaninchen (Chinchilla-Bastarde). Allen Tieren wurde ein lymphotropes Radiopharmakon in den Glaskörper des rechten Auges (von temporal oben) injiziert. Das Injektionsvolumen betrug stets 0,06–0,07 ml, die Aktivität jeweils 50 μCi. Die Injektion erfolgte unter Ketanest-Kurzzeitnarkose, der Einstichkanal wurde mit einem Histoacrylkleber verschlossen (Einzelheiten siehe bei Grüntzig et al., 1977).

Als Radiopharmaka wurden Tracer unterschiedlicher Partikelgröße benutzt:

---

[1] Augenklinik der Universität Düsseldorf (Direktor: Prof. Dr. H. Pau).

[2] Nuklearmedizinische Abteilung der Medizinischen Einrichtungen der Universität Göttingen (Direktor: Prof. Dr. D. Emrich).

[3] Nuklearmedizinische Klinik der Universität Düsseldorf und Institut für Medizin der KFA Jülich (Direktor: Prof. Dr. L.E. Feinendegen).

[4] Schaper & Brümmer, 332 Salzgitter 61 (Ringelheim).
1 ml Venalot enthält: Rutinschwefelsäureester-Natriumsalze 25 mg, Extr. Melilot. aquos. stand. 5 mg (Cumaringeh. 1,5 mg).

Tabelle 1. Aktivitätsverteilung nach Glaskörperinjektion

		In-Vivo-Messung (Gammakamera)					In-vitro-Messung (Bohrlochzähler) (6 Std. p.i.)						
		Ganzkörper 5 Min. p.i.	Ganzkörper 6 Std. p.i.	Auge 5 Min. p.i.	Auge 6 Std. p.i.	Abfluß vom Auge nach 6 Std.	Bulbus rechts	Retrobulbärraum rechts	Alle zervikalen Lymphknoten	N. opticus rechts	Blut	Leber	Nieren
Tc-99m-MK	Kontrolle (n = 7)	100	74,6	96,1	60,2	35,9	58,1	2,2	0,04	0,033	0,66	6,56	1,20
		0	4,2	0,2	6,9	5,7	5,7	0,9	0,02	0,026	0,38	5,04	0,59
	Kryo (n = 6)	100	91,9	99,4	84,3	15,1	78,1	5,7	0,41	0,012	0,65	4,26	1,33
		0	2,2	0,2	5,1	5,0	7,3	4,0	0,33	0,006	0,21	2,47	0,29
	p <	(0,001)	(0,001)	(0,001)	(0,001)	(0,001)	(0,001)	(ns)	(0,01)	(ns)	(ns)	(ns)	(ns)
Tc-99m-SK	Kontrolle (n = 6)	100	97,1	97,7	86,6	11,1	81,6	5,1	0,10	0,020	0,85	1,10	2,62
		0	1,9	0,2	2,5	2,4	3,5	3,1	0,04	0,016	0,13	0,15	0,62
	Kryo (n = 6)	100	95,4	98,1	84,8	13,3	80,8	4,0	0,03	0,020	2,94	2,17	3,53
		0	1,4	0,3	2,4	1,9	8,3	3,4	0,03	0,014	1,56	1,35	1,47
	p <	(0,001)	(ns)	(ns)	(ns)	(ns)	(ns)	(ns)	(ns)	(ns)	(ns)	(ns)	(ns)
	Venalot i.v. (n = 6)	100	88,6	97,0	78,0	19,0	65,2	11,8	0,09	0,060	1,85	1,07	2,51
		0	2,8	0,9	2,0	2,0	8,2	9,4	0,04	0,036	0,95	0,33	1,16
	p <	(0,001)	(0,001)	(ns)	(0,001)	(0,001)	(0,01)	(ns)	(ns)	(ns)	(ns)	(ns)	(ns)
	Dionin retrobulbär (n = 6)	100	83,2	93,5	57,7	35,8	5,0	52,7	0,67	0,000	5,56	8,72	10,56
		0	5,0	0,9	4,3	5,0	1,5	7,1	0,33	0,000	2,58	4,71	1,91
	p <	(0,001)	(0,001)	(0,001)	(0,001)	(0,001)	(0,001)	(0,001)	(0,003)	(0,001)	(0,003)	(0,005)	(0,001)

Angabe von: Mittelwerten, Standardfehlern der Mittelwerte, Irrtumswahrscheinlichkeiten (p-Werte) im t-Test.
Angabe aller Werte in Prozent der applizierten Aktivität. p.i. = post injectionem, ns = nicht signifikant, n = Anzahl der untersuchten Tiere.
t-Test: gegenüber den Kontrollen, bei Venalot i.v. gegenüber Kryo.
Tc-99m-MK = Tc-99m-Mikrokolloid.
Tc-99m-SK = Tc-99m-Schwefelkolloid.

1. ^{99m}Tc-Mikrokolloid (MK) (Lymphoscint, Firma Nuclear), ca. 3 nm Partikeldurchmesser.
   a) Kontrollgruppe (n = 7)
   b) Kryogruppe (n = 6)
2. ^{99m}Tc-Schwefelkolloid (SK), Partikeldurchmesser ca. 30 nm.
   a) Kontrollgruppe (n = 6)
   b) Kryogruppe (n = 6)
   c) Venalotgruppe (mit Kryo.) (n = 6)
   d) Dioningruppe (ohne Kryo.) (n = 6)

Die Gruppeneinteilung geschah unter dem Gesichtspunkt der im einzelnen zusätzlich angewandten therapeutischen Maßnahmen.

So wurde bei den Tieren der Kryogruppen direkt vor der Glaskörperinjektion am gleichen Auge eine Kryokoagulation (Kryokoagulationsgerät der Firma Union Carbide, Type CE-5) in der unteren Äquatorhälfte, limbusparallel, ausgeführt (6 Herde à 3 Sekunden − 70° C). Bei den Kaninchen der Venalotgruppe wurde sowohl 12 Stunden als auch unmittelbar vor der intravitrealen Injektion (nach Kryokoagulation) jeweils 1 ml Venalot/1 kg Körpergewicht intravenös appliziert. Die Tiere der Dioningruppe erhielten direkt nach erfolgter rechtsseitiger Glaskörperinjektion eine rechtsretrobulbäre Injektion (Einzelheiten siehe bei Grüntzig et al., 1977) von je 0,06 ml einer 0,5%-igen Dioninlösung (keine Kryokoagulation). Die Aktivitätsverteilung der Radiopharmaka wurde durch in-vivo-Messungen mit der Szintillationskamera sowie EDV 5 Minuten und 6 Stunden nach Glaskörperinjektion und anschließender Sektion und Gewebsprobenmessung im Bohrlochzähler bestimmt (Einzelheiten dazu siehe bei Schicha et al., 1977). Insgesamt wurden neben den 74 Untersuchungen mit der Kamera 925 Gewebsproben gemessen. Die Nachweisgrenze für Gewebsaktivität liegt abhängig vom Radiopharmakon und von der Aktivitätskonzentration im Blut etwa bei 0,005% der applizierten Aktivität/1g Gewebe.

Ergebnisse

Die Daten der in-vivo-Messungen mit der Kamera und der Gewebsprobenmessungen im Bohrlochzähler sind in Tabelle 1 zusammengefaßt.

Die Abb. 1 stellt die Aktivitätsverteilung in Kontroll- und Kryogruppe (in-vivo-Messung, Kamera) 6 Stunden nach intravitrealer Injektion von ^{99m}Tc-markiertem Mikrokolloid (MK) und Schwefelkolloid (SK) für Ganzkörper und Auge dar. Die Differenz der in-vivo über dem Auge gemessenen Aktivität 5 Minuten und 6 Stunden nach Injektion ergibt den „Abfluß vom Auge".

Bei Verwendung des ^{99m}Tc-Mikrokolloids (Abb. 1, oben) war die Ganzkörper- und Au-

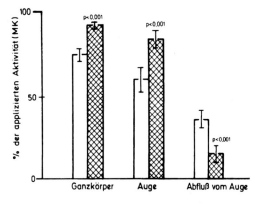

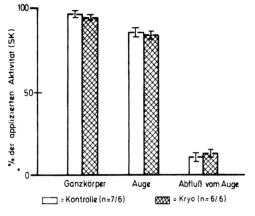

Abb. 1. Einfluß der Kryokoagulation auf die Aktivität von Ganzkörper, Auge sowie auf den Abfluß vom Auge 6 Stunden nach Glaskörperinjektion. Oben: ^{99m}Tc-Mikrokolloid (MK), unten: ^{99m}Tc-Schwefelkolloid (SK). Mittelwerte ± Standardfehler der Mittelwerte, n = Anzahl der Fälle. Ergebnisse der in-vivo-Messungen mit der Gamma-Kamera

gen-Aktivität 6 Stunden nach intravitrealer Injektion mit unmittelbar voraufgegangener Kryokoagulation signifikant höher als bei den Kontrolltieren. Der Abfluß vom Auge war dementsprechend nach Kryotherapie mit durchschnittlich 15,1% der applizierten Aktivität signifikant kleiner als bei den Tieren der Kontrollgruppe mit durchschnittlich 35,9% (p < 0,001). Keine Unterschiede ergaben sich demgegenüber nach Injektion von ^{99m}Tc-Schwefelkolloid, das einen etwa um den Faktor 10 größeren Partikeldurchmesser aufweist.

Die Abb. 2 zeigt die Ganzkörperaktivität, die Aktivität über der Augenregion und den Abfluß vom Auge bei Kontrolltieren (mit oder ohne Kryokoagulation) sowie bei Venalot und Dionin (s. auch Tabelle 1). Nach Venalot findet sich gegenüber der Kontrollgrup-

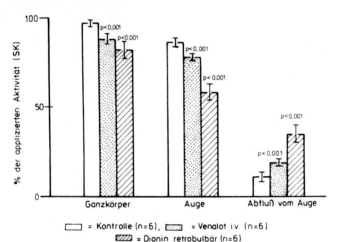

Abb. 2. Einfluß von Venalot i.v. sowie Dionin retrobulbär auf die Aktivität von Ganzkörper, Auge sowie auf den Abfluß vom Auge 6 Stunden nach Glaskörperinjektion von ^{99m}Tc-Schwefelkolloid (SK). Mittelwerte ± Standardfehler der Mittelwerte, n = Anzahl der Fälle. Ergebnisse der in-vivo-Messungen mit der Gamma-Kamera

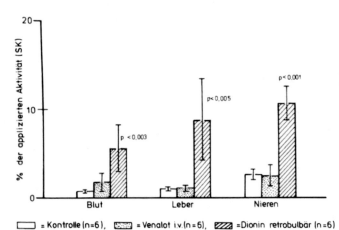

Abb. 3. Einfluß von Venalot i.v. sowie Dionin retrobulbär auf die Aktivität in Blut, Leber und Nieren 6 Stunden nach Glaskörperinjektion von ^{99m}Tc-Schwefelkolloid (SK). Mittelwerte ± Standardfehler der Mittelwerte, n = Anzahl der Fälle. Ergebnisse der in-vitro-Messungen im Bohrlochzähler

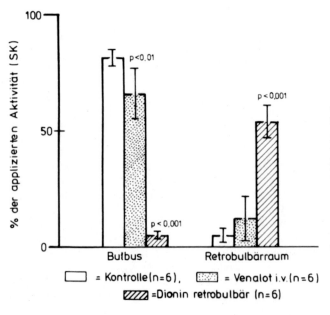

Abb. 4. Einfluß von Venalot i.v. sowie Dionin retrobulbär auf die Aktivitätsverteilung zwischen Bulbus und Retrobulbärraum ipsilateral 6 Stunden nach Glaskörperinjektion von ^{99m}Tc-Schwefelkolloid (SK). Mittelwerte ± Standardfehler der Mittelwerte, n = Anzahl der Fälle. Ergebnisse der in-vitro-Messungen im Bohrlochzähler

pe (mit Kryo) eine signifikante Erhöhung des Abflusses von 13,3% auf 19,0% (p < 0,001). Nach Dionin wird gegenüber der Kontrollgruppe (ohne Kryo) eine signifikante Erhöhung des Abflusses von 11,1% auf 35,8% beobachtet.

In Abb. 3 ist die Aktivität von ^{99m}Tc-Schwefelkolloid in Blut, Leber und Nieren (in-vitro-Messung, Bohrlochzähler) 6 Stunden nach Glaskörperinjektion angegeben. Auf Grund des offensichtlich stark erhöhten Tracerabflusses aus dem Auge nach retrobulbärer Dionininjektion fand sich in diesen Organen gegenüber den anderen beiden Gruppen signifikant erhöhte Aktivität. Sie lag im Blut bei ca. 5,6%, in der Leber bei 8,8% und in den Nieren bei 10,6% der applizierten Aktivität.

In Abb. 4 ist die Aktivität rechtsseitig in Bulbus und Retrobulbärraum (in-vitro-Messung, Bohrlochzähler) 6 Stunden nach intravitrealer Injektion von ^{99m}Tc-Schwefelkolloid aufgezeichnet.

Nach Vorbehandlung mit Venalot i.v. ergab sich gegenüber der Kontrollgruppe für den Bulbus eine signifikante (p < 0,01) Verminderung von 80,8% auf 65,2%, während die Aktivitätsänderung im Retrobulbärraum nicht signifikant war. Demgegenüber wurde nach retrobulbärer Dionin-Injektion eine ausgeprägtere Verteilungsänderung beobachtet.

Während in der Kontrollgruppe die Aktivität im Bulbus innerhalb von 6 Stunden von 100% auf durchschnittlich 81,6% absank, verminderte sich die Aktivität in der Dioningruppe im gleichen Zeitraum von 100% auf 5%. Der Anstieg an Radioaktivität im Retrobulbärraum betrug dementsprechend in der Kontrollgruppe 5,1% gegenüber 52,7% in der Dioningruppe. Ähnlich verhielt sich die Verteilung der Aktivität in den regionären zervikalen Lymphknoten (in-vitro-Messung, Bohrlochzähler) 6 Stunden nach intravitrealer Tracerinjektion (Abb. 5). Während zwischen der Kontrollgruppe (ohne Kryo) und

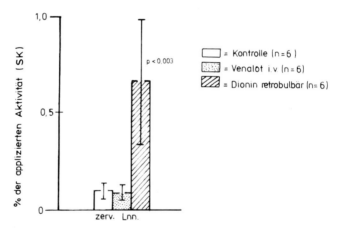

Abb. 5. Einfluß von Venalot i.v. sowie Dionin retrobulbär auf die Aktivitätsanreicherung in den regionären zervikalen Lymphknoten 6 Stunden nach Glaskörperinjektion von ^{99m}Tc-Schwefelkolloid (SK). Mittelwerte ± Standardfehler der Mittelwerte, n = Anzahl der Fälle. Ergebnisse der in-vitro-Messungen im Bohrlochzähler

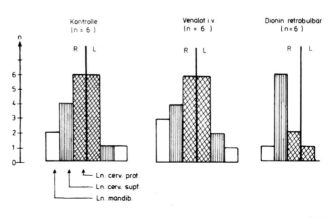

Abb. 6. Einfluß von Venalot i.v. sowie Dionin retrobulbär auf die qualitative Aktivitätsverteilung in den regionären zervikalen Lymphknoten 6 Stunden nach Glaskörperinjektion von ^{99m}Tc-Schwefelkolloid (SK). n = Anzahl der Fälle, R = rechts, L = links. Ergebnisse der in-vitro-Messungen im Bohrlochzähler

339

der Venalotgruppe (mit Kryo) kein Unterschied auftrat, lagen die Werte nach retrobulbärer Dionin-Injektion mit durchschnittlich 0,67% der applizierten Aktivität signifikant höher als bei den Kontrolltieren mit 0,10%.

Neben der quantitativ unterschiedlichen Aktivitätsanreicherung in den regionären zervikalen Lymphknoten waren auch Unterschiede bei der qualitativen Aktivitätsverteilung (in-vitro-Messung, Bohrlochzähler) in den regionären zervikalen Lymphknoten zu beobachten (Abb. 6). Zwischen der Kontrollgruppe (ohne Kryo), der Kryogruppe und der Venalotgruppe (mit Kryo) konnten keine Unterschiede verzeichnet werden: Es wurde stets Aktivität in den Lymphonoduli cervicales profundi (Lnn. cerv. proff.) bds. gefunden, zusätzlich in einem Teil der Fälle auch in den Lymphonoduli cervicales superficiales (Lnn. cerv. supff.) sowie dem Lymphonodulus mandibularis (Ln. mandib.) der ipsilateralen Seite. Demgegenüber wurde nach retrobulbärer Dionin-Injektion quantitativ erhöhte Aktivität in den regionären zervikalen Lymphknoten überwiegend in den Lnn. cerv. supff. der ipsilateralen Seite nachgewiesen.

Diskussion

Lymphotrope radioaktive Stoffe sind geeignet, eine Lymphdrainage qualitativ und quantitativ nachzuweisen. Wie in früheren Arbeiten bereits gezeigt werden konnte, ist der Lymphtransport einerseits von der Injektionstechnik (Grüntzig u. Huth, 1977), andererseits u.a. auch von der Partikelgröße abhängig (Schicha et al., 1978). Im Tierexperiment bietet die kombinierte in-vivo-Untersuchung mit der Szintillationskamera mit anschließender Sektion, Gewebsprobenentnahme und Bohrlochmessung den Vorteil einer Kontrolle eines Teiles der gemessenen Werte mit zwei verschiedenen Methoden, außerdem ist die Gewebsprobenmessung bei Vermeidung von Kontaminationen außerordentlich empfindlich und genau.

Kombiniert man die intravitreale Injektion mit einer Kryokoagulation, so beobachtet man bei Verwendung des ^{99m}Tc-Mikrokolloids mit kleinem Partikeldurchmesser eine deutliche Abflußverminderung aus dem Glaskörper. Im Gegensatz dazu stehen die Ergebnisse bei Verwendung von ^{99m}Tc-Schwefelkolloid mit großem Partikeldurchmesser. Bei letzterem wird der Abtransport

durch die Kryokoagulation, bzw. das Netzhaut- und Skleraödem, *nicht* vermindert.

Aus elektronenmikroskopischen Untersuchungen (Casley-Smith, 1978) ist bekannt, daß kleine Moleküle – anders als Makromoleküle – die Fähigkeit besitzen, die initialen Lymphgefäße verhältnismäßig leicht wieder zu verlassen. Möglicherweise spielt dieser Mechanismus in gesteigerter Form bei dem durch Kryokoagulation hervorgerufenen Ödem eine Rolle.

Um den Einfluß von i.v. appliziertem Venalot und retrobulbär injiziertem Dionin zu überprüfen, wurde das großmolekulare Schwefelkolloid verwandt, weil davon ausgegangen werden konnte, daß hierbei der Abfluß aus dem Glaskörper von vorneherein geringer ist als bei dem kleinmolekularen Mikrokolloid (Schicha et al., 1977).

Zusammenfassend ergeben sich folgende Veränderungen nach Venalot-Vorbehandlung: Der Abfluß vom Auge wird von 13,3% auf 19% innerhalb von 6 Stunden, d.h. um 43% gegenüber dem Ausgangswert gesteigert. Eine wesentliche quantitative Verteilungsänderung der Aktivität zwischen Bulbus und Retrobulbärraum ist jedoch nicht sicher nachzuweisen, und auch eine höhere Aktivitätsanreicherung in den regionären zervikalen Lymphknoten oder eine qualitative Verteilungsänderung des Abflusses ist gegenüber der Kontrollgruppe nicht festzustellen. Dies spricht dafür, daß die Abflußerhöhung durch Venalot nicht auf dem Lymphweg erfolgt.

Anders beim Dionin: Hier kommt es nach retrobulbärer Injektion zu einer Steigerung des Abflusses von 11,1% auf 35,8%, d.h. zu einer Steigerung um 223% gegenüber dem Ausgangswert. Entsprechend der hohen Aktivitätsanreicherung im Retrobulbärraum nach Dionin findet sich eine deutlich erhöhte Aktivität in den regionären zervikalen Lymphknoten. Interessant ist zudem die Tatsache, daß es nach Dioninapplikation auch zu einer qualitativen Aktivitätsumverteilung in den genannten Lymphknoten kommt: Während bei den Kontrolltieren und den Tieren der Kryo- und Venalotgruppe die Hauptmenge der Aktivität in den tiefen zervikalen Lymphknoten bds. registriert wird, findet der Abfluß nach retrobulbärer Dionin-Injektion ganz vorwiegend über die ipsilateralen superfiziellen Lymphknoten statt. Möglicherweise werden durch das sich im Orbitagewebe entwickelnde Ödem die vorderen Drainagebahnen

(Grüntzig, 1979) einschließlich Konjunktiva verstärkt in Anspruch genommen.

Zusammenfassung

Bei insgesamt 37 Kaninchen wurde der Abfluß von ^{99m}Tc-Mikrokolloid (n = 13) und von ^{99m}Tc-Schwefelkolloid (n = 24) aus dem Glaskörper nach Kryokoagulation, Venalot- und Dioninapplikation untersucht. Hierbei wurden sowohl in-vivo-Messungen mit der Gamma-Kamera als auch in-vitro-Gamma-probenmessungen nach Sektion und Gewebsentnahme vorgenommen. Venalot, ein Benzopyron-Troxerutin-Präparat wurde vor der Kryokoagulation i.v. appliziert. Dionin, ein Morphinderivat, wurde – ohne gleichzeitige Kryokoagulation – retrobulbär injiziert.

Bei Verwendung des ^{99m}Tc-Mikrokolloids mit kleinem Partikeldurchmesser wurde eine deutliche Abflußminderung nach der Kryokoagulation registriert (15,1% der applizierten Aktivität gegenüber der Kontrollgruppe mit 35,9%). Im Gegensatz dazu stehen die Ergebnisse bei Verwendung von ^{99m}Tc-Schwefelkolloid mit großem Partikeldurchmesser. Bei letzterem wird der Abtransport durch die Kryokoagulation, bzw. das Netzhaut- und Skleraödem, nicht vermindert, es fließt im Gegenteil sogar geringgradig mehr Radioaktivität ab.

Nach Venalot-Applikation findet sich eine signifikante Erhöhung des Abflusses von 13,3% auf 19,0%. Eine höhere Aktivitätsanreicherung in den regionären zervikalen Lymphknoten war nicht nachzuweisen. Die Abflußerhöhung durch Venalot scheint nicht auf dem Lymphwege zu erfolgen.

Nach retrobulbärer Injektion von Dionin wurde ein hochsignifikant erhöhter Abfluß vom Auge beobachtet: Während in der Kontrollgruppe die Aktivität im Bulbus innerhalb von 6 Stunden von 100% auf durchschnittlich 81,6% absank, verminderte sich die Aktivität in der Dioningruppe im gleichen Zeitraum von 100% auf 5%. Außerdem fanden sich qualitative und quantitative Unterschiede der Aktivitätsverteilung in den regionären zervikalen Lymphknoten. So lagen die Werte nach retrobulbärer Dionin-Injektion mit durchschnittlich 0,67% der applizierten Aktivität signifikant höher als bei den Kontrolltieren mit 0,10%. Bei der Kontrollgruppe (ohne Kryo), der Kryogruppe und der Venalotgruppe (mit Kryo) wurde stets Aktivität in den

Lnn. cerv. proff. bds. gefunden, zusätzlich in einem Teil der Fälle auch in den Lnn. cerv. supff. sowie dem Ln. mandib. der ipsilateralen Seite. Demgegenüber wurde nach retrobulbärer Dionin-Injektion quantitativ erhöhte Aktivität vorwiegend in den Lnn. cerv. supff. der ipsilateralen Seite nachgewiesen.

Literatur

Birsch-Hirschfeld, A.: Die Krankheiten der Orbita. Handbuch der gesamten Augenheilkunde. Ed. Th. Saemich, Bd. 9, Kap. 13. Leipzig: Engelmann 1909. – Casley-Smith, J.R.: The efficiencies of the initial lymphatics. Lymphology II/1, 24–29 (1978). – Földi, M.: Editorial. Folia Angiologica **XXIV**, 1–6 (1976). – Forlani, D., Tiberio, G., Negroni, L.: Die Kryotherapie in der Ophthalmologie. Bücherei des Augenarztes. Stuttgart: Enke 1970. – Friedburg, D., Meisner, B.: Fluorescein angiography of the corneal limbus – drug effects on capillary blood flow. Albrecht v. Graefes Arch. Klin. Ophthalmol. (im Druck, 1978). – Grüntzig, J. The eye and the lymphatic system. In: Lymphology. Ed. M. Földi. Stuttgart: Thieme 1979. – Grüntzig, J., Huth, F.: Studien zur Lymphdrainage des Auges. 3. Untersuchungen zum Tuscheabfluß aus dem Glaskörper nach beidseitiger zervikaler Lymphblockade. Klin. Monatsbl. Augenheilkd. **171**, 774–779 (1977). – Grüntzig, J., Schicha, H., Becker, V., Kiem, J., Feinendegen, L.E., Schwarzhoff, V.: Abfluß radioaktiver Substanzen aus dem Retrobulbärraum und der Vorderkammer des Kaninchens vor und nach Lymphblockade. Sitzungsber. 132. Vers. Rhein.-Westf. Augenärzte 1976. Zimmermann, Balve 1977a. – Grüntzig, J., Schicha, H., Kiem, J., Becker, V., Feinendegen, L.E.: Studien zur Lymphdrainage des Auges. 1. Quantitative Erfassung des Lymphtransportes aus der Orbita des Kaninchens mit radioaktiven Tracern. Klin. Monatsbl. Augenheilkd. **170**, 713–717 (1977b). – Grüntzig, J., Schicha, H., Becker, V., Kiem, J., Feinendegen, L.E.: Studien zur Lymphdrainage des Auges. 2. Abfluß lymphpflichtiger radioaktiver Indikatoren aus der Vorderkammer. Klin. Monatsbl. Augenheilkd. **171**, 571–575 (1977c). – Grüntzig, J., Kiem, J., Becker, V., Schwarzhoff, V., Feinendegen, L.E., Schicha, H.: Abfluß der radioaktiven lymphpflichtigen Substanzen ^{198}Au-Kolloid und ^{99m}Tc-Schwefelkolloid aus der Orbita des Kaninchens. Albrecht v. Graefes Arch. Klin. Ophthalmol. **204**, 161–175 (1977d). – Grüntzig, J., Schicha, H., Becker, V., Kiem, J., Feinendegen, L.E.: Studien zur Lymphdrainage des Auges. 4. Abfluß lymphpflichtiger radioaktiver Tracer (^{99m}Tc-Mikrokolloid) nach intravitrealer Injektion. Klin. Monatsbl. Augenheilkd. **172**, 87–94 (1978a). – Grüntzig, J., Schicha, H., Kiem, J., Becker, V., Feinendegen, L.E.: Studien zur Lymphdrainage des

Auges. 5. Quantitative Erfassung des Lymphtransportes aus dem Subkonjunktivalraum mit einem radioaktiven Tracer. Klin. Monatsbl. Augenheilkd. **172**, 872–879 (1978b). – Grüntzig, J., Schicha, H., Becker, V., Kiem, J., Feinendegen, L.E.: Drainage of the anterior ocular chamber and of the retrobulbar space in rabbits – measurements with radioactive tracers. Lymphology **II/1**, 11–13 (1978c). – Grüntzig, J., Huth, F., Schicha, H.: Auge und Lymphgefäßsystem. Lymphology (im Druck, 1979). – Schicha, H., Grüntzig, J., Becker, V., Kiem, J., Feinendegen, L.E.: Anwendung radioaktiver Kolloide zum Nachweis eines Lymphabflusses aus der Orbita des Kaninchens. Nucl. Med. (Stuttg.) **16**, 264–270 (1977). – Schicha, H., Grüntzig, J., Becker, V., Kiem, J., Feinendegen, L.E.: Experimentelle Studien zur Lymphdrainage des Auges unter Anwendung radioaktiver Kolloide. In: Radioaktive Isotope in Klinik und Forschung. Bd. 13. Gasteiner Symp. 1978, S. 387–396. Wien: Egermann 1978. – Wolffberg, .: Über die mit Dionin zu behandelnden Augenkrankheiten. Wochenschr. f. Therapie und Hygiene des Auges, 3. Jahrg., No. 4, 21–23 (1899)

Ber. Dtsch. Ophthalmol. Ges. 76, 343–348 (1979)
Ionisierende Strahlen in der Ophthalmologie
Redigiert von W. Jaeger, Heidelberg
© J. F. Bergmann Verlag 1979

Pharmakokinetische Untersuchungen über Penetration, Verteilung und Metabolisierung von 3H-Dexamethason und 3H-Dexamethason-21-Phosphat im Kaninchenauge

S. Steinmetz, H. Wagner, U. Lippert, U. Dardenne und K.-O. Mosebach (Abt. für Mikrochirurgie des Auges. Univ.-Augenklinik und Abt. für physikalische Biochemie des Physiol.-Chem. Instituts, Univ. Bonn)

Einleitung

Während über Wirkungen des Dexamethason in den Abschnitten des Auges viel gearbeitet worden ist, gibt es noch immer sehr wenig Erkenntnisse über das Schicksal dieses Pharmakons, das sich auch in der Ophthalmologie sehr bewährt hat, in den Abschnitten des Auges. Hier sei auf die Arbeiten von Hull et al. sowie Wassermann und Thiel verwiesen.

Untersuchungen über die Penetration, Verteilung, Bindung und Metabolisierung in den Augenabschnitten können aus zweierlei Gründen betrieben werden:

1. Aus rein pragmatischen Gründen, um aufzuklären, bei welchen Applikationsformen, insbesondere mit welchen Vehikeln und nach welchen Zeiten die einzelnen Abschnitte erreicht werden. Diese Kenntnisse können dann unmittelbar therapeutisch verwertet werden.

2. Aus theoretischen Gründen, um Anhaltspunkte über den Wirkungsmechanismus zu bekommen. Es ist klar, daß Kenntnis dieses Mechanismus einen viel konsequenteren Einsatz ermöglicht als einfache Kenntnis des Verhaltens. Bei der Erforschung des Wirkungsmechanismus ist es selbstverständlich erforderlich, auch das Schicksal des interessierenden Pharmakons in den Zellorganellen und Subfraktionen in Erfahrung zu bringen.

In der hier vorgetragenen Arbeit ging es in erster Linie um die rein pragmatische Seite des Schicksals von Dexamethason und Dexamethason-21-Phosphat. Doch sollen am Ende dieser Darstellung auch einige Ergebnisse über unsere Forschungen bezüglich des Wirkungsmechanismus angeführt werden.

Methodik

Zum Einsatz kamen a) 0,1 % Cortisumman, das eine ölige Lösung von Dexamethason darstellt, b) 0,1% Dexamethason in wäßriger Suspension sowie c) 0,13% wäßrige Lösung von Dexamethason-21-Phosphat-Natrium, die bezüglich Dexamethason ebenfalls 0,1% vorlag. Den beiden ersten Präparaten wurde eine trägerfreie Menge von 1,2-^{3}H-Dexamethason, dem letzten Präparat eine trägerfreie Menge ^{3}H-Dexamethason-21-Phosphat-Natrium zugegeben, das durch Wilzbach-Titrierung gewonnen wurde und daher in statistischer Verteilung markiert war. Bei den Penetrations- und Verteilungsstudien wurden je 50 µl auf je ein Auge von ca. 2 kg schweren Neuseeland-Kaninchen aufgetragen. Diese 50 µl enthielten bei allen drei Präparaten 50 µg Dexamethason, im Falle von Dexamethason-21-Phosphat-Natrium war hierzu eine stoffliche Menge von 65 µg erforderlich. Die Radioaktivitätsmenge betrug bei den ersten Präparaten 20 µCi/50 µl, bei letzterem Präparat eine hiervon etwas abweichende Radioaktivitätsmenge. Uns war es wichtig, bei allen drei Präparaten exakt die gleiche molare Menge zu applizieren.

Zur lokalen Applikation wurden die Tiere mit 0,45 ml Nembutal-R pro kg Körpergewicht narkotisiert. Die Verweildauer des Präparates betrug für je drei Augen bzw. Kaninchen 0.5, 1, 3 und 6 Stunden sowie im Falle der wäßrigen Suspension für je ein Auge bzw. Kaninchen 12 Stunden. Folgende Augenabschnitte wurden erfaßt: Kornea-Epithel, Kornea-Stroma-Zentrum, Kornea-Stroma-Peripherie, Kornea-Endothel, Kammerwasser, Iris, Ziliarkörper, Corneoskleralsaum, Sklera-peripherer Anteil, Linse-vordere Kapsel, Linse-vordere Rinde, Linsenäquator, Linsenkern, hintere Linsenrinde, Aderhaut, Netzhaut, Sklera-hinterer

---

[1] Dr. Winzer chemisch-pharmazeutische Fabrik, Konstanz

Anteil, Nervus opticus, Bindehaut, äußerer Augenmuskel, Glaskörper.

Ergebnisse mit Diskussion

Die im Auge wiedergefundene Radioaktivitätsmenge ist erschütternd klein. Sie beträgt bei Verwendung von Wasser als Vehikel kaum mehr als 3%, bei Verwendung von Öl weniger als 0,5% der aufgetragenen Menge. Offensichtlich wird der größte Teil von peribulbären Organen bzw. Geweben aufgenommen. Hierbei muß betont werden, daß in der Praxis bei einem nichtnarkotisierten Patienten sicher nicht mit der Vorsicht und Exaktheit aufgetragen werden kann, wie bei wissenschaftlichen Experimenten unter Einsatz narkotisierter Versuchstiere.

Abb. la zeigt die Aufnahme bei den drei Applikationsarten durch das Kornea-Epithel. Bei diesem und allen Folgebildern wurden als Ordinaten-Einheiten unmittelbar die Konzentrationen in Pikomolen/Milligramm Feuchtgewicht verwendet. Die durchgezogenen Kurven beziehen sich auf Dexametha-son-21-Phosphat in wäßriger Lösung, die langgestrichelten auf freies Dexamethason in wäßriger Suspension, die kurzgestrichelten auf freies Dexamethason in öliger Lösung. Wie bei den meisten Augenabschnitten wird freies Dexamethason in wäßriger Suspension am stärksten aufgenommen. Man beachte den logarithmischen Maßstab der Ordinate. Schon nach 3 Stunden ist nur noch etwa 10% der anfangs aufgenommenen Menge vorhanden, wenn man freies Dexamethason in wäßriger Suspension appliziert. Bei den anderen Applikationsformen ist der initiale Abfall weniger ausgeprägt. Der Verlauf für Kornea-Stroma Zentrum (Abb. 1b) ist ähnlich, doch ist bereits bei einer halben Stunde nach Applikation nur etwa 10% der Radioaktivitätsmenge vorhanden, die bei Kornea-Epithel vorlag. Kornea-Stroma Peripherie zeigt ein ähnliches Bild (Abb. 1c). Beim Endothel der Kornea (Abb. 1d) zeichnet sich ein schwaches Maximum nach Applikation von freiem Dexamethason in öliger Lösung für den 3-Stunden-Wert ab. Immer noch überwiegt die

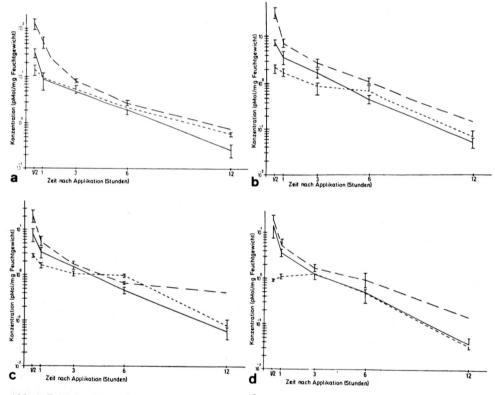

Abb. 1. Zeitlicher Verlauf der Konzentrationen von ^{3}H-Dexamethason (D) und ^{3}H-D-21-Phosphat einschließlich ihrer Metabolite nach lokaler Applikation von je 50 µg (auf D bezogen) in 50 µl Vehikel (D-21-Phosphat in H_2O ———, D in H_2O — — —, D in Öl - - - - -) in Augen von 2 kg-Neuseeland-Kaninchen. a) Kornea-Epithel, b) Kornea-Stroma Zentrum, c) Kornea-Stroma Peripherie, d) Kornea Endothel

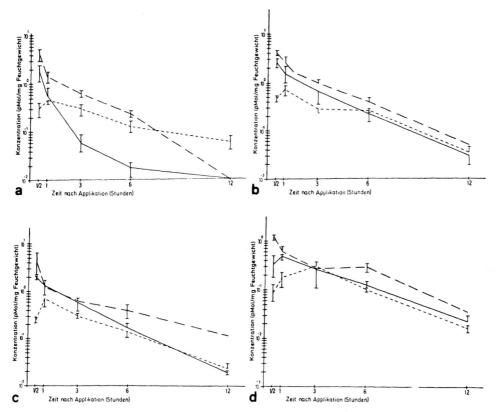

Abb. 2. (Siehe Abb. 1), a) Kammerwasser, b) Iris, c) Ziliarkörper, d) Linsenkapsel

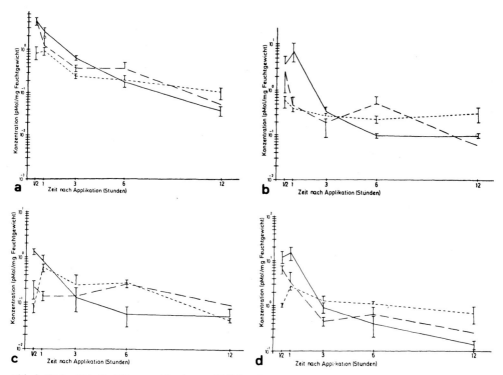

Abb. 3. (Siehe Abb. 1), a) Korneoskleralsaum, b) Sklera-Peripherie, c) Sklera-hinterer Anteil, d) Bindehaut

Aufnahme bei Applikation des freien Steroids in wäßriger Suspension.

Die räumliche Nachbarschaft von Kammerwasser, Iris und Ziliarkörper hat eine Ähnlichkeit der Verläufe nach Applikation des freien Dexamethason in öliger Lösung und wäßriger Suspension zur Folge. Diese Ähnlichkeit ist jedoch nicht so ausgeprägt im Falle des Dexamethason-21-Phosphat (Abb. 2a: Kammerwasser, 2b: Iris, 2c: Ziliarkörper). Man beachte bei Kammerwasser die Andeutung eines initialen Maximums nach Gabe von Dexamethason in öliger Lösung. Dieses Maximum kehrt bei Iris und Ziliarkörper wieder. Der Abfall der Konzentration von Dexamethason-21-Phosphat ist im Kammerwasser besonders deutlich, weniger ausgeprägt bei Iris und Ziliarkörper.

Auch die Kurvenverläufe im Falle von Corneoskleralsaum, Peripherie und Sklerahinterer Anteil sind unter sich ähnlich (Abb. 3a: Corneoskleralsaum, 3b: Sklera-Peripherie, 3c: Sklera-Zentrum). Für freies Dexamethason in wäßriger Suspension gibt es ein schwaches Maximum nach 6 Stunden. Interessant ist das erstmalige Überwiegen der initialen Aufnahme nach Gabe von Dexamethason-21-Phosphat in wäßriger Lösung gegenüber den anderen Applikationsformen. Die Linsenkapsel (Abb. 2d) weist ebenfalls ein Maximum bei 6 Stunden für freies Dexamethason in wäßriger Suspension auf.

Ein völlig anderes Bild ergibt sich für die vordere Linsenrinde (Abb. 4a), den Linsenäquator (Abb. 4b), den Linsenkern (Abb. 4c) und die hintere Linsenrinde (Abb. 4d). Wiederum gibt es ein ausgeprägtes Maximum nach 6 Stunden für freies Dexamethason in wäßriger Suspension. Am auffallendsten ist jedoch die große Differenz der Aufnahmen nach Gabe von freiem Dexamethason in wäßriger Suspension und in öliger Lösung. Diese Differenz kann zwei Zehnerpotenzen betragen. Öl ist für die Linse ein wesentlich schlechteres Vehikel. Hieraus kann man unmittelbar therapeutischen Nutzen ziehen. Will man – insbesondere bei einer alternden oder bereits pathologisch veränderten Linse bzw. bei notwendig werdender langer Behandlung – die Entstehung einer Kortisol-Katarakt vermeiden, sollte man zwecks Schonung der Linse freies Dexamethason in öliger Lösung gegenüber den wäßrigen Aufbereitungen vorziehen.

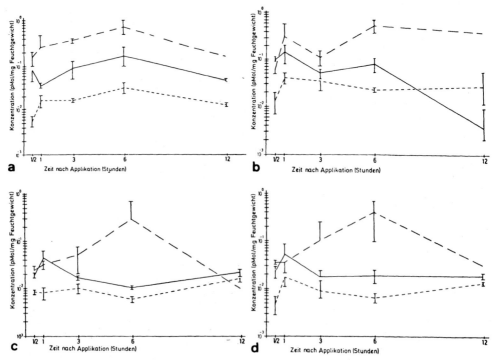

Abb. 4. (Siehe Abb. 1), a) vordere Linsenrinde, b) Linsen-Äquator, c) Linsenkern, d) hintere Linsenrinde

Wie schon am Beispiel von Sklera-hinterer Anteil deutlich wurde, gelangt Dexamethason bei allen drei Applikationsarten durchaus auch an den hinteren Teil des Bulbus, sogar bis zum Nervus opticus.

Abb. 5b zeigt die Verläufe bei Aderhaut. Nun tritt auch ein zweites Maximum nach Gabe von freiem Dexamethason in öliger Lösung in Erscheinung. Offensichtlich kann das Pharmakon auf zweierlei Weise in den hinteren Bereich des Bulbus gelangen. Im speziellen Fall der Aderhaut könnte es sich beim zweiten Maximum um Mengen handeln, die nachträglich auf dem Blutwege zu diesem Augenabschnitt gelangt sind. Wir konnten immer auch in der Aderhaut des nichtbehandelten Auges, das als Kontrollorgan verwendet wurde, eine kleine Menge Dexamethason auffinden.

Im Falle der Retina (Abb. 5a) fehlt das Maximum für Öl als Vehikel, doch liegt es deutlich beim Nervus opticus (Abb. 5c) vor. Man beachte, daß bei den drei hinteren Augenabschnitten initial Dexamethason am besten in Form von Dexamethason-21-Phosphat in wäßriger Lösung aufgenommen wird. Das gleiche gilt für die Bindehaut (Abb. 3d).

In den Glaskörper gelangen nur sehr kleine Mengen des Pharmakons. Sollte Interesse bestehen, in diesem Bereich einen entzündlichen Prozeß zu bekämpfen, sind sicher wäßrige Aufbereitungen besser als ölige.

Die Metabolisierung von Dexamethason kann vernachlässigt werden. Abb. 5d zeigt ein Radiodünnschichtchromatogramm der aus Kornea extrahierten Aktivität 0,5 Stunden nach Applikation. Nach 3 Stunden ist das Bild nicht viel anders.

Abschließend sei auf einige Ergebnisse eingegangen, die zur Grundlagenforschung gehören und die dafür sprechen, daß die Wirkungen des Dexamethason wie die anderer

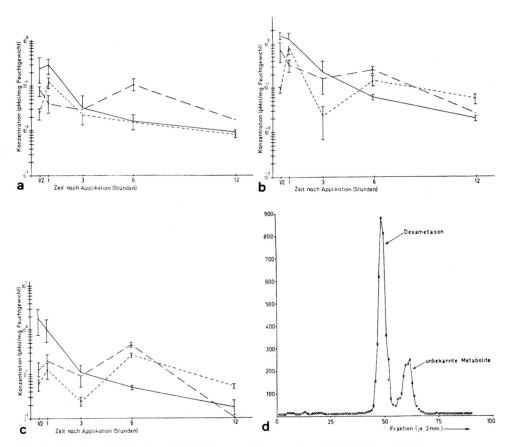

Abb. 5. (Siehe Abb. 1), a) Netzhaut, b) Aderhaut, c) Nervus opticus, d) Radiodünnschichtchromatogramm der ^{3}H-Steroide aus Kornea extrahiert 0,5 h nach Applikation von D in öliger Lösung (Ordinate in cpm/2 mm)

Steroidhormone nach Bindung an intrazelluläre Proteine am genetischen Apparat im Zellkern einsetzen könnten.

Eine Stunde nach Applikation von ^{3}H-Dexamethason läßt sich mit Hilfe einer hochauflösenden diskelektrophoretischen Trennung der löslichen Hornhaut-Proteine eine Bindung von Dexamethason an bestimmte Proteinfraktionen nachweisen (Mosebach et al., 1976).

Eine Stunde nach Applikation von ^{3}H-Dexamethason in öliger Lösung befinden sich 2,1% des Steroids in der Kern- und 94,5% in der Zytoplasmafraktion des Hornhautepithels. Der geringe Anteil in der Kernfraktion darf nicht unterschätzt werden. Beispielsweise gehen nach Applikation von Testosteron nur 3% in die Kernfraktion der Vesikulardrüsen, obwohl in diesem akzessorischen Sexualorgan die Wirkung des Testosterons mit Sicherheit im Kern beginnt. Von den Kernen der Leber werden unter gleichen Bedingungen weit unter 1%, nahezu 0% Testosteron aufgenommen. Die Leber ist im Unterschied zur Vesikulardrüse ein Nichterfolgsorgan des Testosterons.

Die hier vorgestellten Ergebnisse sollten zweierlei deutlich machen: 1. Daß der Therapeut die Möglichkeit hat, je nach pathophysiologischer Situation differenziert vorzugehen, 2. daß ohne Belastung des Patienten auch die hinteren Bereiche des Bulbus erreicht werden können.

Zusammenfassung

Unter Einsatz von Neuseeland-Kaninchen wurde die Verteilung von ^{3}H-Dexamethason (D) und von ^{3}H-D-21-Phosphat (20 µCi, 50 µg) in 18 Augenabschnitten 0.5, 1, 3, 6 und 12 Stunden nach lokaler Applikation studiert. Metabolisierungsstudien wurden auf Kornea, Kammerwasser und Iris beschränkt. Nur maximal 3% der angebotenen Aktivität gelangen in den Bulbus, mit wäßrigen Vehikeln mehr als mit öligen. Mit Öl werden längere Verweilzeiten und auch die hinteren Augenabschnitte erreicht. Mit Wasser gelangt mehr Dexamethason in die Linse als mit Öl. Die Metabolisierung kann vernachlässigt werden.

Literatur

Hull, D.S., Hine, J.E., Edelhauser, H.F., Hyndiuk, R.A.: Permeability of the isolated rabbit cornea to corticosteroids. Inv. Ophthalmol. **13**, 457–459 (1974). – Mosebach, K.-O., Lippert, U., Dardenne, M.U., Pfeiff, B.: An Electrophoretic System for Analyzing Labelled Drug-Binding Proteins in Eye Tissues. Ophthalmol. Res. **8**, 207–212 (1976). – Wassermann, O., Thiel, H.J.: Autoradiographische Untersuchungen am Kaninchenauge nach lokaler Prednisolonapplikation (Symp. der Dtsch. Ophthalmol. Ges. 1972, Kiel). In: Corticosteroide in der Augenheilkunde. Böke, W. (Hrsg.). München: Bergmann 1973

Ber. Dtsch. Ophthalmol. Ges. **76**, 349–355 (1979)
Ionisierende Strahlen in der Ophthalmologie
Redigiert von W. Jaeger, Heidelberg
© J. F. Bergmann Verlag 1979

Pharmakokinetische Untersuchungen über Penetration und Verteilung von ³H-Pilocarpin im Kaninchenauge

P. Lenga, H. Opitz, U. Lippert, K.-O. Mosebach und U. Dardenne (Abt. für Mikrochirurgie des Auges, Univ.-Augenklinik und Abt. für physikalische Biochemie des Physiol.-Chem. Instituts, Univ. Bonn)

Einleitung

Wie in anderen klinischen Disziplinen gewinnen auch in der Ophthalmologie die biochemische Pharmakologie und Pharmakokinetik zunehmend an Bedeutung. Kenntnis des Schicksals eines Pharmakons im Auge erlaubt sinnvolle Konsequenzen bezüglich des Therapieplanes und des Anwendungsmodus. Ziel der vorliegenden Arbeit war es, die Penetration und Verteilung des seit vielen Jahrzehnten in der Ophthalmologie benutzten und bewährten Mioticum Pilocarpin möglichst differenziert kennenzulernen. Vor allem kam es darauf an, die Aufnahme nach Gabe in wäßriger Lösung und in öliger Lösung miteinander zu vergleichen. Obwohl der Ziliarkörper und das Kammerwasser am meisten interessieren, war es doch notwendig, auch die Penetration in anderen Augenabschnitten zu studieren, um die Gefährdung dieser Bereiche durch das immerhin recht toxische Pharmakon abschätzen zu können. Penetrationsstudien mit radioaktiv markierten Präparaten sind vereinzelt durchgeführt worden. An dieser Stelle sei auf die Arbeitsgruppen von Harris, von Asseff, von Ramer und Gasset, sowie Chrai und Robinson hingewiesen.

Methodik

Im eigenen Arbeitskreis setzten wir a) das handelsübliche 2% Pilocarpol [1] als ölige Lösung und b) eine selbstangefertigte 2% wäßrige Pilocarpin-Lösung ein. Beiden Präparaten wurde eine trägerfreie Menge von ³H-Pilocarpin beigemischt. Als Versuchstiere dienten Neuseeland-Kaninchen, die vor Versuchsbeginn mit 0,45 ml Nembutal-R pro kg narkotisiert wurden. Von dem jeweils zu testenden Präparat wurden 50 µl, 1 mg Pilocarpin enthaltend, lokal appliziert. Die Verweildauer betrug 0.5, 1, 3, 6 und 12 Stunden. Bei den ersten vier Zeiten wurden je 3 Augen bzw. 3 Tiere, beim 12-Stunden-Versuch wurde teilweise nur je 1 Auge bzw. 1 Tier eingesetzt. Bei den Verteilungsstudien wurden Kornea-Epithel, Kornea-Stroma Zentrum, Kornea-Stroma Peripherie, Kornea-Endothel, Kammerwasser, Iris, Ziliarkörper, Korneoskleralsaum, Sklera-Peripherie, vordere Linsenkapsel, vordere Linsenrinde, Linsenäquator, Linsenkern, hintere Linsenrinde, Netzhaut, Aderhaut, Sklera (hinterer Anteil), Nervus opticus, Bindehaut, äußerer Augenmuskel und Glaskörper berücksichtigt.

Ergebnisse mit Diskussion

Wie bei Dexamethason gelangt auch nach Applikation in wäßriger Lösung anfangs mehr Pilocarpin in das Auge als nach Applikation in öliger Lösung (Abb. 5d), allerdings kaum mehr als 1%. Bei 3 Stunden überschneiden sich die Kurven. Dieses Verhalten begegnet auch bei vielen anderen Abschnitten, so daß hier schon Konsequenzen gezogen werden können. Wenn es darum geht, möglichst schnell einen akuten Glaukom-Anfall zu kupieren, erscheint uns eine wäßrige Aufbereitung günstiger als eine ölige, bei der Dauerbehandlung eines Glaucoma chronicum simplex eine ölige günstiger als eine wäßrige zu sein.

Die in halblogarithmischer Form dargestellten Abfallkurven sind im Falle der 4 Präparationen der Kornea sehr ähnlich. 10^2 dpm/mg entsprechen ca. 14 pg Pilocarpin/mg. Die erwähnte Überschneidung der beiden Kurven findet schon nach einer Stunde statt (Abb. 1a: Kornea-Epithel, 1b: Kornea-Stroma-Zen-

---

[1] Dr. Winzer chemisch-pharmazeutische Fabrik, Konstanz

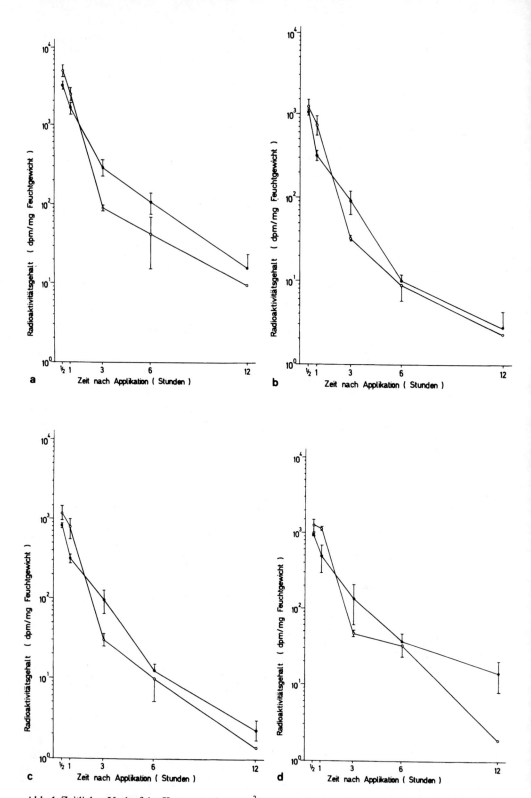

Abb. 1. Zeitlicher Verlauf der Konzentration von ^{3}H-Pilocarpin einschließlich seiner Metabolite nach lokaler Applikation von je 1 mg in 50 μl Vehikel in Augen von 2 kg-Neuseeland-Kaninchen. a) Kornea-Epithel, b) Kornea-Stroma-Zentrum, c) Kornea-Stroma Peripherie, d) Kornea-Endothel. ●——●——● ölige Lösung, ○——○——○ wäßrige Lösung

trum, 1c: Kornea-Stroma Peripherie, 1d: Kornea-Endothel).

Auch die Abfallkurven für Kammerwasser, Iris und Ziliarkörper zeigen einen ähnlichen Verlauf. Selbst die Anfangskonzentrationen sind vergleichbar (Abb. 2a: Kammerwasser, 2b: Iris, 2c: Ziliarkörper). Es ist verständlich, daß die vordere Linsenkapsel ein

vergleichbares Ergebnis aufweist (Abb. 2d: Linse-vordere Kapsel).

Neue Aspekte bringen der Corneoskleralsaum, die Peripherie und auch der hintere Anteil der Sklera (Abb. 3a: Corneoskleralsaum, 3b: Sklera-Peripherie, 3c: Sklera-hinterer Anteil). Bei beiden Vehikeln wurden während einer halben Stunde gleiche Mengen

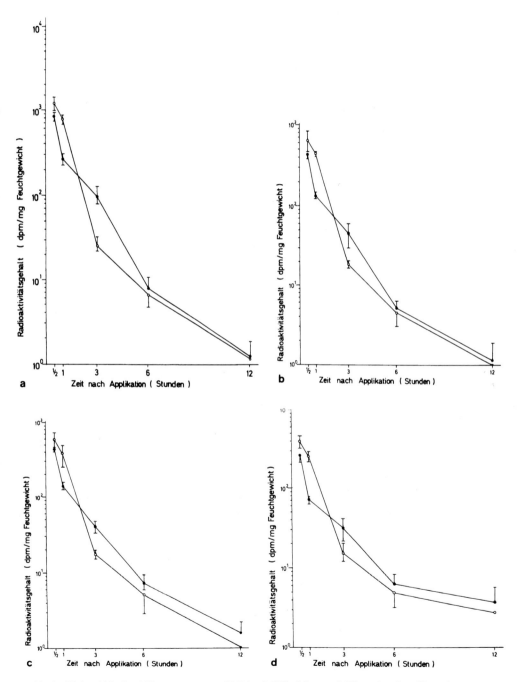

Abb. 2. (Siehe Abb. 1), a) Kammerwasser, b) Iris, c) Ziliarkörper, d) Linse (vordere Kapsel)

,aufgenommen. Merkwürdigerweise gibt es zumindest nach 3 Stunden eine starke Differenz zugunsten der öligen Aufbereitung. Nach dieser Zeit ist die Aufnahmerate nach Gabe in öliger Lösung ca. 3 x höher als nach Gabe in wäßriger.

Bei den berücksichtigten Teilen der Linse überwiegt wieder deutlich die Aufnahme nach Applikation der wäßrigen Aufbereitung (Abb. 4a: vordere Linsenrinde, 4b: Linsen-Äquator, 4c: Linsenkern, 4d: hintere Linsenrinde). Auch diese Tatsache spricht dafür, bei Dauerbehandlung die ölige Aufbereitung vorzuziehen, um die Linse zu schonen. Bekanntlich kann Pilocarpin zu Linsentrübungen führen. Jedoch nicht nur bei Dauerbe-

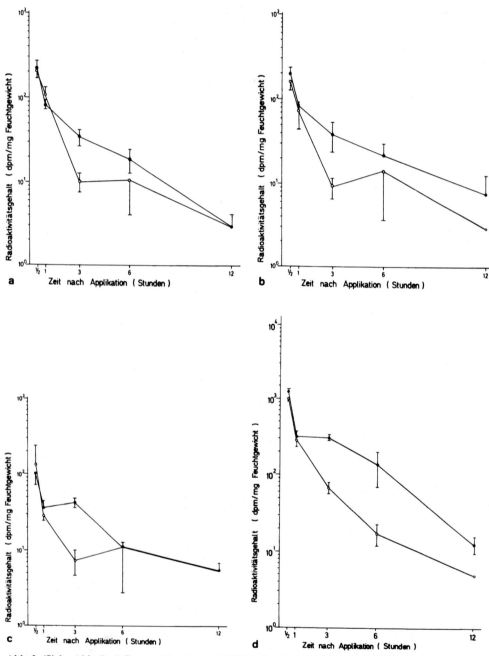

Abb. 3. (Siehe Abb. 1), a) Corneoskleralsaum, b) Sklera-Peripherie, c) Sklera (hinterer Anteil), d) Bindehaut

352

handlungen, sondern auch bei älteren Patienten und solchen mit bereits beeinträchtigter Linse sollte einer öligen Lösung aus gleichen Gründen der Vorzug gegeben werden.

Bei hinteren Abschnitten des Bulbus steht die Aufnahme aus öliger Lösung im Vordergrund (Abb. 5a: Netzhaut, 5b: Aderhaut, 5c: Nervus opticus). Auch bei der Bindehaut (Abb. 3d) steht die Aufnahme aus öliger Lösung ganz im Vordergrund. Es ist die Frage,

ob bei bereits vorliegenden Netzhautschäden – aber gesunder Linse – wäßrige Aufbereitung vorgezogen werden sollte.

In den Glaskörper gelangt so gut wie kein Pilocarpin, so daß Differenzierungen gar nicht vorgenommen werden können.

Auch diese Ergebnisse zeigen, daß Penetrations- und Verteilungsstudien, besonders bei Verwendung verschiedener Vehikel, dem praktizierenden Arzt manche Anregung für

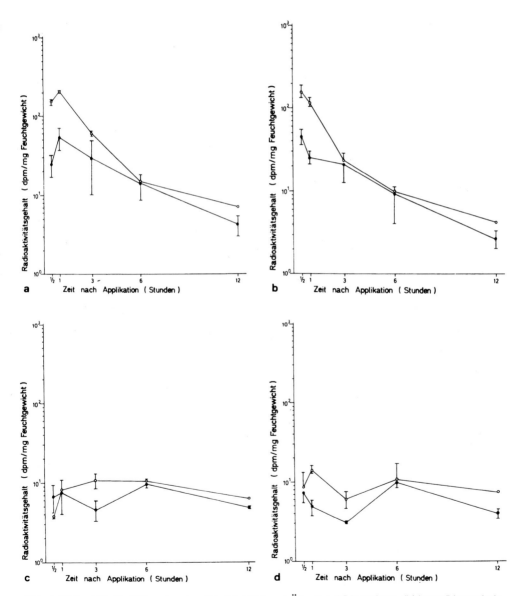

Abb. 4. (Siehe Abb. 1), a) Linse (vordere Rinde), b) Linsen-Äquator, c) Linsenkern, d) hintere Linsenrinde

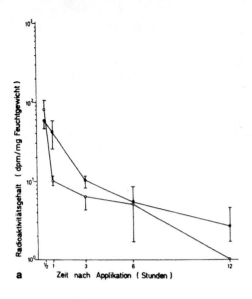

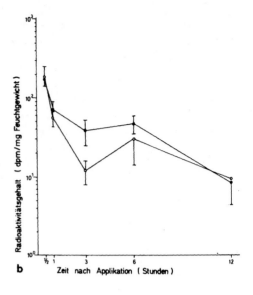

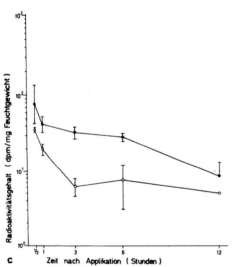

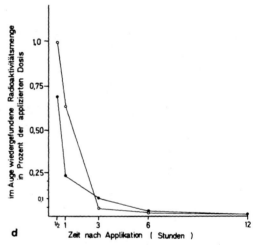

Abb. 5. (Siehe Abb. 1), a) Netzhaut, b) Aderhaut, c) Nervus opticus, d) Gesamtauge

einen sinnvollen Anwendungsmodus unter Berücksichtigung der speziellen pathophysiologischen Situation verschaffen können.

Zusammenfassung

Unter Einsatz von Neuseeland-Kaninchen wurde die Verteilung von ^{3}H-Pilocarpin (20 µCi, 1 mg) in 18 Augenabschnitten 0.5, 1, 3, 6 und 12 Stunden nach lokaler Applikation studiert. Nur maximal 1% der angebotenen Aktivität gelangt in den Bulbus. Bis 2 Stunden

nach Applikation waren die Konzentrationen bei Einsatz eines wäßrigen Vehikels größer als bei Einsatz eines öligen. Nach 6 Stunden lagen die Pilocarpin-Spiegel in den für den intraokularen Druck verantwortlichen Geweben bei Einsatz verschiedener Vehikel auf gleichem Niveau.

Literatur

Asseff, C.F., Weisman, R.L., Podos, S.M., Becker, B.: Ocular penetration of pilocarpine in primates.

Am. J. Ophthalmol. **75**, 212-215 (1973). – Chrai, S., Robinson, J.: Corneal permeation of topical pilocarpine nitrate in the rabbit. Am. J. Ophthalmol. **77**, 735-739 (1974). – Harris, J.E.: Problems in drug penetration. In: Symposium on ocular penetration. Leopold, J.H. (Hrsg.), Vol. III, p. 96–105. St. Louis, Mosby: 1968. – Ramer, R.M., Gasset, A.R.: Ocular penetration of pilocarpine; The effect of concentration on the ocular penetration of pilocarpine. Ann. Ophthalmol. **6**, 1160-1162 (1974). – Ramer, R.M., Gasset, A.R.: Ocular penetration of pilocarpine; The effect of pH on the ocular penetration of pilocarpine. Ann. Ophthalmol. **7**, 293–296 (1975)

Aussprache

Herr Lisch (Wörgl) zu Herrn Lenga:

Die Ergebnisse der exakt durchgeführten pharmakokinetischen Untersuchungen über die Penetration und Verteilung von Pilocarpin im Kaninchenauge sind auch von wichtiger praktischer Bedeutung. Bei durch Netzhautablösung gefährdeten Augen, besonders bei Myopie, ist, wenn die Medikation von Miotika wegen eines auftretenden Glaukoms erforderlich ist, die Applikation von wäßerigen Pilocarpintropfen denen von öligen vorzuziehen, um eine Rißbildung in der Netzhaut möglichst zu verhindern.

Freie Vorträge

Ber. Dtsch. Ophthalmol. Ges. **76**, 359–362 **(1979)**
Ionisierende Strahlen in der Ophthalmologie
Redigiert von W. Jaeger, Heidelberg
© J. F. Bergmann Verlag 1979

Untersuchungsmethoden und Funktionsprüfungen

Eine adaptive Meßstrategie zur automatisierten Bestimmung des Fernvisus

S. Trispel, G. van Ackeren, G. Rau und M. Reim (Abt. Augenheilkunde der Medizinischen Fakultät der Rheinisch-Westfälischen Technischen Hochschule Aachen. Vorstand: Prof. Dr. M. Reim, und Helmholtz-Inst. für Biomedizinische Technik. Vorstand: Prof. Dr. G. Rau)

Wenn man die Bestimmung der Sehschärfe durch einen Automaten vornehmen lassen will, muß man sich darüber im klaren sein, daß diese Visusbestimmung konkurrieren muß mit dem bekannten kurzen Frage- und Antwortspiel zwischen Untersucher und Proband, einer bewährten Methode, welche durch die Personalkosten teuer ist und nicht immer praktiziert werden kann, wenn zum Beispiel Reihenuntersuchungen an einer großen Zahl von Probanden durchgeführt werden sollen.

Wir berichten von unserem Versuch, ein rechnergesteuertes Verfahren zur Fernvisusbestimmung zu entwickeln. Im Abstand von 5 m vor dem Betrachter befindet sich eine Mattscheibe, auf die von hinten das jeweilige Sehzeichen projiziert wird (Abb. 1).

Nach den Empfehlungen der DIN 58 220 wählten wir den Landolt-Ring als Sehzeichen. Die Darbietung erfolgt in zufällig ge-

wählten Stellungen: oben, rechts, unten oder links. Die übrigen Testbedingungen (Helligkeit, Sehzeichenkontrast, usw.) entsprachen der DIN 58 220.

Der Proband hat die Aufgabe, die jeweilige Spaltposition durch Auslenkung eines Fingerknüppels in die entsprechende Richtung anzugeben. Über der Mattscheibe wird durch Wandern von Lichtpunkten die Bewegung des Knüppels angezeigt. Insbesondere bei Kindern wird durch diese Einbeziehung des Spieltriebes eine erhebliche Steigerung der Konzentration erreicht.

Dem Probanden steht links die „Weiß-nicht-Taste" und rechts die Positionseingabe-Konsole zur Verfügung. Wir experimentierten zunächst mit Berührtasten, welche sich jedoch insbesondere bei Kindern nicht bewährten und gingen zur Fingerknüppeleingabe über. Das Anknüpfen an die natürliche Zeigebewegung bei vertikaler Anordnung

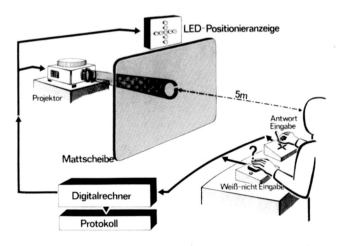

Abb. 1. Versuchsanordnung

der Eingabekonsole in Verbindung mit dem durch die Knüppelbewegung ausgelösten Wandern der Lichtpunkte auf der Anzeigetafel läßt auch Kinder ohne Verständnisschwierigkeiten an der Untersuchung teilnehmen und verhindert störende Blickwendung und Akkommodation auf die Eingabekonsole während des Tests.

Kernstück eines Visustests ist die Teststrategie. Jeder Untersucher verfährt – bewußt oder unbewußt – nach seiner eigenen Strategie, gestützt auf seine Erfahrung und versucht mit möglichst wenig Darbietungen eine sichere Aussage über den Visus des Probanden zu erreichen. Der Automat muß bezüglich Zeitaufwand und Zuverlässigkeit am routinierten Untersucher gemessen werden.

Zu Beginn unserer Arbeit konnten wir eine einfache Teststrategie von Dr. Cardozo am „Institut für Wahrnehmungsforschung" in Eindhoven/Holland übernehmen. Ausgehend vom Anfangswert Visus 0,1 wird die Sehzeichengröße nach richtiger Entscheidung des Probanden in Richtung höherer Visusstufen mit einer Schrittweite von vier Visusstufen verkleinert bis zur ersten falschen Entscheidung, danach wieder vergrößert mit Halbierung der Schrittweite am nächsten Umkehrpunkt, bis mit insgesamt vier richtigen Entscheidungen auf einer Stufe das Abbruchkriterium erreicht ist. Sind eine oder mehrere falsche Entscheidungen auf dieser Stufe eingetreten, wird die nächst niedrigere Stufe als Visus angegeben. Die Nachteile dieses Verfahrens liegen auf der Hand: relativ starres Programm, wenig Anpassung an das Verhalten der Probanden, lange Testdauer, am Ende ist die Angabe einer Visusstufe möglich, welche nicht geprüft wurde. Das Ergebnis einer Versuchsserie mit Paarvergleich des manuell und automatisch bestimmten Visus von 39 Probanden zeigt Abb. 2. Die Größe der Punkte repräsentiert die Zahl der Paare. Es zeigt sich neben einer zu großen Streubreite auch eine Unterbewertung des Visus durch den Automaten.

Deshalb wurde eine Strategie entwickelt nach Analyse der Protokolle der manuell gesteuerten Visusbestimmungen, welche zeigen, daß der Untersucher meist in einer initialen Suchphase den Visus durch Abschätzung nach oben begrenzt, dann einen hypothetischen Visus als *Basisstufe* festlegt und diesen durch Prüfung einer *Teststufe* darunter und einer *Ausschlußstufe* darüber zu bestätigen

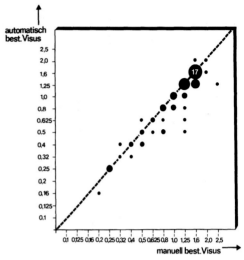

Abb. 2. Paarvergleich automatisch und manuell bestimmter Visus (einfache Teststrategie)

versucht, und wenn dies nicht gelingt, eine neue Basisstufe festlegt.

Die neue, von uns entwickelte Strategie ist wiederum adaptiv, d.h. das Verhalten des Probanden beeinflußt den Fortgang der Untersuchung, die Sprungweite der aufeinander folgenden Darbietungen wird durch die Vorgeschichte mitbestimmt. Zwei falsche Entscheidungen erklären eine Visusstufe zur Ausschlußstufe und vier verschiedene Abbruchkriterien werden festgelegt, welche die unter der Ausschlußstufe liegende Basisstufe zum Visus erklären:

1. Vier richtige Entscheidungen auf der Basisstufe,

2. eine falsche und fünf richtige Entscheidungen auf der Basisstufe.

3. fünf richtige Entscheidungen auf der Basisstufe und eine falsche auf der darunter liegenden Teststufe,

4. sechs richtige Entscheidungen auf der Basisstufe und je eine falsche auf der Basisstufe sowie der darunter liegenden Teststufe.

Einen typischen Testverlauf zeigt Abb. 3. Nach Ausschluß des Visus 1,6 wird nach Abbruchkriterium I Visus 1,25 angegeben (4 richtige Entscheidungen). Abb. 4 zeigt einen etwas komplizierteren Verlauf. Nach der Initialphase wird der Visus 1,6 als Basisstufe gewählt, nach dem zweiten Fehler ausgeschlossen, Visus 1,2 als neue Basisstufe gewählt und nach zusätzlicher Prüfung von 1,0 als Teststufe wird die Prüfung nach Abbruchkriterium II (fünf richtige und eine falsche Entschei-

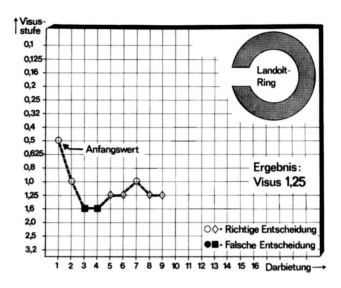

Abb. 3. Verlauf einer automatischen Visusbestimmung nach der neuen Teststrategie

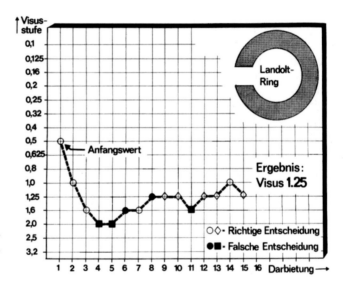

Abb. 4. Verlauf einer automatischen Visusbestimmung nach der neuen Teststrategie

dung auf der Basisstufe) mit Visus 1,2 beendet.

Eine Versuchsserie mit dieser Strategie ergab eine wesentlich bessere Übereinstimmung zwischen automatisch und manuell bestimmtem Visus als in Abb. 2. Jedoch zeigte sich immer noch eine geringfügige Unterbewertung des Visus im automatischen Test.

Erneuter Vergleich der Protokolle zeigte, daß der Automat im Gegensatz zum menschlichen Untersucher nicht vergeßlich ist. Bei einer manuellen Prüfung werden Fehler in der initialen Suchphase vom Untersucher bei der Festlegung des endgültigen Visus nicht bewertet, bzw. ganz einfach vergessen, wenn kein Protokoll angelegt wird. Da dies zu Recht geschieht, weil der Proband sich bei den ersten Darbietungen an Testprozedur und Testzeichen erst gewöhnen muß, wurde dieser „Gnadenakt" auch in das Programm aufgenommen, ein Fehler auf der endgültigen Visusstufe wurde nicht bewertet, wenn er in der initialen Suchphase lag.

Auch diese neueste Version der Strategie wurde in einer Versuchsserie mit Paarvergleich (manuelle und automatische Mes-

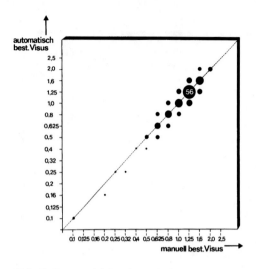

Abb. 5. Paarvergleich automatisch und manuell bestimmter Visus (neue Teststrategie)

sung) überprüft. Abb. 5 zeigt das Ergebnis des Vergleichs von insgesamt 187 Testpaaren. Die Größe der Punkte repräsentiert die Anzahl der Paare. Es handelt sich um eine „anfallende Stichprobe" mit 72 Probanden im Alter zwischen 5 und 70 Jahren (33 männliche, 39 weibliche Personen). Die Korrelation zwischen manuell und automatisch ermittelten Visuswerten ist gut und die Streuung nicht wesentlich größer als bei herkömmlichen Visusbestimmungen.

Abschließend lassen sich die Vor- und Nachteile des automatischen Visustests folgendermaßen zusammenfassen: Die Beeinflussung des Probanden durch den Prüfer entfällt, ebenso bei Reihenuntersuchungen die Ermüdung des Prüfers. Die aktive Teilnahme motiviert besonders Kinder. Die stets gleichbleibende Testgüte läßt Untersuchungsergebnisse besser vergleichen; es wird nicht nur die erreichte Visusstufe, sondern auch der Verlauf der Untersuchung komplett gespeichert und auf Wunsch dokumentiert.

Nachteilig ist ein gewisser „Entfremdungseffekt" bei dieser Art der Überprüfung, der jedoch oft bei Kindern und Jugendlichen durch die „spielerische" Eigenbeteiligung kompensiert wird.

Als mögliches Einsatzgebiet ist an alle Bereiche zu denken, in denen die bisher üblichen Sehtestgeräte oft Ergebnisse liefern, welche von den anschließend durch erfahrene Untersucher festgestellten Befunden stark abweichen.

Literatur

Bouma, H., Cardozo, B.L., Van Dun, J.J.A.M., Valbracht, J.C.: An automatised routine test for the determination of visual acuity. – IPO Annual Progress Report **6**, 131–136 (1971). – Crossmann, R.F.W., Goodeve, R.J., Marg, E.: A computerbased automatic method for determing visual acuity. – Am. J. Optom. **47**, 344–355 (1970)

Ber. Dtsch. Ophthalmol. Ges. **76**, 363–366 (1979)
Ionisierende Strahlen in der Ophthalmologie
Redigiert von W. Jaeger, Heidelberg
© J. F. Bergmann Verlag 1979

Neue Formen des Kreuzzylinders

J. Reiner (Köln)

Der Kreuzzylinder wird bei der subjektiven Refraktionsbestimmung astigmatischer Augen verwendet. Man benutzt ihn zur Prüfung auf Astigmatismus und zum Abgleichen der Stärke sowie der Achsenlage der ermittelten Korrektionszylinder. Insbesondere in Verbindung mit objektiven Refraktionsverfahren (Skiaskop oder Augenrefraktometer) ermöglicht der Kreuzzylinder eine rasche und genaue Bestimmung der astigmatischen Vollkorrektion sowie die richtige Achsenlage auch bei Korrektionszylinder schwacher Wirkung.

Eingeführt wurde der Kreuzzylinder durch den amerikanischen Ophthalmologen Edward Jackson, der sich 1890 und in den darauffolgenden Jahrzehnten sehr intensiv um die Verbreitung des Kreuzzylinders und der damit möglichen Refraktionsverfahren eingesetzt hat.

In Europa hat sich die Kreuzzylindermethode verhältnismäßig spät durchgesetzt. Die Ursache dafür ist in der ablehnenden Haltung von Alvar Gullstrand gegenüber diesem Verfahren zu suchen. Bei der Kreuzzylindermethode zur Bestimmung des Astigmatismus wird das astigmatische Auge mit sphärischen Gläsern in den Zustand des gemischten Astigmatismus gebracht, wobei sich das Augensystem auf den Kreis kleinster Verwirrung einstellen soll. Nach Gullstrand ist jedoch eine solche Einstellung nicht möglich; das Auge soll sich im Zustand des gemischten Astigmatismus auf die eine Brennlinie einstellen.

Die Erfahrung zeigt, daß der Kreuzzylinder durchaus zur Bestimmung des Astigmatismus angewandt werden kann, wobei es gar nicht darauf ankommt, daß sich das Auge genau auf den Kreis kleinster Verwirrung einstellt.

Die Autorität von Gullstrand war so groß, daß man sich im deutschsprachigen Raum mit dem Kreuzzylinder zunächst überhaupt nicht und später nur sehr zögernd befaßt hatte.

Die bei der subjektiven Refraktionsbestimmung verwendeten Kreuzzylinderlinsen haben eine besondere Fassung, die mit einem Stiel versehen ist, und heißen infolgedessen »Stielkreuzzylinder«. Die Linse, mit einem Durchmesser von 36 bis 38 mm, ist in einen dünnen Drahtring gefaßt, an dem ein etwa 80 mm langer Stiel befestigt ist. Die Kreuzzylinderlinse ist in der Fassung so orientiert, daß die Achse des negativen Zylinders mit dem Stiel (Griff) einen Winkel von 45° bildet. Die Lage der Zylinderachsen ist durch farbige Punkte oder andere Markierungen gekennzeichnet.

Wesentlich zur Verbreitung des Kreuzzylinders in den vergangenen Jahren hat der Astimess-Kreuzzylinder beigetragen. Damit lassen sich – allerdings nur in Verbindung mit dem Visutest-Phoropter der Firma J.D. Möller, Wedel – besonders einfach und rasch die verschiedenen Phasen der Refraktionsbestimmung nach der Kreuzzylindermethode ausführen.

Beim Astimess-Kreuzzylinder sind zwei torische Kreuzzylinderlinsen gleicher Stärke in Zahnkränze gefaßt und durch ein drittes Zahnrad so miteinander verbunden, daß die Achsen vor der Durchblicköffnung des Phoropters senkrecht zueinander stehen. Beim Drehen am Antriebsrädchen zwischen den Zahnkränzen kann die Achse beider Kreuzzylinder verstellt werden. Unabhängig von der Drehung bilden die Achsen der beiden Kreuzzylinder stets einen rechten Winkel. Beide Zahnkränze sind in einem sektorenförmigen Gehäuse untergebracht, welches das Vorschwenken der Kreuzzylinderlinsen vor die Öffnung des Phoropters ermöglicht. Eine Rastvorrichtung bewirkt, daß die Kreuzzylinderlinsen stets zentriert zu den übrigen Linsen des Phoropters zu liegen kommen. Der Wechsel in den beiden Wendelagen erfolgt dadurch, daß man wechselweise den oberen oder unteren Kreuzzylinder des Astimess vor das Klientenauge schaltet.

Der Astimess-Kreuzzylinder besitzt viele Vorteile gegenüber dem einfachen Stielkreuzzylinder oder auch kardanisch aufgehängten Kreuzzylinder an Phoroptergeräten. Sein Nachteil besteht jedoch darin, daß sich die Linsen des Astimess nicht mit den Korrektionszylindern des Phoropters synchronisieren lassen. Die Achseneinstellung der Korrektionszylinder und des Astimess muß getrennt vorgenommen werden.

Neue Möglichkeiten für Kreuzzylindersysteme eröffnet die Anwendung von zwei übereinanderliegenden Kreuzzylinderlinsen oder auch einfacher Planzylinderlinsen entgegengesetzter Wirkung. Das Prinzip ist bereits seit über 100 Jahren bekannt und wurde beim Stokeschen Zylinder verwirklicht. Dieser enthält zwei Planzylinder entgegengesetzt gleicher Wirkung, die die Einstellung beliebiger Kreuzzylinderwirkungen zwischen 0,0 dpt und einem Maximalwert ermöglichen. Stokesche Zylinderlinsen werden auch heute gelegentlich bei der Refraktionsbestimmung verwendet.

Die Wirkung übereinanderliegender Kreuzzylinderlinsen oder Planzylinderlinsen läßt sich am einfachsten grafisch mit Hilfe von Vektoren (Kräften) darstellen. Jede astigmatische Wirkung einer Linse stellt einen Vektor (Kraft) dar, wobei die Richtung des Vektors die Achsenlage und die Länge die Stärke des Zylinders kennzeichnen. Befinden sich zwei astigmatische Linsen, z.B. zwei Planzylinderlinsen, Z_1 und Z_2 dicht hintereinander, so ergibt sich eine neue resultierende Zylinderwirkung Z, deren Größe nach folgender Beziehung berechnet werden kann:

$$Z = \sqrt{Z_1^2 + Z_2^2 + 2\,Z_1 Z_2\,\cos 2\alpha}$$

Hierbei bedeutet α den Winkel, den die Achsen der beiden Zylinderlinsen miteinander einschließen.

Anschaulicher läßt sich die resultierende Zylinderwirkung auf grafischem Wege ermitteln, wobei die Addition der Zylinderwirkungen nach dem Prinzip des Parallelogrammes der Kräfte erfolgt. Allerdings muß hierbei der Winkel zwischen den beiden Zylindern verdoppelt werden.

Die praktische Ausführung eines zweiteiligen Kreuzzylinders stellt der Vario-Stiel-Kreuzzylinder der Firma Oculus dar. Hierbei

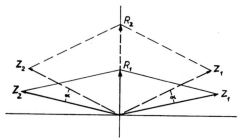

Abb. 1. Das Prinzip des Vario-Stiel-Kreuzzylinders

befinden sich zwei superentspiegelte Kreuzzylinderlinsen in einer Fassung dicht übereinander. Die beiden Kreuzzylinderlinsen lassen sich gegenseitig verdrehen und in zwei Positionen einstellen. In Abb. 1 ist das Prinzip des Vario-Stiel-Kreuzzylinders dargestellt.

Die beiden gleichstarken Vario-Stiel-Kreuzzylinderlinsen mit den Zylinderwirkungen $Z_1 = Z_2$ bilden einen bestimmten Winkel miteinander, so daß sich eine resultierende Zylinderwirkung, nämlich $R_1 = 0,5$ dpt, ergibt. Bei dieser Einstellung kann der Kreuzzylinder als Kreuzzylinder mit der Wirkung $\pm 0,25$ dpt verwendet werden. Werden die beiden Zylinderlinsen Z_1 und Z_2 jeweils um den Winkel α verdreht, so daß der Winkel, den die Achsen miteinander bilden, um 2α verkleinert wird, so ergibt sich eine zweite resultierende Zylinderwirkung, nämlich $R_2 = 1,0$ dpt. Bei dieser Einstellung hat der Kreuzzylinder die Wirkung $\pm 0,5$ dpt.

Der Vorteil dieses Kreuzzylinders besteht darin, daß in einem Stiel-Kreuzzylinder zwei Wirkungen vereinigt sind. Durch Verstellen der beiden Einstellknöpfe kann man rasch den Kreuzzylinder von $\pm 0,25$ auf $\pm 0,5$ dpt einstellen. Der Vario-Kreuzzylinder ist im Prinzip eine Stokesche Linse mit zwei festen Einstellungen.

Bei der Anwendung des Kreuzzylinders sowohl beim Abgleichen der Zylinderstärke als auch beim Achsenabgleich kommt es darauf an, den Kreuzzylinder in zwei Positionen vor das Auge des Patienten zu halten. Der Wechsel von der einen in die andere Position, welche sich dadurch unterscheiden, daß die Kreuzzylinderachse um 90° verändert wird, soll möglichst rasch erfolgen. Beim einfachen Stielkreuzzylinder wird dieser rasche Wechsel in die beiden „Wendelagen" dadurch herbeigeführt, daß man den Stiel längs seiner Achse um 180° verdreht. Beim Astimess-

Kreuzzylinder erfolgt der Wechsel durch Umschalten vom oberen zum unteren Kreuzzylinder oder umgekehrt.

Beim zweiteiligen Kreuzzylinder kann der Wechsel auf eine ganz andere Art und Weise stattfinden. Das Prinzip ist in Abb. 2 dargestellt. Zwei Kreuzzylinder mit den Zylinderwirkungen Z_1 und Z_2 bilden so einen Winkel miteinander, daß sich eine resultierende Zylinderwirkung R_1 Achse 0° ergibt (Abb. 2 oben). Wenn die beiden Kreuzzylinder um einen bestimmten Winkel β gleichzeitig und symmetrisch verdreht werden, so ergibt sich in der zweiten Position eine resultierende Zylinderwirkung $R_2 = R_1$, jedoch Achse 90° (Abb. 2 unten). Diese beiden Einstellungen entsprechen den beiden Wendelagen des normalen Stiel-Kreuzzylinders. Erfolgt die Verdrehung der beiden Zylinder Z_1 und Z_2 um den halben Betrag, so heben sich die Wirkungen gegenseitig auf und das System ergibt eine resultierende Wirkung von 0,0 dpt (Abb. 2 Mitte).

Wird auf die Nullstellung kein Wert gelegt, so lassen sich zwei ungleiche Kreuzzylinderlinsen oder auch Planzylinderlinsen entgegengesetzter Wirkung kombinieren. Hierbei erhält man die Wirkung für die beiden Wendelagen nur durch Verdrehung der einen Linse, was die mechanische Ausführung erheblich erleichtert.

Eine feste Kreuzzylinderlinse Z_f wird mit einer beweglichen Linse Z_b kombiniert. Wie aus Abb. 3 hervorgeht, ergibt sich eine resultierende Zylinderwirkung R_1 Achse 90° in der einen Position und R_2 Achse 0° in der anderen. Die beiden Wendelagen entstehen durch Verdrehen der Linse Z_b um einen Winkel α.

Durch Veränderung des Winkels α könnten hier verschiedene Kreuzzylinderwirkungen in den beiden Positionen (± 0,25 und ± 0,5 dpt) erreicht werden.

Läßt man die Wirkung des festen Kreuzzylinders Z_f immer kleiner werden, so muß auch die Wirkung des beweglichen Kreuzzylinders verringert und der Winkel α vergrößert werden (Abb. 3 Mitte). Macht man die Wirkung des festen Kreuzzylinders $Z_f = 0$, so hat man nur noch einen beweglichen Kreuzzylinder Z_b, der um den Winkel 90° verdreht werden muß, um die beiden Wendelagen zu erreichen (Abb. 3 unten). Dieses Prinzip wurde beim neuen synchronisierten Astimat-Kreuzzylinder der Firma Möller verwirklicht.

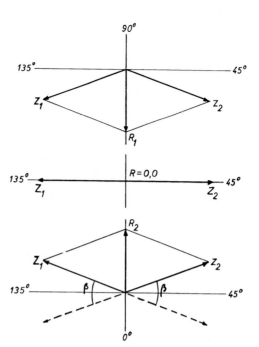

Abb. 2. Das Prinzip des zweiteiligen Kreuzzylinders für die beiden Wendelagen (oben, Minusachse 0°; unten, 90°)

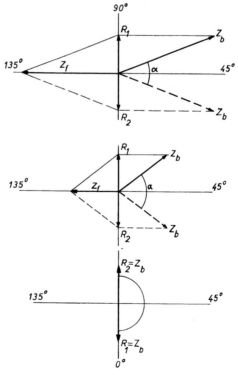

Abb. 3. Prinzip des Kreuzzylinders aus einer festen und einer beweglichen Linse

365

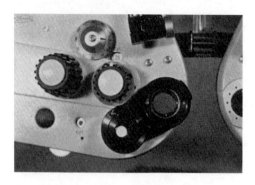

Abb. 4. Der Astimat mit Kreuzzylinderachse auf der Achse des Korrektionszylinders

Der Astimat-Kreuzzylinder am Möller-Phoropter ist mit den Korrektionszylindern synchronisiert. Bei der Einstellung der Achse der Korrektionszylinder wird automatisch die Achse des Kreuzzylinders mitgedreht und entsprechend eingestellt. Der Kreuzzylinder ist in einem besonderen einschwenkbaren Gehäuse im unteren inneren Teil der Frontplatte des Phoropters untergebracht. Das Gehäuse enthält die Fassung des Kreuzzylinders sowie das Getriebe, um die beiden Wendelagen mit Hilfe eines Rändelknopfes einstellen zu können. Eine Scheibe, welche mit dem Rändelknopf fest verbunden ist, enthält eine Markierung in Form einer Pfeilspitze. Bevor der Kreuzzylinder zur Anwendung kommt, sollte er mit dem Rändelknopf in Richtung der Pfeilspitze bis zum Anschlag gedreht werden. *Wenn in diesem Zustand der Kreuzzylinder vor die Durchblicköffnung geschwenkt wird, liegt die Achse des Kreuzzylinders auf der Achse des Korrektionszylinders.* Die Achsenlage ist durch zwei rote Kreise an der Fassung der Kreuzzylinderlinse gekennzeichnet. In diesen beiden roten Kreisen erscheinen weiße Punkte.

Die Prüfung auf Astigmatismus oder Abgleichen der Stärke des Korrektionszylinders erfolgt durch rasches Drehen am Rändelknopf. Dadurch kann der Kreuzzylinder um 90° gedreht werden, so daß die Achse des Kreuzzylinders senkrecht zur Achse des Korrektionszylinders liegt. *Der Rändelknopf dient nicht allein zum Wechsel der beiden Wendelagen, sondern auch zur Achseneinstellung.* Beim Drehen gegen den Anschlag verdrehen

sich *Kreuzzylinder und Korrektionszylinder* synchron in die gewünschte Achsenlage.

Soll der Achsenabgleich durchgeführt werden (Kreuzzylinderachse 45° bzw. 135°), so wird die Fassung des Kreuzzylinders um 45° bis zum Anschlag verdreht. Die weißen Punkte verschwinden aus den roten Kreisen. Wird jetzt die Position des Kreuzzylinders in die beiden Wendelagen gebracht, so entspricht die Einstellung „Stiel auf Achse". Erreicht man in einer Position besseres Sehen als in der anderen, so muß am Rändelknopf über dem Anschlag gedreht werden; zweckmäßigerweise um 10°, bis beim Achsenabgleich gleiches in beiden Positionen erreicht wird.

Die Handhabung des Astimat-Kreuzzylinders ist außerordentlich einfach und wegen der Synchronisation mit den Korrektionszylindern rasch und exakt. Das Schwenken des Kreuzzylinders und Einstellen der Achse erfolgt mit dem gleichen Bedienungsknopf (Abb. 4).

Als Kreuzzylinderlinse wird beim Astimat eine superentspiegelte Meniskuslinse verwendet, wodurch Spiegelbilder mit Sicherheit ausgeschaltet werden. Der Durchmesser des Kreuzzylinders ist so gewählt, daß beim Vorschwenken keine Einengung des Gesichtsfeldes entsteht. Die einfache und sinnvolle Konstruktion des Astimat-Kreuzzylinders und seine präzise Ausführung gewährleisten die rasche und exakte Durchführung der Refraktionsbestimmung nach der Kreuzzylindermethode.

Literatur

Jackson, E.: The prescribing of cylindrical lenses. Am. Ophthalmol. 20, 1886. – Jackson, E.: The equivalence of cylindrical and spherocylindrical lenses. Am. J. Ophthalmol. 262, 1886. – Gullstrand, A.: Beitrag zur Theorie des Astigmatismus. Skand. Arch. Physiol. (1891). – Reiner, J.: Vereinfachte Prüfung auf Astigmatismus mit dem Astimess-Kreuzzylinder. Sitzungsber. der 111. Vers. des Vereins Rhein.-West. Augenärzte 1965. – Reiner, J.: Zur Korrektion astigmatischer Augen mittels sphärischer und torischer Kontaktlinsen. Klin. Monatsbl. Augenheilkd. 6, 164 (1974). – Rohr, V. und Boegehold: Das Brillenglas als optisches Instrument. Berlin: 1934

Ber. Dtsch. Ophthalmol. Ges. **76**, 367–370 **(1979)**
Ionisierende Strahlen in der Ophthalmologie
Redigiert von W. Jaeger, Heidelberg
© J. F. Bergmann Verlag 1979

Zur Spaltlampenfotografie mit modifizierter Haag-Streit-Fotospaltlampe

D. Klaas (Friedberg/Bay.)

Die fotografische Dokumentation von krankhaften Befunden hat auch für den niedergelassenen Augenarzt eine wichtige diagnostische und differentialdiagnostische Bedeutung. Mit Hilfe des Fotos kann ein Befund ausgiebig studiert und ohne Zeitdruck gedeutet werden. Außerdem ist eine exakte metrische Verlaufskontrolle möglich.

Die Spaltlampe, die bis jetzt am meisten, insbesondere für Meßzwecke umgebaut worden ist, ist die Haag-Streit (Niesel, 1966). Bei dem Umbau einer Spaltlampe in eine vollwertige Fotospaltlampe sollten folgende Ziele erfüllt werden:
1. Erhaltung der vollen Bewegungsfreiheit.
2. Keine zeitraubenden Umbauten an der Spaltlampe.
3. Koinzidenz von Foto- und Beobachtungsstrahlengang mit Möglichkeit der Stereofotografie.
4. Kein Lichtverlust bei der Fotografie.

5. Anschlußmöglichkeit verschiedenster handelsüblicher Lichtquellen.
Ich habe an der Haag-Streit-Spaltlampe 900 folgende Änderungen vorgenommen:

1. Beleuchtungsseitige Veränderungen

Die Beleuchtung geschieht mittels einer Glasfaserbeleuchtungseinrichtung. Diese ist fokussierbar und für Kabeldurchmesser bis zu 1,5 cm geeignet. Die Elektronenblitzröhre kann entweder im Lampengehäuse oder aber im Lichtprojektor eingebaut werden. Zur Zeit verwende ich die Blitzröhre der Zeiss Funduskamera, die an dem zweiten Ausgang des neuen Schnellblitzgenerators anliegt.

Möglich ist auch eine Xenon XBO, die während der Aufnahme kurzfristig überlastet wird.

2. Mikroskopseitige Veränderungen

Auf die handelsüblichen sog. Fotozusätze habe ich bewußt verzichtet, weil bei diesen

Tabelle 1. Spaltlampenfotografie mit der Haag-Streit-Spaltlampe

Autor	Spaltlampe	Besondere Beleuchtungseinrichtung	Belichtungszeit (Sek.)	Speziell beobachtete Probleme
Goldmann, 1940	Haag-Streit Umbau	ja	Ges. Zeit 1	Optischer Schnitt
Prince, 1957	Haag-Streit 360 Umbau	ja	1/12–1/20	Farbfotografie
Stepanik, 1959	Haag-Streit 360 Umbau	ja	Elektronenblitz	1. Umgebungsbeleuchtung 2. Farbfotografie
Queiroga, 1960	Haag-Streit Umbau	nein	1/25	Umgebungsbeleuchtung
Drews, 1964	Haag-Streit 360 Umbau	nein	1/25	Optischer Schnitt
Niesel, 1965	Haag-Streit 900 Umbau	ja	Elektronenblitz	Optischer Schnitt

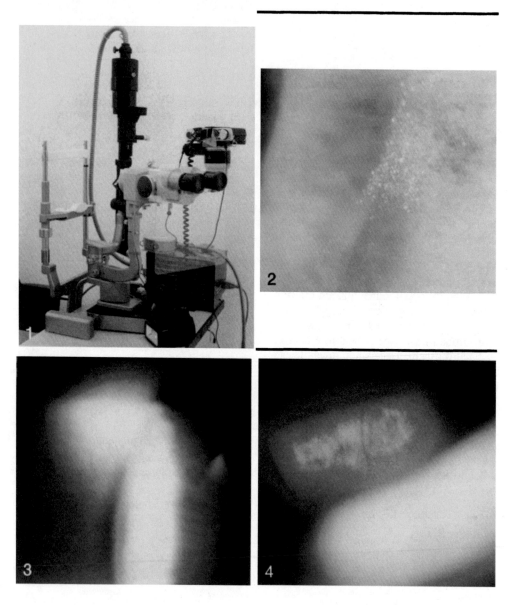

Abb. 1. Aufbau der Fotospaltlampe. Beschreibung im Text

Abb. 2. Automatische Belichtungsregelung bei starker Primärvergrößerung. Rechtes Auge 3^{00}. Zustand nach perforierender Augenverletzung. Glitzernde Graphiteinlagerungen am Limbus

Abb. 3. Pigmentglaukom. Aufnahme ohne Umfeldbeleuchtung im seitlich regredienten Licht. Rechtes Auge 9^{00}. Darstellung der Pigmentablagerung. Durch die Sklera hindurch sichtbarer Pigmentring

Abb. 4. Foto durch den mittleren Seitenspiegel des Dreispiegelkontaktglases nach Goldmann. Auf diesem Bild sieht man bei 11^{00} am re. Auge ein äquatoriales Degenerationsbeet. Durch die vielseitigen Verstellmöglichkeiten der Haag-Streit-Beleuchtungseinrichtung sind − wie hier im Bild durch Kippen des horizontalen Spaltes − reflexfreie Kontaktglasaufnahmen mit hoher Primärvergrößerung zur Darstellung von Details möglich

keine Koinzidenz von Beleuchtungs- und Beobachtungsstrahlengang besteht. Dies ist aber Bedingung zur Anfertigung von stereoskopischen Bildern und zur Vermeidung störender Reflexe.

Da Haag-Streit noch immer kein Fotomikroskop liefert, wurde der Mikroskopträgerarm zur Aufnahme anderer Mikroskope umgebaut. Ein Zeiss-OPMI-Mikroskop mit Zoom-Optik konnte gut adaptiert werden. Für dieses gibt es eine reichhaltige Zubehörpalette von Foto- und Filmadaptern mittels Strahlenteiler. Die Verwendung herkömmlicher Strahlenteiler hat aber den Nachteil, daß sowohl kameraseitig als auch beobachtungsseitig ein 50%er Lichtverlust entsteht. Häufig ist das Bild bei der Untersuchung zu dunkel, Zellen in der Vorderkammer kann man manchmal nur noch ahnen.

Diesen Nachteil habe ich versucht zu umgehen, indem ich den Zeisschen kleinen Teiler umgebaut habe. Er erhielt einen sogenannten Schwingspiegel. Dieser gestattet eine augenärztliche Untersuchung ohne störenden Lichtverlust. Nur während der Aufnahme gelangt das Bild über vollverspiegelte Prismen in die Kamera, ebenfalls ohne Lichtverlust.

Außerdem wurde der Frage der automatischen Belichtungsregelung nachgegangen und hierzu verschiedene Kleinbildkameras getestet. Die besten Ergebnisse erhielt ich mit der Olympus-OM-2. Als Umfeldblitzleuchte verwende ich das Computerblitzgerät der gleichen Firma. Herkömmliche andere sog. Computerblitzgeräte versagen bei der Aufnahme im Makrobereich, einerseits wegen der bei verschiedenen Aufnahmearten geforderten möglichst starken Abblendung, anderseits wegen der bei Spaltlampen üblichen geringen Objektentfernung.

Was macht die OM nun anders als andere Kameras? Die Art der Beleuchtungsregelung, die OM als autodynamische Meßsteuerung bezeichnet. Bei Druck auf den Auslöser messen 2 SBC-Zellen beim hochgeklappten Spiegel (also ohne störendes Fremdlicht) auf dem Vorhang des Schlitzverschlusses das reflektierte Licht und ein Rechner ermittelt exakte Belichtungszeiten zwischen 1/1000 und vollen 60 Sekunden. Dieses Meßergebnis wird nicht wie bei allen anderen Kameras in einem Speicher festgehalten. Vielmehr reagieren die beiden Siliciumzellen in der OM-2 auch noch bei offenem Verschluß auf

Änderungen des Aufnahmelichtes und steuern die Beleuchtungszeit dynamisch, also jeweils an die neue Lichtsituation angepaßt. Das Innenmeßsystem der Kamera bewirkt aber auch bei Blitzaufnahme eine entfernungs- und motivhelligkeitsgemäße Ausleuchtung. Unmittelbar während der Aufnahme wird in ihr das vom Film reflektierte Licht gemessen, und zwar die Summe aus Spaltbild, Spaltblitz und Umfeldblitz. Ist die Aufnahme genügend belichtet, wird der Umfeldelektronenblitz vom Kameracomputer abgeschaltet. Die Leuchtdauer des OM-Blitzgerätes wird hierbei automatisch zwischen 1/1000 sec und 1/40 000 sec variiert. Schon nach 0,2 sec steht dann der nächste Blitz zur Verfügung, so daß Aufnahmen schnell hintereinander gemacht werden können und Winderbetrieb möglich ist.

Über die Intensität des Spaltblitzes kann man jetzt das Verhältnis zwischen Helligkeit des Spaltbildes und Umfeldbeleuchtung optisch regeln.

Mit Hilfe der Fotoautomatik erhält man auf diese Weise gut beleuchtete Aufnahmen, unabhängig von Primärvergrößerung und Blendeneinstellung am Fotoadapter, und das alles ohne langes Nachschlagen in Belichtungstabellen.

Die Belichtungsautomatik bewährte sich gut bei allen Aufnahmen der vorderen Augenabschnitte. Bei der reinen Darstellung des schmalen Spaltbildes ist die Automatik abzuschalten. Bei Aufnahmen im regredienten Licht sowie bei fokaler und selektiver Beleuchtung mit breiterem Spalt kommt man mit und ohne Automatik zu guten Ergebnissen, allerdings ist die Belichtungsautomatik bei breiterem Spalt doch von Vorteil. Bei der Kontaktglasfotografie mittels Gonioskop oder Dreispiegelkontaktglas sind bei kleiner Primärvergrößerung Details häufig überlichtet, wenn mit Belichtungsautomatik fotografiert wird. Bei höherer Primärvergrößerung ist dies nicht mehr der Fall.

Zusammenfassung

Es wurde der Umbau einer Haag-Streit-Spaltlampe 900 in eine vollwertige Photospaltlampe beschrieben. Ein neuer Phototeiler erlaubt sowohl Beobachtung als auch Photographie ohne jeglichen Lichtverlust. Möglichkeiten und Grenzen der automatischen Belichtungsregelung wurden am Beispiel des Olympus-OM-2-Systems gezeigt.

Summary. Report of necessary modifications to make a photoslitlamp instead of normal Haag-Streit slitlamp 900.

New developed swing-mirror attachment allows photography without any loss of light. Description of OM-2 System with auto electronic flash equipment.

Literatur

Drews, R.C.: Ophthalmologica **148**, 143–150 (1964). – Goldmann, H.: Spaltlampenphotographie und -photometrie. Ophthalmologica **98**, 257 (1940). – Keneyeres, P.: Stereophotographie des optischen Schnittes der Spaltlampe. Albrecht von Graefes Arch. Klin. Ophthalmol. **167**, 446 (1964). – Littmann, G.: Spaltbildphotographie. ZEISS-Informationen **56** (1965). – Niesel, P.: Spaltlampenphotographie mit der Haag-Streit-Spaltlampe 900. Ophthalmologica **151**, 489 (1966a). – Niesel, P.: Doc. Ophthalmol. **20**, 131–140 (1966b). – Queiroga, G.: Rev. bras. oftalmol. **18**, 211–216 (1959). – Slezak, H.: Ber. Dtsch. Ophth. Ges. **62**, 61–62 (1959). – Slezak, H.: Albrecht von Graefes Arch. Klin. Ophthalmol. **177**, 169–172 (1966). – Stepanik, J.: Photographie des optischen Schnittes an der Spaltlampe. Klin. Monatsbl. Augenheilkd. **135**, 259 (1959)

Aussprache

Herr Reim (Aachen) zu Herrn Klaas:

Es ist erfreulich, daß Sie Ihre Fotospaltlampe weiterentwickelt haben. Mit dem Gerät, das Sie noch in der Aachener Augenklinik gebaut haben, bekommt man ja sehr scharfe und gut ausgeleuchtete Spaltfotos, auch durch das Kontaktglas im Glaskörper. Können Sie mit Ihrer neuen Beleuchtungseinrichtung ebenso gute Spaltfotos erhalten?

Herr Klaas (Friedberg), Schlußwort:

Bei dem Gerät, das ich seinerzeit in Aachen gebaut hatte, ist die Blitzröhre im Brennpunkt des Kondensors eingebaut. Das hat Vorteile gegenüber meiner jetzigen Version, die ich aber durch die höhere Blitzenergie am Generator der Zeiss-Funduskamera ausgleichen kann. Auch der Einbau dieser Blitzlampe in die Beleuchtungseinrichtung der Spaltlampe ist möglich. Jedoch wird nur eine kleine Fläche der Blitzlampe wirklich ausgenutzt. Zur Zeit wird deshalb an einer Möglichkeit gearbeitet, möglichst viel Blitzenergie in die Glasfaser zu bekommen.

Ber. Dtsch. Ophthalmol. Ges. 76, 371–377 (1979)
Ionisierende Strahlen in der Ophthalmologie
Redigiert von W. Jaeger, Heidelberg
© J. F. Bergmann Verlag 1979

Gesichtsfeld bei Retinopathia diabetica. Untersuchungen mit dem automatisierten Perimeter „Octopus"

J.-H. Greite und O.-E. Lund (Augenklinik der Universität München. Direktor: Prof. Dr. O.-E. Lund)

Über Gesichtsfelduntersuchungen bei Retinopathia diabetica findet man in der Literatur nur wenig Untersuchungen. Livingston beschrieb 1943 erstmals umschriebene Skotome ohne Zusammenhang mit sichtbaren Fundusveränderungen und führte sie ursächlich auf hypoxische Areale zurück. Dubois-Poulsen beschrieb 1952 Gesichtsfelddefekte korrespondierend mit größeren arteriellen Obliterationen. Harrington dagegen behauptet 1964, daß Gesichtsfelddefekte bei Patienten mit Retinopathia diabetica nicht charakteristisch sind. Roth berichtet 1969 über kleine Skotome im zentralen Gesichtsfeld bei beginnender diabetischer Retinopathie. Wisznia u. Mitarb. fanden bei Patienten mit nicht proliferativer diabetischer Retinopathie Gesichtsfelddefekte in Form partieller Einengungen der zentralen Isopteren.

Es fällt auf, daß selbst bei Fällen mit ausgeprägter Retinopathia bei routinemäßig angewandter Goldmann-Perimetrie keine wesentlichen Defekte im Gesichtsfeld in Erscheinung treten. Bei besonders sorgfältiger und damit auch zeitaufwendiger Untersuchung können jedoch auch mit der Goldmann-Methode umschriebene Ausfälle ausperimetriert werden. Nach den Beobachtungen von Riaskoff (1972) werden sie durch Verschlüsse kleinerer Arterienäste verursacht und entsprechen den dazugehörigen Versorgungsgebieten der Netzhaut.

In jüngster Zeit hat nun die Perimetrie durch die Entwicklung computer-gesteuerter automatisierter Geräte eine beträchtliche Bereicherung erfahren. Der Sinn, computergesteuerte automatisierte Techniken in die Perimetrie einzuführen, ist, eine bessere Standardisierung der Untersuchungstechnik, die Voreingenommenheit des Untersuchers auszuschalten und die Untersuchung rationeller, also exakter, schneller und nicht zuletzt auch leichter zu gestalten. Es befinden sich zur Zeit etwa 8 Geräte unterschiedlicher Arbeitsweise in der Entwicklung und zum Teil bereits auf dem Markt. An der Augenklinik der Universität München sind wir seit Januar 1978 im Besitz des als ausgereift und vielseitig anzusehenden, von der Gruppe Fankhauser, Spahr und Bebie entwickelten, automatisierten Perimeters „Octopus".

Zu den offensichtlichen Vorteilen der automatischen Perimetrie, speziell des Systems „Octopus" (Fankhauser et al.) gehört die leichtere Aufdeckung von Gesichtsfelddefekten, die entweder klein in ihrer räumlichen Ausdehnung sind oder nur geringe Einbußen in ihrer Empfindlichkeit aufweisen. Gerade diese Eigenschaften lassen auch neue Kenntnisse über das Gesichtsfeld bei Gefäßerkrankungen wie der diabetischen Retinopathie erwarten. So beschäftigt sich eines unserer an diesem Gerät laufenden Forschungsprogramme mit der Gesichtsfelduntersuchung bei der diabetischen Retinopathie, speziell auch im Hinblick auf die Photokoagulationsbehandlung. Wir haben unter anderem mit dem Gerät bisher 86 Patienten mit diabetischer Retinopathie perimetriert und möchten einige Untersuchungsbefunde demonstrieren.

Zur Problematik der automatisierten Perimetrie sowie auf das Prinzip und die Arbeitsweise des Octopus verweisen wir auf die umfangreiche Literatur der Fankhauserschen Gruppe.

Das erste Beispiel zeigt einen Fall von beginnender diabetischer Retinopathie bei einem 50jährigen Patienten mit vollem Visus, bei dem funduskopisch nur vereinzelte Mikroaneurysmen zu erkennen sind. Im Zahlenausdruck des 30°-Gesichtsfeldes (Abb. 1a) zeigen einzelne Werte eine verminderte Lichtunterschiedsempfindlichkeit bis zu ca.

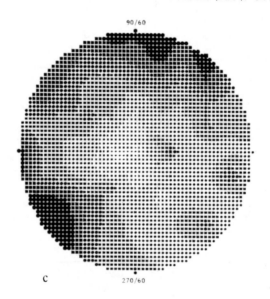

```
                    Y                                          Y
                    20                                    1    2    1

        19   20   21   24   23   19   19           6    12   9    9    0    9    0
             18                  15                           9         6

    12  19   19   24   27   21   22   23   21      8    10   16   17   12   11   14   5    13

    17  23   23   28   28   26   25   21   24      9    16   19                  21   11   18
                  26        24                          12                            19

        21   26   28   29   27   25   17   25   23   15  20   18                      14   19   19

23  24  25   32   31   33   25   25   9    26   24   1   15   21                      24   21   21
    26                            24                     19                                23

    23  30   29   30   28   28   20   23   25       3   17   19                      23   11   23
                  26

    22  24   25   24   31   27   25   20   23       1    3   9                   20   24   24
             29                  25                          15                  22

    20  17   14   24   26   22   25   24   25       1    1   12   17   22   25   18   13   24
                                                                       22

        12   24   24   24   23   27   26            1   14   18   20   25   23   23
                       24                                    20

                    20                                         14
                    Y                                          Y
```

FLUCTUATIONS (R.M.S.): 1.7 DB   LUM. INTERVAL: 4   FLUCTUATIONS (R.M.S.): 3.0 DB   LUM. INTERVAL: 4

a   b

90/60

270/60

c

Abb. 1 a. Zahlenausdruck des 30°-Gesichtsfeldes (Programm 31) eines 50jährigen Patienten mit beginnender diabetischer Retinopathie, 1. Fall. Einzelne (unterstrichene) Meßwerte zeigen eine deutliche Herabsetzung der Lichtunterschiedsempfindlichkeit bis zu da. 10 db im Vergleich zu den Normalwerten an, b) 60°-Ausdruck (Programm 41) des gleichen Patienten. Die meisten Meßwerte zeigen mehr oder weniger stark herabgesetzte Empfindlichkeit an, c) Kombinierte Graustufendarstellung der beiden Messungen. Die umschriebenen relativen Skotome sowie die flächenhafte Einengung der Empfindlichkeit in den äußeren Bezirken ist deutlich erkennbar

Abb. 2a. Das Fluoreszenz-Angiogramm des 2. Falles. Zentrale Kapillarschäden und Mikroaneurysmen, ein umschriebenes kapillarfreies Areal temporal der Macula (*Pfeil*)

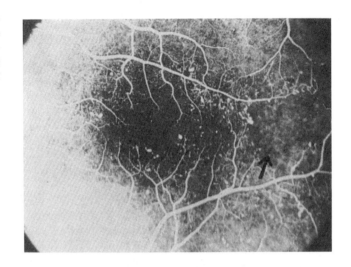

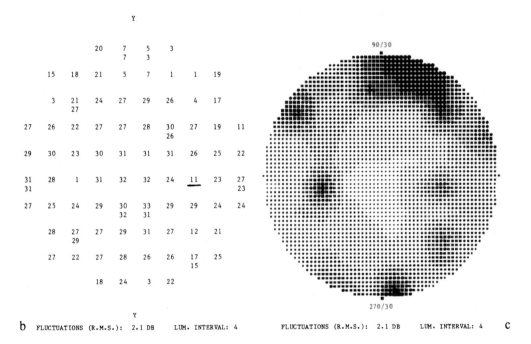

```
                              Y
              20    7    5    3                         90/30
                    7    3
      15   18  21    5    7    1    1   19
       3   21  24   27   29   26    4   17
           27
  27   26  22  27   27   28   30   27   19   11
                              26
  29   30  23  30   31   31   31   26   25   22
  31   28   1  31   32   32   24   11   23   27
  31                         ‾‾                23
  27   25  24  29   30   33   29   29   24   24
                   32   31
       28  27  27   29   31   27   12   21
           29
       27  22  27   28   26   26   17   25
                                   15
           18  24    3   22
                              Y
```

b FLUCTUATIONS (R.M.S.): 2.1 DB   LUM. INTERVAL: 4   FLUCTUATIONS (R.M.S.): 2.1 DB   LUM. INTERVAL: 4   c
                                                                                                    270/30

Abb. 2b. Der dem kapillarfreien Areal zugeordnete Meßwert zeigt eine Herabsetzung der Empfindlichkeit auf 11 db (unterstrichener Wert); darüber hinaus in den peripheren Abschnitten weitere stark herabgesetzte Empfindlichkeitswerte, c) Der zur Abb. 2b zugehörige Graustufenausdruck (Programm 32) zeigt das dem kapillarfreien Areal entsprechende umschriebene relative Skotom sowie die weiteren Ausfälle in der Peripherie

373

Date of birth: 22.03.1932
Patient number/eye: E001.78L
Examination numbers: 01/02/03/04/05/

Size of stimulus: 3
Fixationring:
Program numbers: 1*21/ 1*31/ 1*32/ 1*41/ 1*42/

Date of printout:26.04.1979

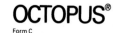

OCTOPUS®

Form C

Abb. 2d. Kombinierter 90°-Graustufenausdruck des gleichen Falles. Neben dem relativen Skotom temporal der Macula zeigt das Gesichtsfeld die charakteristischen fleckförmigen, zum Teil konfluierenden Ausfälle unterschiedlicher Ausdehnung und Intensität

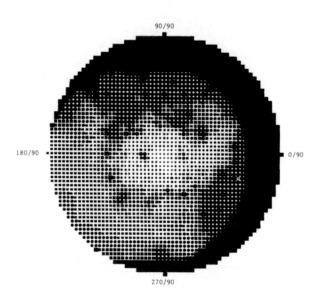

Symb.	⠿	⠿	⠿	⠿	⠿	⠿	⠿	⠿	■
dB	51–36	35–31	30–26	25–21	20–16	15–11	10–6	5–1	0
asb	0,008–0,25	0,31–0,8	1–2,5	3,1–8	10–25	31–80	100–250	315–800	1000

1 asb = 0,318 cd/m²

10 Dezibel im Vergleich zu den Normalwerten. Im Zahlenausdruck des 60°-Gesichtsfeldes sind bereits die meisten Werte mehr oder weniger, zum Teil erheblich niedriger als normal (Abb. 1b). In der zusammengefaßten Graustufendarstellung dieser beiden Messungen (Abb. 1c) sind diese relativen Skotome durch entsprechend dunkleren Grauwert optisch leichter zu erfassen. Während bei der Funduskopie in den entsprechenden Netzhautarealen keine Veränderungrn zu erkennen sind, zeigen sich bei der Fluoreszenz-Angiographie in diesen Gebieten deutliche Störungen im Kapillar- und Arteriolenbereich.

Ein geradezu charakteristisches Aussehen haben die Gesichtsfelder bei der proliferativen Retinopathie. Typisch ist das hier gezeigte Beispiel eines 46jährigen Patienten mit vollem Visus, einzelnen Mikroaneurysmen und Hämorrhagien sowie beginnenden Gefäßproliferationen in der mittleren Peripherie. Das Fluoreszenz-Angiogramm zeigt neben zentralen Kapillarschäden und Mikroaneurysmen eine kapillarfreie Zone temporal der Makula (Abb. 2a). Die Lichtempfindlichkeit in diesem Areal ist um ca. 15 db herabgesetzt (Abb. 2b). In der Graustufendarstellung (Abb. 2c) ist dieses umschriebene relative Skotom deutlich erkennbar. Die topographische Übereinstimmung mit dem fluoreszenz-angiographischen Befund ist überzeugend. Im zusammengesetzten 60°-Gesichtsfeld (Abb. 2d) bestehen weitere fleckförmige, zum Teil konfluierende Ausfälle unterschiedlicher Ausdehnung und Intensität. Alle diese Skotome können fluoreszenz-angiographisch kapillarfreien Arealen zugeordnet werden.

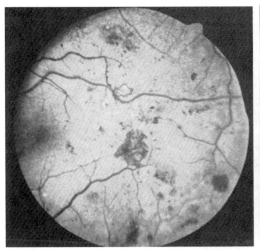
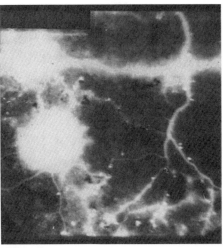

Abb. 3a. Fundusfoto und Fluoreszenz-Angiogramm von Beispiel 3. Proliferative Retinopathie mit ausgedehnten Kapillaruntergängen und Neovaskularisationen

Date of birth:	13.08.1939
Patient number/eye:	S010.78L
Examination numbers:	03/04/05/06/

OCTOPUS®
Form C

Size of stimulus: 3
Fixationring:
Program numbers: 1*31/ 1*32/ 1*41/ 1*42/

Date of printout: 22.03.1979

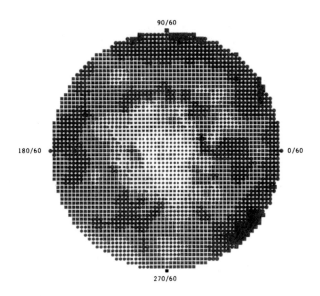

Abb. 3b. Graustufendarstellung des 60°-Gesichtsfeldes. Mottenfraßähnliche relative Skotome im Bereich um den Gefäßbogen. Das größere, dunklere Feld temporal der Macula entspricht dem in der Abbildung 3a gezeigten Gebiet

Symb.	:::	:::	:::	:::	:::	:::	:::	:::	■
dB	51−36	35−31	30−26	25−21	20−16	15−11	10−6	5−1	0
asb	0,008−0,25	0,31−0,8	1−2,5	3,1−8	10−25	31−80	100−250	315−800	1000

1 asb = 0,318 cd/m²

375

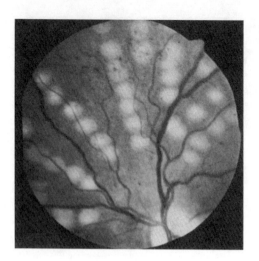

Abb. 4a. Reihenförmige Anordnung der Argonla-
serherde entsprechend dem Nervenfaserverlauf
(gleiches Auge wie in Abb. 3a)

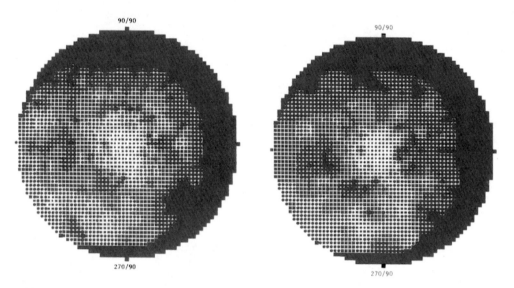

Abb. 4b. 90°-Gesichtsfeld des gleichen Auges wie in Abb. 3a und 4a vor der Photokoagulationsbehandlung, c) Gesichtsfeld des gleichen Auges 8 Monate nach panretinaler Photokoagulation mit reihen-
förmiger Anordnung der Koagulationseffekte

Ein weiteres Beispiel soll diese für die proliferative diabetische Retinopathie typischen
Gesichtsfeldbefunde bestätigen. Es handelt
sich um einen 40jährigen Patienten mit fortgeschrittener proliferativer diabetischer Retinopathie mit noch vollem Visus (Abb. 3a).
Die ausgedehnteren Destruktionen der Retinagefäße haben zu entsprechend größeren
Gesichtsfelddefekten mit zum Teil absoluten
Skotomen geführt (Abb. 3b).

Die Beispiele ließen sich fortsetzen. Immer wieder zeigt sich, daß nicht, wie man ge-
meinhin annimmt, vorerst die Makularegion
durch die Retinopathie geschädigt wird, sondern daß meist vorher erhebliche funktionelle Störungen der Netzhautperipherie auftreten. Für die diabetische Retinopathie charakteristisch anzusehen ist das typische ge-
fleckte patchwork – oder mottenfraßähnliche Muster in der Graustufendarstellung. Bemerkenswert ist die Häufung dieser Skotome
in der 40–60°-Zone des Gesichtsfeldes, die
bekannterweise die bevorzugte Lokalisation
von Kapillaruntergängen und damit der
Entwicklung von Neovaskularisationen ist
(Taylor u. Dobree).

Wesentlich besser als mit der herkömmlichen Goldmann-Perimetrie gelingt es mit

dem automatisierten Perimeter „Octopus" diese Funktionsausfälle zu erfassen, so daß uns hiermit ein zusätzlicher Parameter zur Beurteilung und Verlaufskontrolle der diabetischen Retinopathie zur Verfügung steht. Ein Vorteil gegenüber der Fluoreszenz-Angiographie besteht darin, daß wir auf einfache Weise eine Information über den funktionellen Zustand der gesamten Retina erhalten.

Es ist naheliegend, diese attraktive Untersuchungsmethode auch für die Indikationsstellung und Optimierung der Photokoagulationsbehandlung der diabetischen Retinopathie zu Hilfe zu nehmen. Ohne die Ergebnisse unserer derzeit diesbezüglichen Untersuchungen vorwegnehmen zu wollen, sollen einige Aspekte kurz erwähnt werden. Es ist zu erwarten, daß nach ausgedehnter panretinaler Photokoagulation erhebliche Gesichtsfelddefekte auftreten. Einerseits ist die Entscheidung zu einer derartigen letztlich destruktiven Behandlungsmaßnahme leichter zu fällen, wenn man über den bereits bestehenden Schaden informiert ist, andererseits ermöglicht die Octopusuntersuchung eine genaue Analyse des durch die Behandlung hinzugefügten Schadens im peripheren Gesichtsfeld.

Große konfluierende Koagulationsherde führen erwartungsgemäß zu entsprechenden absoluten Skotomen. Ein geschlossener Koagulationsriegel der mittleren Peripherie führt entsprechend zu einer konzentrischen Einengung des Gesichtsfeldes. Nach unseren bisherigen Erfahrungen scheint der geringste iatrogene Schaden dann aufzutreten, wenn die einzelnen Koagulationseffekte in Reihen entsprechend dem Nervenfaserverlauf appliziert werden (Abb. 4a). Die Abbildung 4 zeigt das zusammengesetzte 90°-Gesichtsfeld dieses Falles vor der Behandlung, in der Abbildung 4c ist das Gesichtsfeld des gleichen Patienten 8 Monate nach Argonlaserkoagulation in der oben beschriebenen Weise zu sehen. Es ist nur eine relativ geringfügige, für den Patienten unmerkliche Verschlechterung des peripheren Gesichtsfeldes, dagegen eine leichte Besserung des zentralen Befundes zu erkennen. Dies entspricht den subjektiven Angaben des Patienten.

Wir können zusammenfassen: Die diabetische Retinopathie führt frühzeitig zu Störungen im Gesichtsfeld. Das funduskopische Bild gibt keinen Hinweis auf das Ausmaß der Gesichtsfeldstörungen. Engkorreliert sind die Gesichtsfeldausfälle mit dem fluoreszenz-angiographischen Bild, wobei die Skotome den kapillargeschädigten bzw. kapillarfreien Netzhautarealen entsprechen. Mit dem automatisierten Perimeter „Octopus" gelingt es, diese Ausfälle müheloser mit guter Genauigkeit zu erfassen. Das in der Graustufendarstellung mottenfraßähnliche Aussehen des Octopus-Gesichtsfeldes kann für die diabetische Retinopathie als charakteristisch angesehen werden. Da die Gesichtsfeldausfälle lange vor einer Visusverschlechterung auftreten, ist das Octopus-Gesichtsfeld ein weiterer, wertvoller klinischer Parameter zur Beurteilung und Verlaufskontrolle der diabetischen Retinopathie auch im Hinblick auf die Photokoagulationsbehandlung.

Literatur

Dubois-Poulsen, A.: Le champs visuel, p. 654. Paris: Masson 1952. – Fankhauser, F., Koch, P. Roulier, A.: On automatisation of perimetry. Albrecht v. Graefes Arch. Klin. Ophthalmol. **184**, 126 (1972) – Fankhauser, F., Spahr, J., Bebie, H.: Three years of experience with the Octopus automated perimeter. Doc. Ophthalmologica, Proc. series, Second International Visual Field Symposium, Tübingen (1976), – Fankhauser, F., Spahr, J., Bebie, H.: Some aspects of the automation of perimetry. Survey of Ophthalmology **22**, 131 (1977), – Fankhauser, F.: Threshold fluctuations, interpolations and spatial resolution in perimetry. Ref. at 22nd Inter. Congr. of Ophthalmol. Tokyo (1978), – Harrington, D.O.: The visual fields. 2nd ed., p. 184. St. Louis: Mosby 1964, – Livingston, P.C.: Trans. Ophthalmol. Soc. U.K. **63**, 51 (1943), – Riaskoff, S.: Die diabetische Retinopathie und ihre Behandlung mit Lichtkoagulation, p. 103. Doc. Ophthalmologica. Vol. 32 (1972), – Roth, J.A.: Central visual field in diabetes. Br. J. Ophthalmol. **53**, 16 (1969), – Taylor, E., Dobree, J.H.: Proliferative diabetic retinopathy. Br. J. Ophthalmol. **54**, 11 (1970), – Wiznia, K.I., Lieberman, T.W., Leopold, I.H.: Visual field in diabetic retinopathy. Br. J. Ophthalmol. **55**, 183 (1971)

Ber. Dtsch. Ophthalmol. Ges. 76, 379–387 (1979)
Ionisierende Strahlen in der Ophthalmologie
Redigiert von W. Jaeger, Heidelberg
© J. F. Bergmann Verlag 1979

Zur automatischen Perimetrie

H. Gernet, G. Greul und H.J. Küchle (Augenklinik der Westfälischen Wilhems Univ. Münster. Direktor: Prof. Dr. H.J. Küchle)

Zu einer vollständigen Untersuchung auch eines anscheinend augengesunden Patienten gehört das Gesichtsfeld. Damit besteht in Klinik und Praxis ein Bedarf an Methoden, die zum Gesichtsfeld unserer Patienten orientierende Aussagen ermöglichen. Goldmann, Harms und Aulhorn haben mit modernen Perimetern subtile Möglichkeiten für eine exakte Gesichtsfeldprüfung geschaffen. Patienten, die pathologische Gesichtsfeldbefunde erwarten lassen, werden in der Regel vom Augenarzt perimetriert. Läßt der Augenbefund normale Verhältnisse vermuten, so wird die Perimetrie in der augenärztlichen Praxis auch von medizinischem Hilfspersonal durchgeführt.

Zwei Gründe lassen eine automatische Perimetrie interessant erscheinen:

1. Ein Automat stellt immer die gleichen Fragen, er projiziert also in die als Methode notgedrungen stets subjetive Perimetrie keine zusätzlichen Subjektivismen hinein, wie sie in der Interaktion von Patient und Untersucher auch an modernen Perimetern nicht selten entstehen.

2. Ein Automat arbeitet relativ schnell. Ist seine Konstruktion den augenärztlichen Bedürfnissen gut angepaßt, so liefert er möglicherweise Gesichtsfeldinformationen, die als Basis für Diagnostik und/oder therapeutisches Handeln in bestimmten Fällen ausreichen.

Wir haben 200 Patienten, darunter 73 Augengesunde und 127 Patienten mit Gesichtsfeldausfällen verschiedener Genese am Gerät Fieldmaster von Synemed getestet und die Ergebnisse soweit möglich mit den Befunden der Goldmann-Perimetrie verglichen, dem allgemein wohl am meisten üblichen Verfahren. Unter den auswertbaren Befunden waren 73 Patienten mit 138 normalen Augen, 48 Patienten mit Glaukom, 32 Patienten mit Netzhautablösung. Weiterhin untersuchten wir 15 Augen mit entzündlichen oder degenerativen Netzhautprozessen bzw. intraokularen Tumoren, 11 Augen mit Netzhautgefäßprozessen und 25 Augen mit Optikuserkrankungen, zerebralen Gesichtsfeldausfällen, Myopie und Aphakie.

Unsere Untersuchungen am Fieldmaster beschränkten sich auf eine Lichtmarkenhelligkeit (425 asb, Hintergrundshelligkeit 31,5 asb), sie soll nach Johnson der Objektmarke I/4 am Goldmann-Perimeter annähernd entsprechen. Wir haben diese Helligkeit gewählt, weil die Marke I/4 am Goldmann-Perimeter wohl die wichtigste Testmarke ist und weil es sich bei der Untersuchung am Fieldmaster um eine überschwellige statische Perimetrie handelt.

Zum Gerät

Der Fieldmaster 101 erlaubt eine statische Perimetrie mit überschwelligen Lichtmarken. Das Gerät soll dem Augenarzt eine Trennung von Patienten mit normalem Gesichtsfeld von solchen ermöglichen, deren Gesichtsfeldbefunde eine zusätzliche augenärztliche Perimetrie erfordern. Das Gerät wird von medizinischen Hilfspersonen (medizinisch-technischen Assistentinnen, Arzthelferinnen) bedient. Den Großteil unserer Untersuchungen am Fieldmaster führten medizinisch-technische Assistentinnen[1] durch.

Abbildung 1a u. b

Abb. 1a zeigt das Gerät mit Untersucher und Patient, Abb. 1b einen Ausschnitt der Perimeterinnenfläche, auf dem man die kreisförmigen Öffnungen für die Lichtmarken erken-

---

[1] Frau L. Bergmann und Frau H. Sievers danken wir für die Untersuchungen am automatischen Perimeter.

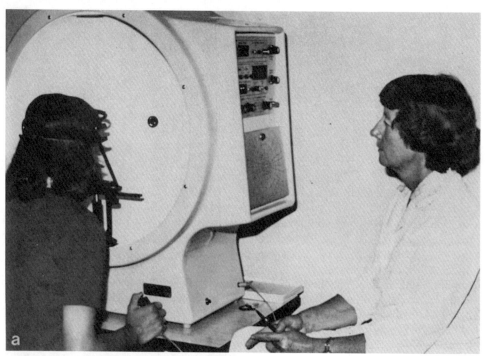

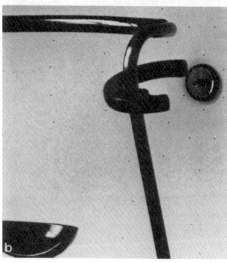

Abb. 1a und b. Das Fieldmaster-Gerät. a) Untersuchung am Fieldmaster-Perimeter, b) Perimeterinnenfläche mit Fixationspunkt und Teil der Kopfstütze

nen kann. Als ein Gerät zur statischen Perimetrie hat der Fieldmaster keine beweglichen, sondern 99 fixe Testmarken, von denen ein Teil in Abbildung 1b zu erkennen ist.

Während der automatischen Untersuchung leuchten diese 99 fixen Testmarken, in verschiedenen Quadranten unregelmäßig abwechselnd, in leicht unregelmäßigen Zeitabständen auf, dadurch wird für den Patienten ein Rhythmuseffekt vermieden. Nach dem Durchlauf erfolgt automatisch ein zwei-

ter Durchlauf, in dem noch einmal alle die Punkte dargeboten werden, die beim ersten Durchlauf nicht erkannt wurden. Von der Herstellerfirma wurde für die Lichtmarken eine Expositionszeit von 0,8 Sekunden und für das Intervall eine Zeit von 0,5 Sekunden empfohlen.

Vom Hersteller erhielten wir auch eine Umrechnungstabelle von Johnson zum Goldmann-Perimeter für die Lichtmarken- und Umfeldhelligkeiten. Danach sollen eine

Lichtmarkenhelligkeit von 425 asb und eine Hintergrundshelligkeit von 31,5 asb der Untersuchung mit Objektmarke I/4 am Goldmann-Perimeter *annähernd* entsprechen. Die entsprechenden Werte für die Marke II/4 des Goldmann-Perimeters sind 1700 asb bzw. 31,5 asb, für die Marke I/3 135 asb bzw. 31,5 asb und für die Objektmarke I/2 44 asb bzw 31,5 asb.

Der Fieldmaster hat eine automatische Fixationskontrolle in einem Aufmerksamkeitsmonitor. Nach unseren Erfahrungen funktioniert er recht gut. Der Aufmerksamkeitsmonitor wird auf den Lichtreflex von Hornhautoberfläche und Iris einjustiert. Macht der Patient während der automatischen Prüfung Blickbewegungen oder schließt er das Auge, so wird dadurch die automatische Perimetrie selbständig unterbrochen und es ertönt ein Summton. Auch beginnende Dezentrierungen des Auges erkennt man am Aufmerksamkeitsmonitor gut, der Untersucher braucht also keinerlei Sichtkontakt zum Patienten während der Untersuchung. Der Untersucher beobachtet lediglich den Kontrollbereich mit den zahlreichen Knöpfen. Der Patient drückt den Auslöseknopf, sobald er ein Lichtzeichen erkannt hat, dadurch wird der entsprechende Punkt im Gesichtsfeldschema automatisch ausgefüllt.

Am Fieldmaster kann von Automatik auch auf Auswahl der aufleuchtenden Lichtmarken von Hand umgeschaltet werden. Es gibt drei automatische Programme: Eines für das gesamte Gesichtsfeld, eines für den zentralen 30°-Bereich und eines allein für die Peripherie.

Ergebnisse

Die relativ geringe Zahl von 200 Patienten, die sich noch in zahlreiche Gruppen von Gesunden und Augenkranken unterteilt, erlaubt nur vorläufige Aussagen. Als erstes sind die Befunde bei Augengesunden zu besprechen.

Abbildung 2a und b

Abb. 2a zeigt das Goldmann-Gesichtsfeld eines Augengesunden mit der Objektmarke I/4, Abb. 2b das entsprechende Fieldmaster-Gesichtsfeld. In diesem Fall sind die beiden Lichtmarken im Bereich des Blinden Flecks nicht erkannt worden, der Blinde Fleck erscheint also an der im Schema eingezeich-

neten Stelle. Allerdings zeigten unsere Untersuchungen, daß Lage und Größe des Blinden Flecks mit dem Fieldmaster nicht exakt zu bestimmen sind. So fanden wir an 112 Augen mit normalem Blinden Fleck am Goldmann-Perimeter mit dem Fieldmaster überhaupt keinen Blinden Fleck, an 129 Augen nur den Ausfall eines einzigen Lichtpunktes im Bereich des Blinden Flecks und bei 119 Augen den Ausfall der beiden Lichtpunkte des Fieldmasterschemas im Bereich des Blinden Flecks.

Ein automatisches Perimeter mit fixen Lichtmarken ist also zur Prüfung des Blinden Flecks nicht geeignet, denn der Blinde Fleck liegt ganz offensichtlich nicht immer an der Stelle, wo er in das Gesichtsfeldschema des Fieldmaster eingezeichnet ist. Im Folgenden sollen kurz einige Ergebnisse besprochen werden.

Befunde bei Glaukom

Bei Glaukom mit Gesichtsfeldausfällen erhielten wir im Vergleich von Goldmann-Perimeter und Fieldmaster in vielen Fällen eine recht gute Übereinstimmung der Befunde.

Abbildung 3a und b

Abb. 3a zeigt die Gesichtsfelddefekte eines 61jährigen Patienten mit Glaucoma chronicum simplex. Die Übereinstimmung der Befunde am Fieldmaster, von medizinischem Hilfspersonal erhoben, zu dem vom Arzt erhobenen Goldmann-Gesichtsfeld ist eindrucksvoll. Als vorläufiges Ergebnis unserer Untersuchungen an Patienten mit glaukomatösen Gesichtsfelddefekten kann gelten: Bestehen bereits glaukombedingte Gesichtsfeldausfälle, so liefert die automatische Perimetrie am Fieldmaster für den 30°-Bereich recht brauchbare Ergebnisse, wegen der wenigen Lichtmarken in der Peripherie sind periphere Ausfälle weniger gut zu erfassen. Wir hatten den Eindruck, daß die automatische Perimetrie gelegentlich im Bereich der Ringskotome zwischen 10° und 20° Fixierpunktabstand Ausfälle erbrachte, die am Goldmann-Perimeter, von Ärzten mit unterschiedlicher Ausbildung erhoben, nicht erfaßt wurden. Als Nachteil im zentralen Bereich ist beim Fieldmastergerät zu werten, daß wegen der Ausdehnung des Fixationspunktes der zentrale Bereich innerhalb 5° nicht geprüft werden kann.

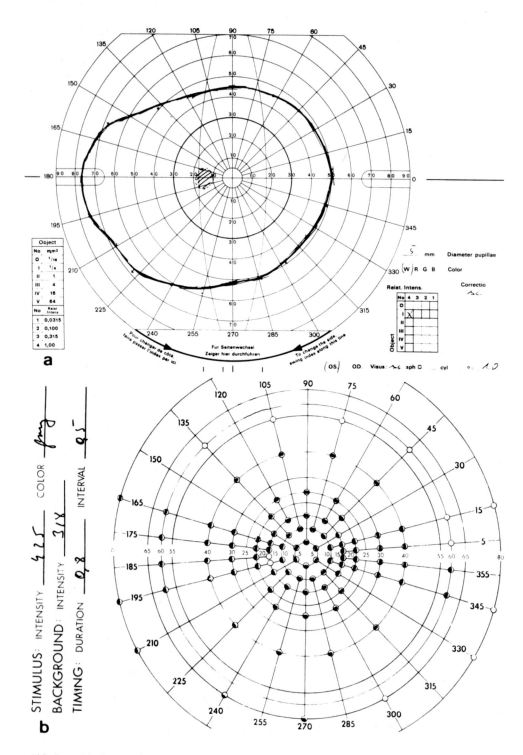

Abb. 2a und b. Gesichtsfeld des linken Auges eines Augengesunden, a) am Goldmann-Perimeter, b) am Fieldmaster-Gerät

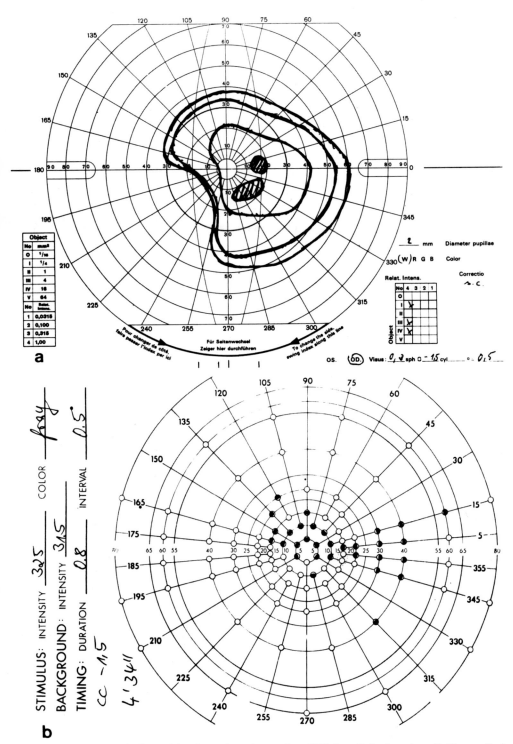

Abb. 3a und b. Gesichtsfelddefekte des rechten Auges eines 61jährigen Patienten, a) am Goldmann-Perimeter, b) am Fieldmaster-Gerät

Befunde bei Netzhautablösung

Wir hatten den Eindruck, daß die Ausdehnung der Gesichtsfelder am Goldmann-Perimeter mit der Marke I/4 und der annähernd äquivalenten Lichtmarke am Fieldmaster (425 asb) in vielen Fällen nicht übereinstimmte. In der Mehrzahl waren die Einschränkungen am Fieldmaster mit der stark überschwelligen Lichtmarke etwas geringer als mit der Objektmarke I/4 am Goldmann-Perimeter. Trotzdem sind die Ergebnisse der automatischen Perimetrie besonders bei fortgeschrittener Netzhautablösung, die in den 30°-Bereich hineinreicht, interessant, denn die Befunde wurden ebenso wie bei allen anderen Patienten von medizinischen Hilfspersonen ohne Kenntnis des Fundusbefundes erhoben, während die Gesichtsfelder am Goldmann-Perimeter in der Regel erst nach genauer augenärztlicher Untersuchung vom Arzt bestimmt wurden. Dabei wußte der Arzt aus der Fundusspiegelung, in welchem Bereich ein Gesichtsfeldausfall zu erwarten war.

Befunde bei Netzhautprozessen, hoher Myopie, Aphakie und intraokularen Tumoren

Am Fieldmaster bestehen wegen der Ausdehnung der Fixationsmarke gute Fixationsmöglichkeiten, so daß die Patienten auch noch dann gut fixieren, wenn die Sehschärfe erheblich, auf 0,05 oder 0,1, herabgesetzt ist. Mit der automatischen Perimetrie lassen sich beispielsweise myope und aphake Patienten mit der gewählten überschwelligen Lichtmarkenhelligkeit auch unkorrigiert am Fieldmaster orientierend untersuchen. Bei hoher Myopie läßt sich unkorrigiert im automatischen Gesichtsfeld ein Conus myopicus recht gut erkennen, auch von unkorrigierten einseitig Aphaken ohne Gesichtsfeldausfall erhält man normale Gesichtsfeldgrenzen. Tumoren oder destruktive oder entzündliche Netzhautprozesse lassen sich innerhalb des 30°-Bereiches relativ gut erkennen, außerhalb dieser Grenze sind sie nur dann erfaßbar, wenn sie zu größeren Gesichtsfeldausfällen führen. Wir fanden, daß wenn bei der automatischen Perimetrie innerhalb des 30°-Bereiches ein, zwei oder mehrere benachbarte Lichtpunkte bei wiederholter Untersuchung ausfallen, praktisch immer eine organische Veränderung vorliegt, daß also ein echter Ge-

sichtsfeldausfall besteht. Bei der gewählten Lichtmarkenhelligkeit (425 asb bzw. 31,5 asb) gibt es also kaum falsch positive Ergebnisse.

Ein Vergleich der Untersuchungszeit am Goldmann-Perimeter und am automatischen Perimeter in 26 Fällen ergaben für die Goldmann-Perimetrie durch verschiedene ärztliche Untersucher einen Mittelwert von 6 Minuten, am Fieldmaster betrug die mittlere Untersuchungszeit durch medizinisch-technische Assistentinnen 3 Minuten und 20 Sekunden. Die mittlere Untersuchungszeit für alle Untersuchungen am Fieldmaster beträgt 3 Minuten und 38 Sekunden. Die Untersuchungszeit kann also am Fieldmaster auf nicht ganz die Hälfte verringert werden. Unterstellt man, daß Patienten mit komplizierten Gesichtsfeldausfällen am Goldmann-Perimeter eine Untersuchungszeit für ein Auge von 10 Minuten erreichen oder überschreiten, so ist die Zeiteinsparung mit dem automatischen Perimeter offenkundig.

Von einer Mehrzahl unserer Patienten wurde die automatische Perimetrie als angenehmer im Vergleich zur Goldmann-Perimetrie empfunden, allerdings meinten auch einige Patienten, die Führung durch den untersuchenden Arzt am Goldmann-Perimeter sei angenehmer. Von einigen Patienten wurde das von uns gewählte Intervall zwischen dem Auftauchen der Lichtmarken von 0,5 Sekunden als zu kurz empfunden.

Diskussion

Im Schrifttum fanden sich keine Angaben über klinische Erfahrungen an Patienten mit dem Fieldmaster-Gerät, abgesehen von einer im Druck befindlichen Arbeit über erste Ergebnisse an Patienten von Keltner, Johnson und Balestrery, die wir erst nach Abschluß unserer Untersuchungen erhielten. Die automatische Perimetrie mit dem Fieldmaster-Gerät war für uns damit Neuland, ein Vergleich mit der allgemein üblichen Goldmann-Perimetrie deshalb unser erstes Ziel. Mit der gewählten Einstellung (425 asb bzw. 31,5 asb), die nach Johnson der Marke I/4 am Goldmann-Perimeter annähernd entsprechen soll, werden mittelgroße und gröbere Gesichtsfeldausfälle gut erfaßt. Falsch positive Ergebnisse sind selten, wenn man den Ausfall eines einzelnen Punktes, wie es am Fieldmaster automatisch geschieht, durch Wiederholung der Untersuchung in einem zweiten Untersuchungsgang überprüft. Fallen dabei innerhalb des 30°-Bereiches eine, zwei oder mehrere Punkte aus, dann handelt es sich bei der gewählten überschwelligen Lichtintensität praktisch immer um einen echten Gesichtsfeldausfall.

Die automatische Perimetrie kann durch medizinische Hilfspersonen gut durchgeführt werden. Um nicht zu orientierenden, sondern zu genaueren Aussagen über das Gesichtsfeld von Patienten zu kommen, ist allerdings eine Prüfung mit verschiedenen Lichtmarkenhelligkeiten erforderlich. Ein Nachteil gegenüber der Goldmann-Perimetrie ist dabei die Tatsache, daß während eines Durchlaufs der Lichtmarken einschließlich Wiederholung nur mit einer Lichtmarkenhelligkeit geprüft werden kann. Für die Prüfung mit verschiedenen Lichtintensitäten ist also ein zweiter Durchlauf erforderlich. Die Darstellung der Befunde für verschiedene Lichtintensitäten erfordert für jede Lichtintensität ein eigenes Gesichtsfeldschema.

Die eingangs angesprochenen Punkte lassen sich folgendermaßen beantworten:

1. Das Fieldmaster-Gerät erlaubt für Patienten und Ärzte eine Perimetrie in angenehmer Atmosphäre, denn die Interaktion zwischen Patient und Arzt beschränkt sich auf ein Mindestmaß.

2. Die automatische Perimetrie benötigt weniger Zeit als die Goldmann-Perimetrie.

Der Fieldmaster von Synemed erscheint damit für eine orientierende Gesichtsfeldprüfung durch medizinische Hilfskräfte gut geeignet. Wir können uns vorstellen, daß die automatische Perimetrie über eine orientierende Gesichtsfeldprüfung hinaus für Patienten mit Gesichtsfeldausfällen zu einer voll brauchbaren Methode der Gesichtsfeldprüfung werden kann, wenn man mit verschiedenen Lichtintensitäten arbeitet. Nach unseren bisherigen Erfahrungen sollte die Untersuchungszeit auch dann noch unter der mit üblichen Projektions- oder anderen Perimetern liegen.

Ohne Kenntnis der Ergebnisse von Keltner, Johnson und Balestrery haben wir für unsere vor 7 Monaten begonnene Studie die Lichtmarkenhelligkeit (425 asb, 31,5 asb) gewählt, die diese Autoren in ihrer Untersuchung aussparten und nun für eine schnelle orientierende Überprüfung des Gesichtsfeldes ohne zusätzliche Korrektur empfehlen. Wenn wir die Ergebnisse von Keltner, John-son und Balestrery mit verschiedenen Lichtmarkenhelligkeiten in unsere Betrachtungen miteinbeziehen, dann empfiehlt sich für weitere Untersuchungen eine automatische Perimetrie mit zwei Einstellungen:

1. Orientierende Überprüfung ohne Zusatzkorrektur
Lichtmarkenhelligkeit 425 asb (entspricht annähernd der Marke I/4 am Goldmann-Perimeter)
Hintergrundshelligkeit 31,5 asb.
Mit dieser Einstellung sollten Augengesunde orientierend überprüft werden. Ergeben sich Ausfälle im automatischen Gesichtsfeld, so empfehlen wir

2. eine automatische Perimetrie mit entsprechender Zusatzkorrektur
Lichtmarkenhelligkeit 135 asb (annähernd äquivalent der Marke I/3 am Goldmann-Perimeter)
Hintergrundshelligkeit 31,5 asb.
Mit dieser Marke sollten besonders im 30°-Bereich zusätzliche Aussagen gegenüber der ersten Untersuchung möglich werden.

Allerdings meinen wir, daß weitere Vergleichsuntersuchungen Augengesunder und Gesichtsfeldkranker mit dem Fieldmaster-Gerät und am Goldmann-Perimeter nötig sind, bis eine endgültige Aussage über die günstigsten Einstellungen zur überschwelligen automatischen Perimetrie bei den verschiedenen Augenerkrankungen möglich wird. Wert und Bedeutung der üblichen augenärztlichen Perimetrie werden durch die automatische Perimetrie mit dem besprochenen Gerät nicht eingeschränkt.

Literatur

Keltner, J.L., Johnson, Ch.A., Balestrery, F.G.: Suprathreshold static perimetry in clinical ophthalmology: Initial clinical trials with the Fieldmaster automated perimeter (im Druck)

Aussprache

Herr Leydhecker (Würzburg) zu Herrn Gernet:
Wir arbeiten in Würzburg seit einiger Zeit mit dem automatischen Perimeter von Heijl-Krakau. Es hat gegenüber dem Fieldmaster den Vorteil, daß jeder Punkt nach dem Treppenstufen-Prinzip geprüft wird, d.h. es wird sein Schwellenwert ermittelt. Bei der von Gernet mitgeteilten Methode sind mit I/4-Marken sicher viele Reize überschwellig. Will man dann mit schwächeren Reizen prüfen, so muß man das gesamte Programm wiederholen. So

geht ein wesentlicher Vorteil, die Zeitersparnis, verloren. Die in der Median-Vertikalen angebrachten Reizmarken sollten etwas nach rechts oder links verlagert werden, um Quadrantenausfälle prüfen zu können.

Die automatische Perimetrie ist sicher die Siebmethode (screening method) der Zukunft, weil sie bei geeigneten Geräten rascher arbeitet, also bei mehr Patienten anwendbar ist als die Handperimetrie, und weil sie unabhängig vom Untersucher ist. Die bei einem Wechsel des Untersuchers auftretenden Befundschwankungen sind entsetzlich, wie wir in dem Würzburger Symposion 1974 zeigten. Man weiß bei Verlaufskontrollen nie, ob es sich um echte oder um untersucherabhängige Schwankungen handelt.

Wenn bei der automatischen Perimetrie irgendwo im Gesichtsfeld Skotome gefunden werden, wird man diese Stellen meist mit Handperimetrie überprüfen und die Größe und Tiefe genauer bestimmen.

Herr Draeger (Bremen) zu Herrn Gernet:

Hinsichtlich der Untersuchung, vor allem der zentralen Gesichtsfeldpartien, ohne präzise Nahkorrektur, muß auf die früheren Untersuchungen von Goldmann und Schmidt hingewiesen werden, die stets die Notwendigkeit der Nahkorrektur für präzise Perimetrieergebnisse betont haben! Je größer die relative Ametropie, desto ausgeprägter der „Vernebelungseffekt", desto schlechter die Kontrastwahrnehmung, besonders bei feiner Reizmarke! Es wäre also zu fragen, ob nicht durch korrekte Korrektur von vornherein der zweite Untersuchungsgang in den meisten Fällen eingespart werden könnte!

Herr Hanselmayer (Graz) zu Herrn Gernet:

Die Vortragenden werden ersucht, Richtlinien zur eventuellen Anschaffung des automatischen Perimeters Octopus bzw. Fieldmaster für jene in Klinik bzw. Praxis tätigen Kollegen zu erstellen, die bisher noch mit herkömmlichen Geräten ausgerüstet sind.

Herr Reim (Aachen) zu Herrn Gernet:

Bei der subjektiven Perimetrie, die vom Arzt oder einer geübten Helferin ausgeführt wird, kann man bei Gesichtsfeldausfällen sofort eine feinere Differenzierung vornehmen. Den einfachen automatischen Geräten, wie dem Modell, das Sie hier erprobt haben, fehlt eine solche „adaptive Strategie". Auch wenn man den Wert der Automatisierung der Perimetrie, vor allem die exakte Reproduzierbarkeit aller Perimetergrößen anerkennt, erhebt sich die Frage, ob bei Verwendung der einfacheren automatisierten Perimeter, besonders glaukomatöse Skotome unerkannt bleiben und bei

dem sich meist schnell einstellenden Vertrauen auf perfekte Apparate auch nicht durch weitere Kontrollen erkannt werden. Es wäre zu wünschen, daß in der zukünftigen Entwicklung der Computer-Technik auch bei einfacheren Geräten eine automatisierte adaptive Strategie – wie sie ja beim Octopus verwirklicht ist – eingeführt werden könnte.

Frau Aulhorn (Tübingen) zu Herrn Gernet:

Das Fieldmaster-Gerät kann in jeder beliebigen Helligkeit eingestellt werden. Der prinzipielle Unterschied besteht in der Dichte des Rasters. Das Fieldmaster-Gerät hat nur 99 Punkte. Der Octopus ist in dieser Hinsicht besser. Wichtig ist, daß der Patient die richtige Korrektur trägt. Der blinde Fleck verschiebt sich jeweils mit einer Minus- oder Pluskorrektur. Eine adaptive Anpassung ist mit automatischen Geräten nicht möglich. Der Hauptvorteil dieser automatischen Geräte ist die „Gleichschaltung" des Untersuchers.

Herr Gramer (Würzburg) zu Herrn Gernet:

Die Aufdeckung relativer Skotome in einem Untersuchungsgang ist beim Fieldmaster nicht möglich. Das in Würzburg seit langem zur computerassistierten Perimetrie des zentralen Gesichtsfeldes bis 20° Exzentrizität eingesetzte Computer-Perimeter nach Heijl und Krakau ermöglicht – ähnlich dem Octopus – über ein Eingabelungsverfahren automatisch die Schwellenbestimmung in allen Untersuchungspunkten, wobei die Lichtintensität jedes Untersuchungspunktes über 16 Stufen jeweils im Verhältnis 1:2 veränderbar ist. Die sichere Entdeckung der kleinen, fleck- und strichförmigen frühglaukomatösen Gesichtsfeldausfälle ist so mit ca. 10 Minuten Untersuchungsdauer in einem Arbeitsgang zu einem Zeitpunkt möglich, in dem diese Skotome noch relativen Charakter haben (adaptive Strategie mit der sog. „stair-case up and down-Methode"). Die kurze Untersuchungsdauer macht auch den Fieldmaster zu einer wertvollen Screening-Methode zur Aufdeckung suspekter Gesichtsfeldbereiche, die allerdings dann je nach klinischer Fragestellung einer exakten Nach-Perimetrie zur Feststellung der Skotomtiefe bedürfen.

Zu Frau Aulhorn:

Zur Klarstellung meiner vorherigen Diskussionsbemerkung:

Die Erfassung relativer Skotome ist selbstverständlich mit dem Fieldmaster prinzipiell möglich, nicht jedoch in einem Untersuchungsgang, sondern nur über die Wiederholung des gesamten vorprogrammierten Untersuchungsablaufes. Zur Suche nach relativen Skotomen benötigt man somit mindestens die 3malige Prüfung aller Untersuchungspunkte, also mindestens 3 × die Gesamt-Untersuchungszeit. Die kurze Untersuchungszeit mit Reduzierung der Patienten-Belastung ist es aber, die automatische Screening-Perimeter auszeichnen. Beim Friedmann-Analyser (der Fieldmaster stellt ja eine vollautomatische Halbkugelversion dieses Gerätes mit Einzelpunktdarbietung, erhöhter Prüfpunktzahl mit veränderter Punktanordnung auf größere Untersuchungsexzentrizität dar) ist durch wechselnde Filterdichten die selektive Bestimmung eines relativen Skotomes in einem suspekten Einzelbereich möglich, was auch beim automatischen Gerät von Vorteil wäre (z.B. Prüfung der Möglichkeiten einer „Re-Test-Schaltung" mit automatischer Wiederholung bei verschiedenen Intensitäten).

Herr Gernet (Schlußwort) zu Herrn Leydhecker:
Weil es sich am Fieldmaster-Gerät um eine überschwellige statische Perimetrie handelt, empfehlen wir die den Goldmann-Marken I/4 und I/3 annähernd äquivalenten Einstellungen 425 asb bzw. 31,5 asb und 135 asb bzw. 31,5 asb. Damit erhält man kaum falsch positive Resultate. Wir meinen auch, daß die Prüfpunkte im vertikalen Meridian besonders für neuroophthalmologische Untersuchungen ungünstig sind. In einer neuen Version hat die Firma Synemed diese Punkte be-

reits durch mehrere Lichtmarken ersetzt, die zu beiden Seiten der Vertikalen liegen.

Zu Herrn Draeger:
Bei stark überschwelliger Lichtmarke ist eine Korrektion am Fieldmaster-Gerät nicht erforderlich, sie ist aber angezeigt bei nur gering überschwelligen Lichtmarken, um die Zahl der falsch positiven Resultate niedrig zu halten.

Zu Herrn Hanselmeyer:
Frau Aulhorn hat Ihre Frage bereits insofern beantwortet, als der Fieldmaster etwa 1/10 des Octopus-Gerätes kostet. Ich kenne den genauen Preis nicht.

Zu Herrn Reim:
Wahrscheinlich würden unsere medizinisch-technischen Assistentinnen auch die Goldmann-Perimetrie erlernen. Dies war aber nicht das Ziel unserer vergleichenden Untersuchungen.

Zu Herrn Harms und Frau Aulhorn:
Wir stimmen im Prinzip überein, daß die automatische Perimetrie als orientierendes Verfahren der Gesichtsfeldprüfung einen Fortschritt darstellt. Der Wert der augenärztlichen Perimetrie an den üblichen Geräten wird dadurch nicht beeinträchtigt.

Ber. Dtsch. Ophthalmol. Ges. 76, 389–395 (1979)
Ionisierende Strahlen in der Ophthalmologie
Redigiert von W. Jaeger, Heidelberg
© J. F. Bergmann Verlag 1979

Klinische Ergebnisse der Ästhesiometrie der Hornhaut

J. Draeger (Augenklinik Bremen. Direktor: Prof. Dr. J. Draeger)

Im Jahre 1894 hat v. Frey in seinen „Beiträgen zur Physiologie des Schmerzes" erstmals auf die Möglichkeit hingewiesen, Änderungen der Sensibilitätsschwelle der Hornhaut zu messen und daraus diagnostische Rückschlüsse zu ziehen. Ein Jahr später stellte Krückmann bereits fest, daß diese Methode eine präzise Differentialdiagnose der herpetischen Keratitis erlaube!

Grüter verdanken wir die ätiologische Klärung dieser Erkrankung, die an Häufigkeit und Schwere seither eher zugenommen hat. Reiser hat bereits 1940 darauf hingewiesen, daß Ausmaß und Zeitdauer der Sensibilitätsstörung ein wichtiges Kriterium für die Verlaufsbeurteilung bilden. Dieser Frage ist mit besonderer Gründlichkeit Severin nachgegangen. Sie konnte sich dabei schon des verbesserten Fadenästhesiometers von Cochet und Bonnet bedienen, das auf den Untersuchungen von Boberg-Ans basiert.

Severin weist auf die grundsätzlichen methodischen Probleme der von Frey eingeführten Fadenästhesiometrie hin. Zustand und Alter des benutzten Reizhaares, aber auch Luftfeuchtigkeit und Temperatur, Annäherungsgeschwindigkeit und Näherungswinkel, subjektive Beurteilung der Biegesteifigkeit des Fadens – all dies beeinträchtigt die Genauigkeit der Methode, mindert die Reproduzierbarkeit ihrer Ergebnisse, läßt uns schließlich am klinischen Wert zweifeln. Deshalb wird häufig resigniert, wenn es um die Verwendung der Ästhesiometrie bei der Differentialdiagnose oder zur Verlaufskontrolle geht. Dies ist gerade im Hinblick auf die Zunahme der Virusinfektionen bedauerlich. Aber auch mit der Zunahme der Keratoplastik wäre man an dieser Methode als einem empfindlichen Indikator für die trophische Situation der Hornhaut interessiert, was übrigens auch für den Zustand der Hornhaut nach Kataraktextraktion gilt. Auch für die Differentialdiagnose in der Neuroophthal-

mologie vermag die Ästhesiometrie wertvolle Hinweise zu geben – dies alles aber nur unter der Voraussetzung methodischer Zuverlässigkeit und Reproduzierbarkeit der Resultate.

Basierend auf früheren Versuchen zur Entwicklung eines mechanisch-optischen Ästhesiometers (Draeger, 1967), wurde nun unter Verwendung moderner elektronischer Technologie ein neuartiges Gerät gebaut, bei dem sowohl zur Erzeugung außerordentlich kleiner Kräfte, wie gleichzeitig auch zur Dämpfung der Bewegungen des Meßkörpers ein elektromagnetisches Feld verwendet wurde.

Es kam uns dabei auf hohe Meßgenauigkeit an, unabhängig von der Luftfeuchtigkeit, der Temperatur oder der Fertigkeit des Untersuchers. Optische Kontrolle des Kontaktes zwischen Meßkörper und Hornhautoberfläche sollte gewährleistet sein, um Ort und Zeitpunkt festlegen zu können. Neben der bisherigen, gewissermaßen konventionellen Ästhesiometrie mit stufenweiser Steigerung der Reizintensität, sollte eine dynamische Messung mit stufenloser Krafterhöhung während des Hornhaut-Kontaktes möglich sein. Eine rasche automatische Annäherung des Tastkörperchens an der Hornhautoberfläche sollte mit definierter Geschwindigkeit zur Vermeidung eines ballistischen Effektes erfolgen. Die Handhabung des Gerätes sollte einfach sein, möglichst mit ständiger Anzeige der gerade ausgeübten Kraft.

Bei der Ermittlung des optimalen Tastkörperchenquerschnittes war der Unterschied im Bereich zwischen 0,1 und 1,0 mm $\emptyset$ erstaunlich gering – die Reizantwort war vielmehr ganz überwiegend von der ausgeübten Kraft abhängig, so daß wir uns nach ausführlichen Vorversuchen für Reizkörper mit 0,5 mm Querschnitt als dem mechanischen Optimum entschieden.

Da Druck = Kraft pro Flächeneinheit bedeutet, treten bei zu kleinen Querschnitten schon bei sehr geringen Kräften unverhältnismäßig hohe Drucke auf. D.h., daß einerseits der mechanische Anspruch an das Meßgerät besonders hoch ist, daß andererseits sehr kleine Tastkörperoberflächen ein erhöhtes Verletzungsrisiko für das Hornhautepithel bedeuten. Andererseits würden beliebig große Tastkörperoberflächen insofern zu Ungenauigkeiten führen als infolge der konvexen Krümmung der Hornhautoberfläche die Kontaktfläche bei der Berührung nicht mehr eindeutig definiert wäre. Zudem könnte an verschiedenen Stellen der Kontaktfläche unterschiedlich starker Druck ausgeübt werden. Darüber hinaus ließe sich mit allzu großen Kontaktkörper keine exakte topographische Ästhesiometrie mehr vornehmen. Um den Probanden nicht bereits optisch durch das Herannahen der Tastkörper zu irritieren, wurden sie mit mattem Lack geschwärzt. Vor den vorgesehenen klinischen Messungen ermittelten wir zunächst ein topographisches Sensibilitätsschwellenwertprofil der Hornhaut, und zwar in der folgenden Positionen: Im Hornhautzentrum, sowie am Limbus bei 12, 3, 6 und 9^h, sowie außerdem an mehreren intermediären Punkten im vertikalen und horizontalen Hauptschnitt mit je 2 mm Abstand voneinander.

Als Kriterium für die Reizantwort wurden in der Regel die Angaben der Probanden herangezogen, der reflektorische Lidschlag nur dann, wenn er unmittelbar in zeitlichem Zusammenhang mit dem Auftreffen des Reizkörperchens stand. Wesentlich für die methodische Genauigkeit erwies sich die definierte Annäherungsgeschwindigkeit des Tastkörperchens.

Einer sehr raschen Bewegung bei Auslösung des Meßwerks folgt seine Abbremsung unmittelbar vor dem Auftreffen auf die Hornhaut, die den Einfluß eines ballistischen Momentes so gering wie möglich halten soll.

Bei der Auswertung von 840 Einzelmessungen ergab sich mit hoher statistischer Signifikanz ein typisches topographisches Schwellenwertprofil.

Einem sehr niedrigen Mittelwert von $2,5 \times 10^{-5}$ N entspricht ein Wert im Zentrum am Limbus von 29×10^{-5} N in der Horizontalen und 38×10^{-5} N in vertikaler Richtung.

Ein weiterer Aspekt der gewissermaßen der Eichung dienenden Vorversuche war die Erprobung einer als „dynamische Ästhesio-

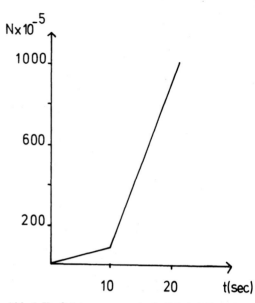

Abb. 1. Kraftsteigerungsgeschwindigkeit während der dynamischen Ästhesiometrie

metrie" bezeichneten Meßmethode. Hier sollte jeglicher durch die Annäherungsgeschwindigkeit des Tastkörpers an die Hornhautoberfläche bedingter Fehler vermieden werden. Durch Herannahen mit unterschwelligem Druck sollte allein der Schwellenwert für Druckreize bestimmt werden. Dies war möglich durch eine zwar sehr rasche, aber genau definierte Geschwindigkeit der Kraftsteigerung während der dynamischen Ästhesiometrie (Abb. 1).

Der Hornhautkontakt erfolgte zunächst mit unterschwelliger Reizkraft, danach wur-

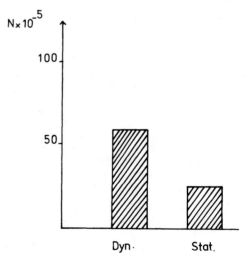

Abb. 2. Vergleich der Reizschwellen für statische bzw. dynamische Messung (6-h-Position)

de die Geschwindigkeit stufenlos solange erhöht, bis die Reflexantwort erfolgte. Wie erwartet, fanden sich nun mit dieser Methode in der Tat wesentlich höhere Reizschwellenwerte. Die Differenz beträgt in der „6^h-Position" am Limbus $60,5 \times 10^{-5}$ N gegenüber nur 21×10^{-5} N bei statischer Messung (Abb. 2).

Wir erklären uns diesen erheblichen Schwellenunterschied mit dem Fortfall des ballistischen Momentes, das bei der bisherigen Ästhesiometrie von Instrument zu Instrument und von Untersucher zu Untersucher eine schwer zu kontrollierende Variable bildete. Demgegenüber sind wir bei der jetzigen Form der dynamischen Ästhesiometrie nur noch von der vom Gerät selbst ausgeübten Kraft abhängig. Diese läßt sich aber außerordentlich präzis kontrollieren.

Um die beschriebene Methode nach den bisher geschilderten Voruntersuchungen nun auch für klinische Zwecke nutzbar zu machen, entwickelten wir ein einfaches Handgerät, dessen Griff kleine Drucktasten für die Auslösung der Reizkörperbewegung bzw. die Kraftänderung enthält (Abb. 3).

Darüber hinaus enthält das Instrument ein kleines Hornhaut-Mikroskop. Seine zwei voneinander unabhängigen Strahlengänge erlauben zum einen den senkrechten Blick auf die Hornhaut, um den Kontaktort festzulegen. In einem zweiten Strahlengang wird der Hornhautscheitel abgebildet, so daß gleichzeitig der Zeitpunkt des Reizkörperkontaktes beobachtet werden kann. Außerdem enthält das Instrument eine Beleuchtungseinrichtung. Erst damit waren nun die Voraussetzungen für eine noch präzisere, wirklich topographische Ästhesiometrie gegeben.

Das schwenkbare Beobachtungsprisma erlaubt dem Untersucher die Messung am R wie am L Auge in der gleichen bequemen Haltung. Eine verstellbare Stirnstütze ermöglicht eine ruhige Haltung des Gerätes – das Heranführen des Meßkörpers auf die Hornhaut erfolgt ohnehin mit definierter Annäherungsgeschwindigkeit automatisch, weitgehend unabhängig von der Ausgangsposition in Ruhelage, da in einem Bereich von mehr als 10 mm Wegstrecke die Kraft konstant gehalten wird.

Neben dem topographischen Sensibilitätsprofil hielten wir die exakte Kenntnis der Altersabhängigkeit der Hornhautsensibilität für eine wesentliche methodische Voraussetzung für die Auswertung klinischer Untersuchungen.

Während in der Altersgruppe der Jugendlichen der Mittelwert $14,75 \times 10^{-5}$ N beträgt, bei den 20- bis 40jährigen mit $16,77 \times 10^{-5}$ N nur eine geringe Zunahme erfolgt, ist der Anstieg des Schwellwertes auf $23,6 \times 10^{-5}$ N bei den 40- bis 60jährigen schon deutlicher, während es bei den über 60jährigen mit $31,66 \times 10^{-5}$ N mehr als der doppelten Kraft bedarf, um den Berührungsreiz auszulösen.

Dieser Anstieg ist in der 12^h-Position am Limbus am deutlichsten, weniger ausgeprägt aber auch in den anderen Hornhautpartien meßbar. Es ist möglich, daß die Akzentuierung dieser Differenz in den limbusnahen Partien etwas mit der Bildung des Gerontoxon zu tun hat – daß hier neben der tatsächlichen Abnahme der Berührungsempfindlichkeit als neurophysiologischem Alterssymptom auch mechanische Momente eine Rolle spielen.

Bei der beabsichtigten Untersuchung der Sensibilitätsschwelle nach chirurgischen Maßnahmen an der Kornea mit entsprechender Durchschneidung zahlreicher vom Limbus zum Zentrum hin verlaufender Nerven-

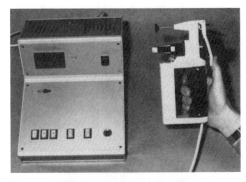

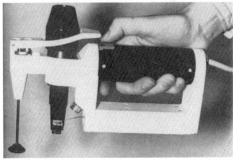

Abb. 3. Hand-Ästhesiometer

fasern, kam es uns darauf an, die Reinnervation der betreffenden Hornhautpartien zu untersuchen. Wir gingen davon aus, daß dies ein empfindlicher Indikator für die trophische Situation des betreffenden Hornhautareals sein müsse, daß sich insbesondere aus der Verlaufsbeobachtung der Sensibilität Rückschlüsse auf die Wiederherstellung einer normalen Gewebsfestigkeit und auf eine Normalisierung des Stoffwechsels ziehen lassen dürften.

Kataraktextraktion und perforierende Keratoplastik sind gewissermaßen die klassischen Modellfälle für völlige Durchschneidung der einsprossenden Hornhautnerven in einem weiten Bereich – bei der Keratoplastik sogar zirkulär!

Wir mußten damit rechnen, daß es nach dem ja normalerweise oben gelegenen Starschnitt zu einer schwerwiegenden Beeinträchtigung der Hornhautsensibilität distal des Schnittes kommen müsse, die dann wahrscheinlich spätestens am entgegengesetzten Punkt des Limbus, also bei 6^h, auch postoperativ normale Werte aufweisen müsse. Dies fanden wir denn auch ausgeprägter als vermutet: 7 Tage postoperativ betrug die Sensibilität distal des Schnittes 1048×10^{-5} N! Erstaunlich war nun für uns, daß am gleichen Tag im Zentrum die Herabsetzung ebenfalls außerordentlich ausgeprägt war, die Empfindlichkeitsschwelle lag mit $909{,}44 \times 10^{-5}$ N nur wenig unter dem Wert für den schnittnahen Bereich. Nach vier Wochen lag das Zentrum dann schon deutlich günstiger, wenngleich mit 900×10^{-5} N auch jetzt die Sensibilität noch massiv reduziert war.

Unerwartet für uns war nun, daß bei Patienten bei denen die Kataraktextraktion schon drei Jahre zurücklag, die Hornhautsensibilität im Wundbereich immer noch hochgradig, im Zentrum noch deutlich, herabgesetzt war! Dies deutet auf eine, auch längerfristig bestehende, Störung der Hornhautinnervation nach einem derartigen Eingriff hin. Es ist offensichtlich nicht so, daß sich, etwa im Sinne von Kollateralen aus einem Nervengeflecht heraus eine kompensatorische Innervation von den nicht betroffenen Limbuszonen her, entwickeln kann. Vielmehr scheint die Narbe als beträchtliche Barriere für die Reinnervation zu wirken, was selbstverständlich auch für andere Stoffwechselvorgänge der Fall sein dürfte. Dafür spricht auch, daß während der gesamten Beobachtungszeit die

Werte in der 6^h-Position nur wenig um die Norm schwankten.

Während dieser Messungen an Patienten nach Kataraktextraktion fiel uns auf, daß bei einzelnen Patienten offensichtlich eine sehr viel langsamere Wiedererholung der Hornhautsensibilität stattfinden müsse, daß es in diesen Fällen auch zu einer uns zunächst nicht verständlichen Abnahme der Sensibilität in der 6^h-Position – also schnittfern – kommt.

Da es sich um Patienten mit gleichem Lebensalter, gleicher Operationstechnik und gleichem postoperativen Verlauf handelte, hatten wir zunächst keine Erklärung für diesen Befund. Erst bei eingehender Auswertung stellte sich heraus, daß es sich bei allen derartigen Fällen um Patienten handelte, die in Lokalanästhesie, d.h. also mit Retrobulbärinjektion, operiert worden waren. Auffällig war besonders, daß es hier nicht nur zu einer Beeinträchtigung der Hornhautsensibilität im schnittnahen Bereich, sondern für längere Zeit auch am Limbus unten gekommen war: So betrug der Wert dort 7 Tage postoperativ 75×10^{-5} N gegenüber 55×10^{-5} N bei den Patienten, die in Allgemeinnarkose operiert worden waren! Selbst nach drei Jahren fand sich noch ein signifikanter Unterschied in der 6^h-Position. Noch ausgeprägter waren die Differenzen im Hornhautzentrum: $447{,}5 \times 10^{-5}$ N nach Operation in Allgemeinnarkose standen hier $678{,}7 \times 10^{-5}$ N in Lokalanaesthesie gegenüber!

Dies deutet auf eine langfristige Beeinflussung der Hornhautsensibilität und damit sicherlich in gewissem Umfang auch der trophischen Situation der Hornhaut hin, die bei entsprechender klinischer Ausgangssituation in Betracht gezogen werden sollte. Bei ohnehin schlechter Stoffwechsellage erscheint auf Grund dieser Ergebnisse die Operation in Allgemeinnarkose – ohne zusätzliche Traumatisierung durch die Lokalanästhesie – empfehlenswert.

Gewissermaßen als klassischer Modellversuch für die Reinnervation der Hornhaut nach perforierender Schnittführung kann die perforierende Keratoplastik angesehen werden. Hier werden tatsächlich zirkulär, meist symmetrisch, sämtliche ins Hornhautzentrum führenden Nervenbahnen abgeschnitten, müssen im Laufe der Wundheilung neu in das ja nur als Stützmaterial dienende Spenderparenchym einsprossen (Abb. 4).

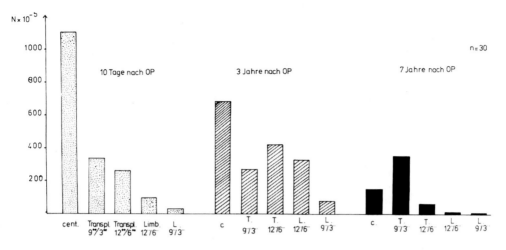

Abb. 4. Sensibilitäts-Profil nach perforierender Keratoplastik (7 J.)

Wie zu erwarten, finden sich zehn Tage nach der Operation Werte von mehr als 1000×10^{-5} N, was wohl völliger Asensibilität entspricht, nur die Übertragung des Druckreizes auf die angrenzenden Wirts-Hornhautpartien widerspiegeln dürfte. Ähnliches wird wohl auch für die am Transplantatrand gemessenen Werte von 273×10^{-5} N bzw. 243×10^{-5} N gelten. Die am Wirts-Limbus gemessenen Werte, die zumindest in der Vertikalen über den Normwerten liegen, sind als Mittelwert Ausdruck der in vielen Fällen ja bestehenden trophischen Störungen infolge des Grundleidens.

Auch drei Jahre postoperativ liegt die Sensibilitätsschwelle zentral noch wesentlich höher als nahe der Narbe, was darauf schließen läßt, daß im Vergleich zur normalen, intakten Hornhaut die Reinnervation des Zentrums noch unvollständig ist. Erst sieben Jahre nach der Operation findet sich ein der Norm entsprechendes Sensibilitätsprofil − wenn auch mit erheblich höheren Schwellenwerten im Vergleich zur normalen Hornhaut. Immerhin ist jetzt, mit 175×10^{-5} N das Hornhautzentrum empfindlicher als die narbennahen Anteile des Transplantates!

Weiteren Untersuchungen wird es vorbehalten bleiben, ein Fortschreiten der Reinnervation bei noch längerer Beobachtungsdauer zu verfolgen. Möglicherweise gilt aber auch hier das schon bei der Kataraktextraktion beobachtete: Die Narbenbarriere bildet offenbar auch längerfristig ein Hindernis für die Reinnervation.

Etwas anders sieht das Sensibilitätsprofil nach Keratoplastik wegen Keratitis herpetica aus: Bei der ersten Untersuchung nach zehn Tagen fällt die hohe Schwelle am Transplantatrand, auch in der Limbusregion der Wirtshornhaut auf: Hier handelt es sich um die typische, ja schon früh beschriebene Sensibilitätsminderung bei schwerer parenchymatöser herpetischer Erkrankung der Hornhaut. Auch drei Jahre postoperativ hat sich das Bild nicht wesentlich gewandelt, lediglich die Werte im Transplantat sind etwas günstiger, nähern sich den unverändert schlechten Sensibilitätswerten der Wirtshornhaut. Eine Nerveneinsprossung hat offensichtlich stattgefunden, verständlicherweise können aber die Werte im Transplantat diejenigen der umgebenden Wirts-Hornhaut nicht übertreffen. Sieben Jahre postoperativ ist bei diesen Fällen das topographische Sensibilitätsprofil noch immer verschieden von der Norm: Im Zentrum finden sich auch jetzt noch die schlechtesten Werte!

Abschließend noch einige Worte zum differentialdiagnostischen Nutzen der Methoden bei entzündlichen Hornhautaffektionen. In allen Zonen der Hornhaut findet sich eine deutliche, mittelgradige Erhöhung der Sensibilitätsschwellen − im Einzelfall selbstverständlich abhängig von der Lokalisation des entzündlichen Prozesses.

Völlig anders sieht das Bild bei Keratitis herpetica aus. Im Hornhautzentrum mit 768×10^{-5} N ein Wert, der fast völlig aufgehobener Sensibilität entspricht, auch in den

393

Randpartien massiv erhöhte Schwellenwerte.

Diese Gegenüberstellung erläutert den differentialdiagnostischen Nutzen der Ästhesiometrie für manche, vom morphologischen Erscheinungsbild her nicht eindeutige Keratitis – etwas, was wir im Prinzip seit den Arbeiten v. Freys wußten.

Mit der jetzt erreichten Verfeinerung der Methode, insbesondere mit der Reproduzierbarkeit der Meßergebnisse, sind wir aber in der Lage, sehr viel geringere Unterschiede als bisher quantitativ zu erfassen, vor allem aber auch durch Verlaufskontrollen zu rascheren und sichereren diagnostischen Entscheidungen zu kommen. Darüber hinaus werden wir in Zukunft in der Lage sein, die trophische Situation der Hornhaut, insbesondere nach operativen Eingriffen, aber auch im Verlauf degenerativer Erkrankungen besser als bisher beurteilen zu können.

Zusammenfassung

Die Hornhautsensibilität ist ein wichtiger Indikator für die Stoffwechselsituation und den trophischen Zustand der Hornhaut – so insbesondere nach Keratoplastik, nach Kataraktextraktion, aber auch Infektion mit neurotropen Viren. Eine wichtige Hilfe ist ihre Kenntnis auch bei der Haftschalenanpassung.

Mit einem neu entwickelten elektromagnetischen Instrument zur quantitativen reproduzierbaren Ästhesiometrie der Hornhaut ist es nun möglich, neben dem topographischen Schwellenprofil, der Altersabhängigkeit, auch eine Fülle klinischer Fragen in diesem Zusammenhang zu untersuchen. Es wird über zwei Jahre experimentelle und klinische Anwendung des neuen Gerätes und die dabei erhaltenen klinischen und statistischen Daten berichtet.

Literatur

Boberg-Ans, J.: Experience in clinical examination of corneal sensitivity and the nasolacrimal reflex after retrobulbär anesthesia. Br. J. Ophthalmol. **39**, 705 (1955). – Cochet, P., Bonnet, R.: L'esthésiométrie cornéenne. Réalisation et intéret pratique. Bull. Soc. Ophthalmol. Fr. 541 (1961). – Draeger, J., Richert, R.: In: Die ophthalmologischen Untersuchungsmethoden I. Straub, W. (Hrsg.). Stuttgart: Enke 1970. – Draeger, J., Koudelka, A., Lubahn, E.: Zur Aesthesiometrie der Hornhaut.

Klin. Monatsbl. Augenheilkd. **169**, 407–421 (1976). – Frey, M.V.: Beiträge zur Physiologie des Schmerzsinns. In: Berichte über die Verhandlungen der königlich sächsischen Gesellschaft der Wissenschaften zu Leipzig. Mathematische Classe. Leipzig: Hirzel 1894. – Grüter, W.: Beiträge zum mikroskopischen Bild des Hornhautherpes. Ber. Dtsch. Ophthalmol. Ges. **50**, 223 (1934). – Krückmann, E.: Albrecht von Graefes Arch. Klin. Ophthalmol. Bd. **41**, Abt. 4, 21 (1895). – Reiser, K.A.: Durch welche histologischen Veränderungen ist die Sensibilitätsstörung der Kornea beim Herpes zu erkären? Klin. Monatsbl. Augenheilkd. **104**, 257 (1940). – Severin, M.: Die Hornhautsensibilität bei herpetischer Keratitis. Klin. Monatsbl. Augenheilkd. **146**, 683–695 (1965). – Schirmer, K.E.: Corneal Sensitivity after cataract extraction. A.m.A. Arch. ophthal. **65**, 433–436 (1961)

Aussprache

Herr Jaeger (Heidelberg) zu Herrn Draeger:

An den Ergebnissen von Herrn Draeger fällt auf, wie lange die Sensibilität der Hornhaut durch den Starschnitt herabgesetzt bleibt. Trotzdem sind erfahrungsgemäß trophische Störungen der Hornhaut nach Staroperationen selten. Könnte es sein, daß auch an der Hornhaut die Oberflächensensibilität und die Trophik in ihrer Regeneration nicht parallel verlaufen? Beim Sudek z.B. findet man schwere trophische Störungen bei erhaltener Oberflächensensibilität.

Die sehr lange Persistenz der Sensibilitätsstörungen nach Kataraktextraktion gibt noch zu einer weiteren Überlegung Anlaß: Bekanntlich hat man wegen der Sensibilitätsstörungen der Hornhaut Hemmungen, die Patienten schon in den ersten Wochen nach der Kataraktextraktion eine Kontaktlinse tragen zu lassen. Wenn man aber mehrere Monate nach der Kataraktextraktion dies ohne Bedenken tut und berücksichtigt, daß die Sensibilität der Hornhaut praktisch unverändert ist, wie auch schon 2 Wochen nach der Operation, muß man sich sagen, daß zumindest die Hornhautsensibilität kein Hinderungsgrund sein sollte, die Kontaktlinse schon in den ersten Wochen nach der Operation tragen zu lassen.

Herr Pau (Düsseldorf) zu Herrn Draeger:

Es wäre interessant, mit dem Ästhesiometer den Verlauf der Sensibilität bei einer Keratitis neuroparalytica zu verfolgen.

Herr Naumann (Tübingen) zu Herrn Draeger:

Gratulation zur genauen quantitativen Messung der Berührungsempfindlichkeit.

Frage nach Fehlerbreite, Tagesschwankungen und Empfindlichkeit bei Patienten mit Diabetes mellitus.

Herr Piper (Lübeck) zu Herrn Draeger:

Läßt sich Ihre Methode für die neurologische Konsiliartätigkeit adaptieren, also neben der Druck- und Schmerzempfindung auch andere Qualitäten wie Kälte und Wärme prüfen?

Herr Roesen (Freiburg) zu Herrn Draeger:

Zu den Nachteilen der Sensibilitätsprüfung mit den bisherigen Methoden besonders bei herpetischer Keratitis, gehörte auch die unsichere Sterilisation. Wie kann man diese bei dem neuen Gerät vornehmen?

Wie wirkt das Gerät auf den Patienten? Ist da ein Motörchen drin, das ihn aufmerksam macht? Stört ihn die Annäherung? Muß die Prüfung eventuell eingeübt werden?

Herr Draeger (Schlußwort) zu Herrn Jaeger:

Zum einen erklären die beobachteten hohen Sensibilitätsschwellenwerte sicherlich die bekannte gute Verträglichkeit von Kontakt-Linsen bei Staroperierten − andererseits sind sie ein Hinweis dafür, daß die augenärztliche Kontrolle bei derartigen Patienten recht sorgfältig sein sollte, da hier eher mit trophischen Störungen beim Haftschalentragen zu rechnen ist. Außerdem fehlt dem Patient mit seiner schlechten Sensibilität der Schutzreflex − er selbst nimmt eine möglicherweise beginnende Hornhautaffektion zu spät wahr.

Zu Herrn Pau:

Die Anregung zur Untersuchung bei Keratitis neuroparalytica werden wir alsbald aufgreifen und insbesondere über sicherlich sehr interessante Verlaufsbeobachtungen später berichten.

Zu Herrn Naumann:

Tagesschwankungen des Sensibilitätsprofils haben wir bisher noch nicht untersucht, ich danke für die interessante Anregung. Die Fehlerbreite hängt, nach einiger Übung von seiten des Untersuchers, von den subjektiven Angaben des Patienten ab − selbstverständlich empfehlen sich, vor allem im Anfang, Mehrfach-Messungen zur Kontrolle des Ergebnisses. Sehr möchte ich für die Anregung, bei Diabetikern zu messen, danken. Möglicherweise sind wir mit der Ästhesiometrie in der Lage, einen Beitrag zur Verlaufskontrolle zu liefern.

Zu Herrn Piper:

Die Temperatur des Reizkörperchens scheint eine geringere Rolle zu spielen als wir zunächst selbst angenommen hatten: Der Proband ist in der Regel nicht in der Lage, präzise Angaben zur Temperatur zu machen. Offenbar liegt die Sensibilitätsschwelle für Druckreize so hoch, daß es gar nicht mehr zur Temperaturunterscheidung kommt.

Zur Frage nach der Desinfektion möchte ich darauf hinweisen, daß hier selbstverständlich die schon für das Handapplanationstonometer entwickelte Steribox Anwendung finden kann, bei der durch eine Ultraviolettbestrahlung mit automatischer Zeitbegrenzung eine für praktische Zwecke völlig ausreichende Keimfreiheit erzielt wird, worüber wir in Zusammenarbeit mit dem Bakteriologischen Institut der Universität Hamburg ausführlich berichtet haben. Im Gegensatz zum Handapplanationstonometer spielt hier das Geräusch als Beunruhigung für den Patienten keine Rolle − das kleine Drehspulinstrument arbeitet praktisch lautlos!

Ber. Dtsch. Ophthalmol. Ges. 76, 397–408 (1979)
Ionisierende Strahlen in der Ophthalmologie
Redigiert von W. Jaeger, Heidelberg
© J. F. Bergmann Verlag 1979

Zur Symptomatik der Zapfendystrophie [1]

W. Jaeger, H. Krastel und A. Blankenagel (Univ.-Augenklinik Heidelberg. Direktor: Prof. Dr. W. Jaeger)

Die Zapfendystrophie hat erst in den letzten Jahren als eigenständiges Krankheitsbild Konturen gewonnen. Die diagnostische Abgrenzung dieses Leidens ist deshalb problematisch, weil ein konstantes Leitsymptom allenfalls elektrophysiologisch faßbar ist. Es werden so divergierende Befunde geschildert wie: fehlende Fundusveränderungen (z.B. Sloan u. Brown, 1962; François, 1972) oder Schießscheibenmakulopathie (bei den gleichen Autoren beschrieben); sowohl voller Visus (Berson et al., 1968), als auch ein Visus von 0,1 (z.B. François et al., 1976), zum einen normale Trichromasie (Pearlman et al., 1974), zum anderen Achromatopsie (z.B. Babel und Stangos, 1973; François et al., 1976). Wird von der einen Seite ein isolierter Befall der Zapfenmechanismen betont (Sloan u. Brown, 1962), so wird von der anderen Seite die Beteiligung des skotopischen Apparates im Verlauf des Leidens geschildert (z.B. Babel u. Stangos, 1973), oder sogar primär von einer Zapfen-Stäbchen-Dystrophie gesprochen, deren Charakteristika zwar die Schießscheibenmakulopathie und das stark erniedrigte photopische ERG darstellen, bei der es jedoch zu einer regelhaften Beteiligung des skotopischen Apparates kommt (van Lith u. Deutman, 1975). Besonders im Bereich der Farbsinnstörungen findet sich eine fast verwirrende Vielfalt der Befunde.

Offenbar darf man die Charakteristika der Zapfendystrophie nicht in der „Momentaufnahme" eines einzeitigen Untersuchungsbefundes suchen. Die chimärenhafte Vielfalt von Funktionsstörungen sowie die fehlenden oder auch ophthalmoskopisch faßbaren Fundusveränderungen lassen sich nur dann sinnvoll einordnen, wenn man einen einmaligen Befund nur als Phase aus dem sich über Jahre und Jahrzehnte hinziehenden dystrophischen Prozeß versteht.

Auf dem Kongreß der Deutschen Ophthalmologischen Gesellschaft über die Makulaerkrankungen (Heidelberg, 1973) haben wir (Jaeger et al., 1973) die Zapfendystrophie noch nicht als eigenständiges Krankheitsbild aufgeführt, da uns seinerzeit zum ei-

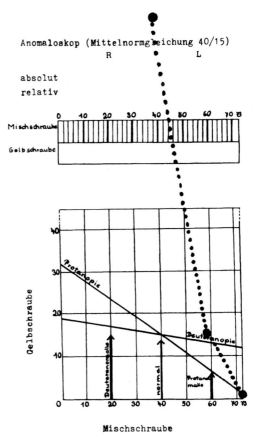

Abb. 1. Theresia, B., geb. Z. Anomaloskop-Untersuchung 1955: Typisch für Achromatopsie. Die Wollproben nach Holmgren wurden korrekt sortiert. Der Fundusbefund war 1955 völlig unauffällig

---

[1] Mit Unterstützung der Deutschen Forschungsgemeinschaft und der Dr. Meyer-Schwarting-Stiftung.

nen die Kriterien zur Abgrenzung gegen die makuläre Form der diffusen tapetoretinalen Degeneration nicht sicher genug erschienen, zum andern die Entwicklung des Fundusbefundes bei zwei der jetzt vorgestellten Patienten uns noch nicht bekannt war. Bei der Erstuntersuchung vor 23 Jahren hatte bei diesen Patienten der normale Augenhintergrund, fehlende Klagen über Progression bei nicht zugänglichen früheren Augenbefunden (es handelte sich um Vertriebene) zur deskriptiven Einordnung als inkomplette Achromatopsie geführt.

Entscheidend für die differentialdiagnostische Abgrenzung der Zapfendystrophie gegen die mehr oder weniger komplette stationäre Achromatopsie sind der dominante Erbgang und die Progression. Die Progression kann jedoch schleichend sein und ein quasi-stationäres Bild vortäuschen.

Eigene Beobachtungen

Zwei unserer Patientinnen, Geschwister, boten 1955 im Alter von 13 bzw. 14 Jahren schwere Farbsinnstörungen bei normalem Augenhintergrundsbefund. Schon damals fielen jedoch Widersprüche bei den Farbsinntests auf. So verhielt sich Theresia Z., die damals eine Sehschärfe von 5/25 erreichte, am Anomalskop wie ein typischer Achromat (Abb. 1), sortierte aber die Wollproben nach Holmgren korrekt; dies ein Hinweis darauf, daß der Farbsinndefekt damals nur ein kleines, zentrales Gesichtsfeldareal betraf. Ein Nystagmus fehlte.

22 Jahre später beträgt der Visus bei dieser Patientin noch 0,05 bis 0,1. Eine Anomaloskopuntersuchung ist nicht mehr möglich. Die Farbflecktests, betreffs des Auflösungsvermögens eher noch anspruchsloser als die Holmgrenschen Proben, werden in Zufallsverteilung gelegt (Abb. 2). Gesichtsfelder für weiße und farbige Marken zeigen große Zentralskotome. Am Augenhintergrund hat sich inzwischen ein bull's eye, eine Schießscheibenmakulopathie, entwickelt. Chromatoophthalmoskopisch werden die Pigmentblattdefekte besonders deutlich, und zwar im grünen Licht ($\lambda = 507$ nm, Abb. 3). Das ERG – skotopisch normal, photopisch stark pathologisch (Abb. 4) – wäre in gleicher Weise bei einer inkompletten Achromatopsie zu erwarten gewesen. Von der makulären Form der diffusen tapetoretinalen Degeneration unterscheidet es sich nur dadurch, daß bei diesen Fällen zwar das photopische ERG hochpathologisch bis nicht mehr erfaßbar, der skotopische Anteil jedoch auch schon gestört ist (Lux 1960; Hommer 1969). Das Elektrookulogramm unserer Patientin zeigt lediglich relativ niedrige Absolutwerte (Abb. 5).

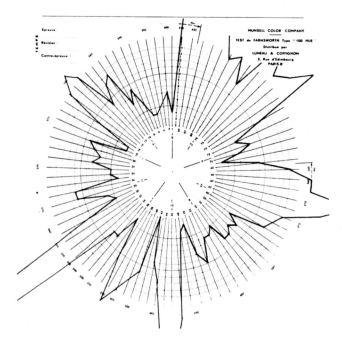

Abb. 2. Theresia B., geb. Z. Farnsworth 100–Hue-Test 1977. Die sehr hohen Fehlerzahlen lassen keine eindeutige Achse mehr erkennen

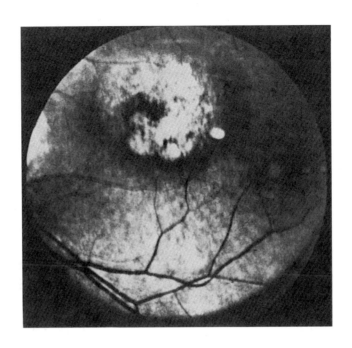

Abb. 3. Theresia B., geb. Z. Schwarz-Weiß-Reproduktion einer chromatoophthalmoskopischen Aufnahme 1977. λ = 507 nm. Scharf abgegrenzte, sogenannte Schießscheibenmakulopathie (bull's eye)

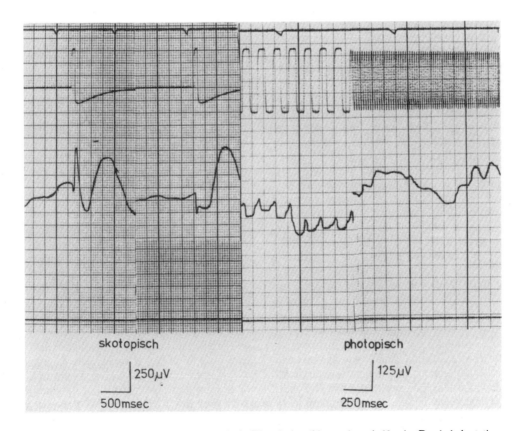

skotopisch

250 μV

500 msec

photopisch

125 μV

250 msec

Abb. 4. Theresia B., geb. Z., ERG. Skotopisch: Einzelreize (30 msec) nach 10 min. Dunkeladaptation. Links außen: Intensität 200 lux; halblinks 2400 lux. Photopisch: Flimmerreize (rechts), Helladaptation durch Stimulus. Glühlampenlicht. Bipolare Haftglaselektrode nach Papst-Echte. Skotopisch: normal. Photopisch: pathologisch

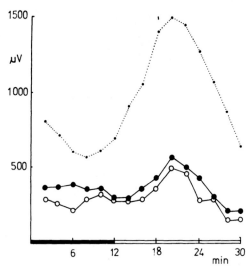

Abb. 5. Theresia B., geb. Z., geb. 1941. Elektrookulogramm 1977. Gefüllte Symbole: rechtes Auge, offene Symbole: linkes Auge. Punktierte Kurve: Normalwerte

Ganz ähnliche Befunde bietet die ein Jahr jüngere Schwester Luise L., geb. Z. Die Ausfälle im Gesichtsfeld sind besonders für rote Testmarken sehr deutlich (Abb. 6), das ERG ist photopisch überhaupt nicht mehr registrierbar (Abb. 7).

Die Tochter dieser Schwester, Sonja L., ist ebenfalls betroffen. Wir haben sie jetzt im Alter von 15 Jahren untersucht. Sie zeigt eine sehr ungewöhnliche, zunächst widersprüchlich erscheinende Konstellation der Befunde bei den Farbsinntests, deren Verständnis erst durch die Farbperimetrie möglich wird:
Die Ishihara-Zahlentafeln werden auch mit dem besseren Auge nicht erkannt, die Nachführtafeln werden jedoch überraschenderweise bewältigt. Dieses Verhalten erklärt sich durch die Gesichtsfeldbefunde. Im Rot-Gesichtsfeld des linken Auges sieht man eine schmale Zunge, die das große, in der Mitte vorhandene Skotom durchbricht und gerade eben bis zum Zentrum reicht (Abb. 8). Das noch relativ farbtüchtige Gesichtsfeldareal ist aber offenbar zu klein, um das Sehzeichen der Ishihara-Tafeln damit zu erfassen. Am schlechteren rechten Auge besteht ein komplettes großes Zentralskotom für Rot; entsprechend werden die Tafeln mit dem rechten Auge überhaupt nicht erkannt (Abb. 9). Auch ein Nachführen ist hier nicht möglich. Am Anomaloskop findet sich, rechts ausgeprägter als links, eine Rotverschiebung. Der Panel-D-15 zeigt für das rechte, schlechtere

Auge, eine Trito-Achse, links nur einen untypischen Fehler. Der 100-Hue-Test, mit eben diesem linken Auge durchgeführt, zeigt eine deutliche Achse zwischen Grün und Blau (Abb. 9). Der Visus beträgt rechts 2,5/50 und Nd. XII, links 5/7 und Nd. I. Der Augenhintergrund weist bislang nur myopische Veränderungen auf (die Refraktion beträgt rechts −10,0 comb. cyl. −1,25 A.50°; links −8,5 comb. cyl. −1,0 A. 155°). Der nicht erwartete Seitenunterschied im Visus dürfte wohl nur zum Teil einer einseitigen Amblyopie entsprechen; man muß ihn wohl auch als seitendifferent ausgeprägtes Fortschreiten des dystrophischen Prozesses interpretieren, da binokulares Einfachsehen sowie auch Stereosehen nachweisbar sind. Die Elektrophysiologie zeigt ein skotopisch normales, photopisch ausgeprägt subnormales ERG. Das Elektrookulogramm ist beiderseits unauffällig, der Ardenquotient beträgt 2,0.

Wie die beiden älteren Patienten, zeigt auch das 15jährige Mädchen keinen Nystagmus. Andere Details unterscheiden sich jedoch von der älteren Generation: die Pupillenlichtantworten sind beiderseits, auch bei Helladaptation, flott und ergiebig. Lichtscheu ist bisher subjektiv nicht aufgefallen. Die älteren Probandinnen zeigten bei Helladaptation träge Pupillenlichtreflexe und hatten über Lichtscheu zu klagen. Allen drei Patientinnen gemeinsam war, daß getönte Gläser mehr oder weniger ausgeprägt den Sehkomfort verbesserten, jedoch keinen Visusanstieg erbrachten.

Eine junge Patientin aus einer weiteren Familie, Karin S.[2] (geb. 1955), zeigte bereits Ende der zweiten Lebensdekade das charakteristische Bild der Schießscheibenmakulopathie (Abb. 10–13). Die Funktionsstörungen sind unschwer in den am Beispiel der ersten Familie und aus der Literatur bekannten Verlauf einzuordnen: Bei einem Visus von rechts noch 5/25, links nur 1/20, fanden sich beiderseits große Zentralskotome im Gesichtsfeld. Die Farbsinnstörung betraf sowohl den Rot-Grün-, wie auch den Blau-Bereich. Elektrookulogramm und skotopisches Elektroretinogramm waren zunächst normal, der photopische Teil des ERG schon bei der ersten Untersuchung pathologisch. Diese Untersuchungen wurden außerhalb vorgenommen.

---

[2] Herrn Prof. Pape, Offenburg, danken wir für die Zuweisung der Patientin.

Eine spätere Kontrolle des Elektroretinogramms in Heidelberg zeigte, daß inzwischen auch der skotopische Apparat in geringem Ausmaß in den dystrophischen Prozeß mit einbezogen war.

Die soziale Problematik, die die Zapfendystrophie für den Betroffenen mit sich bringt, wird an einem Fall aus der dritten der hier vorgestellten Familie deutlich. Erich L., geb. 1930, war als Seefunker tätig. Vor gut 10 Jahren schon mußte er sich eine Abnahme seines Sehvermögens unter Tagesbedingungen eingestehen. Da seine Arbeit sich jedoch vornehmlich bei reduzierter Beleuchtung abspielte und das Sehen gerade in der Dämmerung ihm besonders gut möglich war, sah er keine Notwendigkeit zu Stellenwechsel oder Umschulung. Daß die Sehschärfe den für den Seedienst vorgeschriebenen Werten schon längst nicht mehr entsprach, kam erst kürzlich zutage. Ob es jetzt gelingen wird, für Herrn L. im 48. Lebensjahr einen neuen Beruf zu finden, der zum einen Tätigkeiten vergleichbaren Niveaus beinhaltet, zum anderen trotz reduzierter Sehfunktionen von ihm noch ausgefüllt werden kann, erscheint der-

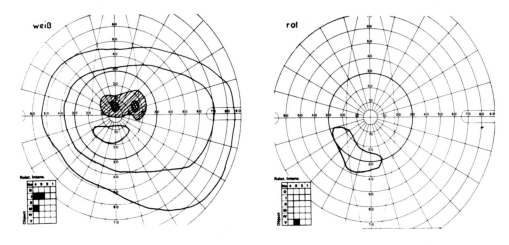

Visus R/L 0,1

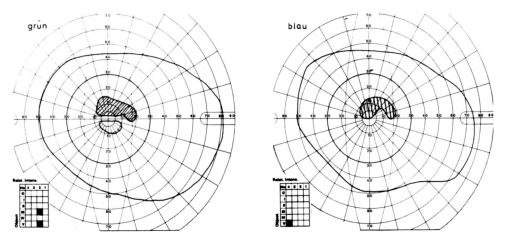

Abb. 6. Luise L., geb. Z., geb. 1942. Gesichtsfelder für weiße, rote, grüne und blaue Stimuli. Besonders grobe Defekte bei der Untersuchung mit roten Marken. Der Befund paßt zu einer selektiven Störung des Zapfensystems (Sloan u. Feiock, 1972). Für die farbigen Stimuli wurden folgende Filter verwendet: Rot: RG 5A, Grün: VG 9; Blau: BG 12 (Schott, Mainz). Die Gesichtsfelder betreffen jeweils das rechte Auge. Das linke Auge verhält sich analog

zeit noch fraglich. Herr L. berichtete, daß das Augenleiden in ganz ähnlicher Weise in das Leben seines Vaters eingegriffen habe. Im ophthalmologischen Befund sind wieder die Ergebnisse der Farbsinntests besonders auffällig. Am Anomaloskop wird die typische Achromateneinstellung gewählt; im Panel-D-15 kommt es beiderseits zu multiplen Verwechslungen entlang der skotopischen Achse. Bei der Prüfung der Außengrenzen des Farbgesichtsfeldes mit Marken, die für den Farbnormalen peripheriewertgleich sind, werden jedoch spontan die Farben korrekt benannt, wenn die achromatische Isoptere um ein Weniges überschritten wird. Wie es für einen Zapfenschaden typisch ist (Sloan u. Feiock, 1972), finden sich für Rot besonders grobe Defekte, die nur noch einen peripheren Gesichtsfeldrest aussparen. Mit blauen Reizen ist dagegen lediglich ein umschriebenes Zentralskotom zu perimetrieren, dessen Ausdehnung die ophthalmoskopisch sichtbare Läsion nicht eindeutig übersteigt. Der Visus beträgt nach Korrektur der Myopie rechts 0,1;

links 0,05 bis 0,1. Ein Nystagmus besteht nicht, die Photophobie ist bemerkenswert gering und erlaubt ungestörten Einblick auf die Makula, die beiderseits eine etwa oväläre Aufhellungszone mit Pigmentverwerfungen zeigt. Ganz diskrete Pigmentationen in der Fundusperipherie korrespondieren mit einem ERG, dessen Amplituden im skotopischen Bereich bei mehrmaligen Kontrollen um die untere Normgrenze streuen. Der photopische Teil ist grob pathologisch. Im Gleichspannungs-ERG ist eine c-Welle darstellbar (Abb. 14). Das Elektrookulogramm ist normal.

Besprechung der Ergebnisse

Es fällt nicht leicht, konstante differentialdiagnostische Kriterien der Zapfendystrophie aufzuführen. Hier sind nur das photopisch pathologische ERG (Kelsey u. Arden, 1972; Kojima et al., 1978) und der dominante Erbgang zu nennen. Viel mehr als im einzelnen Befund ist das Charakteristische des Lei-

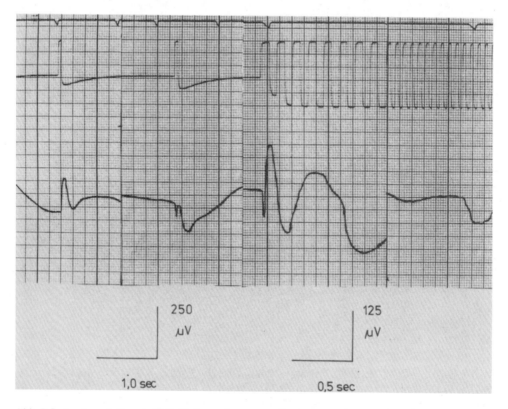

Abb. 7. Luise, L., geb. Z., geb. 1942. Elektroretinogramm. Bedingungen vgl. Abb. 4. Der skotopische Teil ist normal, die photopischen Aktivitäten liegen unter der Erfassungsgrenze der Methode

dens im Verlauf zu suchen, der in einem allmählichen Funktionsverfall des photopischen Systems besteht. Schlechter Visus und massive Farbsinnstörungen gehen den ophthalmoskopisch faßbaren Veränderungen um Jahre, bisweilen möglicherweise um Jahrzehnte voraus. Die Geschwindigkeit der Progression wird in der Literatur unterschiedlich angegeben (van Lith u. Deutman, 1975). Der skotopische Apparat kann, zunächst in mäßigem Umfang (Krill u. Deutman, 1972), während der späteren Stadien der Dystrophie stärker mitbefallen sein (François et al., 1974).

Verwirrend können die mit verschiedenen Farbsinntests gewonnenen, scheinbar widersprüchlichen Ergebnisse sein. Den Schlüssel zum Verständnis kann das Farbgesichtsfeld liefern. Es zeigt, daß der dystrophische Prozeß die Zapfenfunktion nicht in allen Netzhautarealen gleichmäßig beeinträchtigt, sondern vorübergehend Bezirke aussparen kann, die in der Nähe des Netzhautzentrums liegen und ein überraschend günstiges Abschneiden bei einigen Farbsinnuntersuchungen verursachen können.

Die im fortgeschrittenen Stadium sichtbare Makulopathie ist von der umgebenden Netzhaut scharf abgegrenzt. Wie zu Beginn der Erkrankung die Diskrepanz zwischen Funktionsstörung und fehlendem morphologischem Korrelat, so ist jetzt die Inkongruenz zwischen den großen, von den Funktionsstörungen betroffenen Arealen, und dem umschriebenen Defekt am Fundus auffällig.

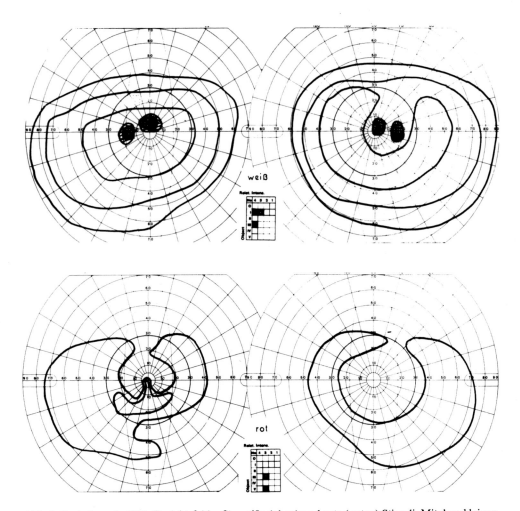

Abb. 8. Sonja L., geb. 1962. Gesichtsfelder für weiße (oben) und rote (unten) Stimuli. Mit dem kleinen, noch relativ farbtüchtigen zentralen Gesichtsfeldareal des linken Auges konnten die Ishihara-Zahlen nicht mehr erkannt werden, die Ishihara-Nachführtafeln jedoch bewältigt werden

Die Diagnose der Zapfendystrophie kann, bei nur einer einmaliger Untersuchung und ohne Kenntnis des längerfristigen Verlaufs, erhebliche Probleme bereiten. Im Frühstadium, wenn ophthalmoskopische Veränderungen noch fehlen, es aber durchaus schon zu ausgeprägtem Verfall von Visus und Farbsinn gekommen sein kann, steht das Bild dem der mehr oder weniger kompletten Achromatopsie nahe (Jaeger, 1950, 1951, 1953, 1958; Smith, Pokorny u. Newell, 1978). Folgende Kriterien sind bei der Abgrenzung besonders zu beachten: Im Gegensatz zur Achromatopsie zeigt die Zapfendystrophie keinen Nystagmus und nur geringe oder mäßige Lichtscheu. Auch die typische Achromatenpupille ist bei der Zapfendystrophie im Frühstadium eindeutig nicht vorhanden. Der Erbgang bei der Achromatopsie ist rezessiv, bei der Zapfendystrophie dominant. *Keine* entscheidenden Kriterien für die Abtrennung des Frühstadiums der Zapfendystrophie von der inkompletten Achromatopsie bieten Elektroretinogramm und Farbsinntests.

In aller Regel leichter fallen wird die Unterscheidung von einem Frühstadium der Stargardtschen Makuladegeneration, zumal jene Fälle, die ophthalmoskopisch längere Zeit stumm bleiben, die Ausnahme bilden. Zwar kann es bei den Farbsinnuntersuchungen zu gleichartigen Ergebnissen kommen: Pseudoprotanomalie (Jaeger u. Grützner, 1961). Auch kann der Morbus Stargardt einen Befund aufweisen, der Ähnlichkeit mit der Schießscheibenmakula hat (Henkes et al., 1974). Bei fehlendem oder auf die Makula beschränktem Fundusbefund ist das ERG des Morbus Stargardt jedoch normal (Jaeger et al., 1973). Den besonderen Wert des Erbgangs bei der Abgrenzung gegen den Morbus Stargardt hat Sorsby schon 1955 betont.

Aufgrund der Genetik nicht abzugrenzen sind die Fälle von dominanter fovealer progressiver Dystrophie (Deutman, 1971), die sehr lange Zeit normale Fundusbefunde bieten können. Hier hilft jedoch das ERG weiter, das bei diesem auf die zentralen Netzhautareale beschränkten Prozeß langfristig auch im photopischen Bereich normale Antworten erbringt, wenn man Ganzfeld-Stimulation benutzt (Neuhann, Krastel u. Jaeger, 1978).

Sind erst einmal bei der Zapfendystrophie Fundusveränderungen aufgetreten, typischerweise in Art der Schießscheibenmaku-

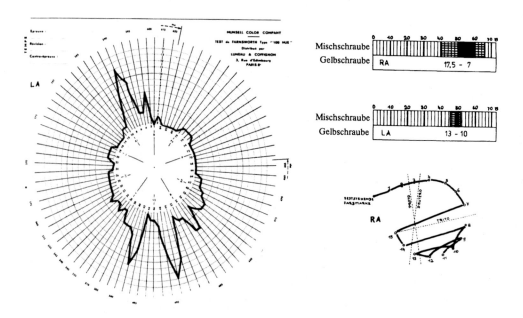

Abb. 9. Sonja L., geb. 1962. Farbsinntests. Anomaloskop: am besseren linken Auge Pseudoprotanomalie, am rechten Auge Pseudoprotanomalie mit verbreiterter Einstellung. Farnsworth-Panel-D-15 für das rechte Auge mit deutlicher Trito-Achse, für das linke Auge normal (nicht abgebildet). Farnsworth 100-Hue-Test: für das linke Auge mit deutlicher Achse zwischen Grün und Blau

lopathie, so muß die Differentialdiagnose andere Krankheitsbilder berücksichtigen (Goodman et al., 1963; Krill, Deutman u. Fishman, 1973; Deutman, 1974; Francois et al., 1974 und 1976). Außer den von Bonnet (1976) hierzu aufgeführten Intoxikationsretinopathien, den dominanten Drusen der Bruchschen Membran, dem Morbus Spielmayer-Vogt und wiederum dem Morbus Stargardt, muß man vor allem die makuläre Form der diffusen tapetoretinalen Degeneration gegen die Zapfendystrophie abgrenzen. Die Morphe mit dem großen zentralen Defekt im Pigmentblatt erlaubt dies nicht immer ganz sicher, der Farbsinn mit der bei der tapetoretinalen Degeneration schon früh vorhandenen Blausinnstörung jedoch eindeutig. Auch die weiteren Begleitzeichen der tapetoretinalen Degeneration, enge Gefäße und retinale Optikusatrophie, fehlen bei der Zapfen-

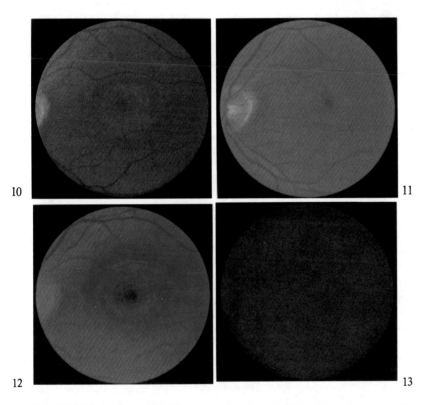

10   11

12   13

Abb. 10–13. Karin S. geb. 1955. Chromatoophthalmoskopische Darstellung der Schießscheibenmaculopathie bei Zapfendystrophie (Prof. Käfer). Aus Jaeger, W., Käfer, O., Kettler, J.V.: Das chromatoophthalmoskopische Bild tapetoretinaler und tapetochoreoidaler Degenerationen, Ber. Dtsch. Ophthalmol. Ges. **74**, 895 (1977)

Abb. 10. Xenon-Licht: Die Makula hat ein kokardenähnliches Aussehen: um das Zentrum liegt ein heller Ring, der von kleinen Verdichtungen durchsetzt ist. Papille und Gefäße sind unauffällig

Abb. 12. Im monochromatischen grünen Licht ($\lambda = 543$ nm) verdunkelt sich die Fovea wesentlich stärker als im rotfreien Licht, ein Zeichen dafür, daß das Makulagelb vorhanden ist

Abb. 11. Im rotfreien Licht (Filter Schott BG 18) scheinen die Rarefizierungen um das dunkle Zentrum hellgrau und zeigen nur noch ganz diskrete Spuren von Gelbfärbung

Abb. 13. Im langwelligen ($\lambda = 624$ nm) Licht erkennt man ebenfalls eine Kokardenstruktur. Die zentrale Verdunkelung ist eindeutig weniger kräftig ausgeprägt als im grünen Licht, so daß man auch schon aus diesem Befund schließen kann, daß es sich nicht um eine reine Pigmentanhäufung im Foveagebiet handeln kann

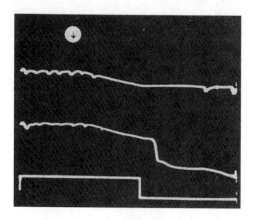

⎿ 1mV

500 msec

Abb. 14. Patient Erich L., geb. 1930. Gleichspannungs-Elektroretinogramm. Methodik s. Krastel und Blassmann 1977; Krastel 1977. Adaptive Beleuchtung: Schott RG 665. Stimulus weiß, 60 Grad, 5 Sekunden, 18,2 cd/m². Die Registrierung ist wegen der Photophobie des Patienten von Artefakten überlagert, eine c-Welle läßt sich jedoch reproduzieren (*Pfeil*)

dystrophie. Schließlich ist auch der Vererbungsmodus different: Die makuläre Form der diffusen tapetoretinalen Degeneration vererbt sich rezessiv, ebenso wie die Achromatopsie mit fortschreitender tapetoretinaler Degeneration (Jaeger et al., 1973; Alexandridis u. Jaeger, 1978; Aulhorn, 1978).

Alle diese Erkrankungen sind selten. Wegen der Tatsache, daß die tapetoretinalen Degenerationen eine deutlich schlechtere, die idiopathischen Achromatopsien dagegen eine deutlich bessere Prognose als die Zapfendystrophie haben, ist es wichtig, auch die Zapfendystrophie zu kennen. Nur so können die Patienten sowohl genetisch als auch in ihrer Berufswahl richtig beraten werden.

Zusammenfassung

Bei der Differentialdiagnose hereditärer Dystrophien der Netzhautmitte kann die Zapfendystrophie besondere Schwierigkeiten bereiten. Der dystrophische Prozeß schreitet bisweilen äußerst langsam voran; die funktionellen Störungen – Visusreduktion, Farbsinn- und Gesichtsfelddefekte – können den ophthalmoskopisch faßbaren Veränderungen um Jahre, möglicherweise um Jahrzehnte vorausgehen. Wesentliche Kriterien der

Zapfendystrophie sind der dominante Erbgang, das photopisch pathologische ERG und der allmählich fortschreitende Funktionsverfall des photopischen Systems bis zur Achromatopsie. Die Schießscheibenmakulopathie ist nicht pathognomonisch.

Die differentialdiagnostische Abgrenzung muß zum einen stationäre Zustände wie die komplette oder inkomplette Achromatopsie berücksichtigen, zum anderen progressive Leiden wie die Achromatopsie mit fortschreitender tapetoretinaler Degeneration oder die makuläre Form der diffusen tapetoretinalen Degeneration.

Summary. In the differential diagnosis of the hereditary dystrophies of the posterior pole of the eye, the cone dystrophy may yield particular difficulties. There may be only very slow progression of the dystrophic process; the functional disturbances – diminution of visual acuity, deterioration of colour sense and appearance of central scotoma – may precede the visible fundus changes by years or even decades.

Major criteria of cone dystrophy are:
1. The dominant mode of inheritance;
2. The significant reduction of photopic ERG responses
3. the gradual decay of central retinal function, resulting in achromatopsia.

Differential diagnosis has to consider stationary disorders like complete and incomplete achromatopsia as well as progressive diseases like achromatopsia with progressive tapetoretinal degeneration or the macular type of diffuse tapetoretinal degeneration.

Résumé. La dystrophie des cônes, un procès qui marche parfois très lentement, peut causer des difficultés extraordinaires en ce qui concerne le diagnostic différentiel entre les dégénérescences héréditaires du pôle postérieur de l'oeuil. Les perturbations fonctionelles – la diminution de l'acuité visuelle, la détérioration du sens chromatique et du champ visuel – peuvent prendre les devants aux altérations visibles du fond de l'oeuil pour plusieurs ans ou de décades.

Les marques distinctives de la dystrophie des cônes sont en particulier
1. le mode d'hérédité dominant
2. la réduction des réponses photopiques de l'ERG
3. la détérioration successive de la fonction du système photopique, jusqu' à l'achromatopsie.

Le diagnostic différentiel faut prendre en considération les altérations stationnaires comme l'achromatopsie complète ou incomplète aussi bien que les dystrophies progressives comme le type maculaire de la dégénérescence tapéto-rétinienne et l'achromatopsie qui est associée à la dégénérescence tapéto-rétinienne.

Danksagung

Für ihre Hilfe möchten wir Frau Barth, Herrn Dr. Bischoff, Frau Praska, Frau Steinhoff, Frau Trunzer, Frau Volk und Frau Vorreuther aus der Universitäts-Augenklinik Heidelberg herzlich danken.

Literatur

Alexandridis, E., Jaeger, W.: Fehldiagnose „Achromatopsie" bei einem Kind, welches später an tapetoretinaler Degeneration erblindete. In: Bücherei des Augenarztes, Heft 73, „Fehler bei Untersuchungsmethoden – diagnostische Irrtümer". Straub, W., Remler, O. (Hrsg.), S. 133–138. Stuttgart: Enke 1978. – Aulhorn, E.: Differentialdiagnose der Achromatopsie. Vortrag 63. Tagung der Württemberg. Augenärztl. Vereinigung, Tübingen 1978. – Babel, J., Stangos, M.: Progressive degeneration of the photopic system. Am. J. Ophthalmol. 75, 511–525 (1973). – Berson, E.L., Gouras, P., Gunkel, R.D.: Progressive cone degeneration, dominantly inherited. Arch. Ophthalmol. (Chicago) 80, 77–83 (1968). – Bonnet, M.: Schießscheibenmaculopathie (bull's eye disease). Klin. Monatsbl. Augenheilkd. 168, 297–302 (1976). – Deutman, A.F.: The hereditary dystrophies of the posterior pole of the eye. Assen: Van Gorcum 1971. – Deutman, A.F.: Benign concentric annular macular dystrophy. Am. J. Ophthalmol. 78, 384–396 (1974). – Deutman, A.F., van Lith, G.H.M.: Differentialdiagnose der „Bull's Eye"-Macula. Ber. Dtsch. Ophthalmol. Ges. 73, 547–551 (1975). – Francois, J., de Rouck, A., de Laey, J.J.: Progressive cone dystrophies. Ophthalmologica (Basel) 173, 81–101 (1976). – François, J., de Rouck, A., Verriest, G., de Laey, J.J., Cambie, E.: Progressive generalized cone dysfunction. Ophthalmologica (Basel) 169, 255–284 (1974). – Goodman, G., Ripps, H., Siegel, J.M.: Cone dysfunction syndromes. Arch. Ophthalmol. (Chicago) 70, 214–231 (1963). – Henkes, H.E., Mierlobensteyn, M. van, Lith, G.H.M. van: ERG and EOG in diagnosis and prognosis of bull's eye maculopathy. XII. ISCERG Sympos. Clermont-Ferrand 1974; Docum. Ophthalmol. Proc. Series 10, pp. 55–56. Den Haag: Junk 1976. – Hommer, K.: Das ERG bei der zentralen Retinitis pigmentosa. Albrecht von Graefes Arch. Klin. Ophthalmol. 178, 30–43 (1969). – Jaeger, W.: Systematische Untersuchungen über „inkomplette" angeborene totale Farbenblindheit. Graefes Arch. klin. Ophthalmol. 150, 509–528 (1950). – Jaeger, W.: Angeborene totale Farbenblindheit mit Resten von Farbempfindung. Klin. Monatsbl. Augenheilkd. 118, 282–288 (1951). – Jaeger, W.: Typen der inkompletten Achromatopsie. Ber. Dtsch. Ophthalmol. Ges. 58, 44–47 (1953). – Jaeger, W.: Diagnose und Differentialdiagnose der angeborenen totalen Farbenblindheit in der augenärztlichen Praxis. Klin. Monatsbl. Augenheilkd. 133, 586 (1958). – Jaeger, W.: Systemgebundene und systemübergreifende angeborene retinale Störungen. Vortrag auf dem Ophthalmologen-Meeting der Academia Leopoldina, Halle 1977. Nova acta Leopoldina (im Druck). – Jaeger. W., Grützner, P.: Erworbene Farbsinnstörungen. In: Entwicklung und Fortschritt in der Augenheilkunde, pp. 591–614. Stuttgart: Enke 1961. – Jaeger, W., Alexandridis, E., Kraus, E., Tenner, A., Kaefer, O.: Hereditäre Maculadegenerationen. Ber. Dtsch. Ophthalmol. Ges. 73, 695–735 (1975). – Käfer, O., Rodenroth, S.: Das chromato-ophthalmoskopische Bild der normalen und der pathologisch veränderten Macula. Ber. Dtsch. Ophthal. Ges. 73, 63–68 (1975). – Käfer, O., Jaeger, W., J. v. Kettler: Das chromato-ophthalmoskopische Bild tapetoretinaler und tapetochorioidaler Degenerationen. Ber. Dtsch. Ophthalmol. Ges. 74, 887–899 (1977). – Kelsey, J.H., Arden, G.B.: Aquired cone dysfunction. Br. J. Ophthalmol 56, 812–816 (1972). – Kojima, M., Sakurai, J., Iwata, K.: Cone dystrophy. Jap. J. Clin. Ophthalmol. 32, 409–417 (1978). – Krastel, H.: Gleichspannungs-Elektroretinographie bei hereditären Dystrophien des Fundus. Ber. Dtsch. Ophthalmol. Ges. 75, 541–547 (1978). – Krastel, H., Blassmann, K.: Selbsthaftende Corneoskleralschalen zur Ableitung des Gleichspannungs-ERG aus Acryl und Silikon. Ber. Dtsch. Ophthalmol. Ges. 75, 664–666 (1978). – Krill, A.E., Deutman, A.F.: Dominant macular degenerations: the cone dystrophies. Am. J. Ophthalmol. 73, 352–369 (1972). – Krill, A.E., Deutman, A.F., Fishman, M.: The cone degenerations. Docum. ophthalmol. (den Haag) 35, 1–80 (1973). – Lith, G.H.M. van, Deutman, A.F.: Electroophthalmologie der juvenilen hereditären Maculadegenerationen. Ber. Dtsch. Ophthalmol. Ges. 73, 108–115 (1975). – Lux, P.: Elektroretinographische Befunde bei einer Familie mit zentraler Retinopathia pigmentosa. Ber. Dtsch. Ophthalmol. Ges. 63, 323–326 (1961). – Neuhann, T., Krastel, H., Jaeger, W.: Differential diagnosis of typical and atypical achromatopsia. Albrecht von Graefes Arch. 209, 19–28 (1978). – Pearlman, J.T., Owen, W.G., Brounley, D.W.: Cone dystrophy with dominant inheritance. Am. J. Ophthalmol. 77, 293–303 (1974). – Siegel, J.M., Smith, B.F.: Acquired cone dysfunction. Arch. Ophthalmol. (Chicago) 77, 8–13 (1967). – Sloan, L.L., Brown, D.J.: Progressive retinal degeneration with selective impairment of the cone mechanism. Am. J. Ophthalmol. 54, 629–641 (1962). – Sloan, L.L., Feiock, K.: Selective impairment of cone function. Acquired Colour Vision Deficiencies, Int. Symp., Ghent 1971. Mod. Probl.

Ophthalmol. **11**, 50–62 (1972). – Smith, V.C., Pokorny, J., Newell, F.W.: Autosomal recessive incomplete achromatopsia with protan luminosity function. Ophthalmologica (Basel) **177**, 197–207 (1978). – Sorsby, A., Davey, J.B.: Dominant macular dystrophy. Br. J. Ophthalmol. **39**, 385–387 (1955). – Zweifach, P.H., Wolf, E.: Acquired cone dysfunction and other photopic system diseases. Arch. Ophthalmol. (Chicago) **79**, 18–21 (1968)

Aussprache

Herr Naumann (Tübingen) zu Herrn Jaeger:
„Bulls Eye" ist im angelsächsischen Sprachraum ein anschaulicher Terminus. Er bedeutet das Zentrum einer *„Schießscheibe"*. Vorschlag für den wohl definierten Makulabefund: *„Schießscheiben-Makula"*, wie er bei den von Deutman beschriebenen 4 Krankheitsbildern vorkommt.

Herr Schmidt (Köln) zu Herrn Jaeger:
Unsere Patienten mit sog. Makula-Typ der diffusen tapeto-retinalen Degeneration zeigten sehr unterschiedliche Defekte des Farbensinnes. Von 16 Betroffenen wiesen 8 eine inkomplette oder komplette Achromatopsie auf (Untersuchungen mit A. Möller). In einem Falle konnte hingegen keine Farbensinnstörung festgestellt werden. Die übrigen wiesen eine Rot/Grün-Dyschromatopsie oder eine isolierte Tritostörung auf. EOG und ERG waren stets hochgradig pathologisch oder erloschen.
Auch bei den Patienten mit sog. Stargardtscher Makuladegeneration (normales photopisches und skotopisches ERG) waren die Farbensinnstörungen uneinheitlich. Von 13 z.T. wiederholt untersuchten Patienten wiesen 3 eine inkomplette oder komplette Achromatopsie auf.
Bei unseren Patienten mit Zapfendystrophie fehlte im ERG die sog. x-Welle; die Flickerfusionsfrequenz war hochgradig pathologisch und die Einstellung am Anomaloskop zeigte eine inkomplette oder komplette Achromatopsie. In einigen Fällen war der ophthalmoskopische Befund völlig normal.

Zur ophthalmoskopischen Benennung („Bull's Eye", „Schießscheiben-Makula") möchte ich bemerken, daß hinter der Morphologie sich sehr unterschiedliche Funktionsstörungen verbergen können (Deutman u. van Lith, 1973; Henkes et al., 1974; Schmidt, 1972, 1978) und daher die ophthalmoskopische oder angiographische Bezeichnung in jedem Falle wenig aussagefähig ist.

Herr Jaeger, Schlußwort:
Die Bezeichnung Bull's Eye ist zweifellos ein Sammeltopf. Herr Deutman hat auf dem DOG-Kongreß 1973 die verschiedenen Krankheitsbilder dargestellt, die zu diesem Befund führen. Die Bezeichnung „Schießscheibenmakula" halten wir für gut. Sie wird auch von uns verwendet. Die Differentialdiagnose zwischen echter Achromatopsie und einer Achromatopsie mit fortschreitender tapetoretinaler Degeneration scheint uns außerordentlich wichtig. Ohne ERG ist im jugendlichen Alter diese Differentialdiagnose nicht zu leisten. In unserer Publikation, in der wir über das Krankheitsbild der Achromatopsie mit fortschreitender tapetoretinaler Degeneration berichteten, haben wir auf den Fall hingewiesen, bei dem Prof. Engelking – zweifellos einer der besten Kenner der Farbensinnstörungen – die Fehldiagnose einer einfachen Achromatopsie gestellt hat. Daß eine einfache Achromatopsie und eine Achromatopsie mit fortschreitender tapetoretinaler Degeneration in einer Familie vorkommen würden, ist bisher noch nicht beobachtet worden. Auch bei der bisher größten untersuchten Familie auf der Insel Fuur in Nord-Dänemark kamen zwar komplette und inkomplette Achromatopsien vor, nicht dagegen eine Achromatopsie mit fortschreitender tapetoretinaler Degeneration. Franceschetti, A., Jaeger, W., Klein, D., Ohrt, V., Rickli, H.: Étude pathophysiologique et génétique de la grande famille d'achromates de l'île de Fur (Danemark). Description d'une nouvelle famille avec achromatopsie totale chez le fils aîné et achromatopsie incomplète chez le frère cadet. XVIII. Conc. ophthal. 1958, Vol. 2, pp. 1582–1588. Belgica 1958.

Ber. Dtsch. Ophthalmol. Ges. 76, 409–414 (1979)
Ionisierende Strahlen in der Ophthalmologie
Redigiert von W. Jaeger, Heidelberg
© J. F. Bergmann Verlag 1979

Erythrolab und Deuteranomalie

H. Stöcker, E. Wolf und H. Scheibner (Düsseldorf)

Einleitung

Bei der Deuteranomalie handelt es sich nach allgemeiner Auffassung nicht um eine reduzierte, sondern um eine alterierte Form der normalen Trichromasie [7, 15, 16]. „Alteration" heißt hierbei, daß die Absorptionsbereiche bzw. Absorptionsmaxima der Zapfenpigmente über der Wellenlänge gegenüber denen der normalen Trichromaten verschoben sind.

Rushton [10] nannte die drei Zapfenpigmente eines normalen Trichromaten „Cyanolab" für das kurzwellige Pigment, „Chlorolab" für das mittelwellige Pigment und „Erythrolab" für das langwellige Pigment. Im Falle der Deuteranomalie sind u.a. zwei Hypothesen möglich:

1. Nur das mittelwellige, sogenannte „anomale" Pigment ist alteriert, d.h. sein Absorptionsmaximum ist (immer) zu längeren Wellenlängen verschoben. Das ist die klassische Auffassung.

2. Zusätzlich ist auch das langwellige Pigment (Erythrolab) alteriert.

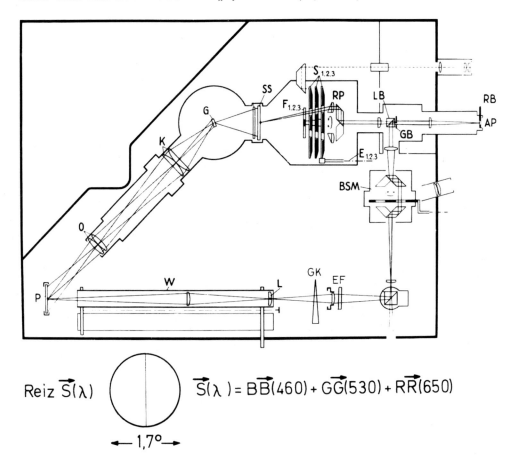

$$\text{Reiz } \vec{S}(\lambda) \qquad \vec{S}(\lambda) = B\vec{B}(460) + G\vec{G}(530) + R\vec{R}(650)$$

$$\longleftarrow 1{,}7° \longrightarrow$$

Abb. 1. Modifiziertes Dreifarbenmeßgerät nach Beck und Richter

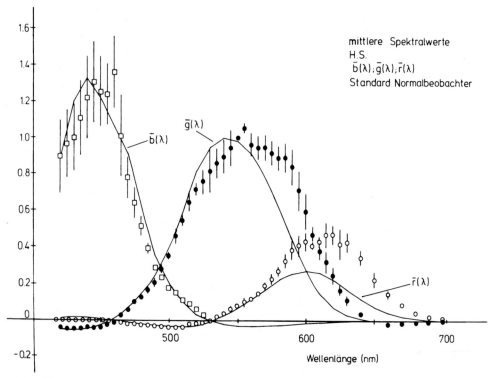

Abb. 2. Über der Wellenlänge sind die mittleren Spektralwertkurven $\bar{b}(\lambda)$, $\bar{g}(\lambda)$, $\bar{r}(\lambda)$ der Versuchsperson H.S. aufgetragen. Im Vergleich dazu sind die Spektralwertkurven des CIE-Normalbeobachters in der von Judd modifizierten Form als durchgezogene Linien eingezeichnet

Wir berichten hier a) über die Spektralwertbestimmung an vier Deuteranomalen, b) über spektrale Hellempfindlichkeitsfunktionen, die aus den Spektralwertkurven nach a) im Verein mit Alychnen, die ihrerseits aus heterochromen Helligkeitsabgleichen derselben Deuteranomalen bestimmt wurden, ermittelt wurden.

Versuchspersonen, Apparatur

Unsere Versuchspersonen waren Schüler und Studenten. Sie zeigten am NAGELschen Anomaloskop eine ausgeprägte Deuteranomalie. Größere Variationen waren bezüglich ihrer Unstimmbarkeit zu verzeichnen, die mittelstark, halb extrem bzw. voll extrem war [5].

Abb. 1 zeigt das benutzte Dreifarbenmeßgerät [4]. Durch die Blende AP sieht die Versuchsperson ein kreisrundes, in der Mitte senkrecht geteiltes Gesichtsfeld. In der linken Gesichtsfeldhälfte werden der Versuchsperson Spektralfarbreize aus einem Monochromator (Hersteller: Bausch und Lomb) vorgegeben. Ihre Intensität kann durch einen Abschwächer (BSM) variiert werden. Die angebotenen Farbreize werden auf der rechten Feldhälfte mit Hilfe von drei apparativen Primärva-

lenzen nachgemischt [18]. Diese sind durch die Interferenzfilter $F_{1, 2, 3}$ realisiert: für Blau 460 nm, für Grün 530 nm und für Rot 650 nm.

Als Lichtquelle dient eine Wolfram-Halogen-Glühlampe (G). Die additive Mischung der drei Primärvalenzen erfolgt über das rotierende Prismensystem RP. Der Probenstrahlengang wird zur Entsättigung der einzelnen Spektralreize benutzt, wobei neben dem entsprechenden Entsättigungsfilter zur kontinuierlichen Abschwächung ein Graukeil in den Strahlengang gebracht wird. Das Entsättigungslicht wird dem Reizlicht mit Hilfe eines Mischwürfels überlagert.

Streng foveales Sehen wird durch eine Gesichtsfeldblende (GB) erreicht, die das Feld auf einen Durchmesser von 1,7° begrenzt [17].

Bestimmung von Spektralwertkurven

Ein vollständiger Farbabgleich eines beliebigen Spektralreizes läßt sich in Form einer Vektorgleichung schreiben.

$$\vec{C} = B \cdot \vec{B} + G \cdot \vec{G} + R \cdot \vec{R}$$

Rechnet man die spektralen Farbwerte einer vorgegebenen spektralen Strahlungsverteilung auf ein isoenergetisches Spektrum um, so erhält man die Spektralwerte, die wir mit $\bar{b}(\lambda)$, $\bar{g}(\lambda)$ und $\bar{r}(\lambda)$ bezeichnen [9].

Für jede Versuchsperson wurden in fünf bis acht Durchgängen Spektralwertkurven aufgestellt [14].

Ergebnisse

Auf Abb. 2 sind die über der Wellenlänge aufgetragenen mittleren Spektralwertkurven $\bar{b}(\lambda)$, $\bar{g}(\lambda)$ und $\bar{r}(\lambda)$ der Versuchsperson H.S. gezeigt; sie sind für $\bar{g}(\lambda)$ bei 550 nm auf den Wert 1 normiert.

Im Vergleich dazu sind in Form der durchgezogenen Linien die Spektralwertkurven des CIE-Normalbeobachters in der von Judd modifizierten Form eingezeichnet [6].

Unsere Ergebnisse können wie folgt beschrieben werden. Die mittelwellige Spektralwertkurve $\bar{g}(\lambda)$ des Deuteranomalen ist deutlich nach längeren Wellenlängen verschoben, im vorliegenden Fall um 11 nm. Diese erwartete Abweichung zeigt sich auch bei den anderen Versuchspersonen in mehr oder weniger starker Ausprägung. Einmal sind es 3 nm, dann 17 nm und schließlich 16 nm. Diese Verschiebungen sind immer in Richtung längerer Wellenlängen.

Die langwellige Spektralwertkurve $\bar{r}(\lambda)$ zeigt bei der Versuchsperson H.S. (Abb. 2) eine Abweichung von 17 nm zu längeren Wellenlängen, die sich in ähnlicher Form auch bei zwei anderen Versuchspersonen wiederfindet, nämlich 18 nm bzw. 14 nm. Bei einer Versuchsperson zeigt sich jedoch eine entgegengesetzte Verschiebung zu kürzeren Wellenlängen von 8 nm.

Ermittlung von Hellempfindlichkeitsfunktionen

Das Ziel unseres Vorgehens war, das dreidimensionale Farbensehen auf ein reines Helligkeitssehen zu reduzieren. Die Alychne stellt eine Ebene im dreidimensionalen Farbenraum mit der Helligkeit oder Leuchtdichte Null dar. Kennt man diesen zweidimensionalen Raum, nämlich die Alychne, so läßt sich der dreidimensionale Farbenraum auf einen eindimensionalen abbilden.

Die Ebene der Alychne kann mit Hilfe zweier unabhängiger, leuchtdichtefreier Farbvektoren aufgespannt werden [12, 13].

$$\vec{C} = u \cdot \vec{f} + v \cdot \vec{q}$$

wo u und v freie Parameter sind.

Die Gleichung für die Alychne beschreibt den Kern der zu bestimmenden homomorphen Abbildung [11]. Er ist ein zweidimensionaler Unterraum des Vektorraums der Farben und verschwindet bei der Abbildung des dreidimensionalen Farbenraums auf den gesuchten eindimensionalen.

Die beiden Richtungsvektoren $\vec{f}$, die mittlere Fehlfarbe, und $\vec{q}$, ein zu $\vec{f}$ nicht paralleler mittlerer Quervektor, spannen, vom Nullpunkt angetragen, die Alychnenebene mit der Leuchtdichte L = 0 auf.

Mittlere Fehlfarbe:

$$\vec{f} = B_F \cdot \vec{B} + G_F \cdot \vec{G} + R_F \cdot \vec{R}$$

Mittlerer Quervektor:

$$\vec{q} = B_Q \cdot \vec{B} + G_Q \cdot \vec{G} + R_Q \cdot \vec{R}$$

Durch Übergang von der vektoriellen in die skalare Ausdrucksweise

$$B = u \cdot B_F + v \cdot B_Q$$
$$G = u \cdot G_F + v \cdot G_Q$$
$$R = u \cdot R_F + v \cdot R_Q$$

und durch Auflösen dieser drei Gleichungen, d.h. durch Elimination der beiden Parameter u und v, erhalten wir die gesuchte Abbildungsgleichung in ihrer homogenen Form:

$$O = (G_F R_Q - R_F G_Q)\, B + (R_F B_Q - B_F R_Q)\, G$$
$$+ (B_F G_Q - G_F B_Q)\, R$$

Diese Gleichung gilt nun zunächst für Farbvektoren, die in der Alychnenebene liegen. Für eine beliebige Farbe erhalten wir die endgültige inhomogene Form unserer Abbildungsgleichung.

$$L = (G_F R_Q - R_F G_Q)\, B + (R_F B_Q - B_F R_Q)\, G$$
$$+ (B_F G_Q - G_F B_Q)\, R$$

Diese Gleichung entspricht nun der empirisch bestimmten Abneyschen Gleichung für die Leuchtdichte.

$$L = \beta\, B + \gamma\, G + \rho R$$

Die Leuchtdichtebeiwerte β, γ und ρ entsprechen dabei den Klammerausdrücken der endgültigen Abbildungsgleichung.

Die Anwendung dieser Gleichung auf die Spektralwertfunktionen $\bar{b}(\lambda)$, $\bar{g}(\lambda)$ und $\bar{r}(\lambda)$ anstelle beliebiger Farbwerte B, G, R führt zu der gesuchten Hellempfindlichkeitsfunktion $\bar{l}(\lambda)$.

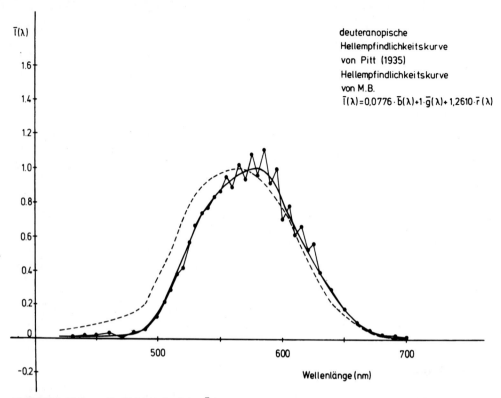

$\bar{l}(\lambda)$

1.6

1.4

1.2

1.0

0.8

0.6

0.4

0.2

0

-0.2

deuteranopische
Hellempfindlichkeitskurve
von Pitt (1935)
Hellempfindlichkeitskurve
von M.B.
$\bar{l}(\lambda) = 0,0776 \cdot \bar{b}(\lambda) + 1 \cdot \bar{g}(\lambda) + 1,2610 \cdot \bar{r}(\lambda)$

500   600   700

Wellenlänge (nm)

Abb. 3. Die Hellempfindlichkeitsfunktion $\bar{l}(\lambda)$ der Versuchsperson M.B. ist über der Wellenlänge aufgetragen. Im Vergleich dazu zeigt die gestrichelte Kurve die Hellempfindlichkeitsfunktion eines Deuteranopen, bestimmt von Pitt, 1935

Ergebnisse

Abb. 3 zeigt die aus den Spektralwerten und der Alychne bestimmte Hellempfindlichkeitskurve der Versuchsperson M.B.. Gestrichelt eingezeichnet ist die Hellempfindlichkeitskurve eines Deuteranopen, die von Pitt 1935 bestimmt worden ist [8].

Nach neuerer Auffassung [1] besitzt der Deuteranope, als Reduktionsform des normalen Trichromaten, nur *ein* photolabiles Pigment *im mittel- und langwelligen Bereich*, nämlich Erythrolab. Dieses ist sowohl bei Deuteranopen als auch bei Deuteranomalen für die spektrale Hellempfindlichkeit maßgebend. Von unseren gemessenen spektralen Hellempfindlichkeitsfunktionen können wir somit auf die spektrale Absorption des langwelligen Pigments schließen.

Die Hellempfindlichkeitsfunktion des Deuteranomalen M.B. zeigt gegenüber der des Pittschen Deuteranopen [8] eine merkliche Verschiebung ihres Maximums zu längeren Wellenlängen. Die Abb. 4 gibt die Ergeb-

nisse für die Versuchsperson R.H. wieder; bei ihr ist die Abweichung am ausgeprägtesten. Die beiden anderen Deuteranomalen zeigen Verschiebungen, die zwischen denen von M.B. und R.H. liegen.

Unsere Ergebnisse deuten daraufhin, daß die Deuteranomalen ein langwelliges Zapfenpigment besitzen, das interpersonell in seiner Lage über der Wellenlängenachse erheblich streut. Alpern und Mitarb. [1, 2, 3] kamen zu ähnlichen Ergebnissen in ihren Untersuchungen zur Cluster-Theorie der Zapfenpigmente bei Deuteranopen und Deuteranomalen.

Zusammenfassung

An vier Deuteranomalen wurden Spektralwertkurven und mittels heterochromer Helligkeitsabgleiche Alychnen bestimmt. Daraus wurden nach dem Schema der Abneyschen Gleichung spektrale Hellempfindlichkeitsfunktionen berechnet. Die Ergebnisse bestätigen die klassische Alteration des mitt-

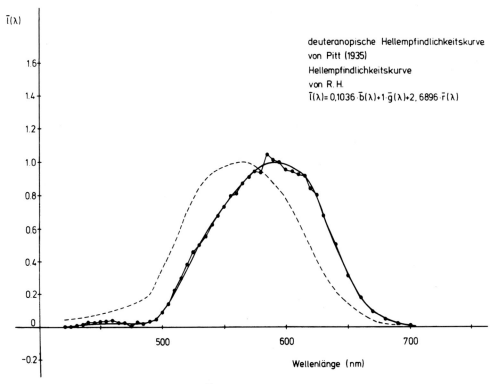

Abb. 4. Die Hellempfindlichkeitsfunktion $\bar{\mathrm{I}}(\lambda)$ der Versuchsperson R.H. ist über der Wellenlänge aufgetragen. Im Vergleich dazu zeigt die gestrichelte Kurve die Hellempfindlichkeitsfunktion eines Deuteranopen, bestimmt von Pitt, 1935

leren Zapfenpigments nach längeren Wellenlängen. Für das langwellige Zapfenpigment zeigte sich eine erhebliche interpersonelle Streuung.

Summary. Spectral colour matching functions of four deuteranomalous observers were measured and the alychnes determined by heterochromatic brightness matches. Spectral brightness sensitivity curves were then calculated from the spectral colour matching functions and alychnes. The results confirm the classical alteration towards longer wavelengths shown by the middle wavelength cone pigment. The spectral absorption of the long wavelength cone pigment exhibited considerable interpersonal scatter along the wavelength scale.

Literatur

1. Alpern, M., Wake, T.: Cone pigments in human deutan colour vision defects. J. Physiol. **266**, 595–612 (1977). – 2. Alpern, M., Pugh, E.N.: Variation in the action spectrum of erythrolab among deuteranopes. J. Physiol. **266**, 613–646 (1977). – 3. Alpern, M., Moeller, J.: The red and green cone visual pigments of deuteranomalous trichromacy. J. Physiol. **266**, 647–675 (1977). – 4. Beck, H., Richter, H.: Neukonstruktion des Dreifarbenmeßgerätes nach Guild-Bechstein. Farbe 7, 141–152 (1958). – 5. Fachnormenausschuß Farbe (FNF): Anweisung für die Untersuchung des Farbensehens mit dem Anomaloskop nach Nagel. Farbe **6**, 141–152 (1958). – 6. Judd, D.B.: Report of U.S. Secretariat Committee on Colorimetry and Artificial Daylight. CIE Proc. Vol. I, Part 1, Stockholm 1951, p. 11. Paris: Bureau Central CIE 1951. – 7. König, A., Dieterici, C.: Die Grundempfindungen in normalen und anomalen Farbensystemen und ihre Intensitätsverteilung im Spektrum. Z. Psychol. u. Physiol. Sinnesorg. 4, 241–347 (1892). – 8. Pitt, F.H.G.: Characteristics of dichromatic vision. With an appendix on anomalous trichromatic vision. Spec. Rep. Ser. Med. Res. Coun. (Lond.) No. 200 (1935). – 9. Richter, M.: Einführung in die Farbmetrik. (= Sammlung Göschen 2608) Berlin: de Gruyter 1976. – 10. Rushton, W.A.H.: Colour blindness and cone pigments. Am. J. Optom. and Arch. Am. Acad. Optom. 41, 265–280 (1964). – 11. Scheibner, H.: Dichromasie als Homomorphismus der Trichromasie. Optica acta **15**, 339–349 (1968). – 12. Scheibner, H., Boll, B.: Bestimmung der Alychne von Deuteranopen und extremen Deuteranoma-

len (in Vorb.), Düsseldorf. – 13. Scheibner, H., Ludwig, O., Hübner, C.: Deuteranopie und extreme Deuteranomalie (in Vorb.), Düsseldorf. – 14. Stöcker, H.: Dissertation, in Vorbereitung. – 15. Kries, J., von: Über Farbensysteme. Z. Psychol. u. Physiol. Sinnesorg. **13**, 241–324 (1897). – 16. Kries, J., von: Über die anomalen trichromatischen Farbensysteme. Z. Psychol. u. Physiol. Sinnesorg. **19**, 63–69 (1899). – 17. Wolf, E., Scheibner, H.: One versus two altered cone pigments in protanomalous colour vision. Pflügers Arch. **373**, Suppl. R 79 (1978). – 18. Wright, W.D.: Researches on normal and defective colour vision. London: Kimpton 1946

Ber. Dtsch. Ophthalmol. Ges. 76, 415–416 (1979)
Ionisierende Strahlen in der Ophthalmologie
Redigiert von W. Jaeger, Heidelberg
© J. F. Bergmann Verlag 1979

Sinnesphysiologie und Elektrophysiologie

Bemerkenswerte Verlaufsformen des Elektroretinogramms bei intraokularen Fremdkörpern

R. Rix und F. Emmrich (Augenklinik der Univ. Erlangen-Nürnberg. Direktor: Prof. Dr. Schreck)

Wenn metallische Fremdkörper nicht aus dem Augeninnern entfernt werden, kann es zu einer Metallosis bulbi kommen. In letzteren Fällen hat sich das ERG als zuverlässiges Diagnostikum erwiesen, das die Metallosis bereits im Frühstadium aufzeigt.

Der erste Pat. bietet hierzu eine typische Verlaufsform. M.G., 25 Jahre alt, perforierende Verletzung am 2. 11. 77, wobei ein Fremdkörper bis in die Linse eindrang, ohne daß sich eine fortschreitende Katarakt entwickelte. Nach der Versorgung der Hornhautwunde voller Visus für Ferne und Nähe. Von einer Fk-Extraktion wurde vorerst abgesehen, um dem jugendlichen Patienten seine eigene Linse am zweiten Auge zu erhalten.

Die laufende ERG-Kontrolle ergab zunächst normale Werte. Nach 34 Tagen begann die Amplitude am zuletzt verletzten linken Auge anfangs wenig, aber unverkennbar abzusinken. 5 Monate später zeigte sich sowohl die a- als auch die b-Welle pathologisch (a = 30, b = 210 µV). Minderung der oszillatorischen Potentiale. Außerdem trübte sich nach einem freien Intervall die Linse unter den Zeichen einer Siderosis ein. Daher Extraktion der Linse einschließlich Fk. Postoperativ wieder voller Visus. Das ERG erholte sich schnell wieder zu normalen Werten.

ERG-Verläufe dieser Art erscheinen typisch. Bei den daher routinemäßig durchgeführten Kontrollen des ERG fiel 1976 erstmals ein Patient auf, der auf dem verletzten Auge den typischen ERG-Verlauf bot. Daneben zeigte aber auch das unverletzte Auge ein deutlich pathologisches ERG, was die Aufmerksamkeit in besonderem Maße auf solche Befunde lenkte. Da die Extraktion der Fk meistenteils doch erfolgreich gelingt, blieb die Anzahl derartiger Beobachtungen gering.

Ein 7jähriger Junge (R.P.) erlitt eine schwere perforierende Verletzung des linken Auges durch den Teil einer Geschoßhülse. Magnetextraktion des intraokularen Fremdkörpers ohne Erfolg; wegen der Amaurose und der schweren Zertrümmerung des Bulbus wird von weiteren Maßnahmen abgesehen. Am perforierten Auge entwickelte sich eine Phthisis mit deutlichen Zeichen einer Metallosis. Das ERG 4 Monate nach dem Unfall läßt keine Potentiale mehr zutage treten. Doch auch am unverletzten rechten Auge zeigt sich bei normaler Funktion und Morphologie ein deutlich pathologisches ERG: Subnormale Amplitude von a- und b-Welle (a = 25, b = 136 µV).

Pat. W.H., am 28. 7. 77 im Alter von 23 Jahren doppelt perforierende Verletzung am rechten Auge mit einem Eisensplitter. Fundus und Röntgenuntersuchung ergaben, daß der Fk den Bulbus nahe dem Makulabereich auch hinten durchschlagen hatte und in der Orbita lag. Der mehrfach durchgeführte Magnetversuch blieb ohne Erfolg.

Der Visus betrug trotz der makulanahen Durchschlagstelle 5/15, am anderen Auge voller Visus. Die laufende ERG-Kontrolle ergab zunächst am verletzten Auge Werte im Bereich der Normgrenze, am anderen Auge normale. Am verletzten Auge kam es trotz der retrobulbären Lage des Fk zur Entwicklung eines pathologischen ERG, a- und b-Welle herabgesetzt, Ausbleiben der oszillatorischen Potentiale. Im weiteren kam es zu einem Abfall der ERG-Amplitude bis zur Auslöschung. Überraschenderweise entwickelte auch das unverletzte Auge nach anfangs normalen Werten ein pathologisches ERG. Als erstes verschwanden die oszillatorischen Potentiale, die Werte der a- und b-Welle sanken. Die Amplituden pendelten sich unter der Hälfte der Norm ein (a = 30, b = 100 µV). Am verletzten Auge setzt die interkurrente Glaskörperblutung den Visus auf Lichtschein bei intakter Projektion herab. Die dadurch erschwerte Ophthalmoskopie läßt mit Ausnahme der Narbe am hinteren Pol keine wesentlichen Veränderungen erwarten, insbesondere keine Anzeichen für eine Metallosis. Das unverletzte linke Auge erbringt trotz normaler Funktion und Morphologie ein pathologisches ERG.

Alles in allem soll hiermit darauf hingewiesen werden, daß sich auch bei einem intralentalen Fk eine Metallosis entwickeln kann. In einem Stadium, in dem die Morphologie an der Spaltlampe und bei der Ophthalmoskopie normal erscheint, zeigt das ERG die Metallosis bereits an. Der Zeitpunkt für die Extraktion kann so gelegt werden, daß die Schädigungen voll reversibel sind.

Des weiteren fielen Patienten auf, bei denen das ERG auch am unverletzten Auge pathologische Werte erbrachte. Die Frage nach der Ursache letzterer Befunde wirft erhebliche Probleme auf. Erklärbar wären sie bei der Annahme zentrifugaler Fasern für das ERG. Auch käme in Frage, daß die reaktiven Vorgänge nicht auf das verletzte Auge begrenzt bleiben und so auch das ERG am unverletzten Auge beeinflussen. Vielleicht spielen auch Vorgänge eine Rolle, wie sie bei der sympathischen Ophthalmie diskutiert werden. Daneben scheint einer Disposition Bedeutung zuzukommen.

Aussprache

Herr Schmidt (Köln) zu Herrn Rix:
Diese Befunde sind in der Tat sehr ungewöhnlich. Wir haben bei Ratten nach Vorderkammer-Implantation von Kupfer-Fremdkörpern und kupferhaltigen Fremdkörpern mit großer Oberfläche im Verhältnis zum Bulbusgewicht nur einen vorübergehenden Abfall der a- und b-Wellenamplituden im Vergleich zum unverletzten Auge feststellen können, während die gleichen Fremdkörper nach Implantation in den Glaskörper im gleichen Zeitraum einen eklatanten Potentialabfall hervorriefen.

Unter unseren Patienten mit einseitigem Metall-Fremdkörper im Glaskörperraum haben wir hin und wieder einen Amplitudenabfall am 2. Auge festgestellt, der jedoch wesentlich geringer war als am verletzten Auge.

Herr Stodtmeister (Bonn) zu Herrn Rix:
Welche Ergebnisse gaben die Visus- und Gesichtsfeldprüfungen an den Augen, die nicht verletzt waren?

Herr Hommer (Linz) zu Herrn Rix:
Zur Beurteilung der Prognose einer Metallose ist die elektroretinographische Untersuchung unerläßlich. Wir konnten einen Mann behandeln, der im Alter von 3 Jahren eine perforierende Bulbusverletzung erlitten hatte. Trotz röntgenologisch nachgewiesenem intraokularem Fremdkörper erfolgte damals keine Extraktion. Noch 18 Jahre später waren die brechenden Medien klar. Im 19. Jahr nach der Verletzung entwickelte sich eine Siderosis bulbi mit Katarakt. Das ERG war normal. Intrakapsuläre Extraktion der Linse und Magnetextraktion des im Bereich des Ziliarkörpers lokalisierten Eisensplitters verliefen komplikationslos, so daß mit Haftschale ein normaler Visus bei gutem stereoskopischem Sehen nunmehr seit 8 Jahren besteht. Die vom Vortragenden geschilderten bemerkenswerten ERG-Veränderungen des Partnerauges bei Siderosis bulbi erfordern weitere regelmäßige Untersuchungen des Visus, Gesichtsfeldes, der Dunkeladaptation und des ERGs.

Herr Thaler (Wien) zu Herrn Rix:
Sind Kontusionsfolgen als Ursache der ERG-Amplitudenreduktion am unverletzten Auge mit Sicherheit auszuschließen?

Herr Rix (Erlangen), Schlußwort:
Bei den Verletzungen lagen Glaskörperblutungen vor. Es erscheint wahrscheinlich, daß diesen eine Bedeutung zukommt. Die Art des Splitters in der Linse konnte durch eine organisatorische Panne nicht bestimmt werden, anamnestisch handelte es sich um einen Eisensplitter. Nach dem Unfallhergang und Befund ist jegliche Traumatisierung des intakten Bulbus auszuschließen. Alle Funktionen waren o.B.

Es zeigt sich eine Schwellenerhöhung um 1 bis 2 log Einheiten. Zuerst wiesen die oszillatorischen Potentiale eine Alteration auf, nach kurzem sanken die a- und b-Welle gleichzeitig und gleichsinnig.

Ber. Dtsch. Ophthalmol. Ges. 76, 417–423 (1979)
Ionisierende Strahlen in der Ophthalmologie
Redigiert von W. Jaeger, Heidelberg
© J. F. Bergmann Verlag 1979

Elektroretinographische Untersuchungen bei sektorenförmiger tapetoretinaler Degeneration

G. Stadler und O.E. Schnaudigel (Arbeitsgemeinschaft Abt. für Experimentelle Ophthalmologie, II. Physiol. Abt., des Max-Planck-Instituts für Physiologische und Klinische Forschung, W.G. Kerckhoff-Institut, Bad Nauheim. Direktor: Prof. Dr. E. Dodt, und Univ.-Augenklinik, Frankfurt/M. Gf. Direktor: Prof. Dr. W. Doden)

Die sektorenförmige Retinopathia pigmentosa ist eine lokalisierte Unterform der peripheren hereditären tapeto-retinalen Degeneration. In der erstmals von Bietti (1938) beschriebenen wohl häufigsten Form finden sich knochenkörperchenartige Pigmentierungen in der unteren Netzhauthälfte und ein entsprechender Ausfall im oberen Gesichtsfeld, wobei die morphologisch nicht veränderten Netzhautareale auch funktionell unbeeinträchtigt scheinen. Dabei ist bisher nicht sicher geklärt, ob nur die morphologisch veränderten Fundusareale erkrankt sind oder ob eine diffuse Erkrankung lokal unterschiedlicher Ausprägung vorliegt.

Wir hatten Gelegenheit, eine kooperative Patientin mit den typischen klinischen Zeichen einer sektorenförmigen, peripheren degenerativen Netzhauterkrankung zu untersuchen. Dabei wurde versucht, durch Ableitung des skotopischen Elektroretinogramms die Lichtempfindlichkeit der einzelnen Fundusquadranten beider Augen zu bestimmen. Ein früherer Versuch, auf elektroretinographischem Wege die Lichtempfindlichkeit der oberen und unteren Netzhauthälfte bei sektorenförmiger Retinopathia pigmentosa einzeln zu prüfen, blieb ohne Ergebnis (Klier, 1965).

Kasuistik

31jährige, körperlich gesund wirkende Patientin. Familien- und Allgemeinanamnese sind unauffällig, Augenerkrankungen und Schielen werden verneint. Der Augenarzt wurde aufgesucht, weil Gegenstände im oberen Gesichtsfeld nicht wahrgenommen wurden. Fernvisus mit −0,5 sph. bds. 1,2. Augenstellung, Motilität, Pupillomotorik und Vorderabschnitte ohne Besonderheiten.

Gesichtsfelder im Goldmann-Kugelperimeter. Beidseitiges Ringskotom innerhalb der oberen Gesichtsfeldhälfte, gegenüber links geringfügige konzentrische Einengung am rechten Auge (Abb. 1).

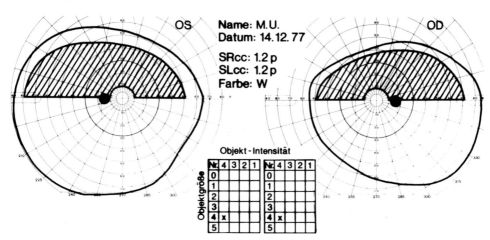

Abb. 1. Kinetische Gesichtsfeldbefunde der Patientin M.U. im Goldmann-Perimeter

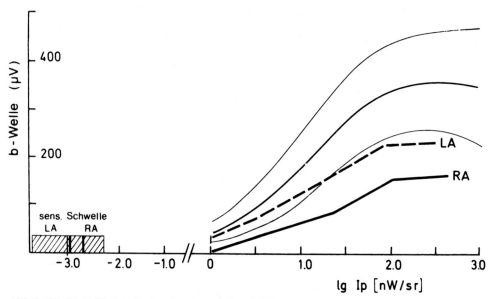

Abb. 2. (M., U. 31 F.) Amplituden der skotopischen b-Welle im Ganzfeld-ERG bei steigender Pupillenstrahlstärke (log Ip (nW/sr)) mit „Kennlinie" der Patientin (L.A., R.A.) und Normbereich (Mittelwert und 2 σ-Streubereich) der b-Wellen-Amplituden augengesunder Versuchspersonen. Sensorische Schwelle nach 20 min Dunkeladaptation und 2 σ-Streubereich (schraffiert)

Augenhintergrund. Papillen bds. normal, Makula mit Reflexen. Im unteren Netzhautbereich beider Augen in der mittleren Peripherie knochenkörperchenartige Pigmentierungen.

Dunkeladaptationsendwert. Beiderseits im Normbereich, am rechten Auge etwa 0,4 log Lichteinheiten höher als links.

Skotopisches ERG. Vom rechten Auge wurden subnormale b-Wellen (Amplituden maximal 180 μV) abgeleitet, vom linken Auge Potentiale an der unteren Normgrenze (maximal 220 μV). Latenzen seitengleich innerhalb des Normbereichs (Abb. 2).

Photopisches ERG. Amplituden der Antworten des rechten Auges an der unteren Normgrenze, vom linken Auge wurden Potentialschwankungen normaler Amplitude und Konfiguration registriert.

Methodik

Alle Bestimmungen erfolgten bei erweiterter Pupille nach einem Dunkelaufenthalt von 20 Minuten. Lichtquelle war eine 150 W Xenonbogenhochdrucklampe, in deren Strahlengang zur Belichtung der einzelnen Quadranten lichtundurchlässige Pappenscheiben entsprechenden Zuschnitts gebracht wurden. Abschwächung des mit Blauglas (BG 28, 2 mm) gefilterten Reizlichts durch spektralneutrale Graufilter bekannter Absorptionsquote. Zur Verminderung von Streulicht wurden zur Lichtrei-

zung schwellennahe Leuchtdichten gewählt; das Signal-Rausch-Verhältnis der skotopischen b-Wellen wurde durch achtmalige Mittelung im Computer verbessert. Die Amplituden der bei vier verschiedenen Reizleuchtdichten gewonnenen elektroretinographischen b-Wellen wurden als Kennlinie gezeichnet. Als Maß der skotopischen Lichtempfindlichkeit wurde graphisch daraus jene Reizleuchtdichte ermittelt, die im ERG eine b-Welle von 30 μV auslöste. Zum Vergleich dienten entsprechende Messungen bei einer männlichen, augengesunden 25jährigen Versuchsperson.

Ergebnisse

1. Gesunde Versuchsperson

Die bei Lichtreizung der einzelnen Netzhautquadranten für gleiche b-Wellen notwendigen Leuchtdichten liegen dicht beieinander (Abb. 3). Die aufgrund unterschiedlicher Größe der beleuchteten Netzhautflächen hierbei gefundenen Leuchtdichteschwankungen betrugen ±0,05 log Ip. Addiert man die bei Belichtung der einzelnen Quadranten gemessenen Amplituden, so liegen diese bei höheren Leuchtdichten etwas höher als bei Belichtung der gesamten Netzhaut (Ganzfeldamplitude), was wohl auf das bei Belichtung einzelner Netzhautquadranten unvermeidbare Streulicht zurückzuführen ist (Abb. 4).

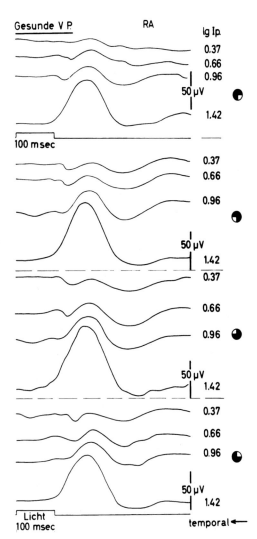

Abb. 3. Originalkurven der skotopischen Antwort im ERG einer gesunden Versuchsperson nach 20 min Dunkeladaptation. Lichtintensität in log Ip (nW/sr). Reizdauer 0,1 s. Belichtete Gesichtsfeldanteile durch weiß belassene Quadranten gekennzeichnet

2. Patientin M.U.

Abb. 5 zeigt die Originalkurven der elektroretinographischen Untersuchung beider Augen. Bei Betrachtung der b-Wellen-Kennlinien des rechten Auges fällt auf, daß diese bei Ganzfeldbelichtung und bei Belichtung des unteren nasalen Gesichtsfeldquadranten nahezu identisch sind (Abb. 6, unten). Bei Belichtung der oberen Gesichtsfeldquadranten sind dagegen Potentiale nur bei höheren Leuchtdichten meßbar; dennoch möchten wir die elektrische Antwort als ausgelöscht bezeichnen, da die Wirkung von Streulicht

auf andere, funktionstüchtige Netzhautbezirke nicht ausgeschlossen werden kann. Im Gegensatz zu dieser guten Übereinstimmung zwischen den Befunden im ERG und den perimetrisch beobachteten Ausfällen hat die deutlich herabgesetzte Lichtempfindlichkeit des temporal unteren gegenüber dem nasal unteren Quadranten weder ein ophthalmoskopisches noch ein perimetrisches Korrelat (vgl. Abb. 1).

Bei der Untersuchung des linken Auges finden sich etwas andere Verhältnisse. Etwa die Hälfte der insgesamt höheren Amplitude bei Ganzfeldbelichtung stammt vom temporal unteren Quadranten (Abb. 6, oben). Der nasal untere und temporal obere Quadrant tragen zu je etwa 1/4 gleichwertig bei. In der skotopischen Spannungsentwicklung ähnlich gemindert wie die oberen Quadranten des rechten Auges ist lediglich der nasal obere Gesichtsfeldanteil des linken Auges, für den ebenfalls ein ausgelöschtes ERG angenommen werden kann.

Tabelle 1 zeigt die ermittelten Pupillenstrahlstärken (in log nW/sr), die für ein 30 µV b-Wellenkriterium im ERG notwendig sind. Jeweils darunter sind die prozentualen Anteile angegeben, die der einzelne Netzhautquadrant zur Ganzfeldamplitude (= 100%) im ERG des rechten und linken Auges beiträgt.

Diskussion

Die vorliegende Untersuchung einer Patientin mit sektoraler Retinopathia pigmentosa zeigt, daß die funktionell (Perimeter) und morphologisch (Augenspiegel) krankhaft veränderten Netzhautbezirke auch elektroretinographisch hinsichtlich ihrer skotopischen Lichtempfindlichkeit gegenüber den gesund erscheinenden Bezirken deutlich verändert sind. Überraschenderweise sind dabei auch unter den scheinbar nicht erkrankten Quadranten Unterschiede der ERG-Amplituden feststellbar. Am deutlichsten ist dies in der unteren Hälfte des Gesichtsfelds des rechten Patientenauges zu sehen, wo der funktionell und morphologisch unauffällige temporale gegenüber dem nasalen Quadranten elektroretinographisch eine deutlich verminderte Lichtempfindlichkeit aufweist. Ebenfalls überraschend zeigt das linke Auge im temporal oberen und nasal unteren Quadranten elektroretinographisch eine gleiche, verminderte skotopische Lichtempfindlichkeit,

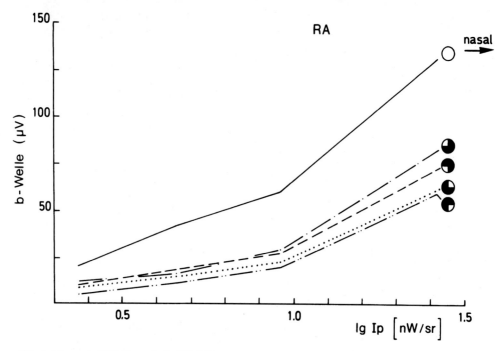

Abb. 4. (Gesunde VP.) Skotopische ERG-Kennlinien der augengesunden Versuchsperson. Abszisse: Pupillenstrahlstärke; Ordinate: b-Wellen-Amplitude in µV. Kennzeichnung der belichteten Gesichtsfeldanteile wie in Abb. 3

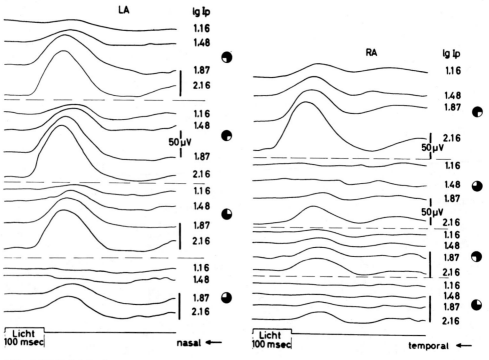

Abb. 5. ERG-Originalkurven der Patientin M., U. Kennzeichnung wie in Abb. 3

obwohl der erste funktionell und morphologisch erkrankt, der zweite intakt erscheint.

Entscheidend für die Beantwortung der Frage, ob eine diffuse Erkrankung lokal unterschiedlicher Ausprägung vorliegt oder ob einzelne Netzhautbezirke eine normale Lichtempfindlichkeit aufweisen, ist die elektroretinographische Antwort der Gesichtsfeldquadranten mit der jeweils höchsten Empfindlichkeit. Für das rechte Auge sind dies der nasal untere, für das linke Auge der temporal untere Quadrant. Beide zeigen elektroretinographisch praktisch die gleiche skotopische Lichtempfindlichkeit, doch ist die hierzu benötigte relative Pupillenstrahlstärke etwa um das Doppelte höher als bei der gesunden Versuchsperson (Tabelle 1). Für die Beurteilung des vorliegenden Einzelfalles erscheint uns diese Differenz nicht ausreichend, für die genannten Netzhautquadranten eine erkrankungsbedingte Funktionsstörung mit Sicherheit feststellen zu können.

Sicherlich sind jedoch die erkrankten Netzhautareale ausgedehnter, als dies ophthalmoskopisch in den knochenkörperchenartigen Pigmentierungen zum Ausdruck kommt. Dies entspricht den Befunden anderer Autoren, die aufgrund anderer Untersuchungsmethoden (Gesichtsfeld, Dunkeladaptation, Fluoreszenzangiographie, Elektrookulogramm) zu ähnlichen Ergebnissen kommen.

Zusammenfassung

Bei einer Patientin mit sektorenförmiger tapeto-retinaler Degeneration wurde die örtliche Lichtempfindlichkeit peripherer Netzhautbezirke durch Messung der für eine skotopische b-Welle von 30 µV im Elektroretinogramm notwendigen Leuchtdichte bestimmt. Mit den im Perimeter und ophthalmoskopisch beobachteten Ausfällen ergab sich teilweise Übereinstimmung, doch zeig-

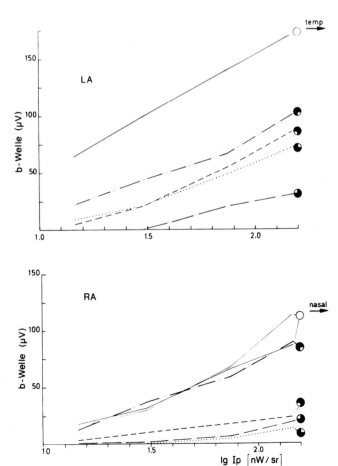

Abb. 6. Skotopische ERG-Kennlinien der Patientin M., U. Linkes Auge – oben, rechtes Auge – unten. Abszisse: Pupillenstrahlstärke, Ordinate: b-Wellen-Amplitude in µV

421

Tabelle 1. Lichtempfindlichkeit der Netzhaut bei Ganzfeldbelichtung (Reihe oben) und bei sektorenförmiger Belichtung (untere 4 Reihen), bestimmt durch Messung der für eine b-Welle von 30 µV im ERG notwendigen Pupillenstrahlstärke. Dunkeladaptierte Augen

Beleuchtete Fläche	Gesunde VP RA	Sektorenförmige Ret. pigment. M.U. 31 J.		
		RA	LA	
○	0,5	1,5	0,84	log nW/sr
	100	100	100	Empfindlkt. (%)
◐	1,08	1,37	1,6	log nW/sr
	26,3	135	17,4	Empfindlkt. in % des Max.
◑	1,03	2,7	1,28	log nW/sr
	29,5	6,31	36,3	Empfindlkt. in % des Max.
◕	0,97	3,3	1,6	log nW/sr
	33,9	1,6	17,4	Empfindlkt. in % des Max.
◔	0,98	3,3	2,62	log nW/sr
	33,1	1,6	1,66	Empfindlkt. in % des Max.

temp.   nasal

ten einige der klinisch nicht betroffenen Quadranten elektroretinographisch eine deutlich verminderte Lichtempfindlichkeit. Umgekehrt zeigte ein ophthalmoskopisch deutlich veränderter Netzhautquadrant elektroretinographisch die gleiche, verminderte Lichtempfindlichkeit wie ein anderer, der ophthalmoskopisch keine Veränderung aufwies.

Literatur

Bietti, G.: Su alcune forme atipiche o rare di degenerazione retinica. Boll. Ocul. 16, 1159–1244 (1937). – Berson, E.L., Howard, J.: Temporal aspects of the ERG in sector retinitis pigmentosa. Arch. Ophthalmol. 86, 653–665 (1971). – Denden, A.: Elektro-ophthalmologische Befunde bei sog. partieller „Retinopathia pigmentosa". Klin. Monatsbl. Augenheilkd. 171, 760–770 (1977). – François, J., De Rouck, A., Golan, A.: ERG in sectorial pigmentary retinopathy. Doc. Ophthal. Proc. Ser. 14, 239–244 (1976). – Graham, M.V.: Bilateral symmetrical sectoral pigmentary lesion of the retina. Br. J. Ophthalmol. 47, 682–686 (1963). – Haase, W., Hellner, K.A.: Über familiäre bilaterale sektorenförmige Retinopathia pigmentosa. Klin. Monatsbl. Augenheilkd. 147, 365–375 (1965). – Hommer, K.: Das ERG bei sektorenförmiger Retinitis pigmentosa. Albrecht von Graefes Arch. Klin. Ophthal. 161, 16–26 (1959). – Hommer, K., Wohlzogen, F.X.: The size of the ERG-amplitudes in sectorial retinitis pigmentosa. In: Symp. on electroretinography, VIIIth ISCERG-Symp. Wirth, A. (ed.), pp. 216–221. Pisa: Pacini 1970. – Klier, A.: Zur Kenntnis der sektorenförmigen Retinopathia pigmentosa. Klin. Monatsbl. Augenheilkd. 147, 361–365 (1965). – Krill, A.E., Archer, D., Martin, D.: Sector retinitis pigmentosa. Am. J. Ophthalmol. 69, 977–987 (1970). – Krill, A.E., Archer, D., Newell, F.W.: Fluorescein angiography in retinitis pigmentosa. Am. J. Ophthalmol. 69, 826–835 (1970). – Küper, J.: Familiäre sektorenförmige Retinitis pigmentosa. Klin. Monatsbl. Augenheilkd. 136, 97–102 (1960). – Noble, K.G.: Peripapillary pigmentary retinal degeneration. Am. J. Ophthalmol. 86, 65–75 (1978). – Thaler, A., Heilig, P., Slezak, H.: Sectoral retinopathia pigmentosa involvement of the retina and pigment epithelium as reflected in bioelectric response. Doc. Ophthal. Proc. Ser. 2, 237–243 (1972). – Vukovich, V.: Das Elektroretinogramm bei Retinitis pigmentosa mit bitemporalem Gesichtsfeldausfall. Albrecht von Graefes Arch. Klin. Ophthalmol. 161, 27–31 (1959)

Aussprache

Herr Röver (Freiburg) zu Herrn Stadler:

Erwirkte der von Ihnen beschriebene Gesichtsfeldausfall eine Polaritätsumkehr der Gipfel im VEP bei Schachmusterreizung, so wie sie bei Normalpersonen von Jeffreys et al. 1971 und von uns 1978 bei selektiver Reizung unterschiedlicher Gesichtsfeldanteile beschrieben wurde?

Herr Thaler (Wien) zu Herrn Stadler:

Die Ergebnisse entsprechen den EOG-Befunden, die ebenfalls auf eine Ausdehnung der Erkrankung auf die obere Fundushälfte hinweisen.

Herr Hommer (Linz) zu Herrn Stadler:

Das klinische ERG ist eine Massenantwort der gesamten Netzhaut auf Lichtreize. Lokalisierte Reizung ist deshalb kaum möglich, und die Befunde sind schwer zu beurteilen. Statistische Untersuchungen des ERGs von 8 Patienten mit sektorenförmiger tapetoretinaler Degeneration ergaben eine signifikante Reduktion der a- und b-Welle. Bei jeder Reizintensität waren die Amplituden auf weniger als 50% gegenüber 25 Vergleichspersonen reduziert. Überraschenderweise differierte der Variationskoeffizient in den beiden Gruppen nicht wesentlich, obwohl bei den 8 Patienten die Fundusveränderung und die entsprechenden Skotome verschieden stark fortgeschritten waren. Deshalb kann angenommen werden, daß dieses Leiden primär ausschließlich in der gesamten unteren Fundushälfte lokalisiert ist. In diesem Areal breiten sich die klinischen Veränderungen und die Sehstörungen in der gleichen Weise aus, wie bei der rezessiven peripheren, diffusen Retinopathia pigmentosa, so daß man bezeichnenderweise von einer Retinopathia pigmentosa der unteren Fundushälfte sprechen kann.

Herr Stadler (Bad Nauheim), Schlußwort, zu Herrn Röver:

Die Patientin hatte ein normales Muster-VECP. Ihre Frage nach der Polarität ist im vorliegenden Falle nicht zu beantworten, da sinusoidal mit 7 Hz gereizt wurde, also nicht bestimmt werden kann, welcher VECP-Anteil − Berg oder Tal − welcher Musterphase entspricht. Im übrigen wurde eine Mustergröße benutzt, die so dimensioniert ist, daß praktisch nur die zentralen 3° angesprochen werden und diese sind ja im Gesichtsfeld vollständig erhalten.

Zu Herrn Thaler:

Bei der Patientin wurde auch eine EOG-Untersuchung durchgeführt leider aber mit einer Lichtapparatur für die z. Z. noch keine Normwerte vorliegen. Die Arden ratio betrug beidseits 169.

Zu Herrn Hommer:

Aus der hier vorgestellten Untersuchung geht hervor, daß auch funktionell und ophthalmoskopisch unbeeinträchtig erscheinende Fundusquadranten in ihrer skotopischen Sensitivität gemindert sind; die Ganzfeldamplituden sind hier insgesamt nicht zu 50% gegenüber der Norm gemindert. Es muß aber darauf hingewiesen werden, daß es eine Einzelfalluntersuchung ist, die gegenüber größeren Kollektiven durchaus unübliche Abweichungen aufweisen kann. Verschiedene technische Voraussetzungen können überdies Differenzen zu anderen Befunden bedingen.

Ber. Dtsch. Ophthalmol. Ges. 76, 425–427 (1979)
Ionisierende Strahlen in der Ophthalmologie
Redigiert von W. Jaeger, Heidelberg
© J. F. Bergmann Verlag 1979

Die Off-Antwort im ERG und EOG bei ischämischer Retinopathie

A. Thaler und P. Heilig (2. Augenklinik der Univ. Wien. Vorstand: Prof. Dr. H. Slezak)

Der off-Effekt im Elektroretinogramm (ERG) und Elektrookulogramm (EOG) ist aus einer Reihe positiver und negativer Komponenten aufgebaut, die, dem Erregungsablauf entsprechend, aus verschiedenen retinalen Strukturen stammen. Die erste positive Welle (d-Welle) setzt sich aus zwei Komponenten zusammen (Brown, 1968): Der aufsteigende Schenkel entsteht durch den rapid decay des cone late receptor potential. Der Gipfel der d-Welle und der abfallende Schenkel wird durch das d.c.potential, das aus der inneren Körnerschicht stammt, gebildet. Das d.c.potential wird durch das late receptor potential ausgelöst. Seine Spannung fällt später ab als die des cone late receptor potential. Aus der Summation beider (entgegengesetzter) Potentiale entsteht die d-Welle. Langsamer als der Abfall des cone late receptor potential (rapid decay) erfolgt der Abfall des rod late receptor potential (slow decay). Als Folge dieser Spannungsänderung entsteht nach der d-Welle eine negative Deflexion (f-Welle) und eine positive Komponente (g-Welle). Auf die g-Welle folgt eine negative Komponente, die von Skoog et al. (1977) als h-Welle

bezeichnet wurde. Die h-Welle verhält sich ähnlich wie die c-Welle der on-Antwort (Skoog et al., 1977). Wenn hohe Lichtreizintensitäten verwendet werden, kann nach der h-Welle eine weitere positive (i-Welle) und negative Schwingung (j-Welle) registriert werden (Thaler et al., 1978d). Diese Potentiale werden von der fast und slow EOG oscillation gefolgt. Die Frequenz der Oscillationen, die der d-Welle überlagert sind, gleicht jener der oscillatory potentials der on-Antwort (Thaler et al., 1978d). Es kann daher angenommen werden, daß die oscillatory potentials der off-Antwort wie die der on-Antwort (Wachtmeister and Dowling, 1977; Yonemura et al., 1978) aus der inneren Körnerschicht stammen.

Experimenteller Verschluß der Arteria centralis retinae bietet eine Möglichkeit, den Einfluß der inneren Netzhautschichten auf ERG und EOG zu untersuchen. Bei Primaten werden die inneren Netzhautschichten bis einschließlich der inneren Körnerschicht durch die Zentralarterie versorgt. Die Rezeptoren und das Pigmentepithel werden von der Choriokapillaris versorgt (Popp, 1875; Gouras

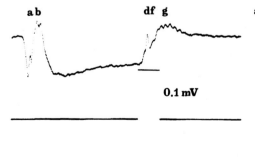

Abb. 1. Normale photopische on- und off-Antwort. 5 min Präadaptation an 200 asb. 0,25 sec on – 0,25 sec. off. Lichtreizintensität 200 asb. 100 Antworten gemittelt. Bandbreite: 0,1 Hz bis 10 kHz

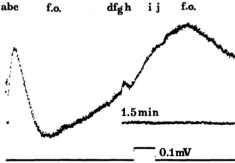

Abb. 2. Normale on- und off-Antwort. 10 min Dunkeladaptation. 1,5 min on – 1,5 min off. Lichtreizintensität 200 asb. Bandbreite: DC bis 10 kHz. f.o. = fast EOG oscillation

and Carr, 1965). Wenn experimentell oder durch pathologische Vorgänge die Zentralarterie verschlossen wird, fallen der Gipfel der d-Welle und die überlagerten oscillatory potentials aus (Thaler et al., 1978b, d). Diese Ergebnisse bestätigen die Theorie, daß die d-Welle und die oscillatory potentials in der inneren Körnerschicht entstehen. Die darauffolgenden Wellen des ERG off-Effekts werden von ischämischer Retinopathie nicht beeinflußt. Man kann daher annehmen, daß sie aus äußeren Netzhautschichten stammen. Das Ausmaß der Reduktion der d-Welle bei ischämischer Retinopathie mit partieller Schädigung nach inkomplettem oder temporärem Zentralarterienverschluß entspricht dem Ausmaß der Reduktion der photopischen b-Welle (Thaler et al., 1978b).

Die fast EOG oscillation wird durch Zentralarterienverschluß nicht verändert. Es ist daher anzunehmen, daß auch sie aus äußeren Netzhautschichten stammt (Thaler et al., 1978a). Die slow EOG oscillation ist bei ischämischer Retinopathie reduziert oder ausgelöscht (Thaler and Heilig, 1977; Thaler et al., 1978c). Voraussetzung für die Entstehung der slow EOG oscillation ist die ungestörte Funktion der inneren Netzhautschichten.

Zusammenfassung

Verschluß der Arteria centralis retinae führt zum Untergang der inneren Netzhautschichten einschließlich der inneren Körnerschicht. Im off-Effekt sind die d-Welle und die überlagerten oscillatory potentials im ERG und die slow oscillation im EOG verändert. Ungestört funktionierende innere Netzhautschichten sind zur Entstehung dieser Potentiale notwendig. g-, h-, i-, j-Welle und fast EOG oscillation werden vom Zentralarterienverschluß nicht beeinflußt. Es ist daher anzunehmen, daß sie in äußeren Netzhautschichten entstehen.

Summary. Central retinal artery occlusion causes destruction of the inner retina up to and including the inner nuclear layer. d-wave and oscillatory potentials in the ERG off-effect and slow EOG oscillation are affected. Undisturbed function of the inner retinal layers is a prerequisite for the generation of these potentials. g-, h-, i-, j-wave and fast EOG oscillation are not influenced by central retinal artery occlusion. Hence these latter waves are controlled by outer retinal layers.

Anmerkung

Unterstützt durch den Fonds zur Förderung der wissenschaftlichen Forschung, Projekt Nr. 2455, den Jubiläumsfonds der Österreichischen Nationalbank, Projekt Nr. 1151 und durch ein Forschungsstipendium der Gemeinde Wien.

Literatur

Brown, K.T.: The electroretinogram: Its components and their origins. Vision Res. 8, 633–677 (1968). – Gouras, P., Carr, R.E.: Light induced DC responses of monkey retina before and after central retinal artery interruption. Invest. Ophthal. 4, 310–317 (1965). – Popp, F.: Über Embolie der Arteria centralis retinae. Inaugural-Dissertation Regensburg (1875). – Skoog, K.O., Welinder, E., Nilsson, E.G.: Off-responses in the human D.C. registered ERG. Vision Res. 17, 409–415 (1977). – Thaler, A., Heilig, P.: EOG and ERG components in ischemic retinopathy. Ophthalmic Research 9, 38–46 (1977). – Thaler, A., Heilig, P., Scheiber, V.: Fast oscillation of the corneoretinal potential in ischemic retinopathy. Ophthalmic Research 9, 324–328 (1978a). – Thaler, A., Heilig, P., Scheiber, V.: The ERG off-response in ischemic retinopathy. Ophthalmic Research, 10, 237–240 (1978b). – Thaler, A., Snyder, J.E., Kolder, H.E., Hayreh, S.S.: Oscillations of the electroretinogram and electrooculogram in experimental ischemic retinopathy. Ophthalmic Research, 10, 283–289 (1978c). – Thaler, A., Snyder, J.E., Kolder, H.E., Hayreh, S.S.: The ERG off-effect in experimental ischemic retinopathy. Ophthalmic Research, 10, 225–230 (1978d). – Wachtmeister, L.M.B., Dowling, J.E.: Microelectrode depth study of the oscillatory potentials of the electroretinogram of the vertebrate retina. ARVO spring meeting. Sarasota, Florida (1977). – Yonemura, D., Kawasaki, K., Yanagida, T., Tanabe, J., Kawaguchi, H., and Nakata, Y.: Oscillatory activities of the light evoked potentials in the retina and visual pathways. 16th ISCEV Symposium. Morioka, Japan (1978)

Aussprache

Herr Zrenner (Bad Nauheim) zu Herrn Thaler:

Sie haben eine sehr interessante Studie zur Komponentenanalyse des ERG präsentiert. Allerdings möchte ich zu der generalisierten Aussage, daß der negative off-Effekt eine Stäbchen- und der positive off-Effekt eine Zapfenkomponente sei, eine Anmerkung machen: Zusammen mit Dr. Gouras habe ich an perfundierten und isolierten Katzenaugen den on- und off-Effekt im ERG unter Anwendung der chromatischen Adaptation für den kurzwelligen (blauempfindlichen) und langwelligen (grünempfindlichen) Zapfenmechanismus getrennt untersucht. Im Aktionsspektrum der b-Welle zeigten sich dabei (im Gegensatz zur a-Welle) subtraktive Vorgänge zwischen beiden Zapfenmechanismen im Sinne der Gegenfarbentheorie. Im Aktionsspektrum des positiven off-Effekts hingegen war keinerlei Beteiligung des blauempfindlichen Zapfenmechanismus zu finden. Während der grünempfindliche Zapfenmechanismus im ERG einen klassischen positiven off-Effekt zeigte, fehlte dieser beim blauempfindlichen Mechanismus völlig; das ERG, wie auch das gesamte übrige Antwortverhalten (Zeitverlauf, Kennlinien) des blauempfindlichen Zapfenmechanismus zeigte vielmehr eine ausgeprägte Ähnlichkeit mit Stäbchenantworten. Zapfenmechanismen zeichnen sich demnach nicht grundsätzlich durch einen positiven off-Effekt aus. Haben Sie in ihren Arbeiten dafür Hinweise gefunden?

Herr Thaler (Wien), Schlußwort:

Bei den Experimenten am Rhesusaffen wurden nur weiße Lichtreize verwendet. Auch beim Zentralarterienverschluß der Patienten wurde nicht darauf geachtet, den Einfluß der einzelnen Zapfentypen auf die d-Welle zu trennen.

Ber. Dtsch. Ophthalmol. Ges. 76, 429–435 (1979)
Ionisierende Strahlen in der Ophthalmologie
Redigiert von W. Jaeger, Heidelberg
© J. F. Bergmann Verlag 1979

Skotopische und photopische Anteile des Hellanstiegs im Elektrookulogramm (EOG)

U. Aschoff (Arbeitsgemeinschaft Abt. für Experimentelle Ophthalmologie, II. Physiol. Abt. des Max-Planck-Inst. für physiologische und klinische Forschung, W.G. Kerckhoff-Inst., Bad Nauheim. Direktor: Prof. Dr. E. Dodt und Zentrum für Augenheilkunde der Univ. Frankfurt/M. Gf. Direktor: Prof. Dr. W. Doden)

Bei Untersuchung der Wirkung farbiger Beleuchtung auf den Hellanstieg im Elektrookulogramm (EOG) zeigten 1962 Arden und Kelsey sowie Elenius und Lehtonen eine spektrale Reizwertverteilung ähnlich der Dämmerungsempfindlichkeitskurve. Sie schlossen daraus auf die Beteiligung der retinalen Stäbchen an der Auslösung der Hellschwingung des Bestandpotentials. Nachfolgende Untersuchungen mit spektralen Reizen (McCord, 1963; Elenius u. Karo, 1966; Täumer u. Mitarb., 1976) erwiesen indessen eine Mitbeteiligung der Zapfen. Die vorliegende Studie untersucht nochmals die relative Bedeutung des Tages- und Dämmerungsapparates für die Hellschwingung des EOG. Neben dem Einfluß von Wellenlänge und Leuchtdichte der den Potentialanstieg auslösenden Beleuchtung wurde hierzu auch die Wirkung ihrer räumlichen Verteilung auf der Netzhaut (Area, Exzentrizität) geprüft.

Nach der üblichen indirekten Messung des Bestandpotentials durch das EOG gaben Fixierlämpchen periodische Blickbewegungen von 45° vor. Die Potentialschwankungen beider Augen wurden über Lidwinkel-Elektroden und kapazitiv gekoppelte Vorverstärker direkt aufgezeichnet. Versuchspersonen waren junge, augengesunde normale Trichromaten. Ein neutral reflektierender Wandschirm wurde von Projektoren angestrahlt (Leitz Prado Universal mit Elmaron) und erhellte die Netzhaut durch die medikamentös erweiterte Pupille. Jedem Hellsprung ging eine Anpassungszeit von mindestens 60 Minuten an Dunkelheit oder Hintergrundslicht voraus. Durch das damit verbundene Abklingen vorangehender Schwingungen des Bestandpotentials verminderte sich besonders die intraindividuelle Streuung (Thä-

ler und Mitarb., 1976). Anschließend wurde das Ausgangspotential aus einer Aufzeichnung von 10 Minuten ermittelt und die in der Regel 8 Minuten nach Einschalten des Reizlichtes beobachtete maximale Potentialänderung in Prozent des Ruhewertes ausgedrückt.

1. Bestimmung des Hellanstiegs bei Verwendung unbunten (weißen) Lichts

Zunächst wurde die Leuchtdichtebeziehung der Hellschwingung dreier Probanden gegenüber unbuntem (weißem) Licht des Projektors geprüft. Abb. 1 zeigt als Beispiel in A einige Antwortkurven einer Versuchsperson und in B (Punkte) die daraus für die ersten Amplitudenmaxima gewonnene Leuchtdichtebeziehung der Hellschwingung zwischen 0,002 und 1012 cd/m² (Kennlinie des Hellanstiegs). Eine Größenänderung des Belichtungssprungs aus Dunkelanpassung verursachte im Leuchtdichtebereich oberhalb 0,3 cd/m² eine stärkere Änderung der Meßwerte für den Hellanstieg als bei geringeren Leuchtdichten. Bei linearer Anordnung der Meßwerte zeigt sich entsprechend eine verschiedene Steilheit beider Anteile der Kennlinie des Hellanstiegs. Für beide Abschnitte wurden lineare Regressionen berechnet (Abb. 1 B, ausgezogene Linien) und die Verschiedenheit der Steigung mit dem t-Test bei einer Irrtumswahrscheinlichkeit von 1% statistisch gesichert.

Die geschilderten Versuche wurden bei einer Ausdehnung der foveal zentrierten Beleuchtung von 54° durchgeführt. Bei überschwelligen Leuchtdichten war damit Streulicht in der Netzhautperipherie unvermeidlich. Um den Einfluß des Streulichts im steilen Anteil der Kennlinie des Hellanstiegs zu vermindern, wurden die Versuche bei Anpassung an blaues Hintergrundslicht von 1 cd/m^2 wiederholt (Abb. 1, Quadrate). Bei naturgemäß kleinerer Amplitude blieb die Steigung signifikant größer als im flachen Schenkel der Kennlinie des Hellanstiegs, wie die gestrichelte Regressionsgerade in Abb. 1 B zeigt. Weitere zwei Versuchspersonen brachten gleichwertige Ergebnisse.

Der erstmals von Heck und Papst (1957) beschriebene linear-logarithmische Verlauf der Leuchtdichte-Antwort-Beziehung des Hellanstiegs im EOG wurde in der Folge von mehreren Autoren bestätigt (Kolder, 1959; Arden u. Kelsey, 1962; Gliem, 1971; Täumer u. Mitarb., 1973). Zumeist wurden die Ergebnisse nach kurzen Dunkelphasen gewonnen und entsprechen im untersuchten Leucht-

dichtebereich dem steileren Schenkel der Kennlinie. Der in Abb. 1 erkennbare flacher verlaufende Abschnitt der Kennlinie bei Verwendung geringerer Leuchtdichten dürfte durch die langen Adaptationszeiten mit Ausschaltung störender Restschwingungen nachweisbar geworden sein. Hinweise auf einen zweiphasigen Kurvenverlauf gab bereits eine Darstellung von Täumer u. Mitarb. (1976) über die Wirkung definierter Lichtschritte in verschiedenen Leuchtdichtebereichen. Der mittlere Schnittpunkt der beiden Schenkel der Kennlinie des Hellanstiegs bei 0,34 cd/m^2 ($-0,47$ log cd/m^2, drei Versuchspersonen) läßt die Beteiligung zweier Systeme vermuten, von denen eines seinen Arbeitsbereich im skotopischen, das andere im photopischen Leuchtdichtebereich hat.

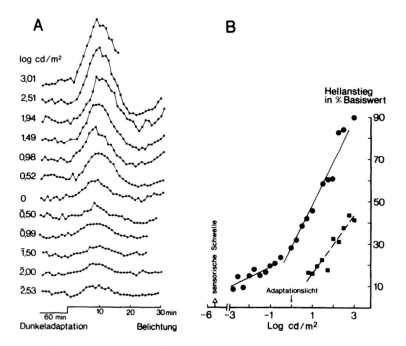

Abb. 1A und B. Kurvenverlauf der Hellschwingung (A) und Meßwerte der ersten Amplitudenmaxima (B) im EOG einer augengesunden Versuchsperson (M.G., 23 Jahre) bei Darbietung von Dauerlicht verschiedener Leuchtdichte. Jeweils nach mindestens 60 min Dunkeladaptation wurde eine zentral ausgerichtete Netzhautfläche (Durchmesser 54°) mit unbuntem Licht (3 500° K) zwischen $-2,76$ und 3,01 log cd/m^2 beleuchtet. Die Abstufung der Leuchtdichte erfolgte durch NG Graufilter (Schott/Mainz). Die Symbole in (B) kennzeichnen mit Dreieck die sensorische (100%) Schwellenleuchtdichte nach 30 min Dunkeladaptation (Reizdauer 125 ms), mit Punkten das erste Amplitudenmaximum der Hellschwingung nach Dunkelanpassung mit errechneten Regressionsgeraden (ausgezogene Linien, Schnittpunkt bei $-0,31$ log cd/m^2 = 0,49 cd/m^2) und mit Quadraten das erste Amplitudenmaximum während Anpassung an Blaulicht (Schott BG 28, spektrale Verteilung s. Abb. 2) von 1 cd/m^2 mit der errechneten Regressionsgeraden (gestrichelte Linie)

2. Bestimmung des Hellanstiegs bei Verwendung farbiger Beleuchtung

Abb. 2A zeigt die spektralen Eigenschaften der zur Beleuchtung verwendeten Farbfilter mit ihren dominanten Wellenlängen. Eine anhand von Schwellenbestimmungen nach Dunkeladaptation vorgenommene Rückkontrolle der energetischen Filtereinstufung ergab gute Übereinstimmung der Meßwerte mit der skotopischen Spektralempfindlichkeitskurve (V'λ CIE 1970) des Standard-Beobachters (Abb. 2B).

Abb. 3A zeigt für eine Versuchsperson die Leuchtdichtebeziehung des Hellanstiegs bei Reizung mit Lichtern verschiedener Wellenlänge. Die Kurven verlaufen auch hier zweiphasig, doch ist die Steigung der einzelnen Phasen je nach Wellenlänge verschieden. Allgemein wird für gleiche Antworten im Bereich geringerer Leuchtdichten bei orangefarbenem Licht (594 nm) mehr Energie benötigt als bei Beleuchtung mit Blau (465 nm) und Grün (534 nm), während bei höheren

Leuchtdichten Blau die größten Strahlstärken für gleiche Amplituden erfordert. Im Bereich geringerer Leuchtdichten wurde die Spektralempfindlichkeit für einen Hellanstieg von 15% über den Basiswert berechnet. Mittelwerte und Standardabweichungen von fünf Versuchspersonen entsprechen einer rein skotopischen Spektralsensivität (Abb. 3C). Bei Errechnung der entsprechenden Werte für einen Anstieg von 70% über den Basiswert aus dem steileren Abschnitt der Kurven erbringt ein Vergleich mit der skotopischen (V'λ) CIE-Kurve eine deutlich gesteigerte Sensivität für längerwelliges Licht (Abb. 3B). Zwar wird die photopische Empfindlichkeitskurve der peripheren Zapfen (Wald, 1945) nicht ganz erreicht (Abb. 3B, gestrichelt), doch ist eine Purkinje-Verschiebung deutlich nachweisbar.

Die Befunde bei Verwendung farbiger Beleuchtung bestätigen die Ergebnisse von McCord (1963) und späteren Autoren (Gouras u. Carr, 1965; Elenius u. Karo, 1966; Elenius u. Aantaa, 1973; Täumer u. Mitarb.,

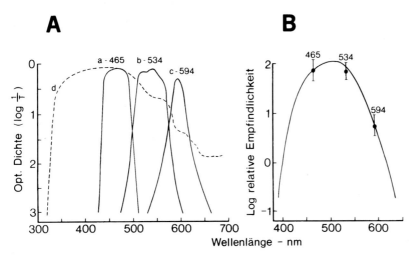

A

B

Abb. 2 A und B. Spektrale Verteilung der optischen Dichte (A) und psychophysische Rückkontrolle der Absorptionswirkung (B) der verwendeten Farbfilter (Schott/Mainz). Zur Bestimmung des Hellanstiegs unter farbiger Beleuchtung wurden verwandt: Kombination Kanteninterferenzfilter KIF 500 und KIF 580, λ_{dom} 465 nm (a); Kombination KIF 580 und Absorptionsfilter OG 515 (2 mm), λ_{dom} 534 nm (b); Interferenzbandfilter AL 594, λ_{dom} 594 nm (c); zur Blau/Violett-Adaptation das Absorptionsfilter BG 28 (2 mm) (d). Die dominante Wellenlänge der Filter a–c wurde nach Wyszecki und Stiles (1967) berechnet (Median des Integrals der Durchlässigkeitskurven unter Berücksichtigung der Strahlungsverteilung der Lichtquelle). Die psychophysische Rückkontrolle der radiometrischen Einstufung der Farbfilter (Radiant Fluxmeter 8330 A, Hewlett-Packard) erfolgte durch Bestimmung der für eine sensorische Schwellenantwort notwendigen Strahlungsenergie (Reizdauer 125 ms, 100% Schwelle, Durchmesser der belichteten Netzhautarea 54°, 30 min Dunkeladaptation) bei 8 augengesunden Personen (Mittelwerte und Standardabweichungen). Zum Vergleich ist die spektrale Dunkelempfindlichkeitskurve (V' λ) des Standardbeobachters (CIE 1970) eingezeichnet

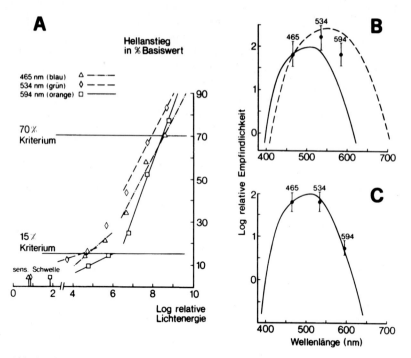

Abb. 3A. Meßwerte der ersten Amplitudenmaxima der Hellschwingung im EOG einer augengesunden Versuchsperson (N.K., 33 Jahre) bei Darbietung farbigen Dauerlichts (465 nm, 534 nm, 594 nm) verschiedener Pupillenstrahlstärke mit Darstellung der Regressionsgeraden. Log 8,8 rel. Energie entspricht etwa 1,8 log cd/m². Belichtet wurde eine zentral ausgerichtete Netzhautfläche von 54° Durchmesser nach 60 min Dunkeladaptation; B. Spektralsensitivität (Mittelwerte und Standardabweichungen) von 5 augengesunden Versuchspersonen, berechnet aus der notwendigen relativen Strahlungsleistung für einen Hellanstieg von 70% über den Basiswert. Zum Vergleich ist die spektrale Dunkelempfindlichkeitskurve (V) des Standardbeobachters (CIE 1970) und (gestrichelt) die spektrale Tagesempfindlichkeitskurve der peripheren Zapfen (Wald, 1945) eingezeichnet; C. Spektralsensitivität (Mittelwerte und Standardabweichungen) von 5 augengesunden Versuchspersonen, berechnet aus der notwendigen relativen Strahlungsleistung für einen 15%igen Hellanstieg über den Basiswert. Zum Vergleich ist die spektrale Dunkelempfindlichkeitskurve (V' λ) des Standardbeobachters (CIE 1970) eingezeichnet

1976). Die im kurzwelligen Spektrum (465 nm) noch unvollständige Purkinje-Verschiebung dürfte durch die obere Begrenzung der hier verfügbaren Leuchtdichte farbigen Lichts bedingt sein. So läßt der durchschnittlich flachere Verlauf der Regressionslinie für 465 nm bei hohen Leuchtdichten (Abb. 3A, Dreiecke) erwarten, daß bei weiterer Steigerung der Lichtenergie eine volle Purkinje-Verschiebung eintritt. Ein anderer Grund für die unvollständige Purkinje-Verschiebung ist in der partiellen Ausleuchtung der Netzhaut (Feldgröße 54°) zu sehen, wodurch infolge Streulichts besonders die blauempfindlichen, indirekt belichteten Stäbchen begünstigt werden; dadurch wird bei höheren Leuchtdichten eine größere Netzhautarea mit verstärktem Gewicht skotopischer Elemente vorgetäuscht.

Die Neigung des steileren Schenkels der Kennlinien des Hellanstiegs war durchschnittlich 4,7 mal größer als jene im skotopischen Leuchtdichtebereich. Wurde zusätzlich ein kurzwelliges (die Stäbchen stärker als die Zapfen unterdrückendes) Adaptationslicht verwandt, so war die Neigung noch 3,5mal so hoch (Abb. 1B). Daraus läßt sich auch für den steileren Abschnitt der Kennlinien des Hellanstiegs eine bedeutende Beteiligung des Stäbchenapparats der Netzhaut entnehmen. Doch kommt bei höheren Leuchtdichten den zapfenreichen Bereichen des hinteren Augenpols ein besonderer Anteil an der Reizantwort zu.

432

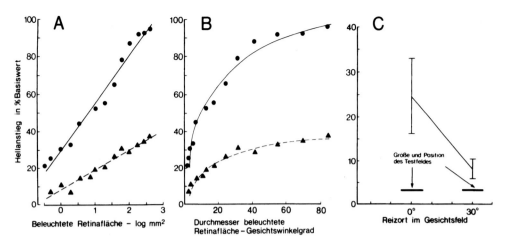

Abb. 4 A–C. Amplitude des ersten Hellgipfels im EOG in Beziehung zur Areagröße (A, B) und Reizposition (C) der Netzhautbeleuchtung. Augengesunde Versuchsperson N.K., 33 Jahre. A. Änderung des ersten Amplitudenmaximums der Hellschwingung bei konstanter Beleuchtung (171 cd/m^2) zentral ausgerichteter Netzhautflächen verschiedener Größe. Berechnung der beleuchteten Netzhautfläche nach dem Dondersschen Augenmodell unter Berücksichtigung der Flächenänderung, die sich aus der verschiedenen Lage von vereinigtem Knotenpunkt und Krümmungsmittelpunkt des Bulbus ergibt. Die eingezeichneten Linien bezeichnen die aus den Meßwerten (Symbole) errechneten Regressionsgeraden. Punkte – Hellanstieg in Prozent des Basiswertes nach mindestens 60 min Dunkeladaptation. Dreiecke – Hellanstieg in Prozent des Basiswertes während Anpassung an blau/violettem Licht (Schott BG 28) von 1cd/m^2; B. Aufzeichnung der Meßwerte gegen den Durchmesser der beleuchteten Retinafläche in Gesichtswinkelgrad; C. Abhängigkeit des ersten Amplitudenmaximums der Hellschwingung (Mittelwerte und Standardabweichungen von 6 augengesunden Versuchspersonen) vom beleuchteten Netzhautort bei konstanter (1012 cd/m^2) Beleuchtung während Adaptation mit blau/violettem Licht (Schott BG 28). Durchmesser der beleuchteten Retinafläche 9,7°

3. Räumliche und örtliche Parameter des Hellanstiegs

Änderung der Größe der beleuchteten Area. Zentral ausgerichteten, im Durchmesser zwischen 2° und 85° schrittweise veränderten Netzhautflächen wurde eine konstante Beleuchtung von 171 cd/m^2 angeboten und der Hellanstieg über den Basiswert registriert. Um die Beleuchtung auf die untersuchten Netzhautareale zu beschränken, wurde der Lichtreiz jeweils während der (zur Messung benötigten) periodischen Augenbewegungen unterbrochen. Vorversuche hatten dabei eine geringe Amplitudenreduktion des ersten Hellanstiegs ohne wesentliche Änderung des Schwingungsverlaufs ergeben.

Abb. 4A zeigt die Amplitude des ersten Hellgipfels einer Versuchsperson, aufgetragen gegen den Logarithmus der beleuchteten Retinafläche, Abb. 4B die Abhängigkeit der Antwortgröße vom Flächendurchmesser. Gleichwertige Befunde wurden bei weiteren

vier Personen erhoben. Nach Dunkeladaptation (Punkte) ebenso wie während Anpassung an zusätzliches Hintergrundslicht (BG 28, Dreiecke) läßt sich die Meßwertanordnung in Abb. 4A mit einer linearen Regression charakterisieren. Wie die Abbildung zeigt, steigt das Amplitudenmaximum des Hellanstiegs linear mit dem Logarithmus der beleuchteten Netzhautarea an, während es mit dem Durchmesser der belichteten Area exponentiell zunimmt. Ähnlich wie bei zunehmender Leuchtdichte (bei konstanter Netzhautarea, Abb. 1B) ist der Anstieg unter gleichzeitiger Blauadaptation geringer.

Der Hellanstieg bei Beleuchtung verschiedener Netzhautorte. Neben der Abhängigkeit von der Größe der beleuchteten Netzhautfläche wird die Amplitude des ersten Hellmaximums auch vom Reizort im Gesichtsfeld bestimmt (Abb. 4C). So zeigt die Amplitude des Hellanstiegs bei gleichem Durchmesser (10°) und gleicher Leuchtdichte (1012 cd/m^2) des

Testfelds deutlich höhere Werte bei Beleuchtung des Netzhautzentrums (0°) als bei Beleuchtung der Peripherie (30° temporal).

Diskussion

Der wesentlich neue Befund der vorliegenden Untersuchung ist die Abhängigkeit der lichtinduzierten Hellschwingung im EOG vom beleuchteten Netzhautort. Lichtstarke Reizung der zentralen Anteile des hinteren Augenpols, d.h. der Fovea und Parafovea, erwies sich dabei für die Hellschwingung als besonders reizwirksam. Man kann danach annehmen, daß die Hellschwingung unter photopischen Leuchtdichtebedingungen bedeutend von den Zapfen der Netzhaut bestimmt wird. Die lineare Beziehung zwischen dem Logarithmus der beleuchteten Area und dem Amplitudenmaximum der ersten Hellschwingung scheint indessen dieser Folgerung zu widersprechen, da hierbei nach Piper (1903) eine schwächere Zunahme der Amplitude der Hellschwingung bei Reizung größerer, mehr Peripherie umfassender und damit zapfenärmerer Netzhautbezirke erwartet werden sollte.

Anhand der vorliegenden Untersuchung ist eine Auflösung dieses Widerspruchs nur zum Teil möglich. So wurde die Ortsabhängigkeit der Hellschwingung bei sehr hohen photopischen Leuchtdichten (1012 cd/m^2) beobachtet, während die lineare Beziehung zwischen dem log der beleuchteten Retinafläche und dem Hellanstieg im mittleren photopischen Leuchtdichtebereich (171 cd/m^2) gilt, wo die spektrale Empfindlichkeitsfunktion nur eine teilweise Purkinje-Verschiebung zeigte (mesopische Verteilung). Weiterhin ist der Ursprungsort der Hellschwingung im EOG weitgehend unbekannt. Physiologische und klinische Befunde sprechen indessen für eine Entstehung in den rezeptornahen Anteilen der Netzhaut, wo zahlenmäßig ein sehr starkes Übergewicht (25 : 1) der Stäbchenrezeptoren gegenüber den Zapfen besteht. So wird die Schwierigkeit verständlich, die Funktion der Tagesrezeptoren im EOG zu erfassen. Für die klinische Untersuchung der zentralen, von Zapfen dominierten Abschnitte des hinteren Augenpols, wie sie von Hochgesand und Schicketanz (1975) unter Verwendung kleiner Reizflächen versucht wurde, dürfte demnach eine Steigerung der

Reizselektivität durch starkes langwelliges Licht und eine vorangehende adaptive Beleuchtung mit Blaulicht vorteilhaft sein.

Zusammenfassung

Untersucht wurde der Einfluß von Leuchtdichte, Wellenlänge, Flächenausdehnung sowie Netzhautort einer Dauerbelichtung auf das erste Amplitudenmaximum der Hellschwingung im Elektrookulogramm. Kennlinien der Leuchtdichte-Abhängigkeit bei weißem Licht zeigten eine linear-logarithmische Meßwertanordnung mit unterschiedlichen Steigungen im skotopischen und photopischen Leuchtdichtebereich. Berechnungen spektraler Empfindlichkeiten aus Kennlinien von Reizlichtern dreier Wellenlängen (465 nm, 534 nm, 594 nm) wiesen eine Purkinje-Verschiebung nach. Die Antworten auf Beleuchtung von Netzhautflächen verschiedener Größe ergaben einen linearen Anstieg mit dem Logarithmus der belichteten Netzhautfläche, bei Beleuchtung verschiedener Gesichtsfeldpositionen eine überproportionale Repräsentation zentraler Netzhautareale. Die Befunde sprechen für eine wesentliche Zapfenbeteiligung bei Antworten auf starke Reizlichter.

Danksagung

Herrn Prof. Dr. E. Dodt danke ich für die Anregung und hilfreiche Diskussion der Arbeit, Frau Monika Baier und Frau Brita Gürpinar für ihre Hilfe bei der Versuchsdurchführung.

Literatur

Arden, G. B., Kelsey, J.H.: Some observations on the relationship between the standing potential of the human eye and the bleaching and regeneration of visual purple. J. Physiol. 161, 205–226 (1962). – CIE Standard Observers. In: Commission internationale de l'eclairage. Principles of light measurements. Publication CIE Nr. 18, 14–17, Paris 1970. – Elenius, V., Lehtonen, J.: Spectral sensitivity of the standing potential of the human eye. Acta Ophthalmol. (Kbh.) 40, 559–566 (1962). – Elenius, V., Karo, T.: Cone activity in the light-induced response of the human electrooculogram. Pflügers Arch. 291, 241–248 (1966). – Elenius, V., Aantaa, E.: Light-induced increase in amplitude of electrooculogram. Arch. Ophthalmol. 90, 60–63 (1973). – Gliem, H.: Das Elektrookulogramm. Ein Erfahrungsbericht. Leipzig, Thieme, 1971. – Gouras, P., Carr, R.E.: Cone activity in the light-induced DC response of monkey retina. Invest. Ophthalmol. 4, 318–321 (1965). – Heck, J., Papst, W.: Über den Ursprung des corneo-retinalen Ruhepotentials. Bibl. Ophthalmol. 48, 96–107 (1957). – Hochgesand, P., Schicketanz, K.H.: Das Elektro-Okulogramm der zentralen Retina. Ber. Dtsch. Ophthalmol. Ges. 73, 115–126 (1975). – Kolder, H.: Spontane und experimentelle Änderungen des Bestandpotentials des menschlichen Auges. Pflügers Arch. 268, 258–272 (1959). – McCord, C.D.: The corneo fundal potential, the effect of monochromatic light. Thesis. Emory University, Atlanta, Ga. 1963. – Piper, H.: Über die Abhängigkeit des Reizwertes leuchtender Objekte von ihren Flächen bzw. Winkelgröße. Z. Psychol. Physiol. Sinnesorg. 32, 98–112 (1903). – Täumer, R., Mackensen, G., Hartmann, H., Moser, U., Stehle, R., Werner, W., Wolf, D.: Verhalten des „Bestandpotentials" des menschlichen Auges nach Belichtungsänderungen. Inter- und intraindividuelle Schwankungen, Abhängigkeit von der Leuchtdichtedifferenz. Albrecht von Graefes Arch. Klin. Ophthalmol. 189, 81–97 (1974). – Täumer, R., Rohde, N., Pernice, D.: The slow oscillation of the retinal potential, a biochemical feedback stimulated by the activity of rods and cones. In: Electro-oculography – its clinical importance. Täumer, R.(ed.). Bibl. Ophthalmol. 85, 40–56 (1976). – Thaler, A., Heilig, P., Gordesch, J.: Light peak to dark trough ratio in clinical electro-oculography. In: Electro-oculography – its clinical importance. Täumer, R. (ed.). Bibl. Ophthalmol. 85, 110–114 (1976). – Wald, G.: Human vision and the spectrum. Science 101, 653–658 (1945). – Wyszecki, G., Stiles, W.S.: Color science. Concepts and methods, quantitative data and formulas. New York: Wiley 1967

Ber. Dtsch. Ophthalmol. Ges. 76, 437–440 (1979)
Ionisierende Strahlen in der Ophthalmologie
Redigiert von W. Jaeger, Heidelberg
© J. F. Bergmann Verlag 1979

Eine Bemerkung zur Interpretation pathologischer EOG-Veränderungen

N. Rohde (Neurologische Univ.-Klinik Düsseldorf. Direktor: Prof. Dr. H.-J. Freund und Augenklinik des Klinikums Charlottenburg der Freien Univ. Berlin. Direktor: Prof. Dr. J. Wollensak)

Die klinische Untersuchung des Elektrookulogrammes (EOG) hat bei verschiedenen Fragestellungen eine Bedeutung. Wichtigste Anwendung erscheint zur Zeit die Diagnose und Klassifikation von hereditären, degenerativen Erkrankungen [1]. Da Veränderungen des Elektrookulogrammes unabhängig von Veränderungen des Elektroretinogrammes (ERG) auftreten können, gehören beide Methoden zu einer elektrophysiologischen Untersuchung des Auges. Der Nachteil des Elektrookulogrammes, das zeitaufwendige Ausmessen von Blicksprüngen, kann durch geeignete Automatisation beseitigt werden [2].

Die Frage nach dem optimalen Lichtreiz und der optimalen Adaptation hat verschiedene Autoren beschäftigt [3]. Die vorgeschlagenen Untersuchungsarten kann man dabei in der Weise charakterisieren, daß entweder ein einzelner Lichtreiz d.h. zwei Helligkeitsstufen vorgesehen sind oder daß mehrere Lichtreize ausgelöst werden. Zur zweiten Kategorie gehören die Methode nach François und die Methode nach Arden. Die Verwendung von mehreren Lichtreizen in geringem zeitlichem Abstand führt hier zu besonders ausgeprägten und damit gut meßbaren Potentialschwankungen. Andererseits zeigen Untersuchungen an Normalpersonen, daß das Zeitverhalten des Prozesses nicht ganz genau festgelegt ist und man mit Abweichungen von mindestens ± 10% rechnen muß. Zwingt man nun durch mehrere Lichtreize den Prozeß in ein festes Zeitschema, so können daraus ungewollte Amplitudenänderungen resultieren. Dies ist ein Argument für lange Adaptation und einen einzelnen Lichtreiz. Durch langsames, unterschwelliges Absenken der Helligkeit während der Adaptationsphase von 30 Minuten kann man der idealen Adaptation recht nahe kommen (*Rampen-Test*). Bei Normalpersonen führt dies zu einer deutlichen Verbesserung der Genauigkeit der Amplitudenmessung im Vergleich zu anderen Untersuchungsarten [4, 5].

Die längere Anwendung der Methode am Klinikum Charlottenburg (N = 400) ergab nun, daß bei Patienten Verschiebungen des Zeitverhaltens in einem Maße auftreten, welches die besondere Berücksichtigung des Phänomens notwendig macht. In Extremfäl-

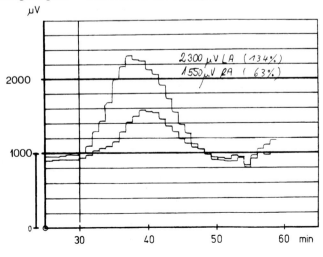

Abb. 1. EOG eines Patienten mit beginnendem Zentralvenenverschluß rechts. Die Lichtreaktion ist verringert und verzögert

len zeigten sich Beschleunigungen um das Doppelte und Verlangsamungen um das 2,5-fache bei vollständig normalen Amplituden. Solche Zeitverschiebungen sind mitunter auch von anderer Seite bekannt geworden, selten wurden sie aber einer Beurteilung unterworfen [6].

Abb. 1 zeigt das EOG eines einseitigen, beginnenden Zentralvenenverschlusses. Die Helligkeit wurde dabei in der 30. Minute abrupt erhöht. Jede Stufe der Kurven entspricht einem Mittelwert aus mehreren Blicksprüngen, die automatisch im Minutenabstand ausgemessen und in das Formular eingetragen wurden. Das Partnerauge verhält sich unauffällig bei einer Gipfelzeit von 8 Minuten und einer fast supernormalen Lichtantwort. Am befallenen Auge tritt eine Amplitudenverringerung auf, die mit einer auf 10 Minuten verlängerten Gipfelzeit einhergeht.

Nach den vorliegenden Erfahrungen kommen Änderungen der Amplitude und des Zeitverhaltens auch unabhängig voneinander vor. Zur Klärung der Frage, ob die Beurteilung der Gipfelzeit eine Aussage über Art und Stärke der Krankheit erlaubt, wurden die Untersuchungsergebnisse grafisch aufgetragen.

Abb. 2 zeigt Patienten mit Gefäßverschlüssen (Punkte, N = 29), mit Makuladegenerationen (Dreiecke, N = 7) und mit Retinopathia pigmentosa (Kreise, N = 6). Die Erkrankungen sollen hier nicht weiter spezifiziert werden, Voraussetzung zur Auswahl waren klinische Symptome und ein nicht erloschenes EOG. In Richtung der Ordinate ist die Amplitude des Maximums in Prozent des zur 30. Minute erhaltenen Wertes (Am) und in Richtung der Abszisse ist die Gipfelzeit (Gz) aufgetragen. Aus der statistischen Verteilung der Normalpersonen folgt ein Kriterium, welche Patienten anhand des Tests als gesund und welche als krank eingestuft werden müssen. Möchte man diese Aussage mit einer Sicherheit von 95% machen, so entspricht das einem Bereich, der durch die doppelte Standardabweichung festgelegt ist. Seine Grenzen sind für den Mittelwert der Amplitude (Am = 187 ± 35%) und für den Mittelwert der Gipfelzeit (Gz = 7,3 ± 2,6 min) durch Linien dargestellt.

Erstaunlich ist die Tatsache, daß ohne Berücksichtigung der Gipfelzeit die meisten Patienten als normal eingestuft werden müssen, obwohl sich der Test durch geringe Standardabweichung auszeichnet. Die Gipfelzeit ist sogar eher geeignet, eine Trennung hervorzurufen. Die Zusammenfassung beider Kriterien ermöglicht dagegen eine recht scharfe Unterscheidung. Es erscheint plausibel, eine weitere Verbesserung zu erlangen, wenn man in dieser 2-dimensionalen Darstellung die Grenzen durch einen Kreis um den Normalwert darstellt, nicht durch ein Quadrat. Im vorliegenden Beispiel kann man dann berechnen:

Amplitudenkriterium allein (Am < 152 oder Am > 222): 33% nicht normal

Amplituden- und Zeitkriterium (Am < 152 oder Am > 222 und gleichzeitig Gz < 4,7 oder Gz > 9,9): 79% nicht normal

Amplituden- und Zeitkriterium verschärft

$$\frac{(Gz-7,3)^2}{2,6^2} + \frac{(Am-187)^2}{35^2} > 1 : 83\% \text{ nicht normal}$$

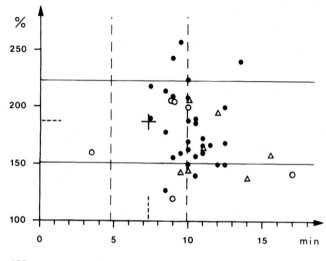

Abb. 2. Darstellung der relativen Amplitude des Maximums und der Gipfelzeit bei Patienten mit Gefäßverschlüssen (*Punkte*), Makuladegenerationen (*Dreiecke*) und Retinopathia pigmentosa (*Kreise*). Die Normalwerte mit doppelter Schwankungsbreite sind durch Linien angedeutet

Es ist noch etwas zu früh, um mit diesem Schema die Krankheitsbilder näher zu klassifizieren, da in den einzelnen Gruppen, die durch Stärke des Funktionsverlustes, Ausdehnung der Erkrankung und durch sonstige Befunde festgelegt sind, noch nicht genügend Fälle zur Verfügung stehen. Interessante Fragen ergeben sich aber schon daraus, daß Verschlüsse im Mittel ein deutlich verzögertes Maximum bei großen relativen Amplitudenschwankungen zeigen und daß die beiden extremen Gipfelzeiten von 3,5 bzw. 17 Minuten mit etwa halbierter Amplitude bei Patienten gemessen wurden, für die auf Grund der übrigen Daten eine Retinopathia pigmentosa sine pigmento diagnostiziert wurde.

Ausgehend von diesem Sachverhalt ist es unbedingt notwendig, eine getrennte Beurteilung von Amplituden- und Zeitveränderungen durchzuführen. Es muß daher geprüft werden, wie die gängigen EOG-Tests sich hier verhalten. Zur Abschätzung der zu erwartenden Effekte wurde eine EOG-Untersuchung auf einem Analogrechner [7] nachvollzogen.

Abb. 3 zeigt die EOG-Schwankungen, wenn ein normales Zeitverhalten (ausgezogene Linie) oder ein unnormales Zeitverhalten mit doppelter Oszillationsdauer (unterbrochene Linie) bzw. mit halber Oszillationsdauer (Punkte) vorliegt. Dies entspricht noch nicht einmal dem gesamten Variationsbereich, der durch die bisher bekannt gewordenen Fälle vorgegeben ist. Als Lichtreiz diente eine Helligkeitserhöhung in der Minute Null nach einer Dunkeladaptation von 30 Minuten (A), nach einer rampenförmigen Helligkeitsreduzierung (B) und nach einer Dunkeladaptation von 12 Minuten (C). Die letzte Situation möge als Beispiel für Testarten mit mehreren Reizen in geringem Zeitabstand dienen.

Es fällt auf, daß unterschiedliches Zeitverhalten bei sonst vollkommen identischen Bedingungen zu verschiedenen Amplituden führt, wobei die Abweichungen je nach Testart ein unterschiedliches Vorzeichen haben. Dies resultiert daraus, daß die Perioden der Dunkeladaptation ebenfalls Schwankungen auslösen, die zu der durch den Lichtreiz verursachten Schwankung in Gleich- oder in Gegenphase stehen können. So sieht man, daß der Arden-Test (C) für Normalpersonen die größte Amplitude liefert. Der Rampen-Test (B) zeichnet sich dadurch aus, daß zu Beginn der Adaptation keine Schwankung, sondern nur eine Verschiebung des Potentials ausgelöst wird. Bezogen auf das Niveau kurz vor dem Lichtreiz ergibt die Amplitudenmessung des Maximums dabei recht konstante, vom Zeitverhalten des Prozesses wenig beeinflußte Resultate.

Abb. 4 zeigt eine genauere Gegenüberstellung der interessierenden Meßwerte nach Abb. 3. Auf der Ordinate sind die prozentualen Abweichungen des lichtabhängigen Teils der Amplitude (Punkte) und der Gipfelzeit (Kreise) gegenüber den entsprechenden Meßwerten bei idealer Dunkeladaptation eingetragen. Der lichtabhängige Teil der Amplitude ist die Differenz zwischen dem Wert des Maximums und dem Wert kurz vor dem Lichtreiz. Für die Dunkeladaptationszeit von 12 Minuten ist auch die prozentuale Abweichung des Arden-Quotienten (Dreiek-

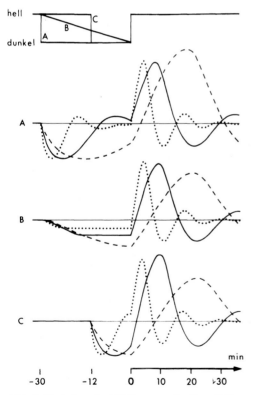

Abb. 3. Verhalten des EOGs, wenn der Prozeß die normale, die halbe oder die doppelte Oszillationsdauer hat (*durchgehende, punktierte, unterbrochene Linie*) und vor dem Lichtreiz eine 30minütige Dunkeladaptation (*A*), eine 30minütige, langsame Helligkeitsreduzierung (*B*) oder eine 12minütige Dunkeladaptation (*C*) erfolgt

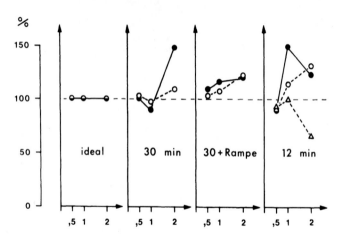

Abb. 4. Prozentuale Abweichung der Werte von Amplitude (*Punkte*) und Gipfelzeit (*Kreise*) gegenüber den Werten bei idealer Dunkeladaptation in Abhängigkeit von der Oszillationsdauer des Prozesses und von der Art der Dunkeladaptation

ke) von seinem Wert bei normalem Zeitverhalten (Oszillationsdauer = 1) dargestellt.

Man sieht, daß in gewissen Situationen allein durch die Tatsache einer beliebigen, da zu Beginn der Untersuchung nicht bekannten Oszillationsdauer Amplitudenänderungen hervorgerufen werden, die an sich schon pathologisch sind. Auch die gemessenen Gipfelzeiten schwanken und entsprechen nicht den wahren Werten. Der Rampentest zeigt dabei das ausgeglichenste Verhalten und erlaubt daher am besten die getrennte Beurteilung von Amplitude und Gipfelzeit, ohne daß sich diese Größen im Resultat vermischen. Da die Meßwerte wenig von der Oszillationsdauer des Prozesses beeinflußt sind, läßt sich auch leicht eine Umrechnung auf die Meßwerte bei idealer Adaptation durchführen.

Literatur

1. Jaeger, W., Alexandridis, E., Kraus, E., Tenner, A., Käfer, O.: Hereditäre Maculadegenerationen. Ber. Dtsch. Ophthalmol. Ges. **73**, 695 (1975). – 2. Rohde, N., Täumer, R., Braas, F.: An EOG computer and stimulator for the investigation of the slow retinal potential. Bibl. Ophthalmol. **85**, 75 (1976). – 3. Pernice, D., Täumer, R., Rohde, N., Hennig, J.: Several clinical EOG tests – an overview. Bibl. Ophthalmol. **85**, 25 (1976). – 4. Rohde, N., Täumer, R., Pernice, D.: Vorschlag eines verbesserten klinischen EOG-Testes. Ber. Dtsch. Ophthalmol. Ges. **74**, 747 (1977). – 5. Täumer, R., Rohde, N., Pernice, D., Kohler, U.: EOG: light test and dark test. Albrecht von Graefes Arch. Klin. Ophthalmol.
199, 207 (1976). – 6. Thaler, A., Heilig, P.: EOG and ERG components in ischemic retinopathy. Ophthalmic Res. **9**, 38 (1977). – 7. Täumer, R., Kapp, H., Hennig, J., Rohde, N.: A first electric analog model of the ODM-oscillations. Proc. of 11th Iscerg Symp. 1973. Den Haag: W. Junk 1974

Aussprache

Herr Thaler (Wien) zu Herrn Rohde:

Die Untersuchungsergebnisse beim experimentellen Zentralarterienverschluß am Rhesusaffen entsprechen den Befunden beim Menschen. Die erste Veränderung im EOG ist eine Verlängerung der Gipfellatenz der Hellschwingung. Die Amplitude nimmt erst später ab.

Herr Röver (Freiburg) zu Herrn Rohde:

Nach einer Anregung von Galloway u. Barber (persönliche Mitteilung) verwendeten wir eine fortlaufend aufleuchtende LED-Kette anstelle zweier Fixierpunkte, um die notwendigen Blickbewegungen zu induzieren. Obgleich die Flankensteilheit der Blickbewegung durch diese Anordnung abnimmt, war bei Patienten mit herabgesetztem Visus und schlechter Mitarbeit ein sicherer auswertbares EOG möglich.

Herr Krastel (Heidelberg) zu Herrn Rohde:

Mit welchen Elektroden sind die Langzeit-EOG-Ableitungen gewonnen worden?

Herr Rohde (Düsseldorf), Schlußwort:

Die Ableitungen wurden mit Silber-Silberchloridelektroden der Firma Beckmann (Miniaturausführung) durchgeführt.

Ber. Dtsch. Ophthalmol. Ges. 76, 441–444 (1979)
Ionisierende Strahlen in der Ophthalmologie
Redigiert von W. Jaeger, Heidelberg
© J. F. Bergmann Verlag 1979

Schnelle Refraktometrie und Binokularabgleich mit VECP

J. Petersen (Arbeitsgemeinschaft II. Physiologische Abt., Max-Planck-Inst. für Physiologische und Klinische Forschung, W.G. Kerckhoff-Inst., Bad Nauheim. Direktor: Prof. Dr. E. Dodt und Zentrum für Augenheilkunde der Joh. Wolfg. Goethe-Univ., Frankfurt. Gf. Direktor: Prof. Dr. W. Doden sowie Augenklinik der Georg-August-Univ., Göttingen. Direktor: Prof. Dr. M. Vogel)

Einleitung

Auf visuelle Reize antwortet die Sehrinde mit Hirnstromschwankungen, die mit scalp-Elektroden meßbar sind. Die Spannungen betragen einige Mikrovolt, man nennt sie VECP (visuell evozierte corticale Potentiale). Der Übertragungsweg des visuellen Reizes ist lang. Er beginnt an der Hornhaut oder Brille und endet in der area striata. Alle dazwischen liegenden Bauteile des visuellen Systems können Einfluß auf die Reizantwort nehmen, insbesondere auch der dioptrische Apparat des Auges. Der adäquate Reiz ist in diesem Falle ein Musterwechsel konstanter Helligkeit. Verändert man die Refraktion mit Brillengläsern, so verändert sich auch die Amplitude des VECP. Damit ist eine objektive Refraktometrie möglich, die seit ca. 10 Jahren bekannt ist (Millodot, Desmedt). Durch Anwendung von Fourier-Analysatoren in der Meßapparatur ist eine minutenschnelle Refraktometrie entwickelt worden, die sphärische und zylindrische Korrektur zu bestimmen gestattet (Regan).

Der folgende Bericht untersucht die Zuverlässigkeit der so ermittelten sphärischen Korrektur. Der letzte Schritt bei der Brillen-

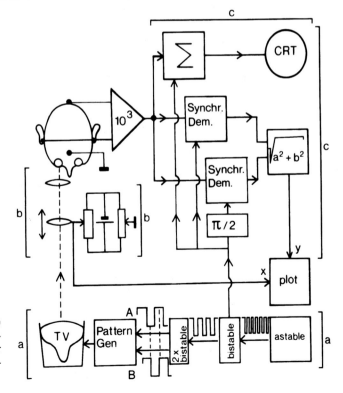

Abb. 1a-c. Blockschaltbild; a) Erzeugung der Schachbrettmuster; b) Kontinuierlich variabler Refraktionsvorsatz; c) Registrierung des VECP

bestimmung, der Binokularabgleich, war elektrophysiologisch bislang nicht möglich. Eine neuentwickelte Methode wird im folgenden vorgestellt.

Experimentelles

Abb. 1 zeigt eine schematische Übersicht der Apparatur zur Refraktometrie. Ein Fernsehschirm bietet den Stimulus dar, ein alternierendes Schachbrettmuster von 15 arcmin Kästchengröße und 8–15 Wechseln pro Sekunde. Der Proband betrachtet das Muster durch einen Linsenvorsatz bestehend aus zwei gleichen Ophthalmoskopierlinsen. Beträgt der Linsenabstand zwei Brennweiten, so ist die Brechkraft der Kombination Null Dioptrien. Abstandsänderung der Linsen ermöglicht stetige Einstellung positiver und negativer Brechkräfte in kontrollierter Weise. Die jeweils eingestellte Brechkraft wird auf der x-Achse des Schreibers angezeigt. Zwischen Hinterhaupt und Ohrläppchen des Probanden wird die evozierte Spannung abgegriffen, verstärkt, dem Betrage nach gemessen und auf der Y-Achse des Schreibers dargestellt. Ein Elektromotor sorgt für kontinuierliches Durchfahren eines wählbaren Dioptrienintervalles. Der Schreiber zeichnet die VECP-Amplitude als Funktion der Brechkraft auf.

Meßergebnisse

Abb. 2 zeigt so aufgenommene Kurven. Die Messung links oben wurde an einer normalsichtigen Person durchgeführt. Negative Brechkräfte kompensiert der Proband durch Akkomodation. Das Netzhautbild ist scharf, die VECP-Amplitude groß. Wachsende Brechkraft kann zunächst durch Nachlassen der Akkomodation ausgeglichen werden. Erst bei ganz entspannter Akkomodation tritt Nebelung des Auges ein. Bei positiver Brechkraft des Vorsatzes wird das Netzhautbild unscharf, die VECP-Amplitude fällt. Die Lage des Knickpunktes ist ein Maß für die optimale Korrektur. Der Knickpunkt ist häufig nicht so eindeutig zu bestimmen wie im vorgestellten Beispiel. Mehrfache Messungen sind daher notwendig.

15 augengesunde Probanden zwischen 16 und 35 Jahren wurden untersucht. In Abb. 3 sind die Ergebnisse aus der elektrophysiologi-

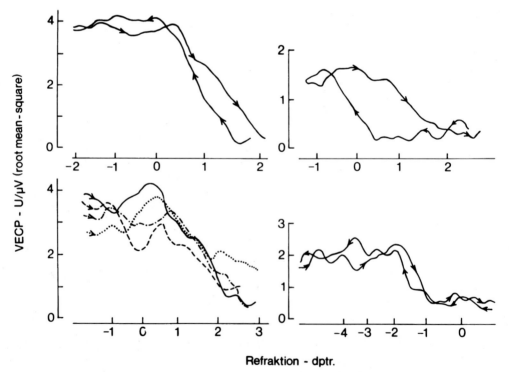

Abb. 2. VECP-Amplitude als Funktion der dem Auge vorgeschalteten Brechkraft; Registrierungen an vier verschiedenen Probanden

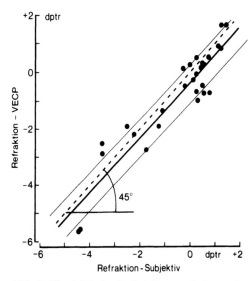

Abb. 3. Vergleich der Refraktionsergebnisse mit VECP und Phoropter. Eingezeichnet sind die Regressionsgerade und die Parallelen im Abstand einer Standardabweichung

schen und der subjektiven Refraktometrie gegenübergestellt. Jeder Punkt bedeutet ein Auge, dessen VECP-Refraktion auf der Ordinate aufgetragen ist. Im Idealfall vollständiger Übereinstimmung würden alle Punkte auf der Geraden unter 45 Grad liegen. Tatsächlich streuen die Meßpunkte jedoch. Die Regressionsgerade durch das Punktefeld liegt unterhalb der Winkelhalbierenden, d.h. die VECP-Refraktometrie liefert im Mittel 0,4 dptr zuviel Myopie, was wahrscheinlich als Gerätemyopie zu werten ist. Die Standard-Abweichung der Meßpunkte von der Regressionsgeraden beträgt 0,7 dptr.

Eine Verbesserung der Genauigkeit ist durch drei Maßnahmen möglich:
1. Mydriasis erzeugt einen steileren Amplitudenabfall.
2. Zycloplegie wandelt den Kurvenknick in einen peak um.
3. Zusätzlicher Einsatz eines averagers kann den störenden Einfluß refraktionsunabhängiger Amplitudenschwankungen vermindern.

Bislang wurden diese drei Verbesserungen nicht gleichzeitig ausgenutzt (Ludlam und Meyer; Chiba u. Mitarb.).

Binokularabgleich

Beim Binokularabgleich ist zu untersuchen, ob unter den Bedingungen beidäugiger Sehweise und optimaler monokularer Korrektur beide Augen simultan scharfe Netzhautbilder erzeugen. Unscharfe Abbildung in einem Auge würde zu einer Amplituden-Senkung des zugehörigen monokularen VECP führen. Für den Binokularabgleich muß also ein Verfahren gesucht werden, das die monokulare Antwort auch unter binokularen Bedingungen zu erkennen gestattet.

Eine solche Möglichkeit ist die phasenverschobene Stimulierung beider Augen. Der Proband fusioniert räumlich gleich strukturierte, aber zeitlich 180° gegeneinander phasenverschobene Muster (Abb. 4).

Entsprechend sind die monokularen Antworten gegenphasig, haben also entgegengesetzte Vorzeichen. Bei binokularer Stimulierung addiert die Sehrinde die beiden Antworten zu Null, scharfe Netzhautbilder an beiden Augen und gleiche Maximalamplituden der monokularen Antworten vorausgesetzt. Bildet dagegen ein Auge unscharf ab, so dominiert die Antwort des anderen Auges, das binokulare VECP ist ungleich Null. Durch Aufsuchen der binokularen Refraktion mit verschwindendem VECP ist also der Binokularabgleich möglich.

Die Bestimmung erfolgt durch Vorsetzen einer Serie von Plusgläsern vor jeweils ein Auge. Die zugehörigen Messungen sind in Abb. 5 dargestellt. In der oberen Hälfte der Registrierungen ist das rechte Auge genebelt, die Antwort des linken Auges dominiert. In

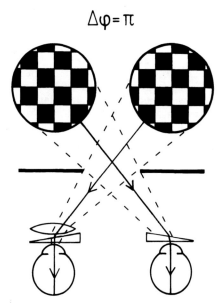

Abb. 4. Simultane, zeitlich phasenverschobene Stimulierung beider Augen beim Binokularabgleich

443

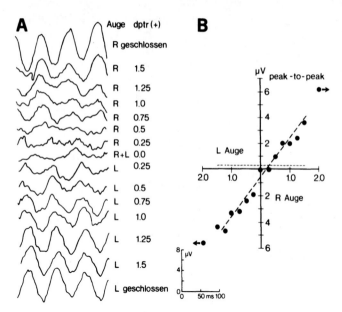

Abb. 5. A) registrierte Kurvenschar beim Binokularabgleich.
Neben jeder Kurve ist das gene-
belte Auge und die verwendete
Linsenstärke angegeben; B) quantitative Auswertung von A

der unteren Hälfte der Kurvenschar ist es umgekehrt. Die quantitative Auswertung in Teilbild B zeigt, daß ein verschwindendes VECP und damit Refraktionsgleichgewicht erreicht wird, wenn das rechte Auge zusätzlich zur monokularen Korrektur mit + 0,25 dptr versorgt wird.

Dieser elektrophysiologische Binokularabgleich wurde an fünf Probanden durchgeführt und lieferte identische Ergebnisse wie der Rot-Grün-Test.

Literatur

Chiba, Y., Kanaizuka, D., Adachi-Usami, E.: Psychophysical and VECP-examination of emmetropia, myopia, hypermetropia and aphakia. Doc. Ophth. Proc. Ser. Vol. **13**, 47. 14. I.S.C.E.R.G. Symp. Louisville 1976. The Hague: W. Junck 197 . – Desmedt, J.E.: Visual evoked potentials in men: new developments. Oxford: Clarendon-Press 1977. – Ludlam, W.M., Meyers, R.R.: The use of the VER in objective refraction. Proc. N.Y. Acad. Sci. **34**, 154 (1970). – Millodot, M.L.A., Riggs, L.A.: Refraction determined electrophysiologically. Arch. Ophthalmol. **84**, 272 (1970). – Regan, D.: Rapid objective refraction using evoked brain potentials. Invest. Ophthalmol. **12**, 669 (1973)

Aussprache

Herr Rix (Erlangen) zu Herrn Petersen:

Bei der Ableitung Occiput gegen Mastoid erhebt sich die Frage, inwieweit das Mastoid als aktive Ableitstelle wirksam wird. Rein technisch liegt zwar eine bipolare Elektrodenlage vor, die aber durch die Lage des Cerebrum zum Schädel den Gegebenheiten einer unipolaren Ableitung nahekommt. Das hätte dementsprechend seine Auswirkung auf die beschriebene Zusammenschaltung beider Mastoide als Gegenelektrode.

Herr Petersen (Bad Nauheim), Schlußwort:

Der elektrische Binokularabgleich hat genau wie der Rot-Grün-Test nur Sinn bei zwei intakten Augen. Kleine Unterschiede der monokularen Antworten innerhalb der natürlichen Schwankungsbreite von ca. 15% lassen sich berücksichtigen. Allgemein ist Refraktionsgleichgewicht zu erwarten bei einer VECP-Amplitude, die der Hälfte der Differenz der monokularen Antworten entspricht.

Als Phasendifferenz der Stimuli wurde 180° angegeben. Dabei ist als volle Periode (360°) eine ganze Sinusschwingung des VECP gemeint, entsprechend dem Intervall zwischen zwei Musterwechseln. Andere Autoren bezeichnen auch das Intervall bis zur Reproduktion des Musters, also zwei Musterwechsel, als 360°. Bei dieser Definition wäre die benutzte Phasenverschiebung als 90° zu bezeichnen.

Die Zusammenschaltung der beiden Ohrelektroden dient der Symmetrierung. Bild und Spiegelbild der Ableitung sind identisch. Daher liegen identische geometrische Verhältnisse bei Ableitung von beiden Augen vor. Das verstärkte Signal ist die Differenz der beiden Spannungen zwischen dem Occiput und der Stirn bzw. den Ohren und der Stirn.

Ber. Dtsch. Ophthalmol. Ges. 76, 445–452 (1979)
Ionisierende Strahlen in der Ophthalmologie
Redigiert von W. Jaeger, Heidelberg
© J. F. Bergmann Verlag 1979

Suppression visuell evozierter kortikaler Potentiale (VECP) bei binokularer Darbietung von Kontrastreizen

H. Abe (Arbeitsgemeinschaft Abt. für Experimentelle Ophthalmologie, II. Physiol. Abt. des Max-Planck-Inst. für Physiologische und Klinische Forschung, W.G. Kerckhoff-Inst., Bad Nauheim. Direktor: Prof. Dr. E. Dodt und Zentrum für Augenheilkunde der Univ. Frankfurt/M. Gf. Direktor: Prof. Dr. W. Doden)

Bei der Untersuchung amblyoper Augen mit der Methode der visuell evozierten kortikalen Potentiale (VECP) wurden bei Darbietung unstrukturierter Reize verschiedener Leuchtdichte (Helligkeitsantworten) von einigen Untersuchern deutliche Unterschiede gegenüber der Antwort des anderen, normal funktionstüchtigen Auges festgestellt (Perry u. Childers, 1968; Potts u. Nagaya, 1969; Tsutsui et al., 1973), während andere Autoren (Fishman u. Copenhaver, 1967; Lombroso et al., 1969; Spekreijse et al., 1972) keine sicheren Unterschiede beobachteten. Dagegen wurden im VECP bei Darbietung helligkeitsgleicher Muster (Kontrastantworten) bei Reizung des amblyopen Auges übereinstimmend Amplitudenverminderungen oder Phasenverschiebungen im VECP registriert (Lombroso et al., 1969; Spekreijse et al., 1972; Sokol und Bloom, 1973; Arden et al., 1974; Yinon et al., 1974). Die folgende Untersuchung vergleicht das VECP bei Reizung des gesunden Auges mit dem infolge Strabismus und Anisometropie amblyopen Auge gegenüber binokularen Helligkeits- und Kontrastreizen. Weiterhin wird das VECP bei binokularer Darbietung von Kontrastreizen bei Augengesunden und Amblyopen beschrieben.

Methode

Zehn augengesunde Personen im Alter von 15 bis 50 Jahren mit normaler Sehschärfe und 5 amblyope Patienten im Alter von 15 bis 44 Jahren mit einseitigem Mikrostrabismus oder Anisometropie wurden untersucht. Die Sehschärfe des amblyopen Auges betrug 0,1 bis 0,6.

Die *Helligkeitsantwort* im VECP wurde durch Lichtreize von 20 ms Dauer bei einer Wiederholungsfrequenz von 2/s ausgelöst. Das untersuchte Auge betrachtete durch die erweiterte Pupille das Zentrum eines Adaptationsfeldes (Durchmesser 15°), auf das Testlichter (Durchmesser 10°) zentral superponiert wurden. Die Wellenlänge des Adaptationslichts war 467 nm, die des Testlichts 624 nm.

Die *Kontrastantwort* im VECP wurde durch einen Mustergenerator (Medelec) auf einem Fernsehschirm erzeugt. Der Abstand des Reizbildes zum untersuchten Auge betrug 1,5 m, die Größe des Reizfeldes 3° bis 10°, seine mittlere Leuchtdichte 0,85 log ft-Lamberts. Zur Reizung wurde ein Schachbrettmuster verwandt; der Kontrast zwischen den helleren und dunkleren Feldern des Musters wurde zwischen 2 und 100% variiert. Die Muster wurden entweder durch Umkehr der helleren und dunkleren Felder (pattern-reversal, Umkehrfrequenz 2/s oder 7/s) oder alternierend mit einem unstrukturierten Schirmbild gleicher mittlerer Helligkeit (appearing-disappearing, 500 ms Schachbrettmuster, 500 ms kontrastfrei) dargeboten.

Bei den monokularen Reizen wurde ein Auge abgedeckt, bei den binokularen Reizen betrachtete jedes Auge jeweils eine Hälfte des Bildschirms, wobei einem Auge das Muster stationär angeboten wurde, während das andere Auge durch den oben beschriebenen Bildwechsel alternierend gereizt wurde. Durch Vorsetzen geeigneter Prismengläser wurden beide Teile des Schirmbildes fusioniert.

Zur Registrierung des VECP wurde die aktive Elektrode mit Kollodium (4%, Merck/Darmstadt) am Hinterkopf (OZ nach dem 10–20 EEG-System) befestigt; die indifferente Elektrode wurde dem Ohrläppchen angelegt. Die registrierten Potentiale wurden verstärkt, passierten ein Frequenzfilter (1–30 Hz), wurden durch einen Tischrechner (Nicolet 1070) gemittelt und von einem Ordinatenschreiber aufgezeichnet.

Ergebnisse

1. Helligkeitsantworten

Untersucht wurden zwei Patienten mit einseitiger Amblyopie (s. Tabelle 1). In beiden

Tabelle 1

Name	Geschlecht	Alter	Auge	Visus	Refraktion	Fixation	Binokularsehen
C.B.	weibl.	22 J.	R.A.	1.25	− 2.5 D	zentral	
			L.A.	0,1	+ 2.0 D	parafoveolar	4 Δ X.T. (L.A.)
K.I.	weibl.	44 J.	R.A.	0.2	+ 0.75 D cyl − 1.0 D AO°	parafoveolar	Bei alternierender Abdeckung
			L.A.	1.2	n.c.	zentral	keine Bewegung

Fällen ergab ein Vergleich des gesunden mit dem amblyopen Auge keine sicheren Unterschiede hinsichtlich Amplitude oder Latenzzeit der frühen Komponenten (< 100 ms) im VECP. Die bei der Untersuchung des Patienten K.I. erhaltenen Helligkeitsantworten sind in Abb. 1 dargestellt. Bei psychophysischer Messung waren die sensorischen Lichtschwellen jeweils für beide Augen identisch.

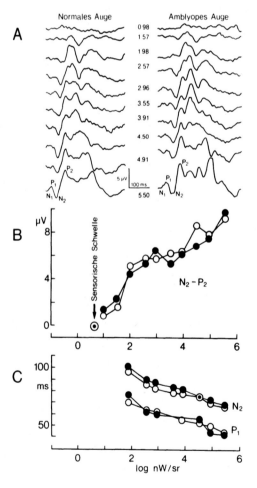

2. Kontrastantworten

A. Monokulare Untersuchung

Abb. 2 zeigt für die in Tabelle 1 aufgeführten Patienten K.I. (A) und C.B. (B) das nach Amplitude und Gipfelzeit ausgewertete monokulare Muster-VECP bei Reizung durch Kontrastumkehr (pattern-reversal) des gesunden und amblyopen Auges. Abhängig vom Musterkontrast erkennt man bei Reizung des amblyopen Auges (gefüllte Kreise) Antworten geringerer Amplitude, d.h. eine verminderte Kontrastempfindlichkeit gegenüber der Antwort des gesunden Auges (offene Kreise).

Im Gegensatz zur Helligkeitsantwort des gleichen Patienten (Abb. 1) ist die Amplitude der Antwort im Muster-VECP auf allen Kontraststufen für das amblyope Auge deutlich geringer als für das normal sehende Auge, d.h. die geringere Kontrastempfindlichkeit des amblyopen Auges läßt sich durch physikalische Steigerung des Musterkontrasts nur partiell ausgleichen. Die in Abb. 2B (Mitte) dargestellte Phasenverschiebung (längere

Abb. 1A–C. Monokulare VECP-Helligkeitsantworten bei Reizung des gesunden und schwachsichtigen Auges eines Patienten mit Amblyopie. Patient K.I., R.A. Mikrostrabismus, Visus 0,2; L.A. Visus 1,2. A: Gemittelte Antworten (N = 128) auf Lichtreize von 20 ms, Reizfrequenz 2/s. Der Patient fixierte in Maxwellschem Strahlengang mit erweiterter Pupille das Zentrum eines Adaptationsfeldes (15°, 467 nm, 2,15 log Troland), auf das Testreize (10°, 624 nm) zunehmender Pupillenstrahlstärke (angegeben in log nW/sr) konzentrisch superponiert wurden. B und C: VECP-Amplituden (N_2–P_2 in µV, B) und Gipfelzeiten (P_1, N_1 in ms, C) gegen Pupillenstrahlstärke (log nW/sr) der Testreize

Gipfelzeit) der frühen Antwort im Muster-VECP des amblyopen Auges wurde unter den 5 hier untersuchten Patienten nur in einem Falle (C.B.) beobachtet.

Ein weiterer Unterschied zwischen dem amblyopen und normalen Patientenauge ist die geringere Amplitude im monokularen Muster-VECP des amblyopen Auges bei Darbietung kleinerer Reizmuster (Abb. 2, rechts). Während bei normalen Beobachtern die größte Antwort für Muster zwischen 10 und 20 Bogenminuten registriert wird (Spekreijse, 1966; Regan u. Richards, 1971), ist bei den hier untersuchten amblyopen Augen die Amplitude der Antwort bei ≤ 20 Bogenminuten deutlich geringer als jene des gesunden Auges. Dagegen entspricht die VECP-

Amplitude bei Reizung des amblyopen Auges bei größeren Mustern etwa jener des anderen, normal sehenden Auges. Bei Darbietung von Mustern dieser Größe wird jedoch nicht nur die Antwort der Netzhautmitte, sondern auch die der benachbarten parafoveolaren Anteile des hinteren Augenpols untersucht, deren Funktion bei amblyopen Patienten nicht gestört ist.

Vergleicht man die bei Musterreizung der Fovea centralis von augengesunden Personen erhaltenen Antworten mit den bei Reizung des gesunden Auges amblyoper Patienten erhaltenen Antworten, so lassen sich hinsichtlich der bei verschiedenen Mustergrößen erhaltenen Amplituden keine sicheren Unterschiede feststellen. Von Person zu

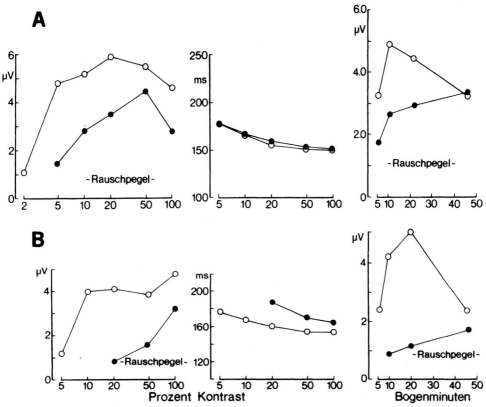

Abb. 2A und B. Amplituden und Gipfelzeiten im VECP amblyoper Patienten bei monokularer Reizung des gesunden und schwachsichtigen Auges mit Umkehrmustern (pattern-reversal). Patient K.I. (A): R.A. Mikrostrabismus, Visus 0,2; L.A. Visus 1,2; Patient C.B. (B): L.A.: Mikrostrabismus, Visus 5/50 + 2,0 dptr., parafoveolare Fixation; R.A.: Visus 5/4 − 2 dptr., foveale Fixation. Vergleich der bei monokularer Darbietung von Schachbrettmustern vom amblyopen Auge (gefüllte Kreise) erhaltenen Daten mit jenen des gesunden Auges (offene Kreise). *Linke und mittlere Darstellung:* Amplituden (P_2–N_2 in µV) und Gipfelzeiten (N_2 in ms) in Abhängigkeit vom Kontrast (Mustergröße 21 Bogenminuten, Durchmesser des Reizfeldes 3°, Umkehrfrequenz 2/s). *Darstellung rechts:* Amplituden (in µV) in Abhängigkeit von der Größe des einzelnen Musterquadrats in Bogenminuten. Kontrast 20%, Durchmesser des Reizfeldes 5°, Umkehrfrequenz 7/s. Mittlere Leuchtdichte des Reizfeldes 0,85 log ft.-Lambert, Abstand zum Untersuchungsschirm 1,5 m

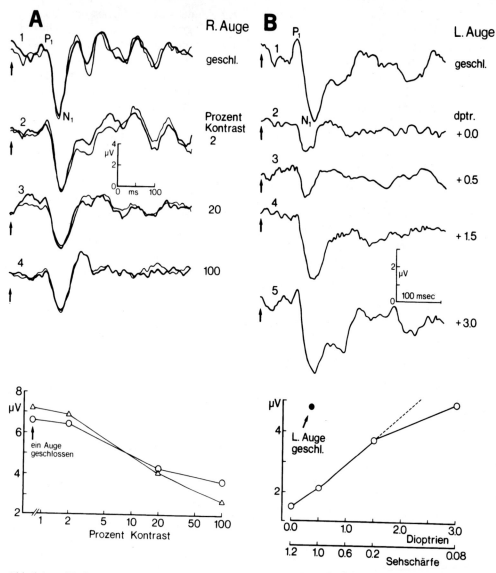

Abb. 3A und B. Summierte (N = 128) Reizmusterantworten im VECP bei monokularer (A₁, B₁) und binokularer (A₂₋₄, B₂₋₅) Darbietung. Bei monokularer Reizung (A₁ und B₁) wurde dem untersuchten Auge ein Schachbrettmuster (Reizbeginn siehe Pfeil) alternierend mit einem unstrukturierten Reiz gleicher mittlerer Leuchtdichte dargeboten (appear-disappear 500 : 500 ms). Bei binokularer Reizung wurde dem anderen Auge zusätzlich das gleiche Reizmuster stationär angeboten. Foveale Fixation, Reizfelder fusioniert, Entfernung zum Beobachtungsschirm 1,5 m. A zeigt in (1) das Muster-VECP des linken Auges. Mustergröße 23 Bogenminuten, Durchmesser des Reizfeldes 3°, Kontrast 20%. In Ableitung (2)–(4) wurde zusätzlich das rechte Auge mit dem gleichen Muster (Reizfeld 7° × 10°) bei verschiedenem Kontrast (2, 20, 100%) stationär belichtet. Die untenstehende Grafik zeigt die Veränderung der VECP-Amplitude (P₁–N₁) bei stationärer Belichtung des rechten Auges (Kreise) bzw. des linken Auges (Dreiecke). Augengesunde Versuchsperson M.A., Visus (R.A. und L.A.): 1,2 × − 0,75 dptr. B wie in A, jedoch wurde bei binokularer Reizung (2) − (5) das dem linken Auge stationär angebotene Reizmuster in (3)–(5) durch Vorsetzen sphärischer Pluslinsen (0,5–3,0 dptr.) vernebelt. Kontrast des Reizmusters auf dem Beobachtungsschirm 20%. Die untenstehende Grafik zeigt auf der zweiten Abszisse die durch die Linsen bedingte Änderung der Sehschärfe. Augengesunde Versuchsperson T.S., Visus R.A. und L.A.: 1,2

Person unterschiedlich ist lediglich die Amplitude der erhaltenen Effektivspannung, die interindividuell relativ stark variiert.

B. Binokulare Untersuchung

a) Augengesunde Personen. Bei binokularer Musterreizung durch Kontrastumkehr (pattern reversal) wird eine gegenüber monokularer Reizung größere Antwort im VECP registriert (Spekreijse, 1966; Abe, 1978). Hiervon abweichende Resultate erhält man, wenn ein Auge durch Kontrastumkehr gereizt wird, während dem anderen Auge das gleiche Muster stationär angeboten wird (Abb. 3). Gegenüber der Antwort bei monokularer Reizung (A_1) ist hier die Antwort auf Kontrastumkehr um so kleiner, je stärker der dem anderen Auge stationär angebotene Musterkontrast ist (A_{2-4}). Die sich hierin ausdrückende binokulare Suppression läßt sich sowohl bei Kontrastumkehr (pattern reversal) als auch bei alternierender Reizung (appear − disappear) nachweisen, doch gelingt sie in letzterem Falle leichter als bei der Kontrastumkehr, da das dem Auge angebotene stationäre Muster leichter mit dem alternierenden Kontrast-Helligkeitsreiz des anderen Auges räumlich zur Deckung zu bringen ist als bei Umkehr des Kontrastmusters. Wichtig ist lediglich, daß das beiden Augen angebotene

Muster gleiche Ortsfrequenz aufweist (Harter, 1977) und beide Augen das ihnen angebotene Muster fusionieren. Bei augengesunden Personen ist die Suppression sowohl vom rechten auf das linke Auge (Abb. $3A_{2-4}$) als auch vom linken auf das rechte Auge nachweisbar, wie die Grafik im unteren Teil der Abb. 3A zeigt.

Die in Abb. 3A auf dem Bildschirm bewirkte Kontrastminderung des stationären Musters kann auch durch vernebelnde Pluslinsen vor dem Auge erzeugt werden, wobei die Abhängigkeit der binokularen Suppression der frühen Komponente im VECP deutlich wird (Abb. 3B). Wie ein Vergleich von B_1 und B_2 zeigt, ist die Suppression der Komponenten P_1-N_1 ohne Nebelung des stationären Musters am größten und nimmt mit zunehmender Dioptrienzahl ab (B_{3-5}). Bei Verwendung von + 3,0 dptr. ist eine Suppression

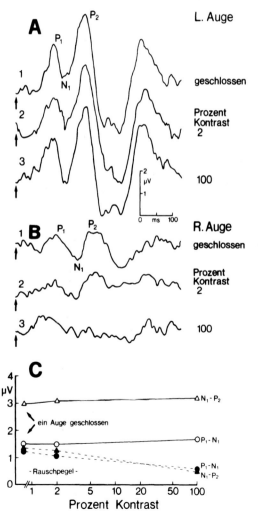

Abb. 4A–C. Summierte (N = 128) Reizmusterantworten im VECP bei Amblyopie bei monokularer (A_1, B_1) und binokularer Darbietung ($A_{2,3}$; $B_{2,3}$). Patient C.B., L.A.: Mikrostrabismus, Visus 5/50 + 2,0 dptr., parafoveolare Fixation; R.A.: Visus 5/4 − 2 dptr., foveale Fixation. Bei monokularer Reizung (A_1 und B_1) wurde dem untersuchten Auge ein Schachbrettmuster (Reizbeginn siehe Pfeil) alternierend mit einem unstrukturierten Reiz gleicher mittlerer Leuchtdichte dargeboten (appear − disappear 500 : 500 ms). Bei binokularer Reizung wurde dem anderen Auge zusätzlich das gleiche Reizmuster stationär angeboten. Reizfeld 7° × 11°. Entfernung zum Beobachtungsschirm 1,5 m, mittlere Leuchtdichte 0,85 log ft.-Lambert. Das bei 20% Musterkontrast ausgelöste VECP des gesunden Auges (A_1) zeigt bei stationärer Belichtung des amblyopen Auges (A_2 = 2% Kontrast, A_3 = 100% Kontrast) keine Amplitudenabnahme (offene Symbole in C), während das bei 50% Musterkontrast ausgelöste VECP des amblyopen Auges (B_1) bei Belichtung des gesunden Auges (B_2 = 2% Kontrast, B_3 = 100% Kontrast) deutlich abnimmt (gefüllte Symbole in C)

449

nicht mehr nachweisbar, wie ein Vergleich von B_5 mit B_1 zeigt. Nach der untenstehenden Grafik in Abb. 3B dürfte hierzu (bei Annahme einer linearen Beziehung zwischen der Amplitudenverminderung P_1-N_1 und der Brechkraft der verwendeten Linsen) bei dem verwendeten Musterkontrast von 20% eine Brechkraft von etwa +2,25 dptr. ausreichen.

Um die durch die Pluslinsen erzeugte Kontrastminderung zu bestimmen, wurde der entsprechende Sehschärfenverlust durch sensorische Prüfung an der Sehprobentafel ermittelt (untere Abszisse in der Grafik von Abb. 3B). Demnach entspricht der bei dem hier verwendeten Musterkontrast des Schirmbildes von 20% ermittelten Suppressionsschwelle eine Sehschärfe des stationär belichteten Auges von 0,1.

b) Amblyope Patienten. Bei drei infolge Mikrostrabismus oder Anisometropie amblyopen Patienten wurde das durch alternierende Reizmuster ausgelöste VECP bei Reizung des anderen Auges mit einem stationären Kontrastmuster untersucht. Abb. 4 zeigt ein für diese Patienten typisches Ergebnis: Stationäre Darbietung des Musters vor dem amblyopen (linken) Auge der Patientin C.B. führte auch dann nicht zu einer Minderung der Amplitude im Muster-VECP des gesunden Auges, wenn der Kontrast des stationären Musters von 2% auf 100% erhöht wurde ($A_{2 \text{ und } 3}$). Dagegen ist die trotz höherem (50%) Musterkontrast verminderte Antwort des amblyopen Auges im Muster-VECP (B_1) bereits deutlich vermindert, wenn dem normalsichtigen Auge das gleiche Muster mit 2% Kontrast stationär dargeboten wird (B_2). Bei vollem Kontrast (100%) des dem gesunden Auge stationär dargebotenen Musters schließlich ist im Muster-VECP des amblyopen Auges eine Antwort N_1-P_2 nicht mehr erkennbar (B_3). Das unterschiedliche Vermögen des normalen und amblyopen Auges, bei binokularer Reizung kortikal Suppression zu erzeugen, ist in Abb. 4 C für die Komponenten P_1-N_1 und N_1-P_2 im VECP dargestellt.

Diskussion

Unterschiede in der Beantwortung optischer Reize zwischen normalen und amblyopen Augen wurden bei Registrierung des VECP nur bei Darbietung von Reizmustern (pattern-reversal), nicht aber von Helligkeitsreizen beobachtet. Bei monokularer Darbietung von Musterreizen war die Antwort amblyoper Augen im VECP nur bei kleineren Mustern ($\leqq$ 20 Bogenminuten) vermindert, während größere Musterantworten normale Amplituden erzeugten. Man kann daher annehmen, daß bei amblyopen Augen lediglich die Verarbeitung der von der Fovea ausgehenden Erregungen, wahrscheinlich auf kortikaler Ebene, gestört ist, während die von der Parafovea und Peripherie der Netzhaut ausgehenden Erregungen vom Kortex ungestört verarbeitet werden. Somit zeigen amblyope Augen neben einer normalen Helligkeitsantwort eine normale Kontrastantwort, wenn größere Reizmuster verwandt werden, die von der Parafovea mit ihrer gegenüber der Fovea auf 1/10 verminderten Sehschärfe perzipiert werden.

Bei binokularer Reizung wurde eine Unterdrückung elektrokortikaler Erregungen im VECP augengesunder Personen bei Darbietung kleiner Reizmuster ($\sim$ 20 Bogenminuten) immer dann beobachtet, wenn dem anderen Auge das gleiche Muster stationär dargeboten wurde. Dabei war die Suppression streng mit dem Kontrast des stationär angebotenen Musters korreliert. Sobald die Sehschärfe des stationär belichteten Auges durch Vorschalten entsprechender Pluslinsen einen Wert von 1/10 der normalen Sehschärfe unterschritt, war eine Suppression nicht mehr zu beobachten, d.h. der unterdrückende Einfluß ging von der Fovea des stationär belichteten Auges aus.

Für die elektrodiagnostische Anwendung beim Menschen gibt die vorliegende Untersuchung folgende Hinweise: Die Registrierung von *Helligkeitsantworten* im VECP ist angezeigt, wenn die Abbildung von Reizmustern auf der Fovea aus optischen Gründen unmöglich ist, wie z.B. bei präretinalen Medientrübungen sowie bei retrobulbären Störungen der Nervenleitung des visuellen Systems. Die Registrierung von *Kontrastantworten* im VECP bei monokularer Darbietung von Reizmustern ermöglicht den Nachweis fovealer Schwachsichtigkeit und der Kontrolle therapeutischer Maßnahmen zur Verbesserung der Sehschärfe. Bei binokularer Reizung ermöglicht die gleiche Methode den Nachweis binokularer Suppression und bei Amblyopen die Kontrolle entsprechender therapeutischer Maßnahmen zu Verbesserung des Binokularsehens. Dabei erfordert die Registrierung von Antworten bei monokularer Reizung einen erheblich geringeren Aufwand an Zeit und Konzentration der Versuchsperson als der binokulare Versuch, der bisher nur bei kleinem Schielwinkel und bei einer Sehschärfe des amblyopen Auges von $\geqq 0{,}1$ möglich war.

Zusammenfassung

Das bei monokularer Darbietung von Reizmustern (Schachbrettmuster alternierend mit unstrukturierten Reizen gleicher mittlerer Leuchtdichte) registrierte VECP wird bei Belichtung des anderen Auges mit einem gleichen, jedoch stationär angebotenen Muster unterdrückt (binokulare Suppression). Die Unterdrückung ist vom Kontrast des stationär angebotenen Reizmusters abhängig. Nebelung des stationär dargebotenen Musters durch vorgehaltene Pluslinsen vermindert die Suppression der Amplitude des VECP linear; bei der durch $+2{,}25$ dptr. bedingten Abnahme der Sehschärfe auf 0,1 ist eine Suppression nicht mehr nachweisbar. Bei binokularer Prüfung von funktionell Amplyopen (kleinwinkliger Strabismus mit Anisometropie, parafoveolare Fixation, Visus 0,1) wird eine Suppression im VECP nur bei stationärer Musterreizung des gesunden Auges beobachtet.

Literatur

Abe, H.: Checkerboard pattern reversal VECP in response to monocular and binocular stimulation in normals and amblyopes. Ber. Dtsch. Ophthalmol. Ges. 75, 522-527 (1978). – Arden, G.B., Barnard, W.M., Mushin, A.S.: Visually evoked responses in amblyopia. Br. J. Ophthalmol. 88, 183-192 (1974). – Fishman, R.S., Copenhaver, R.M.: Macular disease and amblyopia: the evoked visual response. Arch. Ophthalmol. 77, 718-725 (1967). – Lombroso, C.T., Duffy, F.H., Robb, R.M.: Selective suppression of cerebral evoked potentials to patterned light in amblyopia ex anopsia. Electroencephalogr. Clin. Neurophysiol. 27, 238-247 (1969). – Perry, N.W., Childers, D.G.: Cortical potentials in normal and amblyopic binocular vision. In: Advances in Electrophysiology and -pathology of the Visual System. 6th ISCERG Symp., pp. 151-161. Leipzig: Thieme 1968. – Potts, A.M., Nagaya, T.: Studies on the visual evoked response. Strabismus amblyopia and hysterical amblyopia. Doc. Ophthalmol. 26, 394-402 (1969). – Regan, D., Richards, W.: Independence of evoked potentials and apparent size. Vision Res. 11, 679-684 (1971). – Sokol, S., Bloom, B.: Visually evoked cortical responses of amblyopes to a spatially alternating stimulus. Invest. Ophthalmol. 12, 936-939 (1973). – Spekreijse, H.: Analysis of EEG responses to diffuse and patterned light in the human (Thesis). The Hague: Junk 1966. – Spekreijse, H., Khoe, L.H., van der Tweel, L.H.: A case of amblyopia: Electrophysiology and psychophysics of luminance and contrast. In: Advances in experimental medicine and biology. The visual system. Neurophysiology, biophysics and their clinical applications 24, 141-156. London: Plenum 1972. – Tsutsui, J., Nakamura, Y., Takenaka, J., Fukai, S.: Abnormality of the visual evoked response in various types of amblyopia. Jap. J. Ophthalmol. 17, 83-93 (1973). – Yinon, U., Jakobovitz, L., Auerbach, E.: The visually evoked response to stationary checkerboard patterns in children with strabismic amblyopia. Invest. Ophthalmol. 13, 293-296 (1974)

Aussprache

Herr Reim (Aachen) zu Herrn Abe:

Für die klinische Anwendung Ihrer Methode wäre es sehr wichtig zu wissen, ob man diese Untersuchungen auch an Kindern ausführen kann.

Herr Jaeger (Heidelberg) zu Herrn Abe:

Wenn man sich vorstellt, daß die Vorgänge der Suppression insbesondere dann notwendig sind, wenn das schielende Auge eine gute Sehschärfe hat, müßten die von Herrn Abe beobachteten Phänomene beim alternierenden Schielen ganz besonders deutlich hervortreten. Darf ich fragen, ob solche Untersuchungen schon durchgeführt worden sind und ob in solchen Situationen das jeweils schielende Auge auch elektrophysiologisch eine Suppression aufweist.

Herr Röhr (Bad Nauheim) zu Herrn Abe:

Haben Sie auch Untersuchungen bei Amblyopien als Folge reiner Ametropien ohne Schielwinkel durchgeführt? Ergaben sich dabei gleiche oder andere Ergebnisse, da ja für diese Fälle andere bzw. fehlende Supressionsskotome behauptet werden?

Herr Abe (Bad Nauheim), Schlußwort, zu Herrn Reim:

Ich glaube, es ist leider sehr schwierig, diese Untersuchungsmethode gleich an Kindern auszuführen.

Zu Herrn Röhr:

Nein, ich habe keine Untersuchungen bei Amblyopien als Folge reiner Ametropien ohne

Schielwinkel durchgeführt. Die vorliegenden Untersuchungen betreffen anisometrische Amblyopien und Schielamblyopien.

Zu Herrn Jaeger:

Patienten mit alternierendem Schielen wurden von uns bisher nicht untersucht. Über Versuche an Patienten mit alternierendem Schielen, die im VECP eine Suppression zeigten, wurde von A.T. Franceschetti und H.M. Burian (Visually evoked responses in alternating strabismus. Am. J. Ophthal. 71, 1292-1297 (1971)) berichtet.

Ber. Dtsch. Ophthalmol. Ges. 76, 453–458 (1979)
Ionisierende Strahlen in der Ophthalmologie
Redigiert von W. Jaeger, Heidelberg
© J. F. Bergmann Verlag 1979

Simultan registrierte retinale und kortikale elektrische Antworten auf Kontrastreize

A. Groneberg (Arbeitsgemeinschaft Abt. für Experimentelle Ophthalmologie, II. Physiol. Abt., des Max-Planck-Inst. für Physiologische und Klinische Forschung, Bad Nauheim. Direktor: Prof. Dr. E. Dodt und Zentrum für Augenheilkunde der Univ. Frankfurt/M. Gf. Direktor: Prof. Dr. W. Doden)

Reine Helligkeitsreize erzeugen intensitätsabhängige Summenantworten der Retina (ERG) und ihrer kortikalen Projektionen (VECP). Dabei sind Aussagen über die klinisch interessierende Funktion der Fovea nur eingeschränkt möglich. Erst Massendefekte zeigen Amplitudenverminderungen, wobei die im VECP sichtbaren Veränderungen jenen im ERG zeitlich vorausgehen. Demgegenüber lassen sich mit Muster-(Kontrast-)reizen (Schachbrettmuster, wobei die einzelnen Karos alternierend ihre Helligkeit ändern) nach Fläche und Netzhautort lokalisierte Antworten im ERG und VECP gewinnen. Da die Zahl heller und dunkler Karos hierbei konstant ist, bleibt die mittlere Gesamthelligkeit der Reizfläche konstant, so daß das bei Helligkeitsreizen häufig störende Streulicht vernachlässigt werden kann. Die auf Reizmuster erhaltenen Antworten geben Aufschluß über die Tagesaktivität der Netzhaut (Lawwill, 1977), wobei je nach Mustergröße die foveale bzw. parafoveale (periphere) Funktion untersucht wird (Harter, 1970). Nach der Einführung der Kontrastuntersuchungen durch Riggs et al. (1964) und Johnson et al. (1966) wurden klinische Möglichkeiten der elektroretinographischen Untersuchung mit Reizmustern erstmals von Lawwill (1974a,b), Sokol (1972) und Sokol und Bloom (1977) an augenkranken Patienten demonstriert. Schäden, die mit Helligkeitsreizen nicht nachweisbar waren, konnten bei Verwendung von Reizmustern im ERG und VECP in den betreffenden Teilen der Sehbahn lokalisiert werden.

Im folgenden soll gezeigt werden, wie sich ERG und VECP bei veränderter Größe der Muster- und Testfläche, unterschiedlichen Kontrasten und bei Reizung verschiedener Netzhautbezirke verhalten. Die klinische Anwendung wird an einem Fall mit einseitiger Makuladegeneration demonstriert.

Methode

Die Untersuchungen wurden an sieben augengesunden jungen Probanden durchgeführt. Bei dem klinischen Fall handelt es sich um einen 62jährigen Mann mit einseitiger, trockener Makuladegeneration. Der Visus des gesunden Auges beträgt 0,9, der des erkrankten Auges 0,3.

Die Antworten auf Reizmuster wurden durch einen Mustergenerator (Medelec) auf einem TV-Monitor ausgelöst. Die mittlere Leuchtdichte des Schirmbildes betrug 0,85 log foot Lamberts. Die Bildumkehrfrequenz des Schachbrettmusters betrug 7/sec, die Größe der einzelnen Muster (Karos) wurde zwischen 4 und 68 Bogenminuten variiert. Der Kontrast zwischen den dunklen und hellen Karos wurde zwischen 2 und 100% verändert. Der Abstand des Monitors zum Auge betrug 1,5 m, die Größe des monokular dargebotenen Testfeldes 3° bis 16°. Vor dem Versuch wurde der Visus mit und ohne Haftschalen überprüft und bei Bedarf korrigiert. Das VECP wurde unipolar 3 cm oberhalb des Inions gegen die Ohrläppchen abgeleitet, das ERG mit einer Henkes-Haftschale gegen die gleichseitige Schläfe registriert. Nach Verstärkung und Filterung (1–30 Hz) wurden die Aufnahmen zweikanalig durch einen Tischrechner (Nicolet 1070) 256mal gemittelt und von einem XY-Schreiber aufgezeichnet.

Ergebnisse

Nach Armington (1971) weist das bei kleinflächiger zentraler Reizung der Netzhaut ausgelöste Muster-VECP im Bereich einer be-

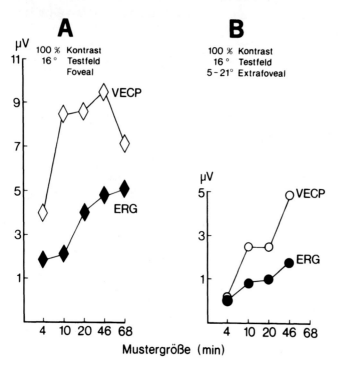

Abb. 1. Gemittelte (N = 256) Amplituden im VECP und ERG auf monokular dargebotene Umkehrmuster in Abhängigkeit von der Reizmustergröße bei (A) fovealer und (B) extrafovealer Reizung

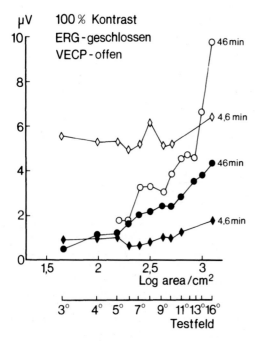

stimmten Größe des dargebotenen Musters ein Maximum auf, während das ERG mit zunehmender Mustergröße einen kontinuierlichen Amplitudenanstieg zeigt (Abb. 1A). Bei extrafovealer Darbietung war die Spannungsentwicklung insgesamt kleiner, wobei auf kleine Muster (< 10 Bogenminuten) im ERG und im VECP keine Antworten nachweisbar waren (Abb. 1B).

Vergrößerung des Testfeldes von 3° bis 16° bewirkte für kleine Muster (4,6 Bogenminuten) im ERG und im VECP keine deutliche Größenzunahme der Antwort, während die Antwort auf große Muster (46 Bogenminuten) mit zunehmender Testfläche einen deutlichen Amplitudenanstieg erkennen ließ (Abb. 2).

Vergleicht man die Antworten bei kleinen und größeren Mustern, so sind diese im ERG bei kleinen Testfeldern (≦ 5°) etwa gleich, während im VECP bei kleineren Mustern erheblich größere Antworten registriert werden als bei Darbietung größerer Muster.

Verminderung des Musterkontrasts verursacht im ERG einen monotonen Abfall der Amplitude. Dagegen ist das VECP im Bereich hoher Kontraste weitgehend konstant und vermindert seine Potentialgröße erst unterhalb eines Kontrastes von 10–20% (Abb. 3).

Abb. 2. Gemittelte (N = 256) Amplituden im VECP und ERG auf monokular dargebotene Umkehrmuster bei verschiedener Größe des Testfeldes für ein großes (46 Bogenminuten) und ein kleines (4,6 Bogenminuten) Reizmuster

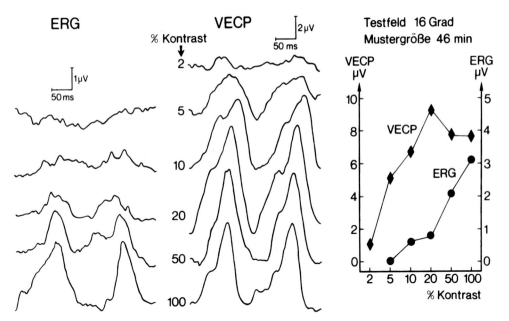

Abb. 3. Gemittelte (N = 256) Originalkurven (links, Mitte) und Amplituden (rechts) im ERG und VECP auf monokular dargebotene Umkehrmuster in Abhängigkeit vom Kontrast

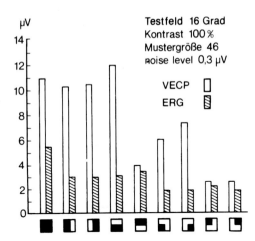

Abb. 4. Gemittelte (N = 256) Amplituden im VECP und ERG auf monokular dargebotene Umkehrmuster bei Reizung verschiedener Anteile des Gesichtsfeldes. Der belichtete Teil des Gesichtsfeldes ist unter den Säulen auf der X-Achse schwarz dargestellt

In Übereinstimmung mit Peregrin (1978) und Bartl (1979) ist bei Reizung der unteren Hälfte des Gesichtsfeldes im Muster-VECP stets eine größere Antwort zu sehen als bei Reizung der oberen Anteile des Gesichtsfeldes. Bei Ableitung des unter gleichen Bedingungen ausgelösten Muster-ERG ist dies nicht der Fall; es verhält sich flächenbezogen,

d.h. bei Verminderung der Reizfläche reduziert sich die Größe der Antwort (Abb. 4).

Abb. 5 zeigt das Ergebnis der Untersuchung mit Musterreizen bei einem Patienten mit einseitiger Makuladegeneration. Während das ERG und VECP bei Prüfung des gesunden (linken) Auges mit Mustern verschiedener Größe ein normales Amplitudenverhalten erkennen läßt, sind bei Prüfung des erkrankten (rechten) Auges die Antworten im ERG bei allen Mustergrößen deutlich herabgesetzt. Im VECP sind die Antworten bei Reizung des erkrankten Auges bei Mustern von 10 und 20 Bogenminuten ebenfalls herabgesetzt; bei Reizung mit 4,6 Bogenminuten (im ERG bereits mit 20 Bogenminuten) fehlt die Antwort im VECP. Die Helligkeitsantworten im ERG und im VECP und die Musterantworten bei 46 Bogenminuten im VECP waren für beide Augen seitengleich.

Diskussion

Die bei Darbietung alternierender Schachbrettmuster ableitbaren elektrischen Antworten der Retina (ERG) und des visuellen Cortex (VECP) werden durch Änderung der visuellen Parameter unterschiedlich beeinflußt. Sie wirken sich im ERG und VECP teilweise anders aus, da die retinalen Erregungen der nervösen Weiterleitung und kortikalen

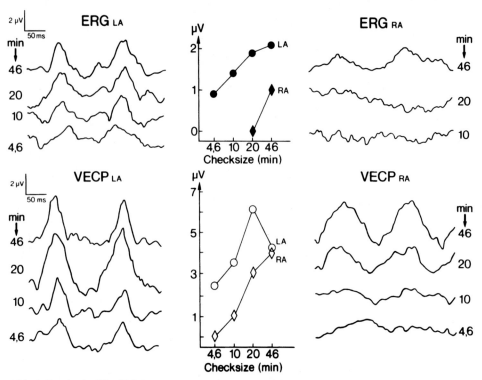

Abb. 5. Gemittelte (N = 256) Antworten (links, rechts) im ERG und VECP und deren Amplituden (Mitte) bei Musterreizung des gesunden linken Auges (Visus 0,9) und des erkrankten rechten Auges (Visus 0,3) eines Patienten mit Makuladegeneration. Testfeld 10° zentral, Kontrast des Reizmusters 100%

Verarbeitung unterliegen, die mit dem ERG nicht erfaßt werden und sich erst im VECP widerspiegeln. So wird mit zunehmender Größe des einzelnen Kontrastmusters die Potentialantwort im ERG monoton größer, während das VECP ein selektives Verhalten mit einer Maximalantwort bei einer bestimmten Mustergröße erkennen läßt. Eine Erklärung dieses Verhaltens liegt möglicherweise in der unterschiedlichen rezeptiven Feldstruktur der Retina und des visuellen Kortex sowie darin, daß die rezeptive Feldstruktur der Retina mit ihrer lateralen Hemmung zwischen Zentrum und Umfeld erst auf der Ebene der Ganglienzellschicht deutlich wird (die im ERG nicht erfaßt wird).

Da mit zunehmender Exzentrizität die Größe der rezeptiven Felder zunimmt, evozieren kleine Kontrastmuster bei Reizung der Netzhautperipherie keine Antworten. Große Muster berücksichtigen zwar die gröbere Feldstruktur der Netzhautperipherie; dennoch sind die hier im ERG erhaltenen Summenantworten relativ klein, da die Größe der Antwort auch von der Zahl der rezeptiven Felder bestimmt wird, während der

Amplitudenabfall bei groben Mustern im VECP auch durch die Projektion der parafovealen Anteile des Gesichtsfeldes auf die Hirnoberfläche erklärbar ist.

Die verschiedene Größe der rezeptiven Felder und ihre Verteilung auf der Netzhaut machen verständlich, warum bei kleinflächiger zentraler Reizung der Netzhaut die kleinen und in der Netzhautperipherie die großen Kontrastmuster den adäquaten Reiz darstellen. Mit zunehmender Area ist daher nur mit großen Kontrastmustern eine deutliche Amplitudenzunahme zu beobachten. Dabei ist die unterschiedliche Amplitudengröße der Antwort im VECP bei kleinen Testfeldflächen zwischen kleinen und großen Mustern durch die Wirkung nachgeschalteter Verstärkermechanismen und durch die kortikale Überrepräsentation der Fovea verständlich. In den das ERG produzierenden Schichten der Netzhaut sind diese Mechanismen kaum wirksam. Ähnliches gilt für die im ERG und VECP unterschiedliche Empfindlichkeit bei verschiedenem Reizmusterkontrast. Offenbar werden Kontraste durch interneuronale Verschaltungen im Bereich der aufsteigenden Sehbahn verstärkt, so daß sich jede Kontrastveränderung im ERG ausdrückt, während sie im VECP über einen weiten Bereich kompensiert wird.

Die Dominanz der unteren Gesichtsfeldhälfte im VECP ist wahrscheinlich durch die unterschiedliche Projektion des oberen und unteren Gesichtsfeldes auf die Sehrinde in bezug auf die Ableitelektrode bedingt, während die flächenbezogene Antwort der Retina keine Bevorzugung bestimmter Areale anzeigt.

Am klinischen Beispiel wird demonstriert, daß ein Makulaschaden bei seitengleichen Helligkeitsantworten mit dem Kontrast-VECP und -ERG lokalisiert werden kann. Umgekehrt ist bei ausgelöschtem Helligkeits-ERG der erhaltene Sehrest einer Retinopathia pigmentosa im Kontrast-ERG nachweisbar. Voraussetzung hierzu ist die scharfe Abbildung des Reizmusters auf der Retina, wobei unter geeigneten Bedingungen eine Korrelation zwischen ERG, VECP und dem Visus festgestellt werden kann. Daher ist mit Hilfe des Muster-ERG und -VECP auch eine Refraktionierung möglich (Millodot und Riggs, 1970). Darüber hinaus gelingt es vielfach, mit Hilfe des VECP's eine Überprüfung und Einschätzung des Visus durchzuführen.

Insgesamt erlaubt die Untersuchung mit Helligkeits- und Kontrastreizen eine differenzierte Diagnostik im Bereich der aufsteigenden Sehbahn.

Zusammenfassung

Visuell evozierte retinale (ERG) und kortikale (VECP) Potentiale auf Kontrastmuster wurden simultan registriert. Mit steigender Mustergröße zeigt die Amplitude im ERG einen kontinuierlichen Anstieg, während sie im VECP bei mittelgroßen Mustern ein Maximum zeigt. Abschwächung des Musterkontrasts bewirkt im ERG eine kontinuierliche Amplitudenabnahme, während im VECP die Amplitude bei hohem und mittlerem Kontrast gleich bleibt. Die auf Kontrastmuster im VECP deutliche Dominanz der unteren Gesichtsfeldhälfte fehlt im ERG. – Bei einem Patienten mit einseitiger Makuladegeneration wurde bei Darbietung verschiedener Mustergrößen im ERG und VECP eine Verschiebung der Amplitudenkennlinien zu größeren Mustern beobachtet.

Literatur

Armington, J.C., Corwin, T.R., Marsetta, R.: Simultaneously recorded retinal and cortical responses to patterned stimuli. J. Opt. Soc. Am. **61**, 1514–1521 (1971). – Bartl, G., Van Lith, G.H.M., Van Marle, G.W.: Cortical potentials evoked by a TV pattern reversal stimulus varying check sizes and position of the stimulus field. Submitted to Ophthal. Res. (1979). – Harter, M.R.: Evoked cortical responses to checkerboard patterns: Effect of check-size as a function of retinal eccentricity. Vision Res. **10**, 1365–1376 (1970). – Johnson, E.P., Riggs, L.A., Schick, Amy M.L.: Photopic retinal potentials evoked by phase alteration of a barred pattern. In: 3rd ISCERG Symp., Illinois, 1964. Burian, H.M., Jacobson, J.H. (eds.), Suppl. to Vision Res. pp. 75–91, New York: Pergamon Press, 1966. – Lawwill, T.: Pattern stimuli for clinical ERG. In Dodt, E. und Pearlman, J.T.: 11th ISCERG Symp., Bad Nauheim 1973, Doc. Ophthal. Proc. Ser. **4**, 353–362. The Hague: Junk, 1974a. – Lawwill, T.: The bar-pattern electroretinogram for clinical evaluation of the central retina. Am. J. Ophthalmol. **78**, 121–126 (1974b). – Lawwill, T., Walther, C., Crockett, S.: The scotopic and photopic bar-pattern ERG – contributions of the central and peripheral retina. In: 14th ISCERG Symposium, Louisville 1976. Lawwill, T. (ed.). Doc. Ophthal. Proc. Ser. **13**, 287–291. The Hague: Junk 1977. – Millodot, M., Riggs, L.A.: Refraction determined electrophysiologically. Arch. Ophthalmol. **84**, 272–278 (1970). – Peregrin, J., Pastrňakova, I., Pastrňák, A.: Visual evoked responses to the upper and lower half-field stimulation in a dark-adapted man. Pflügers Arch. **376**, 81–86 (1978). – Riggs, L.A., Johnson, E.P., Schick, Amy M.L.: Electrical responses of the human eye to moving stimulus patterns. Science **144**, 567 (1964). – Sokol, S.: An electrodiagnostic index of macular degeneration. Arch. Ophthalmol. **88**, 619–624 (1972). – Sokol, S., Bloom, B.H.: Macular ERG's elicited by checkerboard pattern stimuli. In: 14th ISCERG Symp., Louisville 1976. Lawwill, T. (ed.). Doc. Ophthal. Proc. Ser. **13**, 299–305. The Hague: Junk 1977

Aussprache

Herr Krastel (Heidelberg) zu Herrn Groneberg:

Sie konnten bei Patienten mit Kontrastmuster Stimulation im ERG messen, bei denen die konventionell gewonnenen Elektroretinogramme nicht mehr erfaßbar waren. Ab welchem Umfang des sensorisch nachweisbaren Schadens war auch kein Kontrast-ERG mehr meßbar?

Herr Röver (Freiburg) zu Herrn Groneberg:

Ist die von Ihnen beschriebene höhere Amplitude im VEP bei Reizung der unteren Retinahälfte im Vergleich zur oberen Retinahälfte möglicherweise nicht im wesentlichen auf die gewählte Elektrodenposition zurückzuführen, so daß bei einer entsprechenden Änderung der Elektrodenlage eine ähnlich hohe Amplitude des VEP's bei Reizung der oberen und unteren Netzhauthälfte aufzeichenbar würde? (Halliday, persönliche Mitteilung; Röver et al., 1978).

Herr Groneberg (Bad Nauheim), Schlußwort, zu Herrn Krastel:

Unter photopischen Bedingungen werden die Antworten im Kontrast-ERG und -VECP von den Zapfen produziert. Deshalb beeinträchtigen Erkrankungen des Dämmerungsapparates mit erhaltenem zentralem Sehrest das Kontrast-ERG und -VECP nicht. Umgekehrt ist das Kontrast-ERG und -VECP sehr empfindlich bei Veränderungen des Zapfenapparates. Bei verschiedenen Makuladegenerationen mit Zentralskotom und einem Visus unter 1/10 konnten wir kein Kontrast-ERG mehr ableiten, weniger weit fortgeschrittene Erkrankungen zeigten eine graduelle Abschwächung des Kontrast-ERG und -VECP.

Zu Herrn Röver:

Wir selber haben keine Untersuchungen mit verschiedenen Elektrodenpositionen durchgeführt.

Ber. Dtsch. Ophthalmol. Ges. 76, 459–461 (1979)
Ionisierende Strahlen in der Ophthalmologie
Redigiert von W. Jaeger, Heidelberg
© J. F. Bergmann Verlag 1979

Periodische und nichtperiodische Lichtreize bei visuell evozierten Potentialen

I. Wilmanns und R. Stodtmeister (Klinisches Inst. für Experimentelle Ophthalmologie der Univ. Bonn. Direktor: Prof. Dr. E. Weigelin und Univ.-Augenklinik Bonn. Direktor: Prof. Dr. W. Best)

Die visuell evozierten kortikalen Antworten dienen in der klinischen Ophthalmologie als Funktionsprüfung der Reizleitung vom Auge bis zur Calcarinarinde. Da diese Antworten von Person zu Person starke Schwankungen zeigen, kann diese Funktionsprüfung nur qualitativ, mit den Kriterien normal, erniedrigt und ausgelöscht, durchgeführt werden (Ermers u. von Lith, 1973). Mögliche Ursachen für diese interindividuellen Schwankungen sind der alpha-Rhythmus (Trimble u. Potts, 1975), Gewöhnung an die Lichtreize (Brazier, 1967) und Änderungen in der Aufmerksamkeit (Potts u. Nagaya, 1967). Um Schwankungen in der Aufmerksamkeit möglichst gering zu halten, erscheint es sinnvoll, durch Erhöhung der Reizfolgefrequenz die Aufnahmezeit zu verkürzen. Jedoch bei Reizfrequenzen von 1 Hz und darüber können durch Überlagerung der reizspezifischen Antworten mit der Nachentladung (Barlow, 1960; Ciganek, 1961) Synchronisationseffekte auftreten, die wiederum zur Erhöhung der interindividuellen Variabilität beitragen können. Dies ist dann der Fall, wenn, wie von den meisten Autoren, periodische Lichtreize verwendet werden.

Es wird in der vorliegenden Studie untersucht, ob durch nichtperiodische Reize diese Synchronisationseffekte unterdrückt werden können.

Methode

Als Lichtreiz diente ein Ganzfeld Entladungsblitz von 0,4 cdsec/m^2. Es wurde periodisch und nichtperiodisch gereizt. Bei nichtperiodischer Reizung wurde das Blitzgerät von einem neuen Gerät gesteuert, das wie folgt arbeitet:

Nach jedem das Blitzgerät auslösenden Steuerimpuls folgt ein festes Intervall, in dem kein neuer Steuerimpuls auftreten kann (Abb. 1). In dem sich daran anschließenden Intervall muß der nächste Steuerpuls auftreten. Dieses zweite Intervall besteht aus 255 Unterintervallen. Ein Pseudozufallsgenerator bestimmt, nach welchem der 255 Unterintervalle der Steuerimpuls auftritt. Jedes der 255 Unterintervalle wird einmal randomisiert angewählt, bevor das gleiche Unterintervall benutzt wird. Da dies von der Versuchsperson nicht erkannt werden kann, ist es für unsere Zwecke unerheblich, daß die Unterintervalle im strengen Sinne pseudorandomisiert sind. Bei der hier verwendeten Reizfolgefrequenz von 2 Hz wurde der Steuergenerator bei der nichtperiodischen Reizung in folgender Weise eingestellt: Festes Intervall 450 msec, Zufallsintervall 100 msec. Das mittlere Reizintervall war somit 500 msec, entsprechend einer mittleren Reizfolgefrequenz von 2 Hz

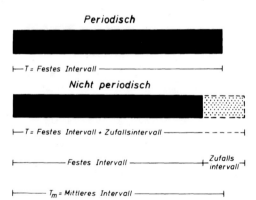

Abb. 1. Oben: Bei periodischer Reizung haben alle Reize den gleichen zeitlichen Abstand (schwarzer Balken). Bei nichtperiodischer Reizung haben die Reize mindestens den zeitlichen Abstand des festen Intervalls (schwarzer Balken) und höchstens den zeitlichen Abstand festes Intervall und Zufallsintervall. Das Zufallsintervall hat 255 Unterintervalle, die eine Gleichverteilung haben. Jedes Reizintervall setzt sich zusammen aus festem Intervall und Zufallsintervall. Das mittlere Reizintervall liegt bei festes Intervall plus $^1/_2$ Zufallsintervall

Ergebnisse

In Abb. 2 sind visuell evozierte Potentiale bei periodischer und nichtperiodischer Reizung dargestellt.

Die Amplituden der Potentiale bei den beiden verschiedenen Reizbedingungen zeigen keine großen Unterschiede. Der auffälligste Unterschied der Kurvenpaare liegt im Anfangsteil. Bei periodischer Reizung zeigen die vier oberen Kurven gleich von Anfang an deutliche Auf- oder Abbewegungen, während bei nichtperiodischer Reizung die Kurven im Anfangsteil sich nur im Bereich der biologischen Nullinienschwankungen ändern. Es gelingt also mit der nichtperiodischen Reizung Kurvenänderungen innerhalb der Latenzzeit von 35 msec (Monnier, 1949) zu unterdrücken. Nicht alle Versuchspersonen zeigen während der Latenzzeit Potentialschwankungen, wie am untersten Kurvenpaar in Abb. 1 gezeigt. Bei dieser Versuchsperson sind die Antworten bei den verschiedenen Reizbedingungen praktisch nicht verschieden. Die nichtperiodische Reizung bewirkt somit nur eine Änderung der Reizantwort, wenn bei periodischer Reizung im Anfangsteil Potentialschwankungen vorkommen.

Wird, wie in Abb. 2 mit einer Reizfolgefrequenz von zwei Hertz gereizt, so beträgt das Reizintervall 500 msec. Der nächste Reiz ereignet sich somit zu einer Zeit, während der die Nachschwankung (Ciganek, 1961) abläuft, und die Reizantwort überlagert sich der Nachschwankung. Durch die nichtperiodische Reizung wird die starre Phasenbeziehung der Reizantwort zur Nachschwankung aufgehoben und die Nachschwankung wird beim Aufsummieren ausgemittelt. Die hier vorgestellte Methode erlaubt es somit, die Reizantworten im Elektroenzephalogramm ohne den Einfluß der Nachschwankungen darzustellen oder zumindest den Einfluß der Nachschwankung auf die Reizantwort stark herabzumindern. Da die hier vorgestellte Methode nur einen geringen Mehraufwand erfordert, scheint es uns sinnvoll, die nichtperiodische Reizung für die Registrierung visuell evozierter kortikaler Antworten zu empfehlen.

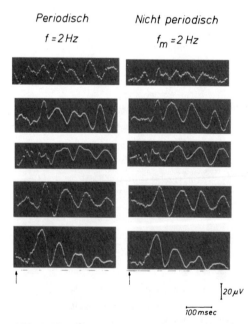

Periodisch   Nicht periodisch
  f = 2 Hz f_m = 2 Hz

$20 \mu V$

$\overline{100 msec}$

Abb. 2. Visuell evozierte kortikale Antworten bei periodischer Reizung (links) und nichtperiodischer Reizung (rechts). Reizfolgefrequenz (f) bzw. mittlere Reizfolgefrequenz (f_m) 2 Hz. Mittelwertskurven auf 64 Einzelantworten. Der senkrechte Pfeil am Anfang der Registrierungen markiert den Zeitpunkt des Reizes (Entladungsblitz 0,4 cd-sec/m²)

Literatur

Barlow, J.S.: Rhythmic activity induced by photic stimulation in relation to intrinsic alpha activity of the brain in man. Electroencephalogr. Clin. Neurophysiol. **12**, 317–326 (1960). – Brazier, M.A.B.: Varieties of computer analysis of electrophysiological potentials. Electroencephalogr. Clin. Neurophysiol. (Suppl.) **26**, 1–8 (1967). – Cigánek, L.: The EEG response (evoked potential) to light stimulus in man. Electroencephalogr. Clin. Neurophysiol. **13**, 165–172 (1961). – Ermers, H.J.M., Lith, G.H.M., van: Electroophthalmology. I. Examination methods and recording procedures. Doc. Ophthalmol., Proc. Ser. **3**, 245–255 (1973). – Potts, A.M., Nagaya, T.: Studies on the visual evoked response. II. The effect of special cortical activity. Invest. Ophthalmol. **6**, 657–665 (1967). – Trimble, J.L., Potts, A.M.: Ongoing occipital rhythms and the VER. I. Stimulation at peaks of the alpharhythm. Invest. Ophthalmol. **14**, 537–546 (1975). – Monnier, M.: L'electro-retinogramme de l'homme. Electroencephalogr. Clin. Neurophysiol. **1**, 87–108 (1949)

Aussprache

Herr Zrenner (Bad Nauheim) zu Herrn Stodtmeister:

Es ist sicherlich wünschenswert, eine Methode zu entwickeln, die den Einfluß der α-Rhythmen und anderer niederfrequenter „Störsignale" im VECP vermindert oder ausschaltet. Wir haben vor einigen Jahren Versuche mit nicht-periodischer Reizung unter Verwendung eines handelsüblichen integrierten Bausteins (WPI-Zufallsgenerator) gemacht. Wir konnten nur bei sehr wenigen Patienten eine Verbesserung beim Ausschluß von Artefakten (α-Wellen, Aufmerksamkeitsschwankungen etc.) feststellen. Derartige „unerwünschte" biologische Signale treten naturgemäß zufällig auf oder werden durch den Lichtreiz unterdrückt; die Hinzufügung eines zweiten Zufallsereignisses mit Hilfe der nicht-periodischen Reizung kann nach unseren Erfahrungen die Koinzidenz zweier Zufallsereignisse nicht ausschließen; α-Wellen sind ja auch nicht frequenzkonstant. Wir glauben, daß die sorgfältige Beobachtung der kortikalen Spontanaktivität des Patienten und die gezielte Reizdarbietung in den störfreien Intervallen durch den Untersucher der sicherste Weg ist, der natürlich in der Klinik aus Zeitgründen nicht immer gangbar ist.

Herr Petersen (Bad Nauheim) zu Herrn Stodtmeister:

Die reproduzierbaren Spannungsschwankungen innerhalb der Latenzzeit sind späte Anteile des VECP, obwohl sie früh zu liegen scheinen. Sie gehören zum jeweils vorletzten Reiz, dessen Antwort noch nicht voll abgeklungen ist, wenn der neue Reiz schon gegeben wird. Man kann die Registrierung dieser späten Komponenten auf zwei Arten vermeiden. Entweder man wartet ausreichend lange zwischen zwei Reizen, oder man hebt die phasenstarre Kopplung der Reize auf, wie hier vorgeschlagen wurde. Bei der zweiten Methode sind die späten VECP-Anteile zwar noch nicht abgeklungen, sie mitteln sich aber im weitgehenden heraus.

Herr Stodtmeister (Bonn), Schlußwort, zu Herrn Zrenner:

Wir haben uns zur Eigenentwicklung eines Pseudozufallsgenerators entschließen müssen, da bekanntlich natürliche Zufallsserien unendlich lange brauchen, um die Verteilungsdichte der Gleichverteilung zu erreichen. Bei unserem Generator beträgt die Abweichung von der idealen Verteilungsdichte der Gleichverteilung bei entsprechender Wahl der Pseudorandom-Folge nur den Kehrwert der Anzahl der Glieder der Folge. Da wir über eine größere Anzahl von Reizen mitteln, kann eine Koinzidenz nur dann stören, wenn sie für eine beträchtliche Anzahl von Zeitintervallen auftritt. Wir haben diese sehr unwahrscheinliche Teilübereinstimmung von zwei unabhängigen Zufallsserien niemals beobachten können.

Wir befürchten nicht, daß alpha-Wellen frequenzkonstant sind, sondern daß bei periodischer Reizung Synchronisationseffekte zwischen der Reizfolge und dem alpha-Rhythmus auftreten können.

Wir teilen Ihren Glauben, daß durch sorgfältige Beobachtung der Spontanaktivität und durch gezielte Reizdarbietung der Einfluß der Spontanaktivität auf die VECP am sichersten vermieden werden kann. Die bei dieser Reizmethode meist längere Aufnahmedauer läßt jedoch den in der Literatur beschriebenen Einfluß von Ermüdung und Aufmerksamkeitsänderung unkontrollierbar größer werden.

Unsere Ergebnisse zeigen, daß durch die nicht-periodische Reizung die interindividuelle Variabilität der VECP am Antwortanfang erniedrigt werden kann, ohne daß andere Nachteile in Kauf genommen werden müssen.

Zu Herrn Petersen:

Die Ausmittelung der späten VECP-Anteile kann eine Ursache für unsere Ergebnisse sein. Da die beiden Systeme, die die späten Anteile der VECP und die alpha-Wellen hervorbringen, eine enge funktionelle Beziehung haben, ist als Ursache für unsere Ergebnisse auch eine Desynchronisation des spontanen alpha-Rhythmus in Betracht zu ziehen.

Ber. Dtsch. Ophthalmol. Ges. 76, 463–464 (1979)
Ionisierende Strahlen in der Ophthalmologie
Redigiert von W. Jaeger, Heidelberg
© J. F. Bergmann Verlag 1979

Aderhaut und Netzhaut

Fokale hämorrhagische Chorioretinopathie

M. Spitznas (Essen)

Die durch das Auftreten chorioidaler Gefäß-neubildungen unter der Netzhaut gekennzeichnete „fokale hämorrhagische Chorioretinopathie" ist ophthalmoskopisch und fluoreszenzangiographisch nicht zu unterscheiden von der okulären Histoplasmose. Im Unterschied zu den Vereinigten Staaten ist die eigentliche Histoplasmose in Deutschland aber eine Rarität. Anhand von 140 Patienten wurden die Charakteristika der fokalen hämorrhagischen Chorioretinopathie erarbeitet. Um Verwechslungen mit dem Fuchsschen Fleck oder mit der feuchten senilen Makulopathie zu vermeiden, blieben Augen mit einer Myopie von über −7 dpt sowie Patienten jenseits des 45. Lebensjahres unberücksichtigt. 60% der Patienten waren Frauen, 40% Männer. Die Erkrankung war in 9% der Fälle doppelseitig. Das Durchschnittsalter lag bei 31 Jahren. Der jüngste Patient war 7 Jahre alt. Insgesamt fand sich eine Zunahme der Erkrankungshäufigkeit mit steigendem Alter. Ein Vergleich der Refraktion der erkrankten Augen mit der allgemeinen Refraktionsverteilung in der Bevölkerung zeigte einen linearen Anstieg der Erkrankungshäufigkeit mit zunehmender Myopie. Die neovaskulären subretinalen Membranen hatten eine besondere Affinität zum Gebiet der Fovea. Die Häufigkeit eines Befalles extrafovealer Gebiete nahm mit zunehmender Entfernung vom Netzhautzentrum rapide ab. Möglichkeiten und Aussichten einer Therapie der Erkrankung mittels Lichtkoagulation werden diskutiert.

Aussprache

Herr Pau (Düsseldorf) zu Herrn Spitznas:
Der schwarze Fuchssche Fleck bei Myopie geht aus einer meist kreisrunden zentralen Blutung hervor. Bei der (unterschiedlich bezeichneten) zentralen hämorrhagischen Chorioretinopathie ist im Gegensatz zum Fuchsschen Fleck die Blutung meist nicht rund, sie wird zwar noch evtl. zu einer pigmentierten Narbe, aber meist keiner rein schwarzen. In der Umgebung der Blutung kommt es im Gegensatz zum Fuchsschen Fleck faktisch immer zu einer subretinalen Exsudation. Wegen dieser deutlichen Unterschiede empfielt es sich m.E. auch Myopien über −7 Dptr. in diese Untersuchung einzubeziehen.

Durch Lichtkoagulationen kam es in unseren Fällen von zentraler hämorrhagischer Chorioretinitis eher zu einer Verschlechterung des Befundes; wir sind deshalb in diesen Fällen ganz von der Therapie mit Lichtkoagulation abgegangen.

Herr Gabel (München) zu Herrn Spitznas:
Bei Koagulation im Makulabereich mit einem Durchmesser von 0,6 mm ist zu beachten, daß die Xanthophyllabsorption für Wellenlängen zwischen 420 und 500 nm bis zu 80% betragen kann. Es ist daher bei Koagulationen in diesem zentralen Bereich mit intraretinalen Läsionen bei Verwendung des Argon-Lasers zu rechnen.

Herr Remky (München) zu Herrn Spitznas:
Hat sich bei einseitiger bzw. noch einseitiger Manifestation das zweite Auge als funktionell vollständig intakt erwiesen? Im eigenen Krankengut wurden fast regelmäßig beidseitige ERG-Abweichungen gefunden.

Herr Spitznas (Schlußwort) zu Herrn Pau:
Die Grenze von −7,0 Dioptrien ist willkürlich. Zu der Beobachtung, daß mit Lichtkoagulation schlechte Erfahrungen bestehen, ist folgendes zu sagen: Wenn die Lichtkoagulation durchgeführt werden soll, dann nur bei solchen Patienten, deren koagulationswürdige Veränderungen außerhalb des zentralen Kreises von 500 µ liegen. Innerhalb dieses Kreises ist nichts zu verbessern.

Zu Herrn Gabel:

Bei Behandlung im zentralen Bereich findet man im Endeffekt weder eine Verschlechterung noch eine Verbesserung. Es ist zwar kein Schaden bei zentraler Koagulation zu erwarten, man sollte aber nur behandeln, wenn für den Patienten ein Nutzen zu erwarten ist.

Zu Herrn Remky:

Zu der Frage nach dem ERG kann keine Aussage gemacht werden, da in diesen Fällen keine ERG's angefertigt wurden. Die Aussage, daß in 9% der Fälle das zweite Auge erkrankt sei, bezieht sich auf den gesamten Zeitraum der Beobachtung.

Ber. Dtsch. Ophthalmol. Ges. 76, 465–467 (1979)
Ionisierende Strahlen in der Ophthalmologie
Redigiert von W. Jaeger, Heidelberg
© J. F. Bergmann Verlag 1979

Frühsymptome der Chorioideremie

W. Hammerstein, G. Bischof und E. Leide (Univ.-Augenklinik Düsseldorf. Direktor: Prof. Dr. H. Pau)

Im Frühstadium der Chorioideremie sind die morphologischen Veränderungen noch unspezifisch und können deshalb oft nur im Rahmen einer Familienuntersuchung diagnostiziert werden. Bei der Ophthalmoskopie sind zu Beginn Pigmentierungen und Depigmentierungen sichtbar, die bevorzugt in der mittleren Peripherie lokalisiert sind (Kurstjens, 1965; McCulloch, 1969; Jaeger et al., 1977). Ihre Ausprägung kann so gering sein, daß die Interpretation nur durch die Kenntnis weiterer charakteristischer Merkmalsträger ermöglicht wird.

Ferner kann als Frühsymptom des Funktionsausfalls lediglich ein monophasischer Verlauf der Dunkeladaptation vorhanden sein, während die übrigen Prüfungen noch normale Ergebnisse aufweisen. Die Diagnose im Initialstadium ist aus diesen Gründen von der Zuordnung zu fortgeschrittenen Erkrankungsstadien abhängig. Unter dem Gesichtspunkt der ungünstigen Prognose kommt der Diagnose im 1. Lebensjahrzehnt sowohl für die genetische Beratung der Familie als auch für die Berufswahl des Probanden wesentliche Bedeutung zu.

Zur Differentialdiagnose zu einem frühen Erkrankungszeitpunkt können fluoreszenzangiographische Untersuchungen beitragen, die ferner auch einen Einblick in den Verlauf des Degenerationsprozesses ermöglichen. Während sich ophthalmoskopisch hell gefärbte Areale von dunklen Fundusbereichen abheben (Abb. 1), sind bereits im fluoreszenzangiographischen Bild ausgedehnte Defekte des retinalen Pigmentepithels sichtbar (Abb. 2). Das Pigmentepithel ist nur noch in landkartenartigen Resten vorhanden. Ein Vergleich zum Fundusphoto zeigt, daß Bezirke mit Pigmentepitheldefekten mit hellen Arealen korrelieren, während die dunklen Fundusanteile den Bereichen mit erhaltenen Pigmentepithelresten entsprechen. Ferner ist die Tatsache hervorzuheben, daß in diesem Stadium der Erkrankung durch die dargestellten Defekte ein dichtes chorioideales Gefäßmuster sichtbar wird. Diesen morphologischen Veränderungen kommt Bedeutung für

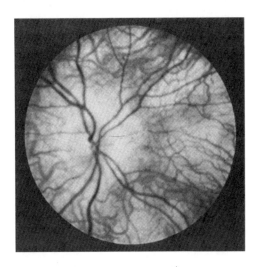

Abb. 1. Degenerative Areale am Fundus eines 9jährigen Patienten

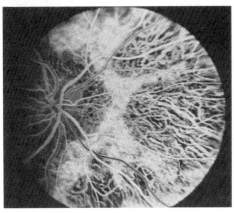

Abb. 2. Ausgedehnte Defekte des Pigmentepithels im Fluoreszenzangiogramm

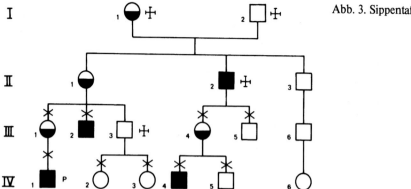

Abb. 3. Sippentafel

die Frühdiagnostik zu. Die funktionellen Ausfälle dokumentieren sich in einem monophasischen Verlauf der Dunkeladaptation. Die elektrophysiologischen Befunde zeigen ein erloschenes ERG und ein EOG mit fehlendem Hellanstieg bei reduziertem Basispotential. Die Ergebnisse der übrigen Funktionsprüfungen lagen zum Untersuchungszeitpunkt noch im Normbereich: Visus 1,0 beiderseits, Gesichtsfelder regelrecht. Farbsinnprüfung: Gering reduzierte Unterschiedsempfindlichkeit. Es handelte sich um die Befunde eines neunjährigen Patienten H.A., geb. 9. 10. 68 (Abb. 3, IV/1).

Die fluoreszenzangiographischen Befunde sprechen für die Annahme, daß die Degeneration des Pigmentepithels der Atrophie der Aderhautgefäße und dem Funktionsverlust der Netzhaut zeitlich vorausgeht.

Die Progredienz des Degenerationsprozesses zeigt sich in einem Vergleich zwischen den Befunden der 1. Lebensdekade und dem typischen Fundus eines 42jährigen Merkmalsträgers, Sch. W., geb. 6. 5. 36 (Abb. 3, III/2), derselben Familie (Abb. 4 u. 5). Vom Bild des weiß-gelben Augenhintergrundes hebt sich der Makulabereich inselförmig ab. Diese Veränderungen sind für die Chorioideremie richtungweisend. Ferner verdeutlicht die Fluoreszenzangiographie die Ausdehnung der weit fortgeschrittenen Pigmentepitheldefekte, so daß die Chorioideageäße in großen Bezirken dargestellt werden. Lediglich im Makulabereich ist noch ein Rest des Pigmentepithels sichtbar. Ferner behält in diesem Erkrankungsstadium die Chorioidea nur noch ein weitmaschiges Netz aus größeren Gefäßen.

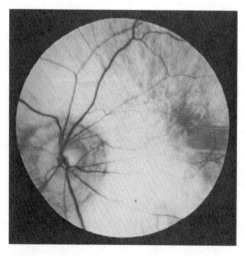

Abb. 4. Chorioideremie im fortgeschrittenen Stadium

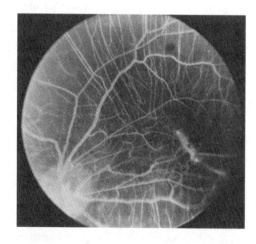

Abb. 5. Fast vollständiger Verlust des retinalen Pigmentepithels mit weitmaschigem Gefäßnetz der Chorioidea

Ein Vergleich zum Frühstadium zeigt, daß das Gefäßsystem der Aderhaut später in den Degenerationsprozeß einbezogen wird. In den Funktionsprüfungen dokumentieren sich weitgehende Ausfälle, wodurch die Symptomatik zu diesem Erkrankungszeitpunkt geprägt wird: Visus 0,7 rechts, 0,1 links. Flintenrohrgesichtsfeld von 5° beiderseits. Monophasischer Verlauf der Dunkeladaptation.

Dieser Vergleich unterschiedlicher Erkrankungsstadien veranlaßt uns zu der Schlußfolgerung, daß primär Defekte des retinalen Pigmentepithels auftreten, während die Gefäßveränderung der Chorioidea und der Verfall der Netzhautfunktionen sekundär folgen. Damit scheint der Degeneration des retinalen Pigmentepithels wesentliche Bedeutung für die Pathogenese der Chorioideremie zuzukommen.

Die Erkrankung ist ferner durch das typische Bild der Konduktorin gekennzeichnet. Für die Überträgerin sind fleckförmige Pigmentierungen und Depigmentierungen charakteristisch. Diese morphologischen Veränderungen stellen sich im Fluoreszenzangiogramm als kleine Defekte des retinalen Pigmentepithels dar.

Die Fluoreszenzangiographie bietet durch den Nachweis von Pigmentepitheldefekten die Möglichkeit, die Chorioideremie bereits in der 1. Lebensdekade zu erkennen. Damit wird auch eine frühzeitige genetische Beratung der Familien möglich. Ferner ergeben sich aus dem Studium verschiedener Erkrankungsstadien Einblicke in die Pathogenese.

Literatur

Grützner, P., Vogel, M.H.: Klinischer Verlauf und histologischer Befund bei progressiver tapeto-chorioidealer Degeneration (Chorioideremie). Klin. Monatsbl. Augenheilkd. 162, 206–217 (1973). – Hammerstein, W., Bischof, G., Leide, E.: Chorioideremie im Kindesalter. Klin. Monatsbl. Augenheilkd. 174, 599–604 (1979). – Hammerstein, W., Leide, E., Bischof, G.: Das fluoreszenzangiographische Bild der Chorioideremie. Klin. Monatsbl. Augenheilkd. 171, 592–596 (1977). – Hammerstein, W., Leide, E., Bischof, G.: Fluoreszenzangiographische Befunde bei Chorioideremie. 133. Vers.
Rhein.-Westf. Augenärzte 96–102 (1977). – Jaeger, W., Alexandridis, E., Käfer, O., Tenner, A., Kraus-Mackiw, E.: Die heredodegenerativen Erkrankungen der Netzhautperipherie. Ber. Dtsch. Ophthalmol. Ges. 74, 481–529 (1977). – Kurstjens, J.H.: Chorioideremia and gyrate atrophy of the choroid and retina. Doc. Ophthalmol. 19, 1–122 (1965). – McCulloch, G.: Choroideremia: A clinical and pathologic review. Trans. Am. Ophthalmol. Soc. 67, 124–195 (1969)

Aussprache

Herr Wollensak (Berlin) zu Herrn Hammerstein:
Darf ich Ihnen zu Ihrem sehr schön hier vorgestellten Stammbaum gratulieren. Mich würde es interessieren, ob Sie nach einer Aminoazidurie nachgesehen haben.

Herr Thaler (Wien) zu Herrn Hammerstein:
Bestanden pathologische elektrophysiologische Befunde bei den Überträgerinnen?

Herr Stefani (München) zu Herrn Hammerstein:
Die Deutung, daß Veränderungen des retinalen Pigmentepithels den choriocapillären Läsionen vorangehen, ist schwer nachzuvollziehen. Als sekundäre Reaktion sind retinale Pigmentepithelveränderungen plausibel. Ophthalmoskopie und Fluoreszein-Angiographie können keine für eine solche Deutung ausreichenden Befunde liefern.

Herr Hammerstein (Düsseldorf), Schlußwort, zu Herrn Wollensak:
Untersuchungen auf Veränderungen des Aminosäure-Stoffwechsels wurden in Zusammenarbeit mit den Pädiatern durchgeführt. Pathologische Ergebnisse wurden nicht festgestellt.

Zu Herrn Thaler:
Die elektrophysiologischen Untersuchungen der Konduktorin, ERG und EOG, ergaben normale Resultate.

Zu Herrn Stefani:
Aus der Literatur ist die Hypothese bekannt, daß der Befund am Augenhintergrund auf eine Degeneration der Chorioideagefäße zurückzuführen sei. Unsere Bilder zeigen aber, daß bereits frühzeitig ausgedehnte Defekte des retinalen Pigmentepithels bestehen, während das Gefäßmuster der Chorioidea noch weitgehend erhalten ist. Erst im weiteren Verlauf in einem fortgeschrittenen Erkrankungsstadium wird auch eine deutliche Degeneration der Chorioideagefäße sichtbar.

Ber. Dtsch. Ophthalmol. Ges. 76, 469–474 (1979)
Ionisierende Strahlen in der Ophthalmologie
Redigiert von W. Jaeger, Heidelberg
© J. F. Bergmann Verlag 1979

Das Bild der helikoidalen chorioretinalen Degeneration

R. Turß (Univ.-Augenklinik Marburg a.d.Lahn. Direktor: Prof. Dr. Dr. h.c. W. Straub)

Der Begriff helikoidale peripapilläre chorioretinale Degeneration stammt von Franceschetti, der 1962 eine eigene Beobachtung mit sechs weiteren unter anderem Namen beschriebenen Fällen verglich. Unter dieser Affektion – Duke-Elder nennt sie helikoidale Atrophie – versteht man einen peripapillären Untergang der Aderhaut und der äußeren Netzhautschichten mit flügelähnlichen Fortsetzungen zur Peripherie, ohne Beziehung zu den retinalen Gefäßen. Wegen der mehr oder weniger spitz zulaufenden Fortsätze erinnert das Bild an einen Flugzeugpropeller (Helix).

Wir haben in den letzten Jahren bei zwei Patienten beiderseitige Veränderungen ähnlichen Aussehens beobachtet, die hier dargestellt werden sollen, zumal Fotos solcher Veränderungen bisher nicht veröffentlicht wurden.

Fall 1: K., Hans-Werner; 28 Jahre (Kr.Nr. 77/3450), In der Familie sind Augenerkrankungen nicht bekannt. 1968 hatte der Pat. einen Motorradunfall mit Kommotio. Im April 1970 traten erstmals rechts

Augensymptome auf in Form von Verschwommensehen und Gesichtsfeldausfall. Die Sehkraft war beiderseits voll, rechts lag ein vergrößerter blinder Fleck vor. Die rechte Papille war ca. 1 dptr. prominent mit einer kleinen Blutung am Rande. Links volle Sehschärfe und regelrechter Augenbefund. Im Mai 1971 verschlechterte sich die Sehkraft rechts auf 0,05; es lag ein zoekozentrales Skotom vor; die Papille war ödematös, prominent, mit Blutungen am Rande; um die Papille zirkuläre Aderhautnarbe; Makulafältelung. Das linke Auge hatte volle Sehkraft und war regelrecht.

Bei einer Begutachtung wurde die Diagnose „Zustand nach Optikusscheidenhämatom" gestellt.

Im Oktober 1972 war die Sehkraft rechts auf 0,1 gestiegen, es wurde eine zystoide Makuladegeneration mit zirkulärer peripapillärer Aderhautnarbe diagnostiziert. Links war die Sehkraft voll; erstmals wurden aber auch an diesem Auge eine Makulafältelung und an der Papille zwei Drusen beobachtet.

Im April 1973 war die Sehkraft rechts 0,1, links 0,33 teilweise. Anläßlich einer weiteren Begutachtung wurde die Diagnose „Beiderseitige Degeneratio chorioretinalis peripapillaris juvenilis" gestellt –

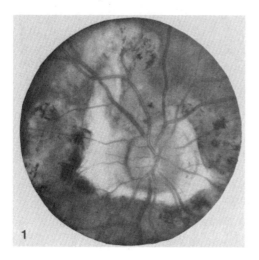 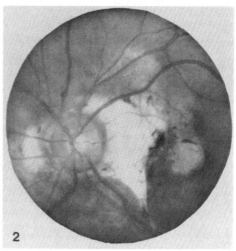

Abb. 1 und 2. Fall 1; rechtes und linkes Auge. Der Pat. zeigt um eine helikoidale Degeneration herum beiderseits teils stärker pigmentierte Vernarbungen. Die Sehschärfe ist re. 0,3; li. 0,4

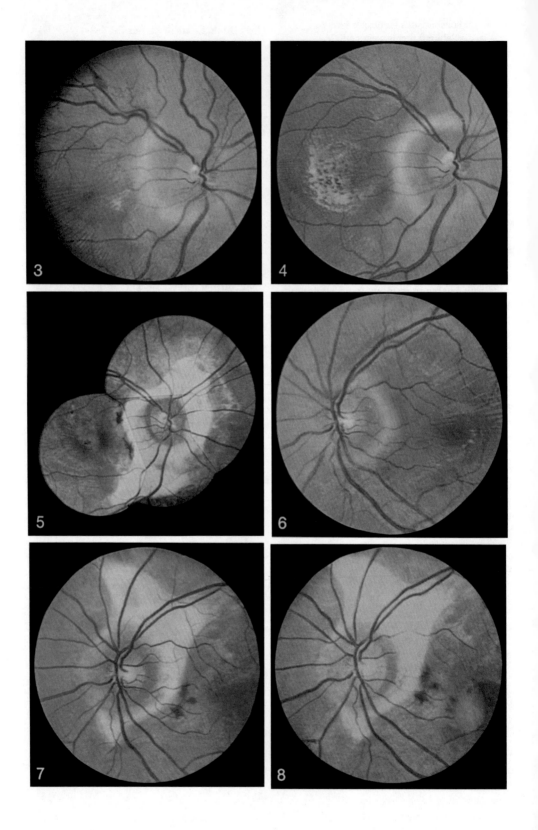

ein Krankheitsbild, das Honegger 1963 beschrieb. Z.Z. ist die Sehkraft rechts weiter auf 0,3 und links auf 0,4 gestiegen. Am Augenhintergrund (s. Abb. 1 und 2) sieht man beiderseits die Makula umgebende, weißlich-atrophische Herde, in denen größtenteils jede Netz- und Aderhautzeichnung fehlt. Die Herde setzen sich mit teilweise stumpfwinkelig, teilweise spitzwinkelig verlaufenden Ausläufern fort. Besonders zur Makula hin sind diese Veränderungen von stärkeren Pigmentierungen umgeben; außerdem ist eine fast vollständig um diese Figur herumlaufende, ca. 1 PD breite Zone narbig verändert. Rechts liegt unterhalb der helikoidalen Figur am Rande der narbigen Zone ein größerer Herd mit Pigmentblattatrophie und Choriokapillarisrarefizierung; dieses Auge zeigt auch in der Peripherie einige wenig pigmentierte pflastersteinähnliche Herde. Ein ophthalmoskopisch sichtbares Netzhautödem liegt nicht vor. Die Makulae sind beiderseits in die trockenen narbigen Veränderungen mit einbezogen. Die Netzhautgefäße sind unbeeinflußt. Es besteht beiderseits ein den Fixierpunkt tangierendes absolutes Skotom. Alle anderen Untersuchungen, wie Dunkeladaptation, Farbsehen, Elektroretinogramm, Elektrookulogramm und VECP sind normal. Fluoreszenzangiographisch fehlt in der frühesten arteriellen Phase die Aderhautzeichnung, die narbigen Pigmentierungen verdecken die Untergrundfluoreszenz. In der arteriellen und frühen venösen Phase kommt es am Rande der atrophischen Zone und im Bereich der narbigen Veränderungen aus der Aderhaut zu stärkerer diffuser Fluoreszenz in den gesamten pathologisch veränderten Bezirk. Gleichzeitig beginnt starke Fluoreszenz der Sklera in der helikoidalen Figur. Die umgebende morphologisch normal erscheinende Netzhaut ist auch fluoreszenzangiographisch regelrecht. Zu keiner Zeit können Fluorescein-Austritte aus retinalen Gefäßen beobachtet werden (s. Abb. 9).

Fall 2: N., Irmtraud; 21 Jahre (Kr.Nr. 78/4886). In der Familie sind keine Augenerkrankungen bekannt. Eine Schwester der Pat. wurde von uns untersucht und ist augengesund. Im Juni 1968 fiel dem damals 11jähr. Mädchen Doppelsehen und Sehverschlechterung rechts auf. Die Sehkraft war 0,05; es wurde die Diagnose „Papillitis" gestellt, da

die Papille etwas prominent und ödematös war. Die Venen waren vermehrt gefüllt und geschlängelt; es lagen einige papillennahe Blutungen, Makulafältelungen und diskrete Lipoideinlagerungen vor. Die Augenuntersuchung ergab lediglich noch ein zoekozentrales Skotom. Das linke Auge sah voll und war in allen Abschnitten regelrecht. Die Durchuntersuchung ergab außer einer Leukozytose (maximal 21000) und minimaler euthyreoter Struma nichts Pathologisches, insbesondere war der Liquorbefund normal.

Unter Antibiotikumschutz wurde eine Behandlung mit 40 mg Prednisolon pro die oral durchgeführt. Im Dezember 1968 war die Sehkraft rechts 0,15. Man sah eine peripapilläre Aufhellung, Makulafältelung und Lipoideinlagerungen. Mittlerweile hat sich eine helikoidale Figur ausgebildet, die Sehkraft hat sich weiter auf 0,33 gebessert (s. Abb. 3 bis 5).

Zeitlich versetzt war der Verlauf links ähnlich dem am rechten Auge. Erstmals im Dezember 1968 sah man Papillenunschärfe mit leichter Prominenz, papillennahe Blutung, Makulafältelung und Lipoideinlagerung. Möglicherweise wegen der noch laufenden Prednisolonbehandlung war die Sehkraft 0,67. In den nächsten Jahren bildete sich auch links eine helikoidale Figur aus, die Sehkraft blieb 0,67. Im Februar 1977 trat plötzlich eine Sehkraftminderung auf 0,25 ein, unterhalb der Makula bot sich das Bild einer hämorrhagischen Chorioretinitis centralis. Die Fluoreszenzangiographie (s. Abb. 10) zeigte abgesehen von der hämorrhagischen Chorioretinitis ganz ähnliche Veränderungen wie in Fall 1 beschrieben. Unter Allgemeintherapie mit Ultralan kam es zur Rückbildung des submakulär gebildeten Ödems und der Blutungen. Die Sehkraft stieg auf 0,33 an. Abgesehen von den absoluten Skotomen mit 18 bis 25° Durchmesser und der Sehkraftminderung liegen beiderseits keine pathologischen Augenveränderungen vor. Insbesondere sind Farbsehen, Dunkeladaptation, ERG, EOG und VECP praktisch normal.

Ein Vergleich unserer beiden Fälle mit den in der Literatur beschriebenen Veränderungen ist nicht in jedem Falle leicht; auch, weil die Abbildungen teilweise nur recht

---

Abb. 3–5. Fall 2; rechtes Auge. Im Stadium des peripapillären Ödems ist die Sehkraft 0,05 (oben), danach beginnt die peripapilläre Aufhellung mit Verstärkung der Lipoideinlagerungen und Anstieg des Visus auf 0,15 während Prednisolontherapie (Mitte). Jetzt besteht eine helikoidale Degeneration mit Pigmentierungen besonders zwischen Papille und Makula. Sehschärfe jetzt 0,33

Abb. 6–8. Fall 2; linkes Auge. Während der Prednisolonbehandlung Auftreten der ödematösen Phase mit nur geringer Visusbeeinträchtigung (Visus 0,67; oben). Innerhalb von 8 Jahren Ausbildung einer helikoidalen Degeneration mit Vernarbungen besonders zwischen Papille und Makula, die Sehkraft ist nach wie vor 0,67 (Mitte). Dann Auftreten einer hämorrhagischen Chorioretinitis mit Visusabfall auf 0,25 (unten), die mittlerweile abgeheilt ist. Die Sehkraft beträgt jetzt 0,33

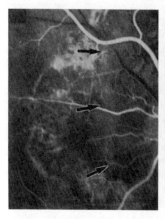
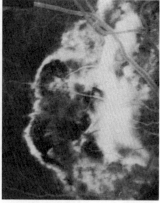
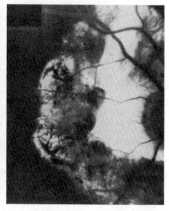

Abb. 9. Fall 1. In der frühen arteriellen Phase fehlt die Aderhautfluoreszenz im Bereich der helikoidalen Figur (→). Am Rande der atrophischen Zone und im Bereich der narbigen Veränderungen kommt es zu stärkerer Fluoreszenz aus der Aderhaut. Gleichzeitig beginnt starke Eigenfluoreszenz der Sklera in der helikoidalen Figur. Die retinalen Gefäße sind auch fluoreszenzangiographisch ohne pathologische Veränderungen

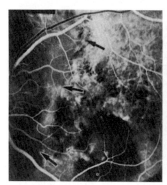
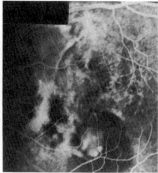
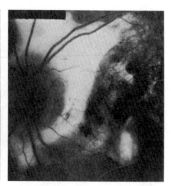

Abb. 10. Fall 2. In der Frühphase des Angiogramms fehlen in der helikoidalen Figur (→) Aderhautgefäße. Pigmentierungen und die Blutung der exzentrisch nach unten gelegenen hämorrhagischen Chorioretinitis verdecken die Untergrundfluoreszenz

schematische Skizzen sind. So wissen wir häufig nicht, ob es sich um rechte oder linke Augen handelt, die Makula ist oft nicht lokalisiert.

Wie Franceschetti (1962) feststellte, bestehen teilweise Widersprüche zwischen den Abbildungen und der Textbeschreibung. Franceschettis Patient sah anfangs 0,1 rechts und 1,0 links, er bot eine propellerähnliche Figur beiderseits um die Papillen herum mit einem noch nicht mit der Figur in Zusammenhang stehenden, ovälären Herd, ähnlich dem am rechten Auge unseres Patienten K. Entzündliche Veränderungen lagen nicht vor. Lediglich waren innerhalb der Figuren leichte Pigmentierungen zu sehen. Franceschettis Patient wurde mit Kortison behandelt. Die Sehkraft rechts besserte sich auf 0,2,

links kam es zu eine Sehkraftabnahme auf 0,8. Auch dieser Patient hatte einige Jahre vor dem Auftreten der helikoidalen peripapillären chorioretinalen Degeneration noch voll gesehen.

1939 beschrieb Sveinsson vier Fälle beiderseitiger sog. Chorioiditis areata bei Patienten zwischen 4 und 25 Jahren mit einer Sehkraft zwischen 0,1 und 0,6. Zwei Patienten waren Mutter und 4jähr. Sohn; daher, und weil eine Änderung der Befunde nicht nachweisbar war und ältere oder frischere entzündliche Zeichen fehlten, nahm Sveinsson am ehesten eine primär erbliche oder zumindest angeborene Anomalie an. Erstaunlich ist allerdings die Namensgebung „Chorioiditis areata".

1940 beschrieb Rubino einen Fall, bei dem

in einem Bereich, der einem vierarmigen See-stern glich, Netz-Aderhautzeichnung fehlte. Das 15jähr. Mädchen hatte beiderseits volle Sehkraft und keinerlei Gesichtsfeldausfälle. Rubino nannte das Krankheitsbild „Circum-papilläre Dysgenesis des Pigmentepithels". Verlaufskontrollen sind trotz Bemühungen (s. Franceschetti, 1962) nicht möglich gewe-sen.

1955 beschrieb Kraffel einen Fall von ebenfalls beidseitiger Chorioretinitis striata bei einem Mann von 45 Jahren. Bei einer au-genärztlichen Voruntersuchung war lediglich ein frischer weißer, unscharf begrenzter Herd unterhalb der Papille des linken Auges festge-stellt worden. Die Sehschärfe war noch voll gewesen. Dann war der Visus auf 0,2 und 0,3 abgefallen. Man sah eine Affektion mit zun-genförmigen Ausläufern, deren Spitzen zur Peripherie hin einen Ödemwall zeigten. Zu-sätzlich fanden sich Pigmentierungen und pe-ripapilläre Hämorrhagien. Kraffel behandel-te den Pat. mit Antibiotika und sah danach ei-nen Stillstand des Krankheitsbildes.

1975 erfolgte eine neuerliche Untersu-chung dieses Pat. durch Bleckmann, die eine Einordnung des Krankheitsbildes in die Nä-he der geographischen helikoidalen peripa-pillären Chorioidopathie (Schatz et al., 1974) bzw. der geographischen Chorioidopathie (Hamilton und Bird, 1974) erlaubt.

Zwei ähnliche Fälle von Chorioretinitis striata beschrieben Lisch (1961) und Merz (1967).

Bei diesen Erkrankungen handelt es sich um primär und progressiv mit Entwicklungs-tendenz zur Makula hin sich entwickelnde peripapilläre Atrophie des Pigmentblattes und der Aderhaut. In diesen Fällen wird man kaum noch an einen Propeller erinnert; es handelt sich vielmehr um geographische Ver-teilung sich weit in die Peripherie hin ausdeh-nender Herde, die auch nicht immer die gan-ze Papille umgeben, sondern oft nur temporal der Papille zu liegen scheinen.

Die in diesen Arbeiten fotografisch und fluoreszenzangiographisch beschriebenen Veränderungen haben starke Ähnlichkeit mit den bei unseren Patienten am Rande ge-legenen narbigen Veränderungen. Es fehlt je-doch die fast weiße helikoidale Zone ohne Aderhaut- und Pigmentblattzeichnung. Wei-tere Unterschiede zu unseren Patienten sind die von Hamilton und Bird sowie Bleckmann beschriebenen erniedrigten ERG-Potentiale

und das Vorkommen von einseitiger Erkran-kung, bei der am Partnerauge sehr dezente peripapilläre atrophische Veränderungen nur fluoreszenzangiographisch nachgewiesen wer-den konnten (Schatz et al., 1974).

Es scheint, daß unter den beschriebenen Veränderungen verschiedene Erkrankungs-bilder und Degenerationen zu ähnlichen Bil-dern führen können. Während Sveinsson und Rubino angeborene oder zumindest sta-tionäre Veränderungen gesehen haben, sind die übrigen Krankheitsbilder – wie bei unse-ren Patienten – erst im Lauf des Lebens auf-getreten. Vom Verlauf und Aspekt her scheint uns eine entzündliche Ätiologie durchaus in Frage zu kommen. Das Besonde-re an unseren Patienten ist, daß offensichtlich im Beginn jeweils ein papillitis-ähnliches Bild mit relativ schlechtem Visus vorliegt und nachfolgend eine Atrophie der Aderhautge-fäße und des Pigmentblattes der Netzhaut so-wie narbige Veränderungen um die helikoi-dale Figur herum auftreten und sich die Seh-kraft dann im Laufe der Jahre deutlich bes-sert. Welche entzündlichen, toxischen oder vaskulären Faktoren die Erkrankung auslö-sen, bleibt weiterhin ungeklärt. Bedauerlich ist, daß in der Literatur langfristige Beobach-tungen gerade in den Fällen fehlen, wo die helikoidalen Figuren den von uns beschrie-benen am ähnlichsten sind. Wir werden uns daher bemühen, unsere recht jungen Patien-ten nicht aus dem Auge zu verlieren und be-sonders fluoreszenzangiographisch den wei-teren Verlauf zu verfolgen.

Zusammenfassung

Es werden zwei Fälle sehr ähnlich verlaufen-der beidseitiger Erkrankungen beschrieben, die bei jungen Menschen mit einem papillitis-ähnlichen Bild beginnen und nach Jahren zu peripapillärem Schwund der Aderhaut und des Pigmentepithels mit umgebender Ver-narbung führen, während der Visus deutlich ansteigt. Die Ätiologie ist unklar; eine entzündliche Ursache scheint möglich. Der Vergleich mit bisherigen Beschreibungen legt den Schluß nahe, daß unter dem Begriff der helikoidalen Degeneration verschiedene Erkrankungen ein ähnliches Bild erzeugen.

Summary. Presentation of two cases of bilateral disease with very similar course. Young patients showed a papillitis-like affection and over years developed a peripapillary atrophy of the choroid and pigment epithelium with surrounding scarification. At the same time, vision improved considerably. Comparison to the so far published cases induces that different affections result in similar figur.

Résumé. Déscription de deux cas. Il s'agissait d'une affection bilatérale qui commençait chez des jeunes avec une altération ressemblant à une papillite. Après plusieurs années il se développait une rétraction peripapillaire de la choroide et de l'épithelium pigmentaire avec cicatrisation, mais l'acquité visuelle s'améliorait. L'étiologie est douteuse; une inflammation paraît possible. La comparaison avec des cas semblables fait penser qu'il s'agit de differentes affections qui peuvent former une dégénération hélicoidale.

Literatur

Bleckmann, H.: Langzeitbeobachtung einer Chorioiditis striata. Klin. Monatsbl. Augenheilkd. **166**, 668–673 (1975). – Duke-Elder, S.: System of Ophthalmology. Vol. IX, P. 720–721. London: H. Kimpton 1966. – Franceschetti, A.: A curious affection of the fundus oculi: Helicoid peripapillary chorioretinal degeneration. Its relation to pigmentary paravenous chorioretinal degeneration. Doc. Ophthalmol. **16**, 81–110 (1962). – Hamilton A., Bird, A.: Geographical choroidopathy. Br. J. Ophthalmol. **58**, 784–797 (1974). – Honegger, H.: Degeneratio chorioretinalis peripapillaris juvenilis. Ber. Dtsch. Ophthalmol. Ges. **65**, 67–71 (1963). – Krafel, G.: Beitrag zur Chorioretinitis striata. Klin. Monatsbl. Augenheilkd. **127**, 664–669 (1955). – Lisch, K.: Chorioretinitis striata. Wien. Med. Wochenschr. **73**, 871–874 (1961). – Merz. M.: Zur Frage der „Chorioretinitis striata". Klin. Monatsbl. Augenheilk. **150**, 827–831 (1967). – Rubino, A.: Su una particolare anomalia bilaterale e simmetrica dello strato pigmentato retinico. Boll. Ocul. **19**, 318–322 (1940). – Schatz, H., Maumenee, A.E., Patz, A.: Geographic helicoid peripapillary choroidopathy; Clinical presentation and fluorescein angiographic findings. Trans. Am. Acad. Ophthalmol. Otolaryngol. **78**, 747–761 (1974). – Sveinsson, K.: Chorioiditis areata. Acta Ophthalmol. (Kbh) **17**, 73–79 (1939)

Aussprache

Herr Reim (Aachen) zu Herrn Turß:

Bei der eingehenden Darstellung des Krankheitsverlaufes zeigte sich im frühen Stadium Ihrer Krankheitsfälle peripapillär ein grau-weißliches Ödem. Meine Frage ist, ob Sie frühe Angiogramme zur Verfügung hatten und eine Beziehung zur serpiginösen Chorioretinopathie herstellen konnten.

Herr Lisch (Wörgl) zu Herrn Turß:

Im Gegensatz zu den gezeigten dichten zirkumpapillären Narben lassen sich besonders beim Fortschreiten der helikoidalen chorioretinalen Degeneration (Chorioretinitis striata) im Bereich der fingerförmigen Veränderungen eingescheidete Gefäße erkennen. Nach eigenen Beobachtungen handelt es sich dabei wegen des besonderen Gefäßverlaufes nicht um Aderhautarterien, sondern um Aderhautvenen. Dabei ist eine Periphlebitis in Betracht zu ziehen. Auch die mitunter bei Myopie von der Papille ausgehenden fingerförmigen choriodealen atrophischen Zonen hängen mit Störungen im Bereich peripapillärer Aderhautgefäße zusammen.

Herr Turß (Marburg), Schlußwort, zu Herrn Reim:

Frühere als die gezeigten Fluoreszenzangiogramme haben wir leider nicht anfertigen können. Sicherlich wären solche Aufnahmen sehr informativ gewesen.

Zu Herrn Lisch:

Bei Franceschetti finden sich zusätzlich noch eine Reihe atypischer helikoidaler Degenerationen sowie eine Reihe von Differentialdiagnosen, die mit Netzhautgefäßveränderungen einhergehen, wie die paravenöse pigmentierte chorioretinale Degeneration. Definitionsgemäß bestehen jedoch bei der helikoidalen Degeneration nach Franceschetti keine pathologischen Netzhautgefäßveränderungen. Aderhautgefäßeinscheidungen oder periphlebitische Aderhautveränderungen fanden wir nicht und sind m.W. auch sonst nicht beschrieben worden.

Ber. Dtsch. Ophthalmol. Ges. 76, 475–478 (1979)
Ionisierende Strahlen in der Ophthalmologie
Redigiert von W. Jaeger, Heidelberg
© J. F. Bergmann Verlag 1979

Klinische Folgerungen aus der Xanthophylleinlagerung in der Netzhautmitte[1]

V.-P. Gabel[2], R. Birngruber[3]

Obwohl die gelbe Färbung der zentralen Netzhaut seit langem mit dem Begriff „Fovea lutea" beschrieben wird, ist wenig über die Natur dieser Gelbverfärbung bekannt. So nimmt z.B. Shimizu [1] an, daß diese Farbstoffeinlagerung die Ursache des dark spot der Makula bei der Fluoreszenz-Angiographie sein könnte. Shimizu äußert diese Vermutung aufgrund der Arbeiten von Wald [2], der, angeregt durch Untersuchungen zum unterschiedlichen Farbsehen bei fovealer und parafovealer Fixation, aus menschlichen Maculae diesen Farbstoff extrahiert hat. Dabei wurde dieser als ein Carotinoid, nämlich Xanthophyll, analysiert und seine spektrale Absorptionscharakteristik gemessen. Da aber die Information über die absolute Höhe der Absorption und deren räumliche Ausdehnung in der Makula fehlte, konnte Shimizu die Einlagerung von Xanthophyll als Ursache des dark spot nur vermuten.

Auch bei einem anderen Problem ist die Einlagerung dieses gelben Farbstoffes in den Mittelpunkt des Interesses getreten. Marshall [3] beobachtete kürzlich bei schwellennahen Laserkoagulationen im Makulagebiet innerhalb der Zone des gelben Pigmentes nur bei Verwendung des blauen Argonlaseranteiles intraretinale, also nicht vom Pigmentepithel ausgehende Läsionen. Auch für die Erklärung dieser Befunde war es notwendig, näheres über die Absorptionseigenschaften des Xanthophyll in der Makula zu wissen.

Wir haben daher bei insgesamt 9 menschlichen Augen, die wegen Melanoblastoms entfernt werden mußten, die zentralen Anteile der Netzhaut mit einem Durchmesser von ca. 5 mm durch Mikrodissektion herauspräpariert. Sie wurden als unfixierte und ungefärbte Flachpräparate auf den Objektträger aufgebracht und mikrospektralphotometrisch untersucht (Abb. 1).

Schon bei Lupenvergrößerung zeigt die Betrachtung eines solchen Präparates das gelbe Pigment, das scheibenförmig in die Netzhaut eingelagert ist. Zum Rand hin nimmt die Konzentration deutlich ab, in der Mitte zeigt sich bei allen Präparaten eine kleine Aufhellungszone.

An einer intensiv gefärbten Stelle wurde dann zunächst die Wellenlängenabhängigkeit und anschließend die räumliche Verteilung des Farbstoffes in der Netzhautebene mittels eines Mikrospektralphotometers

[1] Mit freundlicher Unterstützung des Herrmann Wacker-Fonds.
[2] Augenklinik der Universität München.
[3] Ges. für Strahlen- und Umweltforschung, Neuherberg.

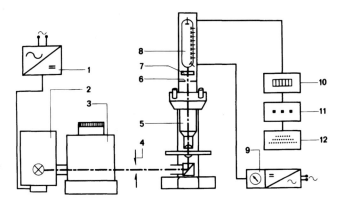

Abb. 1. Schematischer Aufbau des Mikrospektralphotometers. 1–4 monochromatische Beleuchtungseinrichtung, 5–9 Mikroskop mit Photomultiplier, 10–12 Datenerfassung

untersucht. Ohne auf technische Details der Messung (ausführliche Publikation in Vorbereitung) einzugehen, seien hier die Ergebnisse gezeigt, die uns bei der Lösung der eingangs gezeigten Probleme helfen können.

Zunächst die Wellenlängenabhängigkeit: Abbildung 2 zeigt die Absorptionskurven von 7 Individuen, die alle einen prinzipiell gleichen Verlauf zeigen; das Absorptionsmaximum liegt jeweils bei 460 nm. Die punktierte Linie zeigt hierzu die von Wald an extrahiertem Farbstoff gemessene Absorptionscharakteristik, die den von uns gemessenen Kurven entspricht. Der Absolutwert des Absorptionsmaximums weist jedoch große Unterschiede von Individium zu Individium auf und liegt bei den von uns gemessenen Netzhäuten zwischen 28 und 85%. Auch in dem für die genannten Probleme besonders interessanten Gebiet um 500 nm beträgt die Absorption immer noch bis zu 70%.

Die räumliche Ausdehnung dieses absorbierenden Farbstoffes im Netzhautniveau wurde mit einer Auflösung von 50 µm im Absorptionsmaximum von 460 nm gemessen und zeigt einen Verlauf, wie er in Abb. 3 dargestellt ist. Beginnend an einer intensiv gefärbten Stelle, also nicht in der zentralen Aufhellungszone, wurde das Präparat in zwei zueinander 90° liegenden Richtungen (durchzogene und punktierte Linie) abgescannt. Die Abszisse zeigt den Abstand in µm vom Startpunkt der Messung, die Ordinate die jeweilige Lichtabsorption bei 460 nm. In beiden Scanrichtungen wird die zentrale Aufhellung getroffen, sichtbar an der Einsenkung der Kurve, um jenseits dieser Zone den ursprünglichen Wert wieder zu erreichen. Am Rand der Farbstoffein-

lagerung kommt es an beiden Seiten zu einem starken Abfall der durch das Xanthophyll hervorgerufenen Absorption.

Die Gesamtbreite des halben Absorptionsmaximums beträgt ca. 600 µm, diese räumliche Ausdehnung der Xanthophyllabsorption war bei allen anderen Präparaten ebenso groß.

Man kann also feststellen, daß das in die zentrale Netzhaut eingelagerte Xanthophyll in einer Ausdehnung von ca. 0,6 mm im Durchmesser bei Licht zwischen 420 und 500 nm bis ca. 30 bis zu 85% absorbiert, also ein intensives Filter vor den Photorezeptoren für den Bereich zwischen 420 und 500 nm darstellt.

Wenden wir diese Ergebnisse auf die Fluoreszenz-Angiographie an und bedenken dabei, daß sowohl das eingestrahlte blaue Licht zur Fluoreszenzanregung bei etwa 490 nm als auch das emittierte grünliche Fluoreszenzlicht mit etwa 530 nm dieses Filter in der Netzhaut, das ja auch bei 530 nm noch einen Teil absorbiert, zu passieren haben, so ist hierdurch die Entstehung des dark spot eindeutig erklärt. Es sei hier am Rande angeführt, daß die prinzipiell andere, von Shimizu diskutierte Erklärung der Entstehung des dark spot aufgrund unterschiedlicher Melaninabsorption im Pigmentepithel bereits durch unsere früheren Untersuchungen [4, 5, 6] über die Lichtabsorption im Pigmentepithel ausgeschlossen werden konnte.

Diese starke Filterwirkung des Xanthophylls kann aber auch zum Tragen kommen, wenn wir im Makulabereich, z.B. bei Retinopathia centralis serosa Koagulationen vornehmen wollen. Gerade der Argonlaser, der wegen seiner exakten Zielmöglichkeit durch

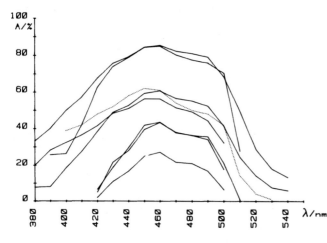

Abb. 2. Wellenlängenabhängigkeit der Absorption von Xanthophyll in 7 menschlichen Netzhaut-Präparaten (durchgezogene Linien) und von extrahiertem Xanthophyll nach Wald (punktierte Linie)

Abb. 3. Absorptionswerte von Xanthophyll bei 460 nm (Absorptionsmaximum) in Abhängigkeit von der Entfernung von der Fovea, gemessen in der Netzhautebene in 2 zueinander senkrecht stehenden Richtungen (durchgezogen und punktierte Linie). Oben Präparat mit den geringsten, unten Präparat mit den höchsten Absorptionswerten

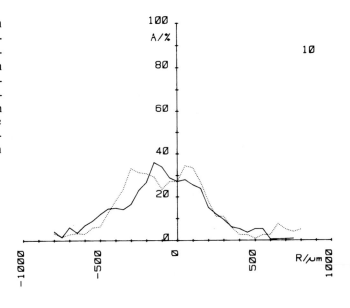

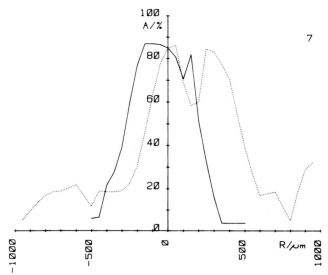

die heute übliche Ankoppelung an Spaltlampe und Kontaktglas und seinen kleinen Fokusdurchmesser prädestiniert zur Koagulation im Makulagebiet erscheint, wird mit seiner blauen Wellenlänge von 488 nm bis zu 80% in dem Areal von ca. 0,6 mm Durchmesser in der Netzhautmitte absorbiert. Wenn man annimmt, daß das Xanthophyll in die Nervenfaserschicht eingelagert ist, wird also ein großer Teil des eingestrahlten Koagulationslichtes dort absorbiert, in Wärme umgewandelt und verursacht intraretinale Läsionen, wie sie Marshall auch histologisch nachweisen konnte, während das Pigmentepithel, das eigentlich behandelt werden sollte, nicht erreicht wird. Es ist daher unbedingt notwendig, ein zentrales Feld von 0,6 mm im Durchmesser von Koagulationen freizuhalten, da in allen klinischen Argon-Laser-Koagulatoren Licht mit 488 und 514 nm emittiert wird.

Wenn also in den ganz seltenen Fällen eines sehr zentral liegenden Quellpunktes einer Retinopathia centralis serosa eine Koagulation wirklich indiziert ist, sollte unbedingt Licht jenseits von 500 nm verwendet werden.

Literatur

1. Shimizu, K.: Atlas of Fluorescence Fundus Angiography. pp. 22–24. Stuttgart: Schattauer 1970. – 2. Wald, G.: Human Vision and the Spectrum. Science **101**, 65–658 (1945). – 3. Marshall, J.,

Hamilton, A.M., Bird, A.C.: Intra-Retinal Absorption of Argon Laser Irradiation in Human and Monkey Retinae. Experientia 30, 1335–1337 (1974). – 4. Gabel, V.-P., Birngruber, R., Hillenkamp, F.: Die Lichtabsorption am Augenhintergrund, GSF-Bericht A 55 (1976). Ges. für Strahlen- und Umweltforschung m.b.H., Neuherberg bei München. – 5. Gabel, V.-P., Birngruber, R., Hillenkamp, F.: Individuelle Unterschiede der Lichtabsorption am Augenhintergrund im sichtbaren und infraroten Spectralbereich. Ber. Dtsch. Ophthalmol. Ges. 74, 418–421 (1977). – 6. Gabel, V.-P., Birngruber, R., Hillenkamp, F.: Visible and near infrared light absorption in pigment epithelium and choroid. Excerpta Medicon (in press)

Aussprache

Herr Stefani (München) zu den Herren Gabel und Birngruber:

Die nicht-linsenbedingten Farbsinnänderungen im höheren Alter legen die Frage nahe, ob die unterschiedlichen Maxima des Xanthochroms mit altersabhängiger vermehrter Einlagerung gedeutet werden können.

Herr Gabel und Herr Birngruber (München), Schlußwort, zu Herrn Stefani:

Die unterschiedlichen Absorptionsmaxima lassen sich nicht dem Alter der Patienten, deren Netzhaut untersucht wurde, korrelieren.

Ber. Dtsch. Ophthalmol. Ges. 76, 479–483 (1979)
Ionisierende Strahlen in der Ophthalmologie
Redigiert von W. Jaeger, Heidelberg
© J. F. Bergmann Verlag 1979

Zentralgefäßverschlüsse und ihre Auswirkungen auf die retinalen Zirkulationszeiten [1]

U. Laux (Abt. f. Augenheilkunde der Univ. Ulm. Leiter: Prof. Dr. R. Marquardt)

Es gibt eine sehr umfangreiche Literatur über die Zentralgefäßverschlüsse des Auges und dennoch kaum Untersuchungen, die sich mit den veränderten retinalen Zirkulationszeiten in diesen Fällen beschäftigen. Wegen der ständig wechselnden allgemeinen Kreislaufdynamik lassen sich verläßliche Resultate nur aus dem Vergleich mit dem gesunden Partnerauge erzielen. Derartige Vergleichsmessungen sind mit Hilfe der synchronen Fluoreszenzangiographie beider Augen möglich geworden. Über die mit dieser Methode erhaltenen Ergebnisse an Gesunden habe ich vor dieser Gesellschaft bereits berichtet (Laux 1975, 1977). In der vorliegenden Arbeit wurde bei 44 Patienten mit einseitigen arteriellen und venösen bzw. kombinierten Verschlüssen – immer unter Bezug auf das gesunde Partnerauge – der Zeitpunkt der arteriellen Farbstoffanflutung und des frühvenösen Rückstromes jeweils am Papillenrand gemessen.

Bei der Gruppe der arteriellen Verschlüsse (13 Patienten) fanden wir immer eine deutliche Verzögerung des Farbstoffeinstromes und eine massive Verlängerung der retinalen Zirkulationszeit bis zur frühvenösen Phase. Im akuten Stadium blieb die Anfärbung der Zentralarterie in 3 Fällen vollständig aus. David und Mitarb. (1967) haben bei einseitiger Messung in Fällen mit Zentralarterienverschluß Verzögerungen des arteriellen Einstromes bis zu 20 s und des venösen Rückstromes bis zu 40 s gemessen. Im Verlauf von Wochen und Monaten – mitunter aber auch erst nach Jahren – füllen sich die arteriellen Gefäße wieder rascher an, ja die

Restitution kann soweit gehen, daß der Farbstoffeinstrom gleichzeitig mit dem gesunden Partnerauge erfolgt. Oft ist aber auch dann noch eine Verzögerung der retinalen Zirkulationszeit bis zur frühvenösen Phase nachweisbar, die sich erst sehr langsam normalisiert. Ganz ähnlich liegen die Verhältnisse bei arteriellen Astverschlüssen. Auch hier sieht man noch lange nach Normalisierung des arteriellen Einstromes eine venöse Rückstromverzögerung. Diese Fälle müssen sorgfältig von primär venösen Stauungen abgegrenzt werden.

Bei der Gruppe der sogenannten „Präthrombose" (8 Patienten) bestand niemals eine Verzögerung des arteriellen Einstromes, wohl aber eine teilweise starke Verzögerung des venösen Rückstromes (im Mittel 1,9 s, max. 3,6 s), die sich in der Regel im Laufe von Monaten und Jahren normalisierte (Abb. 1). Das klinische Vollbild der Zentralvenenthrombose mit ausgedehnten Exsudationen und Hämorrhagien lag bei 23 Patienten vor. Nur in 3 dieser Fälle bestand ein seitengleicher arterieller Einstrom und venöser Rückstrom. 10 Patienten hatten bei seitengleichem arteriellen Einstrom lediglich eine Verzögerung des venösen Rückstromes im Mittel von 2,3 s (max. 3,6 s). Bei 10 Patienten fanden wir an dem betroffenen Auge sowohl einen verspäteten arteriellen Einstrom (im Mittel 1,8 s, max. 3,0 s) als auch eine Verlängerung der retinalen Zirkulationszeit bis zur frühvenösen Phase (im Mittel 3,0 s, max. 5,4 s). Hill (1968) hat in 8 Fällen mit Zentralvenenthrombose keine Verzögerung des arteriellen Einstromes gesehen. Man muß allerdings berücksichtigen, daß der Autor mit einer Aufnahmefrequenz von nur einem Bild alle 2 s arbeiten mußte und nur sukzessive Messungen durchführen konnte, d.h. nach Untersuchung des einen Auges erfolgte – nach erneuter Farbstoffeinspritzung – die Messung am

---

[1] Aus Zeitmangel erfolgte beim Vortrag dieser Arbeit keine Diskussion der Literatur, diese wurde aber in den vorliegenden Text aufgenommen. Aus Kostengründen können hier nur zwei photographische Beispiele gezeigt werden.

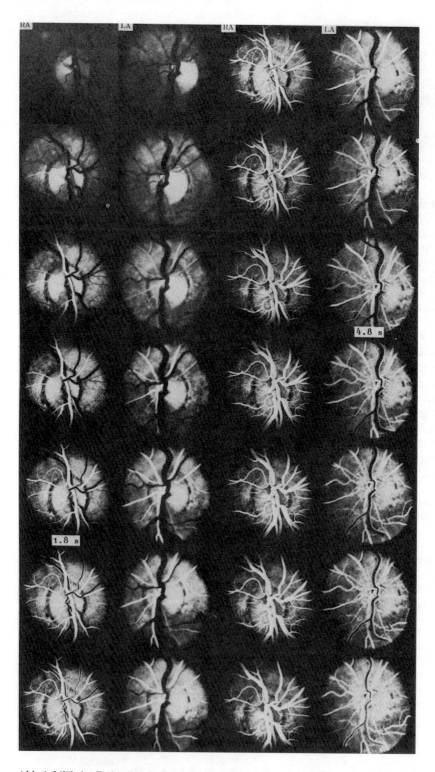

Abb. 1. 24jährige Patientin mit „Präthrombose" links. Simultanangiogramm 1 Woche nach Auftreten von Verschwommensehen. Seitengleicher arterieller Einstrom, retinale Zirkulationszeit bis zur frühvenösen Phase rechts 1,8 s, links 4,8 s

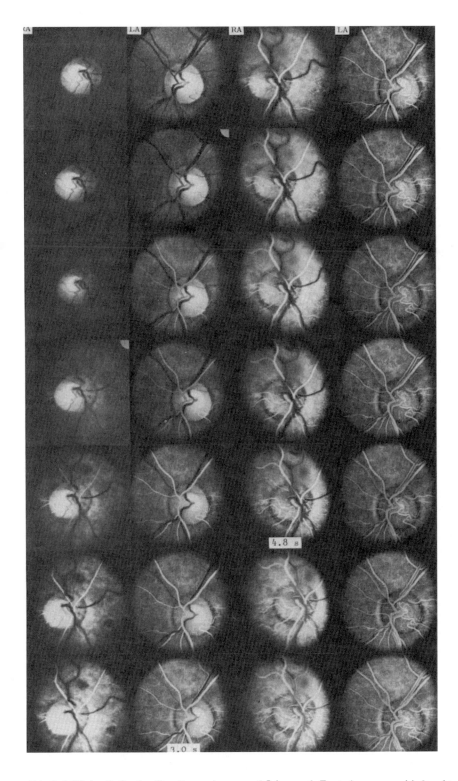

Abb. 2. 64jährige Patientin. Simultanangiogramm 5 Jahre nach Zentralvenenverschluß rechts. Verzögerung des arteriellen Einstromes rechts um 2 Bilder (= 1,2 s). Retinale Zirkulationszeit bis zur frühvenösen Phase RA 4,8 s, LA 3,0 s

Partnerauge. Von Salis (1968) fand bei einseitiger Technik und einem Aufnahmeintervall von 1,0 s bei 10 Patienten mit Zentralvenenthrombose eine Verlängerung der Arm-Retina-Zeit auf der betroffenen Seite von 3,1 s und eine Verzögerung des venösen Rückstromes von nur 0,9 s. Der Autor betont, daß für derartige Kreislaufzeitmessungen beide Augen gleichzeitig untersucht werden müßten, eine solche Technik stand damals jedoch noch nicht zur Verfügung.

Aufgrund der retinalen Kreislaufuntersuchungen kann man offensichtlich 2 Typen von Zentralvenenthrombosen unterscheiden. Einmal diejenigen mit alleiniger Verlängerung der retinalen Zirkulationszeit bis zur frühvenösen Phase und zum anderen diejenigen mit zusätzlicher Verzögerung des arteriellen Einstromes. Ob es sich bei der 2. Gruppe um einen Rückstau durch einen schweren aber doch rein venösen Verschluß handelt oder ob eine begleitende arterielle Stenosierung vorliegt, ließe sich exakt nur durch Druckmessungen in diesen Gefäßen nachweisen. Derartige Untersuchungen stoßen auf erhebliche methodische Schwierigkeiten. Bei einer 64jährigen Patientin fanden wir noch 5 Jahre nach Zentralvenenthrombose rechts eine Einstromverzögerung von 1,2 s und eine Verlängerung der retinalen Zirkulationszeit um 1,8 s (Abb. 2) Es ist kaum vorstellbar, daß nach dieser langen Zeit der venöse Rückstau noch so ausgeprägt sein sollte, daß er sich auf den arteriellen Schenkel auswirkt. Ich glaube vielmehr, man muß hier eine Stenosierung auch des arteriellen Gefäßes zwingend annehmen. Interessant ist die Tatsache, daß diese Patientin einen schweren irreversiblen Schaden erlitten hat. Wir beobachten immer wieder, daß die Fälle mit Verzögerung des arteriellen Einstromes eine wesentlich schlechtere Prognose haben als diejenigen, bei denen lediglich die retinale Zirkulationszeit bis zur frühvenösen Phase verlängert ist. Hayreh (1965) konnte bei seinen orbitalen Gefäßunterbindungen das Bild einer Zentralvenenthrombose im Tierexperiment nur durch gleichzeitige Ligatur von Zentralvene und Zentralarterie erzeugen. Er formuliert deshalb das Konzept zweier verschiedener Krankheiten. Liegt lediglich ein Verschluß der Zentralvene ohne Beteiligung der Zentralarterie vor, so entwickelt sich die sogenannte „Retinopathie der venösen Stase", während der kombinierte Verschluß beider Gefäße zum Bild der „hämorrhagischen Retinopathie" führt. Möglicherweise haben wir in der Verzögerung des arteriellen Farbstoffeinstromes ein weiteres Kriterium zur Abgrenzung dieser beiden Netzhautzirkulationsstörungen. Aber eine arterielle Einstromverzögerung ist natürlich nicht beweisend für eine bestehende arterielle Stenosierung. Bei einem massiven venösen Verschluß im Bereich der Lamina cribrosa ohne entlastenden Kollateralkreislauf wäre auch ein Rückstau bis zum arteriellen Zentralgefäß denkbar. Fujino und Mitarb. (1969) konnten tierexperimentell zeigen, daß ein vollständiger intraokularer Verschluß der Zentralvene zu einem massiven transkapillaren Druckanstieg führt bis zum vollständigen Sistieren des arteriellen Einstromes. In jedem Fall deutet eine arterielle Kreislaufverzögerung auf eine gravierende Prognose hin, sei sie nun durch einen massiven aber rein venösen Gefäßverschluß oder durch eine arterielle Begleitstenose verursacht.

Zusammenfassung

Mit Hilfe der synchronen Fluoreszenzangiographie beider Augen wurde bei 44 Patienten mit arteriellen und venösen bzw. kombinierten Verschlüssen der Zeitpunkt der arteriellen Farbstoffanflutung und des frühvenösen Rückstromes jeweils am Papillenrand und im Vergleich zum gesunden Partnerauge gemessen. Zentralarterienverschlüsse (13 Patienten) führen immer zu einer deutlichen Verzögerung des Farbstoffeinstromes und zu einer massiven Verlängerung der retinalen Zirkulationszeit bis zur frühvenösen Phase. Im Verlauf von Wochen und Monaten füllen sich die arteriellen Gefäße wieder rascher an, ja die Restitution kann soweit gehen, daß der Farbstoffeinstrom seitengleich erfolgt. Oft liegt aber auch dann noch eine Verzögerung des venösen Rückstromes vor, so daß diese Fälle sorgfältig von primär venösen Strömungsbehinderungen abgegrenzt werden müssen. Bei den Patienten mit „Präthrombose" (8 Fälle) bestand niemals eine Verzögerung des arteriellen Einstromes, wohl aber eine teilweise starke Verlängerung der retinalen Zirkulationszeit (im Mittel 1,9 s, max. 3,6 s), die sich im Verlauf von Monaten und selten Jahren normalisierte. 23 Patienten hatten das typische Bild der Zentralvenenthrombose. Nur in 3 dieser Fälle bestand ein seitengleicher arterieller Einstrom und venöser Rückstrom. 10 Patienten hatten bei seitengleichem arteriellen Einstrom lediglich eine Verzögerung des venösen Rückstromes (im Mittel 2,3 s, max. 3,6 s). Bei 10 Patienten fanden wir an dem betroffenen Auge sowohl einen verspäteten arteriellen Einstrom (im Mittel 1,8 s, max, 3,0 s) als auch eine Verlängerung der retinalen Zirkulationszeit bis zur frühvenösen Phase (im Mittel 3,0 s, max. 5,4 s). Aufgrund der retinalen Kreislaufuntersuchungen kann man offensichtlich 2 Typen von Zentralvenenthrombosen unterscheiden. Einmal diejenigen mit alleiniger Verlängerung der retinalen Zirkulationszeit bis zur frühvenösen Phase und zum anderen diejenigen mit zusätzlicher Verzögerung des arteriellen Einstromes. Bei der 2. Gruppe liegt wahrscheinlich zusätzlich zur venösen Stenosierung auch eine solche der Zentralarterie vor. Die Prognose dieser Fälle ist im Gegensatz zur ersten Gruppe schlecht.

Summary. Using the method of synchronous fluorescein angiography of both eyes 44 patients with unilateral central vascular obstructions were investigated. We measured the time of the first arterial inflow and of the first venous return at the disc margin in reference to the uninvolved partner eye. In cases with central retinal artery obstruction (13 patients) there was always a marked delay in arterial dye filling and an even greater delay of the "retinal circulation time" to the first venous dye return (RCT). In 3 patients no arterial filling could be observed at all during the acute stage. With time dye inflow normalised again but even thereafter a marked delay in RCT often remained so that these cases must carefully be differentiated from primary venous obstructions. 8 eyes with the ophthalmoscopic picture of "praethrombosis of the central retinal vein" demonstrated no inflow changes but a sometimes marked RCT-delay (average 1.9 s, max. 3.6 s). Of the 23 patients with the typical picture of central retinal vein obstruction only 3 had normal retinal circulation parameters compared to the partner eye. In 10 eyes we observed a synchronous inflow but a RCT-delay (average 2.3 s, max. 3.6 s). 10 eyes demonstrated a delay in arterial inflow (average 1.8 s, max. 3.0 s) in addition to a RCT-delay (average 3.0 s, max. 5.4 s). From these retinal circulation studies apparently two types of central retinal vein obstructions can be differentiated. In one group there is a RCT-delay only whereas another group demonstrates in addition a delay in arterial inflow. In the latter group there is probably an arterial stenosis present in addition to the venous obstruction and the prognosis of these eyes is poor.

Literatur

David, N.D., Norton, E.W.D., Gass, J.D., Beauchamp J.: Fluorescein Angiography in Central Retinal Artery Occlusion. Arch. Ophthalmol. **77**, 619–629 (1967). – Fujino, T., Curtin, V.T., Norton, E.W.D.: Experimental Central Retinal Vein Occlusion. Arch. Ophthalmol. **81**, 395–406 (1969). – Hayreh, S.S.: Occlusion of the Central Retinal Vessels. Br. J. Ophthalmol. **49**, 626–645 (1965). – Hill, D.W.: Fluorescein Studies in Retinal Vascular Occlusion. Br. J. Ophthalmol. **52**, 1–12 (1968). – Laux, U.R.: Bilaterale Simultanfluoreszenzangiographie. Ber. Dtsch. Ophthalmol. Ges. **74**, 767–772 (1975). – Laux, U.R.: Die retinalen Zirkulationszeiten im simultanen Fluoreszenzangiogramm beider Augen. Ber. Dtsch. Ophthamol. Ges. **75**, 310–313 (1977). – Von Salis, R.: Fluoreszenzretinographie; Bestimmung der Arm-Retina-Zeit bei Normalen, bei Zentralvenenthrombosen und Periphlebitiden. Schweiz. Med. Wochenschr. **98**, 41–46 (1968)

Aussprache

Herr Boergen (München) zu Herrn Laux:

Rückschlüsse auf die Pathogenese der Gefäßverschlüsse können aus den simultanfluoreszenzangiographischen Befunden sicher nur bedingt gezogen werden. Zwischen Eintritt des Verschlußereignisses und Durchführung der Angiographie verstreicht meist ein nicht exakt erfaßbarer Zeitraum, so daß initiale hämodynamische Störungen nicht erfaßt werden. Dies gilt vor allem für symptomlos oder symptomarm verlaufende Präthrombosen, so daß z.B. initiale arterielle Störungen nicht ausgeschlossen werden können.

Herr Krastel (Heidelberg) zu Herrn Laux:

Welche Unterschiede fanden Sie bei den psychophysischen Funktionsprüfungen zwischen der Patientengruppe mit unverzögertem und derjenigen mit verzögertem arteriellem Einstrom?

Herr Laux (Ulm), Schlußwort:

Der Zeitpunkt der Angiographie ist natürlich sehr wesentlich. Nur läßt er sich bei den asymptomatischen Zirkulationsstörungen – besonders also bei den Präthrombosen – meist nicht mit Sicherheit festlegen. Die Gesichtsfeldausfälle wurden in dieser Studie nicht systematisch ausgewertet – es ging hierbei zunächst nur um die Veränderungen der retinalen Hämodynamik.

Bei den Patienten mit venösen Strömungsbehinderungen wurde keine spezifische Therapie durchgeführt. Man könnte mit der Methode der synchronen Angiographie beider Augen natürlich sehr schön den Einfluß therapeutischer Maßnahmen – insbesondere den Einfluß der Lichtkoagulation – auf die retinale Kreislaufdynamik untersuchen und derartige Studien werden wir mit Sicherheit durchführen.

Ber. Dtsch. Ophthalmol. Ges. 76, 485–487 (1979)
Ionisierende Strahlen in der Ophthalmologie
Redigiert von W. Jaeger, Heidelberg
© J. F. Bergmann Verlag 1979

Thrombozytenaggregation bei retinalen Gefäßverschlüssen

H. Heidrich, J. Höfner, J. Wollensak, D. Schneider (Angiologische Arbeitsgruppe, Priv.-Doz. Dr. Heidrich, der Med. Klinik und Poliklinik, und Augenklinik und Poliklinik, Prof. Dr. Wollensak, der FU Berlin, Klinikum Charlottenburg)

Morphologisch liegt der Mehrzahl retinaler Gefäßverschlüsse eine Arteriosklerose zugrunde. Andere Ursachen spielen bis auf den Syphoneffekt beim venösen Astverschluß praktisch keine Rolle [3]. Die unmittelbar auslösenden pathophysiologischen Faktoren für die Entwicklung des Gefäßverschlusses waren bislang dagegen unklar und Interpretationsversuche oft unbefriedigend.

Diese Tatsache und die in den letzten Jahren gewonnenen Kenntnisse über die Bedeutung einer pathologisch gesteigerten Thrombozytenaggregation für die Entstehung von Thrombosen waren jetzt Anlaß, in einer systematischen Studie das Verhalten der Thrombozytenaggregation bei retinalen Gefäßverschlüssen zu prüfen.

Bei insgesamt 26 Patienten, 11 Frauen und 15 Männern, mit einem mittleren Alter von 68,9 ± 8,95 Jahren wurde innerhalb von 1 bis 14 Tagen, im Mittel 6,8 ± 4,8 Tage nach Auftreten einer akuten Gefäßverschlußsymptomatik und vor Beginn einer spezifischen Therapie das Verhalten der spontanen und induzierten Thrombozytenaggregation bestimmt. 9 dieser 26 Patienten hatten eine vaskuläre Papillitis, 5 einen Arterienastverschluß, 5 weitere einen Zentralvenenverschluß, 4 einen Venenastverschluß und 3 einen Zentralarterienverschluß.

Patienten, die unmittelbar während oder bis zu 5 Tagen vor dem Gefäßverschluß mit Substanzen behandelt wurden, von denen bekannt ist, daß sie die Thrombozytenaggregation beeinflussen können, die pathologische Thrombozytenzahlen zeigten oder die Grunderkrankungen mit spontan gesteigerten Thrombozytenaggregationen aufwiesen, wurden in diese Studie nicht aufgenommen.

Um die Validität des Thrombozytenaggregationsverhaltens bei retinalen Gefäßverschlüssen genauer definieren zu können, wurde die Plättchenaggregation zusätzlich bei einer zweiten Gruppe von 37 gleichaltrigen Patienten mit einem Glaukom, einer Katarakt, Ablatio und Entropium ohne Gefäßverschluß untersucht (Kontrollgruppe). 20 dieser Patienten waren Frauen, 17 Männer. Das mittlere Alter betrug 66,4 ± 11,1 Jahre. Für nicht-ophthalmologische Grunderkrankungen und eine medikamentöse Therapie mit Änderung der Thrombozytenaggregation galten gleiche Ausschlußkriterien wie für die Verschlußgruppe.

Die Bestimmung der spontanen und Kollagen-induzierten Thrombozytenaggregation erfolgte photometrisch mit dem Plättchenaggregationstest (PAT III) nach Breddin u. Mitarb. [1]. Prinzip der Methode ist die Registrierung der Aggregationstendenz von plättchenreichem Plasma (0,6 ml), das im Strahlengang eines Fotometers bei 37° C in einer scheibenförmigen Küvette rotiert. Bei fehlender Aggregationsneigung wird eine gerade Linie gefunden, bei Aggregation eine von der Aggregationstendenz abhängige Kurve. Für die Bestimmung der induzierten Aggregationsmessung wurde als Aggregationsinduktor Kollagen verwendet. Die Beurteilung des Plättchenaggregationstestes erfolgte qualitativ nach dem Verhalten der Spontanaggregation.

Ergebnisse

Bei allen Patienten mit einem akuten retinalen Gefäßverschluß war die spontane Thrombozytenaggregation pathologisch gesteigert (Abb. 1). In keinem Fall wurde eine normale Plättchenaggregation gefunden. Dagegen zeigte sich in der statistisch vergleichbaren Kontrollgruppe ohne Gefäßverschluß nur in 59,5% aller Fälle eine gleichartig erhöhte Thrombozytenaggregation.

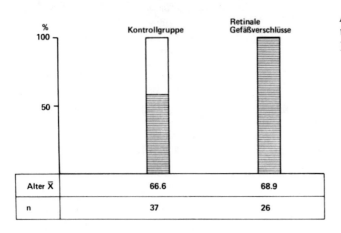

Abb. 1. Häufigkeit der gesteigerten Plättchenaggregation (PAT III)

	Kontrollgruppe	Retinale Gefäßverschlüsse
Alter X̄	66.6	68.9
n	37	26

Diskussion

Nach diesen jetzt erstmals erhobenen Befunden scheint einer erhöhten Plättchenaggregation pathophysiologisch als Induktionsfaktor thrombotischer retinaler Gefäßverschlüsse eine wesentliche Bedeutung zuzukommen. Eine Gefäßsklerose oder bei Venenastverschlüssen ein Syphoneffekt sind dabei als lokalisierende Momente anzusehen. Die Wahrscheinlichkeit eines Zusammenhanges von gesteigerter Plättchenaggregation und Gefäßverschluß wird durch das einheitlich pathologisch gesteigerte Aggregationsverhalten in der Verschlußgruppe gegenüber der Kontrollgruppe gestützt, in der lediglich eine alterstypische Erhöhung der Plättchenaggregation gefunden wurde. Für den Zusammenhang von Gefäßverschluß und Plättchenaggregation spricht auch die Tatsache, daß Breddin u. Mitarb. [2] bei größeren Patientenkollektiven unmittelbar vor venösen oder arteriellen Thrombosen und Herzinfarkten fast immer eine gesteigerte Plättchenaggregation nachweisen konnten. Zweifellos muß die erhöhte Thrombozytenaggregation als wesentlicher Risikofaktor retinaler Gefäßverschlüsse angesehen werden. Eine lediglich alterstypisch erhöhte Plättchenaggregation ohne gleichzeitige lokale Gefäßveränderungen scheint aber für die Entwicklung autochthoner retinaler Thrombosen nicht zu genügen.

Als therapeutische Konsequenz ergibt sich aus diesen Befunden die Notwendigkeit einer Behandlung und Prophylaxe retinaler Gefäßverschlüsse mit Thrombozytenaggregationshemmern. Es ist denkbar, daß eine Langzeitbehandlung mit effektiv wirksamen Aggregationshemmern die Häufigkeit von Rezidivverschlüssen reduzieren kann. Hier sind aber noch prospektive therapeutische Studien notwendig.

Literatur

1. Breddin, K., Grun, H., Krzywanek, H., Schremmer, W.P.: Zur Messung der „spontanen" Thrombozytenaggregation. Plättchenaggregationstest III. Methodik. Klin. Wochenschr. **53**, 81 (1975). – 2. Breddin, K., Krzywanek, H.J., Ziemen, M.: Die Rolle der Thrombozyten bei der Thrombogenese in Arterien und Venen. Beziehung zwischen Form- und Funktionswechsel der Thrombozyten nach der Blutentnahme. In: Colfarit-Symposium III. R. Marx, K. Breddin (Hrsg.) S. 6. Köln: Bayer, 1975. – 3. Wollensak, J.: Klinik und Histologie der Embolie der Arteria centralis retinae. Excerpta Med. Internat. Congress Serie, No. 146, p. 258

Aussprache

Herr Marquardt (Ulm) zu Herrn Heidrich:

Arterielle Gefäßverschlüsse haben eine multikausale Ursache. Sie haben die erhöhte Thrombozytenaggregation als Ursache genannt. Hinzu kommt in den allermeisten Fällen an den physiologischen Engstellen eine arteriosklerotisch bedingte Intimahyperplasie oder Intimahyalinose, wobei durch einen appositionellen Thrombus der totale Verschluß erfolgen kann. Fanden Sie nun bei Ihren Untersuchungen, daß durch eine – evtl. prophylaktische – antithrombotische Therapie bessere Ergebnisse zu erzielen wären?

Herr Heidrich (Berlin), Schlußwort:

Selbstverständlich kann eine erhöhte Thrombozytenaggregation nur ein Teilfaktor in der

Thrombogenese sein, er ist aber nach klinischen Erfahrungen sicher ein entscheidender Induktionsfaktor.

Daß eine medikamentöse Thrombozytenaggregationshemmung therapeutisch effektiv zu einer Verminderung arterieller und venöser Thrombosen im koronaren, zerebralen und peripheren Bereich führen kann, steht außer Frage und ist inzwischen durch zahlreiche Studien belegt worden. Es ist daher sehr wahrscheinlich, daß über dieses Prinzip auch die Häufigkeit retinaler Gefäßverschlüsse vermindert werden kann.

Ber. Dtsch. Ophthalmol. Ges. 76, 489–492 (1979)
Ionisierende Strahlen in der Ophthalmologie
Redigiert von W. Jaeger, Heidelberg
© J. F. Bergmann Verlag 1979

Vorträge verschiedener Thematik

Kombinationstherapie der Keratitis dendritica mit Trifluorthymidin und Humanleukozyteninterferon*

R. Sundmacher [1], K. Cantell [2], Ch. Horn [1] und D. Neumann-Haefelin [3]

Bevor ich zur Besprechung unserer neuesten Studienergebnisse komme, möchte ich doch kurz skizzieren, was in den letzten Jahren an klinischen Fakten über die Interferonwirkung bei der Therapie der Keratitis dendritica erarbeitet wurde.

Wenn man nach einer gründlichen Abrasio viraler herpetischer Hornhautepithelefflorenszenzen zur Nachbehandlung täglich einen Tropfen hinreichend aktiven Interferons hinzugibt, so erzielt man hiermit zweierlei: Zum einen wird die durchschnittliche Heildauer verkürzt und die Virusausscheidung in den Bindehautsack vermindert; zum anderen − und das ist fast noch wesentlicher − reduziert man mit der Zahl viraler Sofort- oder Frührezidive auch die Gesamtzahl aller Komplikationen.

Damit war eine Kombinationstherapie entwickelt, deren schnelle Wirkung und Komplikationsarmut mit anderen geprüften Therapieverfahren nicht erreicht wurde. Als prinzipieller Nachteil der Methode wurde allerdings gelegentlich die dabei erforderliche Abrasio empfunden, vor der sich manche Ärzte ein wenig scheuen, nicht zuletzt weil sie eben doch initial für den Patienten unangenehmer als eine antivirale Tropfenbehandlung ist.

Deshalb war es wichtig nachzuprüfen, ob man auch mit einer für den Patienten angenehmeren und weniger eingreifenden Abra-

siomethode die gleichen guten Ergebnisse wie mit einer radikaleren Methode erreicht. Hierzu verglichen wir Thermoabrasio und Wischabrasio. Die Nachbehandlung erfolgte bei beiden Gruppen mit dem gleichen Interferonpräparat. Das Ergebnis war sehr eindeutig:

Die Wischabrasio kann die Thermoabrasio in der Kombinationstherapie der Dendritica nicht ersetzen. Wischabrasio *plus* Interferon war sogar noch schlechter als Thermoabrasio *ohne* Interferon. Anders ausgedrückt bedeutet dies, daß Interferon bei der Therapie der Dendritica nur dann einen zusätzlichen klinischen Gewinn bringt, wenn man es mit einer hochwirksamen therapeutischen Maßnahme kombiniert, und das ist eine Wischabrasio eben nicht. Interferon selbst wirkt in Kombination kaum therapeutisch in dem Sinn, daß es virusbefallene Zellen zu retten und zu heilen vermag, sondern im wesentlichen prophylaktisch, in dem es die weitere Ausbreitung des Herpes simplex Virus von subklinischen Vermehrungsherden oder von den Nervenendigungen auf unbefallene Hornhautzellen verhindert. Interferon als alleiniges Therapeutikum bei Dendritica versuchen zu wollen, brächte also kaum Erfolg.

Nachdem damit feststand, daß Interferon nur zusammen mit einer *guten*, nicht aber zusammen mit einer inkompletten Abrasio wirksam ist, wollten wir wissen, ob Interferon auch zusammen mit einem *guten* Virustatikum vorteilhaft eingesetzt werden kann und ob man mit einer solchen Kombination bessere Ergebnisse erreicht als mit dem Virustatikum allein.

Das beste klinisch geprüfte lokale Antiherpetikum ist derzeit Trifluorthymidin. Alle

---

* Mit Unterstützung der Deutschen Forschungsgemeinschaft.

[1] Univ.-Augenklinik, Freiburg i. Br.
[2] Central Public Health Laboratory, Helsinki.
[3] Inst. für Virologie, Zentrum für Hygiene der Univ. Freiburg i.Br.

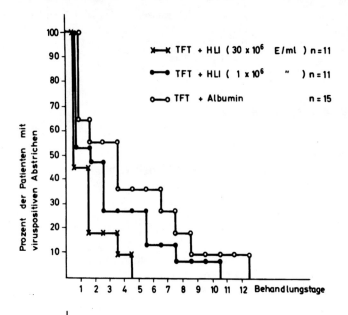

Abb. 1. Positive Herpes simplex Virus Isolierungen aus der Tränenflüssigkeit von Dendritica-Patienten, die als Grundtherapie Trifluorthymidin-Tropfen erhielten. Die Zusatztherapie bestand in Plazebo- bzw. in verschieden aktiven Interferon-Tropfen

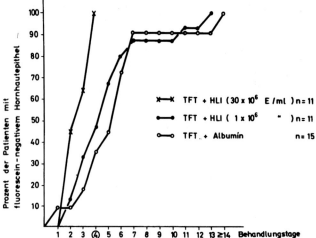

Abb. 2. Heilungskurven der verschieden behandelten Dendritica-Gruppen. Der Zusatz von hochaktivem Interferon beschleunigt die Epithelheilung signifikant im Vergleich zur TFT-Plazebo-Gruppe (p < 0,001) und zur TFT-Gruppe, die nur mäßig aktives Interferon als Zusatztherapie erhielt (p < 0,01)

Patienten in der neuen Studie bekamen als Grundbehandlung 5 Tropfen Trifluorthymidin [4] täglich. Die zusätzliche Behandlung erfolgte randomisiert mit drei kodierten Präparaten, die entweder Albumin als Plazebo oder eines von zwei verschieden wirksamen Interferonen enthielten. Die kodierten Zusatztropfen wurden jeweils noch drei Tage über die Epithelheilung hinaus verabreicht, das Trifluorthymidin dann nochmals drei weitere Tage. Wie wir die Epithelheilung definiert hatten, zeige ich Ihnen hier an einigen Dias.

In die vorläufige Auswertung gelangten nur Patienten, bei denen die Viruskulturen vor Therapiebeginn positiv gewesen waren, womit eine einheitliche virale Pathogenese der behandelten Hornhautepithelerkrankungen garantiert war.

Und dies sind die vorläufigen Ergebnisse, vorläufig deshalb, weil die Studie inzwischen mit einem neuen Code weitergeführt wird (Abb. 1 und 2): In der TFT-Plazebo-Gruppe war die Virusausscheidung am ausgeprägtesten; in der TFT-Gruppe mit dem mäßig konzentrierten Interferon war sie geringer und in der TFT-Gruppe mit dem konzentriertesten Interferon am geringsten. Bezüglich der klinischen Heilungskriterien ergab sich zwischen den Gruppen TFT-Albumin und TFT-gering konzentriertes Interferon kein Unterschied; während die Heilung in der TFT-Gruppe mit

---

[4] Fa. Dr. G. Mann, 1 Berlin.

dem hochkonzentrierten Interferonzusatz sehr schnell erfolgte. Aufgrund der noch kleinen Gruppenstärken ergeben sich bei den Virusausscheidungskurven bislang keine statistisch signifikanten Unterschiede. Ein solcher Unterschied besteht aber hochsignifikant bezüglich der klinischen Heilung am 4. Behandlungstag. Spätestens zu diesem Zeitpunkt waren in der besten Gruppe alle Hornhäute fluoreszein-negativ geheilt, während dies bei einigen Patienten in den anderen beiden Gruppen bis zu 14 Tagen erforderte. Die durchschnittliche Heildauer betrug in der TFT-Plazebo-Gruppe 5,7 Tage, was gut mit dem in der Literatur angegebenen Wert von 6,3 Tagen übereinstimmt. Bei Zugabe von schwächerem Interferon verkürzt sich diese Zeit nur insignifikant auf 5,3 Tage, bei Zugabe von hochwirksamem Interferon aber auf 2,9 Tage. Das ist fast so schnell wie die durchschnittliche Heilung nach Anwendung von Thermoabrasio plus Interferon.

Damit haben wir erstmals nachgewiesen, daß es durch Zugabe eines hochaktiven Interferons gelingt, die an sich schon recht guten Therapieerfolge des Trifluorthymidins hochsignifikant noch weiter zu verbessern. Gegenwärtig gibt es keine Anzeichen dafür, daß es in den nächsten Jahren gelingen könnte, z.B. durch Einsatz eines völlig neu entwickelten Virustatikums *allein* Therapieerfolge zu erreichen, die mit denen der hier vorgestellten Kombination vergleichbar wären.

Aus unseren Therapiestudien ergibt sich deshalb ganz eindeutig, welche Behandlungsformen der Keratitis dendritica derzeit vorrangig für den Einsatz in der Praxis weiter entwickelt werden sollten:

1. Wirksame Abrasio (z.B. Thermo-Abrasio) plus mäßig aktives Interferon (ca. 3×10^6 Einheiten/ml); oder

2. Trifluorthymidin-Tropfen plus hochaktives Interferon (ca. 30×10^6 Einheiten/ml).

Diese Empfehlung läßt sich, so hoffen wir, in absehbarer Zeit in der Praxis realisieren, da die Verfahren zur industriellen Massenproduktion von Interferon allmählich auszureifen scheinen. In diesem Zusammenhang ist es auch wichtig, daß eine Massenproduktion nicht nur von Leukozyteninterferon sondern auch von anderen Interferonen, z.B. von Fibroblasteninterferon angestrebt wird. Wir haben in einer kontrollierten klinischen Studie, über die ich hier nicht im einzelnen berichten kann, nachweisen können, daß beide Interfe-

rone in Kombination mit Thermo-Abrasio annähernd gleich gut wirken. Damit ruhen unsere Hoffnungen nicht nur auf einem Verfahren und auf einem Produkt. Wenn man nun noch berücksichtigt, daß es sich bei der kombinierten Interferonbehandlung der Keratitis dendritica ja pro Behandlungsfall immer nur um einige wenige Tropfen Interferon handelt, die den Therapieerfolg entscheidend verbessern können, dann ist ein gewisser Optimismus bezüglich der jetzt erreichten Praxisreife des neuen Behandlungsverfahrens wohl angebracht.

Summary. Thirty-seven patients with virologically confirmed dendritic keratitis received 5 drops of trifluorothymidine 1.0% per day. The patients were selected at random and put into three groups. Group 1 (n = 15) was treated, in addition to trifluorothymidine, with coded albumine; group 2 in addition with coded low potent human leukocyte interferon (HLI) of 1×10^6 units/ml (n = 11), and group 3 in addition with coded highly potent HLI of 30×10^6 units/ml (n = 11). No difference has as yet been found between groups 1 and 2, whereas the fluorescein-negative epithelial was significantly quicker in group 3. This indicates that the combination of a highly active interferon with trifluorothymidine is of considerable advantage in the topical treatment of dendritic keratitis.

Literatur

Coster, D.J., Jones, B.R., Falcon, M.G.: Role of debridement in the treatment of herpetic keratitis. Trans. Ophthalmol. Soc. U.K. **97**, 314–317 (1977). – Coster, D.J., Falcon, M.G., Cantell, K., Jones, B.R.: Clinical experiences of human leukocyte interferon in the management of herpetic keratitis. Trans. Ophthalmol. Soc. U.K. **97**, 327–329 (1977). – Jones, B.R., Coster, D.J., Falcon, M.G., Cantell, K.: Topical therapy of ulcerative herpetic keratitis with human interferon. Lancet **II**, 128 (1976). – Sundmacher, R., Neumann-Haefelin, D., Cantell, K.: Interferon treatment of dendritic keratitis. Lancet **I**, 1406–1407 (1976). – Sundmacher, R., Neumann-Haefelin, D., Cantell, K.: Successful treatment of dendritic keratitis with human leukocyte interferon. A controlled clinical study. Graefes Arch. klin. exp. Ophthalmol. **201**, 39–45 (1976). – Sundmacher, R., Cantell, K., Haug, P., Neumann-Haefelin, D.: Role of debridement and interferon in the treatment of dendritic keratitis. Graefes Arch. klin. exp. Ophthalmol. **207**, 77–82 (1978). – Sundmacher, R., Cantell, K., Skoda, R., Hallermann, Chr., Neumann-Haefelin, D.: Human leukocyte and fibroblast interferon in a combination therapy of dendritic keratitis. Graefes Arch. klin. exp. Ophthalmol. **208**, 229–233 (1978)

Aussprache

Herr Pau (Düsseldorf) zu Herrn Sundmacher:

Ist die Kryokoagulation der Keratitis dendritica absichtlich nicht erwähnt worden?

Herr Sundmacher (Freiburg), Schlußwort, zu Herrn Pau:

Die Kryotherapie der Keratitis dendritica habe ich nicht erwähnt, weil wir keine eigenen Erfahrungen mit ihr haben. Wir wissen aus tierexperimentellen Studien, daß insbesondere ein „Durchfrieren" der Hornhaut zu schweren Endothelschäden führen kann. Dies war uns Anlaß, risikofreiere Abrasioverfahren in Kombination mit Interferon anzuwenden.

Ber. Dtsch. Ophthalmol. Ges. 76, 493–497 (1979)
Ionisierende Strahlen in der Ophthalmologie
Redigiert von W. Jaeger, Heidelberg
© J. F. Bergmann Verlag 1979

Probleme des Morbus Wegener

H. Peeters [1], L. Koornneef [1] und J. Wilmink [2]

Innerhalb von sechs Monaten sahen wir im Orbitazentrum der Amsterdamer Augenklinik drei Patienten mit einer problematischen Krankheit.

1. Patientin

Diese junge Lehrerin ist hier 18 (1961) und 30 (1973) Jahre alt. Die Krankheitsgeschichte fing an, als sie 20 war (1963/64) mit vier Ohroperationen rechts und Polypen in den beiden Oberkieferhöhlen. Die andere Nasennebenhöhle wurde allmählich mitbeteiligt; 1971 folgen mehrere Operationen, alle Zähne werden geopfert, und 1973/78 geht die Krankheit weiter mit vielen „Grippen", Erkältungen, Kopfschmerzen, Exophthalmus links und Hemmung der Augenbewegungen. Selbstverständlich wurden viele Antibiotika benutzt. Die mediale Orbitawand öffnet sich zur Nasenhöhle, das Auge dreht nach innen. Zum ersten Mal sahen wir sie im März dieses Jahres.
(1978) Inzwischen ist das Röntgenbild und C.T.-scan verschlechtert.
Der P.A.-Bericht einer Probe lautete: Granulierende und nekrotisierende Entzündung der kleinen Gefäße.
Nach wiederholter Antibiotika-Kur wurde angefangen mit
Prednison 60 mg ⎱ pro Tag
Endoxan 100 mg ⎰
Innerhalb von zwei Wochen hatte die Patientin keine Schmerzen mehr; das Auge dreht wieder viel besser, die Ptosis hat abgenommen, die Krusten und eitrige Ausscheidung sind zum größten Teil verschwunden.

Schon ist sie sehr glücklich, aber was machen wir in der nächsten Zukunft? In Zusammenarbeit mit einem Kieferchirurgen, einem H.N.O.-Chirurgen und einem onkologisch erfahrenen plastischen Chirurgen muß es möglich sein, das Antlitz dieser Frau zu korrigieren.
Wenn die Prednisontherapie beendet ist und die Endoxandosierung niedriger, folgt weitere Beratung.

2. Patientin

Die zweite Patientin ist jetzt 23 Jahre alt. Ihre Krankheitsgeschichte fing an, als sie 15 war, mit einem roten Fleck am Oberschenkel; die P.A. einer Probe zeigte eine Gefäßentzündung. Sie blieb „Grippe"-empfindlich. 1975 entwickelten sich ein Exophthalmus rechts mit einer Schwellung der Augenlider, wiederholte Fieberperioden, gesteigerte B.S.G. und Steigerung der IgD. Eine neue Probe ergab das P.A.-Bild: Entzündungsinfiltrate mit Granulozyten und Plasmazellen.
Knochenmark: Erhöhte Zahl der IgD-Zellen (nicht monoklonal zusammenliegend). Auch entwickelte sich eine Heiserkeit durch Schwellungen im Kehlkopf (P.A.-Probe der Schleimhaut: Entzündungen mit Plasmazellen). Sie wurde schwanger und bekam ein gesundes Kind. (In der Schwangerschaftsperiode fühlte sie sich subjektiv viel besser.)
Dann kam die Senkung des rechten Auges und Einschränkung der Augenbewegungen. Als Diagnose wurde Pseudotumor gestellt.
Therapie (erste Kur): Prednison 60 mg pro Tag, vier Wochen lang; der Erfolg war gut. Aber nach einigen Monaten (die Prednisontherapie war vermindert worden bis 20 mg) folgte Herabsetzung der Sehschärfe.
Die Röntgenbilder zeigen: Mehr Weichteilschatten, Kompression der Vena ophthalmica superior und Erweiterung der Arteria

---

[1] (Univ.-Klinik Augenheilkunde Wilhelmina Gasthius, Amsterdam. Vorstand: Prof. Dr. R.A. Crone; Orbitazentrum. Vorstand: Prof. Dr. G.M. Bleeker.
[2] Univ.-Klinik Innerer Krankheiten Wilhelmina Gasthius, Amsterdam. Abt. Nephrologie: Dr. J.M. Wilmink).

ophthalmica. Der Proptosis wurde so stark, daß der Neurochirurg eine transkranielle Dekompression vornehmen mußte. P.A.-Bild des Tumorgewebes: Herdförmige Nekrose, gemischte Entzündung, also: Pseudotumor. Der Exophthalmus nahm *nicht* ab.

Therapie (zweite Kur): Eine Oradexon-Kur wirkte sich günstig aus, doch alle Symptome kamen ganz langsam wieder zurück. Erneute Untersuchungen des Knochenmarks und der Immunoglobine zeigten ein polyklonales Bild, also keinen Morbus Kahler und kein Non-Hodgkin-Lymphoma.

Als plötzlich eines Tages die Rötung, Schwellung und Fieber zunehmen, wurde der gutfühlbare Tumor operiert und jetzt war das P.A.-Bild: Vaskulitis + Granulome + Nekrose = Mittellinie-Granuloma = Morbus Wegener.

Therapie (dritte Prednison-Kur):
Prednison 60 Mg ⎫
jetzt mit Endoxan 100 Mg ⎭ pro Tag
mit schnellem Erfolg und Verbesserung der Symptome.

3. Patient

Der dritte Patient hat eine kürzere Krankheitsgeschichte. Obwohl er 1972 eine rezidivierende Entzündung am rechten Zeigefinger hatte, wissen wir nicht, ob es etwas mit der heutigen Krankheit zu tun hat.

Tabelle 1. Classification of non-neoplastic orbital swellings C nach A. Garner. (J. Clin. Pathol. 26, 639, 1973)

Group	Type
Localized orbital swelling of known pathogenesis	Bacterial infection
	Paranasal sinusitis
	Dental abscess
	Haematogenous
	Viral infection
	Fungal infection
	Parasitic infestation
	Lipogranuloma
	Epidermoid and dermoid cysts
	Cholesterol granuloma
	Foreign body granuloma
	Amyloid
	Sclerosing angioma
	Nodular fasciitis
	Haematoma
	Fibrous dysplasia (monostotic)
Orbital swelling of known pathogenesis occurring as part of a systemic disorder	Wegener's granulomatosis
	Midline lethal granuloma
	Polyarteriitis nodosa
	Dermatomyositis
	Sjögren's syndrome
	Sarcoidosis
	Histiocytosis
	Eosinophilic granuloma of bone
	Schüller-Christian disease
	Other
	Multifocal fibrosclerosis
	Endocrine exophthalmos
Idiopathic inflammatory swelling confined to the orbit	Granulomatous
	Diffuse chronic inflammation
	Lymphoid hyperplasia
	Sclerosing
	Dacryoadenitis
	Myositis

Im Juli 1977 hatte er Zahnschmerzen im Ober- und Unterkiefer. Einen Monat später wurde er operiert: Mehrere Zysten wurden entfernt. Januar 1978: Kopfschmerzen, Verschlechterung des Hörens und Doppelsehen.

Im März 1978 sahen wir ihn in unserer Klinik mit totaler Verschleierung der linken Kieferhöhle, Exophthalmus links und einem bananenförmigen Tumor im Unteraugenlid und medial unter dem Auge.

Obwohl eine fortgebildete Nachbarentzündung vom Sinus aus auf der Hand liegt, sagte der P.A.-Bericht: Morbus Wegener mit geringer Gefäßentzündung.

Therapie: Prednison 60 mg ⎱ pro Tag
         Endoxan 100 mg ⎰

Das Thoraxröntgenbild zeigte ein rundes Lungeninfiltrat, und gerade im letzten Monat hatte er Proteinurie und Erythrozyten im Harnsediment; das bedeutet eine stellenweise Glomerulopathie; und das heißt *auch*, daß sich *im Verlauf* der Therapie diese Glomerulitis entwickelt hat.

Die Prednisongabe wurde erhöht und ist jetzt wieder im Abbau. Der Patient ist in Urlaub.

Diskussion

Die drei Krankheitsgeschichten haben vieles ähnlich: Immer wird über Entzündungen im Hals-, Nasen- und Ohrenbereich und in der

Tabelle 2

Yanof und Fine:
(1975)

Allergische Granulomatosis
= P.N. + Lungeninfiltrate
    + Eosinophilie ⟍Allgemein
    + Läsionen inner- ⟍Lokal
      und außerhalb der Gefäße
    + Hautpetechien

Periarteriitis Nodosa
hat vielleicht drei Varianten:

Wegeners Granulomatosis
Nekrotisierende granulomatöse Läsionen in: obere und untere Luftwege, aber auch in Bauchregion, besonders Niere: herd-förmige Glomerulonephritis
Weniger Eosinophile
Weniger radial arrangierte epitheloide Zellen und Riesenzellen in den Nekrose-Gebieten

Tödliches Mittellinien-Granuloma
hat keine Arteriitis, sondern ist eine Art „zarte" Gefäßnekrose; hat auch weniger Granulomatosis, ist mehr diffus.

Frederick A. Mausolf (1975):
Wegeners Granulomatosis (= Granuloma)
= Variante von Polyarteriitis
= Nekrotisierende, granulomatöse Gefäßerkrankung in *Nasennebenhöhlen* und *Lungen,* und es gibt eine herdförmige Lokalisation in den *Nieren.*
Wenn im oberen Teil der Luftwege ⎱ dann spricht man von tödlichem Mittellinien-
    und mit wenig Angiitis ⎰ Granuloma
Weniger im zentralen Nervensystem
      im Herz
      im Verdauungssystem
      in den Gelenken.
♀ und ♂ zwischen 20–50 Jahren
Manchmal tödlich in einigen Monaten
Zerstörende Änderungen in den Nasennebenhöhlen, Augenhöhlen → dann Exophthalmus, Ptosis
Leukocytose
Eosinophilie (50–80%)
Therapie: Immunosuppressiva
      Kortikosteroide

Orbita gesprochen. Fieber ist immer dabei, sowie gesteigerte Blutsenkungsgeschwindigkeit, Schmerzen und Schwellungen. Man denkt also logischerweise an ein auto-immunes Vorgehen. Viele Autoren haben sich schon mit den sogenannten Pseudotumoren oder entzündungsartigen Schwellungen in der Augenhöhle mit unbekannten Ursachen beschäftigt.

Ophthalmologen reservieren diesen Namen für die dritte Gruppe in Tabelle 1.

Uns interessiert jetzt die zweite Gruppe, wo obenan steht: Wegeners Granulomatosis (Tabelle 1). Unsere drei Patienten gehören in diese Mittelgruppe der Systemkrankheiten, obwohl auch Krankheitssymptome bei anderen Typen aus der Tabelle gerechnet werden können. Yanoff und Fine und auch Mausolf nennen die Wegener-Granulomatosis eine Variante von Periarteriitis nodosa, bzw. Polyarteriitis (Tabelle 2). Diese drei Autoren zeichnen ein Krankheitsbild mit nekrotisierenden, granulomatösen Läsionen der Gefäße und Bindegewebe im Bereich der Nasennebenhöhlen, oberen Luftwege und in den Nieren.

Auch Goldman und Churg (1954) nennen als Hauptkennzeichen:

1. Nekrotisierende Granulomatosis der oberen Luftwege,
2. verbreitete nekrotisierende Vaskulitis von Arterien *und* Venen,
3. nekrotisierende Glomerulitis.

Oft findet man in dem P.A.-Bild bei der nekrotisierenden Vaskulitis auch vielkernige Riesenzellen. In wenigen Fällen bleibt es ein Lymphoma. (Bei keiner dieser Krankheiten kennt man die Ursache genau oder weiß, wie die Krankheit verläuft. Viele Autoren denken, daß es eine Virusinfektion ist mit Änderungen in den Gewebe-Antigenen, also eine richtige Autoimmun-Krankheit.)

Die erste Beschreibung des Morbus Wegener stammt von Klinger (1931), Wegener hat 1936 das klinische Bild zusammengefaßt. Heutzutage sprechen wir gerne von zwei deutlich getrennten Formen:

Tabelle 3. Morbus Wegener – Therapie

Schema I – nach Fauci und Wolff (1973)
Cyclophosphamide
1   Woche:2–4 mg/kg/Tag (intravenös)
dann:
1–2 Wochen: 1–2 mg/kg/Tag (oral).
Wenn zu wenig Erfolg:
1–2 Wochen: Erhöhung der Tagesgabe auf 25 mg
Strenge Kontrolle der Thrombozyten, Leukozyten und Erythrozyten
Dauer: 2–3 Jahre.

Schema II – nach Wilmink (1973)
a) Endoxan (Cyclophosphamide) 100 mg/Tag
    Prednison   60 mg/Tag
    Nach 4–6 Wochen abbauen des Prednison bis 20 mg/Tag
    Strenge Kontrolle der Thrombozyten, Leukozyten und des Urin; das Letzte, weil die Krankheit
    und die Therapie die Nieren beschädigen können
    Dauer: 6 bis 12 Monate
b) Wenn in der Krankheit die Nieren mitbeteiligt sind, muß Vincristine beigegeben werden: und
    zwar 500 γ, 2× in der Woche, und dann 4 bis 6 Wochen

Schema III – nach Van Peperzeel u.A. (1978)
Zyklus: 28 Tage
Tag 1 und Endoxan   400–600 mg/m²
Tag 8   Vincristine 1,4–1,6 mg/m² (max. 2 mg intravenös)
Tag 1 bis 5
oder   Prednison 25–40 mg/m²
Tag 1 bis 10
Strenge Kontrolle der Thrombozyten, Leukozyten, Erythrozyten und Reflexe
Dauer: länger als 1 Jahr

1. Das Vaskulitis-Bild mit Nekrose, wie oben beschrieben, und

2. die bösartigen Neubildungen, z.B. die Non-Hodgkin-Lymphome.

Beide Krankheitsgruppen können auf *die gleiche* Therapie gut reagieren; die gute Reaktion an sich hat also keine Beweiskraft. Bis etwa 1970 ging das Leben der Patienten, wenn die Niere mitbeteiligt war, innerhalb von fünf Jahren zu Ende. Also durfte man etwas riskieren. Die Zellhemmungstherapie mit Cyclophosphamiden wurde die „Medizin der Wahl". Es werden damit sehr lange gesunde Perioden gesehen, so daß man eben von Heilung sprechen kann. Die Patienten starben ohne Therapie an einem Glomerulonephritis-Bild: Oligurie, Anurie; Hämodialyse war notwendig. Doch bleiben viele Fragen über die Zellhemmungstherapie und die Immunosuppressionstherapie offen. Die Therapie ist empirisch.

Wir geben drei Schemata an, womit man arbeiten kann (Tabelle 3):

das erste zeigt nur Cyclophosphamide und ist von Fauci und Wolff;

das zweite zeigt Zufügung von Prednison; aber *wenn die Nieren mitbeteiligt* sind, muß auch noch Vincristine beigegeben werden, und zwar 500 γ, 2 × in der Woche, 4 bis 6 Wochen lang.

Auch wissen wir noch nicht genau, wo der Angriffspunkt der Therapie liegt. Zuletzt kann der Patient auch durch aggressive Therapie sterben (er hat z.B. nicht mehr seine normale Abwehr gegen Infektionskrankheiten).

Auch kann eine langdauernde Therapie mit alkylierenden Mitteln eine Leukämie auslösen und Blasenblutungen provozieren.

Deswegen gibt es jetzt Stimmen, die Zellhemmungsmittel zu kombinieren;

das dritte Schema ist der letzte Vorschlag, womit in Holland jetzt gearbeitet wird.

Literatur

1. Duke-Elder, D.: System of ophthalmology. Vol. 7, p. 199; Vol. 8, p. 1102; Vol. 12, p. 85; Vol. 13, p. 335; Vol. 13, p. 981. London: Kimpton (19). – 2. Yanoff, M., Fine, B.S.: Ocular pathology, p. 196. Hagerstown: Harper & Row 1975. – 3. Mausolf, F.A.: The eye and systemic disease, p. 100. St. Louis: Mosby Company 1975. – 4. Henderson, J.W.: Orbital Tumors, p. 574–576. Philadelphia, London, Toronto: Saunders 1973. – 5. Wilmink, J.M.: Persönl. Mitteilungen 1978. – 6. Rougier, J., Haguenauer, J.P., u.a.: Granulomatose de Wegener generalisée a extension orbitaire. Oto-Neuro-Ophth. **50**, 11–16 1978. – 7. Garner, A.: Pathology of „pseudotumours" of the orbit: a review. J. Clin. Pathol. **26**, 639–648 (1973). – 8. Cassan, S.M., Divertie, M.B., u.a.: Pseudotumor of the orbit and limited Wegener granulomatosis. Ann. Intern. Med. **72**, 687–693 (1970). – 9. Vermess, M., Hayns, B.F., u.a.: Computer assisted tomography of orbital lesions in Wegener's granulomatosis. J. C.A.T. **2**, 45–48 (1978). – 10. Zeek, P.M.: Periarteritis nodosa: a critical review. Am. J. Clin. Pathol. **22**, 777–790 (1952). – 11. Christian, C.L., Sergent, J.S.: Vasculitis syndromes: clinical and experimental models. Am. J. Med. **61**, 385–392 (1976). – 12. Carrington, C.B., Liebow, A.A.: Limited forms of angiitis and granulomatosis of Wegener's type. Am. J. Med. **41**, 497–527 (1966). – 13. Goldman, G.C., Churg, J.: Wegener's granulomatosis A.M.A. Arch. Path. **58**, 6, 533–553 (1954). – 14. Goder, G., Dölter, J.: Wegener's Granulomatose mit konjunktivalem Beginn. Ophthalmologica **162**, 321–330 (1971). – 15. Desnos, J., Fressinaud, L., Bigorgne, J.C., Bastard, J.: Maladie de Wegener. Oto-Neuro-Ophthalmol. **47**, 269–274 (1975). – 16. Stroutsmer, B.R.: Ocular manifestations of Wegener's granulomatosis. Am. J. Ophthalmol. **44**, 789–799 (1957). – 17. Midline Granuloma. Proc. R. Soc. Med. **57**, 281–297 (1964). – 18. Wilmink, J.M., Schellekens, P.T., u.a.: Reversibiliteit van subacute glomerulonephritis na „immunosuppressie". Ned. T. van Geneesk. **120**, 16, 728 (1976). – 19. Fauci, A.S., Wolff, S.M.: Wegener's granulomatosis: Studies in eighteen patients and a review of the literature. Medicine. Vol. 52, no. 6 (1973). – 20. Wilmink, J., et al.: Reversibility of subacute glomerulonephritis after immunosuppressive therapy. Kidney Int. **9**, 451 (1976)

Ber. Dtsch. Ophthalmol. Ges. 76, 499–503 (1979)
Ionisierende Strahlen in der Ophthalmologie
Redigiert von W. Jaeger, Heidelberg
© J. F. Bergmann Verlag 1979

Pathologisch-anatomische Befunde bei zwei Kindern mit zytogenetisch verschiedenen Formen des Syndroma Pätau

U. Mayer, G. Schwanitz und K. Stehr (Augenklinik der Univ. Erlangen-Nürnberg. Direktor: Prof. Dr. E. Schreck; Inst. für Humangenetik und Anthropologie. Direktor: Prof. Dr. G. Koch und Kinderklinik. Direktor: Prof. Dr. K. Stehr)

1960 gelang es Pätau und Mitarb., erstmalig ein charakteristisches Mißbildungssyndrom als Folge einer Chromosomenstörung zu deuten. Es handelt sich beim Syndroma Pätau um eine Trisomie des Chromosoms Nr. 13, welches zur Gruppe D zählt. Sie kann einmal de novo als freie Trisomie, zum anderen aber auch als Translokationsfolge, also erbliche Form, vorliegen. Untergruppen bilden partielle Trisomien sowie Mosaikformen, bei denen die Chromosomenanomalie nur in einem Teil der Zellen vorliegt.

Die Häufigkeit der typischen Alteration liegt bei 1 : 4 000 bis 1 : 10 000 Geburten (De Grouchy und Turleau). Das mütterliche Alter ist bei den freien Trisomien erhöht, bei den erblichen Formen spielt das elterliche Alter für die Geburt eines kranken Kindes keine Rolle. Bei ersteren kommen nach Rives auch mutagene Noxen wie Haarfärbemittel und Tabak als Ursachen in Frage. Träger einer Trisomie 13 werden etwa 20mal seltener geboren als Kinder mit einer Trisomie 21 (Down-Syndrom). Dieses dürfte unter anderem darauf zurückzuführen sein, daß die schweren Fehlbildungen eine gestörte Embryonalentwicklung verursachen und damit gehäuft zum Spontanabort führen (Howard u. Mitarb.). Im klinischen Bild unterscheiden sich erbliche und nicht hereditäre Formen kaum. Die Diagnose läßt sich gewöhnlich gleich nach der Geburt durch die charakteristische Trias der Hauptsymptome stellen (François und Mitarb.): Eine große, meist 2/3 der Oberlippe erfassende Lippen-Kiefer-Gaumenspalte, ein Mikrophthalmus unterschiedlichen Ausmaßes und eine Polydaktylie (Kahn).

Weitere charakteristische Mißbildungen sind: Kleiner Schädel mit fliehender Stirn, weit offenen Fontanellen und deutlichen Dysmorphiezeichen, am Hinterhaupt ein Kalottendefekt mit Ulzeration der behaarten Kopfhaut, kleine, horizontal bis mongoloid stehende, enge Lidspalten, eine breite und flache Nase und schlecht modellierte Ohrmuscheln. Unter den neurologischen Veränderungen findet sich am häufigsten die Arrhinenzephalie, meist mit gleichzeitigem Fehlen des Tractus olfactorius, Fehlanlagen im Cerebellum und Aplasie des Cortischen Organes.

Als andere, nicht obligatorische Mißbildungen gelten: Herzfehler, in 80% Fehlanlagen der Nieren, des Gastrointestinaltraktes und der Genitalien, Fehlen der letzten Rippe,

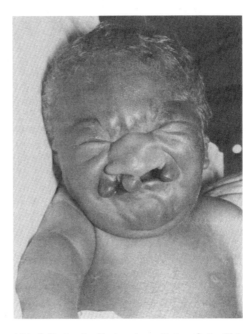

Abb. 1. Facies des Probanden mit einer freien Trisomie 13: Doppelseitige Lippen-Kiefer-Gaumen-Spalte, enge, leicht antimongoloide Lidspalten, Mikrophthalmus rechts, Kryptophtalmus links

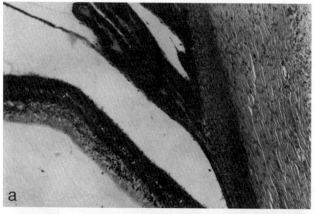

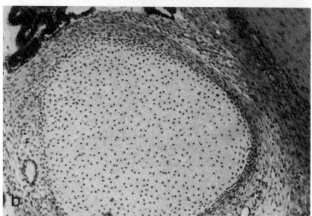

Abb. 2a und b. Histologische Befunde des rechten Auges. Hämatoxylin-Eosin-Färbung, Vergrößerung etwa 250fach. (a) Flache, hohe Ziliarkörperzotten und fehlende Differenzierung des Kammerwinkels. (b) Linse mit unregelmäßigen Epithelien und mangelnder Faserbildung, eingehüllt in eine persistierende Tunica vasculosa lentis, Petersscher Defekt

Hypoplasie des Beckens, Hämangiome auf der Stirn oder im Nacken, schlaffe Haut, schmale, stark konvexe Fingernägel. Des weiteren sind eine Persistenz des embryonalen Hämoglobins sowie Hypersegmentierung der neutrophilen Granulozyten beschrieben. Allgemeine Dystrophie und Oligophrenie, Krämpfe und Wachstumsstörungen kennzeichnen die Entwicklung des Kindes, dessen Lebensdauer selten über 130 Tage hinausreicht.

Im ersten darzustellenden Fall ergab die Chromosomenanalyse aus Lymphozytenkulturen eine freie Trisomie 13 (Karyotyp: 47,XY,+13). Hier handelte es sich um eine neu entstandene Störung mit normalem Chromosomenbefund beider Eltern. Der zweite Fall stellt eine Translokationstrisomie dar, die sich auf eine familiäre Translokation 13/14 der Mutter und deren Vater zurückführen ließ (Karyotyp: 46,XY,t(13q;14q)mat).

Kasuistik

Erster Patient: M.V. (Abb. 1)

Klinische Befunde. Männlicher Säugling, geboren 10 Tage vor dem errechneten Termin, Geburtsgewicht 3 250 g, doppelseitige Lippen-Kiefer-Gaumenspalte, okzipitaler Skalpdefekt, Ohrmuscheldysplasie, der 11. Brustwirbel ist ein sog. Halbwirbel, Omphalozele, Kryptorchismus bds., Vierfingerfurche rechts, Klumpfüße jederseits; am zweiten Lebenstag Exitus. Der Sektionsbefund ergab überdies einen Ventrikelseptumdefekt und eine Aplasie der Tractus und Bulbi olfactorii[1].

Ophthalmologisches Untersuchungsergebnis. Enge, antimongoloid stehende Lidspalten, Mikrophthalmus rechts, links Kryptophthalmus.

RA. Bulbuslänge 12,5 mm, Hornhautdurchmesser 7 mm. Kein Funduseinblick. Bei der histo-

---

[1] Pathologisch-anatomisches Institut der Universität Erlangen-Nürnberg (Direktor: Prof. Dr. V. Becker)

Abb. 3. Histologischer Befund des linken Auges, van Gieson-Färbung, Vergrößerung etwa 100fach. Kongenitale Aphakie nach Manschot

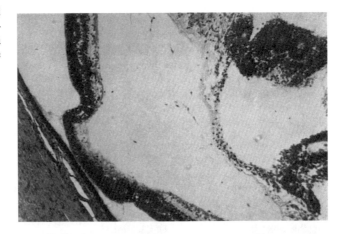

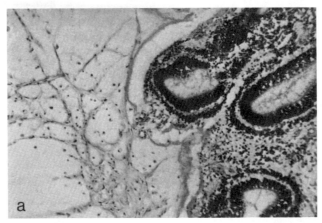

Abb. 4a und b. Linkes Auge des Probanden mit einer erblichen Translokationstrisomie 13, Azanfärbung: (a) Persistierender primordialer Glaskörper mit Pseudorosetten dysplastischer Netzhaut, Vergr. etwa 250fach. (b) Reste des Cloquetschen Kanals, Netzhautdysplasie, Unreife der Gliazellen im Opticus; Vergrößerung etwa 100fach

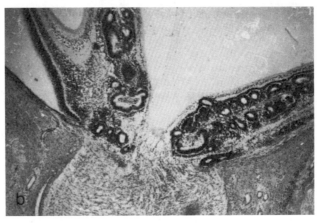

logischen Untersuchung zeigt das Hornhautepithel eine geringfügige Unregelmäßigkeit seiner Zellausrichtung. Die hypoplastische Iris geht in einen Ziliarkörper mit flachen, hohen Zotten über (Abb. 2a). Ein Kammerwinkel ist nicht ausdifferenziert. Die Iris erweist sich als dysplastisch und umgibt eine zu kleine Linse (Mikrophakie). Die unregelmäßig angeordneten Linsenepithelzellen lassen keine Faserbildung erkennen (Abb. 2b). Ei-

ne erhaltene Tunica vasculosa lentis grenzt unmittelbar an das Hornhautstroma, ohne daß eine Membrana Descemeti dazwischengelagert wäre. Diese Anomalie erinnert an den Petersschen Defekt.

LA. Länge des Bulbus 6,5 mm, Hornhautdurchmesser 2,0 mm, soweit differenzierbar. Im Bereich der rudimentär ausgebildeten Lider erkennt man die Tränendrüse. Die Iris zeigt sich nur unvollständig angelegt und nach vorne verwachsen. Die Linse fehlt (kongenitale Aphakie nach Manchot; Abb. 3). Pseudorosetten dysplastischer Netzhaut füllen fast die ganze hintere Augenkammer aus. Man erkennt die Richtung der A. hyaloidea sowie den persistierenden embryonalen Glaskörper mit eingelagerten Hyalozyten.

Zweiter Patient: männlicher Säugling, J.

Klinische Befunde. Geboren zwei Wochen vor dem errechneten Termin, Geburtsgewicht 2 490 g, doppelseitige Lippen-Kiefer-Gaumenspalte, Skalpdefekt im Bereich der Sagittalnaht, 11. Brustwirbel als sogenannter Halbwirbel angelegt, nur 10 Rippenpaare, Kryptorchismus, Vierfingerfurche rechts, überzähliger Kleinfinger jederseits. Der Sektionsbefund ergab eine Aplasie der Tractus und Bulbi olfactorii, einen hochsitzenden Ventrikelseptumdefekt und eine partielle Dextroposition der großen Gefäße.

Ophthalmologisches Untersuchungsergebnis. Wie im erstbeschriebenen Fall bestand ein links deutlicher als rechts ausgeprägter Mikrophthalmus mit engen, antimongoloiden Lidspalten.

RA. Bulbuslänge 11 mm, Hornhautdurchmesser 7 mm, kein Funduseinblick. Histologisch findet sich im unteren Drittel ein Kolobom der Netz- und Aderhaut mit entsprechender Faltenbildung. Eine weitere Anomalie bedeutet die Einmündung eines auffallend dicken Ziliarnerven in der Nähe des Fasciculus opticus.

LA. Bulbuslänge 9,5 mm, Hornhautdurchmesser 5 mm. In der Nähe des Limbus einer normal angelegten Hornhaut läßt sich keine Anlage des Kammerwinkels erkennen. Von der Iris steht nur eine kleine Knospe. Die gesamte hintere Augenkammer erscheint mit Pseudorosetten dysplastischer Netzhaut und persistierendem primordialen Korpus ausgefüllt (Abb. 4a). Dieser liegt in großen Zysten oder trägt seine Hyalozyten in ein regelmäßig angelegtes Maschenwerk eingelagert. Auf den Optikus zu zieht ein Rest des Cloquetschen Kanals. Im Fasziculus selbst erkennt man unreife Gliazellen, besonders gut läßt sich dies mit Hilfe der Gliafaserfärbung nach Holzer darstellen (Abb. 4b).

Die geschilderten Befunde bieten Beziehungen zu jenen, welche Schreck bereits 1938 bei einem scheinbaren Anophthalmus congenitus beschrieben hat. Entsprechende neuere Befunde an Patienten mit S. Pätau schildern Ardouin und Mitarb., Cordier und Mitarb., Heimann, Saraux und Mitarb., Sergovitch und Mitarb., Gaudier und Mitarb., Brini und Mitarb. und viele andere.

Die gezeigten Kammerwinkelanomalien erklären, warum in einzelnen Fällen ein Buphthalmus auftreten kann (Lichter und Schmickel; Hinzpeter und Mitarb.). Die hier beschriebenen Kinder sind für diese Art der Sekundärveränderung gar nicht alt genug geworden. Verknorpelungen und Verknöcherungen, wie sie Cogan und Mitarb., Miller und Mitarb. sowie François und Mitarb. sahen, ließen sich in unseren Fällen nicht nachweisen. Besonders interessant erschien die Retention der Kerne in den völlig ungeordneten, nicht zu Fasern umgewandelten Linsenzellen. Dieses begründet nach Saraux und Mitarb. eine Richtungslosigkeit der Netzhautschichten.

Zum Schluß ist hervorzuheben, daß die hiermit demonstrierten zwei Kinder zytogenetisch verschiedene Formen des Syndroma Pätau darboten. Dies bildete den Anlaß, die Augenalterationen eingehender zu untersuchen und in den Bereich des Mikro- und Kryptophthalmus einzubauen. Bemerkenswert erscheint, daß im Gegensatz zum zytogenetischen Befund die Augenbefunde bei beiden Kindern weitgehend übereinstimmen.

Zusammenfassung

Schwere Augenmißbildungen stellen neben Wolfsrachen, Defekt am Skalp, Herzfehler und Polydaktylie einen wesentlichen Bestandteil des S. Pätau dar. Meistens handelt es sich um Mikrophthalmus bis Kryptophthalmus und eine entsprechend mangelhafte Ausreifung des Organs. An den gezeigten Präparaten von Kindern mit Trisomie 13 erkennt man Fehlanlagen der Lider, des Ziliarkörpers, der Iris, der Linse, eine Persistenz des primordialen Glaskörpers und eine Dysplasie der Netzhaut mit Pseudorosettenbildung. Der genetische Unterschied einer freien und einer Translokationstrisomie ließ sich ausschließlich durch die Chromosomenanalyse feststellen. Der Augenbefund beider Probanden zeigte weitgehende Übereinstimmung.

Summary. Severe eye malformations, cleft lip and palate, scalp defects, vitium cordis and polydactylia represent mean criteria of Pätau's syndrome. In the majority of cases we see microphthalmus and corresponding an immaturity of the organ. In the demonstrated cases, it is shown by histologic preparations a dysplasia of the lids, the ciliary body, the iris, the lens, a persistance of the primary vitreous body and a dysplasia of the retina with formation of pseudorosettes. The genetic difference between a spontaneous trisomy 13 and a familiar translocation −trisomy 13/14 was ascertained only by chromosomal analysis. The ophthalmologic findings corresponded largely in the two children.

Résumé. Ce sont de graves altérations oculaires qui à côté d'une gueule de loup, d'un défaut du scalpe, d'une malformation cardiaque et d'une polydactylie − représentent un symptome principal du syndrome de Pätau. Au plus souvent il s'agit d'une microphthalmie ou d'une cryptophtalmie avec un état d'immaturité de tout l'organe. L'exemple des préparations histologiques présentées de deux enfants atteints de ce syndrome montre des dysplasies des paupières, du corps ciliaire, du cristallin, une persistance du vitré primitif et une dysplasie rétinienne avec formation de pseudorosettes. La différence génétique d'une trisomie libre et une telle héréditaire par translocation se montrait uniquement à l'analyse chromosomique. Les symptomes des deux enfants révélaient une concordance considérable.

Literatur

Ardouin, M., Ferrand, B., Lemarrec, B., Lautridou, A., Urvoy, M.: Bull. Soc. Ophthalmol. Fr. **71**, 813-816 (1971). − Brini, A., Reny, A., Thomas, C.: Etude anatomo-clinique de trois nouveaux cas de microphtalmie par trisomie 13-15. Bull. Mèm. Soc. Fr. Ophthalmol. **85**, 101-111 (1972). − Cogan, D.G., Kuwabara, T.: Ocular pathology of the 13-15 trisomy-syndrome. Arch. Ophthalmol. **72**, 246-253 (1964). − Cordier, J., Reny, A., Kahn, N.: Les signes oculaires de la trisomie 13. Revue générale. Adv. Ophthalmol. **24**, 174-202 (1971). − De Grouchy, J., Turleau, C.: Atlas des maladies chromosomiques, pp. 158ff. Paris: Expansion scientifique française 1977. − François, Berger, R., Saraux, H.: Les aberrations chromosomiques en ophthalmologie, pp. 190-217. Paris: Masson 1972. − Gaudier, B., Ponte, C., Walbaum, R., Leduc, M., Desbonnets, P., Ryckewert, Th., Delattre, B.: Une nouvelle observation de trisomie 13. Pédiatrie **23**, 215-226 (1968). − Heimann, K.: Mikrophthalmus-syndrome und 13-15 Trisomie. Ber. Dtsch. Ophthalmol. Ges.: **65**, 32-38 (1964). − Hinzpeter, E.N., Naumann, G., Steidinger, J.: Buphthalmus bei Trisomie 13 − Syndrom. Ophthalmologica **170**, 381-391 (1975). − Howard, R.O., Boué, J., Deluchat, C., Albert, D.M., Lahav, M.: The eyes of embryos with chromosome abnormalities. Am. J. Ophthalmol. **87**, 167-188 (1974). − Kahn, N.: Oeil et trisomie 13. Thèse Médecine. Nancy 1972. − Lichter, P.R., Schmickel, R.D.: Posterior vortex vein and congenital glaucoma in a patient with trisomie 13 syndrome. Am. J. Ophthalmol. **80**, 939-942 (1975). − Manschot, W.A.: L'aphakie congénitale primaire et la trisomie 13-15. Travaux d'ophtalmologie moderne, pp. 243-260. Paris: Masson 1966. − Miller, M., Robbins, J., Fishman, R., Medenis, R., Rosenthal, J.: A chromosomal anomaly with multiple ocular defects including retinal dysplasia. Am. J. Ophthalmol. **55**, 901-910 (1963). − Pätau, K., Smith, D.W., Therman, E., Inhorn, S.L., Wagner, H.P.: Multiple congenital anomalies caused by an extra autosome. Lancet I (1960), 790-793. − Rives, J.J.: Contribution à l'étude des trisomies D partielles (à propos de deux cas). Thèse Médecine. Toulouse 1974. − Saraux, H., Chigot, P.L.: La trisomie 13: Etude clinique. J. Genet. Hum. Suppl. **15**, 293-302 (1966). − Saraux, H., Lafourcade, J., Lejeune, J., Dhermy, P., Cruveiller, J., Turpin, R.: La trisomie 13 et son expression ophthalmologique. Arch. Ophthalmol. **24**, 581-602 (1964). − Schreck, E.: Zur Frage des Anophthalmus congenitus. Klin. Monatsbl. Augenheilkd. **100**, 74-89 (1938). − Sergovitsch, B.A., Madronich, L.S., Barr, M.L., Carr, D.H., Langdon, W.A.: The D-Trisomy-Syndrome: a case report with a description of ocular pathology. Can. Med. Assoc. J. **89**, 151-157 (1963)

Ber. Dtsch. Ophthalmol. Ges. 76, 505–508 (1979)
Ionisierende Strahlen in der Ophthalmologie
Redigiert von W. Jaeger, Heidelberg
© J. F. Bergmann Verlag 1979

Rubeosis iridis nach Pars plana Vitrektomie

H. Laqua (Univ.-Augenklinik Essen)

Wie jedes neue Operationsverfahren so hat auch die Pars plana Vitrektomie ihre typischen postoperativen Probleme und Komplikationen. In unserem Krankengut ist es dabei besonders die Rubeosis iridis mit ihren Folgen, die ein anfangs gutes Operationsergebnis langfristig doch wieder zu einem Mißerfolg werden läßt. In einer prospektiven Studie wurde daher versucht, folgende Fragen zu beantworten:

1. Wie häufig ist die postoperative Rubeosis iridis in einem unausgewählten Vitrektomie-Krankengut?
2. Welche Patienten mit welchen Grunderkrankungen sind besonders risikogefährdet?
3. Handelt es sich tatsächlich um eine Rubeosis de novo oder handelt es sich um die Verstärkung einer schon präexistierenden Rubeosis?
4. Bedeutet jede Rubeosis notwendigerweise einen Visusverlust?

Material und Methoden

Ausgewertet wurden für diese prospektive Studie 68 Patienten einer laufenden Serie von Vitrektomie-Patienten, deren Irissituation präoperativ und mindestens noch einmal 2 Monate postoperativ beurteilt werden konnte. Die durchschnittliche Beobachtungszeit betrug 6 (2–22) Monate. Das Vorhandensein einer Rubeosis wurde primär nach klinisch/spaltlampenmikroskopischen Kriterien beurteilt, eine Irisangiographie wurde bei 45 der 68 Patienten zur Ergänzung durchgeführt. Jeder der 68 Patienten wurde prä- und postoperativ nach folgenden Kriterien klassifiziert:

– keine klinisch spaltlampenmikroskopisch nachweisbare Rubeosis

+ zarte Pupillarsaum-Rubeosis

++ Übergreifen der Pupillarsaum-Rubeosis auf Stroma und Kammerwinkel

++ T Rubeosis iridis mit Druckerhöhung über 30 mm Hg., also neovaskuläres Glaukom.

Ergebnisse

Die Häufigkeit der postoperativen Rubeosis zeigt Tabelle 1. 23 von 68 Patienten, d.h. 33% hatten eine postoperative Rubeosis, wobei die Aufschlüsselung nach der Grunderkrankung große Unterschiede erkennen läßt. Besonders Rubeosis-gefährdet sind Patienten mit einer vasoproliferativen Grunderkrankung, die auch in ihrem natürlichen Verlauf zur Rubeosis neigt, zum Beispiel Patienten

Tabelle 1. Häufigkeit der postoperativen Rubeosis iridis aufgeschlüsselt nach Grunderkrankungen

Rubeosis iridis nach Vitrektomie		%
Diabetes/anl. Netzhaut	6/21	35
/präex. Ablatio	5/ 5	100
/Folge-OP.	4/ 4	100
Zentralvenenverschluß	1/ 5	20
M. Eales	1/ 3	33
Uveitis + Ret. proliferans	1/ 1	100
Ablatio insanata	5/ 9	55
Ablatio sanata	0/ 5	–
GK-Blutung, Katarakt	0/14	–
Astvenenverschluß	0/ 1	–
	23/68	33

mit einer proliferativen diabetischen Retinopathie, einer Zentralvenenthrombose, einem Morbus Eales und Uveitis mit Gefäßproliferation. Bei den Diabetikern fällt auf, daß Patienten mit einfachen unkomplizierten Glaskörperblutungen eine deutlich geringere Rubeosishäufigkeit aufweisen als Patienten, bei denen gleichzeitig eine Ablatio bestand oder als Patienten bei denen später noch eine Ablatio-Op der Katarakt-OP notwendig wurde. Die Schwere der Grunderkrankung und das Ausmaß des operativen Eingriffes scheinen also in dieser Patientengruppe die Rubeosishäufigkeit zu beeinflussen.

Außer diesen vasoproliferativen Krankheiten ist es nur noch die Ablatio insanata, die als rubeosisgefährdet gelten muß, während Patienten mit Krankheiten, die in ihrem natürlichen Verlauf nicht zur Rubeosis neigen, z.B. Ablatio sanata, posttraumatische einfache Glaskörperblutung, Katarakt und Nachstar und Astvenenverschluß in unserem Krankengut bisher niemals eine Rubeosis entwickelten.

In Abb. 1 sind prä- und postoperativer Irisbefund sämtlicher 68 Patienten gegenübergestellt, wobei sich zeigt, daß bei den meisten der 23 Rubeosis-Patienten schon präoperativ eine Rubeosis nachweisbar war.

Im Detail ist diese Abbildung folgendermaßen zu interpretieren:

Patienten mit einem präoperativ bestehenden neovaskulären Glaukom wurden nicht operiert, da wir diese Situation als eine absolute Kontraindikation für eine Vitrektomie ansehen. 2 der 23 Rubeosis-Patienten hatten präoperativ eine Rubeosis mit Beteiligung des Stromas und des Kammerwinkels; bei beiden kam es postoperativ zu einer Verschlechterung der Rubeosis-Situation und zur Entwicklung eines neovaskulären Glaukoms. 10 der 23 Patienten hatten präoperativ eine zarte Pupillarsaum-Rubeosis, die sich bei 4 Patienten bisher nicht verschlechterte, bei 3 Patienten sich auf Stroma und Kammerwinkel ausbreitete und bei weiteren 3 Patienten zum neovaskulären Glaukom führte. 54 Patienten hatten bei der klinisch/spaltlampenmikroskopischen Untersuchung keine Rubeosis; 11 von ihnen entwickelten jedoch eine postoperative Rubeosis, 4 davon sogar ein neovaskuläres Glaukom. Bei diesen 11 Patienten war die Irisangiographie notwendig um zu entscheiden, ob es sich tatsächlich um eine Rubeosis de novo oder um die Verstärkung einer präexistierenden, klinisch nicht erkennbaren Rubeosis handelt. Bei 5 der 11 Patienten war auch angiographisch keine Rubeosis nachweisbar; 4 waren Patienten mit einer Ablatio insanata, 1 Patient hatte eine proliferative Retinopathie. Bei 6 der 11 Patienten

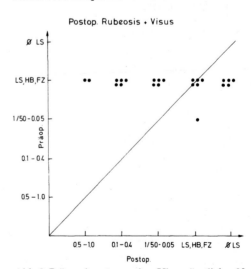

Postop. Rubeosis

Abb. 1. Prä- und postoperativer Irisbefund.
−   Keine Rubeosis erkennbar
+   Zarte Pupillarsaum-Rubeosis
++ Übergreifen der Rubeosis auf Stroma und Kammerwinkel
++ T Neovaskuläres Glaukom (Tensio über 30 mm Hg.)

Postop. Rubeosis + Visus

Abb. 2. Prä- und postoperativer Visus sämtlicher 23 Rubeosis-Patienten. 12 Patienten hatten eine postoperative Visusverbesserung, bei 5 Patienten blieb der Visus unverändert und bei 6 Patienten kam es zu einer Visusverschlechterung

war jedoch angiographisch schon eine Gefäßpathologie nachweisbar; sämtliche 6 Patienten waren Diabetiker.

Daß eine Rubeosis iridis nach Vitrektomie nicht notwendigerweise mit einem Visusverlust gleichzusetzen ist, zeigt Abb. 2 in der der prä- und postoperative Visus sämtlicher 23 Rubeosis-Patienten gegenüber gestellt ist. Die meisten Patienten hatten einen präoperativen Visus, der sich in dem Bereich von Lichtscheinwahrnehmung, Handbewegung, Fingerzählen bewegte. Postoperativ hatten 12 von ihnen, d.h. über 50% eine signifikante Visusverbesserung. Auch wenn es sich wahrscheinlich nur um eine zeitlich begrenzte Visusverbesserung handelt, so sollte man ihren Wert für den Patienten jedoch nicht unterschätzen.

Diskussion

Diese Ergebnisse zeigen, daß nach einer Pars plana Vitrektomie nur bei Patienten mit einer vasoproliferativen Grunderkrankung (insbesondere proliferative diabetische Retinopathie) u. einer Ablatio insanata eine Rubeosis iridis zu befürchten ist. In unserem Krankengut ist bei etwa der Hälfte dieser Patienten auch schon präoperativ eine Rubeosis an der Spaltlampe erkennbar, bei einem Viertel der Patienten ist die Gefäßpathologie so gering ausgeprägt, daß sie nur mit der Irisangiographie nachweisbar ist und bei einem weiteren Viertel der Patienten handelt es sich tatsächlich um eine Rubeosis de novo. Dies sind vornehmlich Patienten mit einer Ablatio insanata. Weiterhin gilt, daß eine präexistierende Rubeosis sich nach Vitrektomie meist verstärkt. Bei der Rubeosis iridis nach Vitrektomie handelt es sich also keinesfalls um eine Komplikation, die spezifisch durch das Operationsverfahren selbst verursacht ist, sondern um ein präexistierendes Problem, das sich unter dem Einfluß des Operationstraumas verstärkt. Die Häufigkeit der postoperativen Rubeosis ist durch die Zusammensetzung des Krankenguts erklärt, bei der die Vitrektomie eingesetzt wird. Trotz der postoperativen Rubeosis haben über die Hälfte der operierten Patienten signifikante Visusverbesserung.

Zusammenfassung

In einer prospektiven Studie wird die Häufigkeit der postoperativ auftretenden Rubeosis iridis nach Pars plana-Vitrektomie untersucht. Es wird gezeigt, daß es sich in den meisten Fällen nicht um eine Rubeosis de novo handelt, sondern um die Verstärkung einer schon präoperativ nachweisbaren Rubeosis. Ca. die Hälfte aller Patienten mit einer Rubeosis iridis nach Vitrektomie hat einen brauchbaren Visus. Die Rubeosis tritt bevorzugt bei Patienten mit einem Diabetes mellitus oder anderen vasoproliferativen Erkrankungen auf; sie ist selten bei Erkrankungen, die in ihrem natürlichen Verlauf nicht zu einer Rubeosis neigen.

Literatur

Auf Anforderung beim Verfasser.

Aussprache

Herr Heimann (Köln) zu Herrn Laqua:
    Sehen Sie die Rubeosis iridis häufiger bei gleichzeitig durchgeführter Phakektomie?

Herr Mackensen (Freiburg) zu Herrn Laqua:
    Ich möchte Herrn Laqua fragen, worin er das die Rubeosis fördernde Element der Vitrektomie sieht? Außerdem denke ich, daß auch eine Rubeosis nach Vitrektomie auf die Dauer nicht mit gutem Sehvermögen vereinbar sein kann.

Herr Laqua (Essen), Schlußwort, zu Herrn Heimann:
    Die bisher vorliegenden Zahlen sind noch zu klein und erlauben keine Aussage darüber, ob die Entfernung der Linse das Rubeosis-Risiko bei Vitrektomie-Patienten und insbesondere bei Diabetikern erhöht.
    Die z.Z. vorliegenden Zahlen scheinen jedoch darauf hinzuweisen, daß bei zweizeitigem Vorgehen eine geringere Rubeosishäufigkeit zu erwarten ist, als bei gleichzeitiger Entfernung des Glaskörpers und der Linse.

Zu Herrn Mackensen:
    Welcher Faktor zur Entwicklung bzw. Verstärkung einer Rubeosis führt, können wir natürlich nicht sagen. Wir führen die Verschlechterung der Irissituation auf das Operationstrauma an sich, nicht jedoch auf einen vitrektomiespezif. Faktor zurück. Die Rubeosis iridis bei vitrektomierten Augen scheint eine bessere Prognose zu haben, weil nach Entfernung des Glaskörpers und der Linse manche, die Optik störenden Komplikationen weniger ausgeprägt auftreten. Glaskörperblutungen resorbieren sich schneller, eine Katarakt kann sich nicht mehr entwickeln und synechierte Pupillen kommen praktisch nicht vor.

Tritt jedoch erst einmal ein neovaskuläres Glaukom auf, so wird die Visusprognose früher oder später sehr schlecht. Man muß aber bei der Beurteilung dieser Situation bedenken, daß diese Patienten präoperativ praktisch blind sind, postoperativ aber trotz der Rubeosis und oft auch trotz des neovaskulären Glaukoms eine deutliche Visusbesserung haben.

Ber. Dtsch. Ophthalmol. Ges. **76**, 509–512 **(1979)**
Ionisierende Strahlen in der Ophthalmologie
Redigiert von W. Jaeger, Heidelberg
© J. F. Bergmann Verlag 1979

Lichtinterferenz-Untersuchungen der Spannungs- und Dichteverhältnisse im Glaskörper bei chirurgischen Eingriffen

H. Kilp und K. Dietrich (Univ.-Augenklinik Köln. Direktor: Prof. Dr. H. Neubauer; Physikalisches Inst. der Univ. Würzburg. Direktor: Prof. Dr. G. Landwehr)

Verfeinerungen der Operationsmethoden zur Fremdkörperentfernung aus dem Auge sowohl mit dem Magneten als auch durch Greifmanöver lassen eine genauere Analyse der mechanischen Einwirkung auf den Glaskörper wünschenswert erscheinen. Auch die Auswahl und Verbesserung von Geräten zur Pars-plana- und Open-sky-Vitrektomie verlangen eine genaue Kenntnis der Vorgänge beim Ansaugen und Schneiden sowohl normaler als auch pathologischer Strukturen. Theoretisch bieten sich zu diesen Zwecken mehrere physikalisch-optisch Verfahren an:
1. Spannungsoptische Methoden mit polarisiertem Licht
2. Schlierenoptische Methoden
3. Phasenkontrastmethoden
4. Laserinterferenzmethoden.

Im praktischen Gebrauch zeigt sich jedoch, daß der Glaskörper in einem kalottierten Bulbus bei chirurgischen Manipulationen keine mit normalen Methoden nachzuweisende spannungsoptische Phänomene aufweist, die hochempfindliche schlierenoptische Methode durch geringste Unregelmäßigkeiten, wie sie im biologischen Material schon vorhanden sind, und zusätzlich iatrogene Verunreinigungen so stark gestört wird, daß sie keine verwertbaren Ergebnisse bringt, die Phasenkontrastmethode bei größerer Schichtdicke nicht auswertbar ist.

So wurde im Physikalischen Institut der Universität Würzburg eine Laserinterferenzmethode entwickelt, bei der die Stärke der Interferenzerscheinungen leicht variiert werden kann und auch bei großer Schichtdicke noch deutlich lokalisierbare Spannungs- und Dichteverschiebungen im durchstrahlten Medium nachgewiesen werden können.

Methodik

Als Lichtquellen wurden 1 oder 2 Helium-Neon und Argon-Laser mit relativ großer Divergenz benutzt (Abb. 1). In den Strahlengang wurden Filter

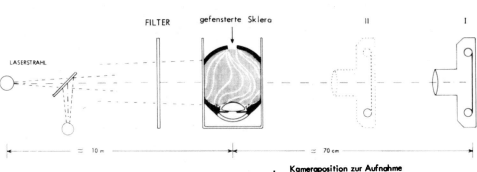

Abb. 1. Versuchsanordnung. Benutzte Laser: Helium-Neon-Laser und durchstimmbarer Argon-Laser, Küvette mit planparallelen optischen Glasplatten, Kamera Beaulieu mit Objektiv Swittar und Zwischenringen

zur Abschwächung eingebracht. Der zu untersuchende Bulbus wurde beidseits kalottiert und aus methodischen Gründen bei den meisten Versuchen am hinteren Pol gefenstert und so aufbereitet in eine Küvette mit planen Glasseitenwänden eingebracht. Zur Aufnahme der Interferenzerscheinungen wurde eine Beaulieu-Filmkamera mit Objektiv Swittar und Zwischenringen benutzt. In der Kamera Position 1 ließen sich Interferenzbilder aufnehmen, während in Kamera Position 2 eine scharfe Abbildung des Aufnahmeobjektes erreicht wurde. Als Instrumente wurden zum Einbringen von Flüssigkeit normale 20er-Kanülen, als Vitrektomiegeräte handelsübliche Instrumente nach dem Guillotine- und Rotationsprinzip verwandt.

Ergebnisse

Auch bei sorgfältigster Präparation ließen sich Artefakte im Interferenzbild nicht vermeiden. Diese sind unseres Erachtens hervorgerufen einmal durch Verunreinigung an den Küvettenseitenwänden und durch Inhomogenitäten im biologischen Material Glaskörper. Sie stellten sich in der Regel als konzentrische Ringe ein, die bei größerer Ausdehnung überlappten (Abb. 2). Auch Verletzungen der Glaskörperrinde im kalottierten Bereich können hierfür verantwortlich gemacht werden.

Beim Auffüllen mit Ringerlösung zeigte sich schon beim Eingehen mit der Kanüle, daß sich Glaskörperstrukturen mit der Kanüle weit in den Glaskörper hineinziehen und nach Durchdringen der äußeren dichteren Glaskörperstrukturen und späterem Zurückziehen der Kanüle ein sogenannter Kanal von verändertem Glaskörper zurückbleibt. Bei wiederholtem Eindringen ließ sich nur

selten der gleiche Stichkanal wieder benutzen. Beim Versuch, Ringerlösung einzubringen, lief bei geringerer Injektionsgeschwindigkeit entlang der Kanüle die Flüssigkeit zur Peripherie hin aus. Erst bei Steigerung der Flüssigkeitszufuhr bildete sich dann eine kugelförmige Flüssigkeitsblase (Abb. 3) um die Kanülenspitze, die bei weiterer Beobachtung kontinuierlich in die Umgebung diffundierte.

Das Einführen größerer stumpfer Instrumente in den Glaskörper verstärkte das Phänomen, daß von der Peripherie Strukturen mit der Spitze weit in den inneren Raum hineingezogen werden, ehe ein Durchdringen der peripheren Anteile gegeben ist. Die verbliebenen „Kanäle" waren nach Zurückziehen der Instrumente deutlicher ausgeprägt als mit der Kanüle.

Bei Saug-Schneidaktionen mit den Vitrektomiegeräten der beiden Konzeptionen (Guillotineprinzip und Rotationsmesserprinzip) traten in unterschiedlicher Ausprägung Zug- und Spannungsphänomene an der Saug-Schneidöffnung auf, die je nach Schneidfrequenz ein Pulsieren der Umgebung bedingten. Auffälliger erwiesen sich jedoch Zugkräfte, die, nicht wie erwartet, zur Peripherie hin divergierten, sondern im breiten Winkel zur Arbeitsöffnung der Geräte sich zur Peripherie hin verstärkten und einzelne punktförmige Zugbelastungen hervorriefen, gekennzeichnet durch intensive Interferenzerscheinungen. Die Phänomene wechselten räumlich und zeitlich unkontrollierbar bei konstanter Position des chirurgischen Instrumentes (Abb. 4).

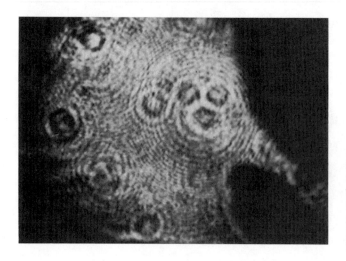

Abb. 2. Interferenzerscheinungen im Glaskörper durch Verunreinigungen an den Küvettenwänden. Inhomogenitäten im Glaskörper; die Vignettierung rechts oben ist bedingt durch die Linse; rechts unten ist ein Vitrektomiegerät eingeführt

Abb. 3. Auffüllen des Glaskörpers mit Ringerlösung

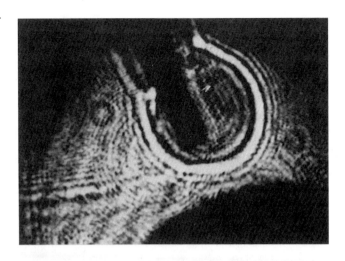

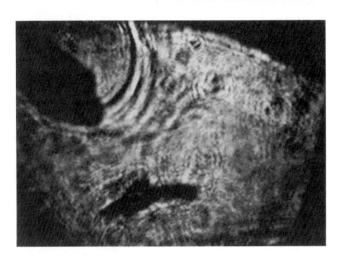

Abb. 4 Eingeführtes Vitrektomiegerät links oben mit Spannungslinien nach 12 h

Beim Einbringen von chemischen Substanzen, z. B. Kupfervitriol oder Eisen-III-Chlorid, konnte im zeitlichen Verlauf das Diffusionsverhalten gegenüber Ringerlösung untersucht werden, die nach spätestens 10 Minuten völlig in die Umgebung diffundiert war. Das Verhalten der Randzonen während der Diffusion ließ deutlich strukturelle und nicht nur Dichte-Veränderungen des Glaskörpers vermuten.

Zusammenfassung

Durch Lichtinterferenzuntersuchungen am Glaskörper während verschiedener chirurgischer Eingriffe ließen sich spezielle Spannungs- und Dichteveränderungen registrieren. Eine quantitative Auswertung ist zum derzeitigen Zeitpunkt nicht möglich. Qualitativ kann man jedoch feststellen, daß im normalen Glaskörper bei chirurgischen Eingriffen

1. unkontrollierte Zugkräfte beim Eindringen jeglicher Instrumente entstehen und

2. bei Saug-Schneidaktionen unkontrollierte, die Richtung wechselnde Zugkräfte auftreten, die zum Teil zur Peripherie hin konvergieren.

Es lassen sich damit erste Forderungen für Instrumente zur Glaskörperchirurgie formulieren:

1. Zug- und druckfreies Eindringen in den Glaskörper mit sofortiger Lösung der räumlichen Vernetzung

2. Vermeiden von größeren Adhäsionskräften durch spezielle Obeflächengestaltung

3. Arbeitsgeschwindigkeiten, die die Relaxationszeit der elastischen Fasern im Glaskörper berücksichtigen.

Eine quantitative Auswertung ist vor allen

Dingen beim Vergleich von Interferenz-erscheinungen bei Licht unterschiedlicher Wellenlänge zu erwarten.

Summary. With irradiation of the vitreous by laser-light light-interference caused by differences in density and tension during surgical treatment could be registrated. From the qualitative results one can say that in normal vitreous during surgery

1. non controllable tractive power arises during introduction of any instrument

2. during suction and cutting by vitrectors traction arises changing in direction with partly convergence to the periphery.

A quantitative interpretation may be possible in future by comparison of interference caused by light of different wave-length.

Literatur

Jaffe, N.S.: The vitreous in Clinic Ophtalmology. St. Louis: Mosby 1977. – Mütze, K.: ABC der Optik. Hanau: W. Dausien 1961. – Scharnberger, K.M.: Versuche zur Optimierung der Extraktion metallischer Fremdkörper aus dem Auge. Diplomarbeit aus dem Physikalischen Inst. der Julius-Maximilian-Univ. Würzburg, Januar 1978

Aussprache

Herr Pau (Düsseldorf) zu den Herren Kilp und Dietrich:

Sehr leicht lassen sich diese Spannungsverhältnisse des Glaskörpers mit dem Phasenkontrastmikroskop beobachten. Es stellt sich dabei heraus, daß es hauptsächlich Korpusstrukturen (gefältelte Membranen) sind, die zu den unterschiedlichen Bildern führen.

Herr Kilp (Köln), Schlußwort zu Herrn Mackensen:

Die Überschreitung der Interferenzlinien über die dargestellten Schatten ist durch die spezielle Aufnahmetechnik bedingt. Die auftretenden Erscheinungen können wir noch nicht exakt morphologischen Strukturen zuordnen. Sicher ist jedoch, daß Einzelfibrillen im Glaskörper mit ihrer Dicke von 15 µm nicht in der Lage sind, diese Interferenzerscheinungen hervorzurufen, sondern lediglich ganze Fibrillenbündel.

Zu Herrn Pau:

Die phasenkontrastmikroskopische Untersuchung gibt die Möglichkeit, Veränderungen von Einzelfibrillen oder Einzelfibrillenbündeln im Glaskörper darzustellen. Für größerräumige Veränderungen eignet sich diese sehr empfindliche Methode u.E. jedoch nicht, da zu viele Störfaktoren zum Bild hinzukommen.

Ber. Dtsch. Ophthalmol. Ges. 76, 513–515 (1979)
Ionisierende Strahlen in der Ophthalmologie
Redigiert von W. Jaeger, Heidelberg
© J. F. Bergmann Verlag 1979

Die totale Aniridie: Ein Bulbusrupturproblem

H. Conrads und H. Dakkak (Augenabt. des Jakobi-Krankenhauses, Rheine und Univ.-Augen-klinik, Münster)

Die totale Aniridie ist ein Krankheitsbild, das unter ganz bestimmten Voraussetzungen bei einer Augenverletzung auftritt. In der Literatur sind einige Fälle beschrieben. Andere, die als traumatische, totale Aniridie ausgegeben werden, unterscheiden sich von dem typischen Krankheitsbild, das hier gemeint ist, erheblich. Wir beschreiben die totale, basale, traumatische Aniridie, deren Entstehung ganz besonderen Druckverhältnissen im Bulbus während der Noxe unterliegt.

L. Conreuer u. P. Danis möchten in dieses Krankheitsbild nur solche Fälle eingeordnet wissen, bei denen die Iris bis zur Basis abgerissen ist und mit dem Gonioskop die Ziliarkörper- und Zonularfasern in ihrer Gesamtheit rundherum einsehbar sind. Wir möchten uns dieser Auffassung anschließen. In der Literatur halten nur wenige der beschriebenen Fälle dieser Forderung stand (G. Montanelli). Auch in der Aufstellung Wagenaars u. a. dürften nicht alle beschriebenen Aniridien diesen Maßstäben gerecht werden.

Um eine klare Unterteilung zwischen der basalen, totalen Aniridie als selbstständiges Krankheitsbild gegenüber dem erheblichen Verlust von Irisgewebe infolge ausgedehnter perforierender Verletzung vorzunehmen, müssen die verschiedenen Entstehungsmechanismen analysiert und voneinander getrennt gesehen werden.

Fallbeschreibungen

Fall 1

Die 35jährige Patientin erlitt eine Frontscheibenverletzung des Gesichtes mit typischen Schnitt- und Schürfwunden. Das rechte Auge zeigte eine perforierende Schnittverletzung mit einer Schnittwunde oberhalb des Limbus zwischen 11 Uhr und 2 Uhr verlaufend. Eine zweite, schräg durch das Parenchym verlaufende Perforation fand sich bei 3 Uhr am Limbus. Die Vorderkammer war vollgeblutet.

Die Perforationen konnten in der Augenklinik Essen operativ versorgt werden. Bei einer Kontrolluntersuchung in der Universitäts-Augenklinik Münster nach 4 Jahren waren die Verletzungen des Auges narbig verheilt. Es bestand eine totale, basale Aniridie. Der Visus beträgt mit Glas 0,2–0,3 (Abb. 1).

Fall 2

Frau G. erlitt am 22. 7. 1977 einen Verkehrsunfall, bei dem ein PKW bei einem Ausweichmanöver gegen eine Hauswand prallte. Nach dem Unfall war die Patientin kurzzeitig bewußtlos. Sie wurde sofort in ein Fachkrankenhaus eingeliefert und dort wegen einer Vorderkammerblutung des rechten Auges und multipler Gesichtswunden behandelt. Nach Resorption des Vorderkammerblutes fehlte die gesamte Iris von der Basis her (Abb. 2).

Die Linse ist am Ort, die Zonularfasern, sowie der Ziliarkörper sind rundherum gut sichtbar (Abb. 3).

Temporal oben ist die Linse von den Zonularfasern gelöst. Man erkennt zwischen 2 und 3 Uhr im rückfallenden Licht eine deutliche Eindellung des Linsenrandes (sog. Linsenkolobom) in diesem Bereich. Die Spaltlampenuntersuchung konnte erst nach einigen Tagen erfolgen, da außer den Gesichtsverletzungen Knochenbrüche an beiden Beinen bestanden. Die Bindehaut ist reizfrei, am Limbus bei 11 Uhr findet sich eine etwa 2 mm lange, etwas unregelmäßig verlaufende Wunde (s. Abb. 2), von der nur deshalb gesagt werden kann, daß sie perforierend ist, weil in ihr geringfügige Pigmentanteile der fehlenden Iris zurückgeblieben sind. Im Gonioskop sieht man, daß die Iris von der Basis her abgelöst ist. Kein Irisgewebe ist mehr vorhanden (Abb. 4).

Bereits nach 4 Wochen betrug der Visus 1,0 stenop. auf dem verletzten Auge. Der Augeninnendruck betrug 18,5 mm/Hg.

Vor einigen Tagen konnte das Auge mit einer Irislinse versorgt werden.

Bei den hier beschriebenen Fällen gleichen sich:

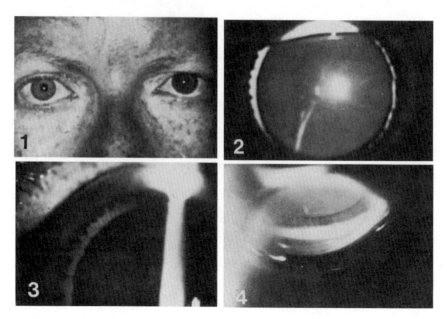

Abb. 1–4

1. die Art der Hornhautwunde am Limbus.
2. das vollkommene Fehlen der Iris rundherum.
3. die vollkommen intakte oder wenigstens beinahe unverletzte Linse, ein unverletzter Zonularapparat.
4. keine wesentliche Erhöhung des Augeninnendruckes nach Resorption der Vorderkammerblutung.
5. für die Schwere der Verletzung eine überraschend gute Sehleistung.

Für den Entstehungsmechanismus dieses Krankheitsbildes ist die kleine perforierende Wunde am Limbus typisch, die in beiden Fällen schräg durch das Parenchym verläuft.

Es handelt sich bei diesen Wunden nicht um Schnitt- oder Stichverletzungen, sondern vielmehr um kleine Rupturen. Der schwere Schlag muß das Auge direkt getroffen, es verformt und unter starker Erhöhung des Augeninnendruckes das äußere Auge im Limbusbereich rupturiert haben. Dieser Bulbusanteil stellt den locus minoris resistentiae des Auges im Bereich des Schlemmschen Kanals dar.

Sowohl das Vorderkammerwasser als auch das Wasser der hinteren Kammer drängen in Richtung der Rißwunde. Es kommt zum gewaltsamen Herausreißen der Iris, ausgelöst durch das herausspritzende Kammerwasser, das die gesamte Iris mit seiner Strömung exprimiert. Nach Beurteilung aller in der Literatur beschriebenen Fälle scheint dies der klassische Entstehungsmechanismus zu sein. Auch bei Spieß- und Stoßverletzungen durch Holz oder Rinderhorn kann die Iris unter den oben beschriebenen Bedingungen total mit herausgeschleudert werden (Montanelli, G., Angello, F.).

Daß durch einfache Kontusion ohne Ruptur die Iris total abreißt und die Iris in der Vorderkammer als Kügelchen zunächst wahrnehmbar ist und später resorbiert wird, erscheint, legt man dieses (Romem und Singer) Entstehungsprinzip zugrunde, sehr zweifelhaft (Legrant, Dubois-Poulsen).

Die totale Aniridie infolge Operationskomplikation dürfte bei den modernen Operationsmethoden unter Anwendung von Operationsmikroskopen weitgehend auszuschließen sein.

Uns erscheint es so, daß infolge des hohen Augeninnendruckes und der kurz darauf folgenden kleinen Perforationswunde das plötzlich auftretende Druckgefälle der Bulbusflüssigkeit es möglich macht, daß das Kammerwasser die Iris mit sich fortreißt und sie an der Basis total ablöst.

Die in dem zweiten Fall beschriebenen Pigmentreste im Bereich der kleinen Limbuswunde sprechen für diesen Mechanismus und zeigen eindeutig, daß die Iris auf diesem Wege das Auge verlassen hat. Die im ersten

Falle erwähnte Schnittwunde oberhalb des Limbus scheint gegen unsere Theorie zu sprechen. Die Art der Limbuswunde bei 3 Uhr zeigt unseres Erachtens, daß diese Wunde kurze Zeit später, also nach der Kompression des Auges aufgetreten ist.

Die vielen beschriebenen Fälle von Verlust von erheblichen Teilen der Iris gehören in das große Gebiet der komplizierten Unfallverletzungen des Auges. Bei den meisten Schnitt- oder Stichverletzungen werden auch andere Teile des Auges erheblich mit verletzt (z.B. Retina-Chorioidea-Uvea-Teile, Corpus vitreum).

Bei unseren Fällen brauchte eine antiglaukomatöse Behandlung nicht eingeleitet werden, da der Augeninnendruck immer normal war. Bei einigen in der Literatur beschriebenen Fällen zeigte sich im späteren Verlauf ein erhöhter Augeninnendruck. Für kosmetische und funktionelle Korrektur eignet sich heute die weiche und harte Kontaktlinse mit Irisbild.

Die Ergebnisse, die hier erzielt werden, sind gut.

Literatur

Conreuer, L., Danis, P.: L'Aniridie Traumatique. Bull. Soc. Belge. Ophthalmol. **159** (1971). – Montanelli, G.: Aniridia totale traumatica. Lettura oftalmol. **2**, 370–375 (1925). – Agnello, F.: Un caso di aniridia completa traumatica. Lettura oftalmol., **2**, 171–174 (1925). – Wagenaar, J.W.: Traumatic aniridia. Ophthalmologica **124**, 193 (1952). – Romem, M., Singer L.: Traumatica aniridia. Br. J. Ophthalmol: **57**, 613 (1973). – Legrand J., Dubois-Poulsen: Aniridie traumatique. Bull. Soc. Ophthalmol. **49**, 937–939 (1949)

Aussprache

Herr Neubauer (Köln) zu Herrn Conrads:

Es erscheint mir unwahrscheinlich, daß der von Herrn Conrads angenommene Mechanismus einer kleinen Bulbusruptur in der Limbuszone im Regelfalle den Befund der traumatischen Aniridie erklärt. Besonders Fälle mit beidseitiger Aniridie nach Frontscheibenverletzung legen die Annahme nahe, daß die Hebelwirkung vorübergehend eingespießter Splitter in der Lage ist, diesen bemerkenswerten Befund hervorzurufen. Dabei findet man gelegentlich auch zugeordnete Verletzungen von Zonula, Linse und Ziliarkörper, die diese Annahme stützen.

Herr Conrads (Rheine), Schlußwort, zu Herrn Neubauer:

Im französischen und belgischen Schrifttum sind analoge Fälle beschrieben. Kleine Reste der Iris an der Basis sind erhalten geblieben, große Teile verlorengegangen. In unserem Fall muß man sich vorstellen, daß die Iris durch den Strömungseffekt abgerissen und herausgeschwemmt worden ist, denn das Perforationsloch war sehr klein. Man konnte sich den Verlustmechanismus kaum anders vorstellen.

Ber. Dtsch. Ophthalmol. Ges. 76, 517–519 (1979)
Ionisierende Strahlen in der Ophthalmologie
Redigiert von W. Jaeger, Heidelberg
© J. F. Bergmann Verlag 1979

Zur Problematik der Beurteilung des Invaliditätsgrades bei Aphakie

L. Mewe, G. Jünemann (Münster)

Für die Beurteilung des Invaliditätsgrades bei Aphakie in der privaten Unfallversicherung ist es von grundsätzlicher Bedeutung, ob man den korrigierten oder unkorrigierten Visus zugrunde legt (Tabelle 1). Bei einem mit 1 Million DM versicherten Invaliditätsfall beträgt der anteilige Verlust eines Auges bekanntlich 30%. Bei einer einseitigen traumatischen Aphakie kann der Visus ohne optische Korrektur oftmals nicht mehr als 1/50 betragen. Mit optimaler kontakt-optischer Korrektur kann durchaus ein Visus von 10/10 erreicht werden. Legt man bei der Beurteilung des Invaliditätsgrades im einen Fall den unkorrigierten Visus zugrunde, so betrüge die Entschädigungssumme entsprechend 300 000 DM. Geht man dagegen vom korrigierten Visus aus, entfällt eine Entschädigungspflicht (s. auch Tabelle 2). Differierende Ansichten hierüber erklären sich aus der Ansicht einzelner Autoren, daß das optische Hilfsmittel zumutbar sei. Es muß jedoch darauf hingewiesen werden, daß die Beurteilungsgrundlage der allgemeinen Unfallversicherungsbedingungen (AUB) allein auf die Gebrauchsunfähigkeit des verletzten Auges bei der Schadenermittlung abgestellt ist, wobei augenseitig der Begriff „Gebrauchsfähigkeit" mit Sehkraft gleichzusetzen ist. Die Sehkraft eines linsenlosen Auges ergibt sich zwar nur im Zusammenhang mit einer optischen Versorgung durch Starglas oder Kontaktlinse. Diese Tatsache kann aber dem so geschädigten Versicherten nicht in nachteiliger Weise angerechnet werden. Der Arzt darf nur die durch den Unfall eingetretene Gebrauchsun-

fähigkeit des Auges feststellen, ohne zu berücksichtigen, daß ein Teil der verlorenen Sehkraft durch ein optisches Hilfsmittel ausgeglichen werden könnte. Die Verordnung eines optischen Hilfsmittels ist nach Ansicht der Versicherer mit einer prothetischen Versorgung zu vergleichen, die jedoch bei der Beurteilung eines Dauerschadens außer Betracht bleiben muß. Ein neues Problem der Beurteilung des Invaliditätsgrades bei Aphakie entsteht bei der versicherungsrechtlichen Einordnung von Trägern von intraokularen Linsen, im folgenden Pseudophake genannt. Ist die Pseudophakie der Aphakie hinsichtlich der Beurteilung der Minderung der Gebrauchsfähigkeit gleichzusetzen (s. Tabelle 3)? Von welchem Visus ist hier auszugehen? In der Sozialrechtssprechung wird die einseitige Aphakie allgemein mit 20% Erwerbsminderung auf dem allgemeinen Arbeitsmarkt bewertet – eine Entscheidung, die als ausgesprochen weise zu bezeichnen ist, da viele Auseinandersetzungen wegen des hiermit garantierten Rentenanspruchs vermieden worden sind. Wie soll die einseitige Pseudophakie in der gesetzlichen Unfallversicherung gewertet werden (s. Tabelle 4)? In dem von Gramberg-Danielsen zitierten Urteil des 3. Senats des Landessozialgerichts Niedersachsen vom 25. 6. 74 wird festgestellt, daß die Minderung der Erwerbsfähigkeit bei intraokular korrigierter Aphakie auf weniger als 20% zu schätzen sei, auch wenn eine zusätzliche optische Korrektur (Brille) erforderlich sei. Von Gramberg-Danielsen wird vorgeschlagen, die MdE bei Pseudophakie

Tabelle 1

Invaliditätsfall			= 1.000.000 DM
Verlust eines Auges		30%	= 300.000 DM
einseitige Aphakie	Visus s.c. 1/50	= 30%	= 300.000 DM
einseitige Aphakie	Visus c.c. 1,0	= 0%	= 0 DM

517

Tabelle 2

Invaliditätsfall:		1.000.000 DM
Beidseitige Aphakie		
Visus s.c. 1/50		
s.c. 1/50	= 100%	1.000.000 DM
Visus c.c. 1,0		
c.c. 1,0	= 0%	0 DM

Tabelle 3

Invaliditätsfall:	1.000.000 DM
einseitige Pseudophakie	
Visus s.c. präoperativ	?
Visus c.c. postoperativ	?

Tabelle 4

Gesetzliche Unfallversicherung	
1. einseitige Aphakie	= 20% MdE
2. einseitige Pseudophakie	= 10% ? MdE
	15% ? MdE
	20% ? MdE

anfänglich auf 10% und nicht auf 15% einzustufen, da eine Rentenänderung von 10% auf 20% später bei Verschlechterung ohne weiteres, von 15% auf 20% dagegen nur nach Ablauf einer 2-Jahres-Frist möglich ist. Im Gegensatz zu diesem Obergerichtsurteil, wie auch zu den Ausführungen zur Bewertung der Pseudophakie mit 10% MdE sind wir der Meinung, die einseitige Pseudophakie der einseitigen Aphakie gleichzusetzen, hinsichtlich der Behinderung der Wettbewerbsfähigkeit auf dem Arbeitsmarkt. Entscheidendes Kriterium für eine evtl. unterschiedliche Bewertung der Minderung der Erwerbsfähigkeit bei Pseudophakie und Aphakie kann nur die Beurteilung der Wettbewerbsfähigkeit sein. Wenngleich die Vorderkammerlinse optisch zu den besten Korrektionsmitteln bei einseitiger oder auch bei beidseitiger Aphakie gehört, bleiben dennoch Bildgrößendifferenzen, die in der Regel geringer sind als bei Anwendung einer Kontaktlinse. Entscheidend ist jedoch die Tatsache der fehlenden Akkommodation des Pseudophaken, die ihn dem Aphaken gleichstellt. Im Berufsleben ist heute der Nahsehbereich in der Regel viel wichtiger als der Fernsehbereich. Insofern ist die gestörte Sensorik im Nahbereich für die Wettbewerbsfähigkeit von entscheidender Bedeutung. Ein Nahzusatz von 2,5 dptr. vor das einseitig pseudophake Auge erschwert das binokulare Sehen erheblich, wenn das andere Auge über eine Akkommodationsfähigkeit verfügt. Dieser Umstand führt dazu, daß der betreffende nach und nach zur Exklusion eines Bildeindrucks kommt, bzw. im Alltag auf den optischen Nahzusatz verzichtet und somit für den beruflichen Alltag funktionell einäugig ist. Für den Fernsehbereich dagegen ist anzuführen, daß der Pseudophake selten einen vollen Refraktionsausgleich erreicht und im Gegensatz zum Kontaktlinsenträger in der Regel auf eine Brille angewiesen ist. Unter Berücksichtigung der gestörten Sensorik für den beruflich wichtigen Nahbereich ist die Wettbewerbfähigkeit des einseitig Pseudophaken nicht wesentlich besser als die des einseitig Aphaken. Eine gleichwertige Beurteilung der Minderung der Erwerbsfähigkeit des einseitig Pseudophaken und einseitig Aphaken ist anzustreben. Man sollte davon abraten, eine unterschiedliche Beurteilung im akkommodationsfähigen und akkommodationslosen Alter durchzuführen, da dies für die praktische gutachterliche Tätigkeit kaum zu bewältigende Schwierigkeiten ergeben wird. Im Bereich der privaten Unfallversicherung ist die Beurteilung der Pseudophakie schwierig, da die implantierte Linse kein optisches Hilfsmittel im Sinne einer prothetischen Versorgung darstellt, sondern als Implantat einen anderen Rechtscharakter hat. Die Beurteilung des Invaliditätsgrades bei Pseudophakie muß deshalb in die allgemeinen Unfallversicherungsbedingungen mit aufgenommen werden.

Literatur

Bruens, E.: Rentenfragen bei Kontaktlinsenkorrektion bei einseitiger Aphakie. Klin. Monatsbl. Augenheilkd. 148, 283–289 (1966). – Gasteiger, H.: Zur gutachterlichen Beurteilung der mit Kontaktschalen korrigierten einseitigen Aphakie. Klin. Monatsbl. Augenheilkd. 146, 737–740 (1965). – Gramberg-Danielsen, B.: Die Schätzung der Erwerbsminderung bei intraocularer Aphakiekorrektur. Klin. Monatsbl. Augenheilkd. 166, - (1975). – Pape, R.: Klin. Monatsbl. Augenheilkd. 141, 301 (1962). – Pape, R., Lotter, R.: Die berufliche Wiedereingliederung der einseitig linsenlosen Unfallverletzten. Klin. Monatsbl. Augenheilkd. 143, 582–589 (1963). – Sachsenweger, R.: Augenärztliche Begutachtung. Stuttgart: Fischer 1967

Aussprache

Herr Jaeger (Heidelberg) zu Herrn Mewe:

Die Rententabelle der Deutschen Ophthalmologischen Gesellschaft bedarf der Ergänzung und teilweise auch der Revision. Herr Mewe hat auf die Tätigkeit der Gutachtenkommission der DOG hingewiesen, die dem Vorstand unserer Gesellschaft vor wenigen Tagen einen Novellierungsvorschlag vorgelegt hat. Es besteht aber durchaus noch die Möglichkeit, zu den Vorschlägen der Gutachtenkommission eine Stellungnahme abzugeben.

Die Vorschläge werden in den nächsten Wochen an alle Mitglieder in der Bundesrepublik geschickt werden. Für jeden interessierten Kollegen besteht die Möglichkeit dazu Stellung zu nehmen. Anläßlich der EFA 1979 soll eine Mitgliederversammlung stattfinden, auf der der Vorschlag der Gutachtenkommission – nach Anhörung der Bedenken und Vorschläge aus dem Kreis der Mitglieder – erneut einem Hearing unterworfen werden soll.

Was die Korrektur der Aphakie mit Kontaktlinse angeht, so waren auch in der Diskussion im Vorstand einige Kollegen der Meinung, daß kein Unterschied der Erwerbsminderung bestehen sollte, je nachdem ob die Kontaktlinse getragen wird oder nicht. Dem steht allerdings ein Urteil der Verwaltungsgerichtsbarkeit entgegen.

Herr Pape (Offenburg) zu den Herren Mewe und Junemann:

Mit der Verbesserung der Kontaktlinsentechnik bestehen nicht zuletzt seitens der Rechtsprechung Tendenzen, bei unkomplizierter einseitiger Aphakie mit voll verträglicher und ausgleichender Kontaktlinse – natürlich mit Zusatzglas für die Nähe – auch die MdE niedriger anzusetzen als bei nicht ausgeglichener Aphakie. In einem berufsgenossenschaftlich zu entschädigenden Fall ist m.W. ein auch inzwischen rechtskräftiges Urteil mit der Anerkennung einer MdE um 15 v.H. ergangen. – Die Verschlimmerung von 15 auf 20 v.H. MdE ist auch nach der Rechtsprechung eine wesentliche Änderung im Hinblick auf die Zahlung oder Nichtzahlung einer Rente.

Herr Mewe (Münster), Schlußwort, zu Herrn Jaeger:

Vielen Dank für den Hinweis, daß die von mir angesprochenen Empfehlungen der DOG zur Beurteilung von Schäden des Sehvermögens, Stand September 1978, in dieser Form noch keinen amtlichen Charakter haben, so daß meine Bedenken hinsichtlich der Beurteilung der kontaktoptisch versorgten einseitigen Aphakie mit 15% zurückgestellt werden können.

Zu Herrn Pape:

Vielen Dank für den Hinweis, daß auch eine 5%ige Änderung der Minderung der Erwerbsfähigkeit als wesentlich angesehen werden kann, so daß die Bedenken von Gramberg-Danielsen, die Pseudophakie mit 10% zu bewerten, um bei Verschlechterung leichter auf 20% erhöhen zu können, entfallen.

Zur Beurteilung der kontakt-optisch versorgten einseitigen Aphakie mit 15% bin ich anderer Meinung, da es nicht Aufgabe des Gutachters ist, die Verträglichkeit einer Kontaktlinse zu überprüfen. Ich sehe die Aufgabe des Gutachters darin, festzulegen, ob eine wesentliche Behinderung der Wettbewerbsfähigkeit auf dem allgemeinen Arbeitsmarkt bei einseitiger Aphakie vorliegt. Die einseitige Aphakie ist m.E. eine Behinderung der Wettbewerbsfähigkeit und der Konkurrenzfähigkeit im Erwerbsleben, die unabhängig von einer kontaktoptischen Versorgung zu einer rentenberechtigenden Minderung der Erwerbsfähigkeit führt.

Ber. Dtsch. Ophthalmol. Ges. 76, 521–523 (1979)
Ionisierende Strahlen in der Ophthalmologie
Redigiert von W. Jaeger, Heidelberg
© J. F. Bergmann Verlag 1979

Biochemie, Immunologie und Angiographie

Glykosaminoglykansynthese kultivierter Ephitel- und Stromafibroblasten der Rinderkornea in Gegenwart kontaminierter Medien

H. Bleckmann (Augenklinik des Klinikums Charlottenburg der FU Berlin. Direktor: Prof. Dr. J. Wollensak)

Kultivierte Zellen lassen in ihrem Stoffwechselverhalten wesentliche Rückschlüsse auf das Ursprungsgewebe zu. Eine Ausnahme in dieser Hinsicht stellen Fibroblasten des Hornhautstromas dar, deren Glykosaminoglykansynthese von den in-vivo-Verhältnissen wesentlich abweicht (Bleckmann und Kresse, in Vorbereitung). Die Glykosaminoglykansynthese des intakten Korneagewebes wird durch die Präsenz des anhaftenden Epithels in einer bisher noch nicht geklärten Weise stimuliert (Wortmann, 1961; Bleckmann und Wollensak, 1964), deshalb sind vergleichbare Untersuchungen mit kultivierten Epithel- und Stromafibroblasten unternommen worden. Die Kokultivation von kultivierten Epithel- und Stromazellen zeigt ebenfalls eine gesteigerte Glykosaminoglykansyntheserate (Bleckmann und Kresse, 1979). Die beschriebene Zunahme der Glykosaminoglykanproduktion in Mischkulturen kann einmal durch einen direkten Zell-zu-Zell-Kontakt ausgelöst, aber auch mit Hilfe von in den Extrazellularraum sezernierten Faktoren hervorgerufen sein.

Deshalb wurde in einer weiteren Serie von Versuchen Kulturmedium, das mit Epithel- bzw. Stromafibroblasten in Berührung gekommen war, den zu untersuchenden Kulturen beigegeben.

Material und Methoden

1. Alle Materialien zur Zellkultivation, die Zellkulturen, die Isolierung von ^{35}S-Sulfat markierten Glykosaminoglykanen, Radioaktivitätsmessungen und Ermittlung des Zellproteingehaltes erfolgte nach den Angaben von Bleckmann und Kresse (1979).

2. *Konditioniertes Medium* von Stroma- und Epithelzellen wurde nach dreitägigem Kontakt mit Epithel- oder Stromazellen aus den Kulturflaschen entnommen und ohne weitere Behandlung als natives Medium eingesetzt (10 ml/Versuchsansatz). Als konzentriertes Medium wurden 40 ml Kulturmedium zu 70% (g/Vol) mit Ammoniumsulfat gesättigt; nach 1stündigem Stehen bei + 4° Celsius wurde das Präzipitat durch Zentrifugation gewonnen, in einem kleinen Volumen physiologischer Kochsalzlösung aufgenommen und extensiv gegen 0,15 M NaCl für 5 Tage dialysiert. Das erhaltene Retentat (3,0 ml) wurde durch Filtration sterilisiert und direkt zum Versuch eingesetzt.

Resultate

Der stimulierende Effekt auf die Synthese von sulfatierten Glykosaminoglykanen bei der Kokultivation von Epithel- und Stromafibroblasten ist außer durch direkten Zell-zu-Zell-Kontakt auch durch Faktoren denkbar, die in das Kulturmedium sezerniert werden und dann die Zellen beeinflussen können. Um Aufschluß über die Natur des stimulierenden Faktors zu erhalten, wurden die Versuche einmal mit nativem zum anderen mit konzentriertem Medium ausgeführt, wobei letzteres ein Extrakt nach Ammoniumsulfatfällung darstellt.

Wie aus Tabelle 1 hervorgeht, werden kultivierte Epithelzellen in Gegenwart von konzentriertem Stromazell- bzw. Epithelzellmedium zu einer verminderten Synthese im Vergleich zum Kontrollversuch veranlaßt. Die Reduzierung der Glykosaminoglykane betrifft vorwiegend die kultivierten Epithel-

Tabelle 1. Konfluente Zellkulturen wurden über 3 Tage mit 20 ml Medium (11,4 µCi Na_2 $^{35}SO_4$/ml) inkubiert. Die Medien der Versuche 2 bis 3 enthielten jeweils Ammoniumsulfat-Präzipitationen ca. 3 ml von Medien, die zuvor für 3 Tage den genannten Zellen ausgesetzt waren. Das Medium der Versuche 5 und 6 enthielt zellkonditioniertes Medium, das ohne weitere Behandlung Verwendung fand

Epithelzellen R Zusatz	Inkorporation IpM $\times$ 10^{-5} $\times$ mg Zellprotein^{-1}	Prozentuale Verteilung auf den		
		intrazell. Pool	perizell. Pool	extrazell. Pool
1. konz. Medium	11	100	100	100
2. konz. Stromazell-M.	8	100	94	76
3. konz. Epithelzell-M.	10	118	83	88
4. nativ. Medium	10	100	100	100
5. nativ. Stromazell-M.	7	34	75	70
6. nativ. Epithelzell-M.	4	34	31	39

zellen, denen konzentriertes Stromazellmedium zugegeben wurde. Die prozentuale Verteilung neusynthetisierter Makromoleküle auf die verschiedenen Zellkompartimente zeigt, daß die Verminderung nicht den intrazellulären Pool betrifft, sondern in einem unterschiedlichen Maß zu Lasten des membranassoziierten bzw. extrazellulären Anteils geht. Wird kultivierten Epithelzellen natives Medium angeboten, welches über 3 Tage bereits mit Stroma- bzw. Epithelzellen kontaminiert war, ergibt sich eine Verminderung des inkorporierten Radiosulfats in einem stärkeren Ausmaß als bei Zusatz konzentrierter Medien. Im besonderen Maße sind dabei Zellen betroffen, die mit nativem Epithelzellmedium inkubiert waren.

Bemerkenswert scheint die Beobachtung, daß es im Gegensatz zu den Versuchen mit konzentrierten Medien auch zu einer Reduktion sulfatierter Glykosaminoglykane innerhalb der Zellen gekommen ist.

Die Tabelle 2 zeigt den Einfluß von konditioniertem, konzentriertem bzw. nativem Medium auf die Synthese sulfatierter Glykosaminoglykane kultivierter Stromazellen vom Rind. Wie auch bei den kultivierten Epithelzellen kommt es in Gegenwart von konzentriertem Stroma- bzw. Epithelzellmedium nur zu einer unwesentlichen Veränderung der Gesamtsynthese mit Ausnahme des Experiments mit nativem Epithelzellmedium. Die prozentuale Verteilung der Makromoleküle auf die verschiedenen Zellkompartimente ergibt größenordnungsmäßig eine gleiche Verteilung wie bei den Kontrollversuchen unter Berücksichtigung der veränderten Gesamtsynthese.

Diskussion

Wie in früheren Versuchen gezeigt werden konnte (Bleckmann und Kresse, 1979) führt eine Kokultivation von Epithel- und Stroma-

Tabelle 2. Konfluente Zellkulturen wurden über 3 Tage mit 20 ml Medium (11,4 µCi $Na_2$$^{35}SO_4$/ml) inkubiert. Die Medien der Versuche 2 bis 3 enthielten jeweils $(NH_4)_2SO_4$-Präzipitationen (ca. 3,0 ml) von Medien, die zuvor für 3 Tage den genannten Zellen ausgesetzt waren. Das Medium der Versuche 5 und 6 enthielt zellkonditioniertes Medium, das ohne weitere Behandlung Verwendung fand

Stromazellen R Zusatz	Inkorporation IpM $\times$ 10^{-5} $\times$ mg Zellprotein^{-1}	Prozentuale Verteilung auf den		
		intrazell. Pool	perizell. Pool	extrazell. Pool
1. konz. Medium	23	100	100	100
2. konz. Stromazell-M.	21	104	68	92
3. konz. Epithelzell-M.	20	91	84	92
4. nativ. Medium	20	100	100	100
5. nativ. Stromazell-M.	21	101	105	104
6. nativ. Epithelzell-M.	10	50	54	49

zellen zu einem deutlichen Anstieg der Inkorporationsrate von Radiosulfat. Da diese Beobachtung sowohl durch einen direkten Zell-zu-Zell-Kontakt als auch durch im Medium vorhandene Faktoren induziert sein kann, haben wir die Neusynthese von sulfatierten Glykosaminoglykanen in Gegenwart von konditioniertem Medium durchgeführt. In keinem der hier angeführten Experimente konnte eine Steigerung der Polysaccharidsynthese nachgewiesen werden, daher muß man annehmen, daß ausschließlich durch direkten Zell-zu-Zell-Kontakt der stimulierende Effekt der Zellen untereinander hervorgerufen wird. Im Verhältnis zu den Kontrollversuchen kam es bei fast allen Experimenten zu einer Reduktion des Gehaltes an ^{35}S-markierten Makromolekülen. Besonders betroffen davon sind Zellen, denen natives, kontaminiertes Medium zugegeben wurde. Die Verminderung der Neusynthese dürfte daher weniger als spezifischer Effekt des konditionierten Mediums anzusehen sein als vielmehr auf einen Mangel an Nährstoffen bzw. Anreicherung von Abbauprodukten während der Zeit der Erstexposition zurückgeführt werden.

Zusammenfassung

Kokultiverte Epithel- und Stromafibroblasten der Rinderkornea weisen eine gesteigerte Glykosaminoglykansynthese verglichen mit den Monokulturen auf. Zellkonditionierte Medien führen nicht zu einem vergleichbaren Effekt, deshalb wird ein stimulierender Faktor diskutiert, der durch direkten Zell-zu-Zell-Kontakt vermittelt wird.

Summary. Cocultivation of epithelial and stromal fibroblasts from bovine cornea leads to increased glycosaminoglycan synthesis compared to the monocultures. Addition of cellconditioned medium demonstrates not a comparable effect for that the stimulating factor is discussed as cell-to-cell transmitted.

Literatur

Bleckmann, H., Kresse, H.: Albrecht von Graefes Arch. Klin. Ophthalmol. **210**, 291–300 (1979). – Bleckmann, H., Wollensak, J.: Topochemische Untersuchungen des Glykosaminoglykanstoffwechsels der Rinderhornhaut. Albrecht von Graefes Arch. Klin. Ophthalmol. *189*, 71–80 (1974). – Wortman, B.: Enzymatic sulfation of corneal mucopolysaccharides by beef cornea epithelial extract. J. Biol. Chem. **236**, 974 (1961)

Aussprache

Herr Rey (Münster) zu Herrn Bleckmann:

Es wird auf die Bedeutung der Kulturversuche hingewiesen, angesichts der Tatsache, daß die normale Kornea bis zu 70% Keratansulfat beinhaltet, die Kulturzellen dagegen kein Keratansulfat produzieren.

Ber. Dtsch. Ophthalmol. Ges. 76, 525–528 (1979)
Ionisierende Strahlen in der Ophthalmologie
Redigiert von W. Jaeger, Heidelberg
© J. F. Bergmann Verlag 1979

Lipiduntersuchungen in Augenlinsen bei der sogenannten „Christbaumschmuck"-Katarakt

U. Murawski und H.-R. Koch (Physiologisch Chemisches Inst. und Klinisches Inst. für experimentelle Ophthalmologie der Univ. Bonn)

Eine seltene, für den Augenarzt aufgrund ihrer morphologischen Ausprägung schon immer sehr interessante Linsentrübung ist die sog. „Christbaumschmuck"-Katarakt. Ihren bildhaften Namen verdankt diese Trübung dem Auftreten bizarrer in allen Regenbogenfarben schillernder nadelförmiger Kristalle in der Linse. Aufgrund ihres polychromatischen Verhaltens wurden diese Kristalle schon von Albrecht von Graefe (1854) für Cholesterineinlagerungen gehalten und Waldhauer sprach 1885 den unbewiesenen Verdacht aus, daß Cholesterin in der Starbildung überhaupt ja eine ungemein wichtige Rolle spiele.

Einen ersten experimentellen Hinweis auf die Cholesterinnatur dieser Kristalle lieferte dann Lang (1895a), der vor der Ophthalmologischen Gesellschaft des Vereinigten Königreiches einen Patienten mit derartigen Kristalleinlagerungen in der Linse vorstellte und der nach Extraktion in der getrübten Linse, anscheinend mikroskopisch, Cholesterinkristalle nachwies (Lang, 1895b). Purtscher (1941) hat dann in der Linse einer Patientin mit Christbaumschmuck-Katarakt bei Cat. coronaria unter dem Polarisationsmikroskop und durch Digitoninfällung der unter dem Mikroskop isolierten Kristalle bewiesen, daß diese Kristalle tatsächlich Cholesterin darstellten.

Purtscher diskutierte drei Möglichkeiten für diese Cholesterineinlagerung:

1. Eine altersbedingte Cholesterinvermehrung,

2. eine anlagebedingte Cholesterin-Stoffwechselstörung und

3. eine relative Verminderung der Phospholipide.

Die Frage, welche der drei Alternativen tatsächlich dieser Kristallbildung zugrunde liegt, konnte bisher nicht entschieden werden. Es war daher das Ziel unserer Arbeit, in einigen Kataraktlinsen mit christbaumschmuckartigen Einlagerungen Lipidbestimmungen vorzunehmen und die Ergebnisse mit den Lipidkonzentrationen aus Linsen anderer Katarakttypen zu vergleichen.

Wie erwähnt, ist die Christbaumschmuck-Katarakt eine sehr seltene Starform und es war uns im Verlauf von 18 Monaten nur möglich, 5 Linsen mit diesem Trübungstyp zu extrahieren und einer Lipidanalyse zuzuführen. Als Kontrollinsen dienten uns Starlinsen aus dem Krankengut des Klinischen Instituts für experimentelle Ophthalmologie und der Augenklinik der Universität Bonn, wobei Wert darauf gelegt wurde, daß nur Linsen mit *einer* bestimmten Manifestation (Wasserspalten und Speichen-Trübung, Kerntrübung oder hintere subkapsuläre Schalentrübung) zur Untersuchung kamen und Mischformen zwischen diesen Typen weitgehend ausgeschlossen wurden.

Ein Vergleich mit normalen Linsen war uns nicht möglich. Wir haben nur eine klare, durch Trauma unter die Bindehaut luxierte und lädierte Linse mituntersuchen können. Interessant war es uns auch, 3 Linsen mit fortgeschrittener Cataracta coronaria untersuchen zu können. Daß Kranz- und Christbaumschmuck-Trübungen gar nicht so selten vergesellschaftet vorkommen, ist ja bekannt, und daher kann man vielleicht auf eine ähnliche Genese in bezug auf den Lipidstoffwechsel schließen.

Aus den oben genannten Gründen können wir heute nur über ein relativ kleines Kollektiv berichten. Die bisher gewonnenen Ergebnisse an insgesamt 24 Linsen erscheinen uns jedoch interessant genug zu sein, um sie bereits zum gegenwärtigen Zeitpunkt vor dieser Gesellschaft zu diskutieren.

Im einzelnen bestimmten wir das *Linsen-*

frischgewicht (LFG) sowie verschiedene Lipidparameter in den Linsen und zwar das *Gesamtlipid* (gravimetrisch) sowie den Gehalt an Cholesterin und Phospholipiden (dünnschichtchromatographisch; Egge et al., 1970).

Zunächst zeigte sich, daß die höchste Konzentration an Gesamtlipid bezogen auf 100 mg LFG in den Linsen mit Christbaumschmuck-Katarakt anzutreffen ist, dicht gefolgt von den Linsen mit Coronariatrübung (Abb. 1). Eine Varianzanalyse zeigt jedoch, daß zwischen den Gruppen keine signifikanten Unterschiede bestehen.

Der Gehalt an Cholesterin, bezogen auf 100 mg LFG, liegt bei den Linsen mit Coronaria am höchsten, dicht gefolgt von der Gruppe der Christbaumschmuck-Katarakte (Abb. 2). Die Varianzanalyse zeigt hier, daß bei einer Irrtumswahrscheinlichkeit von 3% signifikante Unterschiede zwischen den Gruppen bestehen.

Bei den Phospholipiden bestehen keine signifikanten Unterschiede zwischen den Gruppen (Abb. 3).

Wir konnten uns allerdings nicht so recht vorstellen, auf welchem Wege in den äußeren Kernschichten einer sich trübenden Linse, in denen ja die Christbaumschmuck-Trübungen vorwiegend lokalisiert sind, eine vermehrte *Synthese* an Cholesterin stattfinden soll. Wir haben aus diesem Grunde die Lipidwerte noch einmal in Absolutgehalte pro ganze Linse umgerechnet und kamen dabei zu anderen Ergebnissen (Abb. 4–6). Die Histogramme lassen erkennen, daß für die 3 bestimmten Lipidparameter jetzt keine nennenswerten Unterschiede mehr zwischen

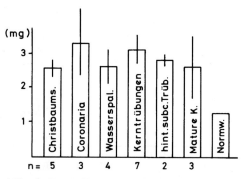

Abb. 3. Phospholipide pro 100 mg LFG bei 6 Linsentrübungstypen

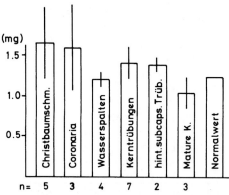

Abb. 1. Gesamtlipid pro 100 mg Linsenfrischgewicht bei 6 Linsentrübungstypen

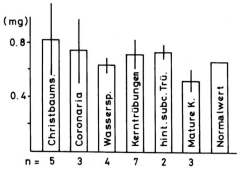

Abb. 4. Gesamtlipid pro Linse bei 6 Linsentrübungstypen

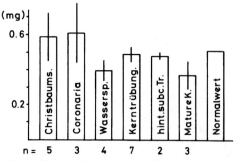

Abb. 2. Cholesterin pro 100 mg LFG bei 6 Linsentrübungstypen

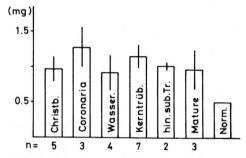

Abb. 5. Cholesterin pro Linse bei 6 Linsentrübungstypen

den verschiedenen Gruppen bestehen. Auch die drei entsprechenden Varianzanalysen erbrachten jetzt keine signifikanten Unterschiede mehr.

Hieraus ergibt sich also, daß in der Christbaumschmuck-Linse keine *absolute* Vermehrung an Cholesterin eingetreten ist. Die anscheinende Vermehrung bei einer gewichtsnormierten Beziehung auf 100 mg LFG erklärt sich vielmehr aus einem deutlichen Frischgewichtsunterschied zwischen den Linsen unserer 6 Gruppen. Wenn man die gemittelten Linsenfrischgewichte unserer 6 Gruppen in die bekannte Linsengewichts-Alter-Beziehung von Nordmann et al. (1974) einzeichnet, läßt sich erkennen, daß die Linsen von 4 Gruppen eine enge Beziehung zur Nordmannschen Kurve aufweisen (Abb. 7). Es sind dies die Linsen mit Coronaria, Wasserspalten und Speichen, hinterer subkapsu-

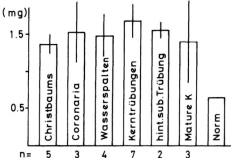

Abb. 6. Phospholipide pro Linse bei 6 Linsentrübungstypen

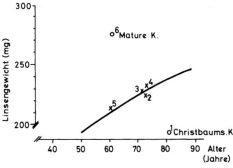

Abb. 7. Zusammenhang zwischen mittlerem Linsenfrischgewicht und mittlerem Lebensalter bei 6 Versuchsgruppen mit verschiedenen Linsentrübungstypen (1 Christbaumschmuck-Katarakt; 2 Cat. coronaria; 3 Wasserspalten und Speichen; 4 Kerntrübung; 5 hintere subkapsuläre Trübung; 6 mature Katarakt). Beziehung zwischen Linsenfrischgewicht und Lebensalter in normalen Linsen (durchgezogene Linie) nach Nordmann et al. (1974)

lärer Trübung und Kerntrübung. Unsere maturen Katarakte liegen deutlich über dem für das entsprechende Alter zu erwartenden Wert. Die Gewichte der Linsen mit Christbaumschmuck-Katarakt sind auf der anderen Seite deutlich niedriger als für das entsprechende Alter zu erwarten wäre.

Wir möchten hieraus folgende Schlüsse ziehen: Linsen mit Einlagerung von Cholesterinkristallen zeigen keine *absolute* Cholesterinvermehrung. Der Nachweis der Cholesterinnatur dieser Kristalle (Purtscher, 1941) macht es auf der anderen Seite jedoch notwendig zu erklären, warum Cholesterin kristallin in diesen Fällen in der Linse ausfällt. Man kann annehmen, daß ein Ausfall von Cholesterin mit dem *geringeren Linsenfrischgewicht* in Zusammenhang steht, wodurch trotz normalem Absolutgehalt die Konzentration an Cholesterin relativ erhöht ist und vielleicht einen kritischen Wert überschreitet.

Das verminderte Linsenfrischgewicht kann einerseits Ausdruck eines *Wasserverlusts*, andererseits eines *geringeren Proteingehalts* der Linse sein. Das können wir für unsere Linsen nicht unterscheiden, da eine Gefriertrocknung der Linsen die Lipidanalytik gestört hätte.

Ein verminderter Proteingehalt könnte Folge einer im Rahmen der Kataraktentwicklung gestörten Proteinsynthese sein. Auf der anderen Seite ist aus den Arbeiten von Swanson et al. (1976) bekannt, daß in der Linse durch linseneigene proteolytische Enzyme auch ein Proteinabbau erfolgen kann. Wenn aber die Membranproteine der Linse vermindert gebildet oder vermehrt abgegeben werden, kommt es zur Störung eines ausgewogenen Verhältnisses zwischen Membranlipiden und Membranproteinen, was wiederum zu einer Entmischung und zur Cholesterinkristallbildung führen könnte. In Anbetracht der Lokalisation der Kristalle im Kernbereich würde man eher an einen *Abbau* von Membranproteinen denken, da eine gestörte *Synthese* von Proteinen eher zu Veränderungen der neugebildeten Rindenanteile führen würde.

Zusammenfassung

Die farbschillernden kristallinen Einlagerungen der Linse, die bei der sog. Christbaumschmuck-Katarakt zu beobachten sind, wurden schon von früheren Autoren für Cholesterin gehalten. Die älteren Beweise für das Vorhandensein von Cholesterin bedürfen jedoch einer Überprüfung. Nach unseren dünnschicht-chromatographischen Untersuchungen scheint der Cholesteringehalt bezogen auf 100 mg Linsenfrischgewicht signifikant erhöht zu sein. Nach Umrechnung der Lipidkonzentration auf den Absolutgehalt pro Linse ergeben sich keine signifikanten Unterschiede. Die relative Cholesterinvermehrung beruht auf einer Verminderung des Linsenfrischgewichtes bei der Christbaumschmuck-Katarakt, ohne daß damit die Kristallbildung erklärt werden könnte.

Wir danken Herrn K.-H. Kasimir für die sorgfältige technische Mitarbeit.

Literatur

Egge, H., Murawski, U., Müller, J., Zilliken, F.: Mikrolipidanalysen aus dem Serum mit dem Eppendorfsystem 3000. Z. Klin. Chem. Klin. Biochem. **8**, 488–491 (1970). – A. v. Graefe: Seltene Fälle von Cataract: Doppelter bikonvexer Linsenkern. Albrecht von Graefes Arch. Klin. Ophthalmol. **1**, I, 323–326 (1854). – Lang, W.: Cholesterine crystals in the lens. Trans. Ophthalmol. Soc. U. K. **15**, 117–118 (1895a). – Lang, W.: Cholesterine crystals found in a cataractous lens. Trans. Ophthalmol. Soc. U. K. **15**, 118–119 (1895b). – Purtscher, E.: Über Krystallwolken in Linsenkernen bei Cataracta coronaria (Nachweis ihrer Cholesterinnatur). Albrecht von Graefes Arch. Klin. Ophthalmol. **142**, 588–591 (1941). – Swanson, A. A., Hahn, U., Hockwin, O.: Investigation of proteolytic activity in bovine lenses with age. Doc. Ophthalmol. **8**, 135–144 (1976). – Waldhauer, D., jr.: Zwei Fälle von Cataracta punctata. Albrecht von Graefes Arch. Klin. Ophthalmol. **31**, 249–258 (1885)

Aussprache

Herr Bleckmann (Berlin) zu Herrn Murawski:

Haben Sie parallel zu Ihren Untersuchungen der Lipidkonzentrationen der Linsen entsprechende Untersuchungen des Serums vorgenommen? Sind Ihnen weitere Befunde eines gestörten Lipidstoffwechsels bei den untersuchten Patienten aufgefallen?

Herr Murawski (Bonn), Schlußwort:

Bei 3 Patienten mit der Christbaumschmuck-Katarakt haben wir parallel zu den Linsen auch das Serum untersucht. Die Lipidwerte waren unauffällig, sogar an der unteren Normgrenze, so daß wir keinen Zusammenhang zwischen Christbaumschmuck-Katarakt und einer Serum-Hyperlipoproteinämie feststellen können.

Herr Koch (Bonn):

Ich möchte gern noch einen kleinen Nachtrag zum Vortrag über Christbaumschmucktrübungen bringen. Es fiel uns auf, daß in keinem unserer Fälle mit Christbaumschmuckkatarakt eine Kernsklerose bestand, während die verschiedenen Typen einer kortikalen Katarakt durchaus mit diesem Trübungstyp vergesellschaftet sein können. Ein Patient zeigte das besonders deutlich; hier bestand beidseits eine Cataracta coronaria, zusätzlich am einen Auge eine deutliche Kernsklerose, während das andere Auge ausgeprägte Christbaum-Kristalle im ganz klaren Linsenkern aufwies.

Die Kernsklerose ist ja eine Veränderung der Linsenproteine im Kern, die nach heutiger Ansicht wohl in einer Makromolekülbildung aus kleineren Proteinmolekülen und in einer (photochemischen?) Entstehung von Tryptophanabbauprodukten im Linsenkern besteht. Die fehlende Vergesellschaftung von Kernsklerose und Christbaumschmuckkristallen könnte darauf hindeuten, daß beiden Trübungsformen grundsätzlich verschiedene Veränderungen in Bereich der Linsenproteine zugrundeliegen.

Es würde mich interessieren, ob diese von uns vermutete fehlende Vergesellschaftung auch von anderen Kollegen beobachtet wurde.

Herr Böck (Wien) zu Herrn Koch:

Nach meiner klinischen Erfahrung ist in Augen mit einer Cataracta nuclearis keine „Christbaumschmuck"-Katarakt zu sehen.

Ber. Dtsch. Ophthalmol. Ges. 76, 529–531 (1979)
Ionisierende Strahlen in der Ophthalmologie
Redigiert von W. Jaeger, Heidelberg
© J. F. Bergmann Verlag 1979

Blutgruppenantigene im vorderen Augenabschnitt des Menschen

J. Böck und H. Denk (2. Augenklinik. Vorstand: Prof. Dr. H. Slezak, und Pathologisch-anatomisches Inst. Vorstand: Prof. Dr. H. Holzner, der Univ. Wien)

Die erste erfolgreiche optische Keratoplastik, die Zirm im Jahre 1906 gelang, war für viele Augenärzte der Anlaß, diese Operation wieder aufzunehmen. Die zahlreichen und mit mehr Erfolg sowie verbesserter Operationstechnik durchgeführten Eingriffe bewogen die damit befaßten Augenärzte, eine Reihe von Faktoren zu untersuchen, um herauszufinden, welche Umstände für das Ergebnis des Eingriffes bedeutungsvoll sind.

So wurde auch nachgesehen, ob die Blutgruppenantigene das Resultat der optischen Keratoplastik beeinflussen. Ascher, Franceschetti, Friberg, Filatow, v. Imre, Liebscher, Meller und Böck, Mayer und Thomas sowie viele andere konnten klinisch keinen Einfluß der Blutgruppenantigene auf das Ergebnis der optischen Keratoplastik nachweisen. In der letzten Zeit überprüften Allansmith und Mitarb. (1975) 150 Hornhauttransplantationen und Batchelor jr. und Mitarb. (1976) 200 Hornhautübertragungen. Es ergaben sich ebenfalls keine Zusammenhänge zwischen Blutgruppenantigenen und dem Ergebnis der optischen Keratoplastik. Mailath und Mitarb. hingegen suchen mit statistischen Methoden zu zeigen, daß ein Einfluß der Blutgruppenantigene auf das Ergebnis der Hornhautüberpflanzung vorliegt.

Nun berichteten Nelken und Mitarb. bereits 1956, daß sie in Extrakten aus menschlichen Hornhäuten geringe Mengen von Blutgruppenantigenen finden konnten. Sie meinten daher, daß die Bedeutung der Blutgruppen für die Keratoplastik zwar gering, aber doch nicht ganz auszuschließen sei.

Davidsohn hat ein Verfahren entwickelt, das es ermöglicht, Blutgruppenantigene im histologischen Schnitt formolfixierter Gewebe zu lokalisieren. Das zu untersuchende Gewebe wird in neutralem mit Phosphat gepuffertem 5–10%igem Formol fixiert und in Paraffin eingebettet. 6μm dicke Schnitte werden entparaffiniert und nach der Vorschrift von Kovarik, Davidsohn und Stejskal mit einem Tris-Salzsäurepuffer bei einem pH von 7,45 gewaschen, dann mit Blutgruppen-Antiserum überschichtet und in einer feuchten Kammer inkubiert. Die Seren sollen einen Agglutinationstiter von 1 : 500 bis 1 : 1000 haben. Nach der Inkubation werden die Schnitte dreimal mit dem Tris-Salzsäurepuffer gewaschen, mit einer 1% Aufschwemmung gewaschener homologer menschlicher Erythrozyten überschichtet und neuerdings 30 Minuten in einer feuchten Kammer aufbewahrt. Der Schnitt wird dann mit dem Objektträger nach oben, in den Trispuffer gehalten, wodurch alle nicht spezifisch adhärenten Erythrozyten abfallen. Dann kann das Präparat mikroskopiert werden. Nach einer Modifikation H. Denks und seiner Mitarb., wird jetzt der Pufferlösung 1–5%iger Glutaraldehyd hinzugefügt. Dadurch werden die spezifisch an bestimmte Gewebsteile gebundenen Erythrozyten fixiert. Der Schnitt kann nun in der üblichen Weise mit Hämatoxylin-Eosin gefärbt werden, ohne daß die Erythrozyten dabei abgewaschen werden. Damit können lediglich Gewebeteile, die A- und B-Antigene enthalten, erkannt werden. Gewebe von Angehörigen der Gruppe 0 ergaben uns keine einwandfreien Resultate.

Der vordere Abschnitt eines wegen Melanoms der Aderhaut entfernten Auges wurde in mit Phosphat gepuffertem neutralem Formol fixiert, in entsprechende Stückchen zerschnitten und nach der modifizierten Vorschrift Davidsohns behandelt.

Man sieht nun in dem mit Hämatoxylin-Eosin gefärbten Schnitt durch das Hornhautzentrum (Abb. 1) die roten Blutkörperchen ausschließlich an das Hornhautepithel fixiert. Stroma, Descemetsche Membran und Endothel sind frei. Auch das Epithel im Bereich des Limbus und der angrenzenden Conjunc-

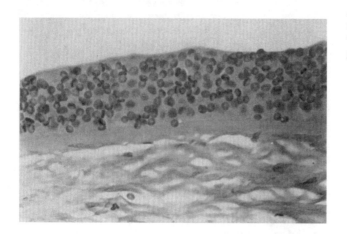

Abb. 1. Blutgruppenantigen-positives Hornhautepithel bedeckt von Indikatorerythrozyten (Blutgruppe A). H-E, Orig. Vergr. 80 ×

tiva bulbi ist von Erythrozyten bedeckt (Abb. 2). In der Iris, dem Ziliarkörper und der Kammerbucht sind nur an die Endothelien der Gefäße Erythrozyten fixiert (Abb. 2). Das Bindegewebe und die Muskeln der Iris und des Ziliarkörpers sind frei.

Damit ist für den von Nelken und Mitarb. erhobenen Befund eine morphologische Basis gefunden.

C.S. Foster und M.R. Allansmith haben kürzlich (Ocular Immunolgy 2nd International Symposium on the immunology and immunopathology of the eye, Mai 1978) berichtet, daß sie mit der Immunfluoreszenz keine Blugruppenantigene im Hornhautendothel nachweisen konnten.

Die Hornhaut hat keine Gefäße und es erhebt sich die Frage, woher die Blutgruppenantigene im Epithel der Hornhaut stammen. Prokop, Bundschenk und Geserick haben in der Tränenflüssigkeit des Menschen Blutgruppenantigene durch Einträufeln einer

Erythrozytensuspension der Blutgruppe A bzw. B festgestellt. Das Kammerwasser der Menschen enthält, wie Henze und Geserick fanden, keine Isoagglutinine. Es ist möglich, daß von den Tränen Blutgruppenantigene in das Epithel diffundieren aber nicht durch die Bowmansche Membran in das Hornhautstroma gelangen können. Richter vertritt auf Grund ihrer Studien die Ansicht, daß Spättrübungen oder gar Abstoßungsreaktionen bei Kranken mit Blutgruppenunterschieden häufiger eintreten, was im Gegensatz zu den in der übrigen Weltliteratur niedergelegten Erfahrungen steht. Sie führt ihre Befunde auf die Sekretoreigenschaften der Tränenflüssigkeit zurück. Klen findet, daß bei Blutgruppeninkompatibilität im Serum des Wirtes in 2/3 der Fälle Änderungen des Antikörpertiters auftreten. Haben Spender und Empfänger dieselbe Blutgruppe, so wird in 1/3 der Fälle – überraschenderweise muß man sagen – der Antikörpertiter beeinflußt und bei Blut-

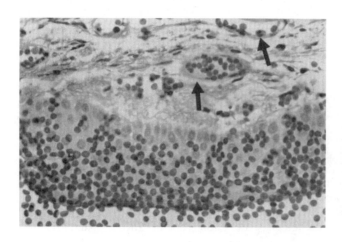

Abb. 2 Blutgruppenantigen-positives Epithel im Bereich des Limbus corneae bedeckt von Indikatorerythrozyten (Blutgruppe A). Blutgruppenantigen-positive Gefäßendothelien und Erythrozyten (*Pfeil*) dienen als Positivkontrolle. H-E, Orig. Vergr. 80 ×

gruppe 0 in der Hälfte der Operierten. Unsere Ergebnisse könnten einige dieser Befunde stützen, weil ja im Hornhautepithel Blutgruppenantigene histologisch nachgewiesen werden. Ob aber der Inhalt des schmalen Epithelstreifens dafür ausreicht, muß wohl vorläufig dahingestellt bleiben.

Es ist aber anzunehmen, daß die Antigene aus dem Epithel der Hornhaut nach einer Keratoplastik mit der des Wirtes, der eine andere Blutgruppe als der Spender hat, ausgetauscht werden. Wie lange es dauert, bis der Austausch abgeschlossen ist, müssen entsprechende Studien erweisen.

Zusammenfassung

Mit einer Modifikation der Technik Davidsohn's und seiner Mitarbeiter, können Blutgruppenantigene im Epithel der Hornhaut, der Conjunctiva bulbi und den Endothelien der Blutgefäße des vorderen Augenabschnittes nachgewiesen werden. Im Hornhautstroma, dem Hornhautendothel, den Muskeln der Iris und des Ziliarkörpers sowie dem Bindegewebe, konnten sie nicht gefunden werden. Die Bedeutung wird besprochen.

Summary. Blood group antigens were demonstrated in the epithelium of the cornea, and the conjunctiva, as well as in the endothelial cells of the vessels of the anterior segment of the eye with a modified mixed cell agglutination reaction (Davidsohn, 1972). The corneal stroma, the corneal endothelium, the muscles of the ciliary body and the connective tissue are antigen-negative. The significance of these findings is discussed by the authors.

Resumé. Avec une modification de la technique de Davidsohn et collaborateurs, on peut détecter des anticorps de groupe sanguin dans l'épithèle de la cornée, de la conjonctiva bulbi et des endothèles des vaisseaux sanguins de la section antérieure de l'oeil. Ils n'ont pas pu être trouvés dans le stroma de la cornée, l'endothèle de la cornée, les muscles de l'iris et du corps ciliaire ainsi que dans le tissu conjonctif. La signification de ces résultats est discutée.

Literatur

Allansmith, M.R., Drell, D.W., Ajiyama, G., Fine, M.: ADO Bloodgroup and corneal transplantations. Am. J. Ophthalmol. 79, 493 (1975). – Ascher, W.: Zur Keratoplastikfrage III. Albrecht von Graefes Arch. Klin. Ophthalmol. 107, 439 (1922). – Batchelor jr., Casey, T., Wrb, A., Gibbs, D.C., Prasad, S.S., Lloyd, D., James, A.: HLA Matsching and corneal grafting. Lancet, 1 (7959) 551 (1976). – Davidsohn, I.: Early immunologic diagnosis and prognosis of carcinoma. Am. J. Clin. Pathol. 57, 715 (1972). – Denk, H., Tappeiner, G., Holzner, J.A.: Blood Group Substances (BG) as Carcinofetal Antigens in Carcinomas of the Distal Colon. Eur. J. Cancer 10, 487 (1974). – Filatow, V.P.: Transplantation of the cornea. Arch. Ophthalmol. 13, 321 (1935). – Franceschetti, A.: Corneal grafting. Trans. Ophthalmol. Soc. U.K. 69, 171 (1949). – Friberg, A.: Diskussion zu W. Löhlein: Fortschritte auf dem Gebiete der Keratoplastik. Ber. Dtsch. Ophthalmol. Ges. 25, 72 (1938). – Henze, K., Geserick, G.: Die Untersuchung von Augenkammerwasser auf Isoagglutinine. Z. Gesamte Hyg. 10, 749 (1964). – Imre, jr., J. v.: Diskussion zu W. Löhlein: (Siehe Friberg) S. 90. – Klen, R.: Titer changes of group antibodies in keratoplasty. Csk. Oftal. 11, 129 (1955) ref. Zbl. 66, 243 (1955/56). – Klen, R.: Changes in Antibodytiters of the ABO and Rh-System. Evalution of 50 cases. Cesk. Oftalmol. 11, 246 (1955). Zbl. 67, 79 (1956). – Kovarik, S., Davidsohn, J., Stejskal, R.: ABO antigens in cancer. Detection with the mixed cell agglutination reaction. Arch. Pathol. 86, 12 (1968). – Liebscher, A.: Weitere Mitteilung über Keratoplastik. Arch. Augenheilkd. 103, 603 (1930). – Mailath, L., Stransky, K., Alberth, B.: Die Rolle der Blutgruppenkompatibilität bei Keratoplastik. Klin. Monatsbl. Augenhkd. 160, 550 (1972). – Meller, J., Böck, J.: Augenärztliche Eingriffe. 6. Aufl. S. 426. Wien: Springer 1950. – Meyer, H.J.: Zur Bedeutung von Blutfaktoren bei der Keratoplastik. Klin. Monatsbl. Augenheilkd. 158, 780 (1971). – Nelken, E., Nelken, D., Michaelson, I.C., Gurewitsch, J.: ABO Antigens in human cornea. Nature 177, 840 (1956). – Nicetic, Z.: Erweiterte Indikation für die Hornhauttransplantation. Ber. Dtsch. Ophthalmol. Ges. 52, 92 (1938). – Prokop, O., Bundschunk, G., Geserick, G.: Über Blutgruppenreaktionen in der Tränenflüssigkeit. Dtsch. Ges. wes. 27, 1162 (1963). – Richter, S.: Untersuchungen über Isoantikörper bei Keratoplastik. Albrecht von Graefes Arch. 131, 168 (1965). – Stanka, R.: Weitere Mitteilung über Keratoplastik. Albrecht von Graefes Arch. Klin. Ophthalmol. 118, 335 (1927). – Thomas, C.J.: The cornea, P. 2023. Springfield: Thomas 1955

Ber. Dtsch. Ophthalmol. Ges. 76, 533–535 (1979)
Ionisierende Strahlen in der Ophthalmologie
Redigiert von W. Jaeger, Heidelberg
© J. F. Bergmann Verlag 1979

Über die Wirkung inkompletter Antikörper auf im Glaskörper befindliche Erythrozyten

J. Morawiecki, A. Gardzilewicz und K. Raczyńska (Augenklinik der Medizinischen Akademie Gdańsk (Danzig), Polen. Direktor: Prof. Dr. J. Morawiecki)

Die inkompletten Antikörper sind Immunkörper, die sich zwar an ein Antigen binden, das an einem Teilchen oder einer Zelle haftet, jedoch keine Agglutination verursachen. Die am meisten bekannten sind menschliche inkomplette Anti-Rh-Antikörper (ARhA), die zu Transfusionszwischenfällen und Rh-Schäden der Neugeborenen durch Hämolyse der kindlichen Erythrozyten führen können.

Die Pathogenese dieses Blutzerfalls im Organismus stellt ein recht kompliziertes Problem dar; in vitro sind nämlich keine hämolytischen Eigenschaften der ARhA festzustellen (Dacie). Es gibt aber Beweise dafür, daß ARhA auf die Rh-Erythrozyten eine direkte schädigende Wirkung ausüben. Storti und Mitarb., sowie Nicolau und Teitel haben gezeigt, daß ARhA, im Unterschied zu Isoagglutininen, den Stoffwechsel der Erythrozyten beeinträchtigen, indem sie ihre Glykolyse beträchtlich hemmen. Daß sich trotzdem in vitro keine Verkürzung der Lebensdauer von Erythrozyten beobachten läßt, mag darauf beruhen, daß die Erythrozyten im Brutschrank sehr schnell, schon nach einigen Tagen, einem Spontanzerfall unterliegen.

Im Gegensatz dazu können sich Blutkörperchen im Glaskörper sehr lange erhalten. Nach klassischen Untersuchungen von E. Fuchs (1919) – die Arbeit wird noch heute zitiert – sind im Glaskörper noch unversehrte Erythrozyten sogar 3 Jahre nach der Blutung vorzufinden. Es schien uns daher die Annahme berechtigt, daß, weil ARhA im Glaskörper viel länger auf Erythrozyten einwirken können, sich vielleicht auf diesem Wege eine Beschleunigung ihres spontan sehr langsamen Zerfalls erzielen ließe.

Der uns zur Verfügung stehende menschliche Titer von Anti-D-Antikörpern betrug 1 : 2 800 und wurde im Institut für Hämatologie in Warschau hergestellt. Da das Serum von einem Spender A gewonnen wurde, haben wir es, um keine Agglutination im Auge auszulösen, nur bei Rh-positiven Patienten mit Gruppe A oder 0 angewandt. Wir injizierten das Serum intravitreal in einer Menge von 0,3 ml in der Gegend der Pars plana.

Zunächst haben wir das Serum – selbstverständlich ohne Zusatz von Konservierungsmitteln – solchen Patienten verabreicht, bei denen wegen massiver Glaskörperblutungen wenig Aussicht auf eine Besserung unter dem Einfluß der üblichen Behandlung bestand. Nachdem wir uns jedoch überzeugt haben, daß intravitreale Seruminjektionen keine dauernden Schäden hinterlassen, haben wir das Serum auch in leichteren Fällen angewandt.

Der 1. Patient, dem wir das Serum gegeben haben, war ein 14jähriger Knabe, dessen linkes Auge nach Aufprall eines Schneeballs platzte. Die Hornhaut und Linse waren durchsichtig, doch war wegen einer Glaskörpereinblutung ein Aufleuchten der Pupille nicht zu erreichen; der Patient sah nur Handbewegungen. Das Serum wurde 24 Stunden nach dem Unfall durch die chirurgisch versorgte Wunde eingespritzt. Am nächsten Tag war ein stürmischer Blutzerfall festzustellen. Der Fundus war zwar verschleiert, aber Einzelheiten waren erkennbar, die Sehschärfe betrug 0,3 – und nach 3 Monaten 0,9.

Der 2. Fall, bei dem wir ebenso einen sehr schnellen Blutabbau beobachten konnten, betraf einen 65jährigen Mann, in dessen linkem Auge, wahrscheinlich aufgrund einer Gefäßhypertonie, zweimal ein Bluterguß auftrat. Das Serum haben wir 2 Wochen nach der zweiten Blutung injiziert. In diesem Fall war die hintere Linsenoberfläche mit einer Schicht Blutkörperchen bedeckt, die wir wie auf einem Ausstrichpräparat beobachten konnten. Der Visus betrug Erkennen von Handbewegungen. Schon nach 24 Stunden verschwanden die Erythrozyten von der hinteren Linsenkapsel vollständig. Trotz eines so demonstrativen Zerfalls wenigstens eines Teils von Blutkörperchen, konnte eine Besserung der Sehschärfe erst nach 10 Tagen festgestellt werden – sie betrug nach einem Monat 0,3 und nach 6 Wochen 0,8.

Im 3. Fall haben wir das Serum einer 46-jährigen Pflegerin injiziert, bei der 6 Wochen zuvor eine Blutung im linken Auge aufgetreten war. Unmittelbar vor der Einspritzung war der Augenhintergrund unsichtbar, die Kranke konnte nur unsicher Finger zählen. Nach dem Eingriff erfolgte eine schnell voranschreitende Besserung, und nach 2 Wochen betrug der Visus 0,2, der Fundus war erkennbar.

Im 4. Fall wurde das Serum einem 56jährigen Mann verabreicht, der an rezidivierenden Blutungen in beiden Augen (aus unbekannter Ursache) litt. Mit dem linken Auge sah er seit 2 Jahren nur Handbewegungen. Einige Tage nach der Seruminjektion zählte er Finger, und nach 3 Wochen betrug die Sehschärfe etwa 0,1. Sie blieb im weiteren Verlauf unverändert.

Im 5. Fall handelte es sich um eine Frau, die mehrere Jahre an diabetischer Retinopathie litt. Nach Serumeinspritzung war die Sehschärfe von Handbewegungen auf ungefähr 1/50 gestiegen. In 2 Fällen von langjähriger Retinopathia diabetica mit Katarakt und Glaskörperhämorrhagien wurde keine Änderung nach der Seruminjektion beobachtet.

Der vorliegende Bericht bringt Ergebnisse unserer ersten Versuche, die wir vor wenigen Monaten begonnen haben. Wir haben festgestellt, daß die in den Glasköpern injizierten ARhA einen Zerfall der dort befindlichen Rh-Erythrozyten auslösen, was manchmal einen stürmischen Verlauf nehmen kann. Offenbar wird hier ein lytischer Mechanismus in Gang gesetzt, dessen Wesen erst eine Klärung erheischt.

Über die Möglichkeiten therapeutischer Anwendung von Anti-Rh-Serum möchten wir uns mit gewisser Vorsicht äußern. Zwar haben wir bisher keine Dauerschäden nach Seruminjektionen beobachtet, es tritt aber nach jedem Eingriff eine mehr oder weniger ausgeprägte entzündliche Reizung auf, die sich durch Steigerung des Eiweißgehaltes und durch Auftauchen von zelligen Elementen im Kammerwasser kennzeichnete. In den 2 ersten Fällen, bei denen es sich um eine frische Blutung handelte und der Abbau der Blutung sehr schnell fortschritt, traten Symptome einer mehr ausgeprägten Entzündung auf, mit Fibrinausscheidung in die Vorderkammer und perikornealer Injektion. Alle Entzündungserscheinungen klangen aber auch bei diesen Kranken nach· ungefähr 2 Wochen von selbst ab.

Die Ursache dieser Entzündung bedarf einer Erklärung; wichtig ist, daß sie dem Auge keinen Schaden zufügte. Es ist sogar eine Diskussionsfrage, ob solch eine leichte entzündliche Reizung, wegen des Zustromes von mehrkernigen Leukozyten, hier nicht vorteilhaft wäre. Nach Untersuchungen von Benson und Mitarb. ist die Zeitdauer der Blutabsorption nach künstlich hervorgerufener intravitrealer Blutung im Tierexperiment zweimal kürzer, wenn sich das Auge in einem entzündlichen Zustande befindet.

Zweifelsohne werden die zukünftigen Untersuchungen mehr Licht auf viele dieser Fragen werfen können.

Zusammenfassung

An 5 Rh-positiven Patienten mit Glaskörperblutungen konnte gezeigt werden, daß intravitreale Einführung von Anti-Rh-Antikörpern zu einem Zerfall von Erythrozyten führt. Möglichkeiten der therapeutischen Anwendung von Anti-Rh-Serum bei Glaskörperhämorrhagien werden erörtert.

Summary In five patients with vitreal hemorrhage having a positive rhesus factor we could demonstrate a destruction of red blood cells after the intravitreal injection of anti-rhesus (anti-D) antibodies.

Résumé. Chez 5 patients ayant un groupe de sang rh-positif, avec une hémorrhagie du corps vitré on a pu démontré une destruction des globules rouges après l'injection intravitréale des anticorps contre le facteur rhésus (anti-D).

Literatur

Benson, W.E., Wirostko, E., Spalter, H.F.: The effects of inflammation on experimentally induced vitreous hemorrhage. Arch. Ophthalmol. **82**, 822 (1969). – Dacie, J.V.: The haemolytic anaemias. 2nd. ed., Part. II., London: Churchill 1962. – Fuchs, E.: Zur Pathologischen Anatomie der Glaskörperblutungen. Graefes Arch. Klin. Opthalmol. **99**, 202 (1919). – Nicolau, C.T., Teitel P.: Über eine Verbesserung der osmotischen Resistenz von antikörperbeladenen Erythrozyten durch Stoffwechseleffekte des Insulins. Z. Gesamte Inn. Med. **14**, 40 (1959). – Storti, E., Vaccari, F., Baldini, E.: Changes in red cell metabolism in presence of incomplete antibodies. Experientia **12**, 108 (1956)

Ber. Dtsch. Ophthalmol. Ges. 76, 537–540 (1979)
Ionisierende Strahlen in der Ophthalmologie
Redigiert von W. Jaeger, Heidelberg
© J. F. Bergmann Verlag 1979

Angiographische Langzeitbeobachtung der Hornhaut nach experimenteller Verätzung[1]

H. Baurmann, G. Stammel, G. Chioralia, S. Abu-Oun (Bonn)

Infolge des immer stärker werdenden Zusammenrückens von Menschen verschiedener Kulturkreise mit unterschiedlichen Lebensgewohnheiten durch moderne Verkehrsmittel nimmt die Zahl auch der Patienten mit früher bei uns gar nicht oder nur selten gesehenen Augenerkrankungen zu; darunter fallen auch solche, die mit einer Vaskularisierung der Hornhaut einhergehen, welche eine Heilungsreaktion darstellt und für die Hornhautchirurgie eine wichtige Rolle spielt. Das Studium des Verhaltens kornealer Gefäße ist daher von großem Interesse. Dabei müssen sich klinische und experimentelle Beobachtungen ergänzen. Nicht zuletzt ist das Diffusionsverhalten neugebildeter Hornhautgefäße und der Vergleich mit demjenigen normaler Hornhäute (Chioralia u. Mitarb., 1978) von therapeutischer und prognostischer Bedeutung. Unserer Erfahrung nach ist die Erzeugung von kornealen Gefäßen beim Versuchstier durch intrakorneale Injektion von 0,1 n Natronlauge – 0,1 ml beim Kaninchen – die erfolgreichste Methode, über die wir anderwärts berichtet haben (Baurmann u. Mitarb., 1976; ISFA Gent; Baurmann u. Mitarb., im Druck). – Als Testsubstanz für die Beobachtung der Wandpermeabilität bot sich das Fluoreszein-Na an, wobei wir uns an der menschlichen Konzentration, umgerechnet auf die Versuchstiere, orientierten. Unsere bisherigen Beobachtungen erstreckten sich über 6 Wochen, wobei wir feststellten, daß nach einem Monat an den Neovaskularisationen keine wesentlichen Modifikationen mehr auftraten (Baurmann u. Mitarb., 1976). Unser Interesse richtete sich folgerichtig jetzt auf eine Langzeitbeobachtung. Wir wählten einen Zeitraum von 9 Monaten. In diesem Vortrag möchten wir kurz die Entwicklung (A) und einige Entwicklungsbesonderheiten

(B) kornealer Vaskularisation demonstrieren, wie sie sich bei unseren Versuchstieren darboten. Die Wahl fiel auf *pigmentierte* Kaninchen, da bei hellen Tieren die Irisgefäße unter Fluoreszein zu deutlich hervortreten, wodurch korneale Gefäße schwerer zu beurteilen sind. Dies ist im Gegensatz dazu bei pigmentierten Tieren nicht der Fall. Vor allem bei unvorbehandelten Corneae pigmentierter Tiere sieht man im Hintergrund zwar farbstofführende Irisgefäße; sie werden aber zum Großteil durch Irispigment verdeckt. Dies ermöglicht uns eine bessere Beobachtung der durch Ätzung induzierten Hornhautgefäße.

Resultate

A. Wir beschreiben zunächst *Entwicklung und Verhalten der kornealen Gefäße* am Beispiel eines unserer Tiere, bei denen der Vorgang übereinstimmend ablief. Die durch die intrakorneale Ätzung entstandene Korneatrübung zeigte in der Angiographie kurz (10 sec) nach Ätzung noch keinen wesentlichen Fluoreszeineffekt. Bei einer späteren Kontrolle (180 sec. nach Ätzung) fluoresziert der Trübungsbezirk diffus. *2 Wochen* nach Ätzung war die Trübung relativ stark in der oberen Korneahälfte ausgedehnt, dabei scharf begrenzt (Abb. 1a). Der Trübungsbezirk selbst fluoreszierte kaum. Die sichtbare Fluoreszenz in diesem Bereich entstammte vorwiegend der Farbstoffdiffusion aus den distalen Schlingen (Wachstumszone) der kornealen Gefäße. *3 Wochen* nach Ätzung (Abb. 1b) unterschieden sich die Gefäße durch ein stärkeres, aber unregelmäßiges Längenwachstum – vor allem in der Mitte des Gefäßbündels. Es bestand eine beschränkte Regression der Trübung. Nach *4 Wochen* (Abb. 1c) erschienen die Gefäße zarter ausgebildet als nach 3 Wochen – mög-

[1] Unterstützt von der DFG (Ba 480/5).

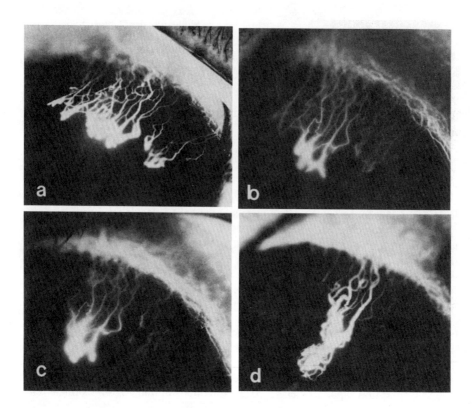

Abb. 1a–d. Entwicklung der kornealen Gefäße bis 8 Wochen nach Ätzung (oberes Korneadrittel); (a) nach 2 Wochen: Diffusion von Farbstoff aus distalen Gefäßschlingen (Wachstumszone); (b) nach 3 Wochen: Unregelmäßiges Längenwachstum, Diffusion distal unverändert; (c) Gefäße zarter, unveränderte Diffusion (d) Abnahme der Zahl durchströmter Gefäße

licherweise ist dies als Beginn einer Umformung der Gefäße zu werten. Indessen erkannte man immer noch eine relativ deutliche Farbstoffdiffusion in den extrem distalen Gefäß-Schlingen (Wachstumszone). Nach *8 Wochen* (Abb. 1d) zeichnete sich eine weitere quantitative Reduktion durchströmter Gefäße ab. Die Diffusion war im distalen Bereich unverändert vorhanden. *3 Monate* nach ihrer Erzeugung erkannte man eine deutliche quantitative Abnahme der kornealen Gefäße (Abb. 2a). Innerhalb des weiter bestehen bleibenden mittleren Gefäßbündels war nun eine Abnahme auch der Diffusion unverkennbar. Nach *4 Monaten* (Abb. 2b) war zu bemerken, daß die Aktivität der noch durchgängigen Neovaskularisationen nicht linear abnimmt, sondern daß der Reduktionsprozeß sich mehr in sprunghaftem Auf und Ab vollzieht. In der Abbildung ist unübersehbar, daß vergleichsweise wieder stärkere Gefäßausbildung und Diffusion bestehen. Nach *5 Monaten* (Abb. 2c) war wieder

eine Abnahme der Gefäßfüllung und Diffusion im gesamten Läsionsbereich augenscheinlich. – Der festgestellte Prozeß der Abnahme von Gefäßfüllung und Farbstoffdiffusion setzte sich nun weiter fort. Zum Ende der 9monatigen Beobachtungszeit (Abb. 2d) bestand eine inzwischen recht schwach gewordene Zeichnung der kornealen Gefäße mit entsprechend schwacher Diffusion.

B. An *Besonderheiten der Gefäßentwicklung* möchten wir

1. Die sprunghafte Abnahme der Zahl der durchgängigen Gefäße und der Diffusion nennen, wie ein Vergleich zwischen 8 und 12 Wochen, 12 und 16 Wochen sowie zwischen 16 und 22 Wochen zeigt (Abb. 1d, 2 a–c).

2. Die Beobachtung, daß die Intensität der Diffusion in sichtbarer Abhängigkeit zum Entwicklungsalter der Neovaskularisationen steht: In Spätaufnahmen der gleichen Zeiten,

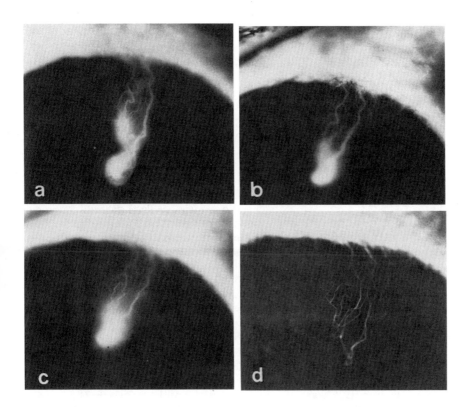

Abb. 2 a–d. Verhalten der kornealen Gefäße 3 Monate bis 9 Monate nach Ätzung; (a) nach 3 Monaten: Deutliche Abnahme an durchströmten Gefäßen und Diffusion; (b) nach 4 Monaten: Wiederzunahme durchströmter Gefäße; vermehrte Diffusion in der Wachstumszone; (c) nach 5 Monaten: Starke Abnahme der Zahl durchströmter Gefäße und der Diffusion; (d) nach 9 Monaten: Sehr schwache Gefäßzeichnung, kaum Diffusion

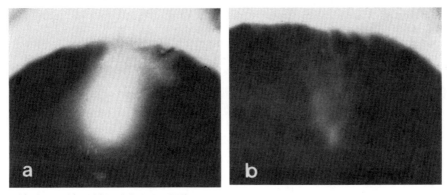

Abb. 3 a und b. Abhängigkeit der Diffusionsintensität vom Entwicklungsalter der kornealen Gefäße; (a) Diffusion nach 2 Monaten; (b) Diffusion nach 9 Monaten (Spätphasenaufnahmen 10 Minuten nach Fluoreszeininjektion

nämlich 10 Minuten nach Farbstoffinjektion, war zu sehen (vgl. Abb. 3a und b), daß die Diffusionsintensität nach 2 Monaten erheblich stärker und ausgedehnter war als nach 9 Monaten. Wir glauben, daß dies die Folge eines

– bei nicht erfolgender zusätzlicher Beeinflussung offenbar nach etwa 4 bis 6 Wochen einsetzenden – Umformungsprozesses der Gefäße sein könnte. Dies stünde in guter Übereinstimmung mit Untersuchungsergebnissen von Cogan (1962), Szalay u. Pappas (1970), Yamagami (1970).

Zusammenfassung

Wir führten bei pigmentierten Kaninchen eine über 9 Monate laufende angiopraphische Beobachtung kornealer Gefäße durch. Die artifizielle Erzeugung der Gefäße erfolgte durch intrakorneale Injektion von Natronlauge. Wir fanden nach einer etwa 4 bis 6 Wochen andauernden Entwicklungszeit 1. eine nicht linear, sondern mehr sprunghaft verlaufende quantitative Reduktion durchströmter Gefäße, 2. eine direkte Abhängigkeit der Diffusionsintensität vom Alter der kornealen Gefäße.

Literatur

Baurmann, H., Sasaki, K., Schomacher, L., Chioralia, G.: Réactions vasculaires de l'oeil provoquées par la cryocautérisation et par la coagulation au Laser. Etude expérimentale à fluorescence. Doc. ophthal., proc. ISFA Ghent 1976, pp. 525–528. The Hague: Junk 1976. – Baurmann, H., Chioralia, G., Kremer, F., Dragomirescu, V.: Experimental contributions related to blood/tissue barriers in the eye. 19th. meet. Assoc. Eye Res., Amsterdam, 1978 (im Druck). – Chioralia, G., Baurmann, H., Kremer, F., Dragomirescu, V.: Permeability study on ageing rat eye tissues by flourescence methods. In: Gerontological aspects of eye research. Interdiscipl. topics in Gerontology 13, 51–56 (1978). – Cogan, D.G.: Corneal vascularization. Invest. Ophthalmol. 1, 253–261 (1962). – Szalay, J., Pappas, G.D.: Fine structure of rat corneal vessels in advanced stages of wound healing. Invest. Ophthalmol. 9, 354–365 (1970). – Yamagami, J.: Electronmicroscopic study on the cornea 1. The mechanism of experimental new vessel formation. Jap. J. Ophthalmol. 14, 41–58 (1970)

Aussprache

Herr Friedburg (Düsseldorf) zu Herrn Baurmann:

Bestand zum Zeitpunkt der „Verschlechterung" des Angiogrammbefundes auch klinisch eine vermehrte „Entzündung"?

Herr Ossoinig (Iowa) zu Herrn Baurmann:

Ich möchte Herrn Baurmann zu seinem schönen Vortrag folgende Frage stellen: Könnten die von Ihnen demonstrierten sprunghaften Veränderungen in der Darstellung der Hornhautgefäße (die in beide Richtungen erfolgten) auf Blutdruckschwankungen beim Versuchstier zurückzuführen sein?

Herr Baurmann (Bonn), Schlußwort, zu Herrn Friedburg:

Soweit mit den zur Verfügung stehenden Mitteln zu untersuchen und festzustellen war, bestand zum Zeitpunkt der Wiedervermehrung durchströmter kornealer Gefäße kein entzündlicher Reiz des Auges. Mit letzter Sicherheit läßt sich dies aber nicht sagen, da die Untersuchung der Tiere diesbezüglich nicht immer ganz zuverlässig waren.

Zu Herrn Ossoinig:

Wir haben bei unseren Versuchen keine fortlaufenden Blutdruckmessungen vorgenommen. Eine zeitweise Blutdruckerhöhung wäre aber durchaus denkbar. Wir konnten kürzlich zeigen, daß unter Tropicamid (Mydriaticum Roche) eine Verminderung der Füllung kornealer Gefäße mit Fluoreszein eintrat; wir haben dieselbe als eine Verengung vorgeschalteter Gefäße interpretiert.

Ber. Dtsch. Ophthalmol. Ges. 76, 541–547 (1979)
Ionisierende Strahlen in der Ophthalmologie
Redigiert von W. Jaeger, Heidelberg
© J. F. Bergmann Verlag 1979

Fluoreszenzangiographie bei der Iridopathia diabetica simplex und proliferans

U. Demeler (Univ.-Augenklinik Hamburg. Direktor: Prof. Dr. Dr. h.c. H. Sautter)

Bei 135 Patienten mit einem Diabetes mellitus wurden irisangiographische Untersuchungen durchgeführt. Bei der Auswertung der Angiogramme versuchten wir, auf folgende Fragen eine Antwort zu erhalten:

1. In welcher Form treten diabetische Veränderungen an den Irisgefäßen auf?
2. Wie häufig kommen sie überhaupt vor und besteht eine Abhängigkeit vom Alter der Patienten?
3. Hat die Dauer und der Schweregrad der diabetischen Stoffwechselstörung irgend einen Einfluß auf den Zeitpunkt der Entstehung und auf das Ausmaß der diabetischen Iridopathie? – und schließlich
4. Besteht eine Korrelation zwischen diabetischer Iridopathie und Retinopathie?

Aufgrund charakteristischer Veränderungen an den Irisgefäßen sowie typischer Anfärbungsmuster im Angiogramm, haben wir die *Iridopathia diabetica* in eine *simplex* und eine *proliferans* unterschieden.

Bei einer *Iridopathia diabetica simplex* (Abb. 1) kommt es in der frühen venösen Angiogrammphase zu punkt- bis fleckförmigen Austrittsstellen von Fluoreszein im Bereich des um den Pupillarsaum gelegenen Kapillarnetzes sowie gelegentlich auch entlang radiärer Irisgefäße als Ausdruck isolierter Gefäßwandschädigungen. In der Spätphase entsteht durch Konfluieren mehrerer nebeneinanderliegender Fluoreszein-Austrittspunkte häufig eine Art Ringfluoreszenz um den Pupillarsaum.

Eine *Iridopathia diabetica proliferans* (Abb. 2–4) ist im Angiogramm dadurch gekennzeichnet, daß zusätzlich zu den Veränderungen einer Iridopathia diabetica simplex Gefäßneubildungen im Sinne einer Rubeosis iridis auftreten. Hierbei lassen sich verschiedene Erscheinungsformen differenzieren. Sie kommen z.B. als knäuelartige *Gefäßschlingen* vor (Abb. 2a–b), die von arkadenförmigen Gefäßbögen des meist unvollstän-

dig erhaltenen Circulus arteriosus iridis minor auszugehen scheinen. Da rubeotische Gefäße immer für Fluoreszein durchlässig sind, tritt in der Spätphase stets diffus Farbstoff aus. Wir haben solche Kapillarschlingenbildungen ausschließlich bei Diabetikern gefunden, deren Stoffwechselstörung nicht sehr schwer war und oft schon über Jahrzehnte bestand.

Dies steht im Einklang mit der Beobachtung von Schoefl (1963), der bei Vaskularisationsvorgängen an der Hornhaut solche Kapillarschlingen hauptsächlich dann nachweisen konnte, wenn ein auffallend milder bzw. langsamer Wachstumsreiz für neue Gefäße vorlag.

Im Gegensatz dazu fand er bei einem stark ausgeprägten Wachstumsreiz vornehmlich Gefäßneubildungen durch *Kapillar-*

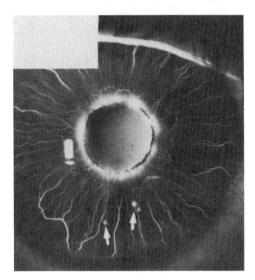

Abb. 1. Irisangiogramm bei Iridopathia diabetica simplex, Diabetes seit 4 Jahren, am Pupillarsaum fleckförmiger Austritt von Fluoreszein mit andeutungsweiser Ringfluoreszenz. Einzelne punktförmige Fluoreszeinaustritte entlang radiärer Irisgefäße (*Pfeile*)

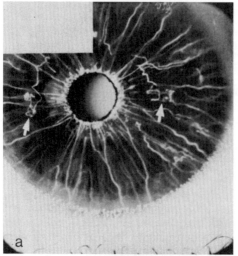

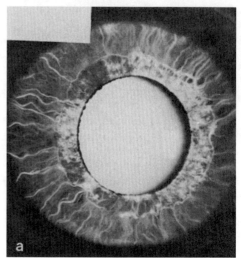

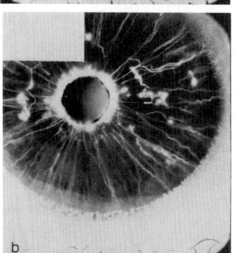

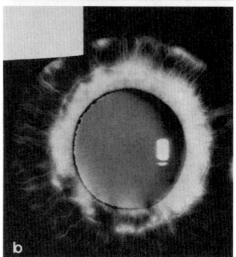

Abb. 2a und b. Irisangiogramm bei Iridopathia diabetica proliferans, Diabetes seit 9 Jahren; (a) Frühe venöse Phase: Zusätzlich zur Fluoreszenz am Pupillarsaum Darstellung knäuelartiger Gefäßschlingen im Bereich des Circulus arteriosus iridis minor (*Pfeile*); (b) späte venöse Phase: Massive Ringfluoreszenz um den Pupillarsaum und diffuser Austritt von Fluoreszein aus jenen knäuelartigen Gefäßschlingen

Abb. 3a und b. Irisangiogramm bei Iridopathia diabetica proliferans, Diabetes seit 21 Jahren; (a) frühe venöse Phase: Darstellung zahlreicher filigranartiger Wundernetze im Bereich des Pupillarsaumes; (b) späte venöse Phase: Massiver Austritt von Fluoreszein aus allen neugebildeten Gefäßen

sprossungen als Ausdruck einer erhöhten mitotischen Aktivität der Endothelzellen. Dementsprechend sahen wir bei meist jugendlichen Patienten mit einem schweren und schlecht einstellbaren Diabetes neugebildete Gefäße (Abb. 3a–b), welche sehr wahrscheinlich durch solche Sprossungungsvorgänge entstanden sind. Sie kommen bevorzugt im Bereich des Sphinkter pupillae vor in Form zahlreicher nebeneinanderliegender filigran-

artiger Wundernetze, die in der Spätphase ebenfalls massiv Fluoreszein durchlassen.

Als dritte im Angiogramm auffallende Erscheinungsform neugebildeter Irisgefäße (Abb. 4) imponieren solche, die Iris regellos durchziehende und den Pupillarsaum häufig überschreitende, großkalibrige Gefäße, welche sich mehrfach aufgabeln und ohne Wundernetzbildung miteinander anastomosieren.

Rohen (1964) fand bei seinen elektronenmikroskopischen Untersuchungen über die Rubeosis iridis beim Diabetes neben jenen

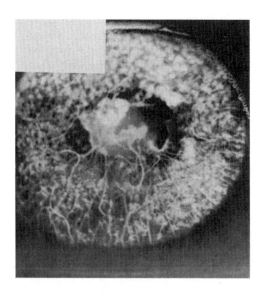

Abb. 4. Irisangiogramm bei Iridopathia diabetica proliferans, Diabetes seit 26 jahren. Venöse Phase: Darstellung mehrerer großkalibriger, die Iris regellos durchziehender neugebildeter Gefäße, die, miteinander anastomosierend, den Pupillarsaum überschreiten und massiv Fluoreszein durchlassen. Zusätzlich ausgeprägte Wundernetzbildung

Tabelle 1. Häufigkeit der Iridopathia diabetica simplex (ID-s) bzw. proliferans (ID-p) bei 135 Diabetikern

	Patienten Anzahl	%
Keine ID	12	8,9
ID-s	123 {85	91,1 {62,9
ID-p	38	28,2
	135	100,0

feinen gesproßten Gefäßchen großlumige Neubildungen, die er als *Kapillaraufspaltungen* bezeichnete. Solche großkalibrigen Proliferationen sind selten, wir haben sie sowohl bei einem milden als auch bei einem schweren Diabetes gesehen, so daß ein Zusammenhang zwischen ihrer Entstehungsform und der Intensität irgendeines Wachstumsreizes offenbar nicht unbedingt zu bestehen braucht.

Während *Kapillarschlingenbildungen* meist isoliert anzutreffen sind, können feine Wundernetze aus *Kapillarsprossungen* sowie Proliferationen größeren Kalibers aus *Kapillaraufspaltungen* vielfach gleichzeitig vorkommen.

Hinsichtlich der Häufigkeit der diabetischen Iridopathie (Tabelle 1) konnten wir folgendes feststellen:

Vom Gesamtkrankengut der 135 Diabetiker boten nur 12 Patienten, das sind 8,9%, normale Angiogramme, während bei den übrigen 123 Patienten, das sind 91,1%, entweder einfache oder proliferative Irisveränderungen nachgewiesen werden konnten.

Was die Abhängigkeit der diabetischen Iridopathie vom Alter der Patienten angeht (Abb. 5) so fanden wir, daß in jedem Alter diabetische Irisveränderungen vorkommen, hinsichtlich des Schweregrades jedoch einzelne Altersstufen deutlich bevorzugt sind. Patienten ohne diabetische Iridopathie waren meist unter 40 oder über 70 Jahre alt. Einfache diabetische Irisveränderungen fielen in jeder Altersstufe als häufigste Manifestation einer diabetischen Iridopathie auf; sie war im höheren Alter allerdings seltener. Proliferative Irisveränderungen konnten zwar auch in allen Altersklassen gefunden werden, es war jedoch deutlich erkennbar, daß mit zuneh-

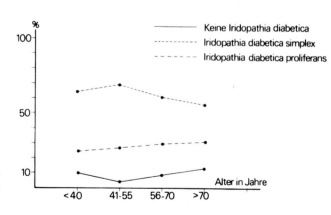

Abb. 5. Altersverteilung bei Iridopathia diabetica bei 135 Diabetikern

mendem Alter eine Rubeosis iridis häufiger in Erscheinung trat.

Bezüglich der Abhängigkeit der diabetischen Iridopathie von der Dauer der Erkrankung (Abb. 6) läßt sich folgendes sagen:

Unterteilt man die Diabetesdauer in 3 Zeitabschnitte von unter 10, zwischen 11 und 25 sowie über 25 Jahre, so erkennt man, daß einfache diabetische Veränderungen an der Iris unabhängig von der Laufdauer der Erkrankung stets am häufigsten anzutreffen

sind. Während bei einer kürzeren Diabeteslaufzeit viele Patienten noch keine diabetische Iridopathie haben, überwiegen bei einem Langzeitdiabetes solche mit einer proliferativen Iridopathie.

Die Frage nach irgendeinem Zusammenhang zwischen dem Auftritt diabetischer Gefäßveränderungen an der Netzhaut und denen an der Iris (Tabelle 2) ließ sich folgendermaßen beantworten: Von 25 Patienten ohne eine diabetische Retinopathie zeigen 21, das

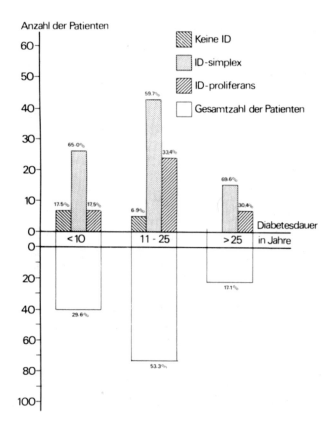

Abb. 6. Abhängigkeit der Iridopathia diabetica von der Dauer des Diabetes

Tabelle 2. Korrelation zwischen diabetischer Retinopathie und Iridopathie [a]

Veränderungen an der Iris	Veränderungen an der Retina					
	Keine		RD-s		RD-p	
	Pat.	%	Pat.	%	Pat.	%
Keine	4	16,0	6	11,3	2	3,5
ID-s	21	84,0	38	71,7	26	45,6
ID-p	0	0	9	17,0	29	50,9
Gesamt	25	100,0	53	100,0	57	100,0

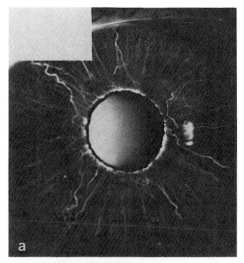

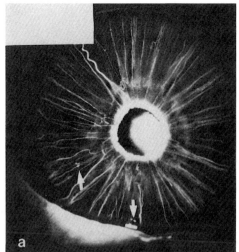

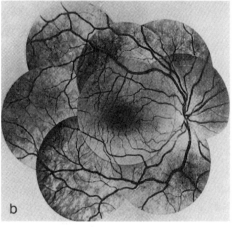

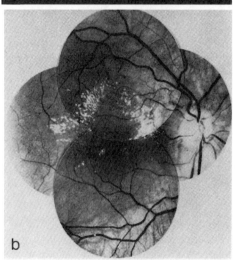

Abb. 7a und b. Iridopathia diabetica simplex ohne Retinopathia diabetica, Diabetes seit 4 Jahren; (a) Irisangiogramm, arterielle Phase: Fleckförmige Ringfluoreszenz um den Pupillarsaum; (b) Funduspanorama: Keine diabetische Retinopathie

sind 84,0%, bereits eine Iridopathia diabetica simplex (Abb. 7). Während die meisten Patienten mit einer einfachen Retinopathie auch entsprechende Veränderungen an der Iris haben (Abb. 8), sind es in dieser Gruppe immerhin 9 Patienten, bei denen bereits eine Rubeosis iridis aufgetreten war (Abb. 9). In der Gruppe von Patienten mit einer proliferativen Retinopathie sind es nahezu die Hälfte, bei denen entweder einfache oder proliferative Irisveränderungen (Abb. 10) nachgewiesen werden konnten.

Der besondere Vorteil, den wir mit der Irisangiographie bei der Beurteilung einer diabetischen Vasopathie in der Hand haben,

Abb 8a und b. Iridopathia diabetica simplex bei Retinopathia diabetica simplex, Diabetes seit 4 Jahren; (a) Irisangiogramm, venöse Phase: Ringförmige Fluoreszenz um den Pupillarsaum mit zusätzlichen punktförmigen Austrittsstellen an radiären Irisgefäßen bei 6 h (Pfeil); (b) Funduspanorama: Am hinteren Pol ausgedehnte Ablagerungen von harten Exsudaten, vereinzelte Blutungen und Mikroaneurysmen

liegt darin, daß wir in vielen Fällen erste Gefäßveränderungen an der Iris früher nachweisen können als an der Netzhaut. Wir haben festgestellt, daß sowohl einfache als auch proliferative Gefäßschäden an der Iris denen an der Netzhaut häufig vorausgehen. Die diabetischen Veränderungen an der Netzhaut haben wir beim Vorliegen von Mikroaneurysmen, punktförmigen Hämorrhagien und har-

545

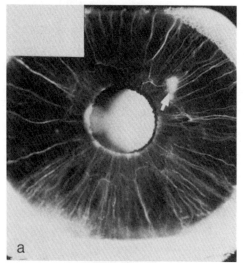

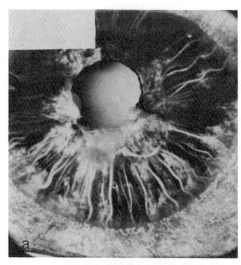

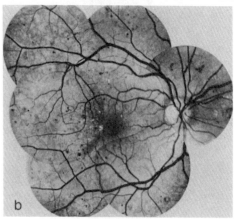

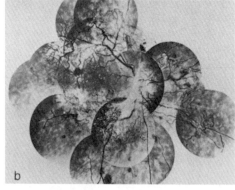

Abb. 10a und b. Iridopathia diabetica proliferans bei Retinopathia diabetica proliferans, Diabetes seit 15 Jahren; (a) Irisangiogramm, frühe venöse Phase: Darstellung massiver ausgeprägter Wundernetze am Pupillarsaum und nahezu der gesamten Irisoberfläche; (b) Funduspanorama: Darstellung massiver ausgeprägter Wundernetze über den gesamten Fundus verteilt

Abb. 9a und b. Iridopathia diabetica proliferans bei Retinopathia diabetica simplex, Diabetes seit 25 Jahren; (a) Irisangiogramm in der venösen Phase: Diffuse Fluoreszenz am Pupillarsaum und aus Gefäßschlingen bei 2 h (*Pfeil*); (b) Funduspanorama: Am hinteren Pol mäßige Ablagerung harter Exsudate, in der Peripherie Mikroaneurysmen und Blutungen

ten Exsudaten als Retinopathia diabetica simplex bezeichnet, kamen intra- oder präretinale Gefäßneubildungen hinzu, als Retinopathia diabetica proliferans.

Abschließend kann man sagen, daß der besondere Aussagewert der Irisangiographie speziell beim Diabetes darin liegt, daß wir in vielen Fällen frühere Informationen über eine diabetische Vasopathie erhalten, als es bisher sowohl spaltlampenmikroskopisch an der Iris als auch ophthalmologisch bzw. fluoreszenzangiographisch an der Netzhaut möglich

war. Die Befunde einer diabetischen Iridopathie, die man nur fluoreszenzangiographisch nachweisen kann, gehen denen an der Netzhaut häufig voraus. Rubeotische Irisgefäße weisen fluoreszenzangiographisch unterschiedliche Erscheinungsformen auf, die den elektronenmikroskopisch gefundenen Entstehungsarten durch Kapillarschlingenbildung, Kapillarsprossung und Kapillaraufspaltung entsprechen könnten.

Zusammenfassung

Bei 135 Patienten mit einem Diabetes mellitus wurden fluoreszenzangiographische Untersuchungen an den Irisgefäßen durchgeführt. Aufgrund typischer Anfärbungsmuster im Angiogramm kann eine Iridopathia diabetica simplex (ID-s) von einer Iridopathia diabetica proliferans (ID-p) unterschieden werden. Bei der ID-s kommt es zu punkt- bis fleckförmigen Austritten von Fluoreszein im Bereich des um den Pupillarsaum gelegenen Kapillarnetzes sowie zusätzlich dem Verlauf radiärer Irisgefäße als Ausdruck isolierter Gefäßwandschädigungen. Eine ID-p ist dadurch gekennzeichnet, daß zusätzlich zu den Veränderungen einer ID-s eindeutig Neubildungen von Gefäßen im Sinne einer Rubeosis iridis nachweisbar sind. Diese proliferierenden Irisgefäße treten als knäuelartige Gefäßschlingen auf, in Form feiner filigranartiger Wundernetze oder in Form großkalibriger, die Iris regellos durchziehender Gefäße. Diese verschiedenen Erscheinungsformen rubeotischer Irisgefäße lassen sich mit den licht- und elektronenmikroskopisch gefundenen unterschiedlichen Entstehungsarten durch Kapillarschlingenbildung, Kapillarsprossungen und Kapillaraufspaltungen in Einklang bringen. Auf die Häufigkeit der diabetischen Iridopathie, ihre Abhängigkeit vom Alter der Patienten und von der Dauer bzw. des Schweregrades der diabetischen Stoffwechselstörung sowie auf die Korrelation zwischen diabetischer Retinopathie und Iridopathie wird ausführlich eingegangen.

Literatur

Rohen, J.: Das Auge und seine Sinnesorgane. Ergänzung zu Bd. III/II. Berlin, Göttingen, Heidelberg: Springer 1964. – Schoefl, G.I.: Studies on Inflamation III, Growing Capillaris: Their structure and permeability. Virchows Arch. Pathol. Anat. **337**, 97–141 (1963)

Aussprache

Herr Gutzeit (Kiel) zu Herrn Demeler:

1. Treten auch fluoreszenzangiographisch am Fundus diabetische Veränderungen später auf als an der Iris oder beruht der Unterschied nur auf dem Vergleich zwischen Funduskopie und Irisfluoreszenzangiogramm?

2. Sind die gezeigten Altersverteilungsunterschiede der Iridopathia diabetica statistisch signifikant?

Herr Friedburg (Düsseldorf) zu Herrn Demeler:

Haben Sie Anhaltspunkte für die Häufigkeit eines Befundes wie bei Iridopathia simplex bei „Normalpersonen" (Baggesen: 10%)?

Herr Baurmann (Bonn) zu Herrn Demeler:

Die Feststellung, daß die Retinopathie an Fundus und Iris nicht zur gleichen Zeit auftreten, finde ich durchaus nicht erstaunlich, da die Gefäße – einschließlich der Kapillaren – im Bereich von Retina, Iris und anderen Körperregionen in ihrem Aufbau unterschiedlich sind.

Herr Demeler (Hamburg), Schlußwort, zu Herrn Gutzeit:

Die Fluoreszenzangiogramme wurden stets angefertigt, konnten nur nicht alle im Vortrag gezeigt werden. Die Unterschiede zwischen den Altersgruppen sind nicht statistisch signifikant.

Zu Herrn Friedburg:

Eine Iridopathia simplex bei „Normalpersonen" ist nach unserer Erfahrung sehr, sehr selten. Es sind ältere Patienten, auf die man gelegentlich trifft, bei denen die Durchuntersuchung dann regelmäßig nichts ergab.

Ber. Dtsch. Ophthalmol. Ges. 76, 549–552 (1979)
Ionisierende Strahlen in der Ophthalmologie
Redigiert von W. Jaeger, Heidelberg
© J. F. Bergmann Verlag 1979

Netzhautchirurgie

Dimensionen des Bulbus bei Ablatio retinae

E. Gerke (Essen)

Zahlreiche Untersuchungen haben ergeben, daß Augen ein- und derselben Refraktion ganz beträchtliche Längen- und Größenunterschiede aufweisen können (Dominguez, 1977; François und Goes, 1977; Rivara und Zingirian, 1965). Sehr wenig ist aber darüber bekannt, ob diese Größenunterschiede mit anderen Parametern, besonders mit pathologischen Veränderungen des Auges in Zusammenhang stehen. In unserer Klinik fiel häufig auf, vor allem bei der intraoperativen Inspektion, daß Augen mit idiopathischer rhegmatogener Ablatio eine andere Konfiguration als normale Augen hatten. Es schien, als seien diese Augen insgesamt größer als normale Augen. Um diesen Eindruck näher zu untersuchen, wurden an 75 Augen mit idiopathischer rhegmatogener Ablatio sowie an 25 emmetropen Augen

ohne Ablatio die Achsenlängen und verschiedene Bulbusdurchmesser bestimmt.

Die Messungen wurden ultraschallechographisch mit dem Gerät 7200 MA der Firma Kretztechnik und dem Schallkopf NM 8-5 K ausgeführt. Nach Ermittlung der Achsenlänge mit Wasservorlauf wurde der Schallkopf mit seinem Rand am Limbus aufgesetzt. Dabei läßt sich ein Winkel des Schallbündels zur optischen Achse von 48° errechnen. Mit dieser Schallkopfauflage wurde in drei verschiedenen Meridianen, wie in Abbildung 1 zu sehen ist, der Bulbusdurchmesser gemessen. Mit den Schallkopfauflagepunkten 4,5 mm und 9 mm vom Limbus entfernt, ließen sich – wieder jeweils in drei Meridianen – weitere sechs Durchmesser, davon drei im Äquator, bestimmen. Für jeden Breitenkreis (48°, 69° und 90°) wurden die Durchmesser arithmetisch gemittelt und für die Sclera und Aderhaut 0,9 mm abgezogen. Bei der Achsenlänge wurden 0,6 mm für die Hornhautdicke subtrahiert.

Unter den insgesamt 100 Augen, bei denen die Bulbusdurchmesser bestimmt wurden, waren 25 emmetrope (−1,0 bis +1,0 dptr.) Patienten ohne Ablatio und 25 emmetrope (−1,0 bis +1,0 dptr.) Patienten mit Ablatio. Diese beiden Patientengruppen waren so ausgewählt, daß zu jedem emmetropen Patienten mit Ablatio eine emmetrope Person ausgesucht wurde, die in Alter (± 4 Jahre), Körpergröße (± 3 cm) und Geschlecht mit dem Patienten übereinstimmte. 25 Patienten mit mittlerer Myopie (−1,25 bis −8,0 dptr.) und Ablatio waren nicht nach besonderen Kriterien ausgewählt.

Die Abb. 2 und 3 zeigen die Ergebnisse. Die emmetropen Augen mit Ablatio haben eine etwas größere Achsenlänge als die

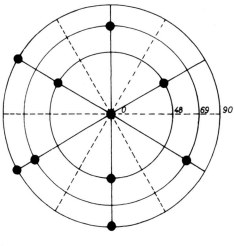

temporal   nasal

Abb. 1

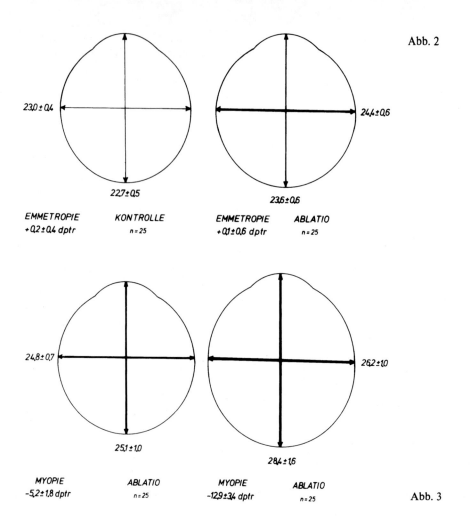

Abb. 2

23,0 ± 0,4   24,4 ± 0,6

22,7 ± 0,5   23,6 ± 0,6

| *EMMETROPIE* | *KONTROLLE* | *EMMETROPIE* | *ABLATIO* |
| *+0,2 ± 0,4 dptr* | *n = 25* | *+0,1 ± 0,6 dptr* | *n = 25* |

24,8 ± 0,7   26,2 ± 1,0

25,1 ± 1,0   28,4 ± 1,6

| *MYOPIE* | *ABLATIO* | *MYOPIE* | *ABLATIO* | |
| *−5,2 ± 1,8 dptr* | *n = 25* | *−12,9 ± 3,4 dptr* | *n = 25* | Abb. 3 |

emmetropen Augen ohne Ablatio. Die Emmetropie bleibt bei diesen Augen durch einen etwas größeren Hornhautkrümmungsradius gewahrt. Besonders auffallend ist aber, daß die Augen mit Ablatio einen um 1,4 mm größeren äquatorialen Durchmesser haben. Dieser Unterschied gegenüber den Augen ohne Ablatio ist nach dem Wilcoxon-Test mit einer Irrtumswahrscheinlichkeit von $p <$ 0,01 signifikant. Für den äquatorialen Umfang umgerechnet ergibt sich ein Längenunterschied von 4,4 mm.

Die Augen mit einer mittleren Myopie (−5,2 ± 1,8 dptr.) und Ablatio haben gegenüber den emmetropen Augen mit Ablatio eine signifikant größere Achsenlänge, der äquatoriale Durchmesser dagegen weist mit einer Differenz von nur 0,4 mm keinen signifikanten Unterschied auf. Erst die Augen mit hoher Myopie (−12,9 ± 3,4 dptr.) und Ablatio unterscheiden sich von allen anderen Augen durch eine nach dem Wilcoxon-Test signifi-

kante Größenzunahme sowohl im äquatorialen Durchmesser als auch in der Achsenlänge.

In der Abb. 4 wurden die sich bei jeder der vier untersuchten Gruppen ergebenden Mittelwerte der verschiedenen Durchmesser und der Achsenlängen von einem gemeinsamen Mittelpunkt aus aufgetragen. Damit wurde die mittlere Augenkonfiguration für jede der vier Gruppen konstruiert. Ganz innen liegt die Gruppe der emmetropen Augen ohne Ablatio, sie wird umhüllt von den emmetropen Augen mit Ablatio. Danach folgen die Gruppen der Augen mit mittlerer Myopie und mit hoher Myopie, beide mit Ablatio. Die Abbildung läßt deutlich erkennen, daß im äquatorialen Durchmesser ein Unterscheidungsmerkmal zwischen den Augen ohne Ablatio und allen anderen Augen mit Ablatio gegeben ist. Weiter fällt auf, daß sich die Augen mit mittlerer Myopie und Ablatio als homogene Vergrößerung der

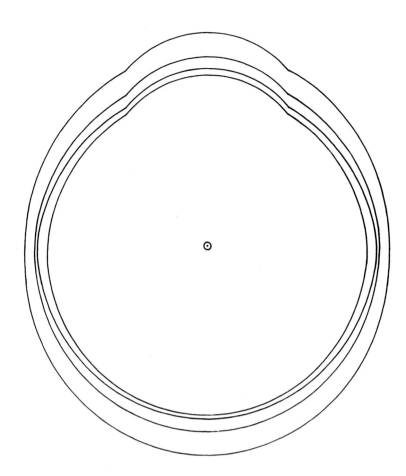

Abb. 4

emmetropen Augen ohne Ablatio darstellen. Dagegen weisen die emmetropen Augen mit Ablatio eine nicht homogene Vergrößerung im äquatorialen Durchmesser und die hochmyopen Augen mit Ablatio eine nicht homogene Vergrößerung in der Achsenlänge auf.

Errechnet man aus den Achsenlängen und den Durchmessern die Innenvolumina der Augen der vier Gruppen, so zeigen sich ganz erhebliche Unterschiede zwischen den einzelnen Gruppen. Zwischen den emmetropen Augen mit Ablatio ($7,36 \pm 0,5$ ml) und ohne Ablatio ($6,32 \pm 0,31$ ml) besteht ein signifikanter ($p < 0,01$) Volumenunterschied von 1,04 ml. Das Bulbusinnenvolumen der Ablatioaugen mit mittlerer Myopie beträgt $8,09 \pm 0,74$ ml, das der hochmyopen Ablatioaugen $10,28 \pm 1,20$ ml.

Zusammenfassend läßt sich aus den Ergebnissen erkennen, daß sich Augen mit einer idiopathischen rhegmatogenen Ablatio, seien sie myop oder emmetrop, von Normalaugen aufgrund ihrer Dimensionen unterscheiden. Sowohl das Innenvolumen des Bulbus als auch der äquatoriale Durchmesser und damit auch der äquatoriale Umfang sind signifikant größer.

Literatur

Dominguez, A: Ultrasonic Control of Ocular Dimensions and Surgical Indentations in Retinal Detachment. Mod. Probl. Ophthalmol. **18**, 77–81 (1977). – François, J., Goes, F.: Ultrasonic Study of 100 Emmetropic Eyes. Ophthalmologica **175**, 321–327 (1977). – Rivara, A., Zingirian, M.: Rilievi Biometrici Sulla Lunghezza Dei Vari Assi Oculari E Sul Volume Del Bulbo Eseguiti Col Metodo Ecografico. Ann. Ottalmol. Clin. Ocul. **91**, 1233–1238 (1965)

Aussprache

Herr Pau (Düsseldorf) zu Herrn Gerke:

Warum wurde die Größe von Augen mit Netzhautablösung und verschiedenen Graden von Myopie mit emmetropen normalen Augen und nicht mit entsprechend myopen Augen verglichen?

Herr Liesenhoff (Mannheim) zu Herrn Gerke:

1. Wie sind Sie sicher, daß es sich bei den Patienten wirklich um Emmetrope gehandelt hat?

2. Sind Vergleiche bei einem Patienten zwischen dem rechten und linken Auge durchgeführt worden?

Herr Stefani (München) zu Herrn Gerke:
Haben Sie den intraokularen Druck bei Ihren Messungen berücksichtigt?

Herr Buschmann (Würzburg) zu Herrn Gerke:
Welche Quadranten haben Sie untersucht? Konnten Sie Sklerektasien nachweisen, die ja oft Ablatio-Ursache sind?

Herr Gerke, (Essen) Schlußwort, zu Herrn Pau:
Die von Herrn Pau angeregte Untersuchung fehlt noch. Wichtig war uns zunächst, emmetrope Augen ohne Degeneration mit emmetropen Augen mit rhegmatogener Ablation zu vergleichen.

Zu Herrn Liesenhoff:
ad 1: Wenn die Makula anlag, wurde mit dem Refraktometer gemessen, sonst wurde aus der vorhandenen Brille bzw. aus dem Nichtvorhandensein einer Brille auf die Refraktion rückgeschlossen.

ad 2: Patienten mit Ablatio eines Auges zeigen oft äquatoriale Degenerationen am zweiten Auge. Daher waren die beiden Augen nicht miteinander zu vergleichen. Insgesamt sind sich natürlich die beiden Augen desselben Patienten sehr ähnlich.

Zu Herrn Stefani:
Die Beziehungen zwischen Achsenlänge und intraokularem Druck wurden nicht bestimmt.

Zu Herrn Buschmann:
Es wurden jeweils 3 gemessene Durchmesser gemittelt. Zu einer nochmaligen Frage von Herrn Liesenhoff nach der statistischen Signifikanz der Messungen: Bezogen auf den äquatorialen Durchmesser bei emmetropen Augen mit Ablatio und ohne Ablatio bestand ein signifikanter Unterschied.

Ber. Dtsch. Ophthalmol. Ges. 76, 553–560 (1979)
Ionisierende Strahlen in der Ophthalmologie
Redigiert von W. Jaeger, Heidelberg
© J. F. Bergmann Verlag 1979

Bisherige Erfahrungen mit SF₆-Gas in der Ablatio-Chirurgie

I. Kreissig (Univ.-Augenklinik, Tübingen)

Einleitung

Gegenstand dieser Arbeit sind die klinischen Erfahrungen mit einem großmolekularen Gas, das als innere Tamponade bei der Behandlung von speziellen Ablatio-Problemen angewendet wird. Das Gas ersetzt in diesen Fällen die Skleraeindellung. Anschließend werden die Behandlungsergebnisse besprochen und die Vorteile dargestellt, die diese Operationstechnik für die postoperative Sehfunktion bietet.

Die Anwendung von Luft in der Ablatio-Behandlung ist seit 1911 durch Ohm bekannt. Er injizierte Luft in den Glaskörperraum, um den Volumenverlust im Auge nach der Punktion auszugleichen. Unter einer anderen Vorstellung injizierte Rosengren 1938 Luft intravitreal. Er wollte damit Netzhautlöcher tamponieren. Die Luftblase wurde hierbei zum ersten Mal auf den Bereich des Netzhautloches ausgerichtet. Auch Rauh behandelte nach diesem Prinzip. In den 40er bis 60er Jahren hat dann das Gas an Bedeutung verloren, weil sich die Skleraeindellung als die Methode der Wahl in der Behandlung der Netzhautablösung durchsetzte.

Erst in jüngster Zeit, nachdem die operativen Grenzen der Skleraeindellung erreicht worden sind, hat die innere Gastamponade wieder eine gewisse Bedeutung erlangt; jetzt zur Behandlung von speziellen Ablatio-Problemen. Der neue Impuls ging von amerikanischen Netzhautchirurgen aus. Lincoff hatte zunächst im Tierexperiment nach einem Gas gesucht, das länger als Luft im Auge bleibt und dadurch eine bessere Tamponade bewirkt. 1967 berichtete er über ein solches Gas. Es handelte sich dabei um Sulfurhexafluorid oder SF₆. Dem folgten klinische Mitteilungen von Norton (1973), weiteren amerikanischen Autoren (McLean et al., 1974; Lincoff, 1974; Fineberg et al., 1974; Lincoff et al., 1977) und von Laqua und Wessing (1978).

Im Folgenden wird über eigene Erfahrungen mit dem Gas SF₆ berichtet, das wir seit 1974 in der Ablatio-Chirurgie an der Bonner Universitäts-Augenklinik anwenden.

Material

1. Sulfurhexafluorid

SF₆ ist ein inertes und großmolekulares Gas. Nach Injektion in den Glaskörperraum nimmt es an Vo-

Tabelle 1. SF₆-Gas intravitreal in der Behandlung der Riesenriß-Ablatio

Zahl	Riesenriß-Ausdehnung	zusätzl. Netzhautlöcher	Behandlungsergebnis Netzh. an	Netzh. ab
1	75°	+	+	
1	90°	+	+	
1	135°	+	+	
1	135°	−	+	
1	165°	−	+	
1	195°	+	+	
1	100°	+		+ (MPP)
1	105°	+		+ (MPP)
1	120°	−		+ (MPP)

Die hier aufgeführten Patienten wurden zwischen August 1974 und Mai 1978 operiert. Die Nachbeobachtungszeit beträgt 4 Monate bis 4 Jahre

lumen zu. Dies beruht darauf, daß sich das Gas solange mit Stickstoff absättigt, bis ein Gleichgewicht mit dem Partialdruck von Stickstoff und Sauerstoff im Blut erreicht ist. Auf diese Weise dehnt sich die Gasblase bis auf das $2\,^1/_2$fache ihres ursprünglichen Volumens aus. Je nach intraokular injizierter Gasmenge bleibt das SF_6 für 7–14 Tage im Auge.

2. Krankengut

Von August 1974 bis Mai 1978 wurden an unserer Klinik 15 Ablatio-Patienten mit SF_6-Gas behandelt. Diese Patienten wurden aus einem Krankengut von 620 aufeinanderfolgenden Netzhautablösungen ausgewählt. Bei keinem der Patienten war der Gasinjektion eine Vitrektomie vorausgegangen.

Die Anwendung von SF_6 intravitreal war auf folgende Indikationen beschränkt:

a) *Reoperation bei Ablatio mit massiver periretinaler Proliferation (MPP)*: Es handelt sich hierbei um Netzhautablösungen, bei denen der Lochrand durch die bulbuseindellende Erstoperation wegen ausgeprägter MPP nicht zum Anliegen gebracht werden konnte. Zu dieser Gruppe gehörten 3 Patienten.

b) *Riesenrißablatio*: Als Riesenriß wird hierbei ein Loch bezeichnet, das eine Ausdehnung über 75° und bis zu 195° aufweist (Tabelle 1). Zu dieser Gruppe gehörten 9 Patienten.

c) *Ablatio bei zentral gelegenen Netzhautlöchern*: Die Netzhautlöcher lagen bis zu 1 PD nasal der Papille oder paramakulär. Zu dieser Gruppe gehörten 3 Patienten.

Methode

1. Kryopexie

Die Kryopexie der Lochränder wurde unter ophthalmoskopischer Kontrolle jedes einzelnen Herdes (1 sec Weißwerdenlassen der Retina) durchgeführt.

Bei den *Riesenrissen*, bei denen der zentrale Lochrand zur Papille hin umgeschlagen war, wurden die Kryopexie-Herde in jenem Bereich des Lochgrundes gesetzt, wo der zentrale Rand nach Zurückklappen zum Liegen kommen würde. Bei diesen Kryopexie-Läsionen kann daher die Netzhaut nicht zur Dosierung herangezogen werden. Das ophthalmoskopische Erscheinungsbild der Eisfront im Bereich des Pigmentepithels aber ist anders. Um eine Überdosierung der Läsionen im Bereich des Lochgrundes zu vermeiden, wurde zunächst die Kältemenge bestimmt, die für eine vergleichbare Läsion im Bereich der Netzhaut notwendig ist. Hierfür wurde ein Netzhautbezirk ausgewählt, der entweder am seitlichen Lochrand oder an einer benachbarten Stelle mit vergleichbarer Entfernung von der Ora serrata gelegen war.

Die so ermittelte Kältedosierung ist 8–11 sec bei einer Temperatur von −50° bis −60° C. Kälteherde mit dieser Dosierung erscheinen als ein zartes Gelb, das für 1 sec bestehen bleibt.

Auf eine Behandlung des peripheren Lochrandes wurde bei der Kryopexie der Riesenrisse in den meisten Fällen verzichtet, da der periphere Rand auf Dauer ohnehin nicht anliegen bleibt. Statt dessen wurden die seitlichen Ränder des Riesenrisses mit zusätzlichen Kryopexieherden bis weit in die Pars plana und die seitlich angrenzende Netzhaut hinein abgesichert.

2. Punktion

Bei 9 der 15 Patienten wurde eine Punktion der subretinalen Flüssigkeit durchgeführt, um auf diese Weise Raum für die anschließende intraokulare Gasinjektion zu erhalten. Bei den übrigen Patienten wurden 3/4–1 1/4 cm³ SF_6-Gas ohne vorherige Punktion in den Glaskörper unter strenger ophthalmoskopischer Kontrolle der Zentralarterie injiziert.

3. Intravitreale Injektion von SF_6-Gas

a) *Intraoperativ*: Das SF_6 wurde vom Gasbehälter über einen sterilen Milliporfilter, der fest auf einer Luer-Spritze sitzt, entnommen (Abb. 1a und b). Im allgemeinen werden 2,5 cm³ abgefüllt. Wird hingegen zur Injektion ein größeres Volumen benötigt, so wird der Rest als Luft bis zu einem Gesamtvolumen von maximal 3,5 cm³ nachgesaugt. Als oberste Grenze für eine intraokulare Injektion von SF_6 möchten wir 2,5 cm³ betrachten, da hierbei die nachfolgende Ausdehnung des Gases noch zu berücksichtigen ist. Die Injektionsstelle lag im Bereich der Pars plana und war 4–6 mm vom Limbus entfernt. Es wurde eine kurze (13 mm) 30er Kanüle benutzt und die Injektion unter ophthalmoskopischer Kontrolle durchgeführt. Ist die Kanülenspitze intraokular eingeführt, so ist vor dem Injizieren zunächst zu überprüfen, ob die Nadelspitze das Ziliarkörperepithel durchstoßen hat, und ob sie frei von präretinalen Membranen ist. Während der Gasinjektion muß kontrolliert werden, ob die Zentralarterie pulsiert. Aus diesem Grunde sollte *SF_6 bei einem Auge mit einem Glaukom besser nicht intraokular injiziert werden*: Es ist hierbei sowohl an die intraoperative als auch an die postoperative Phase gedacht. Bei der Injektion von Gas in den Glaskörperraum können zahlreiche kleine Gasblasen, sogenannte Fischeier, entstehen. Damit würde aber zugleich der Einblick auf den Fundus verloren gehen. *Es gilt daher, möglichst nur eine Gasblase zu erzeugen.* Dies kann dadurch erreicht werden, wenn man während des Injizierens darauf achtet, daß die Nadelspitze immer innerhalb der Gasblase bleibt. Zur anschließenden Beurteilung der Papille und der Netzhaut durch die Gasblase

Abb. 1a. Entnahme von Sulfurhexafluorid (SF$_6$) über sterilen
Milliporfilter von Gasflasche.
Milliporfilter ist Luer-Spritze fest
aufgeschraubt; (b) Zur intravitrealen Injektion vorbereitete
Spritze. Es wurde hierfür ein
neuer, steriler Milliporfilter aufgeschraubt mit fest aufsitzender
30er Kanüle

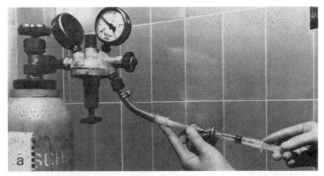

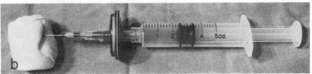

hindurch eignet sich besonders gut eine Lupe von
+ 30 dpt.

b) *Postoperativ*: Nach der Operation ist das
Wichtigste die *richtige Lagerung des Patienten*.
Wurde unter Vollnarkose operiert, so wird der Patient zunächst mit dem Kopf zur Seite gelagert bis
er völlig wach ist. Es soll damit verhindert werden,
daß durch den Druck der hochsteigenden Gasblase der Kammerwinkel blockiert und so ein
Glaukomanfall ausgelöst wird.

In den ersten postoperativen Tagen ist besonders streng auf die richtige Kopflagerung zu
achten, weil das Gas 24–48 Stunden nach der Injektion noch an Volumen zunimmt.

Des weiteren gilt es zu vermeiden, daß die Linsenrückfläche über längere Zeit von der Gasblase
bedeckt wird, weil so das Entstehen einer Katarakt
ausgelöst werden kann.

Sobald der Patient voll ansprechbar ist, wird
sein Kopf in der Position gelagert, die für die Tamponade des Netzhautloches notwendig ist. So muß
beispielsweise ein Patient mit einem zentral gelegenen Netzhautloch sein Gesicht parallel zum Fußboden halten, was sicher nicht einfach ist. Diese
Kopfhaltung muß der Patient 1–2 Wochen beibehalten und zwar Tag und Nacht. Eine kurze Unterbrechung der Kopfhaltung wird ihm lediglich zum
Essen im Sitzen und für den Gang zur Toilette gestattet. Er bekommt außerdem gezeigt, wie er mit
der jeweils vorgeschriebenen Kopfhaltung gehen,
sitzen und schlafen kann. Patienten mit intravitrealem Gas haben nur das operierte Auge verbunden,
damit sie mit dem anderen Auge ihre Kopfhaltung
überprüfen können. So kann ein Patient mit einer
Gastamponade selbständig essen und umherlau-
fen. Das größte Problem ist das Schlafen; denn
auch hierbei muß die spezielle Kopfhaltung beibehalten werden. Eine Sitzwache ist daher in den
ersten Nächten angebracht, um zu vermeiden, daß

der Patient längere Zeit mit dem Gesicht zur Decke
liegt, was einen akuten Glaukomanfall zur Folge
hätte.

Nach Berichten von Lincoff (1974) erlitt ein
Kind, das nachts längere Zeit auf dem Rücken gelegen hatte, einen therapieresistenten Glaukomanfall.

Auch in unserem Krankengut kam es bei einem Kind (10 Jahre alt) am 3. postoperativen Tag
zu einem Druckanstieg, nachdem es mit falscher
Kopfhaltung geschlafen hatte; in diesem Falle
allerdings nur auf 40 mm Hg. Es war hierbei ein Ge-
misch von SF$_6$ und Luft im Verhältnis 1 : 1 intraokular injiziert worden. Im Gegensatz zum Kind aus
dem New Yorker Krankengut lag bei unserem kleinen Patienten eine Aphakie vor. Nach Gaben von
Diamox und richtiger Kopflagerung konnte der
Druck wieder auf Normalwerte gesenkt werden.

SF$_6$ – auch bei einer Vermischung mit Luft –
stellt demnach gerade beim Kind ein besonders
großes Risiko eines Glaukomanfalles dar.

Ergebnisse

1. *Anatomisches Ergebnis*

Die Behandlungsergebnisse sind bei den 3
Ablatio-Problemen sehr unterschiedlich und
werden daher getrennt besprochen.

a) *Reoperation bei Ablatio mit MPP*: Bei
keiner dieser Netzhautablösungen kam es
nach Behandlung mit intravitrealem SF$_6$
zum Anliegen der Netzhaut.

b) *Riesenrißablatio*: Bei *6 der 9* behandelten Patienten konnte das Anliegen der Netzhaut erreicht werden. Die Nachbeobachtungszeit beträgt 4 Monate bis 4 Jahre.

c) *Ablatio bei zentral gelegenen Netzhautlöchern*: Hier kam es bei *jeder* Ablatio, die mit

SF₆-Gas behandelt wurde, zum Anliegen der Netzhaut. Die Nachbeobachtungszeit liegt zwischen 1/2 und 1 1/2 Jahren.

2. Funktionelles Ergebnis

Wie zu erwarten, hängt die postoperative Sehschärfe zunächst einmal davon ab, ob und für wielange die Makula präoperativ abgehoben war (Kreissig et al., 1974 und 1977). Das Sehvermögen nach Wiederanlegung der Netzhaut entsprach bei unseren Patienten entweder dem vor der Operation oder es war – in den meisten Fällen – noch besser. In der Tabelle 2 ist der postoperative Visus im einzelnen aufgeführt.

Tabelle 2. Funktionelles Ergebnis nach Netzhaut-Wiederanlegung (Behandlung mit SF₆-Gas intravitreal)

präoperativ			postoperativ
Visus	Macula		Visus
	an	ab	
LS		+	0,6
HB		+	0,2
HB		+	0,2
0,05	+		0,05 (Amblyop.)
0,1		+	0,5
0,15		+	0,5
0,2	+		0,2 (Kat.)
0,4	+		0,5
0,5	+		1,0

Das hier zugrundegelegte Sehvermögen wurde 4 Monate bzw. 4 Jahre nach Netzhaut-Wiederanlegung erhoben

Diskussion

Bei der Behandlung der Netzhautablösung mit MPP hat die innere Gastamponade mit SF₆ in keinem Fall zum Erfolg geführt. Die Gasblase tamponiert nur vorübergehend. Die Traktion um das Netzhautloch bleibt trotz Vorhandensein der Gasblase teilweise bestehen und nimmt unmittelbar nach Resorption der Gasblase wieder zu. Aus diesem Grunde hat sich bei allen behandelten Patienten die Netzhaut nach Verschwinden der Gasblase wieder abgelöst. In diesem Zusammenhang erhebt sich sogar die Frage, ob SF₆ intravitreal nicht möglicherweise einen Reiz ausübt, der die Zunahme einer periretinalen Proliferation eher noch begünstigt.

Bei der *Behandlung der Riesenrißablösung* sind die Ergebnisse mit einer inneren Gastamponade vergleichsweise besser (Tabelle 1). Die tamponierende Wirkung der Gasblase ist zwar auch hier nicht optimal; denn auch in diesem Fall wirkt das SF₆ der Glaskörpertraktion nur vorübergehend entgegen. Die Gasblase ermöglicht aber immerhin die Ausbildung einer Netzhautnarbe und so die Fixie-

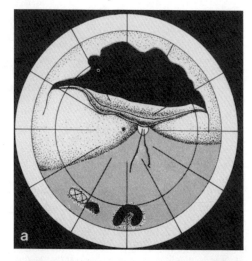

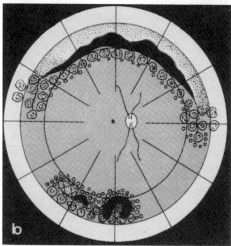

Abb. 2a. Riesenrißablatio: Riß mit Ausdehnung von 135°, in unterer Bulbushälfte zwei zusätzliche, gering abgehobene Hufeisenlöcher; (b) Postoperativer Befund der Riesenrißablatio aus Abb. 2a: Therapie bestand in Kryopexie bzw. Laserkoagulation der Lochränder und einer inneren Tamponade mit SF₆-Gas (1,3 cm³). Die zusätzliche Absicherung der seitlichen Riesenrißränder zur Ora serrata und zur angrenzenden Netzhaut hin wurde mit Kryopexie- und Laserherden durchgeführt. Visus präoperativ 0,1; postoperativ auf 0,6 angestiegen

rung des Lochrandes auf der Unterlage. Das heißt aber bei einem vernarbten Riesenriß noch lange nicht, daß die Netzhaut auch weiterhin anliegen bleiben wird. Der endgültige Behandlungserfolg hängt daher davon ab, ob die entstandenen Netzhautnarben fest genug sein werden, um einem erneuten Glaskörperzug Widerstand zu leisten. Gerade aus diesem Grunde ist daher bei der Riesenrißablatio die sorgfältige Nachkontrolle so entscheidend. Dies gilt besonders für die ersten zwei postoperativen Monate. Dabei ist nicht so sehr der zentrale Rißrand gefährdet als vielmehr der periphere Rand. Dieser kann sich durch die erneute Glaskörpertraktion wieder ablösen oder seitlich weiterreißen und so eine Re-Ablatio verursachen. Im allgemeinen kann man das dadurch verhindern, daß man die seitlichen Rißränder zur Peripherie, also zur Ora serrata, und zur angrenzenden Netzhaut hin mit zusätzlichen Kryopexie- und Laserherden absichert (Abb. 2a und b).

In einem früheren Krankengut hatten wir die Riesenrißablatio lediglich mit verschiedenen Skleraeindellungsmethoden behandelt; es kam bei 2 von 6 Ablösungen zum Anliegen der Netzhaut. Durch Einbeziehen von SF_6 als innere Tamponade in unsere Therapie hat sich die Prognose der Riesenrißablatio verbessert: die Netzhaut lag bei 6 von 9 Fällen postoperativ an.

Bei der *Behandlung der Ablatio mit zentral gelegenen Netzhautlöchern* konnte die Netzhaut mit SF_6 in jedem Fall angelegt werden (Abb. 3a und b). Hierbei sei erwähnt, daß die intraokulare Gasblase zur Behandlung eines zentral gelegenen Netzhautloches wesentlich größer sein muß, als man dies auf Grund der Lochgröße zunächst annehmen möchte. Die Gasblase sollte weit über die Lochränder hinausreichen. Dies ist notwendig, damit der Patient für seine Kopfhaltung genügend Spielraum hat. Vergegenwärtigen wir uns nochmals die Kopfhaltung zur Tamponade eines zentralen Netzhautloches. Sie bedeutet in praxi für den Patienten: Gesicht parallel zum Fußboden und zwar in jeder Körperhaltung, also im Stehen, Sitzen und Liegen. Der Patient kann diese schwierige Kopfhaltung nicht immer exakt einhalten. Ist die Gasblase viel größer als das zu behandelnde Netzhautloch, so ist auch bei leichten Abweichungen in der Kopfhaltung immer noch eine ausreichende Tamponade gewährleistet. *Aus diesem Grunde sollte die Gasblase zur Tamponade eines zentralen Netzhautloches mindestens 1,3 cm³ groß sein.*

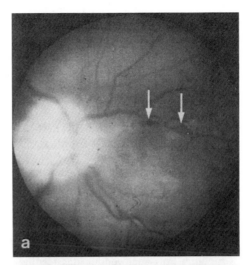

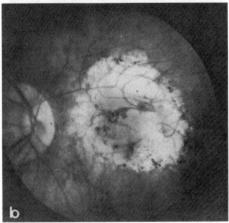

Abb. 3a. Totale Ablatio mit zwei nasal der Papille gelegenen Netzhautlöchern (*Pfeile*) bei Myopie (–13 dpt); (b) Postoperativer Befund der Ablatio aus Abbildung 3a: Therapie bestand in Kryopexie der 2 zentral nasal der Papille gelegenen Netzhautlöcher unter ophthalmoskopischer Dosierung der Herde, Punktion und einer inneren Tamponade mit SF_6-Gas (1,8 cm³). In der Abbildung ist die zentrale Kryopexienarbe 1 1/2 Jahre nach Netzhautanlegung gezeigt. Visus präoperativ Handbewegung in 50 cm; postoperativ auf 0,3 angestiegen

Bei der Behandlung der Netzhautablösung mit zentralen Löchern besitzt der Eingriff mit SF_6-Gas eine geringere Morbidität als die ebenfalls in Frage kommende Skleraeindellung. Dies gilt einmal unter dem Gesichtspunkt von möglichen intraokularen Blutungen, wie sie bei den verschiedenen

Eindellungsmethoden im Bereich des hinteren Pols leicht auftreten können, zum anderen hinsichtlich des – oft sehr starken und fast traumatischen – Ziehens am Bulbus, wie es im allgemeinen für eine Lochtamponade in der Nähe des Nervus opticus notwendig ist. Der überzeugendste Vorteil der Gasblase gegenüber einer Skleraeindellung in der Behandlung von zentralen Netzhautlöchern besteht daher darin, daß hierbei die Sehfunktion besser erhalten werden kann.

Vergleicht man die Behandlungsergebnisse mit beiden Operationstechniken unter dem Aspekt der postoperativen Sehfunktion, so zeigt sich im einzelnen Folgendes: In einer früheren Behandlungsserie hatten wir verschiedene Eindellungsverfahren in der Nähe des hinteren Pols angewendet; das resultierende Sehvermögen betrug, obwohl die Netzhaut wieder anlag, im Durchschnitt 0,05. Im Gegensatz dazu lag der Visus bei dem hier erörterten Krankengut nach einer inneren Tamponade mit SF_6 im Durchschnitt bei 0,4.

Die hier im einzelnen besprochenen Behandlungsergebnisse deuten darauf hin, daß die Anwendung von Sulfurhexafluorid einen weiteren, wenn auch kleinen Baustein im Mosaik der Ablatio-Chirurgie darstellt. SF_6 ist am besten dann zu verwenden, wenn um das Netzhautloch praktisch keine Traktion besteht, und wenn die Skleraeindellung einen zu riskanten oder operativ zu aufwendigen Eingriff für das Auge darstellt. Die Verwendung von SF_6 in der Ablatio-Chirurgie kann also weder die Vitrektomie noch die Skleraeindellung ersetzen. Das Anwendungsgebiet für das Gas liegt dazwischen. Die Behandlungsmethode mit SF_6 stellt derzeitig – operativ gesehen – für ein Auge mit einem technisch schwierig zu behandelnden Netzhautloch-Problem den kleinsten Eingriff dar. Trotzdem sollte man aber auch daran denken, daß gerade diese Behandlungsmethode – postoperativ betrachtet – für den Patienten den langwierigsten Eingriff bedeutet, der von ihm für längere Zeit größten physischen und psychischen Einsatz erfordert. Das sollte daher bei der Indikationsstellung stets auch noch berücksichtigt werden.

Zusammenfassung

Von 1974 bis 1978 wurden 15 Patienten mit speziellen Ablatio-Problemen mit intravitrealem Sulfurhexafluorid (SF_6) behandelt. Die Patienten wurden aus einem Krankengut von 620 aufeinanderfolgenden Netzhautablösungen ausgewählt.

Bei der Behandlung der Netzhautablösung mit massiver periretinaler Proliferation (MPP) kam es nach einer inneren Tamponade mit SF_6 in keinem Fall zum Anliegen der Netzhaut, bei der Riesenrißablatio bei 6 von 9 Patienten, und bei der Ablatio mit zentral gelegenen Netzhautlöchern kam es in jedem Fall zum Anliegen der Netzhaut.

SF_6 intravitreal bewirkt nur eine vorübergehende Tamponade. Es ist daher am besten dann anzuwenden, wenn um das Netzhautloch praktisch keine Traktion besteht, oder wenn eine Skleraeindellung zur Tamponade des Loches einen für das Auge zu komplikationsreichen Eingriff darstellen würde. Bei der Behandlung der Ablatio mit zentral gelegenen Netzhautlöchern erweist sich die innere Gastamponade einer Skleraeindellung in Nähe des hinteren Pols besonders dann überlegen, wenn man die postoperative Sehfunktion vergleicht. Die Behandlungsmethode mit SF_6 ist für ein Auge mit einem operativ schwierig zu behandelnden Netzhautlochproblem derzeitig der kleinste Eingriff, für den Patienten jedoch der postoperativ langwierigste.

Summary. From 1974–1978 selected retinal detachment problems had been treated by an internal tamponade of Sulfurhexafluoride (SF_6).

The results were as follows: In retinal detachments with massive periretinal proliferation (MPP) none of the cases reattached, in detachments with giant tears 6 out of 9, and in detachments with posterior holes all of the cases reattached. The tamponading effect of the gas is only temporary. Therefore it is at its best when there is no vitreous traction around the hole or when scleral buckling of the hole would be a procedure too morbid for the eye. Treating posterior holes with a gas bubble has proved to be favorable to scleral buckling in terms of postoperative visual function. An intravitreal tamponade with SF_6 represents a minimal surgical procedure for an eye with a very difficult retinal hole, however, one should always keep in mind, it represents the longest lasting procedure after surgery for the patient.

Literatur

Fineberg, E., Machemer, R., Sullivan, P.: SF_6 for retinal detachment surgery. Mod. Probl. Ophthalmol. **12**, 173–176 (1974). – Kreissig, I., Lincoff, H.:

Die unaufschiebbare Ablatio-Operation. Klin. Monatsbl. Augenhlkd. **163**, 315–318 (1974). – Kreissig, I.: Prognosis of return of macular function after retinal reattachment. Mod. Probl. Ophthal. **18**, 415–429 (1977). – Laqua, H., Wessing, A.: Intravitreale Injektion von Luft und Gas in der Netzhaut- und Glaskörperchirurgie. Ber. Dtsch. Ophthalmol. Ges. **75**, 285–286 (1977). – Lincoff, H., Kreissig, I., La Franco, F.: Mechanisms of failure in the repair of large retinal tears. Am. J. Ophthalmol. **84**, 501–513 (1977). – Lincoff, H., Moore, D., Ramirez, V., Deitch, R., Long, R.: Long lasting gases as a substitute for intravitreal air in the treatment of retinal detachments. Proc. Cornell Alumni Meet. 1967. – Lincoff, H.: Reply to Drs. Fineberg, Machemer, Sullivan and Norton. Mod. Probl. Ophthalmol. **12**, 344–345 (1974). – Lincoff, H.: Persönliche Mitteilung (1974). – McLean, E.B., Norton, E.W.D.: Use of intraocular air and sulfur hexafluoride gas in the repair of selected retinal detachments. Mod. Probl. Ophthalmol. **12**, 428–435 (1974). – Norton, E.W.D.: Intraocular gas in the management of selected retinal detachments. Trans. Am. Acad. Ophthalmol. Otolaryngol. **77**, 85 (1973). – Ohm, J.: Über die Behandlung der Netzhautablösung durch operative Entleerung der subretinalen Flüssigkeit und Einspritzen von Luft in den Glaskörper. Albrecht v. Graefes Arch. Klin. Ophthalmol. **79**, 442–450 (1911). – Rauh, W.: Lufteinblasung in den Glaskörper bei Ablatio-Operation. Ber. Dtsch. Ophthalmol. Ges. **58**, 108–109 (1953). – Rosengren, B.: Über die Behandlung der Netzhautablösung mittels Diathermie und Luftinjektion in den Glaskörper. Acta Ophthalmol. **16**, 3–42 (1938)

Aussprache

Herr Heimann (Köln) zu Frau Kreissig:
Frage nach der Entwicklung von Linsentrübungen nach SF_6-Gebrauch

Herr Faulborn (Freiburg) zu Frau Kreissig:
Wäre es nicht sinnvoll, bei erheblicher, sekundärer Netzhautverkürzung durch MPP zusätzlich zur SF_6-Instillation eine die Sklera verkürzende Operation durchzuführen?
Nach den Untersuchungen der Miami-Gruppe lassen sich Drucksteigerungen nach intravitrealer Applikation von SF_6 vermeiden, wenn man an Stelle des reinen Gases ein Gas-Luft-Gemisch verwendet. Haben Sie diesbezügliche Erfahrungen?
Es wäre interessant, ob nicht die gleichen Ergebnisse zu erreichen sind, wenn man allein Luft anstelle des SF_6 benutzt. Haben Sie entsprechende Erfahrungen bei klinisch vergleichbaren Fällen?

Herr Meyer-Schwickerath (Essen) zu Frau Kreissig:
Den Empfehlungen Nortons folgend, haben wir SF_6 stets mit Luft gemischt und kein akutes Glaukom erlebt.
Die Kopflagerung ist nach einer Narkose, besonders bei Kindern, schwer zu kontrollieren.

Herr Lund (München) zu Frau Kreissig:
Komplikationen bei Anwendung intraokular applizierter Gase stehen zur Diskussion. Wie steht es mit passageren oder auch bleibenden Störungen der retinalen Durchblutung im Nachgang zur Ausdehnung des Gases?

Frau Kreissig (Tübingen), Schlußwort, zu Herrn Heimann:
Bei dem hier zugrundegelegten Krankengut ist es bei keinem Patienten zur Ausbildung einer Katarakt gekommen, die – wie von Norton beschrieben – durch subkapsuläre Vakuolen im Bereich der hinteren Kapsel charakterisiert wäre. Zum Vermeiden einer derartigen Katarakt ist es aber ganz entscheidend, daß postoperativ strengstens darauf geachtet wird, daß die Gasblase nicht die Linsenrückfläche bedeckt.

Zu Herrn Faulborn:
Herrn Faulborn danke ich für seine Fragen, weil er damit genau die Punkte angesprochen hat, auf die aus Zeitgründen im Rahmen des Vortrages nicht näher eingegangen werden konnte.
Zur Frage der SF_6-Injektion bei MPP: Wie im gezeigten Diapositiv zusammengestellt wurde, so kam das SF_6 nur bei einer Re-Operation zur Anwendung. Damit war bei jedem Auge einige Tage zuvor eine bulbuseindellende Operation (segmentale Plomben bzw. Cerclage) vorausgegangen. Das jeweilige Netzhautloch war aber trotzdem mit dem Plombenbuckel noch nicht in Kontakt. Die Sternfaltenbildungen (MPP) schienen dem entgegenzuwirken. Durch die anschließende Injektion von SF_6 sollte versucht werden, den Lochrand zusätzlich von innen her der Unterlage entgegenzudrücken, um so eine Vernarbung zu ermöglichen. Falls nötig, wurde der Lochgrund zuvor nochmals mit Koagulationsherden versehen. Bei jedem Patienten hatte die Sternfaltenbildung nach SF_6-Injektion weiter zugenommen, das Netzhautloch kam nicht zum Anliegen. Es erhebt sich hierbei natürlich die Frage: post oder propter? Vielleicht darf ich in diesem Zusammenhang zunächst auf die 4. Frage eingehen.
Aus Tierexperimenten von Constable wissen wir, daß es nach jedweder Injektion in den Glaskörper, ob es sich dabei um physiologische Kochsalz-Lösung, Ringer-Lösung oder um Luft handelt, zu einer zellulären Reaktion im Bereich des Glaskörpers kommt. Auch unsere klinischen Erfahrungen

an dem hier erörterten kleinen Krankengut sprechen in diesem Sinne. In den meisten Fällen konnten wir in den ersten Tagen nach einer Injektion von SF_6 bzw. einer Mischung von SF_6 mit Luft eine geringe zelluläre Infiltration des Glaskörpers beobachten. Aus diesem Grunde schien es uns durchaus vorstellbar, daß diese zusätzliche zelluläre Glaskörperreaktion bei einer bereits stattfindenden periretinalen Proliferation diese eher noch begünstigt. Ich hatte hierbei bewußt nur das Wort „begünstigt" gewählt, weil das klinische Krankengut erst sehr klein ist.

Zur Frage des postoperativen Glaukoms: Bei keinem unserer Patienten war eine Vitrektomie vorausgegangen. Wir haben in einigen Fällen das SF_6 mit Luft vermischt; war dies nicht der Fall, so war der Grund hierfür das zu behandelnde Netzhautlochproblem bzw. das zu ersetzende intraokulare Volumen. War beispielsweise der Riesenriß sehr ausgedehnt und das aufzufüllende Volumen nach Punktion vergleichsweise nur klein, so wurde auf eine Mischung mit Luft verzichtet. Dies erfolgte aus der Überlegung heraus, damit rechnen zu können, daß die intraokulare Gasblase auch in den nachfolgenden Tagen noch an Volumen zunimmt und so eine ausreichende Tamponade des Riesenrisses gewährleistet werden kann. Die Gefahr eines akuten Glaukomanfalles läßt sich meines Erachtens auch nach Injektion von ungemischtem SF_6-Gas dann vermeiden, wenn postoperativ eine exakte Kopflagerung gewährleistet ist. Hierauf wird in der Veröffentlichung näher eingegangen. Voraussetzung hierfür ist nur, daß es sich um ein Auge mit einem normalen Kammerwasserabfluß handelt. Wegen dieser postoperativen Zunahme des Gasvolumens stellt ganz gewiß gerade das Glaukomauge ein besonderes Risiko dar, nämlich auch dann noch, wenn bereits intraoperativ eine Pulsation der Zentralarterie vorhanden war. Der Risikofaktor liegt meines Erachtens hierbei besonders in der postoperativen Phase.

Nun zur letzten Frage: Bei dem Vergleich der Ergebnisse in der Behandlung der Riesenrißablatio sollte nicht die Tamponade mit Luft der mit SF_6 gegenübergestellt werden, sondern vielmehr die Therapie mit einer ausschließlichen Skleraeindellung – wie dies bei dem ersten Krankengut der Fall war – der mit einer inneren Tamponade von Gas – wie dies im zweiten Krankengut Anwendung fand –. SF_6 ermöglicht lediglich durch seine nachfolgende Volumenzunahme eine größere Gasblase zur Tamponade als Luft.

Zu Herrn Meyer-Schwickerath:

Mit Ihren Ausführungen stimme ich völlig überein. Gerade beim Kind stellt der Glaukomanfall nach einer Injektion von SF_6 ein besonders großes Gefahrenmoment dar, weil in diesem Falle die postoperative Kontrolle der Kopfhaltung problematisch ist. In der Veröffentlichung werden 2 derartige Fälle beschrieben.

Zu Herrn Lund:

Bei unserem Krankengut haben wir in keinem Fall einen postoperativen Gefäßverschluß beobachtet oder anhand eines ischämischen Netzhautödemes vermuten können. Dies ist aber ein wichtiger Punkt, der noch weiter zu verfolgen ist.

Ber. Dtsch. Ophthalmol. Ges. 76, 561 (1979)
Ionisierende Strahlen in der Ophthalmologie
Redigiert von W. Jaeger, Heidelberg
© J. F. Bergmann Verlag 1979

Möglichkeiten einer selektiven Gefäßkoagulation am Augenhintergrund – Konsequenzen aus tierexperimentellen Modelluntersuchungen

K.P. Boergen, R. Birngruber, F. Hillenkamp (München; Neuherberg; Frankfurt/Main)

Die Intensiv-Lichtkoagulation von retinalen Neovaskularisationen mit dem Argonlaser wird klinisch heute meist in der Weise durchgeführt, daß mit einem relativ großen Fokus das unter dem Gefäß liegende Pigmentepithel aufgeheizt und dadurch sekundär ein thermischer Gefäßeffekt induziert wird. Vom Standpunkt der Energiedeponierung ist dieses Verfahren denkbar ungünstig. Es wurden deshalb tierexperimentelle Untersuchungen durchgeführt mit dem Ziel, die Möglichkeiten einer direkten, selektiven Gefäßkoagulation sowohl im Hinblick auf die am Gefäß zu erzielenden Effekte, als auch auf die optimalen Koagulationsparameter durchgeführt. Verwendet wurden die kleinen Mesenterialgefäße junger Ratten, die unter dem Großfeldmikroskop mit Argonlasereinspiegelung koaguliert wurden. Es konnte gezeigt werden, daß sich mit für das Auge tragbaren Energien durch Einzelexpositionen Effekte erzielen lassen, die zu kurzfristigem Verschluß von einigen Minuten führten. Die licht- und elektronenmikroskopischen Untersuchungen ergaben, daß diese Verschlüsse auf exzessive endovasale Thrombozyten-Agglutination an veränderten Erythrozyten zurückzuführen waren. Länger dauernde Verschlüsse über die gesamte Beobachtungszeit von mehreren Stunden wurden durch geeignete Summationen der Einzeleffekte erzielt. Eine zusätzliche Stabilisierung des Verschlusses wurde in diesen Fällen durch Fibrinbildung erreicht. Zusätzliche quantitative Experimente mit systematischer Variation der Expositionsparameter Energie und Expositionszeit ergaben, daß durch Verkürzung der Expositionszeiten auf 20 msec und darunter das Blutungsrisiko bei der Koagulation eliminiert werden kann. Bei diesen Zeiten steigt aber das Risiko von chorioidalen Blutungen. Da akzidentelle Expositionen der Netzhaut bei Anwendung der Methode am Auge nicht sicher auszuschließen sind, muß dieser Umstand bei der Wahl der Expositionsparameter berücksichtigt werden. Eine ausführliche Veröffentlichung der Ergebnisse ist an anderer Stelle geplant.

Ber. Dtsch. Ophthalmol. Ges. 76, 563–567 (1979)
Ionisierende Strahlen in der Ophthalmologie
Redigiert von W. Jaeger, Heidelberg
© J. F. Bergmann Verlag 1979

Fundusreflektometrie, thermische Modellrechnungen und Temperaturmessungen als Hilfsmittel zur Optimierung der Bestrahlungsparameter bei der Photokoagulation der Netzhaut*

R. Birngruber [1], W. Weinberg [1], V.-P. Gabel [2], F. Hillenkamp [3]

Einleitung

Die bei der Photokoagulation erzeugten klinischen Läsionen am Augenhintergrund sind immer thermischer Natur, werden also durch eine starke Erwärmung des Gewebes bewirkt. Der zeitliche Temperaturverlauf am Augenhintergrund ist also die Ursache einer Schädigung, deren Ausmaß allgemein durch den Grad der Weißfärbung am Fundus beurteilt wird. Temperaturmessungen [1] – bzw. -rechnungen und Reflexionsmessungen während der Koagulation können daher Aufschluß geben über Ursache und Wirkung bei der Entstehung von thermischen Läsionen in der Netzhaut. Darüber hinaus ermöglicht die Netzhautreflektometrie [2] die Darstellung der zeitlichen Entwicklung der Weißfärbung, die sonst nur als Endresultat zur Beurteilung der Läsion herangezogen wird.

Es wird über vergleichende Reflexionsmessungen, Temperaturmessungen und Temperaturberechnungen berichtet, die während der Photokoagulation durchgeführt wurden. Durch den Vergleich von gemessenen und gerechneten Temperaturen und durch die Korrelation mit den Reflektogrammen lassen sich vor allem quantitative Angaben über die bei dem Koagulationsvorgang ablaufenden Prozesse machen und daraus Konsequenzen für den therapeutischen Einsatz ziehen. Als wichtigstes Ergebnis wird sich zeigen, daß bei längeren Expositionszeiten, die schon während der Koagulation entstehende Weißfärbung in der neuralen Netzhaut durch die Lichtstreuung eine erhebliche Vergrößerung des bestrahlten Netzhautareals bewirkt und damit zwar zu einer Limitierung der Temperaturerhöhung beiträgt, in gleichem Maße aber auch zu ungünstigeren Koagulationsbedingungen führt.

Methode

Alle Koagulationen wurden an Kaninchenaugen mit einer Argonlaser-Spaltlampen-Kontaktglasanordnung bei einem Durchmesser des bestrahlten Areals von 500 μm gesetzt. Gleichzeitig wurde das vom Koagulationsort reflektierte Licht und im Zentrum des bestrahlten Areals am Pigmentepithel, also an der „heißesten Stelle" der zeitliche Verlauf der Temperaturerhöhung gemessen. Zusätzlich zu den Temperaturmessungen wurde die zu erwartende Temperaturerhöhung mit Hilfe eines thermischen Modells [3] berechnet. Den Berechnungen wurden konstante Parameter während der Expositionszeit, wie z. B. konstante eingestrahlte Leistung, konstante Fleckgröße und konstante Lichtabsorption am Augenhintergrund zugrunde gelegt. Durch Vergleich der gemessenen und der gerechneten Temperaturen kann somit die Richtigkeit dieser Annahmen geprüft, bzw. die Abweichung davon zeitlich verfolgt werden.

Zunächst soll anhand eines Vergleichs zwischen einem gemessenen und einem gerechneten Temperaturverlauf bei einer unterschwelligen Läsion die Brauchbarkeit des verwendeten thermischen Modells gezeigt werden. Abb. 1 zeigt den gemessenen und den gerechneten zeitlichen Temperaturverlauf. Es handelt sich um eine klinisch unterschwellige Läsion, die mit 75 mW und 250 ms gesetzt wurde. Es konnte daher kei-

* Diese Arbeit wurde mit Unterstützung des Hermann-Wacker-Fonds durchgeführt.
[1] Gesellschaft für Strahlen- und Umweltforschung, Neuherberg.
[2] Augenklinik der Universität München.
[3] Institut für Biophysik der Universität Frankfurt.

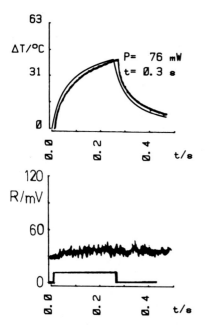

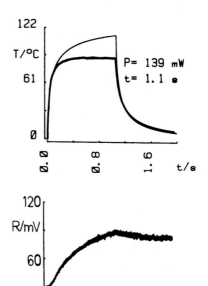

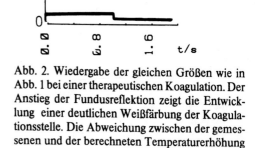

Abb. 1. Gemessener (dicke Linie) berechneter (dünne Linie) zeitlicher Verlauf der Temperaturerhöhung ΔT während und nach einer Argon-Laser-Koagulation eines Kaninchenfundus. Die Läsion war ophthalmoskopisch nicht sichtbar, wie aus der zeitlich konstanten Fundusreflektion R zu ersehen ist. Die unterste Kurve gibt den zeitlichen Verlauf des Laserpulses wieder (eingestrahlte Leistung P = 76 mW, Expositionszeit t = 0,3 s)

Abb. 2. Wiedergabe der gleichen Größen wie in Abb. 1 bei einer therapeutischen Koagulation. Der Anstieg der Fundusreflektion zeigt die Entwicklung einer deutlichen Weißfärbung der Koagulationsstelle. Die Abweichung zwischen der gemessenen und der berechneten Temperaturerhöhung ist mit dem Anstieg der Weißfärbung korreliert

nerlei Weißfärbung beobachtet werden, wie aus der konstanten Fundusreflektion ersichtlich ist. Die Übereinstimmung der beiden Temperaturkurven ist so gut, daß daraus die Richtigkeit der im thermischen Modell gemachten Annahmen gefolgert werden kann. Die Abweichungen zwischen gemessenen und berechneten Temperaturen lagen bei allen derartigen Versuchen innerhalb ± 10%.

Ergebnisse

Abb. 2 zeigt die Meßergebnisse einer Koagulation mit deutlicher, aber noch nicht maximaler Weißfärbung, die mit einer Leistung von ca. 150 mW bei 1 s erzeugt wurde. Hier ist eine deutliche Differenz zwischen der gemessenen und der berechneten Temperaturkurve erkennbar. Besonders bemerkenswert ist, daß die tatsächlich gemessene Temperatur in dem Moment von dem theoretisch zu erwartenden Verlauf abweicht, in dem die Reflexion beginnt anzusteigen. Zur Klärung dieses Befundes wurde ein zweites Mal auf die glei-

che, nun schon weiße, Netzhautstelle mit den gleichen Koagulationsparametern koaguliert (Abb. 3).

Während die gemessene Temperaturerhöhung beim erstenmal ca. 90 °C war, beträgt sie jetzt nurmehr 75 °C (unterschiedliche Maßstäbe!). Die jetzt gemessene Temperaturerhöhung läßt sich mit einem theoretischen Temperaturverlauf in Einklang bringen, wenn man einen um ca. 200 µm größeren Bestrahlungsdurchmesser den Berechnungen zugrundelegt. Dieser Sachverhalt des plötzlichen Abknickens des Temperaturverlaufs konnte bei allen unseren Koagulationen, die zu klinischen Weißfärbungen führten, beobachtet werden. Weiterhin konnte die Änderung des Temperaturverlaufs bei einer nochmaligen Koagulation auf die gleiche Stelle durch eine entsprechende Vergrößerung des bestrahlten Areals erklärt werden. Eine andere, prinzipiell ebenfalls mögliche Erklärung für diese Abweichung von dem theoretisch zu erwartenden Temperaturverlauf durch eine niedrigere Bestrah-

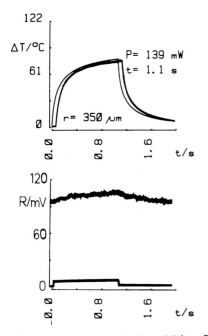

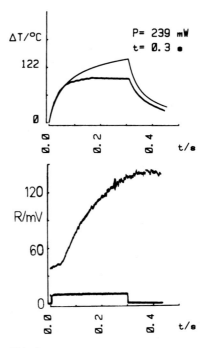

Abb. 3. Koagulation mit den gleichen Bestrahlungsparametern und auf die gleiche Netzhautstelle wie bei Abb. 2. Es tritt keine weitere Weißfärbung mehr auf (R = konst.). Der berechneten Temperaturerhöhung ΔT (dünne Kurve) wurde ein Bestrahlungsareal von 0,35 mm Radius zugrundegelegt

Abb. 4

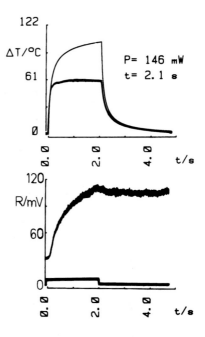

lungsstärke aufgrund der erhöhten Fundusreflektion scheidet wegen des nur einige Prozent betragenden reflektierten Lichts [4] aus.

Die Verringerung der realen Bestrahlungsstärke während der Koagulation resultiert also nicht aus der vermehrten Netzhautreflexion, was eine echte Schadenslimitierung bedeuten würde, sondern ist auf eine Vergrößerung des bestrahlten Netzhautareals zurückzuführen. Diese Vergrößerung führt natürlich auch zu einer zusätzlichen Schädigung benachbarter Netzhautareale.

In Abb. 4 und 5 sind die Verhältnisse bei zwei starken klinischen Läsionen gezeigt, die mit Expositionszeiten von 300 ms und 2 s produziert wurden. In beiden Fällen ist eine Abweichung der gemessenen von der gerechneten Temperaturkurve zu sehen, die wieder jeweils zu dem Zeitpunkt beginnt, an dem der Reflexionsanstieg den Beginn der Weißfärbung in der Retina anzeigt. Der Unterschied zwischen den beiden Kurven ist aber im Fall der längeren Exposition wesentlich größer und dauert natürlich auch länger an, obwohl die Weißfärbung dort eher gerin-

Abb. 4 und 5. Therapeutische Netzhautkoagulationen mit Expositionszeiten von 0,3 s und 2,1 s. Die Weißfärbung (Reflektion R) ist bei beiden Koagulationen nahezu gleich. Der Unterschied zwischen gemessener und berechneter Temperaturerhöhung ist bei der längeren Expositionszeit erheblich größer

ger ist. Der Grund dafür ist, daß bei der 2 sec langen Exposition die Weißfärbung in der Netzhaut schon relativ früh, nämlich im ersten Viertel, der Pulsdauer einsetzt, und die für die Energiedeponierung entscheidenden Pigmentstrukturen schon relativ früh gewissermaßen „verdeckt", was dann für den Hauptteil der Expositionszeit zu ungünstigeren Koagulationsbedingungen führt. Bei der 300 ms-Exposition tritt dieser „Verdeckungseffekt" natürlich auch auf, aber erst relativ spät und dann nicht so ausgeprägt, so daß hier die Koagulationsbedingungen im Ganzen günstiger sind.

Diskussion

Wenn wir abschließend die beiden Koagulationen, die 2 s- und 300 ms-Koagulation, noch einmal vergleichen, so muß gefolgert werden, daß zwei Tatsachen für die kürzeren Expositionszeiten sprechen:

1. Der, hier im Bild nicht direkt sichtbare, geringere Energieverlust durch die Wärmeleitung und

2. die Tatsache, daß die durch die Streuung in der geschädigten Netzhaut verursachte Vergrößerung des Bestrahlungsareals geringer ist und relativ zur Koagulationszeit erst später eintritt.

Beide Punkte führen dazu, daß der Energiebedarf für die Erzeugung einer vorgegebenen Läsion bei kürzeren Zeiten wesentlich geringer ist als bei längeren Expositionszeiten. In unserem Beispiel liegt die für die Erzeugung der Läsion benötigte Energie bei der 300 ms-Exposition bei nur 25% der Energie, die für die 2 s-Exposition benötigt wurde.

Zusammenfassung

Ursache und Wirkung bei der Lichtkoagulation der Netzhaut werden durch Temperaturmessungen bzw. -rechnungen und Reflexionsmessungen an definierten Orten des Fundus quantitativ erfaßt. Bei der Diskussion über die geeignete Wahl der Bestrahlungsparameter zeigt sich, daß bei Expositionszeiten von 300 ms nur ein Viertel derjenigen Energie benötigt wird, die bei 2 s aufgewendet werden muß, um vergleichbare Netzhauteffekte zu erzielen.

Literatur

1. Weinberg, W., McCord, M.C., Gabel, V.-P., Birngruber, R., Boergen, K.P., Hillenkamp, F.: Simultanmessung von Temperaturverlauf und Weißfärbung am Augenhintergrund während Laserkoagulation. Ber. Dtsch. Ophthalmol. Ges. 75, 411–414 (1978). – 2. Birngruber, R., Gabel, V.-P., Hillenkamp, F.: Fundus Reflectometry: A Step towards Optimisation of the Retina Photocoagulation. Mod. Probl. Ophthalmol. 18, 383–390 (1977). – 3. Birngruber, R.: Theoretische und experimentelle Untersuchungen zur thermischen Schädigung des Augenhintergrunds durch Laserstrahlen. Inauguraldissertation beim Fachbereich Physik der Univ. Frankfurt (1978). – Flower, R.W., McLeod, D.S., Pitts, S.M.: Reflection of Light from the Ocular Fundus. Prov. of the I. Internat. Symp. of Ophthal. Optics, Tokyo 2 (1978)

Aussprache

Herr Meyer-Schwickerath (Essen) zu Herrn Birngruber:

Energetische „Optimierung" interessiert nur, wenn durch ein Zuviel echte Schäden, z. B. an der Iris, entstehen.

Eine Wärmeausbreitung vom erwärmten Pigmentepithel erfolgt nicht nur in einer Richtung, sondern in allen Richtungen. Das bedeutet auch eine Vergrößerung des Herdes in der Fläche bei langen Expositionszeiten.

Der Wärmegradient der Retina ist nach den Untersuchungen von Tso und Wallow derart, daß die inneren Netzhautschichten bei mittlerer Herdgröße erst in ca. 0,8 sec erreicht werden.

Herr Birngruber (München), Schlußwort, zu Herrn Meyer-Schwickerath:

Bezüglich der geringeren therapeutischen Breite bei Verkürzung der Expositionszeit ist zu sagen, daß dieser Effekt quantitativ erst bei Zeiten geringer als 100 msec zum Tragen kommt, wie wir in einer kürzlich erschienenen Arbeit zeigen konnten. Bei den hier zur Diskussion stehenden Expositionszeiten von maximal 300 msec ist die ausreichende Trennung zwischen gewünschten und unerwünschten Effekten in jedem Fall gegeben. Bezüglich des Wärmegradienten in der neuralen Netzhaut muß gesagt werden, daß die Größe des bestrahlten Netzhautareals gegenüber der Expositionszeit die weitaus größere Rolle spielt. Bei Größen des bestrahlten Areals von 500 µm, wie sie hier verwendet wurden, besteht auch bei kurzen Zeiten eine deutliche Vorwärtscharakteristik der Wärmeleitung, so daß bevorzugt die Wärme vom Pigmentepithel ausgehend senkrecht dazu in die Netzhaut und in die Aderhaut abgeleitet wird und dort zu Temperaturerhöhungen führt. Die hier berichtete Vergrößerung des Netzhautschadens in radialer Richtung kommt nicht durch die Wärmeleitung zustande, sondern durch eine Vergrößerung des bestrahlten Areals aufgrund der Lichtstreuung in der geschädigten neutralen Netzhaut. Dies alles führt dazu, daß auch bei kurzen Expositionen in der Gegend von 300 µm bei Fleckgrößen von 500 µm die Nervenfaserschicht schon direkt geschädigt wird, wie unsere Temperaturmessungen und -rechnungen gezeigt haben.

Ber. Dtsch. Ophthalmol. Ges. **76**, 569–572 **(1979)**
Ionisierende Strahlen in der Ophthalmologie
Redigiert von W. Jaeger, Heidelberg
© J. F. Bergmann Verlag 1979

Anwendung des photoakustischen Spektroskopie-Verfahrens zur Bestimmung der Argon-Ion-Laser-Licht-Absorption in verschiedenen Abschnitten des Kaninchenauges [1]

F. Sayegh, B. Bulos, I. Shaheen und K. Saleh (Augenklinik und Physikalisches Inst. der Univ. Amman)

Zwei Bedingungen sind von Bedeutung für die Anwendung von Laser-Ion-Licht in der Behandlung von pathologischen Augenveränderungen im Bereich der Regenbogenhaut und der Netzhaut:

1. Hohe Durchlässigkeit und geringste Absorptionsfähigkeit der durchsichtigen Augenabschnitte für Laser-Licht.

2. Ausreichende Absorptionskapazität der zu behandelnden Medien des Auges.

Die Reflektions- und Absorptionsspektroskopie sind bekannte Untersuchungsmethoden im Bereich der Optik. Keine von ihnen kann für die Untersuchung nicht transparenter Medien angewandt werden, weil die Ausmessung der Reflektion und die Streuung des Laserlichtes nur ungenau erfaßt werden können. In den Bell Laboratorien ist das photoakustische Verfahren entwickelt worden, wodurch die Absorption getrübter und nicht transparenter Objekte möglich wurde (Maugh, 1975). Rosencwaig (1975) hat angedeutet, daß die photoakustische Spektroskopie eine Methode darstellt, welche nicht nur im Bereich der Physik und der Chemie, sondern auch im Bereich der Biologie und der Medizin brauchbare Anwendung haben kann.

[1] Die Arbeit wurde ermöglicht durch die finanzielle Unterstützung der Jordanischen Universität in Amman. Die statistische Auswertung erfolgte in der Computer-Abteilung der Royal Scientific Society, Director Dr. M. Salah.

Material und Methoden

Das Prinzip der Methode beruht auf Umwandlung der absorbierten Energie des auf ein bestimmtes Medium eingefallenen Lichtes zu Schallwellen, die mittels eines Mikrofons erfaßt und registriert

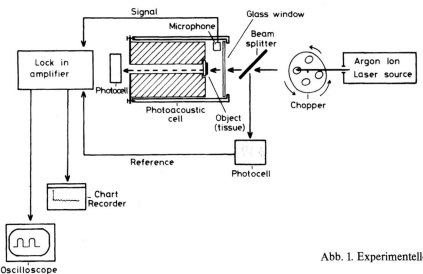

Abb. 1. Experimentelles Verfahren

werden. Die Schallwellenintensität ist dabei abhängig von der Absorption, der Dicke, der Kompreabilität und der Dichte des zu untersuchenden Objektes. Das Verfahren ist aufgezeichnet in Abbildung 1.

Die fortlaufenden parallelen Laserwellen (C.W. Laser) werden durch eine mit Bohrungen versehene rotierende schwarze Scheibe periodisch unterbrochen. Die Frequenz war auf 110 Hz abgestimmt. Ein Teil des Laserlichtes fällt periodisch auf das zu untersuchende Objekt, ein anderer Teil wird auf eine Photozelle reflektiert, wodurch es als Referenz dient. Die Laserimpulse verursachen eine Änderung der absorptionsabhängigen Gewebstemperatur, wodurch Dehnungen und Kontraktionen des Objektes entstehen. Diese Veränderungen erzeugen in der abgedichteten und abgeschlossenen Kammer Schallwellen, die mittels eines Kondensormikrofons erfaßt werden. Nur solche Schallwellen werden vom Verstärker wahrgenommen, die die gleiche Frequenz haben wie die Referenz. Dadurch werden andere störende Töne weitgehend abgeschaltet.

Die Untersuchungen wurden an Kaninchenaugen durchgeführt. Mit einem 8 mm-Trepan wurde die Hornhaut, dann die Sklera mit und ohne Ziliarkörper trepaniert. Die Iris wurde an ihrer Basis herausgeschnitten. Die Retina wurde zusammen mit der Aderhaut freipräpariert. Die Linse blieb intakt. Die verschiedenen Augenabschnitte wurden einzeln in der Photoakustikzelle aufgelegt und die Absorption bei verschiedenen Intensitäten bestimmt.

Ergebnisse und Diskussion

Ziel dieser Arbeit war es, die Anwendbarkeit des photoakustischen Spektroskopie-Verfahrens zu überprüfen und die Abhängigkeit zwischen Laserintensität und Absorption zu studieren. Weiterhin sollte der methodische Fehler errechnet werden. Es lagen 150 Wertepaare pro Augenteil zur Korrelationsberechnung vor (Abb. 2). Es ergab sich eine lineare Regression im untersuchten Intensitätsbereich (65–650 mW) sowohl für die verschiedenen Abschnitte des Kaninchenauges als auch für das Kontrollobjekt (Kohle). Die Absorption war am stärksten für die Iris, dann folgten der Reihe nach die Retina, die Sklera, die Linse und die Hornhaut. Wenn man die Laserabsorption durch eine 1 mm dicke Kohlenscheibe als 100% betrachtet, so beträgt die Absorption für die Iris 67,7%, für die Retina 53,6%, für die Sklera 13,8%, für die Linse 2,7% und für die Kornea 1,5%.

Der Absorptionsunterschied zwischen Iris und Netzhaut deutet auf ein stärkeres Pigmentieren der Iris hin. Die hohe Streuung der Absorptionswerte der pigmentierten Augenabschnitte läßt auf ein unterschiedliches Pigmentieren der verschiedenen Versuchstiere schließen. Sie äußert sich in Form eines geringeren Korrelationskoeffizienten (Tabelle 1). Das wird ersichtlich aus dem folgenden

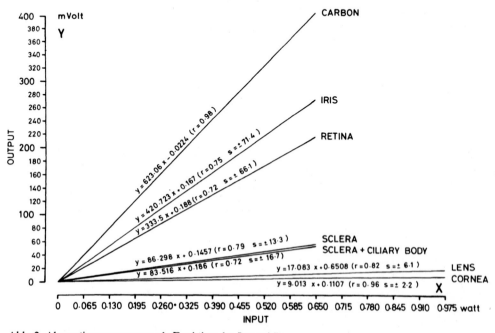

Abb. 2. Absorptionsmessungen als Funktion der Intensität

Tabelle 1. Laser-Ion-Licht-Absorption und Korrelationskoeffizienten als Funktion der Intensität

Objekt	Absorption in %	Verhältnis zwischen Absorption und Laserintensität
Iris	67,7 ± 16,0	0,75
Retina	53,6 ± 16,0	0,72
Sklera	13,8 ± 3,3	0,79
Linse	2,7 ± 1,5	0,82
Cornea	1,5 ± 0,4	0,96

Beispiel (Abb. 3). Eine Anisochromie-Iris zeigt in dem stärker pigmentierten Teil eine stärkere Absorption als in der weniger stark pigmentierten Irishälfte. Uns interessierte weiterhin die Frage, ob der Ziliarkörper einen Einfluß auf die Skleraabsorption hat. Die Skleraabsorption wurde deshalb mit und ohne Ziliarkörper bestimmt. Es fand sich kein signifikanter Unterschied (Abb. 2). Das bedeutet entweder, man erfaßt mit Hilfe des photoakustischen Verfahrens die Oberflächenabsorption oder, das Laserlicht wird an der Skleraoberfläche weitgehend zerstreut. Das sollte später durch gleichzeitige Messung der Absorption und der Temperatur aufgeklärt werden.

Zur Bestimmung der methodischen Fehler wurden die Hornhaut, als durchsichtiges Medium, und die Iris, als stark pigmentiertes Objekt, in vier Teile aufgeteilt und die Absorption für die einzelnen Teile gemessen. Die Differenz (D) zwischen den einzelnen Bestimmungen betrug für die Hornhaut bei einer Laserlicht-Intensität von 650 mW D = 0,73 ± 0,17 mV und für die Iris D = 2,03 ± 1,4 mV, wenn die einstrahlende Intensität 130 mW betrug.

Daraus ergibt sich ein methodischer Fehler von 0,1% für die Hornhaut und von 3,1% für die Iris. Eine bessere Abdichtung und Isolierung der photoakustischen Zelle sowie die Anwendung einer besseren Mikrofonqualität dürften zu einer weiteren Verringerung des methodischen Fehlers führen.

Sayegh et al. (1978) stellten fest, daß die Durchlässigkeit der durchsichtigen Augenabschnitte für Laserlicht ca. 90% beträgt. Ein Vergleich der Transmissions- und Absorptionsergebnisse läßt feststellen, daß die Reflektion des auf das Hornhaut- und Linsenzentrum senkrecht auffallenden parallelen Laserstrahles ca. 6% beträgt. Daraus ergibt sich, daß das photoakustische Spektroskopie-Verfahren eine genaue Bestimmung der Absorption transparenter und getrübter bio-

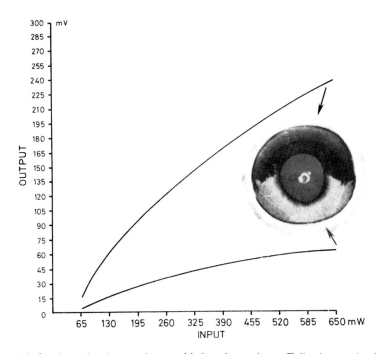

Abb. 3. Absorptionskurven der verschieden pigmentierten Teile einer Anisochromie-Iris

logischer Gewebe erlaubt. Es ist denkbar, daß an Hand solcher Absorptionsmessungen, wenn sie in Abhängigkeit von der Wellenlänge und Intensität durchgeführt werden, ein brauchbares Kriterium für die Gewebsdifferenzierung liefern.

Zusammenfassung

Die Reflektions- und Absorptions-Spektroskopie sind bekannte Untersuchungsmethoden im Bereich der Optik. Keine dieser Methoden kann für die Untersuchung nicht transparenter Medien angewandt werden. 1975 wurde von Maugh eine neue Methode, die photoakustische Spektroskopie, entwickelt, womit Absorptionsmessungen nicht transparenter Körper möglich wurde. Ein solches Gerät wurde nachgebaut und Absorptionsmessungen des Argon-Ion-Laser-Lichtes in verschiedenen Augenabschnitten bestimmt. Es ergab sich eine lineare Regression zwischen Laser-Intensität und Absorption. Die Absorption war am stärksten für die Iris (68%), dann folgten der Reihe nach die Retina (54%), die Sklera (14%), die Linse (3%) und die Hornhaut (1,5%). Der methodische Fehler betrug für die Hornhaut bei einer Laserintensität von 650 mW $0,73 \pm 0,17$ mV (= 0,1%) und für die Iris $2,03 \pm 1,4$ mV (= 3,1%), wenn die Einstrahlintensität 130 mW betrug. Daraus ergibt sich, daß das photoakustische Spektroskopie-Verfahren eine genaue Bestimmung der Absorption biologischer Gewebe erlaubt. Es ist denkbar, daß solche Absorptionsmessungen, wenn sie in Abhängigkeit von der Wellenlänge und Intensität durchgeführt werden, ein brauchbares Kriterium für die Gewebsdifferenzierung liefern.

Literatur

Maugh II, T.H.: Science **188**, 38 (1975). – Rosencwaig, A.: Photoacoustic spectroscopy of solids. Physics today 23–30 (1975). – Rosencwaig, A.: Science **181**, 657 (1975). – Rosencwaig, A., Hall, S.S.: Anal. Chem. **47**, 548 (1975). – Rosencwaig, A.: Opt. Comman. **7**, 305 (1973). – Rosencwaig, A.: Anal. Chem. **47**, 592 A (1975). – Sayegh, F., Bulos, B., Shaheen, I.: Dirasat (im Druck)

Aussprache

Herr Birngruber (München) zu Herrn Sayegh:

Ich bin über die hohe Lichtabsorption von 14% in der Sklera erstaunt. Möglicherweise haben Sie durch die große Lichtstreuung in der Netzhaut zu geringe Energiewerte und damit zu hohe Absorptionswerte gemessen. Meine Frage ist nun: Wie berücksichtigen Sie bei Ihren Messungen die Lichtstreuung und was ist der Vorteil Ihrer Methodik gegenüber dem klassischen Spektroskopieverfahren?

Herr Gabel (München) zu Herrn Sayegh:

Bei Absorptionsmessungen von pigmentierten Strukturen wie z.B. dem Pigmentepithel oder der Iris, müssen starke individuelle und ortsabhängige, also innerhalb eines Auges an verschiedenen Stellen, Schwankungen der Meßwerte berücksichtigt werden. Wie wir gezeigt haben, bestehen sowohl bei Kaninchen wie auch Affen und bei Menschen derartige ausgeprägte Variationen. Es erscheint daher notwendig zu prüfen, ob eine Verbesserung der Meßgenauigkeit wie sie vom Vortragenden gefordert wird bessere Informationen geben kann.

Die hier präsentierten Meßwerte über die Irisabsorption stehen im Widerspruch zu den ausführlichen Messungen von Watts, die im „British Journal of Ophthalmology" veröffentlicht wurden. Bei Nichtalbino-Kaninchen, wie sie in der vorliegenden Untersuchung verwendet wurden, zeigt bereits eine mikroskopische Betrachtung eines Irispigmentepithel-Flachpräparates die intensive Pigmenteinlagerung, die sicher Absorptionswerte von über 90% bedingt.

Herr Meyer-Schwickerath (Essen) zu Herrn Sayegh:

„Retina" in Ihrem Sinne bedeutet Neuroretina *plus* Pigmentepithel. Die Neuroretina allein absorbiert sehr wenig.

Herr Sayegh (Amman), Schlußwort, zu Herrn Birngruber:

Die Streuung aus der Skleraoberfläche beeinflußt das Messungsergebnis nicht. Die relativ hohe Absorption durch die Sklera könnte methodisch bedingt sein.

Zu Herrn Meyer-Schwickerath:

Die Methode wird im Bereich der Chemie erfolgreich bei der Bestimmung unbekannter Substanzen angewandt. Deshalb hoffen wir, daß es doch ein brauchbares Kriterium für die Gewebsdifferenzierung liefert.

Zu Herrn Gabel:

Wenn man die Streuung berücksichtigt, stellt man fest, daß die Iris in manchen Fällen eine Laserabsorption von über 90% aufweist.

Ber. Dtsch. Ophthalmol. Ges. 76, 573–576 (1979)
Ionisierende Strahlen in der Ophthalmologie
Redigiert von W. Jaeger, Heidelberg
© J. F. Bergmann Verlag 1979

Ergebnisse von Laserkoagulationen bei degenerativen Makula-Schichtlöchern

H. Hanselmayer (Univ.-Augenklinik Graz. Vorstand: Prof. Dr. H. Hofmann)

Die auf degenerativer Basis entstandenen Makula-Schichtlöcher (metazystische Löcher nach Vogt) bewirken in der Mehrzahl der Fälle eine wesentliche Beeinträchtigung der zentralen Sehschärfe. Der Verlauf dieser Erkrankung der Netzhautmitte ist ohne ärztliche Intervention fast immer progredient, wobei früher oder später vor allem das Lesen nicht mehr möglich ist.

Die Möglichkeiten der Therapie sind bei dieser Erkrankung des Alters bekanntlich relativ begrenzt. Sautter hat vor kurzem in einer zusammenfassenden Publikation die konservative Therapie von degenerativen Makulaleiden erörtert und hierbei vor allem geriatrische Maßnahmen in den Vordergrund gestellt. Bangerter konnte mit der Implantation von Amnion oder Plazenta auf gewisse Erfolge verweisen und durch die Lichtkoagulation nach Meyer-Schwickerath kann eine Zunahme des Ödems in den gespaltenen Makulaschichten verhindert werden. In einer ersten Publikation haben wir über die Anwendung der Laserkoagulation berichtet und hierbei vor allem auf eine schonende Technik zur Erhaltung des noch vorhandenen zentralen Sehens hingewiesen.

Im folgenden werden die Ergebnisse mitgeteilt, die mit der Laserkoagulation in den vergangenen 4 Jahren bei 41 Fällen mit degenerativen Makula-Schichtlöchern gewonnen worden sind.

Kasuistik

Das Alter der 41 koagulierten Patienten lag zwischen 59 und 87 Jahren, das Durchschnittsalter betrug 70,9 Jahre. In der Geschlechtsverteilung übertraf das weibliche Geschlecht mit 34 Fällen weitaus das männliche mit nur 7 Patienten. Unsere Untersuchungen ließen auch erkennen, daß eine auffallende höhere Häufigkeit der rechts-links-Verteilung von Patienten mit einem Makula-Schichtloch vorkam. So waren 5 Fälle beidseits, 28 Patienten am rechten und nur 8 Fälle am linken Auge erkrankt.

Die subjektiven Angaben über die Dauer der Sehstörungen schwankten außerordentlich: 14 Patienten klagten über ein abnehmendes Sehvermögen seit einer Zeit von 4 Wochen, 13 von 4 Wochen bis zu 3 Monaten und 14 Patienten (in welchen die 5 beidseitigen Fälle eingeschlossen sind) klagten, daß sie schon länger als 3 Monate schlechter sehen. Es bestanden also in etlichen Fällen Sehstörungen von relativ kurzer Dauer. In der Anamnese wurde von vielen Patienten angegeben, daß die Verschlechterung des Sehvermögens relativ rasch innerhalb weniger Tage aufgetreten ist. Der vor der Koagulation festgestellte Visus unserer Fälle ist in der Tabelle 1 zusammengestellt.

Methode der Koagulationen

Die Koagulationen wurden mit einem Argon-Lasergerät[1] in schonender Technik so durchgeführt, wie sie in einer ersten Publikation beschrieben worden sind. Es wurde hierbei prinzipiell die Koagulation des unteren Lochrandes vorgezogen, um die wertvolleren unteren Bereiche des Gesichtsfeldes zu schonen. Weiterhin wurde angestrebt, die Lesefähigkeit zu erhalten, bzw. zu verbessern. Aus diesem Grunde wurden 6 bis 8 Koagulate so appliziert, daß der rechtsseitige zentrale Gesichtsfeldbereich von Ausfällen geschont wurde: Am rechten Auge erfolgten die Koagulationen daher am unte-

---

[1] Coherent Argon-Laser-Photocoagulator, PC 800.

Tabelle 1. Visus von 41 Fällen mit degenerativem Makula-Schichtloch vor der Laserkoagulation

Visus	1,2–0,8	0,7–0,5	0,4–0,2	0,15–0,07	0,033–0,01	FZ–HBW
Fälle	1	3	14	19	3	1

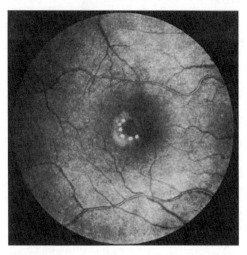

Abb. 1. Degeneratives Makula-Schichtloch mit frischen Laserkoagulaten. 75 a ♂, rechtes Auge. Koagulate: 50 μ Durchmesser, 0,02 sec, 280 mW

Fälle konnten regelmäßig kontrolliert werden, die übrigen wegen einer weiten Entfernung des Wohnsitzes, Gebrechlichkeit bzw. Exitus nur kurze Zeit nach den Koagulationen.

Bei einer Beobachtungszeit bis zu 3 1/2 Jahren war der Visus nach der Koagulation in 27 Fällen praktisch unverändert, in 9 Fällen erfolgte eine geringe Besserung und in 4 Fällen eine Verschlechterung. Entsprechende Daten sind in den Tabellen 2 und 3 zusammengefaßt.

Tabelle 3. Verschlechterung des Visus bei 4 Fällen mit degenerativen Makula-Schichtlöchern nach der Laserkoagulation

Visus vor der Koagul.	0,1	0,25	0,1	0,2
Nach der Koagul.	0,07	0,04	0,07	0,1

ren temporalen Rand des Schichtloches (Abb. 1), links am unteren nasalen Rand.

Bei dieser Therapie scheint vor allem auch der Blendendurchmesser und die Lage der Koagulate in Beziehung zum Lochrand von Bedeutung zu sein. Um eine Verklebung der gespaltenen Netzhautschichten im Anschluß an die Koagulation zu gewährleisten, sollen die Koagulate am peripheren Rande der Spaltung bzw. knapp zentral davon im interretinalen Ödem liegen. Die Blendengröße haben wir in den ersten Fällen unserer Serie sehr klein mit 50 μ Durchmesser gewählt. In letzter Zeit sind wir jedoch bei fortgeschritteneren Fällen mit ausgeprägterem Ödem und Visusverlust von etwa 0,3 abwärts zur Blendengröße von 100 μ übergegangen und haben auch eine stärkere Intensität von etwa 250–400 mW bei einer Koagulationsdauer von 0,05 sec gewählt, um eine sichere Verklebung zu erreichen.

Ergebnisse

In allen Fällen wurden Fundusuntersuchungen, Visusbestimmungen und Untersuchungen des zentralen Gesichtsfeldes mit den Amsler-Karten durchgeführt. Etwa 2/3 der

Zusammenfassende Bemerkungen

Die Ergebnisse der Laserkoagulationen bei Makula-Schichtlöchern haben gezeigt, daß durch diese Maßnahmen in der Mehrzahl der Fälle eine Zunahme der Sehverschlechterung verhütet werden kann. Wir schließen uns daher der Meinung von Meyer-Schwikkerath und Zwengg an, daß schonende Koagulationen bei Makula-Schichtlöchern von Vorteil sind. Es scheint erstrebenswert zu sein, unabhängig vom Visus frühzeitig zu koagulieren, weil durch die Koagulation als solche einerseits praktisch keine Komplikationen wie etwa eine weitere Verschlechterung des zentralen Sehens befürchtet werden müssen und weil andererseits eine Zunahme des interretinalen Ödems und somit eine Verschlechterung des zentralen Sehens verhütet werden kann.

Zusammenfassung

Die Ergebnisse von Laser-Koagulationen bei 41 Fällen von degenerativen Maculaschichtlöchern (metazystische Löcher nach Vogt) werden mitgeteilt. Die schonende Koagulation ist für diese

Tabelle 2. Besserung des Visus in 9 Fällen mit degenerativem Makula-Schichtloch nach der Laserkoagulation

Visus vor der Koagul.	0,3	0,1	0,4	0,3	0,03	0,1	0,2	0,15	0,15
Nach der Koagul.	0,4	0,15	0,5	0,4	0,1	0,15	0,3	0,5	0,2

Erkrankung der Netzhautmitte von Vorteil und es kann hierdurch in der Mehrzahl der Fälle ein weiterer Sehverlust verhütet werden.

Summary. Follow up studies of 41 cases with degenerative layered macular holes (metacystic holes of Vogt) in which laser-photocoagulation was done are demonstrated. Carefully applied coagulations in this disease are of advantage because in the majority of the cases further loss of vision can be prevented.

Résumé. Les auteurs présentent les résultats de la photo-coagulation par Laser dans 41 cas de foramens dégénératifs des couches de la macula. La coagulation prudente s'avère favorable et permet de prévenir une autre dégradation de la vision dans la majorité des cas.

Literatur

Bangerter, A.: Zur Therapie beim Makulaloch. Klin. Monatsbl. Augenheilkd. **136**, 593 (1960). – Hanselmayer, H.: Zur Laserkoagulation bei Makulaschichtlöchern. Klin. Monatsbl. Augenheilkd. **169**, 231 (1976). – Meyer-Schwickerath, G.: Lichtkoagulation. Büch. Augenarzt., Heft 33. Stuttgart: Enke 1959. – Sautter, H., Utermann, D.: Gesichtspunkte zur medikamentösen Behandlung der degenerativen „senilen" Makulaaffektionen. Ber. Dtsch. Ophthalmol. Ges. (1973). – Zweng, H. C., Little, L., Peabody, R. P.: Lasercoagulation and retinal angiography. St. Louis: Mosby 1969

Aussprache

Herr François (Gent) zu Herrn Hanselmayer:

Ich habe mich sehr interessiert für den Vortrag von Herrn Hanselmayer. Ich möchte vorher zwei Anmerkungen machen:

1. Wenn die Makulaschichtlöcher geformt sind, ist die Krankheit stationär.

2. Diese Löcher geben niemals Veranlassung zu einer Netzhautablösung. Aus diesen Gründen denke ich, daß man nichts tun soll und daß eine Laserfotokoagulation nur das relative oder absolute Zentral-Skotom vergrößern wird. Die Ergebnisse von Herrn Hanselmayer sind übrigens nicht überzeugend:

1. Er bekommt nur eine Verbesserung in 21 bis 22% der Fälle.

2. Diese Verbesserung überschreitet 0,1 nicht, was nicht bedeutend ist.

Herr Birngruber (München) zu Herrn Hanselmayer:

Wenn ich richtig unterrichtet bin, befinden sich die Makulaschichtlöcher in einem Abstand von ungefähr 100 µm vom Pigmentepithel entfernt.

Wenn Sie mit Fleckgrößen von 50 µm koagulieren, breitet sich die Wärme vom Pigmentepithel ausgehend, nahezu kugelförmig aus, so daß ein starker radialer Temperaturgradient entsteht und am Ort der Schichtlöcher nur geringe Temperaturerhöhungen entstehen. Haben Sie eine Vorstellung über den Wirkungsmechanismus bei Ihrer Behandlungsmethode, d.h. wissen Sie, was geschädigt wird und wodurch der therapeutische Effekt erzielt werden soll?

Herr Remky (München) zu Herrn Hanselmayer:

Liegen Erfahrungen mit der Anwendung des Rubinlasers vor, der leider als antiquiert gilt, obwohl er im Makulabereich dem Argonlaser vorzuziehen ist?

Herr Gabel (München) zu Herrn Hanselmayer:

Wie wir gemessen haben, beträgt die Xanthophyllabsorption in der Makula in einem zentralen Bereich von ca. 0,6 mm Durchmesser bei der Wellenlänge zwischen 420 und 500 nm bis zu 80%. Es ist daher zu berücksichtigen, daß mit dem Argon-Laser intraretinale Läsionen gesetzt werden, die wohl kaum einen therapeutischen Effekt bei Makulaschichtlöchern haben können, sondern viel eher eine unerwünschte Visusminderung zur Folge haben können.

Zu Herrn Remky:

Es gibt von einer Firma einen Koagulator, in dem sowohl ein Argon-Laser als auch ein Krypton-Laser, der im Roten emittiert. Wollte man daher Koagulationen im Bereich der Xanthophylleinlagerung durchführen, so wäre dieses Gerät in Betracht zu ziehen.

Herr Hanselmayer (Graz), Schlußwort, zu Herrn François:

Es gibt leider kaum Publikationen, in welchen der klinische Verlauf der degenerativen Schichtlöcher beschrieben worden ist. Eigene Erfahrungen ließen erkennen, daß ohne jegliche Therapie in einem Teil der Fälle kaum ein Fortschreiten der Erkrankung auftritt. In anderen Fällen wurden jedoch eindeutig Verschlechterungen im Sinne einer Zunahme bzw. Vergrößerung des interretinalen Ödems der Netzhautmitte beobachtet. Netzhautabhebungen kommen bei normaler Refraktion ja nicht vor und es war daher auch nicht das Ziel unserer Koagulationen in dieser Richtung prophylaktisch aktiv zu sein. Wie ich schon ausgeführt hatte, kam es durch die Koagulationen praktisch zu keiner signifikanten Besserung des Sehvermögens. Es konnte in der überwiegenden Mehrzahl jedoch eine weitere Verschlechterung verhütet werden. Eine Zunahme des zentralen Skotoms wurde gemäß Untersuchungen mit Amsler-Karten – wohl auf Grund der schonenden Koagulationen – nicht gefunden.

Zu Herrn Birngruber:

Wie ich schon ausgeführt habe, ist es vorteilhaft, die Koagulate zentral von der Basis der gespaltenen Netzhaut und nicht unmittelbar am Lochrandbereich anzubringen um die Verklebung der Netzhautschichten zu gewährleisten.

Zu Herrn Remky:

Wir haben keine eigenen Erfahrungen mit dem Rubin-Laser.

Zu Herrn Gabel:

Die Nachuntersuchungen haben eindeutig gezeigt, daß durch die Koagulationen als solche keine signifikante Verschlechterung des zentralen Sehvermögens befürchtet werden muß.

Ber. Dtsch. Ophthalmol. Ges. 76, 577–581 (1979)
Ionisierende Strahlen in der Ophthalmologie
Redigiert von W. Jaeger, Heidelberg
© J. F. Bergmann Verlag 1979

Katarakt und Glaukom

Eine neue Mutante (*cat-b*) der Sprague-Dawley-Ratte mit hereditären Katarakten[1]

H.-R. Koch und H. Baumgarten (Klinisches Inst. für experimentelle Ophthalmologie der Univ. Bonn)

Einführung

Im Verlaufe der letzten Jahre hatten wir im Rahmen zahlreicher Tierexperimente mit Laborratten die Gelegenheit, hin und wieder Ratten zu beobachten, bei denen als Zufallsbefund eine Cataracta congenita bestand. Von den 6 Typen angeborener und vererbter Katarakt, die wir bisher gefunden haben, wurden zwei bereits publiziert. Im einen Fall handelte es sich um eine Nahttrübung des hinteren Embryonalkerns (Koch et al., 1976), im anderen um eine kleine kugelige Trübung des vorderen Embryonalkerns (Koch et al., 1977). Im folgenden möchten wir über einen dritten Trübungstyp berichten, den wir von der morphologischen Ausprägung und dem Verlauf her für besonders interessant halten.

Diese Trübung beobachteten wir erstmals bei einigen Tieren aus einem Wurf von Sprague-Dawley-Ratten, die wir im Rahmen einer Untersuchung zur Röteln-Embryopathie bei

der Ratte durchführten (Baumgarten, 1977). Wir haben das Merkmal als *cat-b* bezeichnet.

Die Quelle dieser Tiere ist der ausgezüchtete Sprague-Dawley-Stamm des Zentralinstituts für Versuchstiere (Hannover), unsere Kontrolltiere entstammten derselben Quelle. Wir haben die Tiere weiter gezüchtet, den Erbgang festgestellt, bei einer Tiergruppe über 1 1/2 Jahre die Entwicklung der Linsentrübungen weiterverfolgt und Bestimmungen des Linsenfrischgewichtes vorgenommen.

Erbgang

Die Trübung wurde erstmals beobachtet bei 4 Tieren aus einem Wurf von 12. Es zeigte sich, daß auch die Mutter dieselbe Trübung aufwies. Der Vater war leider nicht mehr aufzufinden. Bei der Weiterzucht zeigte sich, daß 71 Nachkommen aus Paarungen zwischen Katarakttieren und normalen, nicht verwandten Tieren alle phänotypisch normal waren (Tabelle 1). Wurden diese phänotypisch normalen F1-Tiere wiederum untereinander gekreuzt, so ergab sich ein Verhält-

[1] Diese Untersuchungen wurden großzügigerweise von der Deutschen Forschungsgemeinschaft unterstützt (Vorhaben Ko 594/2).

Tabelle 1. Kreuzungsversuche mit der neuen Mutante *cat-b* mit angeborenen Katarakten

Kreuzung zwischen		F_1-Phänotyp:		
♂ × ♀		cat-b	cat-b$_{red}$	+
cat-b / cat-b ×	+ / +	0	0	45
+ / + ×	cat-b / cat-b	0	0	26
cat-b / + ×	cat-b / +	7	1	35
cat-b / cat-b ×	cat-b / cat-b	110	5	1

+ normal; cat-b Trübung; cat-b$_{red}$ angedeutete Trübung

nis von 8 : 35, das sich nicht signifikant von dem erwarteten Verhältnis 1 : 3 für ein rezessives Gen unterscheidet. Aus Kreuzungen zwischen phänotypisch betroffenen Katarakt-Tieren untereinander erhielten wir 116 Nachkommen, von denen 110 Tiere mindestens auf einem Auge eine Kerntrübung, zum Teil vergesellschaftet mit einer vorderen fusiformen Trübung, erkennen ließen. Nur bei 5 Tieren wurde eine verminderte Expressivität festgestellt. Hier waren beide Linsen von sehr diskreten Kernveränderungen betroffen, während 1 Tier phänotypisch normal war.

Hieraus ergibt sich, daß die beobachtete Trübungsform ein rezessiv vererbtes Merkmal ist. Die Penetranz des rezessiven Gens ist 99%. Es besteht eine geringe Variabilität in der Expressivität.

In jeder anderen Hinsicht erschienen die Tiere normal. Die Fortpflanzungsfähigkeit war nicht eingeschränkt. Die mittleren Wurfgrößen unterschieden sich zwischen betroffenen, heterozygoten und normalen Tieren nicht. Eine Vergesellschaftung mit weiteren Mißbildungen oder Störungen konnte nicht festgestellt werden. Die Entwicklung des Körpergewichts bei den Katarakt-Tieren wich nicht von der in einer Kontrollgruppe ab.

Spaltlampenuntersuchungen

Ein Wurf von 10 homozygoten *cat-b*-Tieren wurde über einen Zeitraum von 6 Monaten regelmäßig an der Spaltlampe untersucht. Dabei erfolgte die erste Spaltlampenuntersuchung im Alter von 14 Tagen, d.h. kurz nach der spontanen Öffnung der Augen. Alle Tiere hatten bereits zu diesem Zeitpunkt Linsentrübungen. Dabei zeigte sich, daß die inneren Linsenkernanteile klar waren. Um diese herum befand sich eine schichtförmige getrübte Zone, die an ihrer Vorderfläche eine etwas dichtere Trübungszone aufwies. Bei 6 der Tiere fand sich eine zapfen- oder pyramidenförmige, weißlich-getrübte Verbindung zwischen dieser Kerntrübung und dem vorderen Linsenpol. Am vorderen Linsenpol selbst war in diesen Fällen eine kleine zirkuläre subkapsuläre Trübung vorhanden (Abb. 1). Die 4 übrigen Tiere hatten etwas weniger ausgeprägte Trübungen und ließen die zapfenförmige Verbindung zwischen Linsenkern und vorderem Pol vermissen. Bei 2 Tieren war schließlich an einem Auge die Trübung so

diskret, daß nur eine zarte Trübungsschicht den Kern einschloß. Von verminderter Expressivität (vgl. Tabelle 1) haben wir immer dann gesprochen, wenn eine solche diskrete Trübungsausprägung auf beiden Augen vorhanden war.

Während der weiteren Beobachtung haben sich die beschriebenen Linsentrübungen nicht weiterentwickelt. Im Verlaufe des weiteren Linsenwachstums haben sich vielmehr neue klare Linsenanteile appositionell um die bereits vorhandenen Linsenanteile herum entwickelt, so daß die getrübte Linsenzone in Beziehung auf die Gesamtlinse allmählich kleiner wurde (Abb. 2). Bei den Tieren, bei denen die oben erwähnte getrübte, zapfenförmige Verbindung zwischen Kern und vorderem Linsenpol bestand, zeigte sich während dieser Periode eine allmähliche Verjüngung und Ausziehung dieses getrübten Bereichs. Am 41. Lebenstag hatte sich die Morphologie der Trübung so verändert, daß von einer kleinen Kerntrübung eine zipfelförmige Ausstülpung nach vorne ragte, von der dann eine fadenförmige Verbindung zum vorderen Linsenpol lief. Diese fadenförmige Verbindung riß dann im Verlaufe der weiteren Linsenentwicklung vollständig ab, so daß am 81. Tag nur noch bei 3 Ratten eine solche Verbindung bestand und am 109. Tag diese Verbindung bei allen Versuchstieren unterbrochen war. Es bestand jetzt nur noch eine Kerntrübung mit einer kleinen zipfligen Ausziehung, die auf den vorderen Linsenpol gerichtet war (Abb. 3).

Linsenfrischgewichte

Zu verschiedenen Zeitpunkten unseres Versuchs wurden homozygote Katarakt-Tiere

Abb. 1 A und B. Pyramidenförmige (A) und zapfenförmige Verbindung (B) zwischen einer Kerntrübung und dem vorderen Linsenpol bei zwei Tieren der neuen Mutante *cat-b* am 14. bzw. 20. Lebenstag

Abb. 2 A und B. Linsentrübung (*cat-b*) am 14. Lebenstag (A) und relative Abnahme der Größe des getrübten Bereichs am 189. Tag (B)

Abb. 3 A und B. Abreißen der zapfenförmigen Verbindung zwischen Kerntrübung und vorderem Linsenpol: Befunde am 109. (A) und am 189. (B) Lebenstag

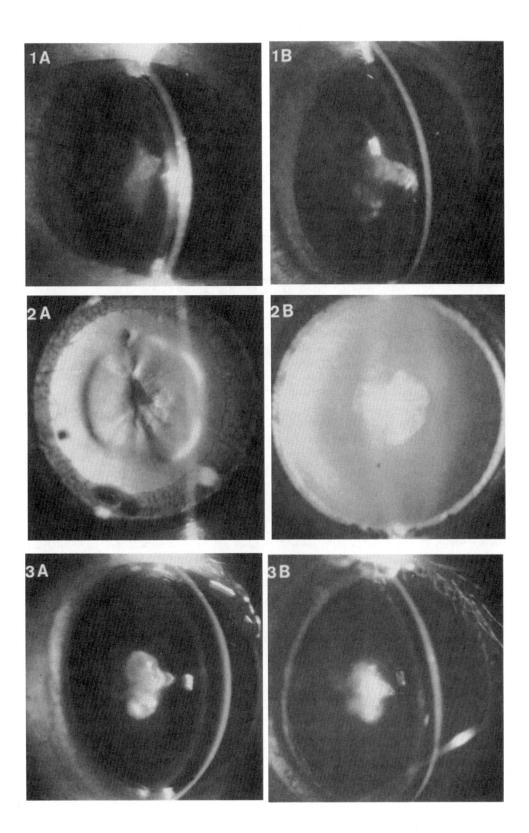

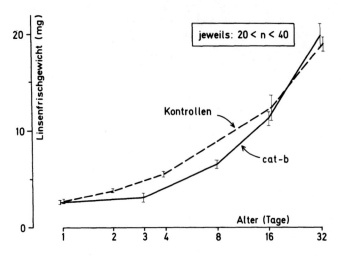

Abb. 4. Verhalten des Linsenfrischgewichts bei Ratten der *cat-b*-Mutante und bei normalen Sprague-Dawley-Ratten während der ersten 32 Lebenstage

und normale Kontrolltiere getötet und die Linsen präpariert. Die biochemischen Untersuchungen an diesen Linsen sind noch nicht abgeschlossen. Wir möchten hier nur über das Verhalten des Linsenfrischgewichts berichten. Die folgende Abbildung läßt erkennen, daß die Linsen der Kataraktmutante im Alter von 2 bis 8 Tagen leichter waren als die Linsen des nicht betroffenen Kontrollkollektivs. Vom 16. Tag an war dieser Unterschied nicht mehr zu erkennen und die Linsen beider Gruppen unterschieden sich nicht mehr signifikant (Abb. 4).

Diskussion

Die hier beschriebene Form einer kongenitalen, vererbten Katarakt stellt eine neue Mutante bei der Ratte dar. Von den im letzten halben Jahrhundert beschriebenen hereditären Katarakttypen bei der Ratte (Jess, 1925; Lambert und Sciuchetti, 1935; Bourne und Grüneberg, 1939; Smith und Barrentine, 1943; Leonard und Maisin, 1965; Smith et al., 1969; Kern und Schärer, 1970) läßt sich keine mit unserer hier vorgestellten Kataraktform vergleichen. Bei unserer Mutante erschien uns die Beobachtung einer fusiformen Verbindung zwischen vorderem Linsenpol und Linsenkern besonders interessant. Diese spindelförmige Verbindung riß im Laufe der späteren Linsenentwicklung bei allen unseren Tieren ab. Es läßt sich daher annehmen, daß eine ähnliche Verbindung auch bei den Tieren in der Zeit vor der Augenöffnung bestanden hat, bei denen wir später diese Veränderung nicht mehr registrieren konnten.

Die Trübungsform erinnert lebhaft an ei-

ne menschliche Form der kongenitalen vererbten Katarakt, bei der ebenfalls eine pyramiden- oder spindelförmige Verbindung zwischen einer Kerntrübung und dem vorderen Linsenpol besteht. Solche Fälle sind z.B. von Vogt (1931) und Lisch (1943) beschrieben worden. Die Tatsache, daß die Verbindung zwischen Kern und Linsenpol zum Zeitpunkt der Augenöffnung nur bei einem Teil der Tiere zu erkennen war und daß diese Verbindung bei allen Tieren im Verlaufe der weiteren Entwicklung unterbrochen wurde, legt den Verdacht nahe, daß auch reine Kerntrübungen der menschlichen Linse unter Umständen auf einen ähnlichen Entstehungsmechanismus zurückgeführt werden können. Wir glauben, mit dieser Kataraktmutante ein Experimentalmodell in Händen zu haben, das es uns erlaubt, durch embryologische, histologische und biochemische Untersuchungen nähere Aufschlüsse über die Mechanismen zu gewinnen, die auch beim Menschen zur Entwicklung von angeborenen, kongenitalen Linsentrübungen Anlaß geben.

Zusammenfassung

Eine neue Mutante der Sprague-Dawley-Ratte wird beschrieben, bei der als rezessiv vererbtes Merkmal eine Cataracta nuclearis mit Cataracta fusiformis anterior besteht. Das Merkmal ist nicht mit weiteren Mißbildungen vergesellschaftet. Eigentümlich an dieser Trübung ist die Beobachtung, daß sich die bei den jungen Tieren bestehende zapfenförmige Trübung zwischen dem Linsenkern und dem vorderen Linsenpol im Verlaufe der Entwicklung löst, so daß bei älteren Tieren nur noch eine Kerntrübung übrig bleibt. Die neue Mutante stellt ein interessantes Tiermodell für die Entwicklung entsprechender kongenitaler Katarakte des Menschen dar.

Literatur

Baumgarten, H.: Versuche zur experimentellen Rötelnembryopathie bei der Ratte. Diplomarbeit, Bonn (1977). – Bourne, M.C., Grüneberg, H.: Degeneration of the retina and cataract. A new recessive gene in the rat (rattus norvegicus). J. Hered. 30, 131-136 (1939). – Jess, A.: Über kongenitale und vererbbare Starformen der weißen Ratte nebst Bemerkungen über die Frage des Verhaltens der Linsen bei vitaminfreier Ernährung. Klin. Monatsbl. Augenheilkd. 74, 49-56 (1925). – Kern, R., Schärer, K.: Über eine angeborene Katarakt der Ratte. I: Linsenveränderungen während der ersten 14 Tage. Ophthalmologica 161, 255-263 (1970). – Koch, H.-R., Hockwin, O., Ohrloff, C.: Metabolic disorders of the lens. Metabol. Ophthalmol. 1, 55-62 (1976). – Koch, H.-R., Fischer, A., Kaufmann, H.: Occurence of cataracts in spontaneously hypertensive rats. Ophthalmic. Res. 9, 189-193 (1977). – Lambert, W.V., Sciuchetti, A.: A dwarf mutation in the rat. Science 81, 278 (1935). – Léonard, A., Maisin, J.R.: Hereditary cataract induced by X-irradiation of young rats. Nature 205, 615-616 (1965). – Lisch, K.: Zur Genese des vorderen Polstars. Albrecht von Graefes Arch. Klin. Ophthalmol. 145, 393-396 (1943). – Smith, S.E., Barrentine, B.F.: Hereditary cataract. A new dominant gene in the rat. J. Heredit. 34, 8-16 (1943). – Smith, R., Hoffmann, H., Cisar, C.: Congenital cataract in the rat. Arch. Ophthalmol. 81, 259-263 (1969). – Vogt, A.: Vorderer Polstar bei Schichtstar. In: Lehrbuch und Atlas der Spaltlampenmikroskopie des lebenden Auges. Bd. 2, S. 407. Berlin: Springer (1931)

Ber. Dtsch. Ophthalmol. Ges. 76, 583–586 (1979)
Ionisierende Strahlen in der Ophthalmologie
Redigiert von W. Jaeger, Heidelberg
© J. F. Bergmann Verlag 1979

Expulsive Blutung oder chorioidale Effusion?
Eine retrospektive Untersuchung

A. Kampik und J. Krochmalnik (München)

Die expulsive Blutung als äußerst gefürchtete Komplikation der Katarakt-Operation ist nach übereinstimmender Meinung fast immer vom Verlust des Augapfels selbst gefolgt. Bei diesen sehr seltenen, äußerst dramatisch ablaufenden Ereignissen besteht in der Regel weder an der Diagnose noch an dessen Folgen ein Zweifel. Daneben existieren aber auch expulsive Ereignisse, die sich durch ein plötzliches Ansteigen des Iris-Linsen-Diaphragmas mit Korpusvorfall vor oder während der Linsenextraktion ankündigen. Unter günstigen Umständen kann in diesen Fällen durch einen raschen Wundverschluß eine weitere Expulsion von Augeninhalt verhindert werden. Bei der Ophthalmoskopie wird lediglich eine bräunlich-schwärzliche Vorwölbung von Aderhaut- und Netzhautgewebe beobachtet. Für diese Ereignisse erhebt sich die Frage:

Handelt es sich hierbei um abortive Formen einer expulsiven subchorioidalen Hämorrhagie, die durch die rasche Tamponade des Wundverschlusses zum Stillstand gebracht werden können? Oder kann es sich bei diesen weniger verheerend ablaufenden Ereignissen auch um besonders dramatische Formen von Aderhautabhebungen handeln, die *nicht* durch eine Blutung hervorgerufen werden?

Zur Untersuchung dieser Frage wurden retrospektiv 9.150 Katarakt-Operationen analysiert, die in der Zeit von September 1968 bis August 1977 an der Augenklinik der Universität München durchgeführt wurden. Alle Operationen wurden mikrochirurgisch und bis auf wenige Ausnahmen in Retrobulbäranästhesie ausgeführt. Bei 50 Operationen wird im Operationsbericht ein expulsives Ereignis angegeben. Dies entspricht einer relativen Häufigkeit von 0,55%.

Von 46 Patienten konnten genauere klinische Daten analysiert werden.

Betrachtet man das postoperative Ergebnis nach erfolgter sogenannter expulsiver Blutung (Tabelle 1), so wird gerade dadurch offensichtlich, daß es sich bei diesen Ereignissen zumindest um Blutungen unterschiedlichen Ausmaßes handeln muß: Nur ein einziges Auge mußte enukleiert werden; in 37% trat ein praktischer Verlust des Sehvermögens ein. Bei 50% jedoch ließ das expulsive Ereignis ein brauchbares Sehvermögen zu.

Beim Versuch, die Operationen entsprechend dem Schweregrad des expulsiven Ereignisses weiter zu klassifizieren, lassen sich zwei Hauptgruppen unterscheiden:

1. Operationen, bei denen eine hintere Sklerotomie durchgeführt wurde, wobei teilweise eine echte Blutung nachgewiesen wurde;

2. Operationen, bei denen eine hintere Sklerotomie nicht durchgeführt wurde bzw. nicht durchgeführt werden mußte.

Bei der Auswertung des postoperativen Ergebnisses zunächst der Gruppe *mit* Sklerotomie (Tabelle 2) findet sich die in der Litera-

Tabelle 1. Postoperatives Ergebnis nach expulsivem Ereignis

Enukleation	1	=	2%
Amaurose bis Lichtschein	17	=	37%
Visus 1 m bis 0,1	5	=	11%
Visus besser 0,1	23	=	50%
Total	46	=	100%

Tabelle 2. Expulsives Ereignis *mit* hinterer Sklerotomie

Ergebnis Amaurose bis Lichtschein	14	=	56%
Visus bis 0,3	7	=	28%
Visus besser 0,3	4	=	16%
Total	25	=	100%

tur angegebene Tatsache, daß bei der überwiegenden Zahl nach dem expulsiven Ereignis das Auge praktisch verloren war.

Würde man nur bei dieser Gruppe von einer echten expulsiven Blutung sprechen, so läge die relative Häufigkeit der expulsiven Blutung in unserer Studie in Übereinstimmung mit Jaffe bei etwa 0,2%. Ganz im Gegensatz läßt sich in der Gruppe ohne Sklerotomie (Tabelle 3) feststellen, daß hier bei der

Tabelle 3. Expulsives Ereignis *ohne* hintere Sklerotomie

Ergebnis	Amaurose bis Lichtschein	2	=	10%
	Visus bis 0,3	4	=	19%
	Visus besser 0,3	15	=	71%
Total		21	=	100%

überwiegenden Mehrzahl ein brauchbares Sehvermögen trotz des expulsiven Ereignisses resultiert. Bemerkenswert ist weiterhin, daß das gute Sehvermögen schon kurz nach der Operation erreicht war und häufig die beobachtete Aderhautabhebung bis zur Entlassung aus der stationären Behandlung nicht mehr nachweisbar war. Die Möglichkeit einer expulsiven chorioidalen Effusion muß somit erwogen werden, was exemplarisch folgender Fallbericht nahelegt:

Bei einem 51jährigen Mann (J.-P.G., 280924) wird am linken Auge in Retrobulbäranästhesie eine Linsenextraktion mit Eröffnung ab externo im Zweistufenschnitt vorgenommen. Sofort beim Eröffnen der Vorderkammer starker Irisprolaps und Vordrängen der Linse. Bei der Extraktion Korpusverlust im Schwall. Funduskopisch Nachweis einer hohen zirkulären Aderhautamotio; nach vorderer Vitrektomie des weiter expulsierenden Korpus kann ein Wundverschluß ohne hintere Sklerotomie erreicht werden. Bis zur Entlassung war keine Aderhautamotio mehr nachweisbar.

Vier Monate später erfolgt die Linsenextraktion am Partnerauge, diesmal in Allgemeinnarkose. Die Operation läuft in gleicher Weise wie am ersten Auge ab. Ohne Sklerotomie kann auch hier ein Wundverschluß erreicht werden. Drei Tage später ist keine Aderhautamotio mehr sichtbar.

Das jetzige Sehvermögen beträgt beidseits 1,0 mit Korrektur.

Der Nachweis einer Aderhautamotio allein bei und nach Katarakt-Operationen ist keine Seltenheit. O'Brien und Swyers fanden bei unmittelbar postoperativer Funduskopie in der Mehrzahl der Fälle eine mehr oder weniger ausgeprägte Aderhautamotio. Ein expulsives Ereignis wird hierbei allerdings nicht mitgeteilt. Ruiz sowie Jaffe dagegen berichten von drei Einzelbeobachtungen, bei denen es ähnlich wie in den meisten Fällen unserer Gruppe ohne Sklerotomie zu einem expulsiven Ereignis bei plötzlich auftretender chorioidaler Effusion mit Aderhautabhebung gekommen ist. Die Existenz expulsiver chorioidaler Effusionen muß somit der expulsiven Blutung gegenübergestellt werden.

Auf welche Weise lassen sich nun die beiden expulsiven Ereignisse gegeneinander abgrenzen?

Aus pathologisch anatomischer Sicht wird bei der expulsiven Blutung als Ursache eine umschriebene Wandnekrose in einer hinteren Ziliararterie an der Eintrittsstelle in die Aderhaut angenommen (Landolt, Manschot).

Bei der chorioidalen Effusion wird eine plötzliche Transsudation durch das fenestrierte Endothel der Uvea bei pathologisch veränderten onkotischen oder transmuralen Druckverhältnissen postuliert (Moses; Spaeth et al.; Capper). In beiden Fällen ist der plötzliche Druckabfall im Auge das auslösende Moment.

Aus klinischer Sicht ist die gute Prognose der chorioidalen Effusion im Gegensatz zur schlechten Prognose der expulsiven Blutung ein entscheidendes Kriterium (Ruiz).

Inwieweit unterschiedliche Risikofaktoren eine Abgrenzungsmöglichkeit bieten, zeigt Tabelle 4.

Tabelle 4. *Risikofaktoren* beim expulsiven Ereignis

	Mit prakt. Erblindung	Mit günstigem Verlauf
	N = 18	N = 28
Hypertonus	44%	21%
Glaukom bzw. präoperativ erhöhter i.o. Druck	28%	4%
Präoperativ erhöhter i.o. Druck *oder* Hypertonus	61%	25%

So findet sich ein Hypertonus mehr als doppelt so häufig bei den expulsiven Ereignissen mit deletärem Verlauf. Ein Glaukom bzw. ein präoperativ erhöhter intraokularer Druck disponiert wohl eher für eine Blutung mit schlechtem Verlauf, als für eine uveale Effusion. Das Lebensalter liegt im Mittel in der prognostisch ungünstigen Gruppe etwas höher (6 Jahre) als in der prognostisch günstigeren Gruppe. Eine hohe Myopie scheint nach unserer Untersuchung dagegen weder für die eine noch die andere Form des expulsiven Ereignisses ein ausschlaggebender Faktor zu sein.

In der Zusammenfassung des bisher Gesagten läßt sich postulieren:

1. Eine expulsive chorioidale Effusion bei Katarakt-Operationen ist nicht so selten, wie man der Literatur entnehmen müßte (Jaffe). Möglicherweise ist eine derartige Effusion für viele Fälle von Korpusverlust bei Katarakt-Extraktion verantwortlich zu machen.

2. Intra operationem kann – zumindest im Anfangsstadium – eine expulsive Blutung häufig nicht von einer expulsiven chorioidalen Effusion unterschieden werden. Lediglich das Vorliegen eines Hypertonus oder eines Glaukomes läßt eine expulsive Blutung wahrscheinlicher werden. Andere Risikofaktoren bieten nach unserer Untersuchung dagegen keine Entscheidungshilfe.

3. Ein expulsives Ereignis während einer Katarakt-Operation muß nicht mit dem Verlust des Auges einhergehen. Wie diese Untersuchung zeigt, muß nach dem günstigen klinischen Verlauf bei der Mehrzahl, etwa 2/3, dieser Ereignisse eine chorioidale Effusion als Ursache angenommen werden. Nur in 2‰ unserer Katarakt-Operationen ist – etwas weniger häufig als in der Sammelstatistik von Jaffe – eine echte expulsive Blutung mit ihrem deletären Verlauf anzunehmen. Aus diesem Grunde sollte bei einem expulsiven Ereignis zunächst immer versucht werden, durch einen raschen Wundverschluß eine Tamponade der Effusion bzw. Blutung herbeizuführen. Denn das Risiko einer hinteren Sklerotomie bleibt nach den Ergebnissen unserer Untersuchung weiterhin unklar.

Literatur

Capper, S.A., Leopold, I.H.: Mechanism of serous choroidal detachment; a review and experimental study. Arch. Ophthalmol. 55, 101–113 (1956). – Jaffe, N.S.: Cataract Surgery and its Complications, 2nd ed. Saint Louis: Mosby 1976. – Landolt, E.: Die Cataractoperation und ihre Komplikationen in pathologisch-anatomischer Sicht. Bibl. Ophthalmol. Basel, New York: Karger 1968. – Manschot, W.A.: The Pathology of Expulsive Hemorrhage. Am. J. Ophthalmol. 40, 15–24 (1955). – Moses, R.A.: Detachment of the ciliary body – anatomical and physical considerations. Invest. Ophthalmol. 4, 935–941 (1965). – O'Brien, C.S.: Further observations on detachment of the choroid after cataract extraction. Arch. Ophthalmol. 16, 655–656 (1936). – Ruiz, R.S., Salmonsen, P.C.: Expulsive choroidal effusion: a complication of intraocular surgery. Arch. Ophthalmol. 94, 69–70 (1976). – Swyers, E.M.: Choroidal detachment immediately following cataract extraction. Arch. Ophthalmol. 88, 632 (1972)

Aussprache

Herr Sautter (Hamburg) zu den Herren Koch und Baumgarten:

Die vorgetragenen Befunde sind aus historischer Sicht insofern interessant, als sie gleichsam einen halben Spindelstar darstellen. Einen kompletten Spindelstar gibt es nämlich, obwohl in den Lehrbüchern auch heute noch aufgeführt, nicht; er würde sich aus morphologisch und genetisch völlig verschiedenen Elementen zusammensetzen. Der Begriff entstammt noch der Ära vor der Spaltlampenmikroskopie und beruht allein auf früheren histologischen Befunden. Der in den gezeigten Bildern vom getrübten Kern in die vordere Linsensubstanz ragende Zapfen, der durch appositionelles Wachstum allmählich verschwindet, könnte die im letzten Jahrhundert von v. Hess geäußerte Ansicht stützen, die einen angeborenen Kernstar auf eine Störung bei der Abschnürung des Linsenbläschens, also in der frühembryonalen Phase, zurückführte.

Zu den Herren Kampik und Krochmalnik:

Zweifellos gibt es intra operationem Ereignisse, die an eine „drohende" expulsive Blutung denken lassen. Man kann sie meistens durch sofort vorgenommenen provisorischen Wundverschluß und angeschlossene hintere Sklerotomie mit Absaugung von ca. 5 ml Glaskörper via pars plana beherrschen. Dabei stellt sich hinsichtlich der Ursache eines solchen Geschehens immer wieder die Frage, ob es sich nicht um einen rebound-Effekt nach vorausgegangener Glaskörper-Dehydrierung mittels Mannit oder Harnstoff handeln könnte. Andererseits wäre aber auch denkbar, daß eine reaktive Fluxion in das Gefäßpolster der Chorioidea, ausgelöst durch die Bulbusöffnung, eine solche „drohende" expulsive Blutung auslöst, während dem

Vollbild dann eine Gefäßruptur zugrunde zu legen wäre. Ich habe früher ebenfalls einmal eine Reihe expulsiver Blutungen auf ihre Ätiologie nachuntersuchen lassen. Dabei stellte sich heraus, daß die Hypertonie nicht signifikant beteiligt war. Die Ursache dürfte vielmehr primär eine Sklerose sein, zumal in aller Regel ältere Menschen betroffen sind. Sie verhindert die hämodynamische Anpassung an den bei der Bulbuseröffnung abrupt gesenkten intraokularen Druck.

Herr Böke (Kiel) zu den Herren Kampik und Krochmalnik:

Terminologisch sollte der Ausdruck „expulsiv" auf jene Fälle beschränkt werden, in denen Augeninhalt (Glaskörper, Netzhaut) tatsächlich nach außen vorfällt. Der Begriff „uveale Effusion" bezeichnet eine beidseitige, remittierende und rezidivierende sekundäre Netzhautablösung, bei der die retroretinale Flüssigkeit beweglich ist und sich entsprechend der Position des Auges verlagert [„shifting fluid", vergl. Arch. Ophthalmol. (Chic.) **70**, 189 (1963) und **90**, 399 (1973)].

Herr Pau (Düsseldorf) zu den Herren Kampik und Krochmalnik:

Eine „expulsive" chorioidale Effusion dürfte es nicht geben. Eine Transsudation solchen Ausmaßes kann nicht in Sekunden auftreten. Beim Verlust von Aderhaut und Netzhaut wurde immer Blut (expulsive Blutung) und nie ein Transsudat gefunden. Gelingt es, die Wunde einer expulsiven Blutung schnell wasserdicht zu verschließen, dann kommt es mit oder ohne Sklerotomie nach Wochen (nach Blutresorption) häufiger zu überraschend gutem Visus.

Herr Leydhecker (Würzburg) zu Herrn Kampik:

Man sollte strenger trennen zwischen der unaufhaltsam fortschreitenden blutigen Expulsion, die man meist auch durch raschen Verschluß der vorgelegten Naht nicht beherrschen kann, und dem starken Drängen des Glaskörpers, was meist einen Glaskörperabgang bedeutet, aber nicht den Verlust des Auges.

Herr Lund (München) zu Herrn Kampik:

Läßt sich aus Ihrer Studie erkennen, ob die Art des Starschnittes (z.B. Graefe-Messer) Einfluß hat auf die Häufigkeit solcher „expulsiver" Ereignisse?

Herr Koch (Bonn), Schlußwort, zu Herrn Sautter:

Herrn Prof. Sautter möchte ich sehr für seine anregende Diskussionsbemerkung danken. Wir glauben auch, daß diese besondere Trübung durch eine Störung des Bläschenschlusses bei der Linsenentwicklung hervorgerufen sein könnte. Wir wollen jetzt zu verschiedenen Zeitpunkten der Fetalzeit Linsenanlagen unseres Rattenstammes histologisch untersuchen und hoffen dann, weitere Aufschlüsse über die Art der Entwicklungsstörung zu gewinnen.

Herr Kampik (München), Schlußwort, zu Herrn Sautter:

Präoperative medikamentöse drucksenkende Maßnahmen, wie von Ihnen angesprochen, werden bei uns nicht routinemäßig durchgeführt und spielen daher in dieser Untersuchung wahrscheinlich kaum eine Rolle.

Ein systemischer Hypertonus findet sich bei den Patienten mit expulsivem Ereignis häufiger. Eine strenge statistische Auswertung dieses Risikofaktors ist wegen der Heterogenität der Gruppe nicht sicher möglich. Ein Hypertonus muß jedoch als Kriterium für eine Gefäßerkrankung angesehen werden.

Zu Herrn Böke:

Die Definition der expulsiven chorioidalen Effusion ist keine eigene. Der Begriff wurde von Ruiz sowie Jaffe übernommen.

Als Unterscheidungskriterium gegenüber der subchorioidalen Hämorrhagie kann die Tatsache gewertet werden, daß häufig die Aderhautamotio spätestens innerhalb von 8 Tagen vollständig verschwunden war. Dies spricht unserer Meinung nach eindeutig für eine nicht blutungsbedingte Aderhautamotio.

Zu Herrn Pau:

Plötzliche Flüssigkeitsansammlungen unter der Aderhaut sind beschrieben (s. Jaffe und Ruiz) und wurden deswegen in die Überlegungen zur Differentialdiagnose der expulsiven Blutung mit einbezogen.

Die Tamponade durch raschen Wundverschluß hat sich auch an unserer Klinik bewährt und soll hier gerade als das therapeutische Mittel der ersten Wahl propagiert werden.

Zu Herrn Leydhecker:

Der deletäre Verlauf einer expulsiven Blutung bei Katarakt-Operation soll hier nicht verniedlicht werden. Es sollte aber gezeigt werden, daß es neben diesen deletären Ereignissen auch mittlere bis leichtere Formen gibt, die prognostisch günstiger verlaufen und unter unseren expulsiven Ereignissen die Mehrheit darstellen.

Zu Herrn Lund:

Nach unserer Untersuchung scheint ein expulsives Ereignis relativ häufiger nach einem Graefe-Schnitt aufzutreten. Ein statistischer Nachweis läßt sich jedoch nicht mit hinreichender Sicherheit führen.

Ber. Dtsch. Ophthalmol. Ges. 76, 587–592 (1979)
Ionisierende Strahlen in der Ophthalmologie
Redigiert von W. Jaeger, Heidelberg
© J. F. Bergmann Verlag 1979

Kataraktextraktion mit kornealer Schnittführung – Resultate von 989 Operationen, Kurz- und Langzeitergebnisse

K.F. Manthey, H.-J. Thiel und W. Böke (Univ.-Augenklinik Kiel. Leiter: Prof. Dr. W. Böke)

Die Diskussion über das beste Verfahren der Kataraktoperation ist nicht abgeschlossen, vielmehr werden intra- und extrakapsuläre Extraktion, kornealer und korneoskleraler Schnitt, fortlaufende Naht und Einzelnaht mit meist wechselnden Argumenten gegeneinander abgewogen. Die Phakoemulsifikation hat die Diskussion erneut angefacht.

In dieser Situation erschien es uns sinnvoll, eine bestimmte Operationsmethode klinikbezogen hinsichtlich ihrer Erfolgs- und Komplikationsrate erneut zu untersuchen.

Erste Erfahrungen mit dem kornealen Schnitt und fortlaufender Naht wurden 1971 von Böke und Mitarb. sowie 1972 von Böke mitgeteilt. Die hier vorgelegten Daten beziehen sich auf dieselbe operative Technik, wurden jedoch an einem wesentlich größeren Patientengut erhoben.

Durchführung der Untersuchung

Von Februar 1976 bis Mai 1977 wurden 989 Kataraktpatienten fortlaufend erfaßt, d.h. es erfolgte keinerlei Auslese. Unsere Resultate beziehen sich damit auf ein geschlossenes Kollektiv aus einem Zeitraum von 16 Monaten.

Nach der Erfassung der Ausgangsdaten (Alter, Geschlecht, Trübungsart, Risikofaktoren) erfolgte die Dokumentation des Eingriffs selbst. Die dazu notwendigen Daten (Extraktion, Anwendung von α-Chymotrypsin, Komplikationen) wurden von dem Operateur selbst auf Tonträger festgehalten. Die Beobachtung der postoperativen Phase wurde abgeschlossen durch die Erhebung der Entlassungsdaten (Visus, Astigmatismus, Augendruck, Glaskörper, Glaskörpergrenzmembran, Netzhaut, Papille, Komplikationen). Schließlich wurden die Patienten nach einem Jahr aufgefordert, sich bei ihrem Augenarzt zu einer Nachuntersuchung einzufinden. Dazu wurde ihnen ein spezielles Formular mitgegeben, welches an unsere Klinik zurückgeschickt wurde. Die erhobenen Daten entsprechen denen der Entlassungsdokumentation.

Ein derartiges Vorgehen führt – bedingt durch die große Zahl der beteiligten Untersucher – zu einer gewissen Fehlerbreite. Auf ausführliche statistische Berechnungen wurde daher verzichtet, es erfolgte lediglich eine Übertragung der gesammelten Daten auf Lochkarten und eine computergesteuerte Auszählung. Die im folgenden mitgeteilten Resultate müssen daher als Näherungswerte verstanden werden, sie sollten nicht absolut interpretiert werden.

Ausgangsdaten

Es war zu erwarten, daß das Ausgangskollektiv von 989 Patienten einen natürlichen Schwund erfahren würde, bedingt durch den oft schlechten Allgemeinzustand der meist alten Patienten und eine hohe Sterberate. Tabelle 1 zeigt die in den einzelnen Untersuchungsabschnitten erfaßten Patientenzahlen. Ein Schwund von nur 21% nach 1 Jahr muß unter Berücksichtigung der obengenannten Umstände als sehr gering angesehen werden. Unser Patientengut hatte die in Tabelle 2 wiedergegebene Altersverteilung. Wie zu erwarten, waren 41,8% aller Personen in der Gruppe der 70 bis 79jährigen zu finden, jeweils etwa 20% in den benachbarten Gruppen.

Tabelle 1. Ausgangsdaten

Anzahl der Fälle	n = 989
Operationsverlauf	n = 989
Postoperative Phase	n = 980
Beobachtung 1 Jahr	n = 790
(Schwund 21,0%)	

Unter den beobachteten Trübungsarten lagen Trübungen des Kerns und der hinteren Schale mit 28,1% an der Spitze, gefolgt von maturen und intumeszenten Katarakten (22,3%) sowie Kernkatarakten (13,9%) (Tabelle 3).

Tabelle 2. Altersverteilung (n = 989)

Jahre		%
20–29	n = 7	(0,7)
30–39	n = 13	(1,3)
40–49	n = 24	(2,4)
50–59	n = 85	(8,6)
60–69	n = 207	(20,7)
70–79	n = 413	(41,8)
80–89	n = 231	(23,4)
90–99	n = 8	(0,8)

Tabelle 3. Lokalisation und Art der Linsentrübung (n = 989)

Kern und hintere Schale	n = 278	(28,1%)
Kern, Rinde, hintere Schale (matur/intumeszent)	n = 221	(22,3%)
Kern	n = 137	(13,9%)
Hintere Schale	n = 96	(9,7%)
Angeborene Katarakt	n = 6	(0,6%)
Traumabedingte Katarakt	n = 14	(1,4%)
Mischformen	n = 201	(20,3%)

Operationsverlauf

Der Eingriff selbst folgte in allen Fällen einem festen Schema (Böke und Mitarb., 1972): Nach Anlage von Haltefäden durch Ober- und Unterlid sowie einer Zügelnaht durch den Rectus superior führten wir einen kornealen Schnitt mit der Klinge durch, perforierten und eröffneten die Vorderkammer mit dem Mikroscherchen. In einigen Fällen (4,8%, n = 47) wurde vor der Extraktion ein Flieringaring aufgenäht.

Tabelle 4 gibt die während der Operation eingetretenen Komplikationen wieder. Die in allen Fällen geplante intrakapsuläre Extraktion gelang primär in 96,3% der Fälle. Bei 37 Eingriffen platzte die Linsenkapsel vorzeitig, jedoch war es bei 23 Patienten möglich, alle Linsenreste aus dem Auge zu entfernen. Bei den verbleibenden 14 Fällen trat nur 4mal eine Behinderung des Sehvermögens ein, die sich jedoch im Verlauf weniger Wochen zu-

Tabelle 4. Operationsverlauf (n = 989)

Extraktion intrakapsulär	n=952	(96,3%)
extrakapsulär	n= 37	(3,7%)
ohne Linsenreste	n= 23	
mit Linsenresten	n= 14	
Iridotomie	n= 31	(3,1%)
Irisnaht		
Glaskörperverlust	n= 35	(3,5%)
Vitrektomie transpup.		
Vorderkammerblutung	n= 13	(1,3%)

rückbildete. Diese Komplikation trat – wie zu erwarten – häufiger bei traumabedingten Starformen (n = 8), aber auch bei maturen und stark intumeszenten Katarakten (n = 12) auf. Vorderkammereinblutungen wurden bei 13 Personen beobachtet, sie bildeten sich in allen Fällen komplikationslos zurück. Die Durchführung einer Vitrektomie bei Glaskörperverlust (n = 35) wurde vom jeweiligen Befund abhängig gemacht (Böke und Dannenberg, 1977). Bei einem Vorfall von geformten Glaskörperbestandteilen erfolgte eine transpupillare Vitrektomie mit dem Saugtupfer oder mit dem Kaufman-Vitrektor. Weitergehende Probleme ergaben sich aus dieser Komplikation nicht, in 9 Fällen wurde jedoch der postoperative Visus durch Deszemetfalten und Hornhautquellung vorübergehend gemindert.

Bei weiteren 139 Patienten gaben wir vor der Extraktion α-Chymotrypsin in die Hinterkammer des Auges. Die Indikation dazu sahen wir vor allem bei relativ jungen Patienten sowie bei hypermaturen und stark intumeszenten Trübungsformen.

In insgesamt 7 Fällen kam es nach der Anwendung von α-Chymotrypsin zu Fadeninfiltraten. Da wir eine derartige Komplikation – bezogen auf 980 Verläufe – nur 18mal sahen, stellt sich die Frage, ob hier ein Zusammenhang besteht. Als positiv bleibt anzumerken, daß in allen Fällen eine entsprechende antibiotische Therapie zu einem folgenlosen Abheilen der Infiltrate führte.

Postoperative Phase

Auf das Auftreten von Fadeninfiltraten sowie Vorderkammereinblutungen wurde bereits eingegangen. Tabelle 5 zeigt die sonstigen Komplikationen der postoperativen Phase. Die beobachteten Fadenlösungen und -rupturen führten in keinem Fall zu weitergehen-

Tabelle 5. Komplikationen in der postoperativen Phase (n = 980)

Keine Komplikationen	n = 926	(94,5%)
Fadeninfiltrate	n = 18	(1,8%)
Vorderkammerblutung	n = 9	(1,0%)
Intraokularer Reizzustand	n = 7	(0,7%)
Fadenlösung/-ruptur	n = 4	(0,4%)
Pupillarblock	n = 2	(0,2%)

Tabelle 6. Ursachen fehlender Visusverbesserung bei der Entlassung

Makuladegeneration	n = 12
Glaskörperdestruktion	n = 5
Optikusatrophie	n = 5
Netzhautablösung (alt)	n = 2
Makulaforamen	n = 1
Glaskörperblutung (alt)	n = 5
Zustand nach Vitrektomie	n = 9
Linsenreste in der Vorderkammer	n = 4
Makulaödem	n = 3
Ursache nicht erkennbar	n = 3

In 17 Fällen fehlende Visusverbesserung nur relativ, da erreichter Visus 0,3

Erreichter Visus

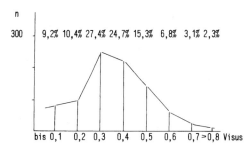

Abb. 1. Erreichter Visus bei Entlassung (n = 976). Visusverbesserung: ja n = 910 (92,7%), nein n = 66 (6,9%)

den Komplikationen, die notwendigen Fadennachlegungen verliefen problemlos. Bei der Entlassung verfügten 92,7% bereits über ein besseres Sehvermögen als vor der Operation, nur in 66 Fällen war der Visus gleich oder schlechter. Tabelle 6 gibt die jeweiligen Ursachen an.

Wie zu erwarten waren die Werte des postoperativen Astigmatismus breit gestreut. In 59,2% fanden sich Werte von 2,0 Dioptrien oder darüber, in 11,9% sogar Werte über 4,0

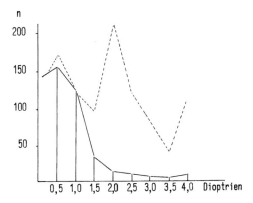

Abb. 2. Astigmatismus nach einem Jahr (n = 339,—) sowie bei der Entlassung (n = 947,--)

Dioptrien. Betrachtet man jedoch die Verhältnisse nach der Entfernung der Fäden sowie nach der endgültigen Abheilung, so ergibt sich ein wesentlich günstigeres Bild (Abb. 2).

Beobachtungszeit 1 Jahr

Wie Abbildung 3 zeigt, verfügen nunmehr 41,4% aller Patienten über einen Visus von 0,8 oder besser sowie 78,7% über einen Visus von

Erreichter Visus

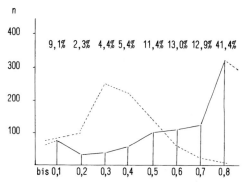

Abb. 3. Erreichter Visus nach einem Jahr (n = 789). Visusverbesserung: ja n = 765 (97%), nein n = 24 (3%)

0,5 oder besser. In 97% der Fälle konnte eine Besserung des Sehvermögens erzielt werden, nur in 3% oder 24 Fällen gelang dies nicht. Die Ursachen gehen aus Tabelle 7 hervor.

Es wird deutlich, daß, abgesehen von 3 Fällen mit einer postoperativ aufgetretenen Netzhautablösung, operationsunabhängige Erkrankungen einem Operationserfolg im Wege standen. Tabelle 8 gibt die während der

Tabelle 7. Ursachen bei nicht erzielter Visusverbesserung nach einem Jahr

Glaskörpertrübung	n = 5
Makuladegeneration	n = 8
Makuleforamen	n = 1
Optikusatrophie	n = 4
Alte Glaskörperblutung	n = 3
Amotio retinae	n = 3

Tabelle 8. Komplikationen nach einem Jahr

Keine Komplikationen	n = 762
Amotio retinae	n = 11
Fadenruptur	n = 2
Fadeninfiltrat	n = 2
Druckerhöhung	n = 5

einjährigen Beobachtungszeit aufgetretenen Komplikationen wieder. Eine Fadenruptur trat bei zwei Patienten ein, bei zwei weiteren entwickelten sich im Anschluß an die postoperative Phase Fadeninfiltrate, die eine neue stationäre Aufnahme erzwangen. Auch sie heilten jedoch komplikationslos ab. Eine Netzhautablösung trat nur selten (n = 11, 1,4%) auf. In 5 Fällen wurden erhöhte Druckwerte mitgeteilt, sie lagen meist zwischen 20 und 30 mm Hg. Lediglich in 2 Fällen fanden sich höhere Werte, die jedoch auf andere Augenerkrankungen zurückgeführt werden konnten.

Diskussion

Zusammenfassend ist zu sagen, daß mit der bei diesen Patienten angewandten Methode der Kataraktextraktion gute Resultate erzielt werden können. Bemerkenswert ist, daß ernsthafte Komplikationen wie expulsive Blutungen, eine Epithelinvasion oder eine postoperativ auftretende Endophthalmitis nicht beobachtet wurden. Dieses Ergebnis dürfte zum Teil zufallsbedingt sein, dennoch kann man davon ausgehen, daß die Häufigkeit derartiger Ereignisse unter der 1-Promillegrenze liegt. Dafür spricht auch die fortlaufende Zusammensetzung unseres Kollektivs. Der postoperativ erzielte Visus war in 97% der Fälle besser als vor der Operation, in 78,7% besser als 0,5. Der oft als problematisch angesehene Astigmatismus, der durch den kornealen Schnitt, vor allem aber durch ein zu starkes Anziehen des fortlaufenden Nylonfa-

dens bedingt sein kann, zeigt im weiteren Verlauf eine deutlich rückläufige Tendenz. Ähnliche Befunde wurden auch von Funder und Mitarb. (1974) sowie Steinbach und Gerhardt (1978) mitgeteilt. Ein zystoides Makulaödem fanden wir bei der Entlassung in nur 3 Fällen. Die Diagnosestellung erfolgte ophthalmoskopisch, nicht aber mit Hilfe der Fluoreszenzangiographie. Es ist bekannt, daß bei Einsatz dieser Methode wesentlich höhere Werte gefunden werden. So geben Klein und Mitarb. (1976) für die erste postoperative Woche eine Häufigkeit von 5% an, Hitchings und Mitarb. (1975) fanden nach 6 Wochen sogar in 50% der Fälle ein Makulaödem, Bonnet und Mitarb. (1975) nach 2 Monaten in 18%. In der Mehrzahl der genannten Fälle gehen entsprechende Makulaveränderungen jedoch offenbar ohne eine wesentliche Minderung des Sehvermögens einher. Dafür sprechen auch die von uns mitgeteilten Werte.

Die in Einzelfällen notwendigen Vitrektomien führten nicht zu einer dauerhaften Beeinträchtigung des Sehvermögens. Ähnliche Befunde wurden auch von Fanta (1977) mitgeteilt. Die Zahl der Sekundärglaukome nach Kataraktextraktion war bemerkenswert gering, vergleicht man sie mit den Angaben nach korneoskleraler Schnittführung. Die von Bencsik und Mitarb. (1974) sowie Jonkers (1975) nach Durchführung dieser Technik genannten Quoten liegen bei 1–5%.

Die Häufigkeit der Netzhautablösung bei Aphakie wird in der Literatur mit 0,4–3,5% angegeben (Scheie, 1975). Neuere Arbeiten von François und Mitarb. (1977) und Stenkula und Mitarb. (1977) teilen mit 2,7% und 1,8% ähnliche Werte mit. In unserem Kollektiv fanden wir im ersten Beobachtungsjahr eine Quote von 1,4%. Sie kann als erfreulich niedrig angesehen werden, es bleibt jedoch abzuwarten, ob in den kommenden Jahren nicht weitere Fälle hinzukommen.

Welche Schlußfolgerungen lassen sich ziehen?

In Übereinstimmung mit einer ähnlichen Untersuchung von Corydon und Mackensen (1978) kann gesagt werden, daß die Vorteile der Methode, nämlich fast keine Vorderkammereinblutungen, keine Verletzung des Kammerwinkels und damit selten Sekundärglaukome, fehlende Vernarbung der Bindehaut, sicherer Wundverschluß bei fortlaufender Naht mit Nylon 10 × 0 und dadurch sichere frühzeitige Wiederherstellung der Vorderkammer, deren Nachteile, nämlich zu Beginn höherer Astigmatismus, langsame Vernarbung im Bereich der Hornhaut, damit Notwendigkeit zu einer Fadenentfernung frühestens nach 3 Monaten, deutlich überwiegen.

Die unter mikrochirurgischen Bedingungen durchgeführte intrakapsuläre Kataraktoperation hat sich zweifellos als ein Operationsverfahren bewährt, das mit kornealer Schnittführung sowie fortlaufender Kunststoffnaht bei geringen Komplikationsraten zu ausgezeichneten Resultaten führt.

Zusammenfassung

Korneale Schnittführung, intrakapsuläre Linsenextraktion und Wundverschluß mit einem fortlaufenden Nylonfaden stellen bewährte Techniken der Kataraktchirurgie dar. Um dies erneut zu belegen, wurden Daten von 989 Kataraktextraktionen gesammelt, 980 Augen konnten bis zur Entlassung aus der Klinik beobachtet werden und bei 790 Augen war eine Verlaufsbeobachtung bis zu einem Jahr möglich. Die Resultate dieser Untersuchung werden mitgeteilt. In 97% der Fälle konnte eine Visusverbesserung erzielt werden; ernsthafte Komplikationen wurden nicht beobachtet.

Summary. Corneal incision, intracapsular lens extraction and wound closure by continuous nylon monofilament are excellent techniques in cataract surgery. To prove this statement data of 989 cataract extractions were collected, 980 eyes were examined at the time of discharge from the hospital and 790 eyes were followed up to a period of 12 months. The results of this investigation are presented. They show an increase of vision in 97% of all cases. No serious complications were observed.

Literatur

Bencsik, R., Opauszki, A.: Die Häufigkeit des sekundären Glaukoms nach Linsenextraktion. Klin. Monatsbl. Augenheilkd. **164**, 549 (1974). – Böke, W.: Persönliche Erfahrungen mit der mikrochirurgischen Kataraktoperation: Kornealer Stufenschnitt und fortlaufende Naht. Ber. 125. Vers. Verein Rhein-Westf. Augenärzte **79** (1972). – Böke, W., Dannenberg, K.: Ergebnisse der transpupillaren Vitrektomie. Klin. Monatsbl. Augenheilkd. **171**, 238 (1977). – Böke, W., Thiel, H.J., Hübner, H., Lamke, B.: Weitere Erfahrungen mit kornealem Schnitt und fortlaufender Naht bei Katarakt-operationen. Ber. Dtsch. Ophthalmol. Ges. **71**, 712 (1972). – Bonnet, M., Grange, J.D., Pingault, C.: Cystoides Maculaödem nach Kataraktextraktion. Ann. d'oculiste **208**, 217 (1975). – Corydon, L., Mackensen, G.: Progress in cataract surgery using microsurgical techniques. Acta Ophthalmol. (Kbh) **56**, 53 (1978). – Fanta, H., Bruhn, H.: Vitrectomy after intracapsular cataract extraction. Klin. Monatsbl. Augenheilkd. **170**, 863 (1977). – François, J., Verbraeken, H., Stransky, T.: Aphakic retinal detachment. Ophthalmologica **175**, 181 (1977). – Funder, W., Havelec, L., Stierschneider, H.: Der postoperative Hornhautastigmatismus, ein Problem der Staroperation. Klin. Monatsbl. Augenheilkd. **165**, 244 (1974). – Hitchings, R.A., Crisholm, I.H., Bird, A.C.: Aphakic macular oedema: incidence and pathogenesis. Invest. Ophthalmol. **14**, 68 (1975). – Jonkers, J.H.: Secondary glaucoma after lens extraction. Ophthalmologica **171**, 255 (1975). – Klein, R.M., Yannuzzi, L.: Cystoid macular oedema in the first week after cataract extraction. Am. J. Ophthalmol. **81**, 614 (1976). – Scheie, H.G., Morsc, P.H.: Incidents of retinal detachment following cataract extraction. Arch. Ophthalmol. **89**, 293 (1973). – Steinbach, P.D., Gerhardt, G.: Postoperativer Astigmatismus und Visus nach Kataraktextraktion bei unterschiedlichem operativem Vorgehen. Klin. Monatsbl. Augenheilkd. **172**, 305 (1978). – Stenkula, S., Törnquist, R.: Retinal detachment in aphakia. Acta Opthalmol. (Kbh) **55**, 372 (1977)

Aussprache

Herr Waubke (Essen) zu Herrn Manthey:

Statistiken zu Katarakt-Operationen sind von außerordentlicher Wichtigkeit, da wir daran unsere operative Methodik überprüfen können. Dieses ist gerade heute wichtig, wo wir uns zahlreichen neuen Operationsverfahren der Katarakt gegenüber sehen. Ihre Komplikationsraten sind außerordentlich niedrig, insbesondere im Hinblick auf die Netzhautkomplikationen. Wir selbst haben 2000 Katarakte nachuntersucht und sind dabei zu ähnlichen Ergebnissen gekommen.

Es würde mich interessieren, ob Sie in irgendeiner Form selektiert haben, oder ob dies eine Statistik sämtlicher Katarakt-Operationen, auch der komplizierten, z.B. in Kombination mit dem Glaukom, ist.

Herr Lund (München) zu den Herren Manthey, Thiel und Böke:

Nachuntersuchungen zu Kataraktoperationen sind mühsam, aber sehr wesentlich. Dies nicht nur zur Überprüfung unserer Operationsresultate, sondern auch um zu wissen, über was und in welchem Ausmaß wir unsere Patienten präoperativ aufklären können.

Meine Frage lautet:

Sind signifikante Qualitätsunterschiede zwischen älteren, mehr erfahrenen und jüngeren Operateuren erkennbar? Ich denke hierbei an die Vergleichsstudie aus der Würzburger Klinik von Duzcanec (Tagung der Vereinigung Bayerischer Augenärzte).

Herr Manthey (Kiel), Schlußwort, zu den Herrn Waubke und Lund:

Es handelt sich um kein ausgewähltes Krankengut. Es wurden alle Katarakt-Patienten mit kornealer Schnittführung in die Untersuchung aufgenommen. Eine Auswertung bezogen auf einzelne Operateure wurde nicht durchgeführt.

Ber. Dtsch. Ophthalmol. Ges. 76, 593–598 (1979)
Ionisierende Strahlen in der Ophthalmologie
Redigiert von W. Jaeger, Heidelberg
© J. F. Bergmann Verlag 1979

Silikon-Permanent-Linsen als postoperativer Ausgleich der Aphakie

H. Treumer (Abt. Ophthalmologie, Zentrum Operative Medizin II der Christian-Albrechts-Univ. Kiel. Leiter: Prof. Dr. W. Böke)

Die Probleme, die bei der Versorgung aphaker Patienten mittels konventioneller Kontaktlinse auftreten können, sind bekannt. Oft finden die Patienten trotz der freundlichen Aufforderung, die dem Wort Kontaktlinse innewohnt, keine rechte Beziehung zu ihrer Linse. Kleinkindern und deren Eltern sind täglich neue Manipulationen am Auge nicht zumutbar.

Unter dem Aspekt einer Alternativlösung zur Linsenimplantation gingen wir der Frage nach, ob Silikonlinsen gefahrlos über längere Zeit auf der Hornhaut belassen werden können. Silikonkautschuk bietet gegenüber den bisher zum Dauertragen meist verwendeten hochhydrophilen Hemalinsen einige Vorteile:

1. Eine hervorragende Sauerstoff-Permeabilität des Materials macht eine Hypoxie der Hornhaut auch bei geschlossenen Lidern unwahrscheinlich.

2. Die glatte Oberflächenbeschaffenheit der Linse verringert die Verschmutzungstendenz und erleichtert eine ständige Selbstreinigung beim Lidschlag.

3. Die homogene Struktur des an sich hydrophoben Materials erschwert ein Eindringen von Fremdsubstanzen, das Infektionsrisiko erscheint dadurch geringer.

4. Die Linse ist formstabil, robust und somit für den Patienten leichter zu handhaben.

Insgesamt 102 aphake Augen wurden mit Silikon-Permanent-Linsen versorgt. Bei der Hälfte der Patienten handelte es sich um Kinder, 36% waren 2 Jahre und jünger. Über 80% der Erwachsenen waren älter als 50 Jahre. Zur bisherigen Beobachtungszeit vgl. Abbildungen 1 und 2. 63,5% der Erwachsenen und 72% der Kinder wurden über 6 Monate oder länger kontrolliert (Stand Juli 1978).

38% der kindlichen Augen wurden über 1 Jahr und länger beobachtet, die längste Beobachtung erstreckt sich zur Zeit über knapp 2 Jahre. Bis auf 3 Fälle, die bisher aus der Studie ausgeschieden sind, tragen alle Patienten heute noch ihre Linsen permanent.

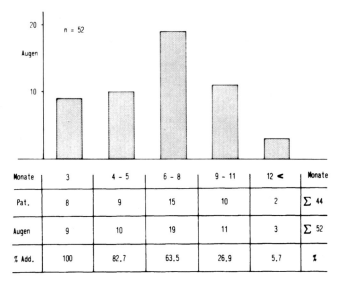

Monate	3	4 - 5	6 - 8	9 - 11	12 <	Monate
Pat.	8	9	15	10	2	Σ 44
Augen	9	10	19	11	3	Σ 52
% Add.	100	82.7	63.5	26.9	5.7	%

Abb. 1. Beobachtungszeit seit Linsenanpassung bei Erwachsenen

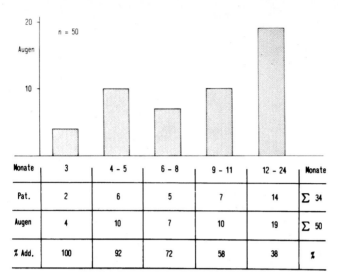

Abb. 2. Beobachtungszeit seit Linsenanpassung bei Kindern

Monate	3	4 - 5	6 - 8	9 - 11	12 - 24	Monate
Pat.	2	6	5	7	14	Σ 34
Augen	4	10	7	10	19	Σ 50
% Add.	100	92	72	58	38	%

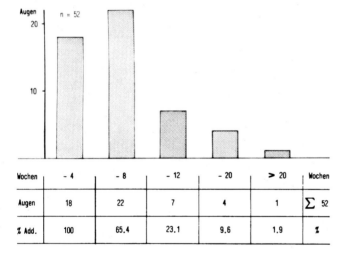

Wochen	- 4	- 8	- 12	- 20	> 20	Wochen
Augen	18	22	7	4	1	Σ 52
% Add.	100	65.4	23.1	9.6	1.9	%

Abb. 3. Durchschnittliche Permanent-Tragezeit der Linsen bei Erwachsenen

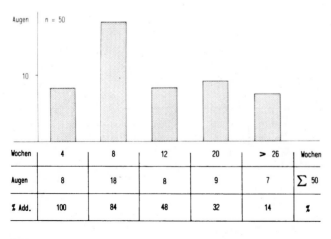

Wochen	4	8	12	20	> 26	Wochen
Augen	8	18	8	9	7	Σ 50
% Add.	100	84	48	32	14	%

Abb. 4. Durchschnittliche Permanent-Tragezeit der Linsen bei Kindern

Aus den Abbildungen 3 und 4 geht hervor, wie lange durchschnittlich die Patienten ihre Linsen ohne Unterbrechung trugen. Nach Ablauf dieser Frist war in der Regel eine Säuberung der Linse nötig, die vom Patienten selbst, einem Familienangehörigen oder von ärztlicher Seite (Klinik, behandelnder Augenarzt) vorgenommen wurde. Besonders die Kinder trugen ihre Linsen erstaunlich lange ohne jede Unterbrechung. Bei Erwachsenen war die Spanne eines komfortablen Linsentragens durchschnittlich kürzer; jedoch säuberten die Patienten die Linsen nicht selten aus dem Gefühl heraus, ihrem Auge damit etwas Gutes zu tun, obwohl dies objektiv noch nicht erforderlich war. Nach 8 Wochen war bei 84% der Kinder bzw. 65% der Erwachsenen die Linse noch nicht entfernt worden. Nach 12 Wochen trugen 48% der Kinder, doch nur noch 23% der Erwachsenen die Linse ohne zwischenzeitliche Reinigung; nach 5 Monaten lag der Anteil der Kinder bei 32%, der Erwachsenen bei knapp 10%. Die Patienten lernten rasch ihr persönliches, individuell unterschiedliches Reinigungs-Intervall kennen.

Komplikationen der Anpaßphase sind von solchen der Folgezeit, d.h. nachdem ein zufriedenstellender Sitz der Linse bereits erreicht war, zu unterscheiden. Sie manifestierten sich an den vorderen Augenabschnitten oder an der Linse selbst. Bei 2 Patienten kam es während der Anpaßphase infolge hoher Linsen-Mobilität zu einer Hornhaut-Erosion; eine steilere Anpassung behob diese Schwierigkeit. Bei einem Patienten trat eine umschriebene Infiltration der Hornhaut auf, bei einem Kind stellte sich postoperativ ein stärkerer intraokularer Reizzustand ein, doch konnte die Linse unter Steroidtherapie auf der Hornhaut verbleiben.

Nach erfolgreicher Anpassung wurden die Linsen in der Regel sehr gut vertragen. Eine Hornhaut-Vaskularisation, wie sie gern unter Hema-Linsen auftritt, wurde nicht beobachtet. Vorwiegend bei Kindern kam es gelegentlich zu einer konjunktivalen Hyperämie unklarer Genese, nicht selten in zeitlichem Zusammenhang mit einem Schnupfen oder anderen Erkrankungen der Atemwege. Der Reizzustand bildete sich meist zurück, ohne daß die Linsen entfernt werden mußten. Vorbeugend wurde jedoch bei 4 von 7 Patienten eine lokale antibiotische Therapie eingeleitet. Bei 3 Augen kam es zu umschriebenen Infiltrationen der Hornhaut, 2 weitere Patienten mußten wegen eines Hornhaut-Ulkus stationär behandelt werden. In allen 5 Fällen war es zu einer bakteriellen Kontamination des Bindehaut-Sackes mit pathogenen Keimen gekommen. Unter Antibiotika-Therapie heilten alle Infektionen ohne schwerwiegendere Folgen ab.

Zu den Problemen von seiten der Linsen: Eine gelegentliche Dezentrierung ließ sich auch später nicht immer verhindern. Die meist nach temporal verlagerten Linsen konnten vom Patienten oder den Eltern leicht wieder zentriert werden.

Mehr Schwierigkeiten machte das von der Silikon-Linsen-Anpassung her bekannte Festsaugen der Linsen auf der Hornhaut. Durch geduldige Variation der Linsenparameter ließ sich diese initial störende Tendenz fast immer beseitigen. Wir stellten allerdings fest, daß auch festgesaugte Linsen problemlos über längere Zeit vertragen werden. Es vermindert sich dann jedoch deren Langzeitverträglichkeit, da die Selbstreinigung beim Lidschlag ausbleibt. Außerdem steigt bei zusätzlicher bakterieller Kontamination das Risiko einer Hornhaut-Läsion deutlich an; beide genannten Ulcera hatten sich unter festsitzend belassenen Linsen entwickelt. Um einer solchen Komplikation vorzubeugen, sollte ein mobiler Sitz der Linse ein vordringliches Ziel der Anpassung sein.

Ferner zeigte sich, daß die Hydrophilie der Linsenoberfläche in einigen Fällen wenig dauerhaft war. Bei 10 Patienten mußten die Linsen über kurz oder lang teils mehrfach ausgetauscht werden. Ohne Zweifel wird durch ein permanentes Tragen die nur 4 μ dünne hydrophile Oberflächenschicht stärker beansprucht. Mit der zunehmend schlechteren Benetzbarkeit einer geht eine Tendenz zur Ausbildung kristalliner Beschläge, die durch eine einfache Reinigung nicht mehr zu beseitigen sind; die Linse muß dann ausgetauscht werden.

Eine Übersicht über den postoperativ erreichten Visus geben die Tabellen 1 und 2. Es erzielten schon mit der Linse allein etwa 50% der Erwachsenen einen Visus von 0,5. Durch zusätzliche Brillenkorrektur wurde dieser Prozentsatz auf 86% gesteigert. 57,7% der Patienten hatte mit Linse und Brille zusammen einen Visus von 0,8 bis 1,0.

Nach den bisher vorliegenden Erfahrungen bieten sorgfältig angepaßte Silikonlinsen

Tabelle 1. Komplikationen, Anpaßphase n = 102

	Konj. Hyperämie	Erosio bei hoher Mobilität	HH-Infiltration Kontamination	intraokularer Reizzustand
Augen	selten	2	1	1

	Hydrophobie	Beschläge	Dezentrierung	Festsaugen
Linsen	–	–	gelegentlich	30

Tabelle 2. Komplikationen der Folgezeit n = 102

	Konj. Hyperämie	Erosio bei hoher Mobilität	HH-Infiltration mit Kontamination	HH-Ulkus	Vaskularisation
Augen	7	1	3	2	–

	Hydrophobie	Beschläge	Dezentrierung	Festsaugen	Defekt
Linsen	10 (teils mehrfach)	8	gelegentlich	4	4

eine ausgezeichnete Langzeitverträglichkeit; sie stellen somit in vielen Fällen eine brauchbare Alternative zur intraokularen Linse dar. Bei der Versorgung aphaker Säuglinge und Kleinkinder ist die Permanentlinse einem Implantat u. E. vorzuziehen. Sie ist jederzeit austauschbar, kann einer sich ändernden Refraktion angeglichen werden und vermeidet die Risiken einer Linsenimplantation in das wachsende Auge. Eine Permanentlinse hat allerdings ihre besonderen Probleme, wenn bei mangelnder Hygiene eine ständige Kontamination des Auges droht, zumal wenn die Patienten weitab augenärztlicher Kontrolle wohnen.

Bis weitere Erfahrungen vorliegen, stellen wir daher die Indikation für die Verordnung einer Permanentlinse folgendermaßen: Absolut indiziert ist die Linse in Fällen kindlicher Aphakie sowie bei der einseitigen Aphakie des Erwachsenen, falls eine Kontraindikation zur Implantation besteht. Eine relative Indikation sehen wir beim Erwachsenen, der zwar prinzipiell eine konventionelle Linse täglich wechseln könnte, doch umsichtig und kritisch genug ist, die Risiken eines Permanenttragens gering zu halten.

Vorsicht und Zurückhaltung ist zunächst geboten in allen Fällen sog. kosmetischen Kontaktlinsentragens, da die regelmäßige augenärztliche Kontrolle hier meist fehlt. Dieses ist aber gerade bei Permanentlinsen wichtig, damit Komplikationen frühzeitig entdeckt und adäquat behandelt werden können.

Es gilt zu verhindern, daß eine erfolgversprechende neue Entwicklung, wie sie Silikon-Permanentlinsen ohne Zweifel darstellen, durch vermeidbare Schwierigkeiten in Mißkredit gerät.

Zusammenfassung

Es werden bei 102 aphaken Augen Silikon-Permanentlinsen angepaßt. Die Ergebnisse eines postoperativ permanenten Tragens der Linsen sind ermutigend. Silikon-Permanentlinsen können in vielen Fällen, besonders bei der kindlichen Aphakie, als Alternativlösung zur Linsenimplantation angesehen werden. Indikationen und Komplikationen werden diskutiert.

Literatur

Binder, P.S., Worthen, D.M.: Clinical evaluation of continuous wear hydrophilic lenses. Am. J. Ophthalmol. **83**, 549–53 (1977). – Gasset, A.R., Lobo, L., Houde, W.: Permanent wear of soft contact lenses in aphakic eyes. Am. J. Ophthalmol. **83**, 115–120 (1977). – Weinberg, R.J.: Deep corneal vascularisation caused by aphakic soft contact lens wear. Am. J. Ophthalmol. **83**, 121 (1977)

Aussprache

Herr Borgmann (Bonn) zu Herrn Treumer:

Die postoperative Behandlung von aphaken Patienten ist – bei Verwendung von Silikon-Permanentlinsen – häufig durch eine Dezentrierung kompliziert. Bestand bei Ihren Patienten ein Zusammenhang zwischen der Höhe oder Achsenlage des Astigmatismus und der Dezentrierung?

Herr Kilp (Köln) zu Herrn Treumer:

Die von Ihnen dargestellten Ergebnisse sind sicherlich einen Schritt weiter in dem Problem der Korrektur besonders monokularer Aphakien bei Kleinstkindern. Ich möchte Sie fragen, wie engmaschig Sie die Kontrollzeiten bei Ihren Patienten gewählt haben, da wir in unserem eigenen Krankengut bei älteren erwachsenen Patienten mit therapeutischen Dauerlinsen gelegentlich sich kurzfristig entwickelnde Hornhautveränderungen gesehen haben. Bei der m.E. relativ hohen Komplikationsrate für Hornhaut, Epithel und Stroma von 5% erscheint mir eine engmaschige, mindestens 14tägige spaltlampenmikroskopische Kontrolle notwendig.

Herr Lund (München) zu Herrn Treumer:

Wie war das Vorgehen in den Fällen, in denen deutliche Oberflächenverschmutzungen auftraten?

Herr Conrads (Rheine) zu Herrn Treumer:

Es wird über zwei Fälle berichtet, in denen eine Vascularisation auftrat ähnlich wie bei den *Hema*-Linsen.

Herr Konen (Köln) zu Herrn Treumer:

Verschmutzungen haben wir immer wieder bei den selben Patienten gesehen, so daß man sich überlegt, ob eine spezifische Zusammensetzung der Tränenflüssigkeit für solche Verschmutzungen Anlaß gibt.

Herr Böke (Kiel) zu Herrn Treumer:

Die hier vorgestellten Untersuchungen müssen vor allem als Alternative zur intraokularen Linse verstanden werden. Dies gilt ganz besonders für die ein- oder beidseitige Aphakie des Säuglings und des Kleinkindes nach angeborener Katarakt oder nach Trauma, bei denen wir uns (bis auf eine erfolgreiche Ausnahme) bisher nicht zur Linsenimplantation entschließen konnten.

Herr Sautter (Hamburg) zu Herrn Treumer:

Die Alternative Kontaktlinse oder Pseudophakos betrifft wohl das frühe Kindesalter kaum. Für den Erwachsenen sind jedoch von verschiedener Seite, auch von uns, ziemlich übereinstimmende Kriterien herausgestellt worden, speziell für die Indikation zur Implantation einer künstlichen Linse und damit indirekt auch für die Alternativentscheidung zwischen ihr und einer Kontaktlinse. Zu bedenken ist noch, daß die weichen Linsen einer zusätzlichen Korrektur des Astigmatismus, also in der Regel auch für die Ferne einer Brille bedürfen.

Herr Waubke (Essen) zu Herrn Treumer:

Darf ich zu den sehr schönen Ergebnissen von Herrn Treumer 2 Fragen stellen?

1. Sie haben über Silikon-Permanentlinsen bei Kleinkindern, also bei Cataracta congenita gesprochen. In welchem Alter konnten Sie zum ersten Mal eine Kontaktlinse verordnen?

War es möglich, schon in diesem Alter auch ausreichende Kontrollen durchzuführen?

2. Bei weichen Kontaktlinsen klagen Erwachsene häufig über eine deutlich verminderte Sehschärfe. Haben Sie in Ihrem Material Untersuchungen, in welchem Ausmaß das Sehvermögen herabgesetzt wird?

Herr Neuhann (Mainz) zu Herrn Treumer:

Wir haben etwas höhere Komplikationsraten bei kleinerem Material, darunter nicht nur Hornhautulzera, sondern auch schwere iritische Reizzustände. Wir wenden eine Silikon-Permanent-Linse auch, aber nur dort, bei der Aphakie des Säuglings und Kleinkindes an, weil diese Augen sonst ohnehin funktionell eine außerordentlich schlechte Prognose haben, die durch das Auftreten einer Komplikation nicht wesentlich verschlechtert werden kann.

Herr Draeger (Bremen) zu Herrn Treumer:

Herr Sautter hat mich hinsichtlich der Linsenimplantation bei Kindern angesprochen. Wir haben bisher bei Kindern und Jugendlichen keine Vorderkammerlinsen implantiert und werden dies auch in Zukunft nicht tun! Der Hinweis auf die frühzeitige Korrektion der Aphakie beim Kind erscheint uns außerordentlich wesentlich, sicherlich ist der von Herrn Treumer aufgezeigte Weg hier die gefahrloseste und zweckmäßigste Lösung.

597

Herr Treumer (Kiel), Schlußwort, zu Herrn Borgmann:

Zur Frage der Abhängigkeit einer Dezentrierung vom Astigmatismus: Eine direkte Korrelation ließ sich nicht feststellen. Bei Kindern war eine Dezentrierung insgesamt häufiger.

Zu Herrn Kilp:

Es erfolgen zunächst tägliche, dann wöchentliche und monatliche Kontrollen; die Kontrollabstände wurden in manchen Fällen bei Beschwerdefreiheit des Patienten später auf 3 Monate ausgedehnt.

Zur Frage nach dem Operationsalter: Das jüngste Kind war 4 Monate, ein Drittel der Kinder etwa 1-2 Jahre alt.

Zum Visus bzw. Astigmatismus: Silikon-Linsen gleichen nach unseren Messungen etwa 0,75 dptr aus, der Rest-Astigmatismus ist durch eine Brillenkorrektur zu beseitigen. Mit Brille und Linse zusammen wird – wie gezeigt – ein recht guter Visus erreicht. Sicher gleichen konventionelle harte Kontaktlinsen allein den Astigmatismus besser aus als Silikon-Linsen, sie können jedoch nicht permanent getragen werden.

Zu Herrn Lund:

In Fällen der gezeigten Oberflächenveränderungen bzw. einer Hydrophobie mußte die Linse ausgetauscht werden. Ein Umtausch von seiten der Firma Wöhlk erfolgte anstandslos.

Zu Herrn Conrads:

Eine beginnende Vaskularisation haben wir bei einem störenden Fadenrest gesehen; nach Entfernung des Fadens ging diese zurück. Im übrigen sind die Chargen-Unterschiede bei Silikon-Linsen erheblich, so daß eine Vaskularisation bei anderen als den von uns verwendeten Linsen mir durchaus möglich erscheint.

Zu Herrn Konen:

Verschmutzungen der Linsenoberfläche treten oft bei ein und demselben Patienten mehrfach auf, so daß eine besondere Zusammensetzung der Tränenflüssigkeit hinsichtlich etwa des Lipid- oder Proteinanteiles diskutiert werden muß.

Zu Herrn Neuhann:

Wie häufig ein intraokularer Reizzustand auftritt, ist sicher abhängig von der Methode und dem Ergebnis der Linsenanpassung. Auch verweise ich noch einmal auf die bei Silikon-Linsen bekannten Chargen-Unterschiede, so daß Linsen verschiedener Hersteller nicht unbedingt vergleichbar sind.

Ber. Dtsch. Ophthalmol. Ges. 76, 599–602 (1979)
Ionisierende Strahlen in der Ophthalmologie
Redigiert von W. Jaeger, Heidelberg
© J. F. Bergmann Verlag 1979

Quantitative Analyse von Iridodonesis und Pseudophakodonesis

W.S. Jagger, K.W. Jacobi, H. Krey und Ch. Baumann (Univ.-Augenklinik Gießen. Leiter: Prof. Dr. K.W. Jacobi und Physiologisches Inst., Abt. I. Leiter: Prof. Dr. Ch. Baumann)

Nach einer Filmstudie, bei der wir die Bewegungen der Iris und implantierter künstlicher Linsen nach intrakapsulärer und extrakapsulärer Katarakt-Operation verfolgten, haben wir eine mathematisch-physikalische Analyse dieser Bewegungen versucht.

Ziel der Untersuchungen war es, die nach Frequenz, Amplitude und Dämpfung unterschiedlichen Schwingungen zu analysieren und sie mathematisch zu beschreiben. Es sollte untersucht werden, ob Unterschiede in den Schwingungen verschiedener Linsen bestehen oder aber Unterschiede zwischen intra- und extrakapsulär operierten Augen. Schließlich sollte versucht werden, die Energie der Bewegungen abzuschätzen. Hieraus könnten sich Rückschlüsse auf die bereits statistisch gesicherte Erfahrung ergeben, daß nach intrakapsulärer Pseudophakie häufiger eine zystoide Makulopathie beobachtet wird als nach extrakapsulärer Operation.

Wir haben die Bewegungen von insgesamt 18 Augen analysiert, die sich folgendermaßen verteilen (Tabelle 1):

Tabelle 1

Intrakapsulär 10		Extrakapsulär 8
Binkhorst iris clip	5	Binkhorst iris clip
Worst Medallion	1	
Fyedorov	1	
Aphakie	3	

Zum besseren Verständnis der Vorgänge sei noch einmal ein kurzer Ausschnitt des Filmes gezeigt, den wir 1977 anläßlich der Tagung der DOG in Heidelberg bereits demonstriert haben.

Wir sind bei unseren Analysen folgendermaßen vorgegangen: Auf jedem einzelnen Bild des Filmes wurde entweder auf der Iris oder der künstlichen Linse ein Punkt z.B. eine typische Irisstruktur oder der Reflex der Linsenvorderfläche markiert.

Im Schema (Abb. 1) ist der Umriß der künstlichen Linse dargestellt. Wir haben den Abstand zwischen dem stationären Hornhautreflex und dem sich bewegenden Reflex der Linsenvorderfläche gemessen. Bei Kippung der Linse nach Augenbewegungen ändert sich dieser Abstand. Das Zeitintervall zwischen den Bildern beträgt 1/64 Sekunde entsprechend 64 Aufnahmen pro Sekunde.

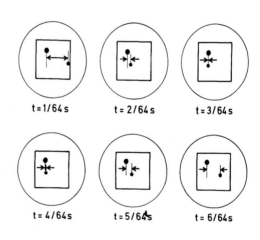

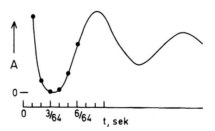

Abb. 1. Ableitung der gedämpften Sinuskurve aus Einzelaufnahmen des Films. Oben: Schematisches Auge mit verschiedenen Abständen zwischen Hornhautreflex und Reflex der künstlichen Linse. Unten: Abgeleitete Kurve

Die Abstände wurden in ein Koordinatensystem eingetragen, auf dem als Abszisse die Zeit, als Ordinate die Amplitude der Linsenkippung aufgetragen ist. Verfolgt man die Schwingungen von Iris bzw. Pseudophakos nach einer seitlichen Saccade, dann ergibt sich folgendes Bild: Es entsteht eine sinusförmige Kurve mit abnehmender Amplitude. Durch eine solche Kurve wird physikalisch der Vorgang einer gedämpften Schwingung dargestellt. Das System verhält sich wie eine Masse, die auf einer Feder schwingt, sie gibt allmählich ihre Energie an ihre Umgebung durch Dämpfung ab. Ähnlich würde z.B. auch eine Kurve im Dämpfungssystem eines Autos aussehen.

In Abbildung 2 sind eine gedämpfte und eine ungedämpfte Schwingung dargestellt, d.h. eine Schwingung ohne Energieverlust. Eine solche Kurve kann durch eine Sinus-

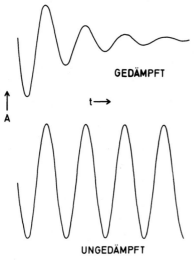

Abb. 2. Gedämpfte und ungedämpfte Schwingungen

funktion beschrieben werden. Dieser Fall kommt aber in der Natur praktisch nicht vor, da normalerweise durch Reibung die Energie der Schwingung mit der Zeit abnimmt. Das Ergebnis ist eine gedämpfte Schwingung, wobei die Schwingungsenergie allmählich verloren geht und das System langsam zum Stillstand kommt. Diese gedämpfte Kurve läßt sich als das Produkt einer Sinusfunktion und einer Exponentialfunktion beschrieben.

Die nächste Abbildung (Abb. 3) zeigt simultan die Augenbewegung und die Bewegung der künstlichen Linse. Man sieht, daß sich die Linse während der Saccade in Bewe-

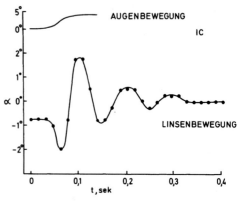

Abb. 3. Augenbewegung (oben) und dadurch induzierte Linsenbewegung als Funktion der Zeit (unten). Abszisse: Zeit in Sekunden; Ordinate: Bulbusabweichung in Grad

gung befindet, und zwar kippt sie in Gegenbewegung zur Saccade. Nach Beendigung der Augenbewegung schließt sich die gedämpfte Schwingung der Linse an. Dieses Verhalten läßt sich folgendermaßen erklären (Abb. 4): Während der Bewegung bleibt das Vorderkammerwasser wegen seiner Trägheit etwas zurück. Hierdurch entsteht die auf der vorigen Abbildung beschriebene Linsenkippung. Steht das Auge dann wieder still, so schwingt das Kammerwasser noch einige Zeit nach.

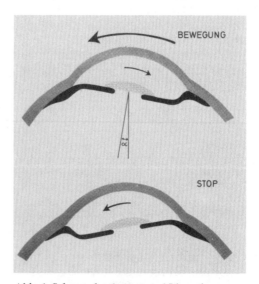

Abb. 4. Schema der Augen- und Linsenbewegungen. Oben: Bei Bulbusbewegung nach links kommt es durch Trägheit des Kammerwassers zur Kippung der Linse. Unten: Nach Beendigung der Bewegung entsteht eine Kippung der Linse in entgegengesetzter Richtung

Die schwingende Masse entspricht der Flüssigkeit in der Vorderkammer und unmittelbar hinter der Linse, die Feder entspricht der Iris. Die Dämpfung des Systems erfolgt hauptsächlich durch die visköse Reibung innerhalb des Irisstromas und an der Hornhautrückfläche.

Das Schwingungsmuster hängt nach unseren Befunden nicht vom Typ der implantierten Linse ab. Dies überrascht kaum, denn heute benutzte künstliche Linsen sind wesentlich leichter als die schwingende Masse, in der sie schweben. Im Gegensatz zur Gleichartigkeit der Schwingungen verschiedener implantierter Linsentypen zeigte sich jedoch ein deutlicher Unterschied der Schwingungen zwischen intrakapsulär und extrakapsulär operierten Augen (Abb. 5). Wie die Abbildung zeigt, hatten die Schwingungen bei i.c.-operierten eine größere Amplitude, zeigten eine längere Periode und waren weniger gedämpft als bei e.c.-operierten. Die Ursache liegt im wesentlichen darin, daß die Iris nach i.c. Extraktion der Linse frei auf dem Glaskörper liegt, während sie bei e.c.-operierten Augen durch die hintere Linsenkapsel, die Reste des Kapselsackes und die Zonulafasern eine Stabilisierung erfährt. Die durch die Augenbewegung von dem System aufgenommene Schwingungsenergie ist bei intrakapsulär operierten Augen größer als bei extrakapsulär operierten. Sie liegt bei vorsichtiger Schätzung etwa in einem Größenverhältnis von 2 : 1.

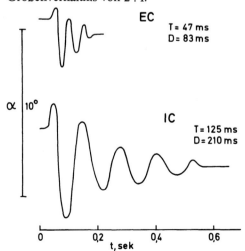

Abb. 5. Schwingungsmuster nach extrakapsulärer und intrakapsulärer Katarakt-Operation mit nachfolgender Implantation einer künstlichen Linse (Binkhorst-Vierschlingenlinse)

Untersuchungen über Bewegungen des Glaskörpes relativ zur Netzhaut, die z.Z. im Gange sind, könnten aufschlußreiche Befunde zur Klärung des gehäuften Auftretens von Makulopathien nach i.c.-Extraktion mit Implantation künstlicher Linsen geben.

Aussprache

Herr Harms (Tübingen) zu Herrn Jagger:

Ich habe es so verstanden, daß Herr Jagger einen Zusammenhang herstellen wollte zwischen intrakapsulärer und extrakapsulärer Extraktion und Makulaveränderungen. Ich würde vorschlagen, an Glaskörpertrübungen Bewegungen des Glaskörpers zu studieren und ihr Verhalten sowie ihre Schwingungen vor und nach der Operation zu vergleichen.

Herr Draeger (Bremen) zu Herrn Jagger:

Das von Herrn Jagger beobachtete Schwingverhalten des Pseudophakos wird desto geringer, je weniger die Dichte der implantierten Linse von der des umgebenden Mediums abweicht!

Außerdem muß man sich darüber im klaren sein, daß generell − auch ohne gleichzeitige Linsenimplantation − das Irisdiaphragma nach intrakapsulärer Extraktion stets mehr zu Schleuderbewegungen neigen dürfte, als dies nach extrakapsulärer Extraktion der Fall ist.

Herr Waubke (Essen) zu Herrn Jagger:

Die starken Schlotterbewegungen, die bei Seitwärtsbewegung des Auges bei senkrecht eingepflanzter Linse zustande kommen, werfen die Frage auf, ob diese Bewegungen oder Ausschläge geringer sind, wenn die Linse waagerecht eingepflanzt wird, wie dieses z.B. von Draeger empfohlen wird. Haben Sie Untersuchungen über die Bewegung der Linse bei waagerecht eingepflanzten Implantaten?

Herr Lund (München) zu Herrn Jagger:

Eine wesentliche und ausgezeichnete Untersuchung! Deutlich sind die Unterschiede zwischen Iris-Clip-Linse und irido-kapsulärer Linse. Meine Frage:

Sind die Kräfte der Schwingungsenergien so unterschiedlich, daß man angesichts der deutlich geringeren Energien prinzipiell zur irido-kapsulären Linse (e.c.-Verfahren) raten muß?

Herr Friedburg (Düsseldorf) zu Herrn Jagger:

Wenn ich Sie richtig verstanden habe, glauben Sie, der Einfluß der i.o. implantierten Linse auf das Schwingungsverhalten sei zu vernachlässigen. Können Sie dies an aphaken Augen ohne implantierte Linse ebenso mathematisch nachweisen?

Herr Koch (Bonn) zu Herrn Jagger:

Nur eine kurze Ergänzung: Sie haben immer nur von den Bewegungen des Kammerwassers gesprochen. Gleichzeitig bewegt sich auch der Inhalt des hinteren Kompartimentes, der Glaskörper, und macht die Schwingung des Vorderkammerinhaltes mit.

Herr Welge-Lüßen (Marburg) zu Herrn Jagger:

Wie hoch ist die Empfindlichkeit Ihrer Registrierung? Wir wissen aus der Physiologie, daß mittels der Ballistographie Rückstoßbewegungen des Körpers gemessen werden können, die diesem durch das Herzschlagvolumen mitgeteilt werden. Die Kurve, die ballistographisch registriert wird, erinnert an die einer gedämpften Schwingung. Konnten Sie an normalen nicht operierten Augen diese Schwingungen feststellen?

Herr Jagger (Gießen), Schlußwort, zu Herrn Friedburg:

Das Gewicht einer implantierten Linse (1 mg in Wasser) ist viel kleiner als das Gewicht des Vorderkammerwassers (ca. 200 mg). Ich glaube, daß die Wirkung der Linse auf die Schwingungen vernachlässigbar ist. Die Linse wird einfach in der viel größeren sich bewegenden Flüssigkeitsmasse mitgetragen.

Zu Herrn Draeger:

Bei den drei aphaken, ic-operierten Augen in dieser Studie, waren die beobachtete Frequenz und Dämpfung ähnlich wie bei anderen ic-operierten Augen. Dies ist in Übereinstimmung mit der Ansicht, daß die Anwesenheit einer Linse keine Wirkung auf die Schwingungen hat.

Zu Herrn Welge-Lüßen:

Die Empfindlichkeit dieser Messungen ist am größten, wenn eine implantierte Linse vorhanden ist. Dies erlaubt die Verwendung der beschriebenen Meßtechnik, womit eine Linsenkippung von ein paar Zehntel Grad ohne Schwierigkeit gemessen werden kann. Wenn keine implantierte Linse vorhanden ist, muß die Seitwärtsbewegung einer Irismarkierung gemessen werden. Dies hat einen wesentlichen Verlust an Empfindlichkeit zur Folge.

Herr Jacobi (Gießen), Schlußwort, zu Herrn Harms:

Wir haben versucht, die Bewegungen der Iris und der Linse auch am phaken Auge sowohl bei klarer als auch bei getrübter Linse aufzuzeichnen. Mit unserer Methodik war dies jedoch nicht möglich. Wenn Schwingungen bei diesen Augen überhaupt vorkommen, dann sind sie wahrscheinlich wesentlich kleiner als bei aphaken oder pseudophaken Augen. Mit einer speziellen Stroboskop-Kamera sind solche Aufnahmen versucht worden. Die Technik der Wiedergabe war jedoch so unvollkommen, daß eine Auswertung nicht möglich war.

Zu Herrn Waubke:

Als Operateur möchte ich diese Frage beantworten. Wir haben unsere Linsen, sowohl die Binkhorst 4-Schlingen- als auch die Binkhorst 2-Schlingen-Linsen stets in senkrechter Position der Schlingen implantiert. Wir gehen hierbei von der Erfahrung aus, daß bei horizontaler Schlingenlage eine stärkere Beweglichkeit der Linse bei horizontalen Blickbewegungen auftritt und daß hierdurch die Gefahr einer Endothelberührung besteht. Beobachtungen von Binkhorst haben gezeigt, daß hierdurch in manchen Fällen eine Hornhautdystrophie verursacht worden ist. Darüber hinaus ist es wesentlich einfacher, bei senkrechter Schlingenlage eine Fadenfixation entweder durch die Iridektomie oder durch das Irisstroma anzulegen.

Ber. Dtsch. Ophthalmol. Ges. 76, 603–604 (1979)
Ionisierende Strahlen in der Ophthalmologie
Redigiert von W. Jaeger, Heidelberg
© J. F. Bergmann Verlag 1979

Die Berechenbarkeit der erforderlichen Linsenstärke und der Restrefraktion bei Implantation künstlicher Linsen

J. Strobel und K. W. Jacobi (Univ.-Augenklinik Gießen, Abt. Allg. Ophthalmologie. Leiter: Prof. Dr. K. W. Jacobi)

Die Implantation künstlicher Linsen wird in zunehmender Zahl im Ausland, aber auch in Deutschland bei Patienten in höherem Lebensalter durchgeführt. Steigende Operationszahlen führen dazu, daß Komplikationen häufiger auftreten.

Wir möchten über einen Komplex von Komplikationen berichten, der durch spezielle präoperative Diagnostik sehr gering gehalten, wenn nicht vollständig vermieden werden kann. In den USA warnen Katarakt-Chirurgen wie Jaffe, Drevs, R. D. Binkhorst, Welsh, die eine große Zahl von Linsen implantiert haben, vor der „9 Dioptrien Überraschung" nach Linseneinpflanzung. Es handelt sich hierbei vorwiegend um hohe Myopien nach Implantation einer Standardlinse von +19,5 dpt bei präoperativ myopen Augen. Eine genaue Erfragung der vor der Kataraktentwicklung bestehenden Refraktion alleine ist mit einer großen Fehlerbreite behaftet (Unzuverlässigkeit der Angaben, fehlerhafte Aufzeichnungen, unklarer Zeitpunkt der Kataraktentstehung). Aber selbst eindeutige Auskünfte können bei Implantation einer Standardlinse zu einer erheblichen postoperativen Refraktionsanomalie führen. Linsenmyope z. B., bei denen allein die Refraktion als Maß für die Stärke der dazu implantierenden Linse zugrunde gelegt wird, erhalten eine Linse mit zu geringer Brechkraft und sind entsprechend postoperativ hypermetrop.

Nur eine auf der Basis einer Okulometrie beruhende Kalkulation der Brechkraft einer intraokularen Linse vermeidet höhere postoperative Refraktionsanomalien. Wir benutzen für die Bulbuslängenmessung z. Z. das Ultraschallgerät 7200 MA der Firma Kretztechnik und führen die Keratometrie mit dem Gerät von Javal/Schiötz durch. Die erhaltenen Daten werden in den programmierbaren Kleincomputer SR 52 von Texas Instruments eingegeben. Wir ziehen den Rechner den Normogrammen vor, da die zu erwartende, linsenabhängige Vorderkammertiefe tabellarisch nicht erfaßt wird. Der mittleren Vorderkammertiefe bei phaken Augen von 3,6 mm steht die bei Aphaken von 4,1 mm gegenüber. Augen mit Binkhorst 4 Schlingenlinsen haben eine mittlere Vorderkammertiefe von 3,5 und Binkhorst 2 Schlingenlinsen eine solche von 3,2 mm. Die Kalkulationen, die wir seit 1976 durchführen und unseren Implantationen zugrunde legen, verteilen sich folgendermaßen:

Linsenberechnung 150
davon implantiert 120
nicht implantiert 30
berechnet und +19,5 dpt implantiert 82
kalkuliert und abweichende Brechkraft implantiert 38
Die Brechkraft unserer eingesetzten Linsen verteilt sich folgendermaßen:
+11   dpt   1
+17   dpt   3
+19,5 dpt 82
+21   dpt 18
+23   dpt   8
+26   dpt   7
+31   dpt   1

Eine der Standardlinse gegenüber verringerte Dioptrienzahl wurde 4×, eine verstärkte 34× implantiert.

Zunächst wurde ermittelt, wie stark die vorausgesagte Refraktion sich durch eine Ungenauigkeit bei Messungen veränderte.

Fehler	*Auswirkung*
Bulbus ± 0,5 µsec (= 0,4 mm)	∓ 1,07 dpt
Linse ± 0,5 µsec	∓ 0,08 dpt
Hornhautradien ± 0,05 mm	∓ 0,28 dpt
Vorderkammertiefe ± 0,5 mm	∓ 0,68 dpt

Als Basis der Berechnung diente eine +19,5 dpt Binkhorst 4 Schlingenlinse bei einer Bulbuslänge von 29,4 μsec und einer Linsendicke von 5,0 μsec sowie einer Hornhautkrümmung von 7,6 mm. Die berechnete Restfraktion betrug 0,01 dpt. Eine Abweichung von 2% der normalen Bulbuslänge führt schon zu einem Fehler von 1 dpt, während die übrigen Messungen nur einen geringen Einfluß auf die Größe der Refraktionsveränderungen haben.

Trotz der möglichen Meßfehler erschien es uns wichtig, die klinische Zuverlässigkeit der Methode besonders im Hinblick auf die Linsenimplantation zu prüfen. Wir verglichen die präoperativ berechneten Restfraktionswerte mit den postoperativ ermittelten, wobei das sphärische Äquivalent der Zylinder mit berücksichtigt wurde. Wir fanden folgende Werte:

Nach Implantation einer 19,5 dpt Linse betrug die Standardabweichung ±1,18 dpt. Nach Implantation einer Linse mit anderer Brechkraft lag die Standardabweichung bei ± 1,27 dpt. Wir kommen zu dem Schluß, daß die Okulometrie als Grundlage der Kalkulation der Linsenstärke eine wesentliche Hilfe darstellt. Mit Sicherheit verhütet sie größere postoperativ auftretende Refraktionsanomalien.

R. D. Binkhorst berichtet von einem solchen Patienten mit iridokapsulärer Standardlinse und einer Restmyopie von –9 dpt, der versorgt war mit einer weichen Kontaktlinse von –9 dpt sowie einer harten Huckepacklinse zum Ausgleich der 5 dpt Zylinder und mit einer zusätzlichen Lesebrille gerade Zeitung lesen konnte.

Zusammenfassung

Die Implantation künstlicher Linsen mit einer Standardbrechkraft von +19,5 dpt kann zu einer postoperativen „9 Dioptrien Überraschung" führen. Wir okulometrierten daher präoperativ und berechneten die individuell erforderliche Linsenstärke. Unsere Erfahrungen bei der Implantation von 120 kalkulierten Linsen von +11 dpt bis +31 dpt werden mitgeteilt.

Literatur

Binkhorst, C.D.: Dioptric power of the lens implant. Ophthalmologica **171**, 278–280 (1975). – Binkhorst, C. D.: Power of the prepupillary pseudophakos. Br. J. Ophthalmol. **56**, 352 (1972). – Binkhorst, C. D., Loones, L. H.: Intraocular lens power. Trans. Am. Acad. Ophthalmol. Otolaryngol. Jan. - Feb. 1976, OP-70-OP-79. – Binkhorst, R. D.: The optical design of intraocular lens implants. Ophthalmic Surg. **6**, 17–31 (1975). – Buschmann, W., Bluth, K.: Eine echographische Methode zur Verlaufskontrolle angeborener Glaukome. Albrecht von Graefes Arch. Klin. Ophthalmol. **192**, 313–329 (1974). – Strobel, J., Jacobi, K. W.: Zur Berechnung der Brechkraft intraocularer Linsen. Ber. Dtsch. Ophthalmol. Ges. **75**, 153–155 (1978). – Thijssen, J. M.: The emmetropic and iseiconic implant lens. Computer calculation of the refractive power and its accuracy. Ophthalmologica (Basel) **171**, 467–486 (1975). – Heidje, v. d. G. L., Stilma, J. S.: Biometrie and Aphakie. Klin. Monatsbl. Augenheilkd. **169**, 289–293 (1976)

Aussprache

Herr Rintelen (Basel) zu den Herren Strobel und Jacobi:

Erlauben Sie mir eine historische Reminiszenz. Giovanni Battista Morgagni, der als Begründer der pathologischen Anatomie gilt, hat sich in seinem berühmten Buch: De causis e sedibus morborum 1771 auch mit ophthalmologischen Fragen beschäftigt. Er nahm noch an, daß Myopie und Hypermetropie durch variable Lage der Linse zur Netzhaut bedingt seien. Bei der Implantation künstlicher Linsen wird die Bedeutung des Ortes der artifiziellen Linse für die Refraktion wieder aktuell.

Ber. Dtsch. Ophthalmol. Ges. 76, 605–607 **(1979)**
Ionisierende Strahlen in der Ophthalmologie
Redigiert von W. Jaeger, Heidelberg
© J. F. Bergmann Verlag 1979

Morphologische und funktionelle Unterschiede im Ziliarkörper des Primaten

M. Ober und E. Drecoll-Lütjen (Augenklinik. Direktor: Prof. Dr. E. Schreck und Anatomisches Inst. Direktor: Prof. Dr. J. W. Rohen der Univ. Erlangen-Nürnberg)

An sieben Affenaugen und drei menschlichen Augen ließen sich verschiedene Zonen des Ziliarepithels elektronenmikroskopisch untersuchen: 1. Innerhalb der Pars plicata ein vorderer, mittlerer und hinterer Abschnitt, wobei jeweils zwischen Gipfel und Seitenwand eines Primär- und Intermediärprozesses sowie dem dazwischenliegenden Tal unterschieden wurde; 2. die Übergangszone der Pars plicata zur Pars plana und 3. die Pars plana (Abb. 1).

In jeder dieser Zonen wurden die Zellorganellen (Mitochondrien, rauhes endoplasmatisches Retikulum, Golgi-Komplexe), die Interzellularverbindungen (Desmosomen, Puncta adhaerentia, gap junctions) sowie die Kapillarendothelfenestrationen numerisch erfaßt und bestehende Unterschiede mittels einer zweifaktoriellen Varianzanalyse (ANOVA) statistisch ausgewertet.

An drei weiteren Affenaugen erfolgte nach der Methode von Hansson und Lönnerholm an Semidünnschnitten eine histochemische Darstellung des Gehaltes an Carboanhydrase.

Ergebnisse

Über die Verteilung der Mittelwerte der *Zellorganellen* der unpigmentierten Epithelzellen (UPE) gibt Abbildung 2 Auskunft. Alle Organellen finden sich in den Zellen der Gipfel und Seitenwände der Ziliarfortsätze signifikant zahlreicher als in der Pars plana oder in dem zwischen zwei Ziliarfortsätzen gelegenen Tal.

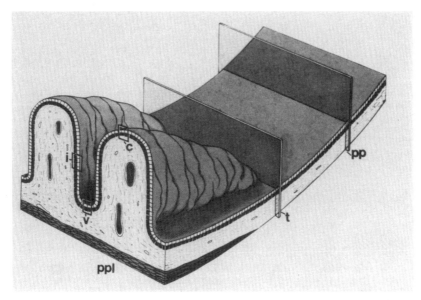

Abb. 1. Schematische Darstellung der verschiedenen untersuchten Zonen (*c* Spitze; *i* seitliche Wand eines Ziliarfortsatzes, *v* Tal zwischen zwei Ziliarfortsätzen, *t* Übergangszone von Pars plicata zu Pars plana corporis ciliaris, *pp* Pars plana) aus [8]

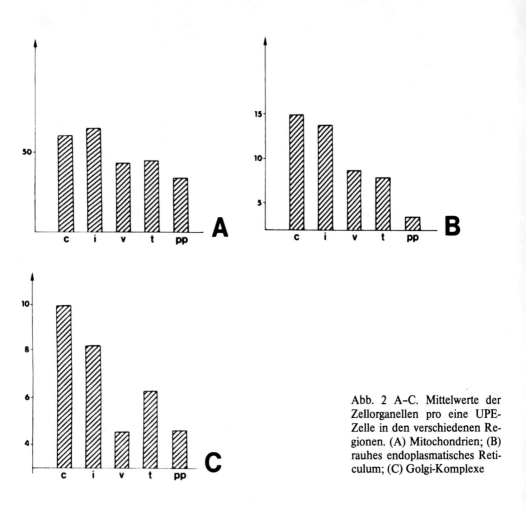

Abb. 2 A–C. Mittelwerte der Zellorganellen pro eine UPE-Zelle in den verschiedenen Regionen. (A) Mitochondrien; (B) rauhes endoplasmatisches Reticulum; (C) Golgi-Komplexe

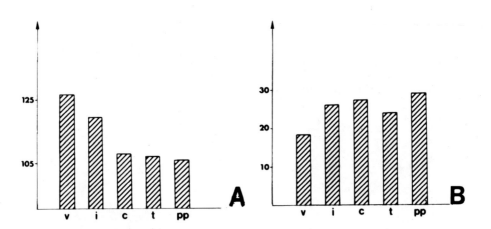

Abb. 3 A und B. Mittelwerte der Haften zwischen UPE und PE pro 100 µm in den verschiedenen Regionen. (A) Puncta adhaerentia; (B) gap junctions

Kein Unterschied dagegen erscheint in der Verteilung der Zellorganellen im pigmentierten Epithel (PE). Anzahl und Ausprägung der einzelnen Typen der Zellorganellen sind darüber hinaus sehr viel geringer.

Wie Abbildung 3 zeigt, unterscheidet sich die Verteilung der *Interzellularverbindungen* zwischen den beiden Epithelschichten, d. h. zwischen UPE und PE in den untersuchten Zonen voneinander. Als häufigste Hafte überhaupt erweist sich das Punctum adhaerens, dessen Anzahl im Bereich der Täler zwischen zwei Ziliarfortsätzen signifikant höher liegt als in den anderen Zonen. Gap junctions finden sich dort kaum, dagegen signifikant häufiger im Bereich der Gipfel und Seitenwände der Ziliarfortsätze, am zahlreichsten aber in der Pars plana.

Die Kapillaren der Ziliarfortsätze sind reich gefenstert; in den Tälern dazwischen, vor allem im Bereich der Pars plana, werden diese Fenestrationen immer seltener.

Die Darstellung der Carboanhydraseaktivität stimmt mit der Verteilung der Zytolemmeinfaltungen überein. Während sich im UPE ausschließlich die Pars plicata anfärbte, ließ sich eine Carboanhydraseaktivität im PE auch in der Pars plana nachweisen.

Besprechung

Die oben aufgeführten Ergebnisse fügen sich größtenteils gut in das funktionelle Konzept des Ziliarkörpers ein. Aufgrund der Verteilung der Zellorganellen in beiden Epithelschichten (UPE und PE) sowie deren regionalem Unterschied scheint die Kammerwasserproduktion, die ja fast ausschließlich eine aktive, energieverbrauchende Leistung der Zelle darstellt [1, 2], in den UPE abzulaufen. Dies entspricht auch den Befunden anderer Autoren [3], die nachweisen konnten, daß nach isolierter Zerstörung des PE eine regelrechte Kammerwasserdynamik bestehen bleibt. In den Zellen des UPE läßt sich darüber hinaus eine hohe Enzymaktivität nachweisen [4]. Die vorliegenden morphologischen Ergebnisse geben zudem einen eindeutigen Hinweis darauf, daß die Kammerwasserproduktion vorwiegend auf den Kuppen und an den Seitenwänden der Ziliarfortsätze der Pars plicata stattfindet.

Nach einer neuen Akkommodationstheorie von Rohen [6] setzen in den Tälern zwischen den Ziliarfortsätzen die Spannfasern an, welche ihre Kraft auf die von vorne nach hinten ziehenden longitudinalen Fasern übertragen. Diese Zone muß also hoher gewebsmechanischer Beanspruchung gewachsen sein. In diesem Bereich ist die Anzahl der Interdigitationen zwischen den UPE besonders groß [7]. Darüber hinaus hat die vorliegende Untersuchung gezeigt, daß die beiden verschiedenen Epithelschichten in diesem Gebiet vornehmlich durch Haften, welche der mechanischen Stabilität dienen, verbunden sind.

Im Bereich der Pars plana finden sich die meisten gap junctions. Diese Zellhafte dient der elektrischen Überleitungsfunktion und erfüllt Aufgaben im interzellulären Stoffwechsel [5]. Warum sie gerade in einem Gebiet, welches aufgrund seiner morphologischen Struktur für die Kammerwasserbildung von nur untergeordneter Bedeutung zu sein scheint, so zahlreich vorkommt, läßt sich derzeit nicht erklären.

Literatur

1. Cole, D. F.: Aqueous humor formation. Doc. Ophthalmol. **21**, 116–136 (1966). – 2. Bill, A.: The role of ciliary blood flow and ultrafiltration in aqueous humor formation. Exp. Eye Res. **16**, 287–298 (1973). – 3. Okisaka, S., Kuwabara, T., Rapoport, S. J.: Effects of hyperosmotic agents on the ciliary epithelium and trabecular meshwork. Invest. Ophthalmol. **15**, 617–625 (1976). – 4. Rüßmann, W.: Kammerwasserbildung und Ziliarepithelenzyme. Klin. Monatsbl. Augenheilkd. **167**, 301–308 (1975). – 5. Bennet, M. V. L.: Function of electronic junctions in embryonic and adult tissues. Fed. Proc. **32/1**, 65–75 (1973). – 6. Rohen, J. W.: Scanning electron microscopic studies on the zonular apparatus in human and monkey eyes: A new concept of accommodation. Invest. Ophthalmol. (in press). – 7. Rentsch, F. J.: Elektronenmikroskopische Untersuchungen über die interzellulären Verbindungen des unpigmentierten Ziliarepithels in den Hauptverankerungsgebieten des Zonulaapparates. Albrecht von Graefes Arch. Klin. Ophthalmol. **180**, 113–133 (1970). – 8. Ober, M., Rohen, J.W.: Regional differences in the fine structure of the ciliary epithelium related to accommodation. Invest. Ophthalmol. **18**, 655–664 (1979)

Ber. Dtsch. Ophthalmol. Ges. 76, 609–613 (1979)
Ionisierende Strahlen in der Ophthalmologie
Redigiert von W. Jaeger, Heidelberg
© J. F. Bergmann Verlag 1979

Der Schlemmsche Kanal in rasterelektronenmikroskopischer Sicht

W. Göttinger (Augenklinik der Univ. München. Direktor: Professor Dr. O.-E. Lund)

Die Innenwand des Schlemmschen Kanals wird von einem Endothel ausgekleidet. Es besitzt nach den Untersuchungen vieler Autoren [1, 2, 5, 6, 7, 11, 12, 13] die Fähigkeit, Riesenvakuolen zu bilden und in dieser Weise das Kammerwasser zu transportieren. Diese Riesenvakuolen öffnen sich zum Schlemmschen Kanal in Form von Poren.

Bekannt ist, daß diese Riesenvakuolen bei Glaucoma simplex vermindert sind. Das wirft natürlich eine Reihe von Fragen auf: Wo liegt der Stopp des Kammerwassertransportes bei Glaucoma simplex, im Endothel oder im Trabeculum corneosklerale? Verliert primär das Endothel die Fähigkeit Riesenvakuolen zu bilden oder ist die Verminderung der Riesenvakuolen bei Glaucoma simplex auf einen geringeren Antransport von Kammerwasser infolge der Hyalinisation des Trabekelwerks zurückzuführen? Stellt der intraokulare Druck einen mechanischen Reiz für die Bildung der Riesenvakuolen dar?

In Perfusionsversuchen an Affenaugen konnte u.a. rasterelektronenmikroskopisch nachgewiesen werden, daß die Poren mit der Höhe des Perfusionsdruckes und mit seiner Dauer zunehmen. Vergleichbare Untersuchungen an enukleierten menschlichen Augen liegen jedoch nicht vor.

Im folgenden wird versucht, anhand von rasterelektronenmikroskopischen Untersuchungen an menschlichen Augen einen Beitrag zu diesem Fragenkomplex zu liefern.

Material und Methoden

Zur Untersuchung kamen 16 normotensive menschliche Augen, die wegen eines Melanoblastoms enukleiert wurden. Aus dieser Serie werden 4 typische Fälle herausgegriffen. Ergänzende Abbildungen sind in der Beschreibung der wissenschaftlichen Ausstellung „Kammerwinkelstrukturen im rasterelektronenmikroskopischen Bild" des gleichen DOG-Berichtes zu finden, worauf im Text verwiesen wird.

Fall 1: G.S. 68 Jahre und Fall 3: J. N. 71 Jahre: Nach der Enukleation sofortige Fixation der vorderen Kalotte in 4%igem gepuffertem Glutaraldehyd.

Fall 2: H. W. 58 Jahre: Nach der Enukleation sofortige Injektion von 4%igem Glutaraldehyd über den N. opticus unter hohem Druck in den Glaskörper und Einlegen des ganzen Bulbus in Glutaraldehyd. Vordere Kalottierung nach 24 Std.

Alle 3 vorderen Kalotten wurden in 0,5%igem Osmium-Tetoxyd nachfixiert, in einer aufsteigenden Acetonreihe entwässert und anschließend einer Critical Point-Trocknung in Frigen unterzogen. An den getrockneten vorderen Kalotten erfolgte die Präparation des Schlemmschen Kanals von außen mit Hilfe eines Operationsmikroskopes in ähnlicher Weise wie bei einer Trabekulotomie. Dann Exzision der dargestellten Region. Aufkleben auf den Präparatträger und Bedampfung mit Gold. Die Untersuchung erfolgte mit dem Stereoscan der Firma Cambridge Instrument and Co. Ltd. Mark 2 a.

Von Fall 2 wurden nicht mit Gold bedampfte und von Fall 3 mit Gold bedampfte und rasterelektronenmikroskopisch dokumentierte Anteile über Propylenoxyd in Epon eingebettet und vergleichend transmissions-elektronenmikroskopisch untersucht. Ultramikrotom der Firma Reichert, Zeiss EM 9.

Ergebnisse

Fall 1: Bei diesem Fall ist der Schlemmsche Kanal bis auf einzelne Erythrozyten frei von Blut, siehe Abbildung 2 der wissenschaftlichen Ausstellung. Man kann eine wirbelartige und fischzügähnliche Anordnung der Endothelzellkerne erkennen. Poren sind einzeln vorhanden, ausgeprägte Riesenvakuolen finden sich nicht.

Fall 2: Am Endothel sind zahlreiche, dicht stehende, kugelige Erhabenheiten zu sehen, deren Oberfläche glatt ist, die aber manchmal in sich zusammengefallen erscheinen. Siehe Abbildung 3 der wissenschaftlichen Ausstel-

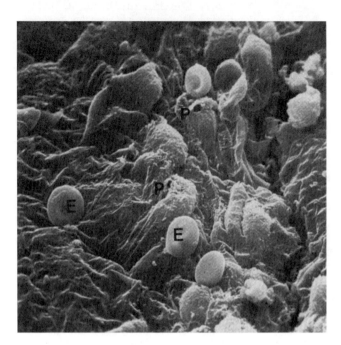

Abb. 1 (Fall 2). Trabekelwärtiges Endothel mit Vorwölbungen, Riesenvakuolen und Poren (*P*) sowie knötchenförmigen Verdickungen an der Zelloberfläche. Vereinzelt Erythrozyten (*E*). Der Riß im rechten Bildteil ist artifiziell. Rasterelektronenmikroskopische Aufnahme

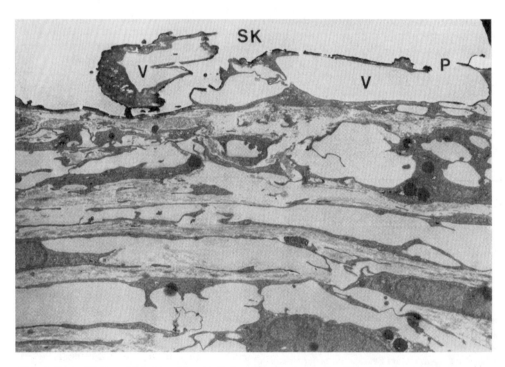

Abb. 2. Transmissionselektronenmikroskopischer Schnitt durch die Abb. 1 dargestellte Region. Das Endothel besitzt Riesenvakuolen (*V*), Poren (*P*) und knötchenartige Verdickungen. Im darunterliegenden Trabekelwerk sind zahlreiche offene Räume vorhanden. An der Oberfläche zum Schlemmschen Kanal (*SK*) ist die aufgedampfte Goldschicht als ca. 250 Å dicker, dunkler Streifen erkennbar

Abb. 3 (Fall 3). Am Trabekelwerkendothel liegen zahlreiche kugelige und z.T. konfluierende Erhabenheiten

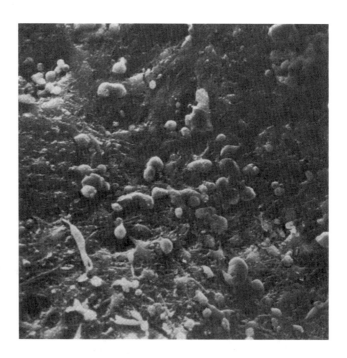

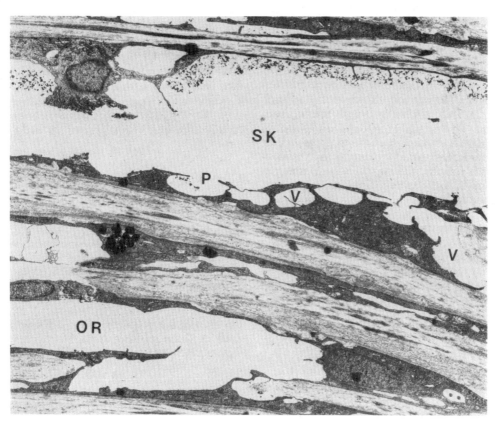

Abb. 4. Transmissionselektronenmikroskopischer Schnitt des gleichen Präparates wie Abb. 3 aber andere Stelle. Das Endothel weist Riesenvakuolen (*V*) und Poren (*P*) auf. Dichte Hyalinisation des Trabekelwerkes, zum Teil offene Räume (*OR*). *SK* = Schlemmscher Kanal

lung. Zwischen diesen großen Erhabenheiten finden sich an der Zelloberfläche kleinere, knopfförmige Verdickungen. An einer anderen Stelle des gleichen Präparates (Abb. 1) haben diese halbkugeligen Erhabenheiten an ihrer Oberfläche einen dichten Besatz von zahlreichen und zum Teil gestielten Knötchen. Poren kommen ebenfalls vereinzelt vor. Die transmissionselektronenmikroskopische Untersuchung des gleichen Präparates beweist die vakuolenartige Natur dieser Erhabenheiten, siehe Abbildung 2.

Fall 3: Bei diesem Fall stellen in Gruppen zusammenliegende, kugelige Anhäufungen charakteristische Veränderungen dar (Abb. 3.). Zwischen ihnen finden sich Stellen, an denen ein feinfibrilläres dichtes Maschenwerk offen zu Tage liegt. Die transmissionselektronenmikroskopische Untersuchung des gleichen Falles − andere Stelle − beweist hier ebenfalls die vakuolenartige Natur dieser Erhabenheiten (Abb. 4). Daneben findet sich aber auch eine stärkere Hyalinisation des Trabekelwerkes als im Fall 2.

Wie können nun diese Befunde im Hinblick auf die aufgeworfenen Fragen interpretiert werden?

Fall 2 beweist die Möglichkeit einer exzessiven Bildung von Riesenvakuolen durch kurzfristige artifizielle Druckerhöhung. Daraus läßt sich schließen, daß diese Riesenvakuolenbildung auch vital − wenn auch nicht in diesem Ausmaße − durch das hydrostatische Druckgefälle zwischen Vorderkammer und Schlemmschen Kanal in Gang gesetzt werden kann.

Bei Fall 1 und 3 liegen die Verhältnisse anders, sie wurden ohne Druck fixiert und spiegeln daher die vitalen Veränderungen eher wieder. Allerdings muß man bedenken, daß zwischen Enukleation und Fixation eine Zeitspanne liegt. In dieser Zeitspanne − auch wenn sie kurz ist − besteht für die Riesenvakuolen durch den Fortfall des hydrostatischen Druckgefälles die Möglichkeit zu kollabieren. Bei Fall 1 kann man aufgrund der auffindbaren Poren annehmen, daß vital Riesenvakuolen vorhanden waren. Bei Fall 3 sind diese Riesenvakuolen direkt nachweisbar. Auffallend ist ihr disseminiertes und unregelmäßiges Vorkommen, sowie ihre kugelige, zusammengeballte Form. Bei der Interpretation muß die transmissionselektronenmikroskopisch im Schnitt sichtbare Hya-

linisation des Trabeculum cribriforme berücksichtigt werden. Die Annahme, daß einzelne Endothelzellen die Fähigkeit zur Riesenvakuolenbildung verlieren und andere nicht, ist kaum vorstellbar. Eher kann angenommen werden, daß die Riesenvakuolenbildung offenbar nur dort zustande kommt, wo das Trabekelwerk den Antransport des Kammerwassers zum Endothel gestattet. Tatsächlich finden sich bei diesem Fall im transmissionselektronenmikroskopischen Schnitt nur dort Riesenvakuolen, wo im darunterliegenden Trabekelwerk offene Räume zwischen den Trabekelsepten liegen. Zum Großteil ist das Endothel dünn und das darunterliegende Trabekelwerk dicht hyalinisiert.

Wenn diese Annahmen durch weitere Untersuchungen erhärtet werden können, würde dies für einen primären Stopp beim Glaucoma simplex im Bereich des Trabeculum sprechen und nicht für ein primäres Versagen der Endothelfunktion.

Zusammenfassung

Am Endothel des Schlemmschen Kanals wird durch artifizielle Druckerhöhung vor der Fixation eine Ausbildung von Riesenvakuolen induziert. Diese Riesenvakuolen sind auch ohne Druckfixation und bei vermehrter Hyalinisation des Trabekelwerkes nachweisbar.

Literatur

1. Bill, A.: Scanning electron microscopic studies of the canal of Schlemm. Exp. Eye Res. **10**, 214–218 (1970). 2. Garron, L., Feeney, M.L., Hogan, M.J. McEwen, W.K.: Electron micorscopic studies of the human eye. I. Preliminary investigations of the trabeculae. Am. J. Ophthalmol. **46**, 27–35 (1958). 3. Gierson, I., Lee, W.R.: Pressure-induced changes in the ultrastructure of the endothelium lining Schlemm's canal. Am. J. Ophthalmol. **80**, 863–884 (1975). 4. Hoffman, F., Dumitrescu, L.: Schlemm's canal under the scanning electron microscope. Ophthalmic Res. **2**, 37–45 (1971). 5. Holmberg, A.: The fine structure of the inner wall of Schlemm's canal. Arch. Ophthalmol. **62**, 956–958 and 1047–1056 (1959). 6. Lee, W.R.: The study of the passage of particles through the endothelium of the outflow apparatus of the monkey eye by scanning and transmission electron microscopy. Trans. Ophthalmol. Soc. **91**, 687–705 (1971). 7. Lee, W.R., Gierson, I.: Pressure effects on the endothelium of

the trabecular wall of Schlemm's canal: A study by scanning electron microscopy. Albrecht von Graefes Arch. Klin. Ophthalmol. **196**, 255–265 (1975). 8. Rohen, J.W., Schachtschnabel, D.O., Figge, Ha., Bigalke, B.: Die Struktur der Kammerabflußwege und die Veränderungen beim Glaukom: in vivo und in vitro Untersuchungen. In: Glaukom-Symposion Würzburg, 1974. Stuttgart: Enke 1976. 9. Segawa, K.: Pore structures of the endothelial cells of the aqueous outflow pathway: Scanning elctron microscopy. Jpn. J. Ophthalmol. **17**, 133–139 (1973). 10. Spencer, W.H., Alvarado, J., Hayes, T.L.: Scanning electron microscopy of human ocular tissues: trabecular meshwork. Invest. Ophthalmol. **7**, 651–662 (1968). 11. Svedbergh, B.: Aspects of the Aqueous humor drainage. Functional ultrastructure of Schlemm's canal, the trabecular meshwork and the corneal endothelium at different intraocular pressures. Doctoral thesis at Uppsala University 1976. 12. Tripathi, R.C.: Aqueous outflow pathway in normal and glaucomatous eyes. Br. J. Ophthalmol. **56**, 157–174 (1972). 13. Tripathi, R.C.: Mechanisms of the aqueous outflow across the trabecular wall of Schlemm's canal. Exp. Eye Res. **11**, 116–121 (1971). 14. Tripathi, R.C.: Hinweise auf den Abflußwiderstand bei Glaucoma chronicum simplex. In: Glaukom-Symposion Würzburg, 1974. Stuttgart: Enke 1976. 15. Vogel, M.H., Spitznas, M.: Anatomie und Pathologie des kammerwasserproduzierenden und abführenden Systems. In: Fortschritt i.d. Diagnostik und Therapie des primären Glaukoms. Büch. Augenarzt., Heft 69. Stuttgart: Enke 1976. 16. Worthen, M.D.: Scanning electron microscopic study on the interior of Schlemm's canal in the human eye. Am. J. Ophthalmol. **74**, 35–40 (1972)

Ber. Dtsch. Ophthalmol. Ges. 76, 615–621 (1979)
Ionisierende Strahlen in der Ophthalmologie
Redigiert von W. Jaeger, Heidelberg
© J. F. Bergmann Verlag 1979

Eine vergleichende Untersuchung des Trabekelwerkes bei Exfoliationssyndrom mit und ohne Glaukom

P. Roll und O. Benedikt (Univ.-Augenklinik Graz. Vorstand: Prof. Dr. H. Hofmann)

Bei dem sog. Exfoliationssyndrom besteht nach den Angaben der Literatur (Übersicht bei Fellner und Benedikt, 1973) in 40% bis 97% gleichzeitig ein Glaukom. Dadurch erlangt die genaue Kenntnis dieses Krankheitsbildes eine erhebliche klinische Bedeutung, wenn auch die meisten der angegebenen Prozentsätze zu hoch sein dürften, da das Untersuchungsmaterial so gut wie immer bezüglich eines Glaukoms vorselektiert ist.

Die ursächlichen Zusammenhänge zwischen dem Glaukom und der sogenannten Kapselabschilferung sind noch nicht eindeutig geklärt. Insbesondere steht in Frage, ob die intraokulare Druckerhöhung durch eine Verstopfung des Trabekelwerkes mit dem Exfoliationsmaterial entsteht oder ob ein übergeordneter pathologischer Prozeß beide Symptome bedingt.

Zur Klärung dieses Problems können vergleichende elektronen-mikroskopische Untersuchungen des Trabekelwerkes von Exfoliationsaugen mit und ohne Glaukom beitragen. Aus der Literatur ist uns bisher nur eine Arbeit dieser Art bekannt (Ringvold und Vegge, 1971).

Untersuchungsmaterial und Methoden

Untersucht wurden Trabekelstückchen von zwei Patienten, die durch eine am lebenden Auge vorgenommene Trabekulektomie gewonnen wurden.

Fall 1: Exfoliationssyndrom ohne Glaukom.
82jährige Frau. Beide Augen zeigen die charakteristischen Veränderungen des sogenannten Exfoliationssyndroms. Links findet sich am Fundus im temporal hinteren Bereich eine solide Ablatio. Die Papillen sind beiderseits unauffällig. Die Tagesdruckkurven beider Augen ergeben Werte zwischen 10 und 14 mm Hg, der elektrotonographisch bestimmte C-Wert beträgt rechts 0,17, links 0,16.

Da die klinische Untersuchung den dringenden Verdacht eines malignen Melanoms der Aderhaut links ergab, wurde der Patientin eine Enukleation empfohlen. Im Rahmen dieses Eingriffes wurde zunächst eine Trabekulektomie in typischer Weise ausgeführt und das so gewonnene Gewebsstück unmittelbar nach der Exzision in 4%igem Glutaraldehyd fixiert.

Fall 2: Exfoliationssyndrom mit Glaukom.
60jähriger Mann. Beide Augen zeigen die typischen Veränderungen des sog. Exfoliationssyndroms. Papille rechts mittelgroß, links temporal randständig exkaviert. Die Tagesdruckkurve ergibt rechts Werte zwischen 18 und 24 mm Hg, links zwischen 28 und 48 mm Hg. Das Gesichtsfeld rechts ist normal, links großer knapp an das Zentrum reichender Defekt im nasal unteren Quadranten. C-Werte rechts 0,16, links 0,07. Kammerwinkel beiderseits eng, offen, Trabekelwerk Grad 1–2 pigmentiert. Da die konservative Einstellung des linken Auges nicht gelang, wurde eine Trabekulektomie durchgeführt und das exzidierte Gewebsstück wie im Fall 1 sofort in Glutaraldehyd fixiert. Die Nachfixierung erfolgte in 1%iger Osmiumsäure (90 min) und nach Entwässerung in einer aufsteigenden Alkoholreihe wurden die Stückchen in Epon 812 eingebettet. Dünnschnitte fertigten wir mit dem Ultramikrotom OmU 2 (Fa. Reichert) an. Die Kontrastierung erfolgte mit Uranylacetat und Bleizitrat. Die Aufnahmen wurden mit dem Zeiss-Elektronenmikroskop EM 9S-2 durchgeführt.

Ergebnisse

Fall 1: Exfoliationssyndrom ohne Glaukom.
Das untersuchte Trabekulektomiestückchen besitzt einen normal ausgebildeten Schlemmschen Kanal, welcher beiderseits von einem gut erhaltenen Endothel begrenzt wird (Abb. 1a). Das Innenwandendothel des Schlemmschen Kanals weist zahlreiche große und kleinere Riesenvakuolen auf (große Pfeile), die einerseits elektronenoptisch leer erscheinen und anderseits dicht mit dem charakteristischen fibrillären Exfoliationsmaterial gefüllt sind (kleine Pfeile). An

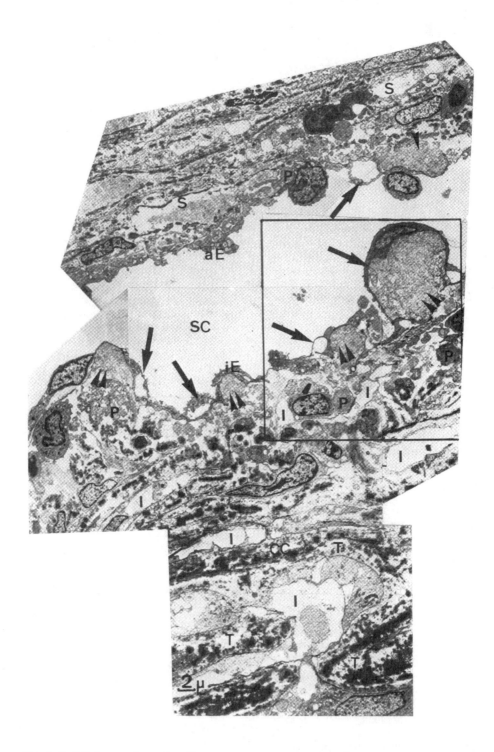

Abb. 1a. Exfoliationssyndrom ohne Glaukom: (Pat. 83 a, Kg. 1394/73). Übersichtsbild des Schlemmschen Kanals (*SC*), der Innenwand mit dem Innenwandendothel (*iE*), den angrenzenden Trabekellamellen (*T*) des Trabekulum corneosklerale und das sklerale Gewebe mit dem Außenwandendothel (*aE*). Zahlreiche Riesenvakuolen (*große Pfeile*) und Exfoliationsmaterial (*kleine Pfeile*) im Innen- und Außenwandendothel. *I* Interzellular- und Intertrabekularspalten, *P* homogene, osmiophile Plaques, *CC* Gitterkollagen, *S* sklerales Gewebe

den Vakuolen selbst sind basale und apikale Öffnungen hervorzuheben (Abb. 1a und b).

In zahlreichen Schnitten ist das Exfoliationsmaterial in großen Mengen subendothelial abgelagert (kleine Pfeile) und zeigt eine deutliche Affinität zu den homogenen, osmiophilen Plaques (Abb. 1b). Das Innenwandendothel ist im Bereich der fibrillären Ablagerungen relativ dünn und wird dabei oft in das Kanallumen vorgeschoben. Auffallend ist, daß in der skleralen Außenwand ebenfalls kleinere und größere Anhäufungen von Exfoliationsmaterial, osmiophilen, ho-

mogenen Plaques und im Außenwandendothel vereinzelt Riesenvakuolen beobachtet werden konnten (Abb. 1a, kleiner Pfeil).

Die dem Innenwandendothel anliegende Zellschicht (kribriforme Region) ist locker aufgebaut (Abb. 1a) und weist zahlreiche für das Kammerwasser leicht durchgängige Interzellularlücken auf.

Die äußersten Trabekellamellen, die der kribriformen Region angrenzen und jene des Trabekulum corneosklerale zeigen unterschiedliche Degenerationserscheinungen auf. Dabei beobachteten wir Trabekel mit ge-

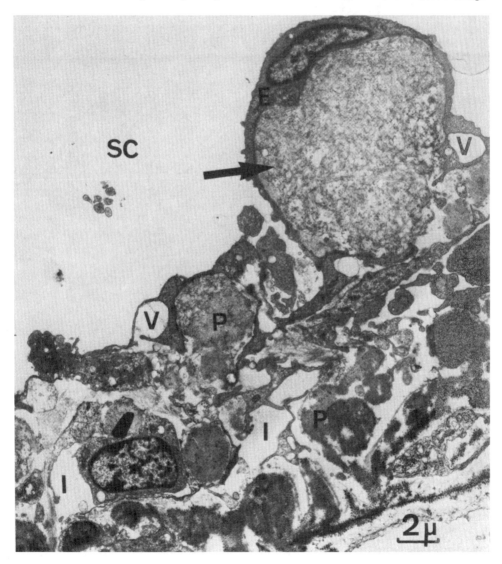

Abb. 1b. Ausschnitt aus Abb. 1: Riesenvakuolen (*V*) im Bereiche des Innenwandendothels des Schlemmschen Kanals (*SC*), die gelegentlich typisches, fibrilläres Exfoliationsmaterial beinhalten. *I* gut durchgängige Interzellularspalten, *P* homogene, osmiophile Plaques

ringgradigen Veränderungen und andere mit desorganisiertem Aufbau des Kollagens im Trabekelkern, vermehrten Anteilen des sog. elastischen Materials und schichtig aufgelockerter Basalmembran mit eingelagertem Gitterkollagen (Abb. 1a). Die Trabekelendothelzellen sind ebenfalls unterschiedlich verändert. Neben einigen aktiv erscheinenden Zellen mit stark dilatiertem Endoplasmatischen Retikulum und vermehrter Mitochondrien-

zahl finden sich auch viele von normaler Gestalt; einige wiederum weisen unterschiedliche Fragmentationsstadien auf (Abb. 1a).

Die Intertrabekularspalten sind vielfach für die Kammerwasserpassage gut erhalten und nur vereinzelt durch Membranreste zugrundegegangener Zellen verlegt. Die Anhäufungen des Exfoliationsmaterials beschränken sich auf die subendotheliale Zone des Schlemmschen Kanals und der des Tra-

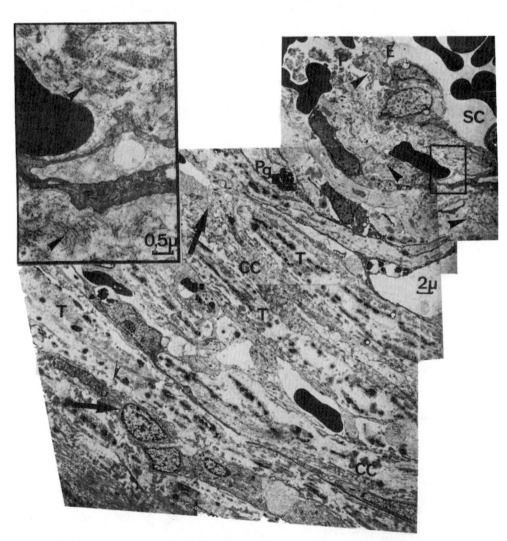

Abb. 2. Exfoliationssyndrom mit Glaukom: (Pat. 66a, Kg. 461/78). Übersichtsbild des Schlemmschen Kanals (*SC*), der Innenwandregion und des Trabekulum corneosklerale (*T*). Im subendothelialen Bereich und in der kribriformen Region vielfach dichte Ablagerungen von basalmembranartigem, fibrillärem Material, osmiophilen, homogenen Plaques (*P*) und verstreut abgelagertem Exfoliationsmaterial (*Pfeile klein*). Beachte die Vergrößerung dieses Abschnittes. Einzelne Trabekellamellen sind miteinander verklebt und die Intertrabekularspalten teilweise durch aktivierte Endothelzellen eingeengt (*große Pfeile*). *E*-Innenwandendothel, *CC* massive Ablagerungen von Gitterkollagen in der verbreiterten Basalmembran. *Pg* Pigmentgranula

bekulum uveale und konnten im Trabekulum corneosklerale an den untersuchten Schnitten dieses Stückes nicht aufgefunden werden.

Fall 2: Exfoliationssyndrom mit Glaukom.

Das Innenwandendothel des Schlemmschen Kanals ist im Bereich der Exfoliationsablagerungen extrem dünn bzw. fehlt an einigen Stellen. Riesenvakuolen sind nicht aufzufinden, nur vereinzelt stellen sich kleine, unscheinbare vakuoläre Strukturen dar.

Im subendothelialen Bereich und besonders zwischen den Zellagen der kribriformen Region (Abb. 2) finden sich vermehrt Anhäufungen von verdichtetem, basalmembranartigem, fibrillärem Material, homogenen osmiophilen Plaques, sog. elastischen Elementen und verstreutem Exfoliationsmate-

rial (kleine Pfeile). Dadurch erscheint der Durchmesser der kribriformen Region verbreitert. Die Interzellularspalten dieser Region sind durch diese Materialansammlungen größtenteils verlegt.

In der Außenwand des Schlemmschen Kanals lagert sich ähnlich wie in Fall 1 nur vereinzelt Exfoliationsmaterial an. Die auffälligsten Veränderungen zeigen jene Trabekellamellen, die an die kribriforme Region grenzen. Ihre Basalmembran ist an manchen Stellen extrem verdickt, schichtenförmig aufgespalten und weist vermehrt Gitterkollagen auf (Abb. 2). An anderen Stellen finden sich im untersuchten Schnittmaterial Zonen mit einer starken Kollagenproliferation im Trabekelkern. Diese Veränderungen führen zu einer vollständigen Verklebung einzelner Lamellen.

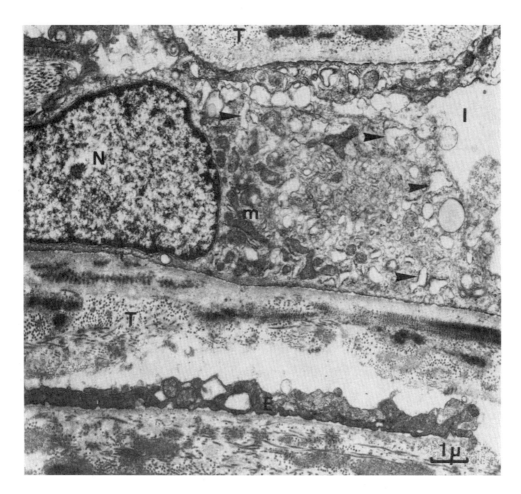

Abb. 3. Ausschnitt aus einer aktivierten Trabekelendothelzelle. *T* Trabekellamellen, *N* Nukleus, *M* Mitochondrien, *I* Intertrabekularspalt, *Pfeile* dilatierte Aneile des rauhen Endoplasmatischen Retikulums

Einige Trabekelendothelzellen zeigen eine gesteigerte Stoffwechselaktivität und zeichnen sich durch einen großen Gehalt an Mitochondrien, vergrößerten Kernen und dilatierten Zisternen des rauhen Endoplasmatischen Retikulums aus (Abb. 2 und 3). Diese aktivierten Zellen füllen durch ihren voluminösen Plasmaleib bestehende Intertrabekularspalten aus und führen zu einer Verlegung der freien Strömungswege (Abb. 3). Intra- und extrazellulär abgelagerte Pigmentgranula konnten nur vereinzelt beobachtet werden.

In allen untersuchten Schnitten dieses Trabekelwerkes findet sich das Exfoliationsmaterial vorwiegend im subendothelialen Bereich, zwischen den Trabekellamellen, die der kribriformen Region angrenzen und im Trabekulum uveale.

Diskussion

In den beiden Trabekelstücken fanden wir elektronenmikroskopisch das für das Exfoliationssyndrom charakteristische fibrilläre Material. Es war vor allem unter dem Endothel der Innenwand des Schlemmschen Kanals und im Bereich der uvealen Trabekel angehäuft. Eine deutliche Differenz zwischen dem Auge mit Glaukom und dem Auge ohne Glaukom wie sie Ringvold und Vegge beschrieben, ergab sich weder bezüglich der Menge noch der Verteilung der Exfoliationsfibrillen. Dagegen unterschied sich das Trabekelwerk beider Augen in folgenden Punkten:

1. Im Glaukomauge fehlten die im druckmäßig unauffälligen Auge vorhandenen Riesenvakuolen.

2. Die kribriforme Zone des Glaukomauges war nahezu völlig durch basalmembranartiges fibrilläres Material, durch homogene osmiophile Plaques, sog. elastische Elemente und zum geringen Teil durch Exfoliationsmaterial verlegt, während das Auge ohne Glaukom zahlreiche freie Strömungswege aufwies.

3. Zahlreiche Trabekel des Glaukomauges waren verklebt oder durch vergrößerte Endothelzellen verschlossen, während sich im Vergleichsauge breite intertrabekuläre Freiräume fanden.

Die in dem Trabekelstückchen des sog. Kapselhäutchenglaukoms vorliegenden Veränderungen finden sich abgesehen vom Exfoliationsmaterial auch in Augen mit einem Glaukoma simplex. Sie können ohne weiters eine Widerstandserhöhung im Bereich der Innenwand des Schlemmschen Kanals und die dadurch bedingte Erhöhung des intraokularen Druckes erklären. Die insgesamt geringen und von Fall zu Fall stark schwankenden Mengen von Exfoliationsmaterial, die wir bisher in jedem Auge mit den Zeichen einer sog. Kapselabschilferung der Linsenkapsel im Trabekelwerk elektronenmikroskopisch nachweisen konnten (eigene, bisher nicht veröffentlichte Untersuchungen), reichen unserer Meinung nach auch nicht aus, um wesentliche Abschnitte der freien Strömungswege zu verlegen, wenn nicht zusätzlich andere Faktoren zu Strukturveränderungen im Filtersystem des Schlemmschen Kanals führen. Aufgrund unserer Untersuchungen sind wir der Ansicht, daß das sog. Kapselhäutchenglaukom so lange als Sonderform des Glaukoma simplex aufgefaßt werden sollte, bis nicht weitere wesentliche Kenntnisse eine Differenzierung der Glaukome mit offenem Kammerwinkel ermöglichen.

Zusammenfassung

Das Trabekelwerk eines nicht glaukomatösen und eines glaukomatösen Auges mit Exfoliationssyndrom wurde verglichen und elektronenoptisch untersucht. In beiden Fällen wurden massive Ablagerungen von Exfoliationsmaterial gefunden. Im Auge ohne Glaukom waren die Strömungswege für das Kammerwasser erhalten, während im Glaukomauge diese durch basalmembranartiges, fibrilläres Material, durch homogene osmiophile Plaques und Reste zerstörter Trabekellamellen verlegt waren. Diese Befunde sprechen dafür, daß das sog. Kapselhäutchenglaukom nicht durch die Verlegung der Strömungswege mit dem Exfoliationsmaterial entsteht, sondern im besonderen auf morphologische Veränderungen im Filterwerk zurückzuführen sind, die sich auch beim Glaukoma simplex finden.

Literatur

Fellner, R., Benedikt, O.: Zur Klinik des sogenannten Exfoliationssyndroms. Klin. Monatsbl. Augenheilkd. **162**, 477–485 (1973) – Ringvold, A., Vegge, T.: Electron microscopy of the trabecular meshwork in eyes with exfoliation syndrome (Pseudoexfoliation of the lens capsule). Virchows Arch. [Pathol. Anat.] **353**, 110–127 (1971)

Aussprache

Herr Sautter (Hamburg) zu den Herren Roll und Benedikt:

Es ist vielleicht noch darauf hinzuweisen, daß die in dem Vortrag so eindrucksvoll demonstrierten Ablagerungen im Bereich des Kammerwinkels und des Trabekelwerks nach neuerer Erkenntnis nicht von der Linse selbst stammen, sondern offenbar von Teilen der vorderen Uvea. Es ist deshalb auch nicht mehr berechtigt, von Kapselhäutchen zu sprechen, sondern von der Pseudoexfoliatio lentis. Daß dem so ist, beweist z. B. auch die Beobachtung neuer Ablagerungen auf einem Pseudophakos.

Herr Roll (Graz), Schlußwort, zu Herrn Sautter:

Die Außenkanälchen werden in den Ultradünnschnitten recht selten gefunden. Daher können wir keine Aussagen über Veränderungen in diesen Bereichen treffen.

Ber. Dtsch. Ophthalmol. Ges. **76**, 623–625 **(1979)**
Ionisierende Strahlen in der Ophthalmologie
Redigiert von W. Jaeger, Heidelberg
© J. F. Bergmann Verlag 1979

Fluoreszenzangiographische Befunde nach Operationen kongenitaler Glaukome

O. Benedikt (Univ.-Augenklinik Graz. Vorstand: Prof. Dr. H. Hofmann)

Bei der biomikroskopischen Untersuchung von Augen mit primären kongenitalen Glaukomen früher oder später Manifestation fällt in vielen Fällen auf, daß trotz einer operativ erzielten Druckregulation normale Wasservenen nicht erkennbar sind. Dies ist bemerkenswert, da es das Ziel der derzeit bevorzugten Operationsverfahren wie der Trabekulotomie und der Goniotomie ist, einen ungehinderten Kammerwasserabfluß über das System des Schlemmschen Kanals zu erreichen. Zur Untersuchung des sichtbaren Kammerwasserabflusses vor und nach der Durchführung von verschiedenartigen Glaukomoperationen hat sich uns die Füllung der Vorderkammer mit Fluorszein-Natrium bewährt. Die Methode wurde an anderer Stelle ausführlich beschrieben (Benedikt, 1976).

Material und Ergebnisse

Untersucht wurden 7 Patienten (2♀, 5♂) im Alter von 12 bis 50 Jahren 5 Monate bis 17 Jahre nach dem letzten drucksenkenden Eingriff. In 4 Augen waren 1–3 Goniotomien, in einem Auge 3 Goniotomien und eine Trabekulotomie ab externo, in einem Auge eine Trabekulotomie und schließlich in einem Auge eine Trabekulektomie durchgeführt worden. 5 Augen waren zur Zeit der Untersuchung reguliert, 2 nicht reguliert.

Sichtbarer Kammerwasserabfluß nach Fluoreszeinfüllung der Vorderkammer

a) Kammerwasservenen: Die Zahl der aufgefundenen Kammerwasservenen schwankte in den einzelnen Augen zwischen 0 und 6. Im Durchschnitt fanden sich 2,0 Venen. Das Ka-

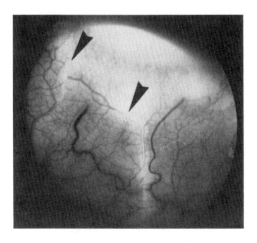

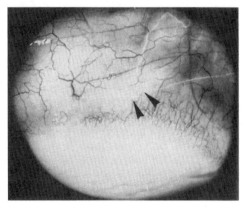

Abb. 1. 14jähriger Patient. Hydrophthalmus mit einem Hornhautdurchmesser von 14 mm. Nach 3 im ersten Lebensjahr durchgeführten Goniotomien druckreguliert. Die Abb. zeigt 2 von insgesamt 6 qualitativ und quantitativ normalen Wasservenen. Die *Pfeile* bezeichnen die skleralen Austrittsstellen. Der direkte sklerale Kammerwasseraustritt ist gering

Abb. 2. 17jähriger Patient. Hydrophthalmus mit einem Hornhautdurchmesser von 14,5 mm. Nach 3 Goniotomien im ersten Lebensjahr und einer Trabekulotomie im 15. Lebensjahr druckreguliert. Es fanden sich in der gesamten Zirkumferenz nur die beiden dargestellten Wasservenen. Sie entspringen aus der Gegend des Skleraläppchens. Nur geringer direkter Kammerwasseraustritt

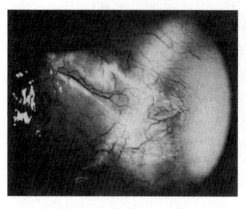
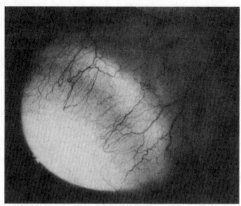

Abb 3. 50jährige Patientin. Hydrophthalmus mit einem Hornhautdurchmesser von 15,5 mm. 2 Goniotomien. Vom Limbus entspringen einige Kammerwasser führende Lymphgefäße, die sich unmittelbar nach der Fluoreszeininjektion darstellten. Außerdem erkennt man eine ringförmige Anfärbungszone, die erst nach einigen Minuten sichtbar wurde. Sie entsteht durch den direkten skleralen Abfluß von Kammerwasser

Abb. 4. Temporal oberer Quadrant des in Abb. 3 gezeigten Auges. Etwas schwächer ausgebildeter Farbring im Limbusbereich, der durch den direkten skleralen Kammerwasserabfluß entsteht. In diesem Quadranten war keine Goniotomie vorgenommen worden

liber der Kammerwasservenen oder die in den Venen enthaltene Kammerwassermenge waren nur in 2 Augen annähernd normal (Abb. 1 und 2), in den anderen (3) so gering, daß die Wasservenen ohne Farbmarkierung nicht erkennbar waren. Damit war die durchschnittliche Zahl der aufgefundenen Kammerwasservenen erheblich geringer als in Augen mit einem Offenwinkelglaukom (7,5) oder in normalen Augen (4,6) (Benedikt, 1976).

b) Andere Abflußwege: In 2 Augen kam es kurze Zeit nach der Injektion von Fluoreszein in die Vorderkammer zur Darstellung von Kammerwasser drainierenden Lymphgefäßen (Abb. 3) entsprechend dem Ort der Kammerwinkeleinschneidung bzw. an der Stelle des skleralen Läppchens, einmal mit und einmal ohne fluoreszenzangiographisch sichtbares Sickerkissen, in einem Auge zur Mikrofistulation im Bereich von 2 skleralen Einstichstellen nach einer Goniotomie und in einem Auge nach einer Trabekulotomie im Operationsgebiet zu einer geringen Fistulation ohne Gefäßanschluß. In allen 5 Augen mit einem vergrößerten Hornhautdurchmesser konnte man in einem Abschnitt oder im gesamten Limbusumfang einen direkten Durchtritt von Fluoreszein unter die Binde-

haut erkennen. Die Anfärbung erfolgte langsam etwa 5–10 min nach der Fluoreszeininjektion. Es bildete sich dabei ein etwa 2–3 mm breites Band aus, das von der Hornhaut durch eine 1–2 mm breite nicht gefärbte Zone getrennt war (Abb. 3 und 4).

Diskussion

Unsere Untersuchungen zeigen, daß der Kammerwasserabfluß über Wasservenen in Augen mit einem kongenitalen Glaukom auch nach operativ erfolgter Druckregulation meist sehr gering ist. Als sichere oder zumindest wahrscheinliche Effekte einer Goniotomie oder Trabekulotomie ließen sich eine Fistelbildung mit oder ohne Lymphgefäßanschluß, die Eröffnung venöser Abflußwege und eine Verbesserung des skleralen Abflusses im Kammerwinkelbereich nachweisen. Der sogenannte uveosklerale Abfluß spielt in normalen menschlichen Augen nur eine untergeordnete Rolle (Bill und Phillips, 1971) und läßt sich dort mit unserer Methode nicht nachweisen. In hydrophthalmischen Augen dürfte aber nach den Ergebnissen unserer fluoreszenzangiographischen Untersuchung ein erheblicher Prozentsatz des gesamten Kammerwassers die Vorderkammer über diesen Weg verlassen. Der stark vermehrte sklerale Abfluß kann nicht ausschließlich als Folge von Operationen im Kammerwinkel angesehen werden, sondern muß auch auf die Dehnung und Verdünnung der Sklera bezogen werden, da der typische Farbring auch in Sektoren auftrat wo nach den Operationsprotokollen keine Eingriffe vorgenommen worden waren. Entgegen der herkömmlichen Ansicht wirken Operationen wie die Trabekulotomie oder die Goniotomie nicht nur durch die Wiederherstellung der physiologischen Abflußwege, sondern auch durch Mechanismen, die man als Fistelbildung bezeichnen muß, wenn auch klinisch in diesen Augen keine Sicker- oder Filtrationskissen erkennbar sind.

Zusammenfassung

Der sichtbare Kammerwasserabfluß von 7 Augen mit operierten kongenitalen Glaukomen wurde mit Hilfe der Fluoreszeinfüllung der Vorderkammer untersucht. Auffallend war die geringe Zahl kammerwasserabführender Gefäße. Als Operationseffekte einer Goniotomie oder einer Trabekulotomie ließen sich eine Fistelbildung mit oder ohne Lymphgefäßanschluß, die Eröffnung venöser Abflußwege und eine Verbesserung des skleralen Abflusses im Kammerwinkelbereich nachweisen. Eingriffe in der Kammerwinkelregion wirken daher entgegen der herkömmlichen Ansicht nicht nur durch die Wiederherstellung der physiologischen Abflußwege, sondern auch durch eine Fistelbildung.

Literatur

Benedikt, O.: Die Darstellung des Kammerwasserabflusses normaler und glaukomkranker menschlicher Augen durch Füllung der Vorderkammer mit Fluoreszein. Albrecht von Graefes Arch. Klin. Ophthalmol. **199**, 45-67 (1976). - Bill A., Phillips, C.I.: Uveoscleral drainage of aqueous humor in human eyes. Exp. Eye Res. **12**, 275-281 (1971)

Aussprache

Herr Mackensen (Freiburg) zu Herrn Benedikt:
Ich habe zwei Fragen:
1. Wie weit können die diffusen subkonjunktivalen Anfärbungen etwa auch mit der Verdünnung der Augapfelwand zusammenhängen, die ja bei den meisten Augen mit kongenitalem Glaukom vorliegt?
2. Wie weit kann man sicher sein, daß der Befund *einer* Fluoreszenzangiographie repräsentativ ist für das Abflußverhalten über lange Zeiträume?

Herr Lisch (Wörgl) zu Herrn Benedikt:
Die vor vielen Jahrzehnten bereits nachgewiesenen Anomalien der Abflußwege im Bereich des Plexus venosus finden durch die fluoreszenzangiographischen Untersuchungen ihre Bestätigung. Seefelder (1906) und Reis (1911) haben als erste das Fehlen oder die rudimentäre Entwicklung des Schlemmschen Kanals bei Hydrophthalmie histologisch festgestellt.

Herr Benedikt (Graz), Schlußwort:
Ganz allgemein läßt sich sagen, daß nach dem Eingriff keine schwerwiegenden Komplikationen auftreten. Leichtere vorübergehende iritische Reizungen gehen auf konservative Therapie in 2-3 Tagen zurück. Die Technik wird in folgender Weise durchgeführt:
Eröffnung der VK, Injektion von 30-50 Mikroliter Fluoreszein-Ringer-Lösung und anschließend Beobachtung an der Spaltlampe.

Zu Herrn Mackensen:
Die Verdünnung der Sklera sowie mangelhafte Endothelbekleidung des Kammerwinkels in gedehnten Augen spielen eine wesentliche Rolle bei direktem skleralem Austritt von Kammerwasser unter die Bindehaut. Die Augen wurden 30 Minuten lang untersucht. Die Untersuchung erfolgte auch bei erhöhtem Druck (durch Bulbuskompression). Dabei ließen sich jedoch keine weiteren Kammerwasservenen darstellen.

Zu Herrn Lisch:
Beim Hydrophthalmus verändern sich die Kammerwasserabflußwege. Andere Mechanismen des Kammerwasserabflusses springen ein.

Ber. Dtsch. Ophthalmol. Ges. 76, 627–631 (1979)
Ionisierende Strahlen in der Ophthalmologie
Redigiert von W. Jaeger, Heidelberg
© J. F. Bergmann Verlag 1979

Die Beobachtervarianz der Exkavationsbeurteilung der Papille

G.K. Krieglstein und W. Leydhecker (Univ.-Augenklinik Würzburg. Direktor: Prof. Dr. Dr. h.c. W. Leydhecker)

In den letzten Jahren hat sich die Überzeugung immer mehr durchgesetzt, daß die Glaukomdiagnose nicht allein von der Augendrucksteigerung abhängt. Den Befunden von Papille und Gesichtsfeld kommt deshalb eine noch größere Bedeutung zu, als dies früher der Fall war. In vorliegender Untersuchung wurde die Frage überprüft, mit welcher Sicherheit die Exkavationsgröße der Glaukompapille beurteilt werden kann.

Wir haben hierzu von 50 Augen mit erhöhtem Augeninnendruck Papillenfotos hergestellt und diese zweimal im Abstand von 5 Wochen von 10 Assistenten und 5 Oberärzten hinsichtlich der vertikalen und horizontalen Exkavationsgröße beurteilen lassen. Die Exkavationsgröße wurde definiert als der Beginn des Abfalles vom Niveau des intakten Papillenrandes; das heißt, es wurde nicht die Größe der zentralen Atrophie sondern der gesamten Exkavation abgeschätzt. Keiner der Untersucher war mit den Papillenfotos vor dem Test vertraut.

Abbildung 1 zeigt die Unterschiede der Beurteilungen des horizontalen Exkavations-

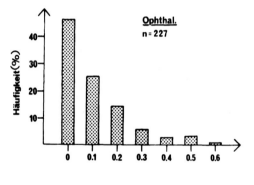

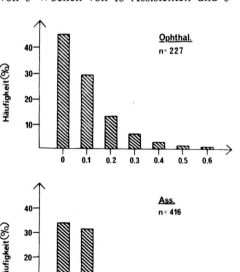

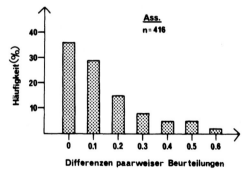

Abb. 1. Die relative Häufigkeit der Differenzen paarweiser Beurteilungen der Exkavationsgröße im horizontalen Durchmesser durch erfahrene Ophthalmologen (oberer Teil der Abbildung) und durch Assistenten in der Ausbildung (unterer Teil der Abbildung)

Abb. 2. Die relative Häufigkeit der Differenzen paarweiser Beurteilungen der Exkavationsgröße im vertikalen Durchmesser durch erfahrene Ophthalmologen (oberer Teil der Abbildung) und durch Assistenten in der Ausbildung (unterer Teil der Abbildung)

durchmessers durch den gleichen Untersucher. Im oberen Teil des Diagramms sind die Beurteilungsdifferenzen für erfahrene Ophthalmologen dargestellt, im unteren Teil für Assistenten in Ausbildung. Wenn man als gute Reproduzierbarkeit der Befunderhebung definiert, daß kein oder nur 10% Exkavationsgrößenunterschied zwischen der ersten und zweiten Beurteilung vorhanden war, so fand sich dies bei 65% bei den Assistenten und bei 74% bei der Oberärzten bezüglich des horizontalen Durchmessers. Der gleiche Untersucher hatte in Einzelfällen Differenzen von mehr als 40% bei wiederholter Beurteilung. Bei sehr flach auslaufender Exkavation kann es sehr schwierig sein, den Beginn der Exkavation sicher reproduzierbar einzuschätzen.

Die Abbildung 2 zeigt die Beurteilungsdifferenzen bei den gleichen Papillen und den gleichen Untersuchern den vertikalen Exkavationsdurchmesser betreffend. 72% der Beurteilungen der Erfahrenen und 65% der Beurteilungen der Assistenten waren gut reproduzierbar. Auch hier kamen Differenzen von mehr als 40% beim gleichen Beobachter vor.

Die Differenzen der Exkavationsbeurteilung von verschiedenen Untersuchern wurden bei unterschiedlichen Untersuchungsbedingungen geprüft: 1. Bei enger Pupille (keine Miotika) und indirekter Ophthalmoskopie; 2. bei erweiterter Pupille und direkter Ophthalmoskopie; 3. bei erweiterter Pupille und stereoskoper Kontaktglasophthalmoskopie. Die Abb. 3 zeigt die Häufigkeit des Unterschiedes der Exkavationsbeurteilung bei zwei aufeinanderfolgenden Untersuchern den horizontalen Exkavationsdurchmesser betreffend. Im oberen Teil der Abbildung sind die Ergebnisse der indirekten Ophthalmoskopie, im mittleren Teil der direkten Ophthalmoskopie und im unteren Teil für die Kontaktglasophthalmoskopie dargestellt. Es ist ohne weiteres erkennbar, daß die beste Übereinstimmung bei der Beurteilung mit der Kontaktglasoph-

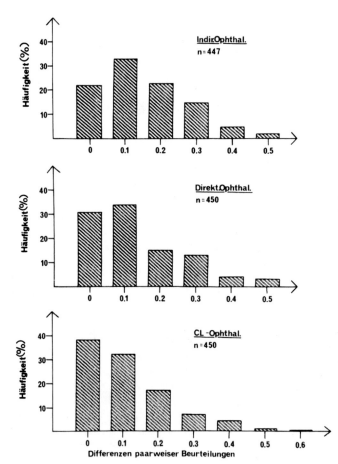

Abb. 3. Die relative Häufigkeit der Differenzen paarweiser Beurteilung der Exkavation im horizontalen Durchmesser bei verschiedenen Untersuchern. Der obere Teil der Abbildung zeigt die Ergebnisse der indirekten Ophthalmoskopie, der mittlere Teil der direkten Ophthalmoskopie und der untere Teil die Ergebnisse der Kontaktglasophthalmoskopie

thalmoskopie erzielt wird. Dies gilt auch für die Beurteilung des senkrechten Exkavationsdurchmessers der gleichen Papillen durch die gleichen Untersucher (Abb. 4).

Die größere Sicherheit der Befunderhebung bei der stereoskopen Beurteilung der Exkavation zeigt sich besonders deutlich, wenn man die 450 paarweisen Beurteilungen durch jeweils zwei verschiedene Untersucher zusammenfaßt und die mittlere Differenz paarweiser Beurteilungen darstellt (Abb. 5). Die vorliegenden Untersuchungen zeigen, daß auch erfahrene Ophthalmologen bei der Beurteilung der Exkavationsgröße der Papille im umgekehrten Bild häufig irren, daß die Beobachtervarianz bei der direkten Ophthalmoskopie und erweiterter Pupille geringer ist und daß man am konstantesten urteilt bei stereoskoper Untersuchung der Papille mit dem Spaltlampenmikroskop. Wir nehmen diese in der Regel bei der Erstuntersuchung von Glaukomkranken sogleich mit der Gonioskopie durch das Gonioskop vor.

Es soll auch nicht der Eindruck erweckt werden, als ob es bei der Beurteilung einer Glaukompapille nur auf den Exkavationsdurchmesser ankäme. Außer einer Exkavationsgröße von mehr als 50% des Papillendurchmessers sind dies eine schräg-ovale oder hoch-ovale Exkavation, die Atrophie des Exkavationsgrundes, Einkerbungen am intakten Papillenrandgewebe, peripapilläre Blutungen, eine lokale Atrophie des Papillenrandgewebes, Ausbuchtungen der Lamina cribrosa, Brückenphänomene der Papillengefäße oder eine peripapilläre Aderhautatrophie. Das wichtigste Merkmal ist jedoch ein Seitenunterschied der Exkavationsgröße zwischen beiden Papillen derselben Person.

Zusammenfassend läßt sich sagen, daß man zwar der sorgfältigen Untersuchung der Papille eine ganz besondere Aufmerksamkeit zuwenden muß, daß aber auch bei erfahrenen Ophthalmologen bei wiederholter Beurteilung derselben Papille erhebliche Schwankungen vorkommen können und man diese

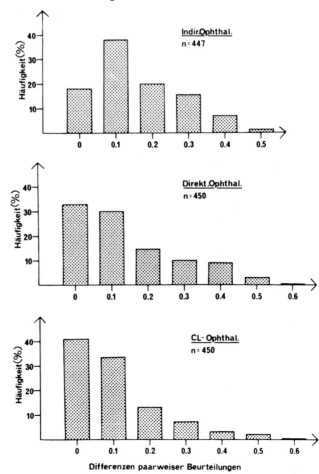

Abb. 4. Die relative Häufigkeit der Differenzen paarweiser Beurteilung der Exkavation im vertikalen Durchmesser bei verschiedenen Untersuchern. Der obere Teil der Abbildung zeigt die Ergebnisse der indirekten Ophthalmoskopie, der mittlere Teil der direkten Ophthalmoskopie und der untere Teil die Ergebnisse der Kontaktglasophthalmoskopie

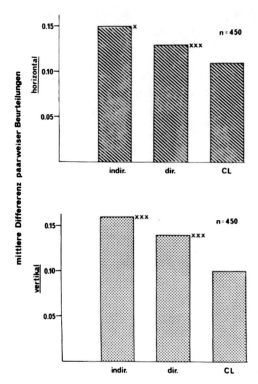

Abb. 5. Die mittlere Differenz paarweiser Beurteilungen der horizontalen und vertikalen Exkavation zwischen zwei Untersuchern bei unterschiedlichen Untersuchungsbedingungen (*indir.*: indirekte Ophthalmoskopie; *dir.*: direkte Ophthalmoskopie; *CL*: Kontaktglasophthalmoskopie)

Unsicherheit auch bei der Diagnose des Glaukoms aufgrund von Papillenbefunden berücksichtigen muß.

Zusammenfassung

Die Beobachtervarianz der Exkavationsbeurteilung der Papille wurde geprüft für die wiederholte Untersuchung durch den gleichen Untersucher sowie für die wiederholte Untersuchung bei verschiedenen Untersuchern und unterschiedlichen Untersuchungsbedingungen. Eine gute Reproduzierbarkeit der Exkavationseinschätzung durch den gleichen Untersucher fand sich bei 65 bis 74% der wiederholten Beurteilungen. Die Unterschiede zwischen verschiedenen Beobachtern waren am größten bei indirekter Ophthalmoskopie und enger Pupille und am geringsten bei erweiterter Pupille und stereoskoper Kontaktglasophthalmoskopie.

Summary. The observer variation of the cup/disc-ratio estimation was investigated for the repeated examination by the same observer and for the repeated examination of the same discs by different observers using different methods of ophthalmoscopy. A good reproducibility of the cup/disc-ratio estimation of the same observer was found between 65 and 74% of the repeated examinations. There were most differences of paired examinations of the same discs by different observers using indirect ophthalmoscopy in the narrow pupil and there were least differences using the stereoscopic contactglass-ophthalmoscopy in the dilated pupil.

Aussprache

Herr Sautter (Hamburg) zu den Herren Krieglstein und Leydhecker:

Sicherlich schätzen verschiedene Untersucher den Grad einer Papillenexkavation unterschiedlich ein. Ich habe jedoch nicht den Eindruck, als ob die Abweichungen bei erfahrenen Untersuchern sehr erheblich wären. Voraussetzung ist allerdings die binokulare Untersuchung mit dem Kontaktglas an der Spaltlampe. Beurteilt wird dabei jeweils, entsprechend der einschlägigen Literatur, der senkrechte Papillendurchmesser. Prinzipiell ist jedoch zu bedenken, daß wir an der Papille beim Glaukom nicht einen Zustand, sondern einen Prozeß zu beurteilen haben. Entscheidend sind deshalb die Kontrollen. Dazu ist aber eine exakte fotografische Dokumentation nur mit Hilfe von Stereoaufnahmen möglich. Hierbei muß die sog. cup/disc-Ratio im Zusammenhang gesehen werden mit der Höhe der intraokularen Tension und dem Gesichtsfeldbefund. Die Gesamtbeurteilung dieser Trias, also des Glaukom-Syndroms, bestimmt das therapeutische Vorgehen, nicht aber die Höhe des intraokularen Druckes oder das Aussehen der Papille allein.

Herr Rintelen (Basel) zu den Herren Krieglstein und Leydhecker:

Herr Leydhecker hat mit Recht auf die Bedeutung der Exkavationsbeurteilung der Papille beim Glaucoma simplex aufmerksam gemacht. Zur Beurteilung der Glaukomkrankheit gehört neben den Tonometriewerten und den Gesichtsfeldbefunden aber die Berücksichtigung des arteriellen Blutdruckes. Je niedriger der Blutdruck, desto gefährlicher ist eine Erhöhung des intraokularen Drucks für das Fortschreiten der Krankheit. Zu jeder Tonometrie gehört deswegen auch eine Messung des Blutdruckes.

Herr Harms (Tübingen) zu den Herren Krieglstein und Leydhecker:

Bei der Verlaufsbeobachtung ist die „Helligkeit" der Papille besonders schwer zu quantifizieren. Auf die Ausstellung von Herrn Mertz: Papillenver-

änderungen im Pseudostereogramm wird hingewiesen.

Herr Leydhecker (Würzburg), Schlußwort, zu
Herrn Sautter:

Ich stimme völlig zu, daß die Stereofotografie
der Papille das sicherste Beurteilungsmittel ist. Leider muß man die Pupille hierfür maximal erweitern, was nicht immer möglich ist. Auch bei Linsentrübungen macht die Stereofotografie Schwierigkeiten. Es ist richtig, daß der senkrechte bzw.
schräg-oval-vertikale Meridian der wichtigste Parameter bei der Papillenbeurteilung ist, aber nicht der
einzige. Auch die horizontale Exkavationsgröße
muß berücksichtigt werden sowie die anderen, in
meinem letzten Dia gezeigten Parameter.

Zu Herrn Rintelen:

Die Blutdruckmessung ist sehr wichtig, ein
erhöhter Blutdruck stellt einen gewissen Schutz für
den Sehnerven dar. Leider erfassen wir aber mit
der Blutdruckmessung nicht die lokale Gefäßversorgung der Papille, auf die es uns vor allem
ankommt.

Zu Herrn Harms:

Die Beachtung der Nervenfasern bzw. der lokalen Abblassung des stehengebliebenen Papillengewebes hatte ich auf dem letzten Dia betont. Insbesondere ist natürlich der Gesichtsfeldbefund zu bewerten, wenn man im Zweifel über den Krankheitswert einer Exkavation ist. Der Adaptationszu-
stand des Untersuchers spielte bei den hier mitgeteilten Untersuchungen keine Rolle, weil wir Dia-
positive projizierten und diese beliebig lang betrachtet werden konnten. Allgemein ist bei der Papillenbeurteilung der merkwürdige Sachverhalt zu
beobachten, daß man klinisch ja eine zusammenfassende Bewertung aller maßgebenden Parameter
vornimmt. Die Summe der einzelnen Faktoren,
die ich in dem letzten Dia aufgezählt hatte, wird ge-
staltmäßig zu einem wichtigeren Eindruck verarbeitet vom Untersucher, als wenn man gewissermaßen jeden Parameter abhakt. Deshalb ist die
Treffsicherheit eines erfahrenen Augenarztes bei
der Frage, ob eine Papille als normal oder als pathologisch zu beurteilen ist, größer als die Sicherheit
desselben Beurteilers beim Beantworten aller im
letzten Dia gestellten Beurteilungsfragen. Wenn
man aber Untersucherschwankungen miteinander
vergleichen will, bleibt nichts anderes übrig, als
einzelne Parameter herauszugreifen und deren
Varianz zu prüfen. Es kann nur nützlich sein, wenn
man sich über die Schwankungen des eigenen
Urteils im klaren ist.

Ber. Dtsch. Ophthalmol. Ges. 76, 633–640 (1979)
Ionisierende Strahlen in der Ophthalmologie
Redigiert von W. Jaeger, Heidelberg
© J. F. Bergmann Verlag 1979

Vergleich der Gesichtsfeldausfälle bei der Apoplexia papillae und beim Glaukom

E. Aulhorn, M. Tanzil und V. Litričin (Tübingen)

Bei der Diagnostik der Papillenerkrankungen ist der Gesichtsfeldbefund eines der wichtigsten Hilfsmittel. Finden sich z.B. Gesichtsfeldausfälle, die dem Versorgungsbereich eines Astes der retinalen Zentralarterie entsprechen, so muß es sich um einen Arterienastverschluß im Papillenbereich handeln. Finden sich dagegen typische Bogenskotome, so können wir aus der Bogenform schließen, daß die Unterbrechung der Leitung an einem Ort liegen muß, an dem die Nervenfaserbündelung der Lage der zugehörigen Ganglienzellen in der Netzhaut noch weitgehend entspricht, was nur in der Papille selbst, in ihrer unmittelbaren Umgebung oder im Optikus dicht hinter der Papille der Fall ist.

Gesichtsfeldausfälle, deren Form dem retinalen Nervenfaserverlauf entspricht, kommen außer bei Papillenanomalien, wie Gruben, Drusen oder Kolobomen, vorwiegend bei drei Erkrankungen des Papillenbereiches vor: Bei der Chorioretinitis juxtapapillaris, beim Glaukom und bei der Apoplexia papillae. Während die Lokalisation des Schädigungsortes bei den juxtapapillären Entzündungsherden keinerlei Schwierigkeiten bereitet, ist dies beim Glaukom und bei der Apoplexia papillae sehr wohl der Fall. Da zum vollen Verständnis der Pathogenese dieser beiden Erkrankungen aber eine exakte Kenntnis des Schädigungsortes der Nervenfasern unbedingte Voraussetzung ist, schien uns eine kritische Zusammenstellung der Gesichtsfeldausfälle bei beiden Erkrankungen mit der Herausarbeitung von Übereinstimmung und Unterschied sinnvoll. Dabei konnten nur Gesichtsfelder von Patienten mit umschriebenen Ausfällen bewertet werden. Totalausfälle blieben unberücksichtigt, weil sie nichts zur Lokalisation des Schädigungsortes beitragen können.

Die zum Vergleich herangezogenen Gesichtsfeldausfälle bei typischer Apoplexia papillae stammen aus einer Population von 138 genau untersuchten Fällen (Tabelle 1). Die

Tabelle 1. Gesichtsfelder von 132 Augen (108 Pat.) mit Apoplexia papillae

16	30°-Gesichtsfeld total ausgefallen
15	diffuse Schädigungen
101	umschriebene Ausfälle
	davon 93 absolute
	8 relative

Diagnose der Apoplexia papillae wurde gestellt, wenn die folgenden Symptome zusammentrafen:

1. Plötzliches Auftreten des Gesichtsfeldausfalles,

2. Form des Gesichtsfeldausfalles entsprechend dem Nervenfaserverlauf in der Retina,

3. sektorenförmiges oder allgemeines Ödem des Papillengewebes, oft mit kleinen Blutungen im Papillenbereich,

4. Gesichtsfeldausfall irreversibel,

5. bei Nachuntersuchung sektorenförmige oder allgemeine Atrophie der Papille.

Die 400 dem Vergleich dienenden Gesichtsfelder von Patienten mit Glaucoma chronicum simplex stammen sämtlich aus dem 2., 3. oder 4. Stadium der Gesichtsfeldschädigung. Dieser Auswahl wurde eine Einteilung der glaukomatösen Gesichtsfeldschädigung in 5 Stadien zugrundegelegt, wie sie aus der Abbildung 1 zu entnehmen ist. Während im 1. Stadium nur relative Ausfälle vorkommen und im 5. Stadium sehr großflächige Ausfälle, die bereits das Gesichtsfeldzentrum miteinschließen, finden sich im 2., 3. und 4. Stadium umschriebene Ausfälle, in denen noch der Nervenfaserverlauf in der Netzhaut die Form des Ausfalles prägt.

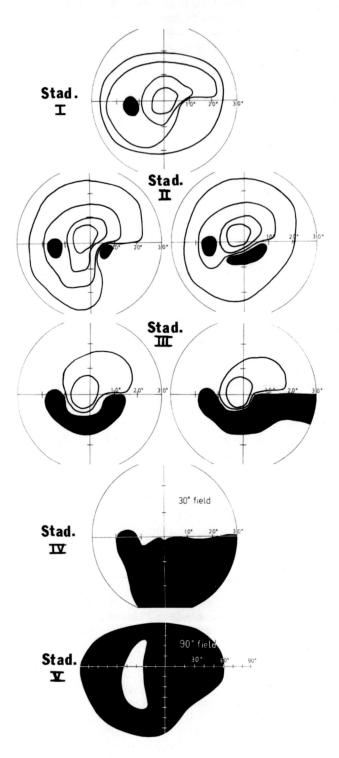

Abb. 1. 5 Stadien beim fortschreitenden glaukomatösen Gesichtsfeldausfall. *Stadium 1*: Nur relativer Ausfall. *Stadium 2*: Absoluter fleckförmiger Ausfall, ohne Verbindung mit dem blinden Fleck. *Stadium 3*: In Verbindung mit dem blinden Fleck – rechts mit Durchbruch zur Peripherie. *Stadium 4*: Großflächiger Ausfall mit erhaltenem Zentrum. *Stadium 5*: Nach Verlust des Zentrums

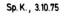

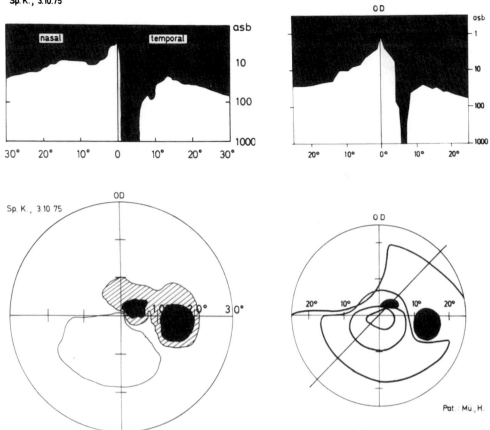

Abb. 2. Kleine, fleckförmige, absolute Ausfälle; *links* bei Apoplexia papillae, *rechts* beim Glaukom

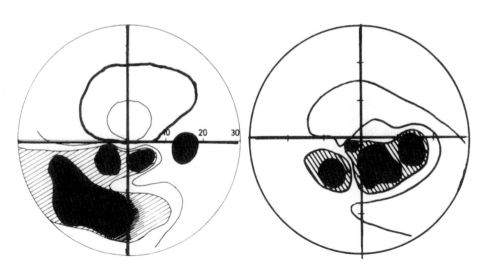

Abb. 3. *Links* Apoplexia papillae, *rechts* Glaukom

635

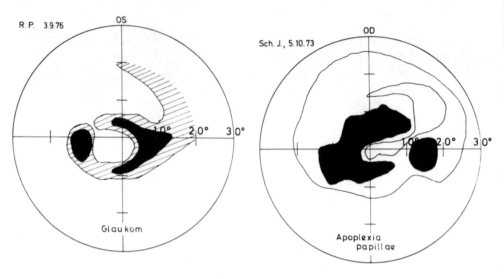

Abb. 4. *Links* Glaukom, *rechts* Apoplexia papillae

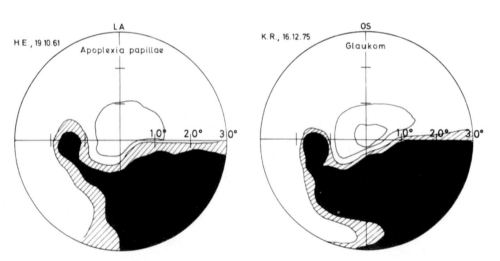

Abb. 5. *Links* Apoplexia papillae, *rechts* Glaukom

Die Gesichtsfeldausfälle bei den beiden Erkrankungen haben sehr häufig eine erstaunliche Ähnlichkeit in Form und Größe. So finden sich bei der Apoplexia papillae genau wie beim Glaukom oft kleine fleckförmige Ausfälle, die noch keine Verbindung mit dem blinden Fleck haben und nah beim Gesichtsfeldzentrum liegen (Abb. 2). Auch bei etwas größeren Ausfällen, die aber noch ins Glaukomstadium 2 gehören, gibt es Parallelen bei der Apoplexia, wie Abbildung 3 zeigt. Bei beiden Erkrankungen können auch gleichzeitig Ausfälle in der oberen und unteren Hälfte vorkommen, die noch keine Verbindung mit dem blinden Fleck haben (Abb. 4).

Auch die Form der größeren Ausfälle, die bereits in Verbindung mit dem blinden Fleck stehen, ist bei beiden Erkrankungen durch den Nervenfaserverlauf geprägt. Als Beispiel zeige ich Ihnen je ein Gesichtsfeld der beiden Erkrankungen, die sich auf erstaunliche Weise ähneln. Dieser Gesichtsfeldausfall, der schon eine Kombination eines sogen. „nasalen Sprunges" mit einem Bjerrumskotom ist, würde nach unserer Stadieneinteilung dem Stadium 3 der glaukomatösen Gesichtsfelder entsprechen (Abb. 5).

Bei der Apoplexia papillae finden sich besonders häufig sehr großflächige Ausfälle, die dem Stadium 4 der glaukomatösen Gesichtsfelder entsprechen, wie sie Abbildung 1 zeigt.

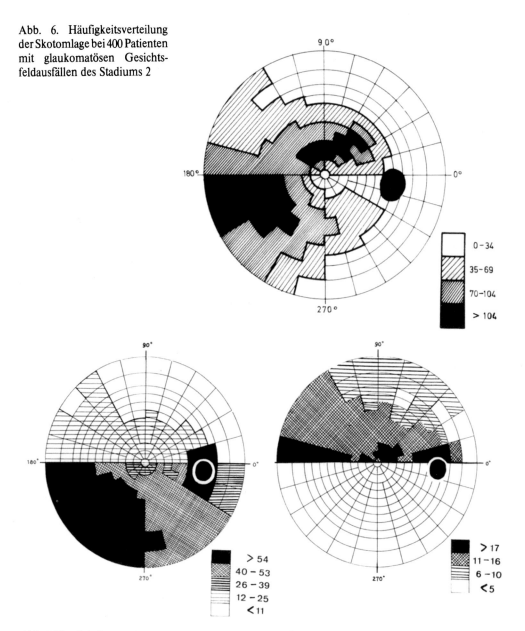

Abb. 6. Häufigkeitsverteilung der Skotomlage bei 400 Patienten mit glaukomatösen Gesichtsfeldausfällen des Stadiums 2

Abb. 7. Häufigkeitsverteilung der Skotomlage bei Gesichtsfeldern von 101 Patienten mit Apoplexia papillae. *Links*: Die Skotome finden sich sehr viel häufiger in der unteren Hälfte der 30 Grad-Gesichtsfelder. *Rechts*: Häufigkeitsverteilung der wenigen in der oberen Gesichtsfeldhälfte liegenden Ausfälle bei Apoplexia papillae (56 Gesichtsfelder)

Neben der ausgeprägten Ähnlichkeit der Ausfallsformen bei beiden Erkrankungen gibt es nun aber auch typische Unterschiede, welche vor allem die bevorzugte Lage der Skotome im oberen oder unteren Gesichtsfeld und die Mitbeteiligung des Gesichtsfeldzentrums betreffen.

Eine gute Vergleichsmöglichkeit der Lage der Gesichtsfeldausfälle bei verschiedenen Erkrankungen gibt die Häufigkeitsverteilung der Ausfälle pro Gesichtsfeldort. Abbildung 6 zeigt zunächst die Häufigkeitsverteilung beim Glaukom anhand einer Zusammenstellung von 400 Gesichtsfeldern mit glaukomatösen Ausfällen des Stadiums 2. Man erkennt, daß die obere und die untere Hälfte etwa gleich häufig betroffen sind, jedoch ist der Ausfallstyp unterschiedlich. Während in der unteren Hälfte die Ausfälle fern vom Zentrum und mehr in der nasalen Hälfte liegen, sind die oberen Ausfälle dicht am Zentrum und sind nasal und temporal etwa gleich häufig.

Die Häufigkeitsverteilung bei der Apoplexia papillae (Abb. 7) ergibt, daß hier die untere Hälfte viel häufiger betroffen ist, aber die Position der Ausfälle ist sehr ähnlich wie beim Glaukom. Auch hier besteht die größte Ausfallhäufigkeit wieder nasal. Der Abstand der Ausfälle vom Zentrum ist etwa gleich wie beim Glaukom. Aber man erkennt auch deutlich, wie gering die Häufigkeit der Ausfälle in der oberen Hälfte ist.

Wenn man jedoch die relativ wenigen Ausfälle der oberen Hälfte wieder nach ihrer Häufigkeit differenziert (Abb. 7, rechts), so ergibt sich ein Bild, das auch wieder der glaukomatösen Häufigkeitsverteilung der Ausfälle ähnlich ist, denn wieder finden sich − wie beim Glaukom - die meisten oberen Ausfälle dicht am Zentrum. Tabelle 2 zeigt die Häufigkeit der oberen und unteren Ausfälle in Zahlen. Man sieht, daß die Ausfälle

Tabelle 2. Lage der umschriebenen Ausfälle

Apoplexia papillae (100 Augen)		Glauc. chr. simpl. Stad. II (100 Augen)
9%	nur oben	40%
55%	nur unten	44%
36%	unten und oben	16%
45 = 33%	alle oberen	56 = 48%
91 = 67%	alle unteren	60 = 52%

beim Glaukom oben und unten etwa gleich häufig sind, während sie bei der Apoplexia mehr als doppelt so oft unten vorkommen.

Ein weiterer offenbar typischer Unterschied zwischen den Ausfällen der Apoplexia papillae und des Glaukoms findet sich in der Mitbeteiligung des Zentrums (Tabelle 3). Während beim Glaukom das Gesichtsfeld-

Tabelle 3. Gesichtsfeldzentrum bei Apoplexia papillae, 101 Augen

82	kein Ausfall
19	Ausfall vorhanden
	davon
	11× isolierter centraler oder zentrozoekaler Ausfall
	8× in oberen oder unteren Ausfall einbezogen

zentrum lange intakt bleibt und nur im Endstadium schließlich miterfaßt wird, kommt es bei der Apoplexia papillae auch bei kleineren Ausfällen öfter vor, daß das Zentrum mitbetroffen ist, und zwar kann es auf zwei Arten geschehen: Entweder kann isoliert ein kleines zentrozoekales Skotom vorkommen oder das Zentrum wird bei einem im wesentlichen oben oder unten liegenden Ausfall miterfaßt. Wir können der Tabelle entnehmen, daß die Mitbeteiligung des Gesichtsfeldzentrums am Ausfall doch recht selten ist, meistens – in 81% der Fälle – liegt ein gleichartiges Verhalten wie beim Glaukom vor, nämlich eine Aussparung des zentrozoekalen Bündels.

Fassen wir zusammen, so finden sich beim Vergleich vorwiegend Ähnlichkeiten. Man könnte sagen, die Gesichtsfeldausfälle sind gleich bis auf zwei typische Abweichungen:

1. Die sehr viel größere Häufigkeit der Ausfälle in der unteren Gesichtsfeldhälfte bei der Apoplexia papillae und

2. eine gelegentliche Mitbeteiligung des zentrozoekalen Bündels bei der Apoplexia papillae.

Die Ähnlichkeit der Ausfälle bei beiden Erkrankungen läßt vermuten, daß der Schädigungsort der Nervenfasern bei beiden Erkrankungen an ähnlicher Stelle liegt. Der Mechanismus der Schädigung muß aber ein anderer sein, denn die Schädigung entsteht bei der Apoplexia plötzlich, beim chronischen Glaukom aber langsam progredient. Die Apoplexia papillae zeigt sowohl Ausfallstypen, die den sehr frühen Stadien des Glaukoms, wie auch Ausfallstypen, die den späteren Stadien des Glaukoms entsprechen. Während diese Stadien sich beim Glaukom im Rahmen einer Verschlechterung nacheinander entwickeln, entsteht bei der Apoplexia

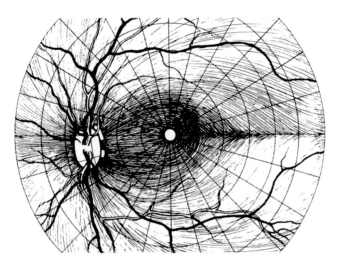

Abb. 8. Schema Nervenfaseranordnung in der Retina nach Harrington. Diejenigen Nervenfasern, die beim Glaukom bevorzugt eine Leitungsunterbrechung erfahren, sind am Papillenrand durch einen weißen Strich markiert

papillae der Ausfall gleich in seiner endgültigen Form. Wir haben bei der Apoplexia papillae also bezüglich des Gesichtsfeldausfalles so etwas wie eine Momentaufnahme aus dem Ablauf der glaukomatösen Schädigung vor uns.

Welche Nervenfasern bei beiden Erkrankungen bevorzugt eine Leitungsunterbrechung erfahren, kann man gut an einem Nervenfaserbild zeigen (Abb. 8). Es sind bei den glaukomatösen Frühschädigungen diejenigen Fasern, die im Bild an den durch einen weißen Strich markierten Stellen über den Papillenrand hinwegziehen. Bei der Apoplexia papillae gilt dies genauso für die oben liegenden Fasern, während die in der Netzhaut unten liegende Schädigung – wie wir gesehen haben – nur relativ selten vorkommt.

Die Leitungsunterbrechung muß in der Tiefe des Papillengewebes prä- oder postlaminär liegen. In diesem Bereich sind – wie die Arbeiten von Hayreh u.a. zeigen – vor allem Äste der hinteren Ziliararterien für die Ernährung der Nervenfasern verantwortlich. Im Kapillarbereich dieser Arterien muß man die Lage des Papilleninfarktes annehmen, den wir als Apoplexia papillae bezeichnen. Und im gleichen Bereich ist auch die Leitungsunterbrechung bei den Frühschäden des Glaukoms zu suchen. Über das Zustandekommen der Leitungsunterbrechung bei beiden Erkrankungen kann unsere vergleichende Studie nichts aussagen, sie kann aber indirekt dazu beitragen, indem sie die genaue Kenntnis des Schädigungsortes bei beiden Erkrankungen vermittelt.

Aussprache

Herr Piper (Lübeck) zu Frau Aulhorn:

Diesen bevorzugten Ausfall der unteren Gesichtsfeldhälften hatten wir in früheren Veröffentlichungen strömungsmechanisch erklärt. Beim Glaukom findet sich eine solche Betonung nicht, so daß man eher an eine primäre Schädigung der Sehnervenfasern selbst denken möchte. Die Gefäßausfälle im laminären und Aderhautsystem wären dann sekundär oder parallel einzuordnen. Hingegen ist die Durchblutung des Sehnerven bei der Apoplexia nervi optici im akuten Stadium primär unterbrochen und die Sehnervenschädigung eindeutig sekundär.

Herr Rintelen (Basel) zu Frau Aulhorn:

Bei der Apoplexia papillae geht es auch um die Frage, wo sich die kausale Thrombarteriosklerose, sehr selten der Morbus Horton abspielt. In Frage kommt in erster Linie der arterielle Zinnsche Gefäßkranz mit seinen radiären, in den bulbusnahen Opticus eindringenden Gefäßen. Möglich ist aber auch, daß sich das Geschehen in einer A. axialis optici anterior abspielt. Wir haben um 1960 in Basel 61 Fälle von Apoplexia papillae analysiert und mit dem Allgemeinstatus und dem allgemeinen Verlauf korreliert. Es zeigte sich, daß in 2/3 der Fälle Gesichtsfelddefekte vom Typus vorlagen wie sie Frau Aulhorn beschrieben hat, in 1/3 der Fälle aber war ein mehr oder weniger ausgedehntes Zentralskotom vorhanden. Wir nahmen an, daß in diesen Fällen mit einem Verschluß der A. axialis anterior zu rechnen sei, die im Schema von Hayreh nicht figuriert. Wir müssen zur Kenntnis nehmen, daß mit erheblichen Varianten der Blutversorgung, jedenfalls des vorderen Drittels des Fasciculus opticus zu rechnen ist.

639

Herr Pau (Düsseldorf) zu Frau Aulhorn:

Fanden Sie unterschiedliche Gesichtsfelder bei einer Apoplexia papillae, die durch Riesenzellenarteriitis Horten (meist irreversible Sehverschlechterung) und der, die auf arteriosklerotischer Grundlage (häufig gewisse Besserung) auftrat?

Herr Mackensen (Freiburg) zu Frau Aulhorn:

Ich möchte Frau Aulhorn fragen, ob sie nur die einmaligen plötzlichen Sehverschlechterungen der Apoplexia papillae zugeordnet hat oder auch die rezidivierenden, schrittweisen, die ja zweifellos auch vorkommen? So wichtig der Arbeitsansatz auch ist, die primär druckbedingten und die vaskulären Gesichtsfeldausfälle miteinander zu vergleichen, so sehr muß man doch auch bedenken, daß sich beide pathogenetische Mechanismen vermischen können – vor allem muß für wahrscheinlich gehalten werden, daß sich an einer fortgeschrittenen Glaukompapille leichter vaskuläre Schäden im Sinne einer Apoplexia papillae manifestieren können.

Herr Lisch (Wörgl) zu Frau Aulhorn:

Im Gegensatz zur frühen glaukomatösen Schädigung besteht bei der Apoplexia papillae schon sehr frühzeitig eine hochgradige zentrale Sehstörung mit zentralem Skotom und konzentrischer Gesichtsfeldeinengung. Es bestehen Bedenken, ob sich diese Unterschiede zwischen Glaukom und Apoplexia papillae mit der Annahme eines identischen Ortes der Schädigung in Einklang bringen lassen.

Frau Aulhorn (Tübingen), Schlußwort, zu Herrn Pau:

Die Gesichtsfeldausfälle bei der Riesenzellenarteriitis waren meist großflächig, während bei der Apoplexia papillae auch ziemlich kleine, umschriebene Ausfälle vorkommen.

Zu Herrn Mackensen:

Zur Apoplexia papillae habe ich nur diejenigen Gesichtsfeldveränderungen hinzugerechnet, die plötzlich entstanden sind. Ich stimme Ihnen zu, daß es wahrscheinlich ist, daß bei einer fortgeschrittenen Glaukompapille leichter vaskuläre Schäden im Sinne einer Apoplexia papillae auftreten können; solche Gesichtsfelder sind aber wissentlich nicht in unserer Zusammenstellung enthalten.

Zu Herrn Lisch:

Ich kann nur bestätigen, daß bei der Apoplexia papillae im Gegensatz zum Glaukom das Gesichtsfeldzentrum mit in die Sehstörung einbezogen sein kann. Bei den von uns untersuchten Gesichtsfeldausfällen ist aber dennoch in 82% der Fälle das Gesichtsfeldzentrum nicht mitbefallen, sondern ist – wie beim Glaukom – ausgespart.

Zu Herrn Rintelen:

Ich glaube auch, daß mit erheblichen Varianten der Blutversorgung im Papillenbereich zu rechnen ist und daß dadurch auch Unterschiede in der Art der Gesichtsfeldausfälle zustandekommen können. Wenn bei Ihnen ein Drittel der Gesichtsfelddefekte den Charakter eines Zentralskotoms hatte, während bei unseren Ausfällen nur 11% einen isolierten zentralen oder zentrozoekalen Ausfall aufwiesen, so kann dies an solchen Unterschieden liegen. Immerhin erscheint es mir aber doch wichtig festzustellen, daß sowohl bei uns wie bei Ihnen die größere Zahl der Gesichtsfeldausfälle das Gesichtsfeldzentrum nicht miteinbezogen hat.

Zu Herrn Piper:

Es liegt nahe, den bevorzugten Ausfall der unteren Gesichtsfeldhälfte bei Apoplexia papillae strömungsmechanisch zu erklären. Wenn auch die glaukomatösen Ausfälle primär vaskulär bedingt sind, so muß doch der Schädigungsmechanismus ein etwas anderer sein als bei der Apoplexia papillae. Ich glaube aber nicht, daß man aus dem Fehlen des bevorzugten Ausfalls der unteren Gesichtsfeldhälfte beim Glaukom schließen kann, daß beim Glaukom der Schädigungsmechanismus nicht vaskulär ist.

Ber. Dtsch. Ophthalmol. Ges. 76, 641–645 (1979)
Ionisierende Strahlen in der Ophthalmologie
Redigiert von W. Jaeger, Heidelberg
© J. F. Bergmann Verlag 1979

Sehschärfe und Linsentrübung nach verschiedenen Glaukomoperationen

R. Dannheim (Stuttgart) und H. Harms (Tübingen)

Das Ziel einer Glaukomoperation ist, die Sehfunktion des kranken Auges zu bewahren. Die Verschlechterung der Sehschärfe nach einer Glaukomoperation ist aber bisher nicht genau genug untersucht worden. Angaben im Schrifttum über dieses Problem reichen zumeist für eine sorgfältige Analyse nicht aus. Sie erlauben nicht, die Sehverschlechterung nach verschiedenen Operationsmethoden untereinander zu vergleichen.

Wir haben deshalb versucht, an Hand der DOG-Studie über „Operationsverfahren beim Glaukom mit offenem Kammerwinkel" dieser Frage nachzugehen. Das Material ist noch einmal eingehend durchgearbeitet und durch zusätzliche Auswertungen ergänzt worden. Verglichen sind konventionelle Fisteloperationen (Scheie, Elliot, Iridenkleisis), moderne, durch eine deckende Skleralamelle charakterisierte Fisteloperationen (gedeckter Scheie, gedeckter Elliot) sowie die Trabekulotomie.

Welchen Maßstab soll man bei der Messung der Sehverschlechterung anlegen? Vom Patienten ausgehend ist die Angabe absoluter Sehschärfewerte weniger wichtig als die relative, also prozentuale Verschlechterung, mit der er unter Umständen zu rechnen hat. Die relative Verschlechterung wird mit einer logarithmischen Abstufung der Sehproben am besten erfaßt.

Hier müssen wir Kritik an dem Material unserer Studie üben. Bei der Abfassung der Erhebungsbogen ist dieser Gedanke nämlich nicht berücksichtigt worden und es ist nicht verlangt worden, die Sehprüfung in logarithmischer Abstufung vorzunehmen. So sind wir jetzt bei der Auswertung behindert. Denn bei der von den Untersuchern ganz überwiegend angewendeten linearen Dezimalabstufung sind ausreichend genaue Angaben nur in den Sehschärfebereichen zwischen 1,0 und 0,3 vorhanden, bei denen der Stufenabstand

nicht größer als 25% der nächst höheren Stufe ist. Das war bei der Analyse der Sehschärfeverhältnisse zu beachten.

Es ist wohl bekannt, daß die Sehschärfe mit zunehmendem Alter schlechter wird. Jedoch gibt es keine ausreichenden Angaben im Schrifttum darüber, wie groß die Verschlechterung bei einem bestimmten Lebensalter innerhalb eines Jahres zu sein pflegt. Das aber müssen wir wissen, wenn wir beurteilen wollen, ob ein Jahr nach einem operativen Eingriff die Sehschärfe mehr verschlechtert ist, als es der Altersabnahme entspricht.

Wir haben versucht, aus unserem Material einen Anhalt dafür zu gewinnen. Hinderlich war dabei die starke Streuung der Sehschärfe in jedem Lebensalter. Deshalb haben wir je 5 Jahre zu einer Altersklasse zusammengefaßt. In Abb. 1 ist in der oberen Kurve

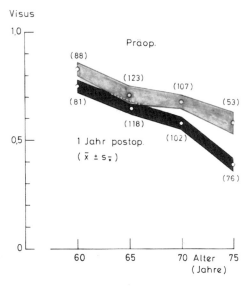

Abb. 1. Zusammenhang zwischen Lebensalter und Sehschärfe bei unoperierten Glaukomaugen (*oben*) und 1 Jahr postoperativ (*unten*); Mittelwert und mittlerer Fehler des Mittelwertes

Mittelwert und mittlerer Fehler des Mittelwertes der präoperativen Sehschärfe von 4 Altersklassen dargestellt. Man erkennt, daß der Mittelwert von Klasse zu Klasse absinkt. Nach dieser Kurve ist der Visusabfall innerhalb eines Lebensjahres auf 1–2% einzuschätzen.

Die untere Kurve ist von denselben Augen ein Jahr nach der Operation gewonnen. Es ist also dieselbe Patientengruppe, jedoch sind die Kollektive etwas durch die Altersverschiebung verändert. Die Sehverschlechterung ist bei den einzelnen Klassen verschieden hoch, sie liegt mit 8,5 bis 32% weit höher, als dem eben abgeschätzten Durchschnitt durch Alterung entspricht. Insbesondere fällt die starke Verschlechterung in der „75-Jahre"-Klasse auf.

Gliedert man nun nach Operationsmethoden auf und unterteilt jeweils in 4 Verschlechterungsgrade (Abb. 2), so erkennt man, daß die relative Sehschärfenverringerung in der Gruppe der konventionellen Fisteloperationen größer ist als bei den gedeckten Fisteloperationen und der Trabekulotomie. Nach dem gedeckten Scheie und der Trabekulotomie ist eine Sehverschlechterung um mehr als 5% signifikant seltener als nach den 4 anderen Methoden.

Da wir gesehen haben, daß in der „75-Jahr"-Klasse eine stärkere Sehverschlechterung eingetreten ist als in den jüngeren Klassen, haben wir genauer überprüft, ob Operieren im höheren Lebensalter zu stärkerem Verfall der Sehschärfe führt. In Abb. 3a und b sind bei jeder Methode die Patienten in eine Gruppe unter 60 Jahren und eine solche von 60 Jahren und darüber getrennt worden. Die relative Sehverschlechterung ist wiederum in 4 Säulen dargestellt. Man erkennt, daß nach jeder Operation mit Ausnahme des gedeckten Elliot die postoperative Verringerung der Sehschärfe in der höheren Altersgruppe häufiger ist. – Eine auffällig gute Verträglichkeit in der jüngeren Altersgruppe ist bei dem gedeckten Scheie und der Trabekulotomie festzustellen.

Hängt nun die postoperative relative Visusverschlechterung damit zusammen, wie hoch die Sehschärfe vor der Operation war? Zur Klärung dieser Frage konnten Augen mit einer Sehschärfe unter 0,5 leider nicht herangezogen werden, weil – wie erwähnt – die Sehprüfung in diesem Bereich zu ungenau war. Verglichen haben wir die Sehschärfengruppen „Visus größer als 0,8" und „Visus 0,5–0,8". Eine Abhängigkeit der postoperativen Sehschärfe vom präoperativen Visus war nicht zu erkennen.

Für die Sehverschlechterung nach einer Glaukomoperation werden schon lange neu auftretende Linsentrübungen verantwortlich gemacht. Hier muß vorweg betont werden, daß bisher eine Quantifizierung von Linsentrübungen nicht möglich gewesen ist. Insofern sind Angaben über neue Linsentrübungen nach Glaukom-Operation aus statistischer Sicht ein „weiches" Datum. Wir können deshalb auch keine weitgehende Parallelität vom Ausmaß der neuen Linsentrübungen und der Visusverschlechterung erwarten, zumal neben Trübungen auch Refraktionsveränderungen für eine Sehverschlechterung verantwortlich sein können.

Tabelle 1 zeigt nun, daß bei den verglichenen Operationsmethoden die Häufigkeit neuer Linsentrübungen nach dem Eingriff sehr verschieden ist.

Es liegt nahe, anzunehmen, daß auch das Entstehen von Linsentrübungen altersabhängig ist. Abb. 4 bestätigt dies: Nach jeder Operationsmethode sind Linsentrübungen bei Patienten von 60 Jahren und älter häufiger als bei den jüngeren Patienten.

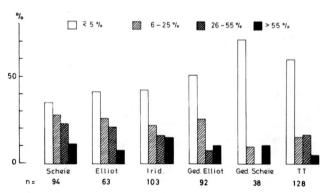

Abb. 2. Verschlechterung der Sehschärfe 1 Jahr nach verschiedenen Glaukomoperationen

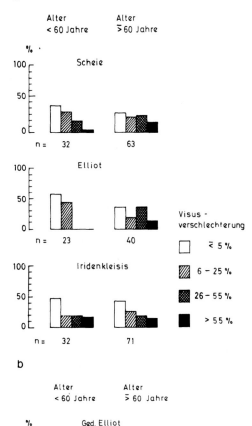

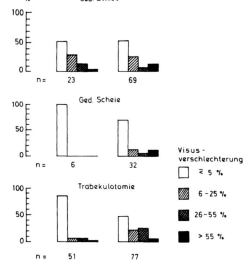

Abb. 3a und b. Zusammenhang zwischen Alter bei der Operation und Sehverschlechterung 1 Jahr postoperativ

Neue Linsentrübungen sind postoperativ dann häufiger, wenn die Linse schon präoperativ Trübungen hatte (Abb. 5). Für Elliot und Trabekulotomie ist dies signifikant; nach

Tabelle 1. Häufigkeit neuer postoperativer Linsentrübungen

	n	Postoperative neue Linsentrübung %	
Ged. Elliot	92	11	(12)
Ged. Scheie	38	5	(13)
Scheie	93	20	(22)
Trabekulotomie	128	28	(22)
Iridenkleisis	103	29	(28)
Elliot	63	24	(38)

Scheie und Iridenkleisis ist der Unterschied zwischen beiden Gruppen nur gering.

Wir haben noch nach anderen denkbaren Einflüssen auf die Entstehung neuer Linsentrübungen gesucht, z.B. verlangsamte Wiederherstellung der Vorderkammer, Vorderkammerblutung, Hypotonie am 7. Tag, intraokularer Reizzustand, Verwendung oder Nichtverwendung des Operationsmikroskops. Wir fanden keine Zusammenhänge. Hintere Synechien dagegen begünstigen bei einigen Methoden die Entstehung neuer Linsentrübungen.

Die Abb. 6a u. b spricht für unsere Vermutung, daß eine neue Linsentrübung eine wesentliche Ursache für eine postoperative Sehverschlechterung ist. Hier sind nämlich bei jeder Operationsmethode die Fälle mit unveränderter Linse und diejenigen mit neuen Trübungen voneinander getrennt. In jeder dieser beiden Gruppen ist die prozentuale Sehverschlechterung dargestellt. Es zeigt sich, daß bei allen Operationsmethoden die Gruppe mit neuen Linsentrübungen eine stärkere Sehverschlechterung aufweist als die Gruppe mit unveränderter Linse. Dieser Zusammenhang zwischen Linsentrübung und Sehverschlechterung nach Glaukomoperationen ist in unserem Krankheitsgut statistisch hochsignifikant.

Dennoch ist er nicht zweifelsfrei gesichert, weil die zugrundeliegenden Daten nicht optimal sind. Zu einer einwandfreien Sicherung der geschilderten Zusammenhänge wäre deshalb eine besondere Studie erforderlich, bei der der bessere logarithmische Sehschärfenmaßstab verwendet wird und bei der die Linsentrübungen quantifiziert werden (etwa mit der Methode Hockwin). Solche

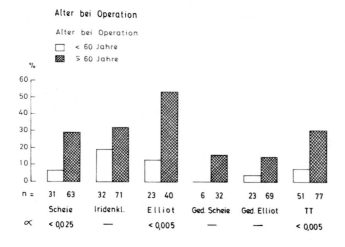

Alter bei Operation

Alter bei Operation
☐ < 60 Jahre
▨ ≧ 60 Jahre

n = 31 63   32 71   23 40   6   32   23 69   51 77
    Scheie   Iridenkl.   Elliot   Ged. Scheie Ged. Elliot   TT

∝ < 0,025   —   < 0,005   —   —   < 0,005

Abb. 4. Zusammenhang zwischen Operationsalter und neuen postoperativen Linsentrübungen

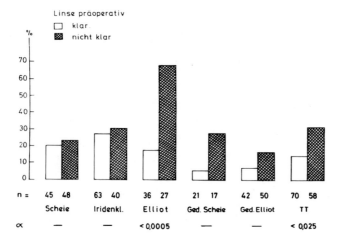

Linse präoperativ
☐ klar.
▨ nicht klar

n = 45 48   63 40   36 27   21 17   42 50   70 58
    Scheie   Iridenkl.   Elliot   Ged. Scheie Ged. Elliot   TT

∝ —   —   < 0,0005   —   —   < 0,025

Abb. 5. Einfluß präoperativer Linsentrübungen auf das Entstehen neuer postoperativer Trübungen

Untersuchungen sind u.E. deswegen dringend notwendig, weil operative Tätigkeit heutzutage mehr denn je kritisch beobachtet wird, wir aber einstweilen ohne Operation bei der Glaukombehandlung sicher nicht auskommen können. Ihre Ergebnisse werden Konsequenzen für die Wahl der Operationsmethode und des Operationszeitpunktes haben.

Wenn wir jedoch schon aus unseren bisherigen Ergebnissen Folgerungen im Hinblick auf die Funktionserhaltung ziehen sollen, dann müssen wir raten, beim Glaukom mit offenem Kammerwinkel eine gedeckte fistulierende Operation oder eine Trabekulotomie auszuführen und den Eingriff vor dem 60. Lebensjahr und vor Eintritt von Linsentrübungen vorzunehmen.

Zusammenfassung

Aus dem Krankengut der DOG-Studie „Operative Verfahren beim Glaukom mit offenem Kammerwinkel" ergibt sich, daß die Sehschärfe 1 Jahr nach dem Eingriff sich mehr verschlechtert hat, als der Altersabnahme entspricht. Die Verschlechterung ist bei verschiedenen Operationsmethoden verschieden stark und bei älteren Patienten stärker als bei jüngeren; neue Linsentrübungen ein Jahr nach dem Eingriff finden sich ebenfalls unterschiedlich häufig bei den verschiedenen Verfahren. Ihr Entstehen wird außerdem offenbar durch das Lebensalter beeinflußt. Auch sind sie häufiger, wenn bereits präoperativ Linsentrübungen vorhanden waren. Ein Zusammenhang zwischen Abnahme der Seh-

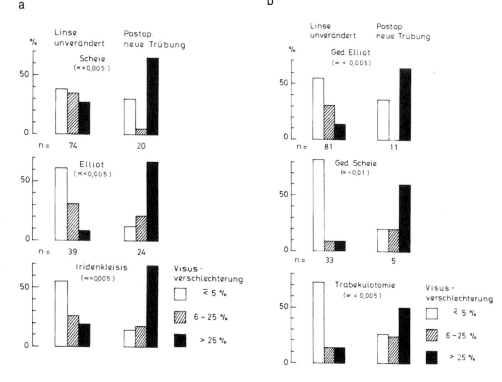

Abb. 6a und b. Zusammenhang zwischen postoperativer Linsentrübung und Sehverschlechterung

schärfe und Entstehen neuer Trübungen läßt sich nachweisen. Daraus ergeben sich Ratschläge für ein funktionsschonendes operatives Vorgehen.

Aussprache

Herr Ullerich (Dortmund) zu Herrn Dannheim:

Es wird die Anregung gegeben, daß auch mit einbezogen werden soll, wie die Drucksituation war, die durch den Eingriff erreicht wurde. Wie hat sich die Operation auf Funktion *und* Druck ausgewirkt? Auch zu niedriger Druck sollte vermieden werden.

Herr Jacobi (Gießen) zu Herrn Dannheim:

Alle an der Studie beteiligten waren erstaunt darüber, daß nach Trabekulotomien so häufig Lin-

sentrübungen beobachtet worden sind. Das Ergebnis dürfte daran liegen, daß die Beurteilung, ob prä- oder postoperative Zunahme der Linsentrübung, außerordentlich schwierig ist. Wünschenswert wäre eine Quantifizierung. Es wird angeregt, eine nochmalige Studie zumindest im Hinblick auf einige wichtige Fragen, wie z.B. Druckverhalten, Sehschärfe und Linsentrübung insbesondere nach Trabekulotomien durchzuführen. Die Bereitschaft der Gießener Klinik ist vorhanden.

Herr Dannheim (Stuttgart), Schlußwort:

Aus Zeitgründen konnten nicht alle Faktoren in unseren Vortrag einbezogen werden. Besondere Schwierigkeiten bereitet, daß die Linsentrübung nicht zu quantifizieren ist. Auf jeden Fall gilt es, die Risikobewertung der einzelnen Operationsmethoden zu beachten.

Ber. Dtsch. Ophthalmol. Ges. 76, 647–649 (1979)
Ionisierende Strahlen in der Ophthalmologie
Redigiert von W. Jaeger, Heidelberg
© J. F. Bergmann Verlag 1979

Die Wirkung neuartiger Pilocarpin-Polymersalz-haltiger Augentropfen auf den intraokularen Druck beim Menschen

R. Stodtmeister, J. Brenner und M.P. Baur (Univ.-Augenklinik Bonn. Direktor: Prof. Dr. W. Best und Inst. für Med. Statistik, Dokumentation und Datenverarbeitung der Univ. Bonn. Direktor: Prof. Dr. G. Oberhoffer)

Bei der Therapie des Glaukoma chronicum simplex mit Pilocarpin treten neben der erwünschten Drucksenkung als Nebenwirkungen die Myopisierung und die Miosis auf. Durch diese Nebenwirkungen können die Patienten stark behindert werden. Da Pilocarpin bei der Glaukomtherapie eine sehr wirksame Substanz ist (Weekers et al., 1968), kann oft, trotz dieser Nebenwirkungen, nicht auf dieses Medikament verzichtet werden. Je häufiger Pilocarpin appliziert werden muß, desto mehr stören die Nebenwirkungen. In den letzten Jahrzehnten wurden deshalb Möglichkeiten gesucht, die Applikationshäufigkeit von Pilocarpin zu vermindern. Eine solche Verminderung wurde erzielt durch Methylcellulose (Haas u. Merril, 1962), durch Pilocarpin-getränkte weiche Kontaktlinsen (Podos et al., 1972) und durch Pilocarpin-haltige Polyvinylalkoholplättchen (Maichuk, 1975). Eine besonders elegante Lösung dieses Problems bilden die Pilocarpin-Ocusert Plättchen, bei denen Pilocarpin durch polymere Membrane hindurch sieben Tage lang gleichmäßig in den Bindehautsack diffundiert (Worthen et al., 1972; Heilmann u. Sinz, 1974; Quigley et al., 1975). Da aber die Pilocarpin-Ocusert Plättchen nicht von allen Patienten zu handhaben sind und auch aus dem Bindehautsack verloren werden können, scheint es sinnvoll, nach anderen Möglichkeiten zu suchen, die Applikationshäufigkeit von Pilocarpin zu vermindern.

Ticho et al. (1978) haben eine Pilocarpinverbindung vorgestellt, aus der in vitro Pilocarpin verlangsamt freigegeben wird. Bei der Herstellung dieser Pilocarpinverbindung wird Pilocarpin chemisch an eine polymere Substanz gebunden. Es entsteht so ein Pilocarpin-Polymersalz. Durch die galenische Formulierung einer Emulsion wird das Pilocarpin-Polymersalz zu Augentropfen verarbeitet. Diese Augentropfen werden im folgenden als Pilocarpin-Polymersalz-Emulsion bezeichnet, abgekürzt Pilocarpin-PSE.

In der hier vorgelegten Studie wird der drucksenkende Effekt von Pilocarpin-PSE mit dem drucksenkenden Effekt von wäßrigen handelsüblichen Pilocarpin-Augentropfen verglichen.

Methode

Die Untersuchungen wurden durchgeführt an dreißig augengesunden Versuchspersonen im Alter von 19–37 Jahren (mittleres Alter 25,5 ± 4,3 Jahre). Von den Versuchspersonen waren 5 weiblich und 25 männlich. Sie wurden nicht nach bestimmten Kriterien ausgesucht, sondern in der Reihenfolge ihrer Meldung in den Versuch übernommen. Außer Brechungsanomalien wurden bei der Refraktionsbestimmung, der Spaltlampenuntersuchung des Vorderabschnittes und bei der Ophthalmoskopie keine krankhaften Befunde erhoben. Der höchste Hornhautastigmatismus (Javal) betrug 2,5 dptr. Die Kammerwinkel aller Augen waren weit (van Herick, 1969). Der intraokulare Druck wurde mit dem Applanationstonometer nach Goldmann gemessen.

Bei dieser Untersuchung wurde die Wirkung von zwei verschiedenen Augentropfen verglichen, bezeichnet mit A und B. Die einen Tropfen waren eine 2%ige wäßrige stabilisierte Pilocarpinlösung mit Zusatz von Hydroxymethylzellulose. Die anderen Augentropfen waren eine Emulsion eines Pilocarpin-Polymersalzes (Pilocarpin-PSE). Diese Lösung enthielt 3,4% Pilocarpinbase. Weder Untersuchte noch Untersucher wußten, welche der beiden Lösungen mit A oder B bezeichnet waren. Die Untersuchung wurde somit als Doppelblindstudie durchgeführt. Durch Münzwurf wurde bestimmt, welche Augentropfen am rechten Auge appliziert werden sollten. Am linken Auge wurden dann die anderen Tropfen appliziert. Der intraokulare Druck wurde 1 min vor dem Eintropfen gemessen. (Der Zeitpunkt des Eintropfens wird im folgenden mit dem Symbol x bezeichnet.) Dann wurde der i. o. Druck zu den Zeiten x + 5, x + 10, x + 20, x + 30, x + 60 Minuten und x + 2, x + 4, x + 6, x + 8, x + 10, x + 12, x + 24 Stunden gemessen. Mit Hilfe der graphischen Darstellung auf Wahrscheinlichkeitspapier konnte gezeigt werden, daß die Meßwerte bei festem Zeitpunkt für eine feste Behandlungsart keine starke Abweichung von der Normalverteilung aufwiesen. Für die statistische Auswertung wurde eine zweifaktorielle Varianzanalyse verwendet (randomized block factorial, Kirk, 1968. Faktor A: Zeit, Faktor B: Behandlung). Die mögliche Autokorrelation der Meßwerte über die Zeit wurde durch konservatives Testen (Jesdinsky, 1974) berücksichtigt. Die Tests wurden zum Niveau a = 5% durchgeführt.

Ergebnisse

Die Abbildung 1 zeigt die Mittelwerte des i.o. Druckes der beiden unterschiedlich behandelten Augengruppen zu den verschiedenen Meßzeitpunkten. Um eine gute graphische Darstellung zu erreichen, wurden drei verschiedene Zeitmaßstäbe gewählt. Bei beiden Augengruppen liegt der intraokulare Druck in den ersten 10 min nach dem Eintropfen höher als vor dem Eintropfen. Dann sinkt der i.o. Druck unter den Ausgangswert und erreicht ihn wieder nach 24 Std. Ab der 30. min ist der i.o. Druck der mit Pilocarpin-PSE getropften Augen niedriger als der i.o. Druck der Augen, die mit wäßrigen Pilocarpin-Augentropfen behandelt wurden. Varianzanalytisch ließ sich dieser Unterschied mit einer Irrtumswahrscheinlichkeit von weniger als 1 Promille sichern. Aus dem Diagramm ist ersichtlich, daß die beiden Arten der verwendeten Augentropfen keine verschieden lange Wirkungsdauer haben. Auch varianzanalytisch ließ sich keine verschiedene Wirkungsdauer finden (p > 0,25).

Diskussion

Der hier bei den beiden unterschiedlich behandelten Augengruppen beobachtete Druckverlauf mit kurzdauerndem Anstieg, darauffolgendem Abfall und langsamem Wiederanstieg entspricht dem Druckverlauf der auch von Fanta (1948), Fenton und Schwartz (1963) und von Stodtmeister u. Mitarb. (1977) beobachtet wurde. Die hier verwendeten Pilocarpin-PSE Augentropfen haben mit 3,4% Pilocarpinbase einen höheren Pilocarpingehalt als die als Vergleichslösung dienenden 2%igen wäßrigen Pilocarpin-Augentropfen. Diese beiden Pilocarpin-Augentropfen mit verschiedenem Pilocarpingehalt wurden deshalb miteinander verglichen, da Blumenthal et al. (1978) und Burkhardt (1978) gefunden haben, daß bei Glaukomkranken die Therapie mit 2mal täglich Pilocarpin-PSE den i.o. Druck ebenso senken konnte wie mit 4mal täglich 2%igen wäßrigen handelsüblichen Pilocarpin-Augentropfen. Nach den Ergebnissen von Sugar (1975),

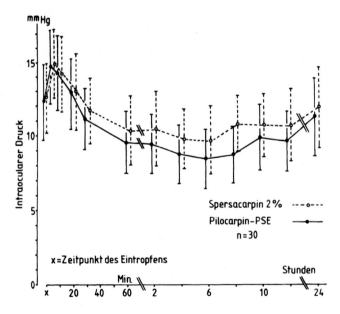

Abb. 1. Arithmetische Mittelwerte des intraokularen Druckes aufgetragen zu den verschiedenen Meßzeitpunkten. Mit Spersacarpin 2% getropfte Augen (o—o), mit Pilocarpin-PSE getropfte Augen (o--o). An die Mittelwerte ist nach oben und unten die Standardabweichung angetragen. Ordinate: Intraokularer Druck in mm Hg. Abszisse: Zeit in min. und Std.; die Unterbrechungen der Abszisse nach 60 min. und nach 12 Std. markieren die Änderung des Zeitmaßstabes. (Pilocarpin-PSE = Pilocarpin-Polymersalz-Emulsion Augentropfen)

648

Kronfeld (1964), Knapp u. Kossionis (1968) und von Harris u. Galin (1970) senken wäßrige Pilocarpin-Augentropfen mit einem Pilocarpingehalt von mehr als 2 Prozent den intraokularen Druck nicht stärker als 2%ige wäßrige Pilocarpin-Augentropfen. Die hier beobachtete stärkere Drucksenkung durch Pilocarpin-PSE muß deshalb durch die im Pilocarpin-PSE vorliegende neuartige Pilocarpinverbindung bedingt sein.

Blumenthal u. Mitarb. (1978) haben auf Grund ihrer Ergebnisse der klinischen Erprobung bei Glaukomkranken geschlossen, daß Pilocarpin-PSE eine längere Wirkungsdauer hat als wäßrige Pilocarpin-Augentropfen. Unsere Ergebnisse, die wir mit der Methode der Eintropfenkurve erhalten haben, zeigen, daß Pilocarpin-PSE nicht länger wirkt als wäßrige Pilocarpin-Augentropfen. Bei Verwendung von Pilocarpin-PSE werden, wie unsere Ergebnisse zeigen, bestimmte Druckwerte längere Zeit unterschritten, als bei Verwendung von wäßrigen Pilocarpin-Augentropfen. Weil Blumenthal u. Mitarb. (1978) den intraokularen Druck nicht so oft gemessen haben, wie wir in dieser Studie, so haben sie die stärkere Drucksenkung als Wirkungsverlängerung interpretiert. Unsere Ergebnisse zeigen jedoch deutlich, daß es sich um eine Wirkungsverstärkung handelt.

Danksagung

Die in dieser Studie verwendeten Augentropfen wurden uns freundlicherweise von der Firma Dispersa Baeschlin, Winterthur (Schweiz) zur Verfügung gestellt.

Literatur

Blumenthal, M., Ticho, U., Zonis, S., Gal, A., Blank, I. Mazor, Z.: Further clinical trial with Piloplex® – A new long acting pilocarpine compound. (submitted for publication, 1978). – Burkhard, J.: Persönliche Mitteilung (1978). – Fanta, H.: Die Wirkungsweise des Pilocarpin bei normalen Augen. Ophthalmologica 115, 338 (1948). – Fenton, R.H., Schwartz, B.: The effect of 2% pilocarpine on the normal and galucomatous eye. The time response of pressure. Invest. Ophthalmol. 2, 289 (1963). – Haas, J.S., Merrill, D.L.: The effect of methy-cellulose on response to solutions of pilocarpine. Am J. Ophthalmol. 54, 21–23 (1962). – Harris, L.S., Galin, M.A.: Dose response and lysis of pilocarpine-induced ocular hypotension. Arch. Ophthalmol: 84, 605–608 (1970). – Heilmann, K., Sinz, V.: Ocusert, ein neuartiges Medikamententrägersystem für die Glaukombehandlung. 1. Mitteilung. Klin. Monatsbl. Augenheilkd. 165, 519–524 (1974). – Jesdinsky, H.-J.: Anhang zu partiell hierarchischen Klassifikationen. In: Walter, Statistische Methoden, Bd. I. Berlin-Heidelberg-New-York-Springer (1970). – Kirk, R.E.: Experimental design: Procedures for the behavioral Sciences. Belmont: Brooks/Cole (1968). – Knapp, E., Kossionis, P.: Vergleichende Untersuchung von 2proz. und 4proz. Pilokarpin bei der Behandlung des Glaucoma simplex. Klin. Monatsbl. Augenheilkd. 153, 391–393 (1968). – Kronfeld, D.C.: Dose-effect relationships as an aid in the evaluation of ocular hypotensive drugs. Invest. Ophthalmol. 3, 258–265 (1964). – Maichuk, Y.F.: Ophthalmic drug inserts. Invest. Ophthalmol. 14, 87–90 (1975). – Podos, S.M., Becker, B., Assef, C., Hartstein, J.: Pilocarpine therapy with soft contact lenses. Am. J. Ophthalmol. 73, 336–341 (1972). – Quigley, H.A., Pollack, I.P., Harbin, T.S.: Pilocarpine ocuserts. Arch. Ophthalmol. Chic. 93, 771–775 (1975). – Stodtmeister, R., Brenner, J., Baur, M.P.: Wirkung stabilisierter Pilocarpintropfen am menschlichen Auge. Klin. Monatsbl. Augenheilkd. 170, 750–753 (1977). – Sugar, H.S.: The glaucomas, p. 236. New York: Hoeber-Harper (1957). – Ticho, U., Blumenthal, M., Zonis, S., Gal, A., Blank, I., Mazor, Z.: A clinical trial with Piloplex – A new long acting pilocarpine compound. Ann. Ophthalmol. (accepted for publication, 1978). – van Herick, W.: Estimation of width of angle of anterior chamber. Am. J. Ophthalmol. 68, 626–629 (1969). – Weekers, R., Demailly, Ph., Collignon-Brach, J.: Cónsidérations sur la valeur du traitement par la pilocarpine dans le glaucome à angle ouvert. Arch. Ophthalmol. (Paris) 28, 399–404 (1968). – Worthen, D.M., Zimmermann, T.J., Wind, C.A.: An evaluation of the pilocarpine ocusert. Invest. Ophthalmol 13, 296–299 (1972)

Ber. Dtsch. Ophthalmol. Ges. 76, 651–655 (1979)
Ionisierende Strahlen in der Ophthalmologie
Redigiert von W. Jaeger, Heidelberg
© J. F. Bergmann Verlag 1979

Psychosomatik in der Ophthalmologie

W. Schultz-Zehden (Berlin)

Eines der zwei Leitthemen der diesjährigen Lindauer Psychotherpiewochen hieß „Konflikte zwischen psychologisch und somatisch orientierter Medizin". Dies ist ein Problem, das wir alle kennen, und doch erscheint es mir notwendig, es im Hinblick auf unser Fachgebiet noch einmal aufzugreifen. Wer sich mit diesem Thema auseinandersetzen will, kann nicht nur Standpunkte einnehmen, er muß Verständigungswege suchen, wozu sicher eingehendes Bedenken berufsbedingter *und* persönlicher Abwehrhaltungen nötig erscheint. Und darum geht es.

Als Augenarzt in eigener Praxis habe ich mich seit über zehn Jahren mit den psychischen Aspekten von Augenleiden befaßt, so daß ich mich nicht nur berechtigt glaube, sondern sogar verpflichtet fühle, besonders die jüngeren Kollegen aufzurufen, die folgenden Gedankengänge in ihre Arbeit zu integrieren.

Die Psychologisierung der Medizin, d.h. die ganzheitliche Betrachtungsweise von Kranksein, schreitet unaufhaltsam fort und macht nicht halt vor dem Organ Auge. Wir Augenärzte müssen uns infolgedessen auch mehr als bisher mit der Psyche im allgemeinen und mit psychogenen und psychosomatischen Erkrankungen auf unserem Fachgebiet im besonderen beschäftigen. Tun wir es nicht, laufen wir Gefahr, zum Schaden unserer Patienten zumindest die Therapie an nichtärztliche und schon gar nicht fachärztliche Psychotherapeuten abgeben zu müssen, die – wenn es nach ihren Wünschen geht – spätestens ab Frühjahr 1980 als 3. Heilberuf neben Ärzten und Heilpraktikern zugelassen sein werden.

Um nun heute und hier einen Schritt zu tun zum Verständnis psychosomatischer Augenheilkunde, möchte ich Ihnen folgendes kurz umreißen:

1. Was ist Psychosomatik?
   a) Im klassischen Sinne,
   b) im Augenbereich

2. Wie kommt es zu psychosomatischen Reaktionen?
   a) Allgemeine Zusammenhänge zwischen Psyche und Soma,
   b) besondere Zusammenhänge zwischen Psyche und Auge
3. Wie erkenne ich den psychosomatischen Patienten in einer Augenpraxis?
4. Was kann ich psychotherapeutisch in einer Augenpraxis tun?

Zu 1. *Was ist Psychosomatik?*
Psychosomatik ist keine Spezialwissenschaft innerhalb der Gesamtmedizin, sie ist eine Betrachtungsweise, die alle Disziplinen betrifft, also auch die Augenheilkunde. Sie umfaßt die Lehre von Körperkrankheiten aus seelischer Ursache. Die Psychosomatik ist also im Grunde genommen nur eine Bestätigung der alten Einsicht der gegenseitigen Beeinflussung von Körper und Seele, die – wie Sie wissen – den klugen Arzt schon immer geleitet hat.

Psychosomatosen sind – grob gesagt – die Krankheiten der Neurotiker. Wie allgemein bekannt, nehmen in unserer Zeit psychogene neurotische Reaktionen in erschreckendem Maße zu, so daß auch wir Augenärzte als erste Kontaktpersonen in der Lage sein müssen, derartige Krankheiten zumindest zu erkennen.

Die neurotische Entwicklung ist gekennzeichnet durch das Nichtverarbeitenkönnen bestimmter Erlebnisse. Es treten nichtangepaßte, abnorme Reaktionen auf, die sich unter Umständen auf den körperlichen Bereich ausweiten können, es kommt zur sog. Somatisierung.

In anschaulicher Weise beschreibt Rattner eine derartige Dynamik: „Der Neurotiker ist ein Ausweicher vor der Front des Lebens. Er baut sich unbewußt seine psychische Erkrankung als Schutzwall und Alibi gegen zwischenmenschliche Anforderungen auf. Da er der Kooperation und Verantwortung entrinnen will, gerät er in eine universelle Fluchtstimmung, die nicht nur seine Psyche, sondern auch seine Physis weitgehend irritiert. Körpersymptome werden in den neurotischen Gesamtentwurf sinnvoll eingebaut; die psychosomatische Erkrankung dient der allgemeinen Tendenz der Neurose, die Flucht ins Hinterland anzutreten und kleinmütig mit Krankheitsgebärden emotionalen Druck auf die Umwelt auszuüben."

Wichtig und interessant zu wissen ist, daß es bei ein und demselben Patienten einen Symptomwandel innerhalb der hier aufgezeigten und anderer psychosomatischer Symptome häufig gibt. Ich habe das bei meinen Glaukompatienten beobachten können, so z.B. Konversionen einer sog. Herzneurose oder asthmatischer Beschwerden und Neurodermitis in ein Glaukom.

Die „klassischen 7" der psychosomatischen Krankheiten sind sicher bekannt: Im engeren Sinne zählt man dazu Krankheiten mit Organveränderungen, also insbesondere gewisse Formen von Magen- und Duodenalulcera, Asthma bronchiale, Ekzem, Neurodermitis, primär chronische Polyarthritis, essentielle Hypertonie, Colitis ulcerosa usw., im weiteren Sinne die viel häufigeren funktionellen und vegetativen Regulationsstörungen wie Migräne, Herzneurosen, Verstopfungen, Schlaflosigkeit, Zyklus- und Sexualstörungen, Fettsucht, pubertäre Magersucht (Anorexia nervosa), nervöses Erbrechen und viele andere mehr.

Was nun die psychosomatischen Augenstörungen oder -erkrankungen anbetrifft, so möchte ich zunächst Sachsenweger (1975) zitieren:

„Psychogene Reaktionen können am Auge praktisch jede organische Störung imitieren."

Von mir selbst und von anderen Autoren beobachtete, sicher auch als psychosomatisch anzusehende Augenerkrankungen sind die folgenden: Glaukom, Schielen, präpubertäre Myopie, Erblindungsängste, Veränderungen des äußeren und inneren Auges. Von mir wurden eine große Anzahl von Glaukompatienten und Kinder mit hyperopen und myopen Brechungsfehlern als psychosomatisch erkannt und entsprechend psychotherapeutisch behandelt. Die Tendenzen waren durchweg positiv, die Ergebnisse habe ich in den verschiedensten Arbeiten niedergelegt.

Zu 2. *Wie kommt es zu psychosomatischen Reaktionen?*

a) Um nur andeutungsweise etwas zum Verständnis beizutragen – Einzelheiten können ja in so kurzer Zeit nicht berichtet werden – wie es durch psychische Spannungen zu Funktionsstörungen und schließlich Organläsionen kommen kann, muß man sich erst einmal darüber im klaren sein, daß wir es mit psychobiologischen Vorgängen zu tun haben; „denn bis jetzt ist kein Seelenleben und keine psychotherapeutische Wirkung beobachtet worden, welche nicht an Funktionen von Ganglienzellen gebunden war. Es ist nicht vorstellbar, daß bei seelisch-geistigen Auseinandersetzungen keine biologischen Vorgänge an den Synapsen vor sich gehen" (Pöldinger hat das so klar formuliert). Die Vorgänge im einzelnen sind noch weitgehend unerforscht, Schaltstellen, soviel weiß man, befinden sich im Stammhirn oder Hirnstamm.

b) Die Stammhirnregionen spielen natürlich auch beim Sehen eine Rolle, nämlich die der Verbindung zwischen dem Auge als anatomisch definiertem Sinnesorgan und der sog. Seele. Im einzelnen interessieren uns für diese Zusammenhänge folgende Bezirke; das Auge als vorgestülpter Hirnteil; die Sehrinde, Cortex, im Hinterhauptslappen; das limbische System als zentrale Repräsentanz unserer Emotionen, Gefühle und Stimmungen; der thalamische Bereich als Ort unserer Zuwendungen; die Formatio reticularis als Wecksystem des Großhirns; die Medulla als Leitungsbahn zu den Organen.

Folgendes kann durch Einschalten der genannten Regionen beim bloßen *Anblick* eines unbekannten Objekts ablaufen:
1. Wahrnehmung   – kortikaler Effekt
2. RR-Anstieg, Pulsbeschleunigung   – vegetative Reaktion
3. Angst   – affektive Reaktion
4. Zuckungen   – spinale Reaktion

Als vorübergehende Erscheinung ist ein solches Reaktionsmuster durchaus natürlich, wir nennen das eine *psychosomatische Reaktion.*

Man kann sich vorstellen, daß es bei einer Dauerbelastung der beteiligten Hirnstammteile, z.B. durch Dauerstreß, ungelöste Konflikte usw., zu einer Chronifizierung derartiger Reaktionsmuster kommen kann, die sich in Schlafstörungen, Hypertonie, Angstdauer-zuständen, Verkrampfungen und anderem äußert. Die Norm ist anhaltend quantitativ verschoben, man spricht von *psychosomatischen Funktionsstörungen* oder von funktionellen Organneurosen, wenn sich die Störungen auf ein Organ besonders beziehen, z.B. das Herz oder den Darm. Schließlich kommt es bei nachweisbarem morphologischem Substrat zu einer *psychosomatischen Erkrankung*, wobei – wie auch schon bei den Funktionsstörungen – ein „organisches Entgegenkommen" diskutiert wird, eine sog. Organminderwertigkeit. Alle meine Patienten mit psychosomatischen Störungen hatten bereits früher Augensymptomatik, wie z.B. chronische Konjunktivitis etc.

Bei der Ausprägung psychosomatischer Erkrankungen spielte das sog. psychosoziale Umfeld offenbar eine größere Rolle als anlagemäßige charakterliche Grundstrukturen (Sachsenweger).

Zu 3. Wenden wir uns nun dem Praktischen zu, nämlich der Frage:
Wie erkenne ich den psychosomatisch Kranken in der Augenpraxis?
Zunächst muß ich das somatische Angebot des Patienten als solches annehmen. Hat der Patient schon mehrere Augenärzte erfolglos konsultiert, so sollten wir ihn nicht gleich als Drückeberger oder Querulanten abtun, sondern an die Möglichkeit psychischer Zusammenhänge denken.

Grundsätzlich muß eine psychosomatische Diagnose (nach Bräutigam) positiv gestellt werden, d.h. sie kann nicht nur auf den Ausschluß organischer Läsionen gestützt werden, wie beispielsweise bei Blepharospasmus, Tränenfluß etc.

Die Rolle des Augenarztes bei der Diagnose psychosomatischer Störungen ist insofern schwierig, als nicht mehr nur mit rein naturwissenschaftlichen Methoden faßbare Krankheitsbilder gesucht werden, sondern die Aufmerksamkeit mehr auf den Menschen und dessen subjektive Situation gerichtet sein muß. Es geht darum, Dinge zu erfahren, die sich nicht einfach abfragen lassen, z.B. Beziehungen zu bedeutenden Bezugspersonen des Patienten, Empfindlichkeiten im Beruf, Konflikte in der Partnerschaft und dergleichen mehr.

Als wichtigstes Hilfsmittel für eine solche Diagnose gilt das sog. verstehende ärztliche Gespräch und die psychosomatische Bio-anamnese, Methoden, die lernbar sind und die das Wie, Wo, Was, Wann, und Warum einer psychosomatischen Erkrankung klären helfen. Wenn man überhaupt ein Schema anbieten kann, so können die folgenden Kriterien als Anhaltspunkte dafür dienen, daß es sich bei einem Patienten um ein psychosomatisch aufzufassendes Augenleiden handelt, Kriterien, die mit Hilfe einer biographischen Anamnese zu finden sind:

1. Neurotische Persönlichkeitsstruktur (labil, gehemmt, leicht erregbar, emotionell, selbstunsicher, von schwankender Stimmung),

2. bereits früher nachgewiesene psychosomatische Störungen (Symptomwandel)

3. früher nachgewiesene Augenstörung (Organminderwertigkeit)

4. emotionale Krise in zeitlichem Zusammenhang mit ersten Augenerscheinungen,

5. phasisches Auftreten (immer wieder bei emotionalen Krisen).

Zu Punkt 4 ist noch zu sagen, daß sich hier der wichtigste krankheitsdynamische Prozeß abspielt, diagnostisch und bereits therapeutisch während des ärztlichen Gesprächs: Hier ist ein verstehbarer Zusammenhang zwischen der körperlichen Störung, also etwa dem Glaukomanfall, und dem Erleben und dem Verhalten des Patienten, seinen Konflikten und seinen Belastungen zu finden. Gelingt dies nicht, so ist ein psychosomatischer Zusammenhang in Zweifel zu stellen.

Wenn man solch eine Bioanamnese zusammenstellt oder besser, mit dem Patienten „erarbeitet", so bemerkt man, daß bei psychosomatischer Betrachtungsweise Krankheit nicht mehr monokausal zu verstehen ist, sondern multifaktoriell aufgefaßt werden muß. Die lineare Beziehung Noxe – Organ – Schädigung genügt hier nicht. Wir müssen uns einen Interaktionskreis vorstellen, bei dem Umwelteinflüsse, die Bezugspersonen und die soziale Situation etc. eine Rolle spielen.

Zu 4. Kommen wir zu der abschließenden Frage:
Was kann ich psychotherapeutisch in einer Augenpraxis tun,
wenn ich bei einem Patienten psychosomatische Zusammenhänge festgestellt habe?

Wie schon gesagt, ist bereits das Gespräch der Beginn der Therapie. Allerdings muß der Arzt seine althergebrachte Stellung ändern: Er kann nicht länger aus der gesicherten Position „affektiver Neutralität" mit dem Patien-

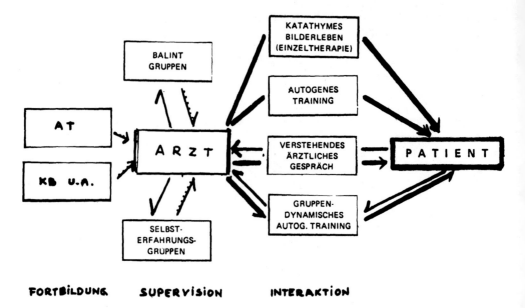

Abb. 1. Interaktion Arzt – Patient

ten umgehen, sondern er muß sich auf Interaktion einlassen, er muß vorübergehend eine „gemeinsame Situation" (Uexküll) mit dem Patienten eingehen können.

Ist ein Augenarzt dazu fähig und bereit, so steht ihm als Ergänzung – ich betone das ganz besonders, als Ergänzung – unserer herkömmlichen medikamentösen, operativen und apparativen Therapie die Arbeit mit geistig-seelischen Mitteln zur Verfügung:

– Autogenes Training,
– katathymes Bilderleben,
– dynamische Gesprächsgruppentherapie und
– Familientherapie (Einbeziehen des sozialen Umfeldes).

Erlernbar sind die hier aufgezeigten Möglichkeiten alle. Angebote erhalten wir von verschiedenster Seite, z.B. auf den Psychotherapiewochen in Lindau, Lübeck, und Langeoog, um hier nur einige zu nennen.

Zum Abschluß möchte ich noch auf folgendes hinweisen: Wenn wir eine psychosomatische Augenerkrankung bei einem Patienten feststellen und ihn entsprechend behandeln, so tun wir damit mehr als nur eine Organneurose kurieren. Die Augensymptomatik ist nur als *ein* Sichtbarwerden einer allgemein neurotischen Reaktionsweise im oben erklärten Sinne aufzufassen. Gelingt es also, diese in den Griff zu bekommen, so können wir dem Patienten die so häufige Konversion auf ein anderes Organ und Symptom

ersparen, also die Kette psychosomatischer Störungen durchbrechen. Die Augenheilkunde, obwohl nur Spezialgebiet, kann also erhebliche Dienste im Sinne ganzheitlicher Medizin leisten. Auf uns kommt es an, ob wir unseren Patienten zuliebe die Weiterbildung in der angedeuteten Weise übernehmen wollen und die Mühe einer Neuorientierung im Denken und Arbeiten.

Literatur

Balint, M.: Fünf Minuten pro Patient. Frankfurt: Suhrkamp 1975. – Bräutigam-Christian, .: Psychosomatische Medizin. Stuttgart: Thieme 1973. – Dührssen, A.: Analytische Psychotherapie in Theorie, Praxis und Erlebnissen. Göttingen: Vandenhoeck & Ruprecht 1972. – Hartig, .: Probleme und Methoden der Psychotherapieforschung. München: Urban & Schwarzenberg 1975. – Heilmann, K.: Therapeutische Systeme. Grundlagen, Möglichkeiten, Ergebnisse. Stuttgart: Enke 1976. – Hoffmann, B.: Handbuch des autogenen Trainings. München: dtv 1977. – Jaensch, P.A.: Einführung in die Augenheilkunde. Stuttgart: Thieme 1947. – Jores, A.: Der Kranke mit psychovegetativen Störungen. Göttingen: Vandenhoeck & Ruprecht 1973. – Leuner, H.: Katathymes Bilderleben. Stuttgart: Thieme 1970. – Leydhecker, W.: Handbuch „Glaukom". Berlin, Heidelberg, New York: Springer 1973. – Luban-Plozza, B., Pöldinger, W.: Der psychosomatisch Kranke in der Praxis. Berlin, Heidelberg, New York: Springer 1977. – Luthe, W.: Autogenes Training. Correlations Psychosomaticae. Stuttgart: Thieme 1965. – Rosa, K.-R., Rosa-Wolf: Psychosomatische Selbstregulation. Stuttgart: Hippokrates-Verlag 1976. – Sachsenweger, R.: Neuroophthalmologie. Stuttgart: Thieme 1975. – Schultz, J.H.: Das autogene Training. Stuttgart: Thieme 1977. – Schönhals, M.: Zugang zur psychischen Situation des Patienten. Das Wahrnehmungs- und Explorationstraining. La Roche Wochenendseminar 1975. – Schultz-Zehden, W.: AT für Contactlinsenträger, Prax. Psychother. **31**, (1974). – Schultz-Zehden, W.: Psychotherapeutische Verfahren und deren Anwendung in der Augenheilkunde. Augenarzt **10**, (1976). – Schultz-Zehden, W.: Der Einfluß psychotherapeutischer Maßnahmen auf die Behandlung beim Primärglaukom. Augenarzt **11**, (1977). – Wesiak, W.: Einführung in die psychosomatische Medizin, Stuttgart: Thieme 1971

Ber. Dtsch. Ophthalmol. Ges. 76, 657–676 (1979)
Ionisierende Strahlen in der Ophthalmologie
Redigiert von W. Jaeger, Heidelberg
© J. F. Bergmann Verlag 1979

Schielen, Augenmuskellähmungen und Nystagmus

Rundtischgespräch über den Strabismus divergens intermittens und seine Behandlung

Gesprächsleiter: G. Holland (Duisburg)
Gesprächsteilnehmer: W. Aust (Kassel), D. Friedburg (Düsseldorf), W. Haase (Hamburg), W. Rüßmann (Köln), L. Welge-Lüßen (Marburg), D. Wieser (Basel)

Herr Holland:
Zu unserem 5. Round-Table-Gespräch vor der DOG seit 1968 über Themen des Strabismus darf ich Sie herzlich begrüßen. Wir haben also eine gewisse Tradition. Die ersten 3 Round-Table-Gespräche wurden von Herrn Mackensen geleitet. 1968 haben wir uns über die anomale Netzhautkorrespondenz unterhalten. Es folgten dann 2 Gespräche über operative Probleme. Das letzte Round-Table-Gespräch fand 1972 in Hamburg unter meiner Leitung statt. Thema war die Amblyopiebehandlung. Es folgte eine Pause von 6 Jahren. Da der große Wunsch bestand, die Strabologie wieder vermehrt in den DOG-Kongreß aufzunehmen, haben wir uns heute erneut zu einem Round-Table-Gespräch zusammengefunden.

Ich darf Ihnen zunächst unsere Teilnehmer vorstellen. Der Kreis hat sich stets etwas geändert. Von Anfang an sind Herr Aust und ich dabei, wir gewissermaßen als Vertreter der zweiten Generation der Strabologen nach dem Kriege. Zur ersten Generation möchte ich unseren Altmeister, Herrn Prof. Cüppers, zählen. Diejenigen, die nun rechts und links von uns beiden sitzen, stellen gewissermaßen die dritte Generation der Strabologen dar. Es sind die etwas jüngeren Forscher in unserem Kreise. Das ist für das heutige Thema nur günstig.

Warum haben wir als Thema den Strabismus divergens intermittens gewählt? Wer sich mit der Strabologie beschäftigt, wird feststellen, daß dies eine der interessantesten Schielformen überhaupt ist. Ich habe dieses Thema gewählt, nicht weil ich mich nun besonders damit beschäftigt hätte – das habe ich auch –, sondern mit dem Hintergedanken, aus der Vorbereitung und aus diesem Round-Table-Gespräch auch für mich persönlich noch etwas dazuzulernen. Und ich habe eine Menge dazugelernt. Der Strabismus divergens intermittens, den wir auch als das fakultative oder periodische Auswärtsschielen bezeichnen, ist also eine der merkwürdigsten Schielformen. Wo sollen wir dieses Schielen einordnen? Da es zeitweilig auftritt, gehört es weder zum manifesten noch zum latenten Schielen. Der Schielwinkel wechselt, kann in einer Abweichphase einmal groß, einmal klein sein, kann beim Blick nach unten zunehmen, nach oben abnehmen und umgekehrt. Die Abweichung besteht gewöhnlich nur bei Fernblick, nicht in der Nähe. Dieses Außenschielen gehört also nicht zum typischen Strabismus concomitans. Sensorisch kann je nach den Bedürfnissen für das Sehen im freien Raum normale oder anomale Netzhautkorrespondenz vorliegen. Es besteht also ein Anpassungsmechanismus, wie wir ihn beim frühkindlichen Schielen, d.h. insbesondere beim Strabismus convergens, kennen. Das Interesse am Strabismus divergens intermittens ist im Ausland, vor allem in den USA, sehr viel größer gewesen als bei uns. In den 50er Jahren und zu Beginn der 60er Jahre wurde es dort auf Symposien und Kongressen häufig behandelt. Erinnern möchte ich an die Namen Knapp, Costenbader und Burian. Erst Ende der 60er Jahre haben wir in Deutschland angefangen, uns vermehrt mit dieser Schielform zu beschäftigen. Auf wie großes Interesse gerade diese Schielform gestoßen ist, zeigt auch die Tatsache, daß nach dem Round-Table-Gespräch gleich noch zwei Vorträge zum gleichen Thema von anderen Autoren folgen werden. Die Grundlagen über den Strabismus divergens intermittens sind dabei schon alt. Bereits Alfred Graefe hat sich im vergangenen Jahrhundert mit dieser Schielform beschäftigt und einige so interessante Beobachtungen beschrieben, daß es für den, der sie nachliest, immer wieder eine köstliche Bereicherung und Ergänzung der eigenen Arbeiten sein kann. v. Kries hat ebenfalls über diese Schielform

gearbeitet. Folgende Themenkreise wollen wir heute behandeln:

1. Definition des Strabismus divergens intermittens
2. Allgemeine Pathophysiologie und Symptomatologie
3. Orthoptische Behandlung
4. Operatives Vorgehen.

Ich möchte gleich vorausschicken: Die operative Behandlung ist der wesentliche Punkt, der uns heute zusammengeführt hat. Die Behandlung liegt in der Operation, nicht in der Orthoptik. Ich hoffe, daß wir diesem Punkt den breitesten Raum unseres Gespräches widmen können.

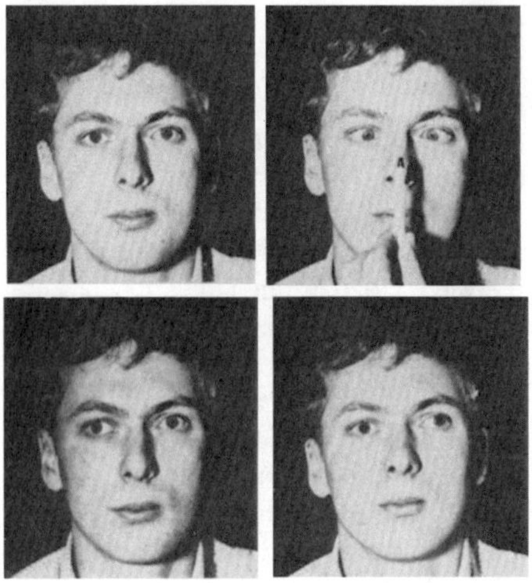

Definition des Strabismus divergens intermittens

Diese Schielform gehört zum primären Strabismus divergens. Wir verstehen darunter ein zeitweiliges Abweichen in die Divergenz, wobei Doppelbilder in der Regel oder fast stets fehlen. Die Konvergenz ist oft erstaunlich gut, häufig auch reduziert (Abb. 1). Bei manchen Patienten findet sich eine manifeste Divergenz beim Blick nach oben (Abb. 2), bei anderen beim Blick nach unten (Abb. 3). Herr Wieser wird jetzt die Aufgabe übernehmen, die verschiedenen Formen des Strabismus divergens intermittens näher zu klassifizieren.

Herr Wieser:
Wir beginnen mit dem Abschnitt Typeneinteilung (Tabelle 1). Die Definition hat Herr Holland schon besprochen. Ich glaube, Sie kennen alle die Typeneinteilung, die auf Burian zurückgeht. Das ist etwa gut 10 Jahre her.

Abb. 1. Strabismus divergens intermittens bei einem 20jährigen Patienten. *Oben links:* Parallelstand beim Blick in die Ferne. *Oben rechts:* gutes Konvergenzvermögen. *Unten:* alternierendes Abweichen eines Auges beim Blick in die Ferne (Holland)

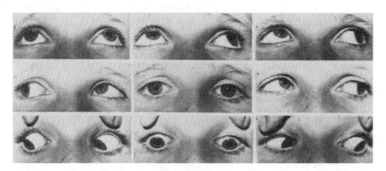

Abb. 2. Strabismus divergens intermittens mit manifester Divergenz beim Blick nach oben. Deutliche Überfunktion des Obliquus inferior auf beiden Seiten (Holland)

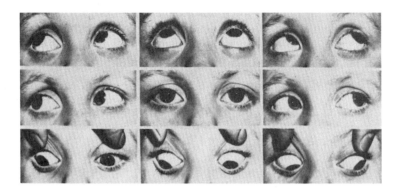

Abb. 3. Strabismus divergens intermittens mit manifester Divergenz beim Blick nach unten. Überfunktion des Obliquus superior rechts (Holland)

Diese Einteilung hat sich gehalten. Burian wiederum hat diese Ausdrücke von Duane übernommen.

Am Anfang steht der Basis-Typus. Wir finden gleich stark exotrope Ruhelage für Ferne und Nähe. Sie sehen, daß die Grundlage dieser Klassifikation das Ruhelageverhältnis Ferne/Nähe bildet. Es ist nicht unbedingt identisch mit dem Manifestationstyp. Wenn wir die Ruhelage für Ferne und Nähe messen, so finden wir ein gewisses Verhältnis. Was heißt gleich stark exotrop? Wir haben uns im Vorgespräch geeinigt, daß die Ruhelage um nicht mehr als 10 prdpt schwanken sollte zwischen Ferne und Nähe, damit wir noch von einem Basis-Typus sprechen können. Der falsche oder Pseudodivergenz-Typus ist ein Divergenzexzess-Typus, wie wir ihn unten charakterisiert finden, mit stärkerer exotroper Ruhelage für die Ferne als für die Nähe. Manche Fälle erscheinen uns am Anfang in dieser Art. Sobald wir aber Okklusion geben oder Prismen anwenden, gleicht sich die Ruhelage für die Nähe derjenigen für die Ferne an. Und erst dann klassieren wir - eigentlich als Basis-Typ -, aber wegen der primären

Erscheinungsform als falscher oder Pseudodivergenz-Typus. 3. Konvergenzinsuffizienz-Typus. Hier finden wir eine stärkere exotrope Ruhelage für die Nähe als für die Ferne. Entscheidend ist also ein wesentlicher Unterschied in der Größe der Abweichung für Ferne und Nähe. Zum Beispiel sollte beim Divergenzexzess-Typus - wie wir uns in der Vorbesprechung festgelegt haben - die Divergenz für die Ferne mindestens 15 prdpt größer sein als die Abweichung für die Nähe. Warum sind diese Differenzen so wesentlich? Weil wir dann, wenn wir nach dem Fernwinkel die Operation dosieren, für die Nähe in Schwierigkeiten kommen würden. Das ist eigentlich der springende Punkt. Noch etwas zum Typus. Wir sagen nicht einfach, das ist eine Konvergenzinsuffizienz, denn das ist eine zusammengesetzte Funktion im freien Raum. Wenn wir das Ruhelageverhältnis meinen, sagen wir intermittierende Exotropie vom Konvergenzinsuffizienz-Typus.

Herr Holland:
Ganz besonders wichtig ist also die Tatsache, daß der Basistyp bei weitem am häufigsten ist.

Tabelle 1. Typeneinteilung nach Duane/Burian (Einteilung nach dem Ruhelagenverhältnis Ferne/Nähe) (Wieser)

1. Basis-Typus: Gleich stark exotrope Ruhelage für Ferne wie für Nähe
   Falscher oder Pseudo-Divergenzexzess-Typus:
       Basis-Typus, bei dem die Nahabweichung durch einen Konvergenzimpuls verdeckt ist. Zunächst wie unter Nr. 2., nach Okklusion oder Prismentherapie wie 1.
       Anteil der Gruppe 1 : 50–80%
2. Divergenzexzess-Typus: Stärkere exotrope Ruhelage für die Ferne als für die Nähe
3. Konvergenzinsuffizienz-Typus: Stärkere exotrope Ruhelage für die Nähe als für die Ferne

Herr Rüßmann wird uns dies in einer eigenen Zusammenstellung noch einmal erläutern (Tabelle 2).

Tabelle 2. Formen des Strabismus divergens intermittens (Rüßmann)

Basistyp	35	87,5%
Pseudodivergenzexzeß	2	5,0%
Divergenzexzeß	1	2,5%
Konvergenzinsuffizienz	2	5,0%

Herr Rüßmann:
Hier handelt es sich um die Auswertung unseres Krankengutes der letzten 2 1/2 Jahre. Ausgeschieden sind dabei alle A- und V-Syndrome, und deshalb ist die Patientenzahl so klein. Sie sehen, daß der Basistyp und der Pseudodivergenzexzeß-Typ mit insgesamt rd. 92% bei weitem überwiegen, während der echte Divergenzexzeß-Typ sehr selten ist mit einem Fall unter den 40 Patienten und der Konvergenzinsuffizienz-Typ mit 2 Fällen vertreten ist.

Herr Holland:
Diese Tabelle ist sehr interessant, denn sie zeigt, wie selten der Divergenzexzeß- und der Konvergenzinsuffizienz-Typ sind. Die Zahlen sind innerhalb unserer Runde etwas unterschiedlich. Ich pesönlich habe etwas häufiger den Divergenzexzeß-Typ in meinem Material. Ich glaube, auch Herr Wieser hat nicht ganz so häufig den Basistyp einschließlich des Pseudodivergenzexzeß-Typus. Aber es ist jedoch wichtig, diese Typen

zu klassifizieren und festzustellen, wie selten insgesamt der Divergenzexzeß- und der Konvergenzinsuffizienz-Typ sind. Das ist das Fazit aus diesem ersten Teil unseres Gespräches.

Allgemeine Pathophysiologie und Symptomatologie des Strabismus divergens intermittens

Zunächst etwas zur Ursache des Strabismus divergens intermittens. Diese Schielform ist uns im wesentlichen noch ein Rätsel. Aber es sind in der Zwischenzeit doch eine Reihe von theoretischen Erkenntnissen hinzugekommen, insbesondere die sehr enge Verknüpfung zwischen der Motorik und der Sensorik. Ich möchte zunächst Herrn Wieser bitten, zu diesem Problem Stellung zu nehmen (Abb. 4).

Herr Wieser:
Etwas vom Charakteristischsten bei der intermittierenden Exotropie ist die Tatsache, daß wir völlig verschiedene binokulare Antworten finden je nachdem, ob sich der Patient in der Divergenzphase oder in der kompensierten Phase befindet. In der Divergenzphase können wir z.B., sei es mit Prismen oder auch mit dem Synoptophor, den Winkel ausgleichen. Wir können bifoveolär stimulieren, und wir finden absolute Exklusionen. Das Nachbild – wie Sie hier angezeichnet sehen – kann verschoben sein, also eigentlich eine anomale Korrespondenz, obwohl der Ausdruck hier mit Vorsicht gebraucht werden muß. Ist der Patient auch imstande, seine Augen willentlich geradezustellen, wird plötzlich alles normal. Wir finden sehr gute Bin-

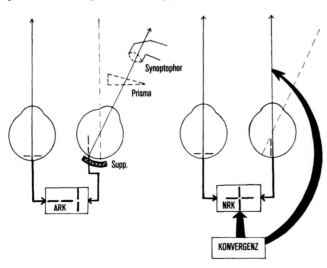

Abb. 4. Stellungs- bzw. Konvergenzabhängigkeit des Binokularsehens als spezifischer, pathophysiologischer Mechanismus beim Strabismus divergens intermittens (Wieser)

okularfunktionen, die Nachbilder wandern zusammen. Bei diesen Befunden braucht man weder eng als anomal oder als normal zu klassieren. Wir können einfach sagen, die Befunde sind konvergenz- bzw. stellungsabhängig. Wenn wir das als solches erfassen, werden wir für die Therapie optimistisch, denn wir werden die Befunde während der Abweichphase nicht überschätzen.

Herr Holland:
Dieser Schlußsatz war ganz besonders wichtig; denn wenn wir beim Strabismus convergens das Wort „anomale Korrespondenz" hören, dann wissen wir, daß die Prognose hinsichtlich eines normalen Binokularsehens relativ ungünstig ist. Ganz anders ist es beim Strabismus divergens intermittens. Hier ist die Prognose unserer Maßnahmen, insbesondere der operativen Maßnahmen, in der Regel als gut zu bezeichnen. Ein besonders schöner Test, um das Nebeneinander von Suppressionen, fehlendem Binokularsehen mit Diplopie-Neigung und von Binokularsehen zu zeigen, ist der Worth-Test.

Tabelle 3. Ergebnisse des Worth-Testes bei 129 Patienten mit Strabismus divergens intermittens vor Behandlungsbeginn (Holland)

Alternierende bzw. monokulare Exklusion	5 Lichter gekreuzt	positiv
75	26	28

Die Zusammenstellung (Tabelle 3) stammt aus einer eigenen früheren Arbeit. Sie sehen die große Häufigkeit der monokularen oder alternierenden Exklusion beim Worth-Test. Ein Teil unserer Patienten hatte eine gekreuzte Lokalisation, wie wir es bei der Exophorie haben, und bei einem Teil der Patienten war der Worth-Test sogar positiv, d.h. unter dieser Bedingung wich das Auge nicht in die Divergenz ab. Der Patient hatte normales Binokularsehen. Herr Friedburg hat über das Binokularsehen beim Strabismus divergens intermittens eigene und neuere Untersuchungen vorgenommen. Ich darf ihn bitten, seine Ergebnisse zu erläutern.

Herr Friedburg:
Ich muß anknüpfen an das, was Herr Wieser gesagt hat. Herr Wieser sprach davon, daß wir hauptsächlich Suppression finden und daß wir zwar formal mit gewissen Tests eine anomale Korrespondenz nachweisen. Wir waren uns alle einig, daß wir diese nicht vergleichen können mit der etwa bei einem Mikrostrabismus convergens. Ich möchte das noch etwas schärfer formulieren. Wir können zwar mit bestimmten Tests eine anomale Richtungslokalisation in der künstlichen Testsituation finden, aber wir werden beim Strabismus divergens intermittens nie anomales Binokularsehen mit kleinen Anomaliewinkeln finden, ganz im Gegensatz zum Strabismus convergens. Und nun zu unseren Untersuchungen. Es handelt sich um eine Untersuchung im freien Raum. Wir haben hier nur solche Patienten ausgewählt, die beim Worth-Test monokulare Suppression angeben, und dann haben wir diesen Patienten sofort nach der Untersuchung mit dem Worth-Test einen anderen Test gezeigt in etwa gleicher Entfernung, nämlich am Haploskop einen Random-dot-Test. Das Interessante ist nun, daß mit diesem Test 10 von insgesamt 13 so untersuchten Patienten spontan fusioniert haben, d.h. also, die Frage, wann ist man exotrop und wann nicht, hängt nicht nur ab von der Entfernung, sondern ganz offensichtlich auch davon, wie hoch der Anreiz dessen, was man sieht, zur Fusion ist. Dieser Fusionsreiz hängt – das wissen wir auch von Untersuchungen über die Zyklofusion – offensichtlich ab von der Komplexität des Testmusters, und ein Random-dot-Muster ist besonders komplex. Es hat soviel Einzelheiten, daß man sozusagen nicht mehr divergent sein kann, wenn man es angeboten bekommt.

Herr Holland:
Zu dem Binokularsehen beim Strabismus divergens intermittens hatte Herr Haase noch eine Ergänzung.

Herr Haase:
Ja, wenn man der Differenzierung zwischen normaler und anomaler Korrespondenz nach v. Tschermak folgt, daß nämlich eine normale Korrespondenz sich dadurch kennzeichnet, daß sie immer stabil ist und methodenunabhängig in Erscheinung tritt - sie ist nicht zu zerstören -, dann finden wir unter unseren Patienten auch mit Strabismus divergens intermittens durchaus einen ganz erheblichen Anteil mit anomaler Korrespondenz. Und natürlich hängt die Antwort - das ist wie-

der eine Variation des Themas, das Herr Wieser angeschnitten hat – von der Frage ab, die ich an das System oder an den Patienten stelle. Wenn ich den Patienten dissoziiere in Form des Korrespondenztestes nach Cüppers mit dem Nachbild und Dunkelrotglas – der totale Dissoziation darstellt –, erhalte ich eben in der Mehrzahl unserer Patienten auch postoperativ eine Angabe im Sinne einer instabilen Korrespondenz, die mal normal sein kann, aber vorwiegend im Sinne einer Anomalität fluktuiert. Das ist die Situation. Und dieser Test sagt natürlich nichts aus – oder nicht viel – über die Qualität des Binokularsehens sonst, z.B. Stereopsis. Die Mehrzahl dieser Patienten hat am Ende Stereopsis und Fusion, unabhängig von der Art dieser Korrespondenz.

Herr Holland:
Dieser Punkt, daß auch nach einem operativen Eingriff mit Binokularsehen doch noch instabile Korrespondenzverhältnisse nachzuweisen sind, bedarf sicher einer weiteren Diskussion in kleinerem Kreise unter erfahrenen Strabologen. Es interessiert natürlich auch, wie sind die Refraktionsanomalien beim Strabismus divergens intermittens.

Herr Welge-Lüßen:
In der Abbildung sehen Sie die Refraktionszusammenstellung bei 31 Patienten (Abb. 5),

die sich hinsichtlich der sphärischen Anomalien nicht wesentlich von der Gesamtbevölkerung unterscheidet. Wir hatten bei unserem Patientenkollektiv doch auch Anisometropien und einige Fälle von Astigmatismus. Diese Zahlenangaben sind etwas höher als wie sie sonst in der normalen Population vorhanden sind.

Herr Holland:
Ich darf dazu eine eigene Tabelle aus einer früheren Zusammenstellung zeigen (Tabelle 4). Sie sehen in dieser Tabelle den großen Anteil der Patienten mit einem Astigmatismus und einer Anisometropie. Es ist von ganz besonderer Wichtigkeit, wenn man Kinder über die Runden bringen möchte, d.h. sie nicht zu früh operieren will, günstige Bedingungen für das Binokularsehen zu schaffen. Dazu gehört eine genaue Refraktionsbestimmung und eine optimale Ausgleichung des Brechungsfehlers. Auf die Wichtigkeit der Brille wird Herr Aust nachher noch eingehen. Es findet sich also ein relativ hoher Anteil von Patienten mit einem Astigmatismus und einer Anisometropie.

Auch der Zeitpunkt des Beginns des Strabismus divergens intermittens ist von Interesse. Wir sehen in dieser eigenen Zusammenstellung (Tabelle 5), daß zwar ein Großteil schon im ersten Lebensjahr mit dem Strabismus divergens intermittens beginnt, ein

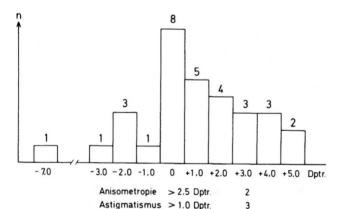

Abb. 5. Aufschlüsselung der Refraktion bei 31 Patienten mit Strabismus divergens intermittens (Welge-Lüßen)

Tabelle 4. Refraktionsanomalien bei 132 Patienten mit Strabismus divergens intermittens (Holland)

Myopie	Astigmatismus	Anisometropie	Hyperopie 0 bis + 2,0	+ 2,25 bis + 4,0	> + 40
10 (7,6%)	23 (17,4%)	14 (10,6%)	67 (50,7%)	13 (9,9%)	5 (3,8%)

Tabelle 5. Schielbeginn bei 122 Patienten mit Strabismus divergens intermittens und 904 Patienten mit Strabismus convergens (Holland)

Schielbeginn	Geburt und 1. Lebensjahr	2. Lebensj.	3. Lebensj.	4. Lebensj.	5. Lebensj.	6. Lebensj.	später	zu-sammen
Strab. div.	27	13	31	24	11	6	10	122
intermittens	22,1%	10,7%	25,4%	19,7%	9,0%	4,9%	8,2%	
Strab. conv.	471	198	125	69	26	9	6	904
	52,1%	21,9%	13,8%	7,6%	2,9%	1,0%	0,7%	

größerer Teil aber im 2., 3. und auch 4. Lebensjahr und noch später. Der Strabismus convergens setzt in der Regel früher ein.

An sich wollten wir jetzt noch auf psychische Besonderheiten eingehen. Es würde hier zu weit führen, diesen Punkt auch zu diskutieren. Wir haben einmal in anderem Kreise darüber berichtet, daß sich Divergenzler dadurch auszeichnen, daß sie einem etwas trägen, introvertierten Typ angehören. Ich bin oft widersprochen worden, wenn ich diese Ansicht äußerte. Ich bin bestätigt worden durch Angaben von Hamburger, der ein ähnliches Verhalten für die Exophorie fand und die Esophorie mehr einem agilen, aktiveren Typ zuordnete. Doch die Untersuchungen hierüber sind wohl noch nicht abgeschlossen. Wir wollen jedoch noch auf ein weiteres hoch interessantes und für den Strabismus divergens intermittens typisches Phänomen eingehen, nämlich die sog. Photophobie (Abb. 6). Ist es eine echte Photophobie? Wir haben uns gestern unterhalten. Herr Aust sprach dagegen, wollte es nicht als Photophobie bezeichnen.

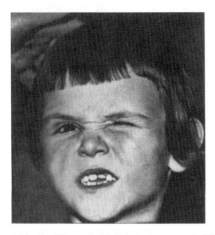

Abb. 6. „Photophobie" bei einem sechsjährigen Mädchen mit Strabismus divergens intermittens (Holland)

Herr Aust:
Ich wußte gar nicht, daß diese Frage noch einmal auf mich zukommt. Aber ich will gern dazu Stellung nehmen. Charakteristisch ist ja bei diesen Kindern, daß bei relativ hellem Sonnenlicht ein Auge zugekniffen wird, und ich meine, daß der Begriff Photophobie in diesem Fall irreführend ist, da man eigentlich – obwohl das helle Sonnenlicht möglicherweise ein auslösender Faktor ist – andere Möglichkeiten in Betracht ziehen muß. Ich denke da zunächst einmal an eine unbewußte Diplopie, eine Konfusion, die durch das Abweichen eines Auges hervorgerufen wird. Herr Rüßmann hatte auch noch eine Erklärung dafür.

Herr Rüßmann:
Uns ist bei Untersuchungen des Binokularsehens in der Kompensationsphase aufgefallen, daß kleinere foveale Hemmungszonen bestehen bleiben. Diese fovealen Hemmungszonen hängen vielleicht damit zusammen, daß die Patienten ungenauer fusionieren. Sie brauchen diese fovealen Hemmungszonen, um dann unter diesen Bedingungen mit der ungenauen Fusion fertig zu werden. Nimmt nun der Kontrast zu, dann wird diese Hemmung möglicherweise erschwert, und sie reagieren fluchtartig mit dem Zukneifen eines Auges.

Herr Holland:
Ja, über dieses Phänomen könnte man sicher noch lange sprechen. Die ersten Beobachtungen hierüber stammen bereits von Alfred Graefe. An sich müßte an dieser Stelle, wenn man über die Pathologie spricht, auch noch über das Elektromyogramm gesprochen werden; denn das ist ja eigentlich von großem Interesse beim Zustandekommen dieser Schielform. Niemand in unserem Kreise hat eigene Erfahrungen über die Elektromyographie beim Strabismus divergens intermittens.

Wir greifen auf die Untersuchung von Jampolsky zurück, der bei seinen Untersuchungen und gleichzeitiger Ableitung an den vier geraden Augenmuskeln feststellte, daß das Abweichen in die Divergenz keine aktive Divergenz ist, sondern nach Aufheben der Fusion ein Auge dadurch in die Divergenz abweicht, daß der Tonus der Interni nachläßt. Die Wiederaufnahme der Binokularität erfolgt dagegen unter starker Aktivierung der Interni. Die Aktivierung des Internus bei der Wiederaufnahme der Fusion erfolge vor allem im nicht abgewichenen Auge, wie Jampolsky zeigen konnte. Das ist m.E. ein wichtiger Punkt für die Therapie, für die Art des operativen Vorgehens, die zu einem großen Teil über die Interni zu erfolgen hat. Es kann bei längerem Bestehen dieser Schielform auch asthenopische Beschwerden dadurch geben, daß die Ausgleichsinnervation, um die Divergenz zu überwinden, zu stark beansprucht wird. Bei älteren Patienten bekommen wir derartige Angaben, nicht bei den Kindern. Herr Wieser wollte hierzu Stellung nehmen.

Herr Wieser:
In bezug auf die subjektiven Symptome ist folgendes zu sagen: Die meisten dieser Patienten - sozusagen die ausgereiften Fälle - kommen ja ohne Asthenopie. Sie kommen als kosmetische Fälle. Das Auge weicht einfach ab. Manche von ihnen sind auch dadurch gequält, daß sie bewußt das abgewichene Auge geradestellen und wieder gehenlassen. Das kann sich sehr bewußtseinsnah abspielen. Auch danach können wir einmal fragen und erfahren dann hin und wieder, daß die Patienten doch mehr belastet sind als wir anfänglich meinten.

Herr Holland:
Wir kommen jetzt zu einem besonders wichtigen Punkt unseres Round-Table-Gespräches, nämlich der orthoptischen Behandlung.

Orthoptische Behandlung

Ist eine orthoptische Behandlung bei dieser Schielform überhaupt erforderlich? Ich habe die einzelnen Teilnehmer unseres Rundtischgespräches gefragt, wer Orthoptik anwendet. Sie waren alle sehr ehrlich und haben mir Ihre Antwort gegeben. Herr Haase macht keine Orthoptik, Herr Welge-Lüßen

hat es früher getan, heute nicht mehr, Herr Wieser, Herr Rüßmann, Herr Friedburg und auch wir führen orthoptische Behandlung in Ausnahmefällen durch. Herr Aust hat sich noch recht positiv für die orthoptische Behandlung geäußert. Ich möchte zunächst fragen, Herr Haase, warum führen Sie keine Schulungsbehandlung durch?

Herr Haase:
Wenn man die Ergebnisse ansieht, die am Ende dabei herauskommen in funktioneller Hinsicht, dann liegen unsere Ergebnisse ganz genau in der Linie, nämlich 72% Binokularsehen nach der Operation. Und wenn das so ist, dann frage ich mich, warum ich vorher orthoptisch üben soll. Ob ich den Prozentsatz damit erhöhen kann, weiß ich nicht, ich habe es nicht probiert. Auch Autoren mit Orthoptik haben keinen wesentlich höheren Prozentsatz angegeben. Ich habe keine Arbeit gefunden, die das wirklich einwandfrei belegen würde.

Herr Holland:
Das ist für uns ein ganz wichtiger Gesichtspunkt. Ich möchte aber nun hören, was Herr Aust zu diesem Problem zu sagen hat.

Herr Aust:
Ich glaube, das muß man etwas differenzierter betrachten, und zwar spielt da der Zeitpunkt der Operation eine Rolle. Herr Holland sagte vorhin schon, daß der Strabismus divergens intermittens in der Regel oder sagen wir ruhig immer operiert werden muß, um eine optimale endgültige Heilung zu bekommen. Die Frage aber, wann man operieren soll, ist unterschiedlich zu beantworten. Wir sind der Meinung aus der Beobachtung der Winkelsituation, daß der Operationszeitpunkt relativ spät gewählt werden sollte. In den Übergangsstadien bis zur Operation hin muß man bestrebt sein, ein Binokularsehen in möglichst hoher Qualität aufrechtzuerhalten. Das bedeutet also, daß die Perioden des Auseinanderweichens der Augen möglichst kurz oder evtl. gar nicht vorhanden sind. Das erreichen wir bei vielen Kindern im Vorschulalter oder im frühen Schulalter durch eine Übungsbehandlung. Wir sehen dann immer wieder Remissionen des zum Manifestwerden neigenden Strabismus divergens intermittens, und das ist meiner Ansicht nach eine ganz wesentliche Funktion einer präoperativ

durchgeführten orthoptischen Übungsbehandlung. Wenn man sowieso schon operiert, dann bringt – wie Herr Haase vorhin sagte – eine präoperative Übungsbehandlung in der Regel keine wesentlich besseren Resultate als die Operation allein.

Herr Holland:
Ja, dieser letzte Satz interessiert natürlich ganz besonders. Wir müssen uns fragen, wenn wir präoperativ schulen, haben wir dann günstigere Resultate als ohne Schulung? Das ist ja eigentlich die Kernfrage in diesem Problemkreis. Herr Friedburg hat eine Zusammenstellung. Wir haben früher in der Düsseldorfer Klinik sehr intensiv orthoptisch-pleoptische Behandlungen durchgeführt. Herr Friedburg kann also eine Serie gegenüberstellen, wo Orthoptik gemacht wurde und wo keine Orthoptik durchgeführt wurde. Die Kinder wurden dann alle operiert. Wenn Sie zunächst etwas zur Art der Schulung sagen und dann über dieses Vorgehen berichten würden.

Herr Friedburg:
Ich muß ausdrücklich betonen, daß das, was jetzt besprochen wird, etwas anderes ist als das, worüber Herr Aust sprach. Wir sprechen jetzt über die Vorbereitung zur Operation, und da sehe ich die Orthoptik ganz anders als Herr Aust sie eben erklärte. Vielleicht sollte man zunächst sagen, was man nicht machen darf. Wenn wir operieren wollen, wollen wir möglichst effizient operieren, d.h. wir dürfen nicht den kleinsten Winkel, sondern wir müssen ziemlich den größten Winkel mit unserer Operation kompensieren. Und aus diesem Grunde ist es meiner Meinung nach sehr ungünstig, wenn man vorher Mechanismen trainiert, die einen Winkel verkleinern. Das wäre also die Konvergenzübung. Und ich bin ganz entschieden der Meinung, daß Konvergenzübungen bei der präoperativen Orthoptik eines Strabismus divergens intermittens kontraindiziert sind, weil sie einem nur die Situation, nachdem man operiert hat, gründlich verschlechtern. Wir brauchen nur anzunehmen, daß man – wir werden das nachher noch hören – ein wenig überoperiert hat. Es genügt vielleicht ein Grad. Das Kind hat jetzt Diplopie, und nun hat es gelernt in der Schulung, auf Diplopie mit einem Konvergenzexzeß zu reagieren, und dann hat es 10 oder 15 Grad Konvergenz, wenn sie es binokular sehen las-

sen. Also ich bin der Meinung, man darf auf keinen Fall Konvergenzübungen machen lassen. Im Gegenteil, unsere präoperative Orthoptik besteht darin, die Fusion in Divergenz zu trainieren, damit wir für den Fall eines kleinen Fehlers bei der Operation, vor dem ich mich jedenfalls nicht sicher fühle, eine Fusionsbreite in alle Richtungen haben. Konvergent fusionieren kann das Kind sowieso, das hat es ja die ganze Zeit gemacht. In Divergenz fusionieren ist eine neue Situation, die muß es lernen, und das ist unser Hauptargument für die präoperative Orthoptik, die also zu einem großen Teil in Fusionsübungen in Divergenz besteht, zu einem kleinen Teil immer noch – vor allem dann, wenn eine monokulare Suppression, also eine sehr unsymmetrische Art zu supprimieren vorliegt – darin besteht, daß wir auf diesem Auge euthyskopieren. Das wird besonders interessant bei Kindern mit Anisometropie.

Tabelle 6. Ergebnisse von Operation und präoperativer Schulung bzw. alleiniger Operation beim Strabismus divergens intermittens. Präoperativ Bagolini in der Ferne negativ (Friedburg)

präoperative Schulung (n = 42): Bagolini positiv: 86%

keine präoperative Schulung (n = 17): Bagolini positiv: 82%

Die Tabelle 6 zeigt uns solche Kinder, die in der Ferne den Bagolini-Test vor der Operation negativ hatten. Sie sehen aus der Tabelle, daß wir einen kleinen – aber nur einen kleinen – tendenziellen Unterschied haben. Wir liegen ein wenig besser bei dem geschulten Kollektiv als bei dem nicht geschulten Kollektiv. Ich muß Ihnen aber auch sagen, daß es mir bei unserem Material nicht gelungen ist, das statistisch abzusichern. Wir müssen also sagen, daß unser Ergebnis statistisch nicht gesichert ist, obwohl man den Trend sieht.
Die Tabelle 7 zeigt uns das postoperative Ergebnis bei Kindern, die für die Ferne eine

Tabelle 7. Postoperatives Behandlungsergebnis beim Strabismus divergens intermittens mit manifester Divergenz in der Ferne (Friedburg)

präoperative Schulung (n = 36): Fernwinkel phorisch: 92%
keine präoperative Schulung (n = 13): Fernwinkel phorisch: 85%

manifeste Divergenz hatten, die aber in der Nähe noch Binokularsehen zeigten. 36 Kinder wurden also geschult und operiert, 13 nur operiert. Die Mehrzahl der Kinder war postoperativ in der Lage, spontan den Fernwinkel zu fusionieren. Auch hier liegt der Prozentsatz bei den geschulten Kindern ein wenig höher als bei den nicht geschulten. Auch dieses ist statistisch nicht etwa signifikant. Natürlich muß man sagen, es kann daran liegen, daß die präoperative Schulung uns bei der Operation ein wenig beeinflußt hat, d.h., daß wir dann eben vielleicht etwas genauer operieren konnten.

Herr Holland:
Ich darf also zusammenfassen: Orthoptische Behandlung heute im allgemeinen sehr selten, evtl. um eine Operation hinauszuschieben. Wenn orthoptische Behandlung, dann Fusionsübungen in die Divergenz, auf keinen Fall Konvergenzübungen präoperativ. Diese sind für das operative Ergebnis sehr nachteilig. Wir können ja – wie Herr Wieser es nannte – eine ausgesprochene Konvergenzdressur vornehmen. Die Kinder erlangen manchmal erhebliche Konvergenzgrade bei der willkürlichen Konvergenz auf einen Gegenstand. Herr Aust hatte noch eine Zusammenstellung vorgenommen, die insbesondere für den niedergelassenen Augenarzt ohne Sehschule gedacht ist, um an Hand dieser Tabelle zu zeigen, welche Möglichkeiten vor allem in der Refraktionsbestimmung und im Ausgleich der Refraktionsanomalie bestehen und wie wichtig dies ist.

Herr Aust:
Ich glaube, daß gerade die Behandlung des Strabismus divergens intermittens ohne große Sehschuleinrichtung in der augenärztlichen Praxis durchzuführen ist oder zumindestens außer der operativen Behandlung die wesentlichen Dinge – also was wir gerade schon erwähnt haben – wie evtl. Hinauszögern des Operationszeitpunktes durch entsprechende Übungsmaßnahmen.

Es ist wichtig, bei einem Strabismus divergens intermittens eine seitengleiche optimale Sehschärfe zu erreichen und – dadurch bekommen wir wieder einen Übungsfaktor – evtl. die Akkommodation anzuregen und darüber hinaus das Konvergenzvermögen (Tabelle 8). Wir halten es für wichtig, daß die Refraktionsbestimmung bei Kindern und Jugendlichen in Zykloplegie durchgeführt wird

Tabelle 8. Refraktionskorrektur beim Strabismus divergens intermittens (Aust)

Ziel: 1. Seitengleiche Sehschärfe
2. Anregung der Akkomodation
Refraktionsbestimmung bei Kindern und Jugendlichen in Zykloplegie.

Myopie Astigmatismus }	Vollkorrektur
Hyperopie	Wenn ohne Beschwerden möglich: Beidseitig gleich starke Abschwächung der Korrektur 4–8 Wochen vor evtl. Operation Vollkorrektur

– wir bevorzugen immer noch Atropinzykloplegie – und daß bei der Brillenkorrektur dann Myopie und Astigmatismus voll korrigiert werden. Wichtig sind vor allem auch kleine Brechungsfehler, die zu einer Ungleichheit der Seheindrücke eines Auges gegenüber dem anderen führen. Bei der Hyperopie sind wir mit der Vollkorrektur zunächst zurückhaltend. Leichte Hyperopien korrigieren wir gar nicht, sonst korrigieren wir unter dem refraktometrisch gemessenen Wert, halten es aber für wichtig, daß 4–8 Wochen vor einem operativen Eingriff die Vollkorrektur, wenn eine Hyperopie vorliegt, getragen wird, damit wir den maximalen Divergenzwinkel der Operation zugrunde legen können.

Herr Holland:
Herr Aust, Sie haben noch ein weiteres Schema über Ihre Prismenbehandlung, mit der Sie sich ja viel beschäftigt haben (Tabelle 9). Dieses Schema leitet gleichzeitig über auf das wichtige Kapitel der operativen Behandlung.

Tabelle 9. Prismenbehandlung beim Strabismus divergens intermittens (Aust)

1. Wenn Umschlag des intermittierenden in manifesten Strabismus divergens droht

2. *Präoperativ:* Prismenausgleich und eventuelle Prismenverstärkung 4–8 Wochen vor dem Eingriff, um maximalen Schielwinkel zu erhalten

3. *Postoperativ* bei nicht fusional zu beherrschender Winkelsituation, meist postoperativer Übereffekt (manifester Konvergenzwinkel)

Herr Aust:

Durch die Verwendung von Folienprismen haben wir neue Möglichkeiten auch bei der Theapie des intermittierenden Strabismus divergens bekommen, und zwar halten wir eine Prismentherapie dann für indiziert, wenn

1. ein Umschlag des intermittierenden Strabismus divergens in einen manifesten Strabismus divergens droht und – das muß jetzt einschränkend gesagt werden – zu diesem Zeitpunkt noch keine Operation erwünscht ist aus unterschiedlichen Gründen.

2. Halten wir eine Prismenvollkorrektur des Winkels, also einen Prismenausgleich, präoperativ für notwendig mindestens 4–8 Wochen vor dem Eingriff, vielleicht auch noch länger. Unter diesem Prismenausgleich wird man immer wieder feststellen, daß Winkeländerungen auftreten. Zum Teil vergrößert sich der Winkel, z.T. verkleinert er sich – darauf wird gleich noch eingegangen werden –, und man kann den so gefundenen Winkel bei der Operation zugrunde legen. Und dann kommt noch

Punkt 3, der auch sehr wichtig ist, nämlich die postoperative Prismenbehandlung. Sollte nach der Operation ein Übereffekt aufgetreten sein, so kommen die Prismen nochmals zu ihrem Recht, damit wir keine Exklusionstendenz bekommen durch störende Diplopie.

Operative Behandlung

Herr Holland:

Folgende Punkte sollen besprochen werden:
1. Wann ist eine Operation erforderlich?
2. Vorbehandlung: Prismenausgleich, Marlow-Verband
3. Operatives Vorgehen bei den verschiedenen Formen
4. Beachtung der Incomitans (A und V-Syndrom)
5. Dosierung
6. Ziel der operativen Behandlung
7. Übereffekte
8. Rezidive

Ich glaube nicht, daß wir an dieser Stelle alle Punkte diskutieren können. Wir waren uns einig, eine Operation immer dann durchzuführen, wenn die Abweichphasen zunehmen, auf jeden Fall zu operieren, wenn die Divergenz für die Ferne manifest ist, und zwar unabhängig vom Alter des Kindes. Ich

Tabelle 10. Operationsalter bei 177 Patienten mit Strabismus divergens intermittens (Holland)

Alter in Jahren	Anzahl der Pat.
2	1
3	14
4	17
5	23
6	28
7	18
8	17
9	15
10	11
11	3
12	9
13	6
14	5
15	5
älter	5

habe wenige Tage vor der Tagung noch einmal unser Duisburger Material zusammengestellt, und Sie sehen in der Tabelle 10 das Operationsalter unserer operierten Kinder.

Zahlreiche Kinder wurden bereits mit 4 Jahren operiert, die Mehrzahl im Vorschulalter, aber in großer Zahl auch nach der Einschulung. Es bestehen also gewisse Unterschiede zum Strabismus convergens, wo wir im allgemeinen anstreben, die operative Behandlung abgeschlossen zu haben, wenn die Kinder in die Schule kommen.

Was ist das Ziel unserer operativen Behandlung? Auch hier waren wir uns einig: Beseitigung der zeitweiligen Abweichung, d.h. es soll zumindest der Zustand eines latenten Schielens, also einer Phorie, erreicht werden. Eine wichtige Frage für unser operatives Vorgehen ist nun die Art der Vorbehandlung unmittelbar vor der Operation. Hier sind zwei verschiedene Wege möglich, die auch von uns begangen werden, nämlich eine Prismenvorbehandlung und die Vorbehandlung durch den Marlow-Verband; beides mit dem Ziel, den Winkel zu finden, den wir der Operation zugrunde legen können. Prismenausgleich als einzige Methode wenden an: Herr Welge-Lüßen, Herr Aust, Herr Wieser. Sowohl Prismen als auch Marlow-Verband werden von Herrn Rüßmann und Herrn Haase benutzt. Herr Friedburg und wir benutzen nur den Marlow-Verband. Sie sehen also auch hier erhebliche Unterschiede. Herr Wieser hat sich besonders mit dem Prismenausgleich befaßt; er wird uns jetzt sein Vorgehen näher erläutern. Die Frage ist wichtig: Ist es möglich, durch Prismen bei unseren Kindern Binokularsehen nach Ausgleich des Schielwinkels zu erreichen? Nur dann ist m.E. diese Prismenvorbehandlung gerechtfertig.

Herr Wieser:
Die Tabelle zeigt das Ziel des präoperativen Prismenaufbaues (Tabelle 11). Vorbedingung für den Prismenaufbau ist, daß wir uns zur

Tabelle 11. Ziele des präoperativen Prismenaufbaues beim Strabismus divergens intermittens (Wieser)

Abbau der Kompensationsmechanismen
Erfassen und Stabilisieren der divergenten Ruhelage

Angleichen der Ruhelage für Ferne und Nähe = sicherer Ausgangswinkel für die Operation

Trennung von Binokularsehen und Konvergenzimpuls

Ermöglichen/Üben des Binokularsehens
Zeit für motorische und sensorische Abklärung

Optimale Vorbereitung für den Übergang in die postoperative Phase

---

Operation entschlossen haben. Folglich bauen wir die Kompensationsmechanismen ab. Das muß man vorher wissen, denn man kann dann nicht gut zurückgehen; sonst beginnt man mit diesem Prismenaufbau vielleicht besser nicht. Nun zunächst einmal die Ruhelage. Diese erfaßt man mit den Prismen, man rückt nach und erhält den ganzen Winkel. Das ist nicht ein einfaches Manifestwerden, also ein Nach-oben-gehen. Wie wir sehen, kann die Ruhelage zu- oder abnehmen. Aber Überbegriff: Stabilisierung des Winkels. Dann das Angleichen der Ruhelage für Ferne und Nähe. Die Pseudodivergenzexzeßtypen fallen automatisch in relativ kurzer Zeit heraus; man sieht dann, daß der Winkel für die Nähe sich demjenigen für die Ferne angleicht. Wir haben einen sicheren Winkel für die Operation. Dann – was mir eigentlich fast das Wesentlichste erscheint – Trennung von Binokularsehen und Konvergenzimpuls. Wir durchbrechen diesen Mechanismus, den wir vorher dargestellt haben, indem wir dem Patienten beibringen, bei divergent stehen-

den Augen binokular zu sehen und die Konvergenzabhängigkeit abzubauen. Schließlich stellen die Prismen einfach eine Binokularschulung dar, eine passive, wenn man will, die aber den ganzen Tag wirkt. Nicht zu vergessen, wir haben, zumal bei kleinen Kindern – wir operieren ja alle relativ früh – Zeit für motorische und sensorische Abklärung. Wir können Höhenabweichungen und andere inkomitante Störungen erfassen und dann berücksichtigen.

Herr Holland:
Vielen Dank, Herr Wieser, für diese Ausführungen. Ich habe jetzt noch eine Frage an Sie: Bis zu welchem Schielwinkel können Sie Prismen geben? Werden z.B. bei großem Schielwinkel Prismenfolien mit erheblicher Stärke von den Kindern noch toleriert, und gelingt es Ihnen, mit diesen starken Prismen wirklich Binokularsehen zu erreichen?

Herr Wieser:
Der übliche Winkel ist der von 25–30 prdpt. Das wird relativ gut toleriert. Wir haben Maximalwerte bis 60 prdpt bei Erwachsenen geben können, aber ich gebe zu, erst nach sorgfältiger Besprechung und teilweisem Absetzen der Brille.

Herr Holland:
Die Tabelle 12 von Herrn Wieser zeigt die Ergebnisse nach einem derartigen Prismenaufbau im Hinblick auf den Winkel.

Tabelle 12. Vergleich der ersten Winkelmessung (Prismen-Cover-Test) mit dem nach Prismenaufbau präoperativ gemessenen Winkel bei 70 Patienten (Wieser)

Vor Prismenaufbau:
voller Endwinkel nachweibar in	65%
weniger als Endwinkel nachweisbar in	19%
mehr als Endwinkel nachweisbar in	16%

Erreichen des Endwinkels in durchschnittl. 2,5 Wochen

Schwankungen nach oben und unten während des Prismenaufbaues

Herr Wieser:
Hier sehen wir einmal rein die motorische Ruhelage. Wir konnten in 65% schon bei der ersten Untersuchung mit dem Abdecktest

denjenigen Winkel feststellen, der dann auch für die Operation zugrunde gelegt werden konnte. Einen kleineren Winkel sahen wir in 19%, einen größeren Winkel in 16%. Also in 16% war es nicht ein Prismenaufbau, sondern ein Prismenabbau, wenn man so sagen will, letztlich also eine Stabilisierung. Offenbar haben diese Fälle, weil sie so häufig manifest sind, relativ bald schon ihre Ruhelage, eben manifest. Wir brauchen nicht, wie z.B. bei hochgradigen Esophorien, lange zu warten, bis wir die Ruhelage erreicht haben.

Herr Holland:
Eine ähnliche Studie hat Herr Welge-Lüßen in seinem Material vorgelegt (Tabelle 13).

Tabelle 13. Einfluß des objektiven Schielwinkelausgleiches durch Prismen auf das Fern-Nahwinkel-Verhältnis. Strab. div. int.: Winkelverhalten bei 31 Patienten (Welge-Lüßen)

Winkel	vor Δ-Ausgleich	nach Δ-Ausgleich
F = N	8	13
F > N	8	2
Diff.: min 2°		
F < N	15	16
max 5–6°		
gesamt	31	31

Herr Welge-Lüßen:
Hier sehen Sie, daß in der obersten Reihe gleiche Fern- und Nahwinkel angegeben sind. Vor dem Prismenausgleich hatten 8 Patienten unseres Kollektives einen gleichen Fern- und Nahwinkel, nach dem Prismenausgleich immerhin 13. Sehr interessant ist die zweite Reihe, wo ein größerer Fern- als Nahwinkel vor dem Prismenausgleich vorlag (8 Patienten). Nach permanentem Prismenausgleich – immer über eine Dauer von 4–8 Wochen – waren es nur noch zwei, so daß mit der dritten Reihe immerhin doch bis auf diese zwei Ausnahmen ein gleiches Winkelverhalten für Ferne und Nähe vorlag. Man kann also annehmen, daß die Pseudodivergenzler einen Übergang in den Basistyp boten.

Herr Holland:
Herr Rüßmann hat eine Untersuchung vorgenommen, die nun den präoperativen Pris-

Tabelle 14. Winkelveränderungen unter diagnostischer Okklusion und unter Prismenausgleich. In der vorletzten Zeile sind die Mittelwerte ± Standardabweichung der Winkeländerung angegeben, in der letzten Zeile der Bereich (– Winkelabnahme, + Winkelzunahme). Bei der Operationsindikation wird der größte je gemessene Winkel berücksichtigt (Rüßmann)

Vorbehandlung	Okklusion 4–10 Tage	Prismen 2–130 Tage
∢ Abnahme	9	6
∢ unverändert	11	7
∢ Zunahme	9	20
Mittel	−0,3° ± 4,3°	−1,4° ± 3,7°
	(−13° − + 10°)	(− 10° − + 7°)

menausgleich und den Marlow-Verband vergleicht (Tabelle 14).

Herr Rüßmann:
Das Material zeigt einmal, daß im Mittel – das ist die vorletzte Zeile – die Winkelveränderungen, die Winkelzunahme insbesondere, doch bemerkenswert klein sind. Das hat uns bei dieser Übersicht etwas enttäuscht. Es gibt allerdings Fälle, die eine Vergrößerung zeigen, und das sind beim Prismenausgleich etwa 50%, während 30% unverändert bleiben und der Rest sich verkleinert. Beim Marlow-Verband vergrößern etwa 40%, während 50% unverändert bleiben und der Rest den Winkel verkleinert. Sie sehen unten den Bereich, in dem sich diese Winkeländerungen vollziehen. Herr Haase hat dazu noch eine etwas detailliertere Darstellung.

Herr Haase:
Jeder Punkt in den Abbildungen (Abb. 7 und 8) ist ein Patient. Auf der Abszisse ist der präoperative, primär gemessene Schielwinkel unter voller Refraktionskorrektur aufgetragen in Prismendioptrien und auf der Ordinate die Winkeländerung unter Prismen (Abb. 7) bzw. unter Okklusion (Abb. 8). Wir gehen so vor, daß wir drei Tage unter stationärer Beobachtung dem Patienten den Prismenausgleich voll geben, den vollen Winkel und immer wieder nachstellen, wenn er sich ändert. Stationär deshalb, weil die Patienten mit hohen Prismengraden nicht hinausgelassen werden können. Wir könnten das jedenfalls in Hamburg nicht. Danach, d.h. nach 3 Tagen Prismentragen, bekommen die Patien-

ten eine Vollokklusion für 3 Tage. Die Indikation: Wir wollten ganz einfach einmal wissen, was passiert unter der Prismenvollkorrektur und was passiert unter der Okklusion. Sie werden keinen prinzipiellen Unterschied finden. Die Richtungsänderung des Winkels unter Prismen und Okklusion war mit einer einzigen Ausnahme gleich. Entweder der Winkel vergrößerte sich sowohl unter Prismen als auch unter Okklusion oder er verkleinerte sich unter beiden Methoden. Die Schlußfolgerung daraus für die operative Indikation war für uns, daß wir dann den Winkel zugrunde gelegt haben, den wir unter Prismen gemessen haben. Und war der unter der Okklusion gemessene Winkel wesentlich ver-

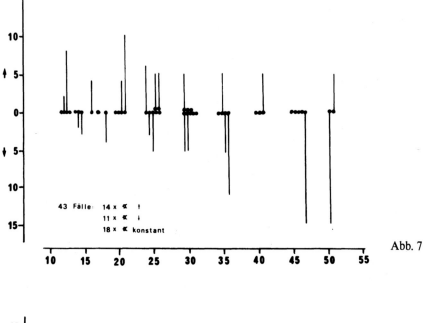

Abb. 7

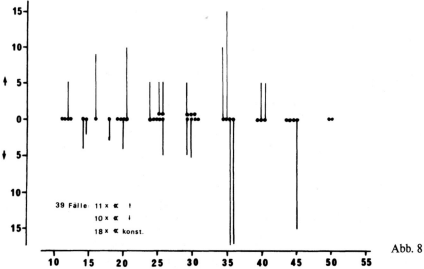

Abb. 8

Abb. 7 und 8. Veränderung des objektiven Schielwinkels nach dreitägiger Prismenkorrektur (Abb. 7) und anschließend dreitägigem Okklusionsverband (Abb. 8). Abszisse: Präoperativer Schielwinkel in Prismendioptrien, Ordinate: Vergrößerung des Schielwinkels unter Prismen bzw. unter Okklusion (*Pfeil nach oben*); Verkleinerung des objektiven Schielwinkels unter Prismen oder Okklusion (*Pfeil nach unten*). Die Linien zeigen somit jeweils das Ausmaß der Winkeländerung an (Haase)

schieden – das war nur in 23% der Fälle der Fall – dann haben wir die Dosis tendenziell nach dieser Richtung angepaßt. Aber die Grundlage unserer Dosierung war dann der Prismenausgleich.

Herr Holland:
Ich bin also sehr froh über diesen Vergleich, der uns gezeigt hat, daß keine wesentlichen Unterschiede in der Winkelgröße vorhanden sind, die wir dann der Operation zugrunde legen. Wir waren uns einig, daß man auf jeden Fall einen Marlow-Verband bzw. einen Prismenausgleich vor der Operation machen muß. Eine dieser beiden Methoden ist anzuwenden, um die Differenzierung vornehmen zu können. Auf diese Art und Weise scheiden wir den Divergenzexzeß weitestgehend aus. Wir finden eine große Mehrzahl vom Basistyp, also etwa gleicher Winkel für Ferne und Nähe. Dies ist besonders wichtig für das operative Vorgehen, abgesehen davon, daß uns diese Methode dann auch Richtlinien gibt für das Ausmaß unserer Operation. Wir können uns jetzt dem eigentlichen operativen Vorgehen zuwenden. Wir haben festgestellt: überaus selten Divergenzexzeß. Wir waren uns einig, in diesen wenigen Fällen ist die Externusrücklagerung die Methode der Wahl. Ferner überaus selten Konvergenzinsuffizienztyp; in den wenigen Fällen ist die Internusresektion doppelseitig Methode der Wahl. Wie gehen wir nun bei dem häufigen Basistyp vor? Bis auf Herrn Welge-Lüßen, der die doppelseitige Internusresektion bevorzugt, operieren alle kombiniert: Internusresektion und Externusrücklagerung. Wichtig ist die Frage der Dosierung. Wie sollen wir dosieren? Wegen der knappen Zeit darf ich Ihnen ganz kurz berichten, wie etwa es von den Teilnehmern des Rundtischgespräches gehandhabt wird, und zwar von denjenigen, die kombiniert operieren. Das Verhältnis von Rücklagerung zur Resektion: Herr Haase wählt ein Verhältnis von etwa 1 : 2, Herr Rüßmann von 1 : 1,5, Herr Friedburg eher von 1 : 1, also gleiche Maße Rücklagerung, gleiche Maße Resektion. Sie sehen schon, wie unterschiedlich dies gehandhabt wird. Und dennoch haben eigentlich alle sehr gute Ergebnisse. Bei großem Schielwinkel verschiebt sich die Dosierung mehr zugunsten der Resektion. Man wird also das Ausmaß der Resektion etwas größer wählen. Herr Welge-Lüßen hat ein Schema der Dosierung

Tabelle 15. Operatives Vorgehen beim Strabismus divergens intermittens (31 Patienten). Dosierungsvorschläge einer beiderseitigen Musculus internus-Resektion: als Grundlage diente der Fernwinkel, der nach vier- bis sechswöchigem prismatischem Ausgleich des objektiven Winkels auslösbar war (Welge-Lüßen)

Fern-Winkel	Dosierung
– 12°/–14°	4 mm
– 15°/– 16°	5 mm
– 17°	5–6 mm
– 18°/–20	6–7 mm
–22°	7 mm
> –22°	8 mm

bei der doppelseitigen Internusresektion. Er führt ja diese Eingriffe als alleinige Operationsmethode aus (Tabelle 15).

Herr Welge-Lüßen:
Wir haben hier auf der linken Seite die Fernwinkel angegeben, die wir unter permanentem Prismenausgleich nach 4–8 Wochen erhalten haben. Rechts sind die Dosierungen angegeben. Wir haben die Internusresektion bevorzugt, weil wir eben bei unserem Prismenausgleich fanden, daß wir überwiegend den sog. Basistyp erhalten hatten und unter den Korrespondenzangaben häufig Kinder waren, die in der abgewichenen Phase Angaben im Sinne einer anomalen Korrespondenz boten.

Herr Holland:
Ich habe mir nun erlaubt, meinen Teilnehmern in diesem Rundtischgespräch ganz konkret eine Frage zu stellen: Was tun Sie bei einem Patienten mit einem Strabismus divergens intermittens und einem Schielwinkel, der nach den genannten Methoden ermittelt worden ist, in einer Größe von 15 Grad für die Ferne und Nähe? Wieviel Resektion, wieviel Rücklagerung würden Sie vornehmen? Ich bitte die Teilnehmer – genauso ehrlich wie gestern – mir jetzt zu antworten.

Herr Aust:
Internusresektion 5 mm, Externusrücklagerung 5 mm.

Herr Wieser:
Etwa 6 mm Rücklagerung und 5 mm Resektion.

Herr Rüßmann:
4 mm Rücklagerung und 6 mm Resektion.

Herr Haase:
3 mm Rücklagerung und 7 mm Resektion.

Herr Friedburg:
4 mm Rücklagerung und 4 mm Resektion.

Herr Welge-Lüßen:
Beidseits Internusresektion um 5 mm.

Herr Holland:
Sie sehen, wie unterschiedlich dosiert wird und wie gleiche Ergebnisse doch erzielt wer-

den können. Ich sage dies ganz bewußt, denn es spielt die persönliche Erfahrung und die Art wie man operiert hier mit hinein. Man kann also solch ein Dosierungsschema nicht als etwas Festgelegtes nehmen, sondern man muß seine eigenen Erfahrungen haben. Es hängt davon ab, wie man abmißt, in gespanntem Zustand des Muskels, in entspanntem Zustand, wie man zurücknäht, ob in der Mitte der Externus etwas durchhängt oder nicht. Sie müssen Ihre eigenen Erfahrungen sammeln. Entscheidend – Herr Wieser gibt mir gerade einen Hinweis – ist nicht das Ausmaß Rücklagerung isoliert oder Resektion isoliert, sondern die Summe in Millimetern von

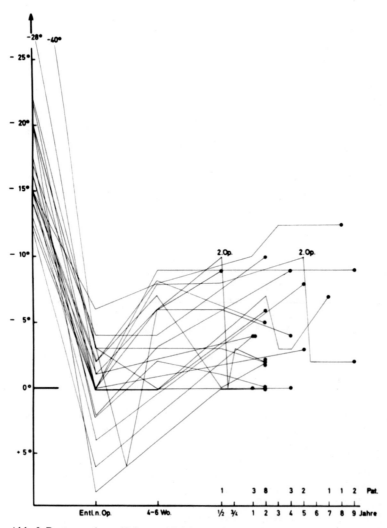

Abb. 9. Postoperativ auslösbarer objektiver Winkel in der Ferne nach präoperativem permanentem prismatischen Schielwinkelausgleich mit Winkelvergrößerung bei 21 Patienten (Welge-Lüßen)

Rücklagerung und Resektion, und die ist dann bei den meisten doch etwa gleich, nämlich 10 mm in diesem Falle bei einem Schielwinkel von 15 Grad. Und das ist ein ganz wichtiger Faktor. Was geschieht nun, wenn wir nach diesem genannten Schema operieren? Wir waren uns einig, daß in vielen Fällen ein Übereffekt postoperativ vorhanden ist. Ich habe jetzt mehrere Statistiken, die wir uns ganz kurz ansehen wollen.

Herr Welge-Lüßen:
Hier sehen Sie auf der Ordinate die primären Winkel nach der Operation (Abb. 9). Ganz unten links sehen Sie bei einigen Patienten ei-

ne Konvergenz, grundsätzlich erstreben wir aber postoperativ einen Parallelstand. Wenn eine postoperative Konvergenz, die nicht größer war als fünf bis sechs Grad, vorliegt, sollte das nicht ein Grund zur Beunruhigung sein. Nach spätestens einem halben Jahr waren diese Patienten parallel bzw. erneut divergent. Die nächste Abbildung zeigt die postoperativen Ergebnisse bei denjenigen Patienten, die beim präoperativen Prismenausgleich keine Winkeländerung zeigten (Abb. 10).

Herr Rüßmann:
Der objektive Schielwinkel (Abb. 11), gemes-

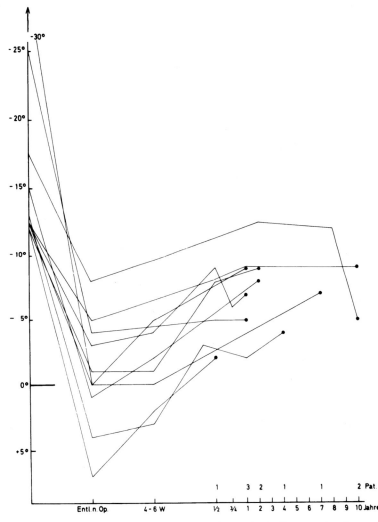

Abb. 10. Postoperativ auslösbarer objektiver Winkel in der Ferne nach präoperativem permanentem prismatischem Schielwinkelausgleich ohne Winkeländerung, bei 10 Patienten (Welge-Lüßen)

673

sen vor der Operation, eine Woche nachher, sechs Wochen nachher, sechs Monate nachher: Sie sehen die deutliche Rückdrehtendenz in vielen Fällen, die uns veranlassen, eher eine leicht Überkorrektur anzustreben.

Herr Haase:
Die Ergebnisse sind also gewonnen unter den genannten Bedingungen. Auf der Abszisse der präoperative Winkel in Grad, und auf der Ordinate die Winkelherabsetzung in Grad. Die 45-Gradlinie, die Diagonale, kennzeichnet also die Patienten, welche parallelgestellt wurden. Die Punkte mit einem Haken nach unten stellen diejenigen Patienten dar, die später nachoperiert werden mußten. Das ist also der unmittelbare postoperative Befund bei der Entlassung der Patienten (Abb. 12).

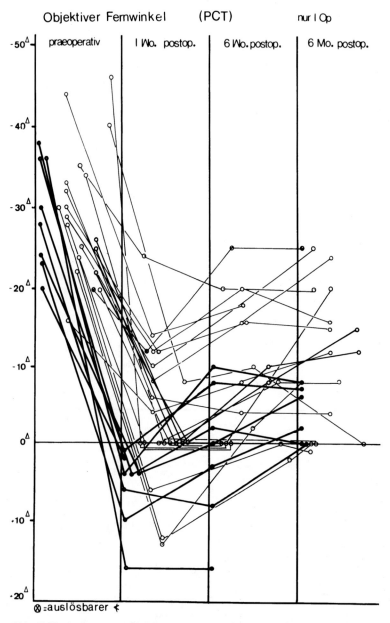

Abb. 11. Veränderung des Fernwinkels (Prismendioptrien – Ordinate, nach oben Divergenz, nach unten Konvergenz) durch und nach Operation. Die Rückdrehtendenz wird deutlich. Postoperative Übereffekte bilden sich meist schon im Laufe von 6 Wochen zurück (Rüßmann)

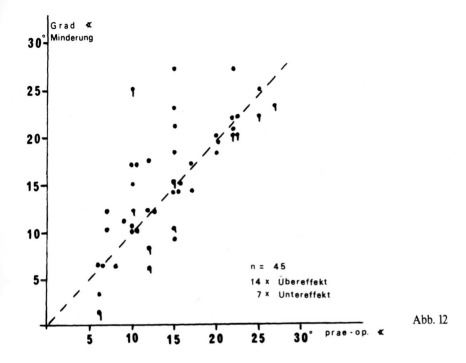

Abb. 12

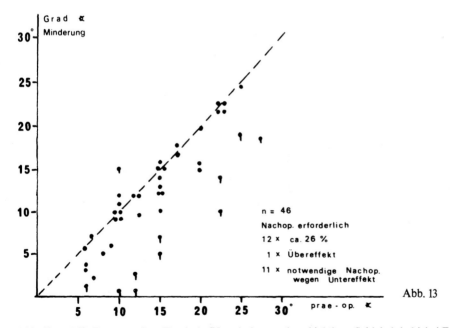

Abb. 13

Abb. 12 und 13. Postoperatives Ergebnis (Verminderung des objektiven Schielwinkels) bei Entlassung, d.h. 1–4 Tage postoperativ (Abb. 12) und 6 Monate nach der Operation (5–8 Monate) (Abb. 13). Abszisse: Präoperativer Schielwinkel in Grad; Ordinate: Durch die Operation verminderter objektiver Schielwinkel in Grad. Die 0-Grad-Ergebnisse (Parallelstand) müssen sich in einer Diagonalen (gestrichelte Linie) anordnen. Oberhalb der Diagonalen Übereffekte, unterhalb Untereffekte. Die Punkte mit einer Strichmarkierung nach unten stellen diejenigen Patienten dar, die während der sechsmonatigen Nachbeobachtungszeit ein postoperativ korrekturbedürftiges Rezidiv entwickelten. Insgesamt deutliche Verlagerung der überwiegenden Übereffekte bei der Entlassung zu überwiegenden Untereffekten der Operation ein halbes Jahr später (Haase)

675

Sie sehen, die Punktgröße verteilt sich in Richtung Übereffekt, oberhalb der Diagonalen. Nach einem halben Jahr hat sich doch der Gesamteindruck wesentlich gewandelt (Abb. 13). Man hat vorwiegend Untereffekte; nur ein einziger Übereffekt, das war eine Revision nach abgerutschtem Faden. Aber die Nachzuoperierenden hatten alle ein Rezidiv ihrer Exotropie.

Herr Holland:
Fasse ich also noch einmal zusammen: Wenn auch im Vorgespräch sich nur Herr Haase, Herr Rüßmann und ich für einen geringen postoperativen Übereffekt als erwünscht aussprachen, Herr Aust, Herr Welge-Lüßen, Herr Friedburg dagegen einen exakten Parallelstand anstreben und Herr Wieser Parallelstand bis geringen Untereffekt vorzieht, so zeigen die Untersuchungen doch sehr klar, daß ein postoperativer Übereffekt nicht alarmierend ist. Rückgang im Laufe eines halben Jahres ist die Regel. Revisionsoperationen, um einen Übereffekt zu korrigieren, sind bei allen Teilnehmern des Rundtischgespräches im allgemeinen selten. Rezidive – d.h. wie häufig müssen wir ein zweites Mal operieren – finden sich nach Herrn Haase etwa in 20% der Fälle. Die gleiche Zahl gibt Herr Rüßmann an.

Wir haben Ihnen über eine interessante und sehr häufige Schielform berichtet, die in meinem eigenen Krankengut etwa 15% aller Patienten mit einem Strabismus ausmacht. Wir haben festgestellt: Orthoptische Behandlung selten, Operation im allgemeinen Methode der Wahl. Wir haben ferner festgestellt, daß die Prognose in der Regel gut ist. Wir haben die Richtlinien aufgezeichnet, nach denen operiert werden soll. Ich danke allen Teilnehmern des Rundtischgespräches für die Offenheit, mit der sie diskutiert und gesprochen haben, und ich danke Ihnen für Ihr geduldiges Zuhören.

Ber. Dtsch. Ophthalmol. Ges. 76, 677–681 (1979)
Ionisierende Strahlen in der Ophthalmologie
Redigiert von W. Jaeger, Heidelberg
© J. F. Bergmann Verlag 1979

Zur Operationsdosierung bei Strabismus divergens

H. Kaufmann (Univ.-Augenklinik Bonn-Venusberg. Direktor: Prof. Dr. W. Best)

Seit der (wahrscheinlich) ersten Schieloperation durch Dieffenbach (1839) und den ersten Versuchen durch von Graefe, den Effekt einer Tenotomie zu dosieren, wurden zahlreiche Untersuchungen zur Dosierbarkeit von Schieloperationen veröffentlicht. Der weit überwiegende Teil der Publikationen befaßt sich mit den Ergebnissen der Operation des Strabismus convergens (neuere zusammenfassende Veröffentlichungen: Pietruschka, 1966; Sommer u. Ballschuh, 1971; Kaufmann et al., 1975; Schäfer u. Kellermann, 1976).

Zur Operationsdosierung bei Strabismus divergens liegen nur wenige Arbeiten vor, die im wesentlichen über die Gesamtresultate der Therapie des Strabismus divergens bzw. über die Indikation verschiedener Behandlungskonzepte berichten (Deller, 1971; Keller, 1973; Pietruschka u. Bostelmann, 1973; de Decker u. Friedburg, 1974). In zwei Publikationen werden Dosierungsprobleme im engeren Sinne behandelt (Scott et al., 1975; Bruppacher u. Wieser, 1978).

Die vorliegende Untersuchung sollte ein Versuch sein, retrospektiv den Effekt verschiedener Operationsdosierungen bei Strabismus divergens zu analysieren. Ziel dieser Analyse war also, die Rücklagerungs- und Resektionsstrecken zu den erreichten Änderungen des Fern- und Nahschielwinkels in Beziehung zu setzen. Die Untersuchung sollte lediglich Auskunft geben über das Ausmaß der Änderung des Phoriewinkels (Ruhelagewinkels) bei bestimmten Dosierungen ohne Berücksichtigung des letztendlichen Therapieerfolges, über den viele andere, vor allem sensorische Faktoren mitentscheiden.

Methode

274 Operationen des Strabismus divergens, die dem Gesamtkrankengut zufällig entstammen, wurden ausgewertet. In diesem Krankengut sind alle Formen des Strabismus divergens ohne Verti-

kaldeviationen enthalten (Basisexotropien mit und ohne Konvergenzexzeß einschließlich der Pseudo-Divergenzexzesse, intermittierende Exotropien, sogenannte „kosmetische" Exotropien ohne Binokularfunktionen etc.). Das Alter der Patienten zum Operationszeitpunkt betrug:

0.– 5. Lebensjahr = 1%
6.–10. Lebensjahr = 46%
11.–15. Lebensjahr = 14%
16.–20. Lebensjahr = 8%
21.–30. Lebensjahr = 19%
über 30. Lebensjahr = 12%

Um sensorische Einflüsse auf den Schielwinkel weitgehend auszuschließen, wurden der jeweils letzte präoperative Ruhelagewinkel (jeweils nach wenigstens 3tägigem Marlow-Verband) und der erste postoperative Ruhelagewinkel, jeweils sofort nach Entfernung der Okklusion, verwertet. Als Ruhelagewinkel wurde der größte, beim alternierenden Prismen-Cover-Test gemessene Winkel, jeweils auf eine Entfernung von 5,0 und 0,33 Meter angenommen. Für jede Dosierung wurde die durchschnittliche Fern- und Nahschielwinkelreduktion berechnet, wobei nur die Gruppen berücksichtigt wurden, die mehr als 10 Operationen umfaßten (in einem Fall wurden zwei Gruppen zusammengelegt).

Zur Operationstechnik kann hier auf frühere Publikationen verwiesen werden (vor allem: Kaufmann et al., 1975).

Ergebnisse

Die 274 Operationen wurden in 15 Untergruppen verrechnet. Die Ergebnisse (Abb. 1) zeigen:

1. Steigende Winkelreduktion bei steigender Dosierung,

2. eine relativ höhere Beeinflussung des Nahschielwinkels durch das Ausmaß der Resektion des M. rect. int.,

3. eine relativ höhere Beeinflussung des Fernschielwinkels durch das Ausmaß der Rücklagerung des M. rect. ext..

Dementsprechend liegen die Ergebnisse der Operationen, bei denen Resektionsstrek-

677

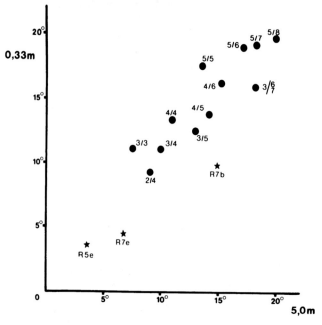

Abb. 1. Durchschnittliche Veränderung des Schielwinkels für Ferne und Nähe bei unterschiedlichen Dosierungen. Mit ● sind gekennzeichnet die kombinierten Divergenz-Operationen, wobei die erste Zahl die Resektionsstrecke am M. rect. int., die zweite die Rücklagerungsstrecke am M. rect. ext., jeweils in Millimeter angibt. Mit ✶ sind die Rücklagerungen des M. rect. ext. bezeichnet (e = einseitig, b = beidseitig)

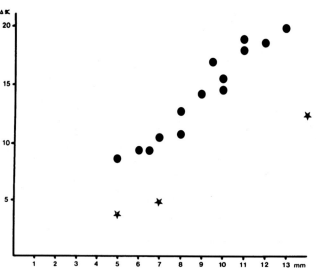

Abb. 2. Durchschnittliche Veränderung des Schielwinkels (1/2 Fernschielwinkelreduktion + 1/2 Nahschielwinkelreduktion). Die Ordinate gibt die Schielwinkelverminderung in Grad, die Abszisse die Gesamtoperationsstrecke an (● Resektion + Rücklagerung, ✶ einseitige bzw. beidseitige Rücklagerung des M. rect. ext.)

ke zu Rücklagerungsstrecke im Verhältnis 1 : 1 (3/3; 4/4; 5/5) stehen, in dem Bereich, der höhere Nahwinkelreduktionen angibt und die Ergebnisse, bei denen dieses Verhältnis 1 : 2 ist (2/4; 3/6) in dem Bereich der höheren Fernwinkelreduktionen. Die Standardabweichung der errechneten Winkelreduktionen liegt bei ± 4 Grad und ist weitgehend unabhängig vom Ausgangsschielwinkel, sie steigt also auch nicht an bei steigender Dosierung. Fast alle Mittelwerte liegen mithin innerhalb der Standardabweichung der benachbarten Dosierungen.

Es ist üblich, die Schielwinkelreduktion im Verhältnis zur Gesamtoperationsstrecke zu errechnen. Diese Relation in unserem Krankengut gibt die Abb. 2 an. Das Ausmaß der Winkelreduktion steigt mit steigender Dosierung an, wobei die kombinierte Divergenzoperation den Schielwinkel stärker beeinflußt als die isolierte einseitige oder beidseitige Rücklagerung des M. rect. ext.. So vermindert die kombinierte Operation von 5/8 (= 13 mm) den Schielwinkel um durchschnittlich 19,7 Grad, die beidseitige Externusrücklagerung von 7 (= 14 mm) aber nur um 12,5 Grad.

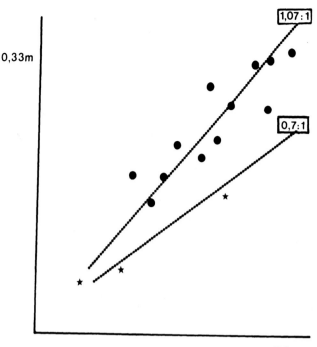

Abb. 3. Relation von Nahwinkel-
reduktion zu Fernwinkelreduk-
tion bei den kombinierten Operationen (●) und den isolierten
Rücklagerungen (✶)

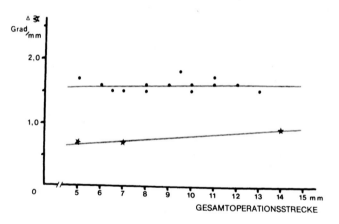

Abb. 4. Operationseffekt als Relation von Schielwinkelreduktion (Grad/mm) zur Gesamtoperationsstrecke (● Resektion +
Rücklagerung, ✶ einseitige bzw.
beidseitige Rücklagerung des
M. rect. ext.)

Die kombinierten Operationen vermindern den Schielwinkel für Ferne und Nähe
etwa im gleichen Ausmaß (Abb. 3). Das Verhältnis der Summe aller Nahwinkelreduktionen zur Summe aller Fernwinkelreduktionen
beträgt hier 1,07 : 1. Dieses Verhältnis liegt für
die isolierten Rücklagerungen des M. rect.
ext. bei 0,7 : 1.

Errechnet man die Relation zwischen
Schielwinkelreduktion (Grad/mm) und Gesamtoperationsstrecke (Rücklagerungsstrek-
ke des M. rect. ext. + Resektionsstrecke des
M. rect. int., jeweils in Millimetern), so ergibt
sich ein nahezu konstantes Verhältnis von etwa 1,5 Grad/mm für die kombinierte Diver-

genz-Operation und von etwa 0,8 Grad/mm
für die isolierten Rücklagerungen des M. rect.
ext. (Abb. 4).

Diskussion

Die Ergebnisse (Abb. 1) zeigen steigende
Winkelreduktionen bei steigender Dosierung. Erstaunlich ist, daß die Abb. 1 mit dem
früher publizierten Diagramm der Ergebnisse von Operationen des Strabismus convergens (Kaufmann et al., 1975) weitgehend
übereinstimmt. Es ist naheliegend anzunehmen, daß konventionelle Schieloperationen
(Rücklagerung, Resektion) nach dem Prinzip

der Bulbuswendung funktionieren. Folge der Operation ist also nicht die „Stärkung" eines Muskels und die „Schwächung" des Antagonisten, sondern die Drehung des Bulbus innerhalb des Muskeltrichters. Ein anderes Ergebnis erscheint ebenfalls bemerkenswert (Abb. 3). Es ist offenbar möglich, durch Veränderung des Verhältnisses von Resektionsstrecke (am M. rect. int.) zur Rücklagerungsstrecke (am M. rect. ext.) die Relation zwischen Nah- und Fernschielwinkelreduktion zu beeinflussen. Auch dieses Ergebnis entspricht früher veröffentlichten Operationsergebnissen bei Strabismus convergens (dort ergab eine Dosierungsrelation von 1 : 1 auch eine Schielwinkelreduktion für Nähe/Ferne von 1,06 : 1, wohingegen sich für die isolierte Rücklagerung des M. rect. int. eine Relation von 1,7 : 1 errechnet. Auf die Möglichkeit, Fern- oder Nahschielwinkel überproportional zu beeinflussen, weisen, wenngleich nur für den Strabismus convergens, auch andere Autoren hin (Gabriel, 1968; von Noorden, 1969; Dyer, 1970; Helveston, 1973).

Um diese Möglichkeit zu verdeutlichen, wurde die Darstellungsform der Abb. 1 gewählt, die ansonsten den Nachteil hat, den Scheineindruck einer nichtvorhandenen Genauigkeit zu erzeugen. Es muß bedacht werden, daß die Standardabweichungen der einzelnen Winkelreduktionen die jeweils benachbarten einschließen. Auf die mathematisch leicht mögliche Berechnung einer Regressionsgeraden wurde verzichtet, um das Zahlenmaterial im statistischen Sinn nicht zu überfordern. Andere Autoren weisen auf diese Schwierigkeit hin (Scott et al., 1975; Bruppacher und Wieser, 1978). Den Vergleich der Ergebnisse mit denen der vorgenannten Autoren ermöglicht die Abb. 2. Die Ergebnisse stimmen weitgehend überein mit der Einschränkung, daß in unserem Krankengut der Operationseffekt (dargestellt in Abb. 4 als Relation von Schielwinkelreduktion zur Gesamtoperationsstrecke) nicht mit steigender Dosierung (bzw. mit steigendem präoperativen Schielwinkel) zunahm. Diese Diskrepanz deutet wohl auf Unterschiede der operativen Technik, so daß direkter Zahlenvergleich verschiedener Operateure kaum möglich ist.

Es bleibt aber festzustellen, daß unabhängig von der Operationstechnik Schieloperationen dosierbar sind und trotz der großen Standardabweichung der Ergebnisse die stati-stische Bearbeitung des eigenen Zahlenmaterials lohnt, um Dosierungsrichtlinien zu erhalten.

Literatur

Adelstein, F. E., Cüppers, C.: Probleme der operativen Schielbehandlung. Ber. Dtsch. Ophthalmol. Ges. **69**, 580 (1968). – Bruppacher, M., Wieser, D.: Resultate der operativen Behandlung bei Exotropie. Klin. Monatsbl. Augenhkd. **172**, 534 (1978). – Cüppers, C.: Korrektur der Horizontalabweichung. Arbeitskreis Schielbehandlung (Hrsg. M. Freigang) **5**, 11–19 (1972), – de Decker, W., Friedburg, D.: Strabismus divergens intermittens – zwei therapeutische Konzepte. Klin. Monatsbl. Augenhkd. **165**, 184 (1974), – Deller, M.: Chirurgie fonctionelle des strabismes divergent. Ophthalmologica **163**, 403 (1971), – Dyer, J. A.: Atlas of Extraocular Muscle Surgery. Philadelphia, Saunders: 1970, – Gabriel, L.: Indikationen und Ergebnisse der doppelseitigen Internus-Rücklagerung. Klin. Monatsbl. Augenhkd. **153**, 224 (1968), – von Graefe, A.: Beiträge zur Lehre vom Schielen und von der Schieloperation. Arch. Ophthalmol. (Chic.) **3**, 177 (1857), – Helveston, E. M.: Atlas of Strabismus Surgery. Saint Louis, Mosby: (1973), – Holtgrave, B.: Beitrag zur Dosierungsfrage bei der Operation des Divergenzschielens. Klin. Monatsbl. Augenhkd., **163**, 71 (1973), – Kaufmann, H., Sohlenkamp, R., Hartwig H.: Ergebnisse der operativen Behandlung bei Strabismus convergens. Klin. Monatsbl. Augenhkd. **167**, 237 (1975), – Keller, H.: Strabismus divergens unter Berücksichtigung der operativen Therapie. Augenärztl. Fortbild. **2**, 73 (1973), – von Noorden, G. K.: In: Round-Table-Gespräch III: Der operative Eingriff in der Schielbehandlung. Ltg. G. Mackensen, Ber. Dtsch. Ophthalmol. Ges. **70**, 500 (1969), – Pietruschka, G.: Kombinierte Myektomie und Rücklagerung bei Strabismus convergens. XX. Conc. Ophthal. Germania Acta, 621 (1966), – Pietruschka, G., Bostelmann, I.: Einige Angaben über Häufigkeit, Refraktion, Amblyopie und Operationsergebnisse beim Strabismus divergens. Klin. Monatsbl. Augenhkd, **163**, 481 (1973), – Schäfer, W. D., Kellermann, A.: Untersuchungen zur Operationsdosierung bei Strabismus convergens. Albrecht v. Graefes Arch. Klin. Monatsbl. Ophthalmol. **198**, 207 (1976), – Scott, A. B., Mash, A. J., Jampolsky, A.: Quantitative guidelines for exotropia surgery. Invest. Ophthalmol. **14**, 428 (1975), – Sommer, P., Ballschuh, G.: Über den Wert von Dosierungstabellen bei der operativen Behandlung des Strabismus convergens concomitans. Klin. Monatsbl. Augenhkd. **158**, 84 (1971), – Sugar, S.: The surgical treatment of divergence-excess types of intermittent exotropia. Am. J. Ophthalmol. **42**, 619 (1956)

Aussprache

Herr Rüßmann (Köln) zu Herrn Kaufmann:

Für eine Winkelverminderung von 15° haben Sie im Mittel folgende Dosierung benötigt: Externus-Rücklagerung 4 mm, Internus-Resektion 5 mm. Lassen sich in Ihrer Statistik vom Effekt dieser Dosierung andere – wie Externus-Rücklagerung 4 mm, Internus-Resektion 6 mm – signifikant abgrenzen? – Wann wurde der postoperative Winkel gemessen?

Herr Haase (Hamburg) zu Herrn Kaufmann

Anstiegssteilheit – Grad/mm ist erstaunlich gering, wenn man den OP-Effekt in Abhängigkeit vom präoperativen objektiven Winkel sieht.

Herr de Decker (Kiel) zu Herrn Kaufmann:

Fragt noch mal nach, ob nur die Stellung nach Aufdecken gemeint war, und nicht etwa funktionell die Ext. RL „den Winkel für die Ferne", die Internus-Resektion „den Winkel für die Nähe" beeinflußt. Weist auf die amerikanische Literatur hin, die aus dem „Divergenzexzeß"-Begriff die bilaterale Externus-RL ableitet – mit sehr schlechten Ergebnissen.

Herr Piper (Lübeck) zu Herrn Kaufmann:

Präoperativ wird der Schielwinkel nach tagelangem Marlow oder Prismen, welche die Divergenz entfesseln, gemessen, postoperativ hingegen in der Schwellungsphase des Wundgebietes und evtl. auch nach Anspringen der Fusion in der Geradeauslage.

Herr Kaufmann (Bonn), Schlußwort, zu Herrn Rüßmann:

Die einzelnen Ergebnisse liegen jeweils innerhalb der Standardabweichung der benachbarten Ergebnisse. Es wäre aber meines Erachtens falsch, deshalb auf 3 Dosierungen (z. B. 2/4; 5/5; 5/8) zu beschränken, nur weil die Standardabweichungen der daraus entstehenden Ergebnisse sich nicht mehr überschneiden würden. Im statistischen Sinne ist deshalb die Berechnung einer Regression logischer.

Zu Herrn Haase:

Die Literatur zu diesem Problem ist uneinheitlich. Einige Autoren sehen einen deutlichen Anstieg der Grad/mm Relation (Schielwinkelreduktion / mm Gesamtoperationsstrecke), andere Autoren sehen keine. In unserem Krankengut ergäbe sich übrigens ein Anstieg, wenn man die isolierten Ext.-Rücklagerungen und die kombinierten Divergenz-Operationen zusammen berechnen. Wir halten dieses Vorgehen aber nicht für richtig. Um diese Frage endgültig zu klären, müßte man verschiedene präoperative Schielwinkel mit der gleichen Dosierung angehen. Das haben wir natürlich nie gemacht.

Zu Herrn Piper und Herrn de Decker:

Prae- wie postoperativ wurden die Schielwinkel bei alternierendem Cover-Test zugrundegelegt.

Ber. Dtsch. Ophthalmol. Ges. **76**, 683–686 (1979)
Ionisierende Strahlen in der Ophthalmologie
Redigiert von W. Jaeger, Heidelberg
© J. F. Bergmann Verlag 1979

Langzeitergebnisse nach operativer Behandlung des Strabismus divergens intermittens

R. Winter, M. Winter und W. de Decker (Kiel)

Über den Strabismus divergens intermittens bestehen kontroverse Vorstellungen, schon die Angaben zur Häufigkeit schwanken von 5% der Schielfälle in Mitteleuropa (Rintelen, 1961), 20% in Amerika (Schlossman u. Mitarb., 1955), bis zu 60% bei Farbigen auf Hawai (Ing u. Mitarb., 1978). Bei uns ist dieses zumindest der häufigste primäre divergente Schieltyp.

Auch die Pathophysiologie wird offenbar ganz verschieden gedeutet. Ohne Berücksichtigung verschiedener Typen des Strabismus divergens intermittens sprechen manche mit Dunnington (1927) pauschal vom „Divergenzexzess" (abweichend von dem Sinn, den Bielschowsky der bekannten Erscheinung gab). Damit wird zugleich eine pathomechanische Deutung bevorzugt, die jedoch nur in den seltensten Fällen zutrifft. Die entgegengesetzte Vorstellung bezüglich dieses Schieltyps ist seine Interpretation als besonders schwere Exophorie. Hierbei wird jedoch nicht berücksichtigt, daß beim Divergens intermittens während der Abweichphase Exklusion, mitunter aber auch anomale retinale Korrespondenz nachweisbar sind. Deshalb führt ja auch der bloße Prismenausgleich meist nicht zur Fusion (De Decker, 1967), wie es bei einer schlecht kompensierten Exophorie der Fall wäre.

Auch im Hinblick auf die einzuschlagende unterschiedliche Therapie müssen vier Typen der intermittierenden Divergenz unterschieden werden. Die Abgrenzung des häufigsten Typs, des sogenannten Pseudo-Divergenzexzesses vom echten Divergenzexzeß, gelingt nur durch Diagnostik nach Marlowverband. Einen echten Divergenzexzeß sahen wir jetzt nur in einem Fall, in einer früheren Untersuchung mit Friedburg (1974) in drei Fällen von jeweils mehr als 100 Patienten.

Beim echten Divergenzexzeß soll die Externus-Rücklagerung die Therapie die Wahl sein, was wir wegen der geringen Fallzahl jedoch nicht selbst beurteilen konnten. Der Konvergenzschwächetyp erscheint hier nicht in der Auswertung des operativen Krankengutes, da dieser Schieltyp eine dankbare Domäne der orthoptischen Behandlung darstellt. In unserem Krankengut liegt der Schwerpunkt bei dem Pseudodivergenzexzeß oder, etwas seltener, dem Neutraltyp. Wie wir schon früher übereinstimmend mit Hugonnier u. Mitarb. (1970) festgestellt haben, führt hier eine ausgiebige, evtl. auch wiederholte Internus-Resektion oder eine kombinierte Operation, wobei immer eine wesentliche Resektion der Interni stattfinden muß, in ca. 80% der Fälle zur Stabilisierung oder wesentlichen Besserung der Fusion. Die funktionelle Hürde liegt stets beim Blick in die Ferne, da hier der akkommodative Anreiz fehlt, die Fusion aufrecht zu erhalten, einem Vorgang, mit dessen Hilfe diese Patienten als Kinder überhaupt die Fusion in der Nähe aufgenommen hatten. So sieht man nicht selten, daß in weiter Ferne kleine Schielwinkel manifest bleiben, weil der funktionelle Mechanismus ganz unähnlich einer Exophorie unter diesen Bedingungen nicht stabilisiert wird.

Wir überprüften jetzt, ob die früher mitgeteilten Ergebnisse der operativen Therapie mit Schwerpunkt auf die Internus-Resektion auch über längere Zeit konstant bleibt. Von 153 Patienten mit einem Divergens intermittens konnten wir 63 Patienten über ein bis drei Jahre postoperativ und 45 Patienten über mehr als drei Jahre bis zu 10 Jahren beobachten und jetzt nachuntersuchen. In etwa 2/3 der Fälle handelte es sich um einen Pseudodivergenzexzeß, bei dem restlichen Drittel um den sogenannten Neutraltyp. Eine Vorbehandlung mit Prismen oder Orthoptik fand nicht statt. Überwiegend wurde eine Internus-Resektion meist beidseitig durchgeführt, oder auch später eine Internus-Nachresektion, u.U. auch Externus-Rücklagerung als zweite Operation durchgeführt. Die Resultate der Therapie wurden in drei Gruppen gegliedert:

1. In allen Distanzen, von der Nähe bis zu 500 m, bestand Fusionsfähigkeit mit spontanem Parallelstand.
2. Die Fusionsfähigkeit war bei spontanem Parallelstand von der Nähe bis zu 5 m gut und oft auch noch in größeren Distanzen möglich, aber leicht zu stören. Insgesamt bestand eine wesentliche Erleichterung der Fusion im Vergleich zu dem präoperativen Status und ein selteneres Abweichen in Divergenz bei Belastung.
3. In 5 m besteht kein spontaner Parallelstand, keine Fusion, die prä- und postoperativen Winkel sind in einigen Fällen unverändert, ganz selten sogar sehen wir eine endgültige Dekompensation in eine manifeste Divergenz.

Im gesamten Krankengut, aber auch bei den über längere Zeit beobachteten Patienten ist nach Internus-Resektion ein hoher Anteil von wesentlichen Besserungen zu verzeichnen (Tabellen 1–3). Diese relativ hohe Erfolgsquote sehen wir ebenfalls bei jenen Fällen, bei denen eine kombinierte Operation durchgeführt wurde. Die günstigsten Ergebnisse weisen jene Fälle auf, bei denen mehrfache Eingriffe durchgeführt wurden. Die

Tabelle 1. Ergebnisse bei Nachbeobachtung von 3 bis 10 Jahren (45 Fälle), Fallzahlen

Resultatgruppe: (siehe Text)	1	2	3
Int.-Resektion	13	6	3
Int.-Resektion u. Nachoperation	10	4	0
Kombinierte Op.	3	–	1
Externus-Rückl.	1	2	2

Tabelle 2. Ergebnisse bei Nachbeobachtung von 1 bis 3 jahren (65 Fälle), Fallzahlen

Resultatgruppe (siehe Text)	1	2	3
Internus-Resektion	18	8	3
Internus-Resektion u. Nachoperation	9	9	1
Kombinierte Op.	5	4	1
Externus-Rückl.	1	2	3

Tabelle 3. Ergebnisse des Gesamtkollektivs (153 Fälle) bei einer Nachbeobachtungszeit von 1/2 bis 10 Jahren, Angaben in % der jeweiligen Operationsmethode

	Wesentliche Besserung der Fusion	Kein ausreichender Erfolg
Internus-Rücklagerung	82%	18%
Internus-Rücklagerung und Nachoperation	97%	3%
Kombinierte Operation	94%	6%
Externus-Rücklagerung	57%	43%

zahlenmäßig nur gering durchgeführte ausschließliche Externus-Rücklagerung erwies sich in unserem Krankengut als unterlegen. Ein Vergleich zwischen der Internus-Resektion und der Externus-Rücklagerung ist wegen der nur geringen Fallzahl von reiner Externus-Rücklagerung jedoch nicht ganz zulässig. Sicher ist aber, daß die Internus-Resektion bzw. kombinierte Operation einen sehr hohen Anteil an Erfolgsaussichten bietet. Wenn wir die Beobachtungen über verschieden lange Zeiträume vergleichen, so zeigt sich kein Nachlassen des operativen Erfolges im Verlauf der Beobachtungszeiten (Tabelle 1).

Zusammenfassend ist zu sagen, daß die Ergebnisse in der Größenordnung liegen, wie wir sie früher schon in Zusammenarbeit mit Friedburg (1974) mitgeteilt haben und was auch Hugonnier u. Mitarb. (1970) gesehen hatten. Die rein operative Behandlung ist so wirksam, daß wir sie beibehalten werden, solange die Versuche, mittels präoperativem Prismenaufbau einen Winkelausgleich zu erzwingen, sich uns nicht an einem größeren Krankengut als überlegen erwiesen haben.

Abschließend zwei praktische Bemerkungen:

Die Fähigkeit dieser Patienten, präoperativ durch Ausgleichsinnervation gelegentliche Fusion hervorzurufen, klingt postoperativ nicht sofort ab, und täuscht bei an sich richtiger hoher Resektionsdosierung manchmal einen Übereffekt vor. Dieser läßt zwar meistens nach, muß aber oft wiederholt und mühsam mittels Prismen ausgeglichen werden, um Diplopie zu vermeiden. Aufgrund des gleichen Mechanismus wirkt eine geringe, oftmals zunächst ausreichend erscheinende Operation dann langfristig unterdosiert. Es hat sich in vielen Fällen bewährt, bei größeren Winkeln von vornherein eine Wiederholung der Operation einzuplanen.

Geht man nun so vor, dann ist es besser, im Falle, daß schließlich alle vier horizontalen Muskel operiert werden müssen, zuerst die Interni zu resezieren und in einer zweiten Operation die Externi zurückzulagern und evtl. eine Nachresektion an den Interni durchzuführen. Ein umgekehrtes Vorgehen, also primäre Externus-Rücklagerung, kann in einigen Fällen zur Winkelverkleinerung und enttäuschender Exklusionstendenz führen. Natürlich kommen vielfältige Modifikationen im Einzelfall in Betracht, etwa zuerst beiderseits eine Internus-Resektion mit einseitiger Externus-Rücklagerung bei größeren Schielwinkeln und dann evtl. kombinierte Nachoperation. Aber das Prinzip, das sich bei uns bewährt hat, basiert auf der Internus-Resektion. Auf die Gründe hierfür sind wir früher schon eingegangen, sie sollen hier nicht erneut erörtert werden (de Decker 1967).

Zusammenfassung

Die Ergebnisse der operativen Behandlung von 153 Patienten mit einem Strabismus divergens intermittens werden über 1/2 bis 10 Jahre verfolgt. Die Internus-Resektion, evtl. kombiniert mit einer Externus-Rücklagerung, führt zu einer dauerhaften Besserung der Fusion in über 80% der Fälle.

Summary. The results of surgical treatment in 153 cases with strabismus divergens intermittens have been followed up during a period of 6 month up to 10 years. Resection of the medial rectus, if necessary combined with a recession of the lateral rectus, leads to an enduring improvement of fusion in more than 80% of the cases.

Literatur

Decker, W., de: Zur Fusionsphysiologie und operativen Behandlung des periodischen Divergenzschielens. Klin. Monatsbl. Augenheilkd. **151**, 710 (1967). – Decker, W., de, Friedburg, D.: Strabismus divergens intermittens – zwei therapeutische Konzepte. Klin. Monatsbl. Augenheilkd. **165**, 184 (1974). – Dunnington, J.H.: Concomitant divergent strabismus. Am. J. Ophthalmol. **10**, 490 (1927). – Hugonnier, R., Maynard, P., Hugonnier, S., Bongrad, C.: Resultats du traitment de 253 strabismus divergents. Bull. Soc. Ophthalmol. Fr. **83**, 203 (1970). – Ing, M., Pany, S.W.: The Pacial distribution of strabismus. A statistical study. III. Meeting I.S.A. May 10.–12. (1978) Proc. (im Druck). – Rintelen, F.: Augenheilkunde (Lehrbuch), S. 366. Basel: Karger 1961. – Schlossman, A., Boruchoff, S.A.: AMA Arch. Ophthalmol. **53**, 601 (1955)

Aussprache

Herr Holland (Duisburg) zu Herrn Winter:

Ich glaube nicht, daß wir vom Round-Table-Gespräch hinsichtlich der Typeneinteilung von Ihnen abweichen. Der von Ihnen als Pseudodivergenzexzeß bezeichnete Typ wird von uns in gleicher Weise definiert. In Ihrer Einteilung erwähnen Sie, daß die Behandlung des Konvergenzinsuffizienztypes ausschließlich in einer Orthoptik besteht. M.E. muß man diese Konvergenzinsuffizienz, die wir besonders bei älteren Menschen finden, grundsätzlich von jener Konvergenzinsuffizienz trennen, die mit einem Strabismus divergens intermittens einhergeht. Bei dieser Form ist eine geringe Divergenz für die Ferne auslösbar, während ein wesentlich größerer Winkel für die Nähe aufgrund einer Konvergenzinsuffizienz besteht. Bei diesem Typ empfieht Burian eine ein- oder doppelseitige Internusresektion, während bei der reinen Konvergenzinsuffizienz ohne Abweichung für Fernblick orthoptische Methoden die Behandlung der Wahl sind.

Mich überrascht Ihr operatives Vorgehen beim sog. Neutraltyp und Pseudodivergenzexzeß-Typ. Hier führen Sie dann eine ein- oder doppelseitige Internusresektion durch, wenn ein alternierendes Abweichen besteht, dagegen eine kombinierte Operation an einem Auge, wenn ein rein monolaterales Abweichen vorliegt. Mich würde interessieren, warum Sie diese Differenzierung in der operativen Behandlung vornehmen.

Interessant ist ferner, daß Sie mit 94% Heilung die besten operativen Ergebnisse bei einem kombinierten Vorgehen, also der Resektion und Rücklagerung, erzielen.

Herr Mühlendyck (Gießen) zu Herrn Winter:

In den vorausgegangenen Vorträgen bezogen sich die Dosierungsangaben hauptsächlich auf kombinierte Vorgehen. Wie dosieren Sie die alleinigen Rücklagerungen bzw. Myektomien?

Herr Rüßmann (Köln) zu Herrn Winter:

Wie dosieren Sie die beidseitige Internus-Resektion bei einem objektiven Winkel von −15°? Wie häufig müssen Sie Zweiteingriffe durchführen? (Nach Antwort de Decker) Uns veranlaßt die etwas geringere Reoperationsrate zur Prismenvorbehandlung.

Herr Aust (Kassel) zu Herrn Winter:

Für die Beurteilung der postoperativen Situation ist gerade bei Divergenzschielern der Operationszeitpunkt von Bedeutung. Relativ spät operierte Kinder und Jugendliche vergrößern postoperativ den Winkel oft geringer als früher operierte.

Gehörten zum Operationszeitpunkt die Patienten einer einheitlichen Altersgruppe an oder wenn nicht, wie war die Altersverteilung?

Herr Winter (Kiel), Schlußwort, zu Herrn Holland:

Zum Ausschluß etwaiger Mißverständnisse soll ergänzt werden, daß wir alle Fälle als Pseudodivergenz eingeordnet haben, die vor Abklärung durch Marlowverband so aussahen. Sie sind deshalb nicht als Basistyp bzw. Neutraltyp aufgeführt.

Wir haben die Fälle mit Konvergenzschwäche herausgelassen, weil sie neben der chirurgischen auch eine orthoptische Therapie bekommen und sich somit zu einem direkten Vergleich mit einem rein chirurgischen Krankengut nicht eignen.

Zu Herrn Mühlendyck:

Wir wenden die beiderseitige Internusresektion bei alternierender Exotropie an und bevorzugen diese Methode wegen ihrer guten Resultate an sich. Bei streng monolateralen Fällen operieren wir einseitig kombiniert, um nicht durch eine Verstimmung des führenden Auges eine Kopfzwangshaltung zu induzieren. Trotz der relativ großen Gruppen liegen die Ergebnisse so nahe beieinander, daß man weitreichendere Schlüsse aus den Resultatunterschieden nicht ziehen kann.

Zu Herrn Rüßmann:

Die Hälfte des Krankengutes wird nachoperiert. Eine Nachoperation halten wir für nicht belastender als die lange präoperative Applikation visusmindernder Prismen.

Ber. Dtsch. Ophthalmol. Ges. 76, 687–692 (1979)
Ionisierende Strahlen in der Ophthalmologie
Redigiert von W. Jaeger, Heidelberg
© J. F. Bergmann Verlag 1979

Schieloperationen mit nachjustierbaren Nähten. Vergleichende Untersuchungen zu einem von Jampolsky und Mitarbeitern wiederbelebten Verfahren

H.J. Grüner und W. de Decker (Augenklinik der Christian-Albrechts-Univ. Kiel, Abt. für Orth- und Pleoptik. Leiter: Prof. Dr. W. de Decker)

Ein Patient mit Duane-Syndrom und Binokularsehen im Linksblick gab uns Anlaß, die kürzlich von Rosenbaum, Metz, Carlson und Jampolsky beschriebene Methode der nachjustierbaren Chirurgie an den geraden Augenmuskeln anzuwenden. Da bei diesem Krankheitsbild die Dosierung nicht einfach ist, wollten wir uns die Möglichkeit offen halten, nachkorrigieren zu können. Durch Nachjustieren am rückgelagerten Externus gelang es, Binokularsehen bis zu einem Rechtsblick von 6° herzustellen und die Kopfzwangshaltung deutlich zu bessern. Daraufhin setzten wir dieses Verfahren auch bei anderen Operationen an geraden Augenmuskeln ein.

Operationstechnik

Notwendig sind Muskelnähte mit sehr glatter Oberfläche. Die von uns verwendeten 6/0 Prolene-Fäden gestatten es, am 1. postoperativen Tag die Rücklagerungsstrecke des an ihnen fixierten Muskels noch zu verändern. Die einfache Operation besteht aus folgenden Schritten: Darstellung des Muskels, Vorlegen der Prolene Fäden in Form einer offenen Schlaufe (Abb. 1). Wenn man Peitschennähte machte, wäre die spätere Entfernung für den Patienten schmerzhaft. Der Muskel wird nun abgetrennt, die vorgelegten Fäden werden durch die Ansatzleiste geführt. Auf der Bindehaut markieren wir die Stelle, die später über dem alten Ansatz zum Liegen kommt (Abb. 2). Dort werden die Fäden von unten durch die Bindehaut und weiter durch Plastikröhrchen gestochen. Doppeltes Durchstechen macht diese Röhrchen zu Stoppern, die ohne Schließen und Öffnen von Knoten das Nachstellen wesentlich erleichtern. Die Länge der Prolene-Fäden zwischen Muskel und alter Leiste wird entsprechend der Rücklagerungsstrecke einge-

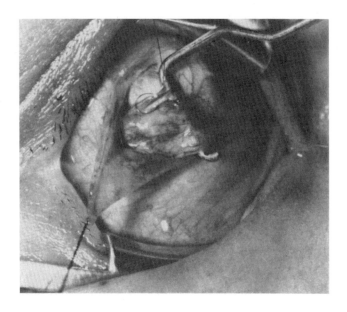

Abb. 1. Vorlegen der Prolene Fäden in Form einer offenen Schlaufe

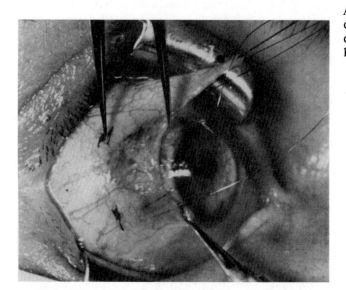

Abb. 2. Markieren der Stelle auf der Bindehaut, die später über dem alten Ansatz zu liegen kommt

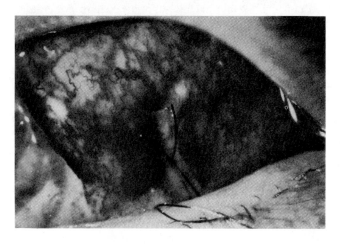

Abb. 3. Mit dem Verfahren der nachjustierbaren Fäden operiertes Auge am 2. postoperativen Tag. Erkennbar die aus der Bindehaut herausgeführten Nähte sowie das zur Befestigung dienende Stopperröhrchen

stellt. Den Situs am 2. postoperativen Tag zeigt die folgende Abb. 3. Eine Woche bis 10 Tage nach der Operation haben wir die Prolene-Fäden durch Herausziehen entfernt. Es bleibt also kein Nahtmaterial subkonjunktival zurück. Zu einer Infektion oder einem Abrutschen des Muskels kam es bei diesem Vorgehen in keinem Fall.

Grundsätzlich ist es leichter, den Muskel wieder vorzuholen, schwieriger hingegen, ihn weiter zurückgleiten zu lassen. Wir haben deshalb die Rücklagerung stets höher als üblich dosiert. Infolgedessen waren die Korrekturen zumeist Wiedervorholungen. Wenn jedoch postoperativ eine weitere Rücklagerung erforderlich war, konnte diese in limitiertem Umfang durch Lockerung der Fäden an der vorläufigen Fixation und Hinundherblickenlassen des Patienten erzielt werden.

Weiterhin gelang es, durch Entfernen eines der beiden Fäden oder durch Verzichten auf eine Nahtfixation, den Rücklagerungseffekt zu steigern. Wir stellten intra operationem fest, daß der Muskel trotz weitgehendem Lösen der Tenonverbindungen an den nachjustierbaren Nähten in der Regel nicht weiter zurückgleitet, als es einer Rücklagerung um eine große Strecke, also um 8 bis 10 mm entspräche. Wir haben den Eindruck, daß die glatten, ungeknüpften Nähte allein den Externus gewöhnlich halten. Der Internus neigt eher zum Abrutschen und sollte nicht ohne vorläufige Fixierung der Nähte operiert werden. Entfernen der Nähte vor dem 7. postoperativen Tag ist nicht ratsam. Wir taten es einmal, wenige Stunden später rutschte der Muskel ab. Bei den am Internus operierten Fällen haben wir das Verfahren noch inso-

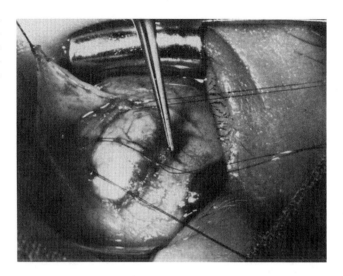

Abb. 4. Mit nachjustierbaren Nähten operierter Internus. Mittels einer an definierter Stelle durch die Sklera geführten Mittelnaht ist die vorläufige Rücklagerungsstrecke festgelegt

weit abgeändert, als wir zusätzlich zu den beiden nachjustierbaren Nähten mitunter eine Mittelnaht anbrachten, die an definierter Stelle durch die Sklera führte und die Rücklagerungsstrecke vorläufig festlegte (Abb. 4). Diese Naht – auch aus Prolene – läßt sich bei Übereffekt leicht entfernen. In diesem Fall treten die Ecknähte in Funktion. Man könnte den Muskel sogar mit Eck- und Mittelnaht wie an einer Vorhangschnur vor und zurück bewegen.

Wiedervorholen und kleine Korrekturen wie endgültiges Festknüpfen oder frühzeitiges Entfernen einer Naht sind bei etwa jedem 2. Patienten erforderlich.

Krankengut und Ergebnisse

Seit Januar 1978 haben wir 65 Patienten nach diesem Verfahren operiert, die zwischen vier und 73 Jahre alt waren. Es überwogen kombinierte Eingriffe bei manifest Exotropen, insgesamt 40 Fälle, bei denen der rückzulagernde Externus reversibel gehalten wurde. Weitere sechs wurden wegen Kleinheit des Winkels nur am Externus operiert. Bei neun dieser insgesamt 46 Fälle war die Rücklagerung des Externus eine Revisionsoperation (Tabelle 1).

Die Ergebnisse waren gut (Tabelle 2), der durchschnittliche Restwinkel (39 von 46 Fällen auswertbar) betrug ± 3,9°, 28 dieser 39 Patienten (72%) erreichten Restwinkel zwischen 0 und ± 5°. Eine Langzeitkontrolle dieser bei der Entlassung gemessenen Winkel liegt noch nicht vor. Bei 50 herkömmlich ope-

Tabelle 1. Übersicht über die Diagnosen der mittels nachjustierbarer Fäden operierten Patienten

Ext. RL	Exotropie (Revision 9)	46
	Duane	2
	Zwangshalt. m.	
	Strab. div.	1
Int. RL	Strab. fixus	1
Int. RL u.	Strab. conv.	2
Ext. Res. (Faltg.)	VI-Parese	2
R. sup. RL	assoz. VD	1
Hummelsheim bds.	bds. VI-Parese	1
Zahl der Op. mit Prolene		56

rierten Divergenzschielern vergleichbarer Ausgangslage erreichten wir fast die gleichen Ergebnisse: Durchschnittlicher Restwinkel 4,2°; 38 von 50 Fällen mit Restschielwinkel zwischen 0 und ± 5° (76%).

Greift man dabei die 40 Patienten mit Externus-Rücklagerung und Internus-Resektion heraus, so lag der durchschnittliche Restwinkel (33 von 40 Fällen auswertbar) bei 4,1°. 22 der 33 Fälle (67%) erreichten Restwinkel zwischen 0 und ± 5°. Bei einem entsprechenden Kontrollkrankengut (40 Fälle) betrug der durchschnittliche Restwinkel 4,2°, 28 der 40 Patienten (70%) erreichten Winkel zwischen 0 und ± 5°. Wie auf Grund dieser Ergebnisse zu erwarten, fand sich beide Male bei Anwendung des Wilcoxon-Mann-Whitney U-Tests hinsichtlich des Restschielwinkels kein signifikanter Unterschied zwischen den mit nach-

Tabelle 2. Mittlere Restwinkel nach Operationen mit nachjustierbarer Externus-Rücklagerung. Werte in Klammern: Prozentzahl der Patienten mit Restwinkel unter ± 5°

Mittlerer Restwinkel	Externus nachjustierbar	Externus, nicht nachjustierbar
Alle Fälle (46)	3,9° (72%)	4,2° (76%)
Nur am Externus operierte Fälle (6)	0,6°	4,1°
Komb. mit Int.-Res. (40)	4,1° (67%)	4,2° (70%)

justierbaren Fäden operierten Patienten und den herkömmlich operierten.

Nimmt man die sechs Fälle, die nur am Externus operiert zu werden brauchten heraus, so war der mittlere Restwinkel mit 0,6° allerdings weit geringer als bei 10 Vergleichsfällen mit durchschnittlich 4,1° Restwinkel. Dieser Unterschied ist signifikant auf dem 2,5% Niveau (Wilcoxon-Mann-Whitney U-Test). Offenbar überwiegt bei kombiniertem Operieren der Einfluß der fest dosierten Internus-Resektion, und der Vorteil des nachjustierbaren Operierens kommt nur voll zur Geltung, wenn alle Muskeln variabel operiert werden. Ist es nur einer, gilt das auch (Tabelle 3).

Zur Gruppe mit Begleitschielen sind drei Fälle mit Strabismus convergens zu zählen, bei denen einmal die Interni, zweimal kombiniert Internus und Externus operiert wurden. Natürlich wurden hierbei jeweils die Interni mit Prolene-Nähten zurückgelagert. Die Ergebnisse waren bisher zufriedenstellend.

Die übrigen sieben Fälle waren komplexer, meist Paresen (Tabelle 1). Hervorheben möchten wir davon zwei:

1. Eine 50jährige Frau mit beidseitiger Abduzensparese nach Verkehrsunfall mit geringer Restinnervation im EMG operierten wir mit fünf Tagen Abstand beidseits nach Hummelsheim. Die von den Recti verticales abgespaltenen Bündel wurden sämtlich mit Prolene und Röhrchen fixiert und die kleinen Vertikalfehler am 2. Auge durch Nachjustieren minimalisiert. Es trat Binokularsehen mit einem Gebrauchsblickfeld von 10° Weite nach beiden Seiten ein, stabil mit Prismen.

2. Ein 45jähriger Patient mit nystagmus-

Tabelle 3. Voroperierte Patienten mit konsekutivem oder sekundärem Strabismus divergens, bei denen ein kleiner Restwinkel ausschließlich durch eine Operation an einem Externus angegangen wurde

Fall-Nr.	Winkel präoperativ	Winkel postoperativ	Ext. RL
29	−4° −VD 0 bis 4°	Parallelstand	nachjustierbar
33	− 7°	F: bis − 3°, N: 0°	nachjustierbar
34	− 4° + VD 2°	F: Flicker conv. N: Parallelstand	nachjustierbar
38	− 8°	Parallelstand	nachjustierbar
43	− 10°	F/N Parallelstand	nachjustierbar
57	F: − 12° N: + 2°	F: − 3° N: + 2°	nachjustierbar
Kontrolle			
12	− 7°	+ 1° bis + 2°	4,5 mm
23	− 9°	0° bis + 12°	4,0 mm
25	RF: − 8° LF: − 9°	F: − 3° N: 0°	6,0 mm
26	F: RF − 7° − VD 2° LF − 7° + VD 4°	Parallelstand, diss. VD	5,0 mm
31	− 6° bis − 10°	− 4°	5,0 mm
41	− 6° bis − 8°	− 7° bis − 9° − VD 2 bis 3°	5,0 mm
46	F: − 10° N: − 12°	Parallelstand	4,5 mm
48	F: − 7° N: 0°	periodisch Parallelstand	4,5 mm
56	− 4° − VD 4°	+ 5°	4,0 mm
64	− 5° bis − 10°	+ 15°	8,0 mm

bedingter Zwangshaltung und intermittierendem Strabismus divergens wurde einer Kestenbaum-Umlagerung unterzogen. Das periodisch abweichende Auge erhielt eine 2 mm höher dosierte Internus-Resektion und eine freie Rücklagerung des Externus an Prolene-Nähten. Wegen leichten Untereffekts wurde einer der Prolene-Fäden am Tag nach der Operation entfernt, der andere ungeknüpft und ohne Röhrchen eine Woche belassen. Das Resultat nach drei Monaten war perfekt.

Die Anwendung bei Paresen und Kontrakturen ist dankbar, entzieht sich aber, da jeder Befund anders und die Zahl noch klein ist, dem statistischen Vergleich. Wir möchten aufgrund dieser Ergebnisse nicht propagieren, ein Operationsprinzip, an dessen Verbesserung im deutschen Sprachraum Harms gearbeitet hat, und das sich dank der heutigen technischen Möglichkeiten besser anwenden läßt, nun gleich für alle Schieloperationen zu benutzen. Wir glauben jedoch, daß es bei bestimmten Indikationen von Vorteil ist, am anderen Tag nachkorrigieren zu können.

Literatur

Harms, H.: Über Muskelvorlagerung. Klin. Monatsbl. Augenheilkd. **115**, 319 (1949). – Rosenbaum, A.L., Metz, H.S., Carlson, M., Jampolsky, A.J.: Adjustable rectus muscle recession surgery. A follow-up study. Arch. Ophthalmol. **95**, 817 (1977)

Aussprache

Herr Holland (Duisburg) zu den Herrn Grüner und de Decker:

Aus historischen Gründen muß darauf hingewiesen werden, daß die Operation mit Sicherheitsfaden ja ein recht altes Verfahren ist und m.E. erstmalig zu Beginn des Jahrhunderts von Kuhnt angegeben wurde. Er forderte damals in einem Referat über Schieloperationen die Ablehnung der einfachen, ungesicherten Tenotomie.

Herr Laux (Ulm) zu den Herrn Grüner und de Decker:

Bei Entfernung eines der beiden Fäden kommt es zu einem schrägen Anwachsen des Muskels am Bulbus. Dabei könnte ein V- bzw. A-Syndrom induziert werden. Haben Sie derartige Probleme gesehen?

Bei einem älteren Patienten ist die nachträgliche Justierung der Fäden sicher kein Problem. Ihr jüngster Patient war erst 4 Jahre – lassen sich die Kinder in diesem Alter die Justierung am ersten postoperativen Tag „gefallen" oder gibt es hier Schwierigkeiten?

Herr Kaufmann (Gießen) zu Herrn Grüner:

Bei der Operation nach Hummelsheim kann normalerweise ein Höhenfehler nicht auftreten. Warum wurden dann besondere Vorkehrungen getroffen, um den Höhenfehler durch Nachjustierung korrigieren zu können?

Herr Piper (Lübeck) zu den Herrn Grüner und de Decker:

Die „Bielschowsky-Naht" zur Dosierung der freien Tenotomie ist den älteren Ophthalmologen noch wohlbekannt. Am ersten postoperativen Tag war allerdings die Beurteilung, ob der Faden angezogen werden sollte, etwas schwierig und später nützte das Anziehen meist nicht mehr viel, weil der Muskel nicht mehr folgte

Herr Aust (Kassel) zu den Herrn Grüner und de Decker:

Wenn wahrscheinlich heute auch durch schonendere Operationstechnik und Nahtmaterial der postoperative Reizzustand geringer als früher ist und so eine postoperative Winkelkorrektur leichter erscheint, so sollte nicht vergessen werden, daß auch unabhängig von dem Reizzustand bis zu 1 1/2 Jahren nach dem Eingriff z.T. erhebliche Winkelschwankungen auftreten können, wie wir an einem größeren Kollektiv von Patienten mit Strabismus convergens concomitans nachwiesen. Allein aus diesem Grund erscheint mir eine Nachjustierung sehr problematisch zu sein.

Herr Rüßmann (Köln) zu den Herrn Grüner und de Decker:

Ein Gespräch mit Herrn de Decker vor einigen Monaten hat uns auch zur Anwendung dieser Technik ermuntert. Wir haben inzwischen etwa 6 Patienten operiert, weil wir uns bei schwierigen Revisionseingriffen eine zusätzliche Option offen halten wollten. Für solche Sonderfälle scheint uns die Technik nützlich. Wir benutzen resorbierbares Vicryl® 6-0.

Herr Welge-Lüßen (Marburg) zu den Herrn Grüner und de Decker:

Haben Sie Vergleiche zwischen der Verträglichkeit von Prolene und anderen Faden-Materialien durchgeführt? Prolene zeigte sich im Tierversuch als das Material, das auch im Muskel die geringsten Reaktionen bot.

Herr Grüner (Kiel), Schlußwort, zu Herrn Holland:

Aus dem Untertitel ergibt sich, daß die Autoren in diesem kurzen Vortrag keine Geschichte der geführten Tenotomie, sondern eine pragmatische Darstellung bringen wollten.

Zu Herrn Laux:

Unter den Patienten war ein Anteil von Kindern, bei denen das Nachjustieren erfreulich unproblematisch war. Dies beruht letztendlich auf der Verwendung der das Nachjustieren stark erleichternden Stopperröhrchen. Wir haben kein postoperatives A- oder V-Phänomen beobachtet. Auch trat in einem sicher funktionellen Fall keine Verrollung ein.

Zu Herrn Kaufmann:

Je schlechter die Ausgangslage bei Abduzensparesen, desto eher entstehen doch Höhenfehler durch die Operation nach Hummelsheim. Außerdem muß man bei der beidseitig nach Hummelsheim operierten Patientin, bei der eine länger dauernde Bewußtlosigkeit nach Schädelhirntrauma bestand, noch offen lassen, ob nicht zusätzlich eine larvierte III-Parese bestand.

Zu Herrn Piper:

Wie die sechs nur am Rectus externus operierten Fälle zeigten, ist es ohne Zweifel sinnvoll, nachjustieren zu können. Bei schwierigen Problemen ergibt sich oft genug am ersten Tag post operationem eine klare Indikation zur Nachkorrektur. Natürlich wäre es uns lieber, später noch korrigieren zu können. Jedoch ist es besser, am 1. postoperativen Tag nachkorrigieren zu können, als überhaupt nicht.

Zu Herrn Aust:

Der Ansicht von Herrn Aust, das dargelegte Operationsverfahren sei für extreme Fälle indiziert, stimmen wir vorerst zu. Die genauen Indikationen werden sich jedoch im Laufe der Zeit herausstellen.

Zu Herrn Rüßmann:

Eine Wertung der Verträglichkeit unseres Nahtmaterials im Vergleich zu den üblichen Operationsverfahren ist nur schwer möglich, da die Nähte nach außen geführt und zusätzlich mit Stopperröhrchen versehen werden, was sich auf die Bindehaut irritierend auswirkt. Jedoch bestand bei dem geschilderten OP-Verfahren ein auffällig geringer Reizzustand. Im übrigen entfallen wegen der Entfernung der Nähte nach 10 Tagen alle Materialprobleme. Wir glauben, daß sich für nachjustierbare Schieloperationen am besten monofiles Nahtmaterial eignet, nicht jedoch Fäden mit rauher Oberfläche, wie z.B. Cat-gut.

Ber. Dtsch. Ophthalmol. Ges. **76**, 693–696 (**1979**)
Ionisierende Strahlen in der Ophthalmologie
Redigiert von W. Jaeger, Heidelberg
© J. F. Bergmann Verlag 1979

Hornhautinfiltrate und Dellen nach Schieloperationen

W.D. Schäfer und V. Brethfeld (Univ.-Augenklinik Würzburg. Direktor: Prof. Dr. Dr. h.c. W. Leydhecker)

Hornhautveränderungen nach Schieloperationen sind nicht selten. In der Literatur finden sich viele Berichte über einzelne beobachtete Fälle (Hartmann, 1957; Vancea u. Mitarb., 1960; Aust, 1970). Vor kurzem wurde eine größere Zusammenstellung im Rahmen einer retrospektiven Studie von Tessler und Urist (1975) vorgelegt. Wir haben in einer vorausgeplanten Untersuchung 200 fortlaufende Schieloperationen erfaßt, bei denen die Eingriffe an den Musculi recti ausgeführt wurden. Insgesamt wurde damit der postoperative Zustand bei 389 einzelnen Muskeln kontrolliert. Von den 200 Operationen wurden 156 wegen Strabismus konvergens und 44 wegen Strabismus divergens ausgeführt. Dabei waren 12 Revisionsoperationen und 14 Fadenoperationen. 85× wurde der Eingriff von einem erfahrenen Operateur vorgenommen. 115× von einem in Ausbildung befindlichen Kollegen.

Bei allen Operationen erfolgte der Zugang zum Muskel mit einem Perilimbusschnitt nach Massin und Hudelo (1962). Dabei wird die Bindehaut in 1 mm Abstand limbusparallel eröffnet, über einen Bereich von 1 1/2 bis 2

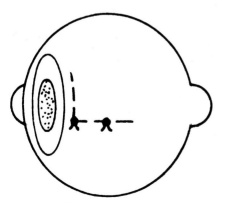

Abb. 1. Perilimbusschnitt mit einem radiären Einschnitt unten. Adaptation der Bindehaut im Schnittbereich mit 2 Fäden (Schäfer, 1976)

Stunden, also etwa von 2 Uhr bis 1/2 4 Uhr. Am jeweils unterer Rand wird ein radiärer Einschnitt von etwa 6–8 mm je nach geplanter Operation vorgenommen (Abb. 1). Bei den Revisionen und bei den Fadenoperationen wurde auch am oberen Rand ein radiärer Einschnitt gelegt. Die Bindehaut und das episklerale Gewebe wird von der Sklera abpräpariert unter Schonung der Blutgefäße. Am Muskelansatz wird je nach Blutung vorsichtig gekautert. Während der Operationen wird die Hornhaut mit physiologischer Kochsalzlösung feucht gehalten. Die Bindehaut wird am Ende des Eingriffes mit 8,0 schwarzer Seide genäht. Bis zum nächsten Morgen war das operierte Auge mit einem Salbenverband verschlossen.

Bei allen Patienten wurde die Hornhaut am 2. und am 5. postoperativen Tag mikroskopisch untersucht und falls Veränderungen gefunden wurden auch am 12. Tag.

Von Dellen sprechen wir, wenn ein limbusnaher, schüsselförmiger Epithel- und Stromadefekt vorhanden ist, der sich mit Fluoreszein anfärben läßt. Fand sich nur ein flaches Infiltrat mit einer Stromatrübung und intaktem Epithel, so bezeichnen wir diese Veränderung als kleines Infiltrat. Diese Infiltrate haben wir als Vorstadien von Dellen aufgefaßt. Wir behandelten die Läsionen mit einem Antibiotikum und einer einfachen Salbe zur Infektionsprophylaxe und als Gleitmittel. Alle Hornhautveränderungen heilten ohne Narben ab.

Bei den 200 fortlaufenden Schieloperationen fanden wir 4× Dellen (Tabelle 1). Bezogen auf die 389 operierten Muskeln ergibt das 1,0%. 34× fanden wir kleine Hornhautinfiltrate, was 8,7% entspricht.

Insgesamt lagen also 38× Hornhautveränderungen vor, was 9,8% Hornhautveränderungen nach Schieloperationen bedeutet. Beim Vergleich mit den Zahlen von Tessler

Tabelle 1

	Tessler u. Urist, 1975	Schäfer u. Brethfeld, 1978	
Operierte Muskeln	168	389	
Untersuchung	makroskop.	mikroskop.	
Versuchsplanung	retrospekt.	prospekt.	
Dellen	11	4	38[a]
%	6,5	1,0	9,8[a]

[a] mit Infiltraten

und Urist muß man berücksichtigen, daß hier makroskopisch erhobene Befunde nachträglich ausgewertet wurden. Einzelne Infiltrate wurden möglicherweise als Dellen mißdeutet und andere dagegen übersehen. – Die 38 Hornhautveränderungen traten 12× temporal und 26× nasal auf. Bei Rücklagerung fanden wir 14× Hornhautveränderungen, bei Resektion 18×, bei den Fadenoperationen 4× und bei den Revisionen 2× Hornhautveränderungen. Diese Befunde waren bei unerfahrenen Operateuren nicht häufiger als bei erfahrenen Operateuren. Hornhautveränderungen fanden sich 16× am 2. postoperativen Tag und 26× am 5. postoperativen Tag. Am 12. postoperativen Tag waren in keinem Falle noch Veränderungen sichtbar.

Wegen der Diskussion über die Genese von Hornhautdellen und Hornhautinfiltraten haben wir einzelne Operationen an den horizontalen Recti hinsichtlich der Hornhautveränderungen weiter aufgeschlüsselt (Tabelle 2). Dabei ergibt sich, daß gerade die Resektion des Rectus internus mit 18,8% [1] eine sehr große Gefahr für die Hornhaut darstellt. Die

Tabelle 2

Muskeln		HH-Befunde	%
M. rectus internus			
Rücklagerung	135	14	10,4
Resektion	32	6	18,8
M. rectus externus			
Rücklagerung	32	–	–
Resektion	145	12	8,3
Faden-Op. Internus	21	4	
Revision Internus	12	2	
Externus	11		

---

[1] Es wird darauf verwiesen, daß für diese Operation kein Hundertsatz erreicht wurde (n = 32).

Internusrücklagerungen zeigen bei 10,4% Hornhautveränderungen und die Externusresektionen bei 8,3%. Hornhautveränderungen traten bei jeder 5. Fadenoperation und bei jeder 6. Revision am Internus auf. – Die bei der Resektion am Rectus internus nach dem Eingriff erzeugte Vorbuckelung und Stauchung der Bindehaut nasal scheint zu bewirken, daß der vom Lidschluß transportierte präkorneale Tränenfilm die Hornhaut limbusnahe nicht befeuchten kann und daß so die Hornhautveränderungen entstehen können. Brückner (1974) hat einen ähnlichen Fall nach einer starken Bindehautblutung beobachtet. Über mehrere ähnliche Fälle berichten auch Baum u. Mitarb. (1968).

Ob damit die Ursache der Dellen in jedem Falle geklärt ist, scheint fraglich. Die Tatsache, daß von zahlreichen Operateuren, die wohl auch verschiedene Operationstechniken anwenden, über Dellen berichtet wird, spricht dafür, daß grundsätzlich eine bestimmte Operationstechnik nicht verantwortlich gemacht werden kann. Neben trophischen Störungen der Hornhaut durch die Bindehautwallbildung und die fehlende Benetzung, können auch Zirkulationsstörungen im Bereich der vorderen Ziliargefäße verantwortlich gemacht werden. Diese Gefäße können entweder direkt während der Operation verletzt werden, durch die Kauterwirkung oder die Fäden oder durch ein postoperatives Ödem zeitweise verschlossen werden. Vielleicht spielt auch der Abstand des Muskelansatzes vom Limbus (Internus ca. 5,5 mm, Externus ca. 7,0 mm) eine Rolle, da Hornhautveränderungen bei Internusoperationen häufiger sind als am Externus.

Die Berichte über Dellen oder Hornhautulzera nehmen mit der fast generellen Einführung der Limbusschnittechnik erheblich zu. Eine genauere postoperative Beobachtung der Hornhaut ist sicher einer der Gründe dafür. Manche Autoren meinen, daß ein Einschnitt direkt am Limbus die Ursache der Dellen sein könnte (Moreno de Mulet, 1964). Deshalb benutzen wir eine Perilimbusschnittechnik mit Einschnitt der Bindehaut in 1 mm Limbusabstand. So bleibt der unmittelbare Übergang zwischen Bindehaut- und Hornhautepithel unverletzt. Tessler und Urist haben eine Limbusschnittechnik mit anderen Bindehautschnitten, intermediär und im Fornixbereich verglichen. Sie sahen bei der Limbusschnittechnik 6,5% Dellen und bei der Nichtlimbusschnittechnik 2,2% Dellen. Dagegen hält Brückner (1974), daß auch in früheren Zeiten, vor der Limbusschnitt-Ära, viele Dellen aufgetreten seien. Von Noorden (1968) sah bei Anwendung des Limbusschnittes nach 600 Operationen weniger Dellen – nämlich nur zwei – als bei anderen Bindehautschnitten. Schließlich berichtete schon Nauheim (1962), daß Dellen nach jedem chirurgischen Eingriff an den äußeren Augenmuskeln auftreten können. Er erwähnt auch, daß Fuchs, lt. Duke-Elder (1938), schon festgestellt hat, daß Dellen nach Muskeloperationen auftreten können.

Zusammenfassend ist zu sagen, daß wir in einer prospektiven Studie bei 200 fortlaufenden Schieloperationen 389 Einzeloperationen mikroskopisch kontrolliert haben. Typische Dellen fanden sich nur in 4 Fällen. Dagegen traten bei 34 Fällen Hornhautinfiltrate, bei denen das Epithel intakt war, auf. Das ergab Hornhautveränderungen bei 9,8% der Operationen. Da mit 18,8% der relativ höchste Anteil von Hornhautveränderungen nach Resektionen am Musculus rectus internus auftrat, liegt die Vermutung nahe, daß neben Durchblutungsstörung im Bereich der versorgenden episkleralen Gefäße die Bindehautwallbildung mit der mangelhaften Benetzung der Hornhautrandpartie die Ursache der Hornhautinfiltrate und der Dellen zu sein scheinen. Besonders gefährdet ist die Hornhaut nach Resektionen des Internus, nach Fadenoperationen und nach Revisionen des Internus. Als Vorsorgemaßnahme empfehlen wir die mikroskopische Untersuchung in den postoperativen Tagen und den Einsatz von hornhautbenetzenden Mitteln. Obwohl alle beobachteten Hornhautveränderungen rasch und ohne Narben abheilten, wie das auch von den meisten Autoren berichtet wird, halten wir beim Auftreten von Dellen oder Hornhautinfiltraten die Anwendung von Antibiotika für erforderlich. Einige Autoren (Baum u. Mitarb., 1968; Aust, 1970; Tessler und Urist, 1975) berichten nämlich über tiefe bakterielle Ulzera mit Vaskularisation und späterer Narbenbildung.

Zusammenfassung

Bei 200 Operationen wegen Begleitschielen wurden 389 einzelne Operationen an den Musculi recti mikroskopisch kontrolliert. Typische Dellen fanden sich nur in 4 Fällen (1,0%). 34× sahen wir Hornhautinfiltrate, ein Vorstadium der Dellen, bei denen das Epithel noch intakt ist. Insgesamt ergaben sich Hornhautveränderungen bei 9,8% der Operationen. Auffällig war der hohe Anteil (18,8%) von Hornhautveränderungen nach Resektionen am Rectus internus. Deshalb liegt die Vermutung nahe, daß neben Durchblutungsstörungen der episkleralen Gefäße die Bindehautwallbildung mit der mangelhaften Benetzung der limbusnahen Hornhaut die Ursache der Hornhautinfiltrate und der Dellen sein könnte. Schließlich werden besonders gefährliche Operationen erwähnt und Vorsorgemaßnahmen empfohlen.

Summary. In 200 cases of concomitant strabismus 389 operations on the rectus muscles have been followed up microscopically. Dellen were found in 4 cases (1.0%). There was an incidence of 34 corneal infiltrates with still intact epithelium, which we accept to be a precursor of dellen. There was an overall frequency of corneal findings of 9.8% in this series of operations. The relative high frequence of corneal disturbances (18.8%) after resection of the interne rectus was striking. The reasons are most probably due to the paralimbal elevations of the conjunctiva that induces a local break in the precorneal tear film and disturbances of the episcleral blood vessels. Finally the high risk procedures in this respect are discussed and clinical implications for preventions are outlined.

Literatur

Aust, W.: Der operative Eingriff in der Schielbehandlung. Ber. Dtsch. Ophthalmol. Ges. **70**, 511 (1970). – Baum, J.L., Mishima, S., Boruchoff, S.A.: On the nature of dellen. Arch. Ophthalmol. **79**, 657–662 (1968). – Brückner, R.: Über das Randulkus der Kornea nach der Myektomie eines Horizontalmotors. Klin. Monatsbl. Augenheilkd. **165**, 318–319 (1974). – Duke-Elder, W.St.: Textbook of Ophthalmology, Vol. II, p. 2004, London: Kimpton 1946. – Hartmann, E.: Incidents au niveau du segment antérieur au cours des opérations sur les muscles oculaires. Bull. Soc. Ophthalmol. Fr. 314–318 (1957). – Massin, M., Hudelo, J.: L'incision de la conjonctive au limbe dans les opérations pour strabisme et pour décollement de rétine. Ann. Oculist. (Paris) **195**, 995–1003 (1962). – Moreno de Mulet, E.I.: Limbic incision in strabismus surgery. J. Pediatr. Ophthalmol. **1**, 25–26 (1964). – Nauheim, J.S.: Marginal keratitis and corneal ulceration after surgery on the extraocular muscles. Arch. Ophthalmol. **67**, 708–711 (1962). – Noorden, G.K., von: The limbal approach to surgery of the rectus muscles.

Arch. Ophthalmol. **80**, 94–97 (1968). – Schäfer, W.D.: Strabismus in der Praxis, S. 100–101. Berlin, Heidelberg, New York: Springer 1976. – Tessler, H.H., Urist, M.J.: Corneal dellen in the limbal approach to rectus muscle surgery. Br. J. Ophthalmol. **59**, 377–379 (1975). – Vancea, P., Vaighel, V., Vancea, P.P.: L'ulcère trophyque de la cornée consécutif aux opérations sur les muscles oculaires. Ann. Oculist (Paris) **193**, 28–34 (1960)

Aussprache

Frau Schmidt (Berlin) zu Herrn Schäfer:
Warum immer gleich Antibiotika? Mit Methylzellulose (Okulose, Methocel) haben wir gute Erfahrungen. Vor einigen Wochen sahen wir einen Fall einer Re-Operation und Internusresektion. Das Kind bekam Schnupfen und rieb. Es entstand ein Randulcus, das sehr tief ging, unter Gefäßeinsprossung jedoch abheilte.

Herr Friedburg (Düsseldorf) zu Herrn Schäfer:
Wenn Sie als Ursache der Dellen eine Hornhaut-Austrocknung bei mangelnder Benetzung der Hornhaut annehmen, – dies ist ja die überwiegende Erklärung – brauchen Sie keine Antibiotika. Vielmehr ist doch zu fragen, ob die Operationstechnik nicht doch einen Einfluß hat. Zwei radiäre Schnitte erlauben wohl eine bessere und exaktere Adaptation der Bindehaut. Vielleicht stört auch die am Limbus verbliebene Bindehaut, die sich verwerfen kann, da sie nicht fixiert ist.

Herr Haase (Hamburg) zu Herrn Schäfer:
Hornhautdellen sind immer auf den Zustand der Bindehaut und auf die Qualität des Lidschlusses zurückzuführen. In unserem Material von 10 Jahren sind 5% Hornhautdellen aufgetreten, wobei jeder Patient an der Spaltlampe angesehen wurde. Der Prozentsatz hat sich im Laufe der Jahre nicht geändert. Bei Operationen am Internus (besonders bei Resektionen) soll man die Retinacula zur nasalen Orbitawand gut an den Muskel annähen, damit diese nicht wie eine Wurst nach vorne gedrängt werden.

Herr Schroeder (Eitorf) zu Herrn Schäfer:
Ich selbst habe einmal nach 100 Augenmuskeloperationen auf Dellen am Hornhautrand geachtet. Dabei habe ich festgestellt, daß es nur über den resezierten Muskeln zur Dellenbildung kam. Die Häufigkeit der Dellen nach Rectus internus-Resektionen erklärt sich wohl aus dem Überwiegen der Konvergenz-Operationen im Vergleich zu Divergenz-Operationen.

Herr Kaufmann (Gießen) zu Herrn Schäfer:
Was passiert mit den Dellen, wenn man über-

haupt nicht behandelt? Wurde einmal die Behandlung mit und ohne Antibiotika verglichen? Gibt es „gefährliche Dellen" mit ungewisser Prognose?

Herr Welge-Lüßen (Marburg) zu Herrn Schäfer:
Im angelsächsischen Schrifttum wird über dry spots berichtet, die nach experimenteller subkonjunktivaler Implantation von Kunststoff auftreten, so daß die Bindehaut vorgewölbt wurde und der Tränenfilm abriß. Aus diesem Grunde achten wir darauf, daß die Konjunktiva nie die Kornea überragt. Die Gabe von Antibiotika sollte bei dry spots genau überlegt werden.

Herr Schäfer (Würzburg), Schlußwort:
Ich danke allen Diskussionsrednern für ihren Beitrag.

Zu Frau Schmidt:
Wegen der Anwendung von Antibiotika bin ich falsch verstanden worden. Wir benutzen Antibiotika nur, wenn eine Delle eingetreten ist. Davor nicht. Ich würde mich auch scheuen bei einer Delle mit großem Substanzdefekt kein Antibiotikum anzuwenden.

Zu Herrn Friedburg:
In allen vier Fällen waren die Dellen über den ganzen Schnittbereich ausgedehnt. Deshalb glaube ich nicht, daß sie durch Anwendung eines radiären Einschnittes verursacht wurden.

Zu Herrn Haase:
Ich kann Ihre Meinung nur bestätigen. Ihr Prozentsatz von 5% liegt auch etwa in dem von uns gefundenen Bereich.

Zu Herrn Schroeder:
Bei etwa gleich viel Operationen hatten wir 8,3% Hornhautveränderungen bei den Externus-Resektionen und 10,4% bei den Internus-Rücklagerungen. Die Ursache könnte darin liegen, daß doch das Durchtrennen der Ziliargefäße einen wesentlichen Einfluß hat. Außerdem ist der Limbusabstand des Muskelansatzes beim Rectus externus größer.

Zu Herrn Kaufmann:
In der Literatur sind einige Berichte über „gefährliche Dellen" zu finden, unter anderem hat Aust 1970 vor dieser Gesellschaft über so einen Fall berichtet. Allerdings ist es richtig, daß die Mehrzahl der Fälle harmlos ist.

Zu Herrn Welge-Lüßen:
Nach Implantation von Kunststoffen unter die Bindehaut kann es natürlich auch zu einer Wall-Bildung kommen, wie etwa nach einer großen Bindehautblutung.

Ber. Dtsch. Ophthalmol. Ges. 76, 697–700 (1979)
Ionisierende Strahlen in der Ophthalmologie
Redigiert von W. Jaeger, Heidelberg
© J. F. Bergmann Verlag 1979

Nystagmusoperation bei wechselnder Kopfzwangshaltung?

E. Mehdorn (Univ.-Augenklinik Freiburg)

Bei der von Kestenbaum angegebenen operativen Korrektur einer nystagmusbedingten Kopfzwangshaltung (KZH) wird die exzentrisch gelegene ruhige Zone des Nystagmus in die Primärposition verlagert. Patienten mit wechselnder KZH sind in der Regel für eine Kestenbaum-Operation nicht geeignet. Auf jeden Fall kontraindiziert ist diese Operation bei periodisch alternierendem Nystagmus. In diesen Fällen wandert die ruhige Zone periodisch von einer Seite zur anderen, begleitet von einem langsamen Hin- und- Herwenden des Kopfes. Bei fixiertem Kopf wird ein Nystagmus sichtbar, dessen Schlagrichtung periodisch wechselt (Abb. 1).

Im Folgenden soll über fünf Patienten mit kongenitalem Nystagmus berichtet werden, die uns überwiesen worden waren, um die Indikation für eine Kestenbaum-Operation abzuklären. Alle fünf besaßen jedoch einen Nystagmus alternans mit wechselnder KZH. Die eingehende Untersuchung erbrachte ferner, daß wir es mit Übergangsformen zwischen dem in Abb. 1 gezeigten streng periodisch alternierenden Nystagmus mit einer typischen Periodendauer von 200 sec und dem häufigen einseitigen Nystagmus zu tun hatten, dessen ruhige Zone stets in der gleichen Richtung liegt. Nur bei dem letzten dieser Übergangsfälle haben wir mit einer

Kestenbaum-Operation helfen können, denn es handelte sich um einen spontan alternierenden Nystagmus mit sehr ausgeprägter Bevorzugung einer Schlagrichtung.

Abb. 2 zeigt eine etwa 20 min dauernde fortlaufende Registrierung unseres ersten Patienten. Man erkennt, daß es sich auch hier um einen periodisch alternierenden Nystagmus handelt. Im Gegensatz zu dem in Abb. 1 gezeigten typischen Fall sind die Phasen des Rechts- und Links-Nystagmus sehr verschieden lang: Die Linksphase mit entsprechender Kopfdrehung nach links dauert etwa 100 sec, während die Rechtsphase mit entsprechender Kopfdrehung nach rechts zwischen 300 und 500 sec beträgt. Auch bei unserem zweiten Patienten dauerte die Linksphase knapp 100 sec und die Rechtsphase 500 sec; dabei war die Phasendauer erstaunlich konstant. Ungewöhnlich bei beiden Fällen ist die lange Dauer *einer* Phase. Bei kurzer Beobachtungszeit kann der Untersucher leicht übersehen, daß es sich hier um eine wechselnde KZH handelt.

Eine weitere Eigentümlichkeit, die bei den bislang beschriebenen Fällen von periodisch alternierendem Nystagmus nicht erwähnt worden ist, bestand darin, daß durch 10–20 sec anhaltende Blickwendung entgegen der Schlagrichtung des Nystagmus eine Schlag-

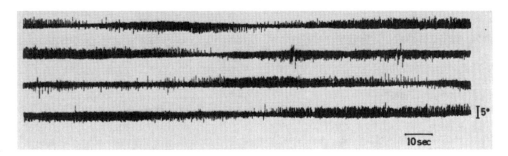

Abb. 1. Periodisch alternierender Nystagmus: Typischer Fall mit Perioden um 200 sec und sinusförmigem Crescendo-Decrescendo der Amplituden. AC-Verstärkung, t = 0,01 sec (LH-210641)

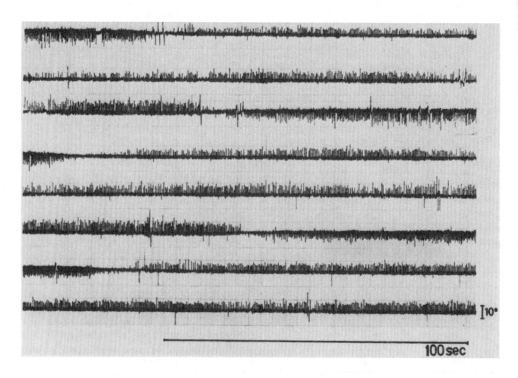

Abb. 2. Periodisch alternierender Nystagmus (Übergangsform): Starkes Überwiegen einer Phase–Rechtsnystagmusphase fünfmal länger als Linksnystagmusphase. Periodendauer mit ca. 600 sec ungewöhnlich lang. AC-Verstärkung, t = 0,01 sec (Fall 1, BA-261060)

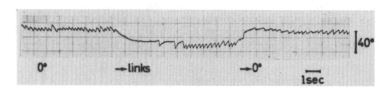

Abb. 3. Blickinduzierte Schlagrichtungsumkehr bei kongenitalem Nystagmus alternans: Nach 10 sec anhaltendem Blick in Richtung der langsamen Phase des Spontannystagmus hat sich ein regelmäßiger Linksnystagmus ausgebildet, der auch nach Rückkehr der Augen in das mittlere Blickfeld bestehen bleibt. DC-Verstärkung. (Fall 1, BA-261060)

richtungsumkehr erreicht werden konnte, die dann auch bei Rückkehr in die Primärposition bestehen blieb (Abb. 3). Durch mehrmaliges Wiederholen konnte man sich davon überzeugen, daß es sich hierbei nicht um das zufällige Zusammentreffen einer spontanen Schlagrichtungsumkehr mit der Blickwendung, sondern um eine blickinduzierte Nystagmusumkehr handelte.

Bei zwei weiteren Fällen konnte trotz sehr langer Beobachtung keine Periodik der spontanen Schlagrichtungsumkehr festgestellt werden. Wie bei den ersten Fällen gelang es durch länger anhaltende oder kurze, wiederholte Seitwärtsblicke einen Schlagrichtungs-

wechsel und damit eine Verlagerung der ruhigen Zone hervorzurufen.

Der fünfte Patient besaß ebenfalls einen kongenitalen Nystagmus alternans mit unregelmäßig wechselnder Schlagrichtung und KZH. Im Unterschied zu den anderen Fällen überwog jedoch eine Phase – in seinem Fall die Rechtsnystagmusphase – die andere bei weitem. Eine blickinduzierte Schlagrichtungsumkehr war beliebig oft möglich, nur kippte der einmal provozierte Linksnystagmus schon nach 6 sec, bei länger anhaltendem Seitwärtsblick etwas später, wieder in den bevorzugten Rechtsnystagmus um. Auch bei spontan auftretendem Wechsel

Abb. 4. Rebound-Nystagmus
(SI-230435)

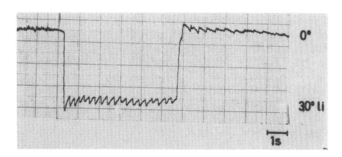

hielt der Linksnystagmus meist nur 6 sec an und ging dann gleich wieder in einen Rechtsnystagmus über. Entsprechend wurde der Kopf auch fast immer nach rechts gedreht. Nur in diesem einen Fall schien uns daher eine Kestenbaum-Operation trotz der wechselnden KZH indiziert. Das Ergebnis war günstig. Der Junge war vor mehr als fünf Jahren von Herrn Kommerell operiert worden. Wir sahen den Patienten kürzlich wieder. Meist hält er den Kopf fast gerade und wendet ihn nur gelegentlich für wenige Sekunden nach links.

Patienten mit wechselnder KZH und blickinduzierter Schlagrichtungsumkehr des Nystagmus sind wahrscheinlich nicht so selten, wie man nach dem Literaturstudium vermuten könnte. Der einzige uns bekannte Fall von Nystagmus alternans mit blickinduzierter Schlagrichtungsumkehr wurde 1956 von den Otologen Duensing und Pfander beschrieben.

Den Nystagmus alternans mit Schlagrichtungsumkehr bei Blick in Richtung der langsamen Phase darf man nicht verwechseln mit dem von Frenzel (1955) so genannten „Kontrastnystagmus", der in der anglo-amerikanischen Literatur als „Rebound-Nystagmus" bekannt ist und als Zeichen einer Kleinhirnläsion gewertet wird (Hood et al., 1973; Zee et al., 1976). Es handelt sich dabei um einen blickparetischen Nystagmus, der bei anhaltendem Seitwärtsblick abklingt und bei Rückkehr der Augen in das mittlere Blickfeld durch einen Nystagmus abgelöst wird, dessen Schlagrichtung der des blickparetischen entgegengerichtet ist. Auch dieser „Kontrastnystagmus" klingt nach einigen Sekunden wieder ab (Abb. 4).

Die hier vorgestellten Fälle zeigen, wie notwendig es ist, sich bei Patienten mit Nystagmus genügend Zeit für eine langdauernde und wiederholte Beobachtung zu nehmen. Nur so kann man sicher sein, daß nicht ein Patient mit unregelmäßiger oder gar periodisch alternierender KZH versehentlich einer Kestenbaum-Operation unterzogen wird. Nur nach eingehender Analyse des Nystagmusverhaltens, möglichst in Verbindung mit einer elektrischen Registrierung, kann man sich – wie bei unserem fünften Patienten – ausnahmsweise für eine Kestenbaum-Operation entscheiden, wenn ganz überwiegend eine bestimmte KZH eingenommen wird. In den Fällen mit häufig wechselnder KZH ist zu überlegen, ob eine Fadenoperation sinnvoll ist. Durch persönliche Mitteilungen von Haase (1977) und Crone (1978) erfuhren wir, daß es durch Fadenoperationen gelungen war, die Amplitude der periodisch alternierenden Kopfwendungen einzuschränken.

Zusammenfassung

Fünf Patienten mit kongenitalem Nystagmus und wechselnder Kopfzwangshaltung wurden unter dem Verdacht eines periodisch alternierenden Nystagmus untersucht. Bei zwei Patienten fand sich jedoch ein periodisch alternierender Nystagmus von ungewöhnlich langer Periodendauer und starkem Überwiegen einer Schlagrichtung. Bei drei weiteren Patienten wechselte die Schlagrichtung in unregelmäßigen Abständen. Bei allen fünf Patienten konnte ein Schlagrichtungswechsel durch 10–20 sec anhaltende Blickwendung zur Seite der langsamen Nystagmusphase provoziert werden. Eine Kestenbaum-Operation ist in diesen Fällen nur indiziert, wenn ganz überwiegend eine bestimmte Kopfzwangshaltung eingenommen wird.

Literatur

Crone, R. A., Rademakers, W. J. A. C.: A case of periodic alternating terticollis, treated by retroequatorial myopexy. Pers. Mitteilung (1978) – Duensing, F., Pfander, F.: Reizwiderstandsfähiger (dominanter) und reizabhängiger Nystagmus alternans nach Hirntrauma. Arch. Otorhinolaryngol. (Berlin) **168**, 349–370 (1956) – Frenzel, H.: Spontan- und Provokations-Nystagmus als Krankheitssymptom, S. 35. Berlin, Göttingen, Heidelberg: Springer 1955 – Haase, W.: Pers. Mitteilung (1977) – Hood, J. D., Kayan, A., Leech, J.: Reboundnystagmus. Brain **96**, 507–526 (1973) – Zee, D. S., Yee, R. D., Cogan, D. G., Robinson, D. A., Engel, W. K.: Ocular motor abnormatilies in hereditary cerebellar ataxia. Brain **99**, 207–234 (1976)

Aussprache

Herr Piper (Lübeck) zu Herrn Mehdorn:

Auf der 64. Zusammenkunft der DOG in Heidelberg 1961 wurde von mir ein ähnlicher Fall vorgestellt. Die Patienten wenden den Kopf, wenn genau gesehen werden soll, aber nicht immer in die extreme Entlastungsstellung, sondern können auch in Mittellage lesen, die ja auch im Verlaufe der Nystagmusumkehr zeitweilig mit der ambiversen Zone übereinstimmt. Die Nystagmusphase wird dann durch Kopfwackeln abgefangen.

Herr Mühlendyck (Gießen) zu Herrn Mehdorn:

Bei Nystagmus-Patienten mit wechselnder Kopfzwangshaltung haben auch wir mit gutem Erfolg die Faden-Operation angewandt. In einigen Fällen mit guter Binokular-Funktion und Ruhigerwerden des Nystagmus in der Nähe lassen sich aber auch mit gutem Erfolg Prismen Basis außen beidseitig anwenden. Sind dabei zu hohe Prismen-Dioptrien erforderlich, empfiehlt sich eine entsprechende operative Verlagerung der Augen nach außen.

Herr Mehdorn (Freiburg), Schlußwort, zu Herrn Piper:

Die Phänomene der blickinduzierten Schlagrichtungsumkehr haben wir unter den künstlichen Versuchsbedingungen der Elektronystagmographie beobachtet. Der Patient hatte den Kopf gerade und mußte einen ebenfalls gerade vor ihm gelegenen Punkt ansehen.

Zu Herrn Mühlendyck:

Wir hatten aufgrund der Elektronystagmographie nicht den Eindruck, daß durch Prismen Basis außen eine hinreichend wirksame „Blockierung" des periodisch oder nicht-periodisch alternierenden Nystagmus erreicht werden konnte.

Ber. Dtsch. Ophthalmol. Ges. 76, 701–704 (1979)
Ionisierende Strahlen in der Ophthalmologie
Redigiert von W. Jaeger, Heidelberg
© J. F. Bergmann Verlag 1979

Plastische und dynamische Veränderungen des sakkadischen Systems bei Augenmuskelparesen

D. Schmidt, L.F. Dell'Osso, L.A. Abel und R.B. Daroff (Freiburg i. Br.; Miami, Fla, USA)

Bei Fixation mit dem paretischen Auge paßt das Zentralnervensystem den Bewegungsentwurf einer sakkadischen Augenbewegung der veränderten peripheren Situation an. So zeigten Kommerell und Mitarb. (1976), daß adaptive Veränderungen des sakkadischen Systems nach 3tägiger Okklusion des paretischen aber visuell besseren Auges auftraten. Über die Plastizität des sakkadischen Systems berichteten außerdem Optican u. Robinson (1977). Sie zeigten an Affen, daß ein paretischer Augenmuskel eine Zunahme der Verstärkung (Gain) aufwies, wenn Sakkaden ausgeführt wurden. Verstärkung (Gain) einer Sakkade bedeutet: das Verhältnis von ausgeführter Amplitudenhöhe zur erforderlichen Amplitude einer Sakkade.

Unsere Untersuchungen dokumentieren erstmals den Zeitverlauf der Plastizität des sakkadischen Systems beim Menschen.

Es wird der Verlauf der Adaptation der Sakkaden eines 58jährigen Patienten mit einer ischämisch bedingten rechtsseitigen partiellen Okulomotoriusparese in Abhängigkeit von der Okklusion eines Auges gezeigt. Als die Untersuchungen begonnen wurden, betrug die maximale Amplitude bei Adduktion des paretischen rechten Auges 17°. Die zwischen 0° und 10° Seitwärtsblick ausgeführten Sakkaden wurden infrarotokulographisch abgeleitet. Nach der ersten Ableitung wurde das gesunde linke Auge okkludiert. Die Augenbewegungen wurden täglich registriert. Am 6. Tag wechselten wir die Okklusion, so daß der Patient nun wieder mit dem gesunden Auge fixierte.

Beispiele der infrarot-okulographischen Ableitungen an den Tagen 0, 5 und 7 sind in Abb. 1 dargestellt. Alle drei Ableitungen erfolgten bei Fixation des paretischen rech-

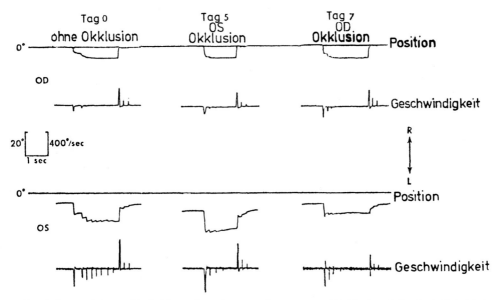

Abb. 1. Infrarot-okulographische Darstellung der Augenbewegungen (Position) und Geschwindigkeit beider Augen an den Tagen 0, 5 und 7 unter Okklusionsbedingungen

ten Auges, gleichzeitig wurden die Sakkaden des frei beweglichen linken abgedeckten Auges aufgezeichnet. Die Sakkaden erfolgten nach links, also in Richtung der Parese und anschließend zurück zur Primärposition. Am Tag 0 ist eine hypometrische Sakkade zu erkennen, die sich bis zum 5. Tag so verändert, daß eine nahezu orthometrische Sakkade ausgeführt wird. Danach wurde wieder das paretische Auge okkludiert. Am 7. Tag trat die Hypometrie erneut in Erscheinung. Das frei bewegliche linke Auge zeigt initial eine überschießende Bewegung, gefolgt von einer langsamen Drift nach rechts. Auffällig sind monokulare Nystagmusrucke, die sich dann anschließen.

In Abb. 2 sind die Veränderungen der Verstärkung (Gain) – sowie deren Standardabweichung – der Sakkaden dargestellt. Die in der Abbildung gezeigten Punkte wurden aus 50 Sakkaden gemittelt. Die Verstärkung (Gain) des paretischen Auges zeigte eine deutliche Zunahme am ersten Tag von 0,4 bis auf 0,7, gefolgt von einer langsamen Zunahme bis zu einem Plateau bei 0,8 am 4. Tag. Die beste Annäherung einer exponentiellen Kurve für die gefundenen Punkte wurde in der Abbildung eingezeichnet. Die Gleichung dafür lautet: $G = 0,79 (1 - 0,59\ e^{-t/0,85}) (r^2 = 0,84)$. Nach dem Wechsel der Okklusion am

6. Tag konnte sich der Patient wieder an sein frei bewegliches Auge anpassen und die Sakkaden mit dem paretischen Auge wurden wieder zu kurz. Die Verstärkung (Gain) des normalen linken Auges nahm während der Okklusion dieses Auges ebenfalls zu. Nach dem Wechsel der Okklusion verminderte sich die Verstärkung (Gain) des linken Auges. Die beste Annäherung einer exponentiellen Kurve, die zur Verminderung der Verstärkung (Gain) paßte, wurde ebenfalls in die Abbildung eingezeichnet. Die Gleichung hierfür lautet: $G = 1 + 0,28\ e^{-t/1,54}\ (r^2 = 0,89)$. An den Tagen 8, 9 und 10 liegen die gemittelten Werte der Verstärkung höher als erwartet, da eine spontane Rückbildung der Parese eingetreten war.

Die Zeitkonstanten 0,85 für die Zunahme der Verstärkung (Gain) des paretischen Auges und 1,54 für die Verminderung der Verstärkung (Gain) des nichtparetischen Auges lagen innerhalb des Bereiches, der bei Tieruntersuchungen der sakkadischen Plastizität (Optican und Robinson, 1977) und bei den Untersuchungen über die Plastizität des vestibulo-okularen Reflexes beim Menschen (Gonshor u. Melvill Jones, 1976) gefunden wurde.

Im Gegensatz zur Änderung der Amplitudenhöhe wurde die Geschwindigkeit der

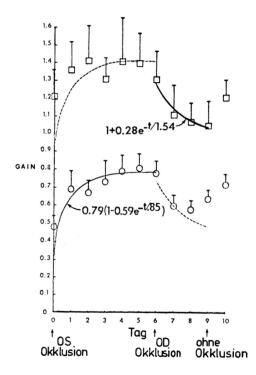

Abb. 2. Mittelwerte und Standardabweichungen der sakkadischen Verstärkung (Gain) des paretischen rechten Auges (○) und des nichtparetischen linken Auges (□) bei linksgerichteten Sakkaden (in Richtung der Parese) unter monokularen Bedingungen

Abb. 3. Infrarot-okulographische Darstellung der Augenbewegungen (Position) und deren Geschwindigkeit bei Blick von Primärposition um 10° nach rechts. Es besteht eine deutliche hypometrische Sakkade. Nach anhaltendem Rechtsblick bleibt die Hypometrie bestehen. Hingegen wird eine Hypermetrie nach 3 Minuten lang anhaltendem Linksblick festgestellt. Es kommt zu keiner Zunahme der Geschwindigkeit

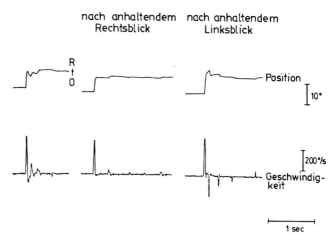

Sakkaden durch die Okklusion nicht beeinflußt.

Zusammenfassend beobachteten wir, daß das zentralnervöse okulomotorische System nach Okklusion des gesunden Auges fähig war, die Parese zu kompensieren. Die Anpassung wirkte *selektiv* auf die Verstärkung (Gain), nicht jedoch auf die Sakkadengeschwindigkeit.

Dynamische Veränderungen der Sakkaden ließen sich bei myasthenischen Augenmuskelparesen nachweisen. In Abb. 3 wird dargestellt, wie aus einer hypometrischen Sakkade nach anhaltendem Linksblick eine Hypermetrie entsteht. Nach 3 Minuten lang anhaltendem Seitwärtsblick trat bei 7 von 10 Patienten eine Hypermetrie der Sakkaden bei gleichbleibender oder sogar verminderter Geschwindigkeit auf.

Bei manchen myasthenischen Patienten fand sich die Parese nur an einem Muskel. Ließ man den Blick in der Gegenrichtung längere Zeit halten, so konnte sich der paretische Muskel erholen. Das zentralnervöse Programm, welches noch auf die Lähmung eingestellt war, führte dann zu große, also hypermetrische Blickbewegungen aus, wenn der myasthenische Muskel sich erholt hatte. Auf derartige dynamische Veränderungen der Sakkaden wiesen wir (Schmidt, 1977) hin.

Hypermetrische Sakkaden nach Seitwärtsblick entstehen dadurch, daß ein Mißverhältnis zwischen Regler (zentraler Schaltapparat der Okulomotorik) und den Stellgliedern (Augenmuskeln) vorliegt. Bei Paresen erhalten die Stellglieder eine verstärkte Innervation vom Regler, um die Paresen zu überwinden. Werden myasthenische Paresen durch Ruhigstellung der betroffenen Muskel-

fasern bei Seitwärtsblick verringert, so hat sich der Regler noch nicht auf die neue periphere Situation umgestellt, d. h. die verstärkte Innervation des Reglers äußert sich als hypermetrische Augenbewegung.

Zusammenfassend ist festzustellen, daß adaptive Mechanismen bei myasthenischen Augenmuskelparesen vor allem die Amplitudenhöhe betreffen, in ähnlicher Weise wie bei einer neurogenen Parese, während die Sakkadengeschwindigkeit im allgemeinen nicht ansteigt.

Literatur

Gonshor, A., Mellvill Jones, G.: Extreme vestibulo-ocular adaptation induced by prolonged optical reversal of vision. J. Physiol. (London) **256**, 381–414, (1976). – Kommerell, G., Olivier, D., Theopold, M.: Adaptive programming of phasic and tonic components in saccadic eye movements. Investigations in patients with abducens palsy. Invest. Ophthalmol. **15**, 657–660, (1976). – Optican, L. M., Robinson, D. A.: Plastic adaptations of saccadic dysmetriea. In: Abstracts. Society for Neuroscience, Bethesda, MD. Vol 3, 157 (1977). – Schmidt, D.: Saccadic eye movements in myasthenic ocular muscle pareses. In: Neuro-Ophthalmology. Glaser, J.S. (ed.), Vol. 9, pp. 177–189. St. Louis: Mosby, 1977

Aussprache

Herr de Decker (Kiel) zu Herrn Schmidt:

Hat die Beurteilung einer Parese in der Form der Sakkade eine klinische Zukunft? Sie wird in Amerika zur Vermeidung der Elektromyographie schon viel herangezogen.

Herr Schmidt (Freiburg), Schlußwort zu Herrn de Decker:

Die Beurteilung des Ablaufes einer Sakkade ist ebenso wichtig wie die Untersuchung des statischen Endzustandes von Paresen im Doppelbildschema. Aufschlußreich ist die Untersuchung der Sakkaden nicht nur bei der Myasthenie (nach anhaltendem Seitwärtsblick bzw. nach Gabe von Tensilon), sondern auch bei der internukleären Ophthalmoplegie sowie bei der Unterscheidung einer doppelseitigen Abduzensparese von einer Abduktionsbehinderung infolge Strabismus convergens oder bei der Abgrenzung einer Muskeldystrophie von einer Hirnstammläsion mit Blicklähmung.

Bei unklaren Augenmuskelparesen ist es sinnvoll, sakkadische Augenbewegungen nystagmographisch zu registrieren. Alleine die Form einer Sakkade führt jedoch noch nicht zu einer Diagnose. So sind zusätzliche Tests wie beispielsweise Ermüdungs- und Tensilontest erforderlich, um eine Myasthenie nachzuweisen.

Ber. Dtsch. Ophthalmol. Ges. 76, 705-710 (1979)
Ionisierende Strahlen in der Ophthalmologie
Redigiert von W. Jaeger, Heidelberg
© J. F. Bergmann Verlag 1979

Konkomitanz nach Augenmuskellähmungen kann durch Fehlregeneration erklärt werden

G. Kommerell (Univ.-Augenklinik Freiburg i. Br.)

Viele Autoren haben berichtet, daß paretisches Schielen allmählich in Begleitschielen übergehen kann (Albrecht v. Graefe, 1867; Alfred Graefe, 1903; Bielschowsky, 1907; Cords, 1930; Duane, 1934; Bielschowsky, 1939; Malbran u. Norbis, 1956; Lyle u. Cross, 1957; Weekers u. Daenen, 1957; Sachsenweger, 1965; Bagolini, 1969; R. u. S. Hugonnier, 1970; Duke-Elder u. Scott, 1971; Crone, 1973; Burian u. v. Noorden, 1974). Ich will versuchen, eine Erklärung für diese Form der Defektheilung zu geben.

In Abb. 1 ist die Entwicklung einer sekundären Konkomitanz am Beispiel einer linksseitigen Abduzensparese schematisch wiedergegeben. Zunächst sehen wir bei der frischen Lähmung eine inkomitante Esotropie: Lassen wir das gesunde rechte Auge 3 gleichgroße Blickbewegungen ausführen, so stellen wir fest, daß die entsprechenden Bewegungen des linken Auges von Mal zu Mal kleiner werden. Ein Jahr später hat sich das Bild gewandelt: Der Schielwinkel nimmt bei Linksblick nicht mehr zu, und die 3 Blickbewegungen sind jetzt an beiden Augen gleich groß. Vergleicht man den alten mit dem neuen Zustand, so zeigt sich der größte Amplitudenzuwachs bei der 3. Blickbewegung. Wir können

daher auf einen besonders guten Heilvorgang im Aktionsfeld des paretischen Muskels schließen.

Was hat sich inzwischen abgespielt? Nach meinem Erklärungsvorschlag sind die für starke Blickauslenkung zuständigen Nervenfasern besser regeneriert als die schon im mittleren Blickfeld aktiven Neurone. Dies will ich noch etwas genauer erklären, indem ich beschreibe, wie im normalen Nervus abducens die Neurone bei Blickwendung nach und nach rekrutiert werden (s. a. Übersicht bei Robinson, 1978): Es gibt Fasern, die schon bei geringer Muskelspannung feuern; man spricht von den „niederschwelligen". Weitere Fasern kommen hinzu, wenn eine stärkere Kontraktion verlangt wird; und schließlich werden auch die „hochschwelligen" Neurone aktiv, welche erst für die maximale Kraftentwicklung bei extremer Blickwendung gebraucht werden. Ich meine nun, daß die erst bei hoher Anforderung arbeitenden Neurone bei der Regeneration einen größeren Anteil von Muskelzellen erobern können als ihnen eigentlich zustünde. Anders ausgedrückt: Bei sekundärer Konkomitanz haben die hochschwelligen Motoneurone den Wettlauf der Re-Innervation ge-

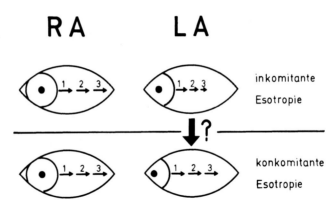

R A   **L A**

inkomitante Esotropie

konkomitante Esotropie

Abb. 1. Entwicklung einer sekundären Konkomitanz bei Abduzensparese links: Die Esotropie bei Rechtsblick nimmt zu, und die drei Bewegungsschritte werden am linken Auge gleich groß wie am rechten

wonnen und sind in unverhältnismäßig viele Muskelzellen ausgesproßt, bevor die niederschwelligen Motoneurone zur Stelle waren.

Dieses Ergebnis kann theoretisch auf zweierlei Weise entstehen: Erstens könnten die niederschwelligen Neurone samt ihren Muskelfasern zugrunde gehen, und nur die hochschwelligen Neurone fänden die ihnen ursprünglich zugeordneten Muskelfasern wieder. Diese Möglichkeit ist unwahrscheinlich, da man kaum einen selektiven Untergang niederschwelliger Neurone zusammen mit ihren Muskelfasern annehmen kann. Wahrscheinlicher ist die zweite Möglichkeit: Dabei wären sowohl einige nieder- als auch hochschwellige Neurone mit ihren Muskelfasern ganz ausgefallen; von den übrigen, noch regenerationsfähigen Neuronen würden die hochschwelligen einen prozentual größeren Anteil von Muskelfasern re-innervieren, als es dem normalen Verhältnis entspräche. Dies könnte durch starke intramuskuläre Verzweigung relativ weniger hochschwelliger Neurone geschehen, die dann, dem Zufall folgend, nicht nur hochschwellige sondern auch ursprünglich niederschwellige Muskelfasern fehl-innervieren. Vermutlich kommt es dabei zu einem biochemischen Umbau der Muskelfasern, in ähnlicher Weise, wie dies von Buller et al. (1969) an der Katze nach Überkreuz-Innervation von Skelettmuskeln verschiedenen Typs (fast-twitch und slow-twitch) gezeigt wurde.

Wie kann man nun diese Hypothese wahrscheinlich machen? Uns Ophthalmologen ist von den Okulomotoriusparesen her geläufig, daß regenerierende Nervenfasern keineswegs immer ihre zugehörigen Muskelzellen wiederfinden, ja, die Nervenfasern können sogar in einen falschen Muskel auswachsen. Abb. 2 zeigt ein entsprechendes Beispiel: Wir untersuchten bei Fixation des frei beweglichen rechten Auges in 10°-Schritten die allmähliche Innervationszunahme des paretischen Rectus medialis und des Levator palpebrae. Bei den ersten Schritten rührt sich das Lid noch nicht; erst bei maximaler Adduktionsforderung und Anspringen der hochschwelligen Motoneurone wird das Lid plötzlich gehoben. Offenbar sind die Fasern, welche eigentlich dem Rectus medialis zugehörten, fälschlich in den Levator palpebrae ausgesproßt. Welcher Typ von Fasern ist es, der hier fehlregeneriert ist? Es handelt sich offensichtlich um jene Fasern, welche für starke Blickauslenkung zuständig sind. Dieser Fall zeigt also in der Tat, daß hochschwellige Motoneurone bei der Regeneration erfolgreicher sein können als niederschwellige.

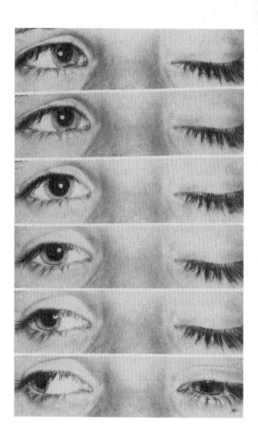

Abb. 2. Fehlregeneration nach traumatischer Okulomotoriusparese links. Neurone, welche eigentlich dem Rectus medialis zugehörten und erst bei extremer Adduktionsforderung aktiv werden, sind in den Levator palpebrae ausgesproßt. (W., T., geb. 1.11.66)

Nach schweren Läsionen des N. oculomotorius (wie übrigens auch des N. facialis) sind Zeichen einer Fehlregeneration mit so großer Regelmäßigkeit zu finden, daß es mir naheliegend erscheint, auch am N. abducens entsprechende Fehlregenerationen anzunehmen, die sich bei diesem Nerven innerhalb eines einzigen Muskels abspielen. Verfolgt man dieses Konzept, so lassen sich unterschiedliche Heilverläufe bei ursprünglich gleich schweren Abduzensparalysen zwanglos erklären.

Ich behaupte nicht, daß die hochschwelligen Motoneurone in allen Fällen am erfolgreichsten regenerierten; sekundäre Konkomitanzen entwickeln sich ja auch keineswegs zwangsläufig sondern eher selten (Bielschowsky, 1907, S. 100). Häufiger heilen die Abduzensparesen völlig aus (v. a. die „vaskulären"), oder es bleibt eine Inkomitanz zurück. In manchen Fällen erholt sich die Abduktion nur sehr mangelhaft, während es im mittleren Blickfeld zum Ausgleich des Schielwinkels kommt; in anderen Fällen bessert sich die Esotropie in allen Blickrichtungen um einen bestimmten Prozentsatz. Bielschowsky (1907, S. 87) vermutete als Ursache dieser bei seinen Patienten beobachteten Unterschiede eine interindividuelle Variabilität der Muskelspannung des Rectus medialis. Neuere Messungen (Collins, 1975) sprechen aber für eine strikte Gesetzmäßigkeit des Augenmuskel-Tonus und daher gegen seine Deutung. Mir scheint, daß die verschiedenen Formen der Inkomitanz aus unterschiedlichen Mischungsverhältnissen der regenerierten Fasertypen befriedigend zu erklären sind. Wenn z. B. die niederschwelligen Motoneurone erfolgreicher als die hochschwelligen regeneriert sind, dann gleicht sich der Schielwinkel zwar im mittleren Blickfeld aus, das Auge kann aber kaum abduziert werden. Welcher Fasertyp am erfolgreichsten regeneriert, hängt wohl weitgehend von Zufällen ab.

Die sekundäre Konkomitanz kann das Endergebnis einer Defektheilung sein; sie kann aber auch Durchgangsstadium sein auf dem Weg zur völligen Normalisierung (Bielschowsky, 1907, S. 98). In solchen glücklichen Fällen ist eine Fehlregeneration nicht anzunehmen; ich würde eine nur als Durchgangsstadium beobachtete konkomitante Esotropie damit erklären, daß die hochschwelligen Neurone ihre ursprünglich zugehörigen Muskelfasern in kürzerer Frist re-innervieren konnten und dadurch vorübergehend ein relatives Übergewicht erreichten, daß aber auch die niederschwelligen Neurone schließlich noch ihre ursprünglichen Zielfasern wiederfanden. Damit heilte dann die Parese völlig aus.

Nun möchte ich darlegen, warum Bielschowskys klassische Erklärung der sekundären Konkomitanz nicht ausreicht. Er führt diese Form der Defektheilung auf die Kontraktur des homolateralen Antagonisten zurück.

Heute ist eine Mehrinnervation des Antagonisten durch myographische Untersuchungen von Björk (1954) weitgehend ausgeschlossen. Ohne Zweifel kommt es aber zu einer strukturellen Verkürzung des Antagonisten, wenn er über längere Zeit nicht in normalem Umfang gestreckt wurde (Kommerell und Olivier, 1971). Die Verhältnisse sind ähnlich wie an einem Kniegelenk, welches durch Gipsverband immobilisiert wurde: Muskulatur und Bindegewebe schrumpfen, wenn sie nicht mehr gedehnt werden. Entfernt man dann den Gipsverband, so sind Kontrakturen entstanden, und das Bein ist steif. Am Auge erkennt man eine Kontraktur mit Hilfe des Traktions-Tests: Nach Ausschalten der Muskel-Innervation, z. B. durch retrobulbäre Leitungsblockade, läßt sich der Antagonist nur noch sehr schwer dehnen, sobald der Bereich spontaner Bulbusexkursionen überschritten wird (Scott, 1971). Im Beispiel der Abb. 1 würde ein kontrakter Rectus medialis das linke Auge um so stärker zurückhalten, je weiter es abduziert werden soll. Die Kontraktur müßte also eine Vergrößerung der 3. Blickbewegung behindern und sich gerade im Sinne einer *Inkomitanz* auswirken. Bielschowsky hatte offenbar selbst gewisse Zweifel an seiner Erklärung, denn er schrieb den Satz (1907, S. 99): „Man kann sich freilich schwer vorstellen, wodurch die relativ weitgehende Gleichmäßigkeit der spastischen Verkürzung des Antagonisten zustande kommt." Mit „Gleichmäßigkeit" meint Bielschowsky die gleichbleibende Verkürzung in den verschiedenen Anteilen des Blickfeldes.

Aufgrund heutiger Kenntnisse über die Feinstruktur und Physiologie der Augenmuskeln kann über die Pathogenese der sekundären Konkomitanz eine neue Hypothese aufgestellt werden, bei der keinerlei Innervationsänderungen der primär nicht von der Parese betroffenen Muskeln postuliert werden müssen: Es bedarf einer unverhältnismäßig großen Kraftzunahme im Aktionsfeld des ursprünglich paretischen Muskels. Abb. 3 zeigt, wie ich mir die Kraftentwicklung im linken Rectus lateralis nach einer linksseitigen Abduzensparese vorstelle: Der Muskel wird im entspannten Zustand an einen Kraftmesser gebunden; dann lassen wir zunehmend innervieren, indem das gesunde Partnerauge schrittweise von rechts nach links blickt. Die Kraft eines normalen Augenmuskels steigt dabei in der von Collins (1975, Abb. 14 B) gemessenen, durchgezogenen Kurve an. Die hypothetische, mit gestrichelter Kurve wiedergegebene Zugkraft des paretischen Rectus lateralis ist im ganzen Blickfeld reduziert. Sie nimmt im mittleren Blickfeld nur sehr wenig zu, steigt im linken Blickfeld aber etwa parallel zur Normalkurve an. Dieser Verlauf

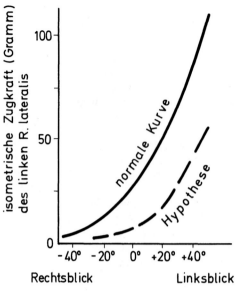

Rechtsblick   **Linksblick**

des Partnerauges

Abb. 3. Hypothese der Kraft-Entwicklung im linken Rectus lateralis bei sekundärer Konkomitanz nach Abduzensparese links. Der linke Rectus lateralis ist vom Bulbus abgetrennt und an einen Kraftmesser mit derjenigen Vordehnung angeschlossen, die seiner in-situ-Länge bei 40° Rechtsblick des (rechten) Partnerauges (Abb. 1, unten) entspricht. Die gestrichelte Kurve zeigt einen zunächst geringen, dann aber steilen Kraftzuwachs; solch eine Kurvenform ergibt sich, wenn der Muskel vorwiegend von „hochschwelligen" Neuronen re-innerviert wird, die erst bei starker Abduktionsforderung aktiviert werden. Die genaue Form der postulierten Kurve hängt im Einzelfall vom Schielwinkel und von der zu überwindenden Kontraktur des Antagonisten ab. Zum Vergleich ist die Kraftentwicklung eines normalen Augenmuskels wiedergeben (von Collins 1975 am Menschen gemessen)

der Kraftentwicklung kann eine sekundäre Konkomitanz erklären und kann entstehen, wenn die für starke Anspannung zuständigen Neurone ein unverhältnismäßig großes Territorium des Muskels re-innerviert haben.

Nach Bielschowsky (1907, S. 97) ergibt sich die sekundäre Konkomitanz nicht nur durch eine Abnahme des Schielwinkels im Wirkungsfeld des paretischen Muskels sondern auch durch eine Zunahme des Schielwinkels in seinem Entspannungsfeld. Mit der Zeit nimmt danach bei einer linksseitigen Abduzensparese die Esotropie im rechten Blickfeld zu, wie in Abb. 1 schematisch dargestellt. Diese Komponente der sekundären Kon-

komitanz ist mit einer fehlerhaften Re-Innervation des paretischen Muskels nicht zu erklären, sondern beruht wahrscheinlich zum Teil auf einer strukturellen Verkürzung des Antagonisten, wie von Bielschowsky angenommen wurde. Einen zweiten Mechanismus vermute ich darin, daß die vertikalen geraden Augenmuskeln ein mit der Zeit zunehmendes adduzierendes Drehmoment entwickeln. Normalerweise ist die adduktionsverstärkende Wirkung der vertikalen Recti nur gering, da die intermuskulären Membranen den Rectus superior am Äquator im 12-Uhr-Meridian und den Rectus inferior im 6-Uhr-Meridian festhalten und so bei der Adduktion ein Abrutschen der Muskeln nach nasal verhindern. Es erscheint aber durchaus möglich, daß die intermuskulären Membranen allmählich nachgeben, wenn der Bulbus wegen einer Abduzensparese über längere Zeit adduziert bleibt. Dann könnten die vertikalen Recti eben doch nach nasal abrutschen und die Adduktion verstärken. Es käme ein ähnlicher Mechanismus zustande, wie ihn Scott (1978) beim Duane-Syndrom für die vertikale Wirkung der Horizontalmotoren beschrieben hat.

Sekundäre Konkomitanzen können noch auf zwei andere Weisen entstehen: Erstens, eine prä-existente Esophorie kann nach Ausheilung einer Abduzensparese manifest bleiben, wenn der Patient im paretischen Stadium die Exklusion des schielenden Auges „gelernt" hat. Zweitens, kombinierte Paresen können ein sekundäres Begleitschielen vortäuschen, wenn z. B. eine zunächst einseitige Abduzensparese durch eine Abduzensparese auch am anderen Auge überlagert wird.

Diese zuletzt genannten Mechanismen kommen wohl nur ausnahmsweise in Betracht. In den meisten Fällen sekundärer Konkomitanz erscheint mir die fehlerhafte Re-Innervation des paretischen Muskels mit überwiegendem „Erfolg" der hochschwelligen Motoneurone als der entscheidende Faktor.

Zusammenfassung

Manche Augenmuskellähmungen gehen allmählich in ein konkomitantes Schielen über. Dieser z. B. bei Abduzensparese wohlbekannte Vorgang kann durch Fehlregeneration mit überwiegendem „Erfolg" der für starke Anspannung zuständigen Motoneurone erklärt werden, dagegen nicht allein durch Kontraktur des Antagonisten.

Summary. Secondary concomitant esotropia develops in a certain number of patients after abducens palsy. The authors challenge the classical assumption that overaction or contracture of the antagonist could be the reason for this "spread of concomitance". Rather, it is suggested that predominant regeneration and sprouting of high threshold neurons leads to secondary concomitance.

Literatur

Bagolini, B.: Aspects of paralytic and comitant strabismus. Docum. ophthal. **26**, 609–618 (1969). – Bielschowsky, A.: Die Motilitätsstörungen der Augen. In: Handbuch der Augenheilkunde (Graefe-Saemisch), 2. Aufl., Bd. 8, I. Abt., Kap. XI, Nachtrag I, 1–134. Leipzig: Engelmann 1907. – Bielschowsky, A.: Lectures on motor anomalies. VII. Paralyses: General symptomatology. Am. J. Ophthalmol. **22**, 279–288 (1939). – Björk, A.: Electromyographic studies on the coordination of antagonistic muscles in cases of abducens and facial palsy. Br. J. Ophthalmol. **38**, 605–615 (1954). – Buller, A.J., Mommaerts, W.F.H.M., Seraydarian, K.: Enzymic properties of myosin in fast and slow twitch muscles of the cat following cross-innervation. J. Physiol. **205**, 581–597 (1969). – Burian, H. M., von Noorden, G. K.: Binocular vision and ocular motility. 342–343. Saint Louis: Mosby 1974. – Collins, C. C.: The human oculomotor control system: In: Basic mechanisms of ocular motility and their clinical implications. Lennerstrand, G., Bach-y-Rita, P. (Hrsg). Oxford: Pergamon Press 1975. – Crone, R. A.: Diplopia, 217 and 226, Amsterdam, Excerpta Medica. New York: Elsevier 1973. – Duke-Elder, St., Scott, G. J.: Neuroophthalmology, System of Ophthalmology, Vol. 12, 657. London: Kimpton 1971. – Graefe, A.: Symptomenlehre der Augenmuskellähmungen. Berlin: 1867. – Graefe, A.: Motilitätsstörungen. In: Handbuch der Augenheilkunde (Graefe-Saemisch), 2. Aufl., Bd. 8, I. Abt., Kap. XI, 17–38. Leipzig: Breitkopf und Härtel 1903. – Hugonnier, R., Hugonnier, S.: Strabismes, hétérophories, paralysies oculo-motorices, 289, 3. ed., Paris: Masson 1970. – Kommerell, G., Olivier, D.: Kontrakturen nach Augenmuskelparesen. Albrecht v. Graefes Arch. klin. Ophthalmol. **183**, 169–178 (1971). – Malbran E., Norbis A.: Diagnostico de las deviacions de origen paralitico. Arch. Soc. oftal. hisp.-amer. **16**, 1007-1110 (1956). – Robinson D. A.: The functional behavior of the peripheral oculomotor apparatus: a review. In: Augenbewegungsstörungen, Neurophysiologie und Klinik. Kommerell, G. (Hrsg.), S. 43-61. München: Bergmann 1978. – Sachsenweger, R.: Augenmuskellähmungen, 69. Leipzig: Edition Leipzig 1965. – Scott, A.B.: Extraocular muscle forces in strabismus. In: The control of eye movements. Bach-y-Rita, P., Collins, C.C. (Hrsg.). New York and London: Academic Press 1971. – Scott, A.B.: Vertical strabismus from horizontal muscles. In: Augenbewegungsstörungen, Neurophysiologie und Klinik. Kommerell, G. (Hrsg.), S. 97-100. München: Bergmann 1978. – Weekers, R., Daenen, P.: Les tendances actuelles dans le traitement chirurgical du strabisme paralytique. In: Probl. Actuels Ophthalmol. vol. 1, p. 420, Basel, New York: Karger 1957

Aussprache

Herr Rüßmann (Köln) zu Herrn Kommerell:

Wir haben bei elektromyographischen Untersuchungen länger bestehender Abduzensparalysen in zwei Fällen plötzlich einsetzende Restaktivität bei Abduktionsversuch gefunden. Würden Sie darin ein Argument für Ihre These sehen?

Herr Mühlendyck (Gießen) zu Herrn Kommerell:

Ich möchte Herrn Kommerell vielmals zu seinen hier vorgetragenen Erkenntnissen beglückwünschen. Er hat es wieder einmal meisterhaft verstanden, die heutigen neurophysiologischen Kenntnisse zur Klärung eines klinischen Phänomens heranzuziehen.

Man kann sich gut vorstellen, daß eine schnellere Regeneration der in den seitlichen Blickfeldbereichen in Aktion tretenden „hochschwelligen" Neurone zu einer Konkomitanz führt, denn auf diese Weise werden im Aktionsbereich des Muskels immer mehr Muskelfasern aktiviert, was dazu führt, daß die in Primärposition in Erscheinung tretende Parese dort nicht zunimmt, sondern gleich bleibt.

Hochinteressant ist darüber hinaus die Überlegung, daß hier, entsprechend der nach einer N. Okulomotoriusparese anzutreffenden Fehlinnervation der verschiedenen Augenmuskeln, auch eine aberrierende Regeneration eine Rolle spielen könnte, die dazu führt, daß in dem paretischen Muskel ursprünglich niederschwellige Muskelfasern von hochschwelligen Neuronen innerviert werden und umgekehrt. Eine derartige Umfunktionierung der Muskelfasern ist sicherlich auch auf Grund der Befunde nach einer sog. cross-innervation von schnellen (fast) und langsamen (slow) Skelettmuskeln denkbar. Man muß dabei allerdings bedenken, daß sowohl die schnellen wie langsamen Skelettmuskeln nur einfach innervierte Muskelfasern, die Augenmuskeln dagegen darüber hinaus noch langsame multipel innervierte Muskelfasern enthalten, die sich auch durch ihre fibrilläre Feinstruktur von den ersteren unterscheiden. Bei den Muskelfasern der langsamen Skelettmuskeln und den langsamen Muskelfasern der Augenmuskeln handelt es sich somit um ganz unterschiedliche Muskelfasertypen, die nicht miteinander verwechselt werden dürfen. Der von Herrn Kommerell in Erwägung gezogene Umbau der Muskelfasern kann von daher nur bei den in den Augenmuskeln anzutreffenden drei unterschiedlichen einfach innervierten Muskelfasern stattfinden, von denen – wie bei den Skelettmuskelfasern – sich die einen schnell und die anderen langsam kontrahieren.

Neben diesen theoretischen Überlegungen möchte ich Herrn Kommerell noch fragen, wie häufig von ihm nach Abduzensparesen die Entwicklung einer Konkomitanz beobachtet werden konnte. Ich habe seit langem bei Patienten mit einer erworbenen Augenmuskelparese diese wiederholt in der Literatur beschriebene Entwicklung gesucht, bisher aber selbst noch nie beobachten können.

Herr Piper (Lübeck) zu Herrn Kommerell:
Der Übergang in konkomitierendes Stadium wurde früher auch mit dem *Verhalten des nicht gelähmten* Auges erklärt:
1. Fixiert das gelähmte Auge, so wird das nicht gelähmte in sekundäre Schielstellung gezwungen. Der Tonus der Horizontalmotoren verschiebt sich damit im gleichen Sinne wie es am gelähmten Auge der Fall ist, und es resultiert im mittleren Blickfeldbereich eine Konkomitanz.
2. Es fixiert das nicht gelähmte Auge in einer extremen Entlastungsstellung zur Erhaltung der Binokularität. Auch hier entsteht am nicht gelähmten eine Tonusverschiebung, die sich beim Blick in die Richtung der gelähmten Funktion equilibrierend auswirkt.

Herr Kommerell (Freiburg i.Br.), Schlußwort, zu Herrn Rüßmann:
Ihre Beobachtung an einer alten Abduzensparese könnte zwar darauf beruhen, daß nur hochschwellige Motoneurone die ursprüngliche Schädigung überlebt haben; wahrscheinlicher ist aber wohl, daß nur diese Neurone bis zum Muskel regenerierten. Eine solche dysproportionale Regeneration würde meiner Hypothese entsprechen. Ich halte es allerdings für ausgeschlossen, durch Elektromyographie einen vollen Beweis meines Erklärungsvorschlags für die sekundäre Konkomitanz zu erbringen, da über die Nadelelektrode immer

nur kleine „Stichproben" abgeleitet werden; wir brauchten aber ein Integral über die Gesamtheit aller motorischen Einheiten.

Zu Herrn Mühlendyck:
1. Die Art des re-innervierenden Neurons ist bestimmend für die biochemischen Eigenschaften der Muskelfasern, und bei Fehlregeneration wurden entsprechende Umbauvorgänge gefunden [Buller, A.J., Mommaerts, W.F.H.M., Krikor Seraydarian: J. Physiol. 205, 581–597 (1969)]. Durch anatomische Durchmusterung ganzer re-innervierter Augenmuskeln könnte es daher gelingen, eine Umverteilung hoch- und niederschwelliger Muskelfasertypen nachzuweisen und Korrelationen zu den verschiedenen Formen sekundärer In- bzw. Konkomitanz herzustellen. Es gehört aber viel Glück dazu, um Präparate und klinische Daten vom gleichen Patienten zu bekommen. Vielleicht kann man aber entsprechende Tierversuche durchführen.
2. Ich habe eigentlich keinen Zweifel daran, daß sekundäre Konkomitanzen vorkommen und stütze mich dabei vor allem auf die sorgfältigen Beobachtungen von Bielschowsky. Diese Form der Defektheilung mag aber in der Tat viel seltener sein als man aufgrund der immer wiederholten Beschreibung in den Lehrbüchern meinen könnte. Wir selbst haben erst vor einigen Monaten mit systematischen Nachbeobachtungen traumatischer Abduzensparesen begonnen und können daher noch keine schlüssigen Befunde vorlegen.

Zu Herrn Piper:
Am Partnerauge kommt es nur in Ausnahmefällen zu Sekundärveränderungen, nämlich bei den Patienten, die das paretische Auge habituell zur Fixation benützen. Diese Einschränkung bleibt in den meisten Standard-Werken unerwähnt (mit Ausnahme des Buches „Diplopia" von D.A. Crone, 1973). Die „Überfunktion des kontralateralen Synergisten" und die „Unterfunktion des kontralateralen Antagonisten" beruhen auf der spontanen Einstellung des „sekundären Schielwinkels", also einer zwar ungewöhnlich anhaltenden, im Prinzip aber normalen Blickwendungs-Innervation des nichtparetischen Auges. Tonische Reflexe sind dabei nicht im Spiel, und eine sekundäre Konkomitanz kann durch diesen Mechanismus nicht erklärt werden [Kommerell, G., Oliver, D.: Kontrakturen nach Augenmuskelparesen. Albrecht v. Graefes Arch. Klin. Ophthalmol. 183, 169–178 (1971)].

Ber. Dtsch. Ophthalmol. Ges. 76, 711–715 (1979)
Ionisierende Strahlen in der Ophthalmologie
Redigiert von W. Jaeger, Heidelberg
© J. F. Bergmann Verlag 1979

Binokularverhalten bei 10- bis 12jährigen Kindern mit Schreib- und Leseschwäche [1]

E. Kraus-Mackiw, M. Müller-Küppers und G. Rabetge (Heidelberg)

Die Diskussion über Erscheinungsbild, Ausmaß und Ursachen von Schwierigkeiten, die Kinder beim Erlernen des Lesens und Schreibens haben, wird im deutschsprachigen Raum unter dem Stichwort Legasthenie geführt (Boldt, 1977). Legasthene Kinder haben – bei durchschnittlicher Intelligenz – Schwierigkeiten, bestimmte Buchstabenkonstellationen, insbesondere Umlaute, Doppellaute u.a. richtig zu erfassen. Beim Spontan- und Diktatschreiben gelingt ihnen nicht die Analyse der Wortgestalt und die richtige Reihenfolge der Buchstaben. Sie vergessen oder verdoppeln Vokale, lassen Endsilben weg und verwirren mit ihren Schreibprodukten gleichermaßen Eltern wie Lehrer. Beim Lesen ist die Fähigkeit, Buchstaben zu Silben und zum Wort zu verbinden, vermindert. Deshalb vermögen sie Texte nur stockend zu bewältigen, ersetzen ähnlich aussehende Worte durch ähnlich klingende und zeigen heftiges Widerstreben, unbekannte Texte vorlesen zu müssen.

Die Diskussion um das Phänomen Legasthenie ist in den letzten Jahren immer widersprüchlicher geworden. Insbesondere haben Pädagogen und Psychologen die Diagnose nicht nach diagnostischen Befunderhebungen, sondern nach operationalen statistischen Verfahren gestellt. Die gegenwärtige Situation ist dadurch gekennzeichnet, daß zwei Pädagogen die Legasthenie für einen Unfug bzw. für eine Lehrformel erklärten. Die vorliegende Arbeit dagegen zeigt, daß legasthenen Kindern aus ophthalmologischer Sicht kennzeichnende Unterschiede gegenüber dem Binocularverhalten anderer Kinder zu eigen sind, obwohl manche früheren Untersuchungen diese Kinder als augengesund bewertet haben, da voller Visus für Einzelzeichen in Ferne und Nähe und auch Stereopsis, soweit geprüft, nachweisbar waren.

Auffällig erschien uns, daß niemals Einäugige und Schielende unter den Legasthenikern zu finden waren. Deshalb wurde bei einer Gruppe von 10- bis 12jährigen Schulkindern, die mit allen Möglichkeiten der modernen Kinder- und Jugendpsychiatrie von Müller-Küppers (1977) ergebnislos auf die Ursache ihrer Schwierigkeiten untersucht worden waren, gezielt das Binokularverhalten im Vergleich zu einer gleichaltrigen Schulklasse geprüft.

Die Grundfrage war, welche Sonderanforderungen das Lesen und Schreiben an das Augenverhalten stellen.

Die uns gleitend erscheinende Lesebewegung der Augen verläuft in Wirklichkeit, wie Mackensen und Wiegmann (1959) zeigen, in regelmäßigen rhythmischen Sprüngen, wobei die Einschnitte unabhängig von Wortanfängen oder Textauffälligkeiten erfolgen. Voraussetzung für eine solche Lesetechnik ist ein sicheres Verfügen über die foveal gesteuerte Feinmotorik mit der Fähigkeit, jederzeit fragwürdige Wahrnehmungen foveal gesondert anzublicken. Aufgrund eines Wortbilderfahrungsschatzes wird es aber nur in Sonderfällen, z.B. bei Eigennamen, nötig sein, das fortlaufende Entschlüsseln des Textes mit rhythmischen Fixationssprüngen durch buchstabierende Einzelfixationsprozesse zu unterbrechen.

Sieht man Legasthenikern aufmerksam zu, so stellt man fest, daß der Patient, statt die Zeile in rhythmischen Bewegungsabläufen zu durcheilen, von Auffälligkeit zu Auffälligkeit hastet. Er ist unfähig, beliebige Abtastbewegungen zu machen, wenn das Wortbild nicht in einem Gesamtfixationsprozeß erfaßt werden kann, und ist deshalb gezwungen, statt dessen Nachholbewegungen auszufüh-

---

[1] Herrn Professor Dr. G. Mackensen zum 60. Geburtstag gewidmet.

Tabelle 1. Auffälligkeiten von Legasthenikern beim Lesen

Charakteristisch bei Textleseforderungen: Weglassen von Wortendungen   Verwirrung innerhalb langer Worte   Übersehen oder Erkennungsfehler bei kurzen, unauffälligen Worten
Auswirkungen: Keine rhythmisch physiologische Lesebewegung sondern: unregelmäßige und unzuverlässige nachholende Ruckbewegungen der Augen

ren (Tabelle 1). Als Ursache ist hierfür trotz vollen Auflösungsvermögens für die Nähe eine Schwierigkeit im sensorischen Zusammenwirken der Foveae und damit auch der Ausrichtungsgemeinschaft denkbar, wobei diese aber nicht wie bei Schielkindern grob gestört sein oder fehlen kann, da Stereopsis für Ferne und Nähe, wie schon immer bei Legasthenikern festgestellt, besteht.

Untersuchungsgang

Die Binokularuntersuchungen wurden in einer Reihenfolge von nicht dissoziierenden, gesteigert bis zu vollständig dissoziierenden Testen vorgenommen. Beim Visus wurden Reihen- bzw. Textlesen und das Auflösen von Einzelzeichen sowohl binokular, als auch monokular für Ferne und Nähe geprüft. Die physiologischen Doppelbilder wurden nur dann für fehlerlos erklärt, wenn das angeblickte Objekt symmetrisch zwischen die Doppelbilder des nichtangeblickten Objektes eingeordnet werden konnte. Das Hindernislesen war auf das Dazwischenhalten nur eines Stabes in halber Distanz zwischen Text und Nasenwurzel beschränkt, da aus anderen Untersuchungen bekannt ist, daß die Binokularkoppelung in dieser Altersgruppe für die Überwindung eines 3fachen Hindernisses gewöhnlich noch nicht ausreicht.

Die Konvergenz und Bagolini in der Nähe wurden sowohl im symmetrischen wie asymmetrischen Annähern und auch wieder Entfernen geprüft, ohne und mit gleichzeitiger horizontaler Folgebewegungsforderung.

Die Synoptophoruntersuchungen erfolgten in der üblichen Weise, allerdings ohne Abblinken. Wir forderten Wahrnehmungsgemeinschaft bei Simultan- und Fusionsbildern sowohl bei Angebot einer zentralen plus peripheren Wahrnehmung als auch bei Beschränkung auf eine 1°-Netzhautreizung; bei der Fusionsbreite wurden wieder horizontale Folgebewegungen mit Hilfe langsamer Horizontalbewegungen der Bildträger abverlangt.

Tabelle 2a: Auffälligkeiten im Binokularverhalten von Kindern mit (●) und ohne (×) Leseschwierigkeiten (L)

Test	lfd. Nr.	1	4	5	6	11	14	17	25	28	29	30	31	32
	Visus, Text	L	L	L		L	L	L	L	L	L	L	L	L
	Auflösungsvermögen						×	×	●					
	4 △ Test	●	×	×	●	●	●	×	●	●	●	●	●	
	Convergenz	●	×	●	●	●	●	×	●		●			
	Bagolini	●		●	×	●	●	×	●		●	●	●	●
	Worth	●					×	●	×		●	●	●	●
	Physiol. DB	●	×	●	●	●	× × ● × ×	× × ×	×	●	●	●	●	●
	Stablesen	●	×	●	●	●	●	●		●	●	●	●	
	Stereo N						●		×	●	●		●	
	F	●					×	●	×	●	●			
	auffälliger obj. ∢	●	×	×		×		●	×	×		●	●	
	im obj. ∢	●	×		●		●			●	●	●		
	im subj. ∢	●	×		●		●	× ×		×	×		●	
	Fus. aufnahme		×	×			●	●			×	●	●	
	Fus. breite	●		●	●		●	●			●	●		
	Fus. endend	●	×		×	×		●			●	●		
	Motilität	×	×	●		×	× ×	× ●	×	× ●	×	●		
	Brillenträger		●					×	×	×	●	●	●	
	Brillenverordnung	●		●		●		●		●	●	●		

Tabelle 2b. Leistungsvergleich des Binokularverhaltens der Gruppen mit und ohne Leseschwierigkeiten

Test	Kinder mit L n = 12	Kinder ohne L n = 20	(n = 21)
Visus, Text	12/12	0/20	(0/21)
Auflösungsvermögen	1/12	2/20	(2/21)
4 △Test	11/12	4/20	(4/21)
Convergenz	8/12	2/20	(3/21)
Bagolini	10/12	3/20	(4/21)
Worth	5/12	2/20	(2/21)
Physiol. DB	11/12	10/20	(10/21)
Stablesen	12/12	1/20	(1/21)
Stereo N	3/12	1/20	(1/21)
F	4/12	2/20	(2/21)
auffälliger obj. ⋠	4/12	4/20	(5/21)
im obj. ⋠	7/12	2/20	(2/21)
im subj. ⋠	6/12	4/20	(4/21)
Fus. aufnahme	3/12	3/20	(3/21)
Fus. breite	8/12	0/20	(1/21)
Fus. endend	3/12	2/20	(3/21)
Motilität	4/12	9/20	(9/21)
Brillenträger	4/12	4/20	(4/21)
Brillenverordnung	8/12	n.p.	n.p.

(Die mittleren Testbezeichnungen "auffälliger obj. ⋠" bis "Fus. endend" sind durch die seitliche Klammer mit "Synoptophor" zusammengefasst.)

Ergebnisse

Während Motilitätsbesonderheiten bei den mühelos Lesenden häufiger zu beobachten waren, überwog die Zahl der Abweichungen für die meisten übrigen Prüfungen auffallend bei den Legasthenikern (Tabelle 2a, b).

Die charakteristischsten Fehlleistungen ergaben sich bei Binokularforderungen, die speziell das zentrale sensomotorische Zusammenwirken betrafen, d.h. das Verfolgen einer bewegten Lichtquelle in Verbindung mit Konvergenzforderung, mit Bagolini das exakte Verbleiben der Kreuzung im bewegten Licht, am Synoptophor die ungehemmte Superposition speziell von 1°-Objekten und die erschwerte bzw. häufig fehlende Fusion für die nur 1°-schmale Ampel. Die Fusionsbreite war bei 8 von 12 Prüflingen unbefriedigend. Interessant ist dabei, daß sie 8mal korrekt in Doppelbilder zersprang und nur 3mal in Hemmung endete, woraus die für diese Patienten außerordentlich bedeutungsvolle ungehemmte Wahrnehmung der mitgereizten Netzhautperipherie hervorgeht.

Daß Hindernislesen sämtlichen Legasthenikern mißlang, ist nach Auswahl der Prüflinge verständlich. Die ersatzweise zur näheren Differenzierung der Störung vorgegebene Anaglyphenbrille ergab eine alternierende Wahrnehmungsweise ohne die Möglichkeit einer Farbmischzone.

Beim Überdenken aller Untersuchungsergebnisse erscheinen uns folgende Komponenten für das Lese-Schreibversagen von Bedeutung: Das intermittierend alternierende Zentralskotom ist Anlaß für die ungeregelte Feinmotorik und fehlende Textüberschau mit der schwerwiegenden Folge fehlender Wortbilderfahrungen sowohl für Lese- wie Schreibleistungen, wodurch parasympathisch Akkomodations- und Konvergenzirregularitäten sowie Angst und Lustlosigkeit ausgelöst werden, die ihrerseits das intermittierend alternierende Zentralskotom weiter verstärken (Abb. 1).

Damit rückt die Legasthenie in die Nähe der Heterophorie; sie läßt sich aber dadurch abgrenzen, daß sich die Hemmungsvorgänge fast ausschließlich auf den engen Raum des Netzhautzentrums beschränken und im allgemeinen alternierend auftreten. Eine nennenswerte primäre motorische Behinderung ist nicht nachweisbar, während die Heterophorie gewöhnlich entweder auf einer Motilitätsstörung beruht, die intermittierend zum Verlust der Zusammenarbeit beider Augen führt, oder auf einer sensorischen Ungleichgewichtigkeit, die die Beachtung eines Seheindruckes bei der Zusammenarbeit

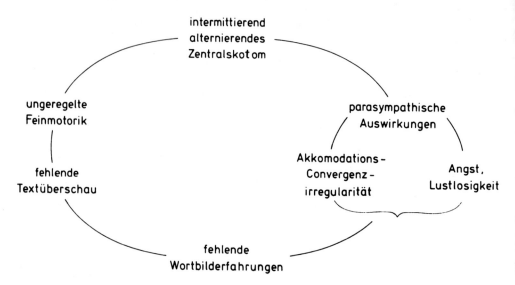

Abb. 1. Komponenten des Lese-Schreibversagens

erschwert. Aufschlußreich war das 5°-große Bildpaar Schmetterling/Netz. Die partiellen Ausfälle innerhalb der Schmetterlingsflügel traten bei den Legasthenikern unabhängig davon auf, ob das Bild dem rechten oder linken Auge geboten wurde, während bei den Heterophorien die partiellen Ausfälle in der Regel an eines der Augen gebunden bleiben.

Ohne daß letztlich die Ursache des Verhaltens bei Lese- und Schreibschwäche erfaßt werden konnte, glauben wir, daß das Legasthenieproblem aus ophthalmologischer Sicht in der Überwindung eines ins pathologische gesteigerten Wettstreits zu suchen ist. Das nachweisbare intermittierend alternierende Zentralskotom mit intermittierend alternierendem Verlust der Ausrichtungsgemeinschaft dürfte danach auslösend für das Lese-Schreibversagen sein und sollte Ausgangspunkt für die therapeutischen Erwägungen bilden.

Zusammenfassung

10- bis 12jährige Jungen (n = 12) mit Lese-, Schreibschwierigkeiten ohne intellektuelles und psychisches Fehlverhalten wurden im Vergleich zu gleichaltrigen Kindern einer Schulklasse (n = 20) auf ihr Binokularverhalten untersucht.

Legastheniker lassen bei Textleseforderungen Wortendungen aus, verwirren sich innerhalb langer Worte, übersehen kurze Worte oder ersetzen sie durch ähnlich klin-

gende oder aussehende. Sie machen entsprechende Schreibfehler, die sie bis ins Erwachsenenalter beeinträchtigen.

Statt der rhythmisch physiologischen Lesebewegungen sind bei ihnen unregelmäßige nachholende Ruckbewegungen der Augen zu beobachten.

Gegenüber dem Binokularverhalten der Vergleichsgruppe waren trotz vollen Auflösungsvermögens und Stereopsis für Ferne und Nähe charakteristische Fehlleistungen für alle jene Binokularforderungen nachweisbar, die gezielt das sensomotorische Zusammenwirken beider Foveae beanspruchen. Ein intermittierend alternierendes Zentralskotom mit intermittierend alternierendem Verlust der Ausrichtungsgemeinschaft dürfte danach aus ophthalmologischer Sicht für das Lese-Schreibversagen auslösend sein und sollte den Ausgangspunkt für therapeutische Erwägungen bilden.

Summary. A group of 10- to 12-year old boys (n = 12) with reading and writing disability but without mental or psychological disorders were tested for their sensory binocularity and compared with a control group of normal-reading school children of the same age (n = 20).

When reading dyslexic children omit word endings, get tongue-tied with long words, fail to see short words or replace them with similar-sounding or similar-looking words. By the same token they make errors in writing which continue to bother them in adulthood. Instead of regular rhythmical reading movements irregular jerky eye-movements are observed.

In contrast to the control group characteristic errors, in spite of full vision for single optotypes and stereopsis for far and near distance, were detected in all those binocular tests which require sensomotor activity of both foveae. From the opthalmological point of view intermittent alternating central scotoma associated with the loss of the common principal visual direction is probably the cause of reading and writing disability and should be the starting point for therapy.

Literatur

Boldt, W.: Zur Lage der Legasthenieforschung. Thesen, Beiträge und Ergebnisse eines Rundgespräches der deutschen Forschungsgemeinschaft, Bad Homburg, 1 u. 2. 11. 1976. Bonn-Bad Godesberg (1977). – Mackensen, G., Wiegmann, O.: Lesebewegungen. Ber. Dtsch. Ophthalmol. Ges. **62**, 121-126 (1959). – Müller-Küppers, M.: Die Legasthenie aus kinderpsychiatrischer Sicht. 29. Therapiekongreß, Karlsruhe, 27. 8.-2. 9. 1977

Aussprache

Herr Friedburg (Düsseldorf) zu Frau Kraus-Mackiw:

Welche Therapie würden Sie konkret vorschlagen?

Herr de Decker (Kiel) zu Frau Kraus-Mackiw:
Bittet, die Wettstreitvorstellung (vergleiche dazu letzte Abbildung) näher zu erläutern.

Frau Kraus-Mackiw (Heidelberg), Schlußwort, zu Herrn Friedburg:
Bei den Legasthenikern beobachten wir monokular häufig bessere Leseleistungen als binokular, ein weiterer Hinweis für die Komplikationen der Binokularität. Es scheint uns deshalb sinnvoll, durch Verdecken eines Auges während Lese- und Schreibarbeiten die Störungen durch sensomotorische Konflikte mit dem Partnerauge zu vermeiden, bis der physiologische Leserhythmus erworben ist und damit auch für die Schreibschwierigkeiten der Erwerb sicherer und genauer Wortbilderfahrungen gewonnen wird.

Zu Herrn de Decker:
Filmaufnahmen von den Bewegungsabläufen der Legastheniker bei Textleseforderungen zeigten neben der pathologisch wettstreitenden alternierenden Wahrnehmung den Verlust gemeinsamer Ausrichtung, die nach dem Erwägen der Vergleichsuntersuchungsergebnisse als Ursache oder Folge der charakteristischen Beschwerden anzusehen sind.

Consilium diagnosticum

Einleitung

J. François (Gent)

Wie jedes Jahr möchte ich zu Beginn dieser Sitzung den Kollegen herzlich danken, die uns Fälle zur Beurteilung vorgelegt haben. Mein Dank gilt ebenfalls Prof. Nover, der unsere Tagung mit viel Sachkunde organisiert hat, und Prof. Pau, der uns seine Instrumente und Untersuchungsräume zur Verfügung gestellt hat.

Schließlich möchte ich Ihnen noch sagen, daß Sie die Schlußfolgerungen des Consilium diagnosticum diskutieren und uns Ihre persönliche Ansicht mitteilen können. Wir möchten Sie ebenfalls nachdrücklich bitten, uns in Zukunft so viele Fälle wie möglich, und zwar auch solche mit rein therapeutischen Problemen, vorzulegen.

Ber. Dtsch. Ophthalmol. Ges. 76, 719–722 (1979)
Ionisierende Strahlen in der Ophthalmologie
Redigiert von W. Jaeger, Heidelberg
© J. F. Bergmann Verlag 1979

Atypische Pigmentdegeneration mit gemischter Ataxie, Ptosis und hirnatrophischem Prozeß bei einem 14jährigen Knaben

A. Blankenagel und W. Jaeger (Univ.-Augenklinik Heidelberg. Direktor: Prof. Dr. W. Jaeger)

Betr.: Patient G. Ulrich, geb. 14. 6. 1964

Der heute 14jährige Patient wurde der Univ.-Augenklinik Heidelberg erstmals am 17. 10. 1972 zur augenärztlichen Untersuchung wegen Verdacht auf eine Amblyopie von der Univ.-Kinderklinik überwiesen. Im Januar zuvor war schon bei einer Schuluntersuchung eine Visusherabsetzung beiderseits festgestellt worden, eine augenärztliche Untersuchung erfolgte jedoch nicht.

Familienanamnese. Unauffällig. Eltern und Großeltern augengesund, eine zwei Jahre jüngere Schwester hat eine Deuteranomalie und nach Korrektur eines hyperopen Astigmatismus beiderseits volle Sehschärfe.
Augenärztlicher Untersuchungsbefund am *17. 10. 1972:*
Visus rechts: mit Korrektur +0,5 = comb.-cyl. -2,5/80 Grad = 5/20.
Visus links: mit Korrektur +2,5 = comb. cyl. -1,0/95 Grad = 5,20.
Vorderabschnitte frei.
Am Fundus erkennt man am gesamten hinteren Pol Strukturauflockerungen und dunkle Pigmentierungen.
Die Gesichtsfelder sind beiderseits peripher frei.
ERG: skotopisch und photopisch subnormal.
EOG: deutlich pathologisch.
FAG: jederseits ausgeprägte Defekte im gesamten Pigmentepithel.
Chromato: Makula o.B.
Da Verdacht auf eine inverse tapetoretinale Degeneration, ja sogar auf eine Chorioideremie bestand, wurden die Eltern und die Schwester des Patienten bei uns untersucht. Es ergab sich jedoch kein Hinweis darauf, daß es sich um Konduktorinnen für Chorioideremie handelte.

Eigenanamnese. Normale Entwicklung, mit 14 Monaten gelaufen, mit 2 1/4 Jahren die ersten

Kleinsätze gesprochen. Nach Aussagen der Mutter war er relativ früh sauber.
Seit dem 18. Lebensmonat häufig Anginen.
20. Oktober 1966 Pockenimpfung, abends erster Fieberkrampf.
2. April 1967 Angina und zweiter Fieberkrampf.
3. Mai 1967 Tonsillektomie.
9. Oktober 1969 erstmals Erbrechen mit anschließender Bewußtlosigkeit, Überweisung in die Kinderklinik Heilbronn. Die erste Lumbalpunktion wurde durchgeführt und eine Vermehrung des Liquoreiweißes festgestellt. Angeblich konnte er nach dieser Lumbalpunktion während der ersten Zeit nicht gehen. Besserung des Zustandes, jedoch mit Gedächtnislücken, die die Eltern feststellten, da er z.B. Geburtstag und Jahr nicht mehr wußte. Außerdem Abneigung gegen gewisse Speisen, z.B. Gemüse. Ulrich wurde immer anfälliger für Infekte. Auch während der Kur in einem Kinderheim hält die Anfälligkeit weiter an, so daß er vorzeitig nach Hause geschickt wurde. Im Anschluß daran bekam er sofort eine starke Diarrhoe und wenige Tage später Mumps.

Während dieser Krankheitsperiode stieg das Fieber in den ersten Tagen weiter an, dazu kam wieder das starke Erbrechen, so daß die Überweisung in die Kinderklinik Heilbronn erneut notwendig wurde. Damalige Diagnose Mumps meningitis. 1 1/2 Jahre später wieder erneut Brechattacken (Acetonaemie) und Überweisung in die Kinderklinik Heilbronn. Hirnszintigramm und Pneumenzephalogramm waren o.B. 18. September 1972 erstmals Überweisung in die Univ.-Kinderklinik Heidelberg zur Durchuntersuchung mit Enzym-, erneuten Liquoruntersuchungen und Durchführung einer zerebralen Angiographie, sowie EEG-Ableitung.
Im August 1973 schulten wir Ulrich in die Sehbehindertenschule Waldkirch bei Frei-

burg ein. Dort traten wiederum gehäuft Brechattacken auf und es begann während dieser Zeit das Zittern der Hände, so daß die Schrift zittrig wurde. Außerdem fiel hier erstmals die Gangunsicherheit auf, außerdem die verminderte Merkfähigkeit und Schwächen in der visio-motorischen Perzeption. Die Sprache erschien verlangsamt.

Am 18. Juni 1975 Virusinfektion wiederum mit starkem Erbrechen und erneute Überweisung von Waldkirch über Heilbronn in die Univ.-Kinderklinik Heidelberg. Am 20. Oktober 1975 erfolgte Verlegung in die Univ.-Kinderklinik Erlangen. Die jetzt erstmals durchgeführte Computertomographie ergab den Hinweis auf einen unklaren zerebralen Degenerationsprozeß. Es fand sich eine gesteigerte Reflexbereitschaft der oberen und unteren Extremität, Bauchhautreflexe seien nicht auslösbar gewesen. Außerdem fiel eine ausgeprägte Gang- und Rumpfataxie auf, sowie ein Intentionstremor. Die Sprache bestand in einer mühsamen Artikulation, war insgesamt verlangsamt, wie die ganze Motorik. Ulrich war jedoch geistig voll orientiert. Besserung trat auf hohe Gaben von Kortison ein.

Eine erneute augenärztliche Untersuchung in der Univ.-Augenklinik Heidelberg erfolgte am 30. April 1976:
Wir fanden eine leichte Visusherabsetzung auf 0,2 bis 0,1 beiderseits.
Am Augenhintergrund sah man deutlich eine Zunahme der Pigmentierung von der Peripherie zum hinteren Pol bis an die Makula heranreichend.

Außerdem bestand eine Zunahme der Blau-Sinnstörung. Leichte Verschlechterung des ERG's gegenüber dem Vorbefund. Aufgrund der außerdem diagnostizierten hinteren Schalentrübung wurde durch die Kinderklinik Erlangen die Kortison-Therapie langsam abgesetzt. Da aber in der Folgezeit Gangunsicherheit, Tremor und die Artikulation mühsamer wurden, erfolgte wiederum eine Kortison-Therapie mit niedrigeren Dosen und zwar 10 mg jeden zweiten Tag bis zum heutigen Datum.

28. März 1977 wiederum grippaler Infekt mit starkem Erbrechen und Kopfschmerzen, anschließend Bewußtlosigkeit und Überweisung in die Kinderklinik Erlangen. Im Juni 1977 und März 1978 wurde dann eine Suralisbiopsie durchgeführt, die zunächst zu der Verdachtsdiagnose „Giganto-axonale Degeneration" geführt hat. Diese Diagnose ist aber inzwischen wieder fallen gelassen worden, da sich bei einer Rektumbiopsie die peripheren Veränderungen nicht nachweisen ließen. Die erneute Lumbalpunktion ergab keine Zellvermehrung, jedoch wieder einen erhöhten Eiweißgehalt. Der untergewichtige Junge zeigte eine deutliche cushingoide Fazies. Die Sprache war skandierend. Der Gang wurde als breitbeinig und ataktisch beschrieben, der Fersengang sei nur mit äußerster Anstrengung möglich gewesen. An beiden Füßen seien deutlich Kloni auslösbar gewesen. EEG: Pathologisch mit einer leichten Allgemeinveränderung und dem Verdacht auf eine gesteigerte Anfallsbereitschaft in Form einer fronto-präzentralen-abnormen Rhythmisierung. Keine Seitendifferenz.

Computertomographie. Mäßige Erweiterung des mittelständigen Ventrikelsystems, unscharfe Begrenzung der Cella media links. Mäßige linksbetonte Erweiterung der Subarachnoidalräume, vor allem frontal.

Augenärztliche Kontrolluntersuchung am 16. September 1977: Visus: rechts mit Korrektur 0,1, links mit Korrektur 0,2, Nd. V beiderseits.
ERG: Deutliche Verschlechterung gegenüber 1976.
EOG: Durchführung nicht möglich.
Dunkeladaptation: Konnte nicht durchgeführt werden,
Chromato: Zwischen Papille und Makula Risse der Bruchschen Membran, insgesamt für TRD typisch.

Es besteht noch eine hauchige Trübung der hinteren Schale. Am 19. Januar 1978 wurde bei einer augenärztlichen Kontrolluntersuchung keine Veränderung des Befundes festgestellt. Zusätzlich fiel aber eine leichte Ptosis beiderseits auf, die inzwischen deutlich zugenommen hat.

20. Mai 1978 grippaler Infekt, wiederum starkes Erbrechen, Therapie mit Infusionen und Gammaglobulin. Bei der Durchuntersuchung in der Kinderklinik Erlangen wurde erneut ein Computertomogramm erstellt, das deutlich eine Verschlechterung zum Vorbefund von 1977 zeigte. Außerdem fiel jetzt ein Zittern des Kopfes auf und der deutlich reduzierte Allgemeinzustand. Im Anschluß an diesen grippalen Infekt traten auch allergische Bindehautentzündungen auf.

Zusammenfassung

Von der Symptomatik her lag der Verdacht auf ein Bassen-Kornzweig-Syndrom nahe. Die zugehörige Stoffwechselstörung kann jedoch nicht festgestellt werden. Winkelmann hat eine Pallidumatrophie mit atypischer Pigmentdegeneration beschrieben. Das neurologische Krankheitsbild geht jedoch bei unserem Patienten darüber hinaus. Diejenigen Ataxien, die bekanntermaßen mit Pigmentdegenerationen einhergehen, wie z.B. die Friedreichsche Ataxie, sind nach Meinung des Neuropädiaters unwahrscheinlich. Auch in diesem Falle wäre die zunehmende Ptosis ungewöhnlich. Da wir in der uns zugänglichen Literatur kein entsprechendes Krankheitsbild finden konnten, wären wir dem Consilium diagnosticum für seinen Rat dankbar.

Consilium diagnosticum

Vorgetragen von Herrn François:
Bei einem 14jährigen Jungen wurde folgender Befund festgestellt:

1. Atypische Pigmentdegeneration: Am gesamten hinteren Pol Strukturauflockerungen und dunkle Pigmentierungen, ein skotopisch und photopisch subnormales ERG, ein pathologisches EOG, und bei Fluoroangiographie ausgeprägte Defekte im gesamten Pigmentepithel. Diese Pigmentdegeneration ist progressiv sowohl vom ophthalmologischen als auch vom elektrophysiologischen Standpunkt aus.

2. Ein zerebraler, degenerativer Prozeß mit wahrscheinlichen Episoden von intrakranieller Hypertonie und mit Ataxie. Der Anfang des Prozesses setzte ein Jahr vor Auftreten einer Mumps-Meningitis ein, an der der Junge im Alter von 5 Jahren erkrankt war.

3. Eine spät in Erscheinung tretende bilaterale Ptosis.

4. Häufige Infektionen.

5. Keine anderen Fälle in der Familie.

Die Verbindung von Ataxie mit tapetoretinaler Degeneration ist nicht ungewöhnlich. In seinem Aufsatz über *Heredoataxie* behandelt François (1974) folgende Formen:

1. Spinozerebräre Heredoataxic nach Pierre Marie.

2. Spinale Heredoataxie nach Friedreich.

3. Marinesco-Sjögren-Syndrom.

4. Spastische Paraplegie nach Strumpell-Lorrain.

5. Neurale Amyotrophie nach Charcot Marie-Tooth.

6. Olivo-ponto-zerebelläre Atrophie nach Dejerine-Thomas.

Der hier von uns besprochene Fall erinnert an die Heredoataxie nach Friedreich oder an die olivo-ponto-zerebelläre Atrophie nach Dejerine-Thomas. Alle diese Heredoataxien sind jedoch sehr unwahrscheinlich, wenn man die allgemeinen oder okulären Symptome und die Erblichkeit berücksichtigt, obwohl Fälle von spinozerebrärer Ataxie mit Ophthalmoplegie, aber ohne Ptosis, und mit Netzhautdegeneration bekannt sind.

Außer diesen Heredoataxien gibt es noch sechs Formen, die in Betracht kommen.

1. Das Lindenov-Hallgren-Syndrom mit Retinitis pigmentosa, vestibulozerebellärer Ataxie und mentaler Retardation. Bei diesem Jungen gibt es aber keine Taubheit und keine vestibuläre Erkrankung.

2. Das Sjögren-Larsson-Syndrom mit Ichtyosis, spastischer Lähmung, mentaler Retardation.

3. Die Bassen-Kornzweig-Krankheit mit Steatorrhöe, Ataxie, Akanthozytosis, a-beta-Lipoproteinämie. Abgesehen von der Ataxie weist das Kind kein einziges der Hauptsymptome auf.

4. Flynn-Aird-Syndrom mit
a) Myopie, atypische Retinitis pigmentosa.
b) Muskelschwäche, Ataxie.
c) Innenohrschwerhörigkeit.
d) Reversible Aphasie und reversible, konzentrische Gesichtsfeldausfälle.
e) Allgemeine Zahnkaries.
f) Hautatrophie.
g) Osteoporose.
Die ersten Manifestationen zeigen sich im späteren Schulalter. Die fünf letzteren Symptome werden bei diesem Kind nicht angetroffen.

5. Von Graefe-Sjögren-Syndrom mit
a) Retinitis pigmentosa.
b) Vestibulozerebelläre Ataxie.
c) Vestibulärer Nystagmus.
d) Taubheit.
e) Oligophrenie.
f) Mikrozephalie, die nicht unbedingt erforderlich ist.
Das Kind weist keine Taubheit auf.

6. *Björk-Lindblom-Syndrom* mit
a) Zapfendystrophie.
b) Ataxie.

Schließlich muß an eine subakute, sklerosierende Panenzephalitis gedacht werden, die auf das Masern- oder Mumpsvirus zurückzuführen ist.

Es gibt tatsächlich mehrere Indizien für diese Krankheit:

1. Die zerebrospinale Flüssigkeit weist auf eine dauernde Erhöhung des Proteingehaltes hin.

2. Die zeitweilige Verbesserung nach einer Kortikoidkur weist auf einen entzündlichen Prozeß hin.

3. Bei dieser Krankheit kann eine intrakranielle Hypertonie beobachtet werden.

4. Das EEG, das wegen Verdachts auf eine erhöhte Disposition für Anfälle gemacht wurde, und das eine anormale fronto-präzentrale Rhythmisierung aufweist, ist mit der Krankheit vereinbar.

5. Die Krankheit kann verbunden sein mit:

a) Ataxie.

b) Verringerter äußerer Augenmotilität, z.B. Ptosis.

c) Fundusabweichungen in Form einer Chorioretinitis, die deutlich makulär ausgeprägt ist. Bei diesem Kind war das ERG nur subnormal, das EOG aber pathologisch.

Für eine subakute, sklerosierende Panenzephalitis ist jedoch die sehr langsame Evolution ungewöhnlich: Die Krankheit führt innerhalb eines Jahres zum Tode.

Gegen die subakute sklerosierende Panenzephalitis spricht auch

1. Die Tatsache, daß schon zu Beginn der Erkrankung sich deutliche Veränderungen des Charakters und des Verhaltens zeigen.

2. Die Tatsache, daß die Degeneration der Netz- und Aderhaut im vorliegenden Falle langsam progressiv ist.

3. Und die Tatsache, daß die Mumps-Meningitis erst ein Jahr nach dem Anfang des Prozesses einsetzte.

Um die Diagnose einer subakuten-sklerosierenden Panenzephalitis bejahen oder verneinen zu können, müßte man:

1. Den Titer der Masern- und Mumps-Antikörper im Blut und in der zerebrospinalen Flüssigkeit bestimmen.

2. Eventuell eine Gehirnbiopsie durchführen.

Sofern die Diagnose einer subakuten sklerosierenden Panenzephalitis nicht bestätigt werden kann, kann man nur auf eine *progrediente okulo-zerebrale Degeneration* ungeklärter Ursache schließen. Nach unserer Auffassung ist das die einzig mögliche Diagnose.

Ber. Dtsch. Ophthalmol. Ges. 76, 723–727 (1979)
Ionisierende Strahlen in der Ophthalmologie
Redigiert von W. Jaeger, Heidelberg
© J. F. Bergmann Verlag 1979

Syndrom mit tapetochorioidaler Degeneration und Mikrozephalie

W. Jaeger und A. Blankenagel (Univ.-Augenklinik Heidelberg. Direktor: Prof. Dr. W. Jaeger)

Betr. Patient T. Mirco, geb. 28. 2. 1969

Der heute 9 Jahre alte Junge wurde der Universitäts-Augenklinik Heidelberg erstmals am 13. 4. 1976 wegen Visusherabsetzung trotz Korrektur sowie wegen Verdacht auf Optikusatrophie vorgestellt.

In der Familie findet sich kein Anhalt für erbliche Krankheiten. Es handelt sich bei dem Jungen um das dritte lebende Kind einer z.Z. der Geburt 26jährigen Mutter und eines 28 Jahre alten Vaters. Die älteren Geschwister, geboren 1966 und 1962, sind gesund. Zwischen den Geburten hatte die Mutter im Jahre 1964 einen Abort in Mens III. Während der Schwangerschaft erfolgte Therapie mit Jodpräparaten wie Thyreogutt. In Mens VI trat eine Blutung auf, die medikamentös beherrscht wurde. Ab Mens VII traten vereinzelt Schmierblutungen auf, die Geburt erfolgte 4 Wochen vor dem errechneten Termin. Die Hausgeburt verlief ohne Komplikationen, das Geburtsgewicht des Jungen betrug 2.500 g.

Aufgrund der ausgedehnten Ödeme an Fußrücken und Unterschenkel beiderseits erfolgten mehrfach Untersuchungen nach der Geburt im Kreiskrankenhaus Stade.

Dort wurde außerdem ein Mikrozephalus diagnostiziert und beim Thorax-Röntgen eine Verbreiterung des oberen Mittelschattens im Sinne einer geringgradigen Thymushyperplasie festgestellt. Die außerdem durchgeführte Glukosebelastung war nicht sicher pathologisch. Die Auswertung einer Immunelektrophorese ergab den zusätzlichen Befund eines Antikörper-Mangelsyndroms: Alle Immunglobuline waren erniedrigt, Isoagglutine nicht nachweisbar.

Am 16. 7. 1969 erfolgte Überweisung in die Universitäts-Kinderklinik Hamburg und das Institut für Humangenetik zur weiteren Abklärung. Der 5 1/2 Monate alte Säugling zeigte sich sehr kontaktfreudig und griff nach allen ihm dargebotenen Gegenständen und zog sich aktiv empor.

Auffällig war die deutliche mikrozephale Kopfform.

Eine teigige Schwellung mit deutlicher Ödembildung fand sich an der gesamten unteren Extremität. Besonders am rechten, aber auch linken Fußrücken ließen sich Dellen eindrücken.

Das ZNS war grob-neurologisch o.B.

Es wurde der Verdacht auf ein *Nonne-Milroy-Meige-Syndrom* ausgesprochen, und zwar wurde eine Neumutation angenommen.

Bei einer Kontrolluntersuchung am 13. 2. 1970 in der Universitäts-Kinderklinik Hamburg fanden sich noch angedeutete Fußrückenödeme.

Die Immunelektrophorese war unauffällig.

Der auffallend kleine Hirnschädel zeigte einen etwas abgeflachten Hinterkopf, eine betonte Lambda- und Sagittalnaht, die Koronarnaht war dagegen unauffällig.

Intrakranielle Verkalkungen fanden sich nicht.

Die Glukosurie konnte nicht bestätigt werden.

Weitere Kontrollen in der Univ.-Kinderklinik Hamburg erfolgten bis 1971. Fußrückenödeme waren nicht mehr nachweisbar.

Umzug der Eltern in das Saargebiet. Anscheinend erfolgte in den nächsten Jahren eine normale Entwicklung. An Infektionskrankheiten wurden Masern, Varizellen, Mumps und Röteln durchgemacht.

Am 11. 12. 1974 ambulante Untersuchung in der Univ.-Kinderklinik Homburg/Saar, wegen Zustand nach zweimaliger Hormonkur bei Retentio testis inguinalis links und Enuresis nocturna. Die Röntgen-Untersuchung der Nieren und der ableitenden Harnwege ergab keinen pathologischen Befund. Einige Wochen später wurde eine

Adenotomie wegen Infektneigung durchgeführt.

Am 21. 2. 1975 erfolgte eine Untersuchung in der Neurologischen Abteilung der Univ.-Kinderklinik Homburg/Saar, da wegen der Mikrozephalie Verdacht auf eine frühkindliche Zerebral-Schädigung bestand, trotz der normalen frühkindlichen Entwicklung.

Der neurologische Status war unauffällig, die Sprache wirkte undeutlich, der Sprachschatz jedoch altersentsprechend. Das EEG war normal.

Die quantitative Immun-Globulin-Bestimmung ergab wiederum keinen Anhalt mehr auf einen Antikörpermangel.

Beim Röntgen des linken Handskelettes zeigte sich das Knochenkernalter nach Greulich und Pyle mit drei Jahren im Bereich der Handwurzel und 5 Jahren im Bereich der Phalangen verzögert, außerdem bestand eine Reihenfolgestörung. Da diese Knochenkernentwicklung im Bereich des Handskelettes verdächtig auf eine Hypothyreose war, obwohl der Gesamt-Thyroxin-Wert im unteren Normbereich lag, wurde noch eine Schilddrüsenszintigraphie durchgeführt. Dieses Schilddrüsenszintigramm im April 1975 zeigte eine leicht vergrößerte, normal konfigurierte Schilddrüse mit homogener Aktivitätsverteilung.

Am 13. April 1976 sahen wir Mirco in der Univ.-Augenklinik zum ersten Mal. Er wurde uns überwiesen, weil er mit seinen Brillen nicht zurecht kam, trotz Korrektur keine volle Sehschärfe zu erreichen war und Verdacht auf Optikusatrophie bestand.

Mirco trug seit dem 3. Lebensjahr eine Brille und war in Behandlung beim niedergelassenen Augenarzt und zu Kontrollen in der Univ.-Augenklinik Homburg.

Die Sehschärfe betrug mit Korrektur
rechts: ($-1,0$ comb. cyl. $-2,5$ A $30°$) = 5/25,
links: mit cyl. $-3,5$ A $160°$ = 5/20 (anläßlich einer früheren Untersuchung wurde an diesem Auge 5/50 angegeben).

Es bestand ein sehr geringer latenter Pendelnystagmus. Bei der Motilitätsprüfung war die Hebung fraglich etwas eingeschränkt und außerdem fiel noch eine geringe Esophorie in der Ferne und Nähe auf, die in der Nähe teilweise dekompensierte. Das Stereosehen in der Ferne war nach Pola positiv, in der Nähe wurde der Wirt-Test (Fliege) negativ angegeben.

Die Vorderabschnitte waren frei.

Am Fundus sah man beiderseits blasse Papillen und dünne Arterien und Venen. Die höchst eigenartige Morphologie der Chorioidalatrophie ist in Tafel I abgebildet.

Zur weiteren Abklärung des Fundus-Befundes nahmen wir Mirco am 21. 4. 1976 stationär auf und ermittelten die folgenden Befunde:

ERG: Photopisch und skotopisch subnormal.

Farbsinnprüfung: Blau-Sinnstörung.

Die Chromato-ophthalmophotographischen Befunde sprachen eher für landkartenförmig angeordnete Pigmentblattdefekte.

Tafel I. Unklares Syndrom mit tapetochorioidaler Degeneration und Mikrozephalie (Patient T., Mirco, geb. 28. 2. 69). Ophthalmologische Anamnese: Seit Kindheit schlechtes Sehvermögen. Mit Brille keine Besserung. Visus: Rechtes Auge 5/25, linkes Auge 5/50. Farbensinn: Blausinn-Störung. Elektroretinogramm: Skotopisch und photopisch subnormal. Chromato-Ophthalmoskopie:
Abb. 1. Die Netzhautarterien erscheinen bei dem 7jährigen Jungen etwas eng und gestreckt verlaufend; die Macula ist völlig reflexlos und um die Papille ist ein unscharf begrenzter pigmentblattatrophischer Conus zu sehen.
Abb. 2. Im gelb-grünen Licht sieht man durch das defekte Pigmentblatt hindurch die degenerativ veränderten Aderhautgefäße.
Abb. 3. Im gelben Licht erkennt man, daß vom Pigmentblatt nur noch kleine fleckige Reste bestehen.

Die sklerotischen Aderhautgefäße sind besonders gut zu erkennen.
Abb. 4. Im dunkel-grünen Licht kann man kein Aderhautgefäß erkennen, obwohl das Pigmentblatt fehlt. Das ist ein Zeichen dafür, daß noch eine Netzhautschicht über den Aderhautgefäßen liegen muß. Diese Schicht reflektiert besonders gut das kurzwellige Licht, so daß der Augenhintergrund sehr hell erscheint.
Abb. 5. In der unteren Peripherie findet man grobe Pigmentansammlungen und dazwischen körnchenartige Verdichtungen.
Abb. 6. Obwohl der Augenhintergrund in der Peripherie schon im weißen Licht recht dunkel erscheint, leuchten auch im blauen Licht die reflektierenden Stellen dicht neben den Pigmentklumpen sehr hell auf. [Aus Ber. Dtsch. Ophthalmol. Ges. **74**, 897–890 (1975)]

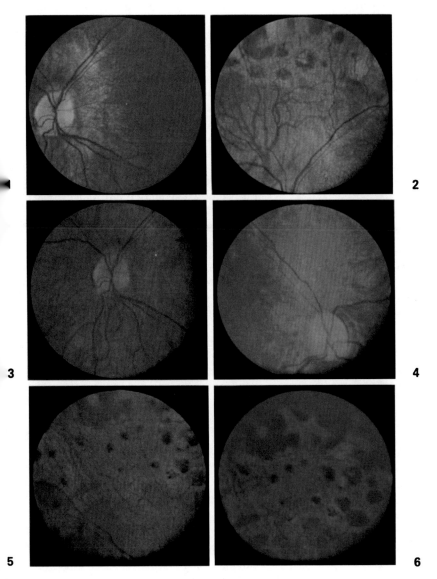

◄1 2

3 4

5 6

Tafel I

Das zum Ausschluß einer Innenohrbetei-
ligung in der Hals-, Nasen-, Ohrenklinik
durchgeführte Audiogramm war beiderseits
normal. Bei der Durchuntersuchung in der
Univ.-Kinderklinik Heidelberg konnte aufgrund der klinischen, laborchemischen und
röntgenologischen Befunde kein Anhalt für
eine stoffwechselbedingte Krankheit gefunden werden.

Das EEG ergab folgenden Befund: Leichte Allgemeinstörung in Form eines fehlenden Blockierungseffektes und einer nicht
altersgemäß dargestellten Grundaktivität,
jedoch keine herdförmigen Veränderungen, kein Nachweis hypersynchroner Aktivität.

Wegen des Verdachtes geistiger Entwick-
lungsverzögerung, da Mirco 1974 bei einem
Schultest keine schulreife Leistung erbracht
hatte, führten wir noch eine psychologische
Untersuchung durch. Die kognitive Leistungsfähigkeit des Kindes wurde mit dem
Hawik-Verbalteil sowie dem Stanfort-Lük-
kert-Intelligenztest überprüft. Im Hawik-Ver-

725

balteil erreichte Mirco einen IQ von 96 mit besonderen Schwierigkeiten im Bereich des allgemeinen Wissens. Im Stanfort-Lückert-Intelligenztest ergab sich ein relativ geschlossenes Bild. Es wurden hier zusätzlich, neben den verbalen Aufgaben, die visuelle Fähigkeit sowie das Tempo mituntersucht. Von daher ist nicht verwunderlich, daß Mirco einen IQ von 75 sich erarbeitete. Die Differenz zwischen diesen Testen ist vor allem begründet durch Schwierigkeiten des Kindes, Formen nachzuzeichnen, zu zählen bis zum Zahlenraum bis 10, Erkennen von Inhalten von Bildern.

Zusammenfassung

Der pädiatrische Befund war ursprünglich als Nonne-Milroy-Meige-Syndrom angesehen worden. Die Diagnose ist deshalb nicht gesichert, weil bei dem Syndrom der Rückgang und das völlige Verschwinden der beschriebenen Ödeme im Laufe der ersten Lebensjahre ungewöhnlich wäre. Die pädiatrische Diagnose ist demnach noch fraglich.

Die Form der infantilen Chorioidalatrophie ist uns in dieser Art noch nie begegnet. Auch nach ausführlicher Durchsicht der Literatur findet sich kein Syndrom, in das die Kombination von angeborenen Ödemen, Mikrozephalie und tapetochorioidale Degeneration passen würde.

Wir fragen das Consilium diagnosticum dazu, ob es wahrscheinlich ist, daß ein Zusammenhang zwischen pädiatrischen und ophthalmologischen Befunden besteht und um welches Krankheitsbild es sich wohl handelt.

Consilium diagnosticum

Vorgetragen von Herrn Deutman:
Bei einem neunjährigen Kind ergab sich folgender Befund:
1. Mikrozephalie.
2. Tapetoretinale Degeneration.
3. Kongenitales Ödem der unteren Glieder, das später verschwand.
4. Vorübergehende Senkung der Immunoglobuline nach der Geburt.
5. Keine anderen Fälle in der Familie.
Eine vorübergehende Senkung der Immunglobuline ist bei Säuglingen keine Seltenheit, so daß diesem Symptom keine große Bedeutung beigemessen werden kann.

In der Literatur ist keine Verbindung eines kongenitalen Ödems mit einer tapetoretinalen Degeneration bekannt. Ein kongenitales Ödem ist übrigens ein ziemlich atypisches Zeichen, das auf Stoffwechselstörungen oder eine Entwicklungsanomalie der Lymphgefäße zurückgeführt werden kann. Es tritt u.a. beim Turnerschen Syndrom auf und muß daher nicht als Hauptsymptom angesehen werden.

Es gibt auch autosomal dominante Syndrome mit Lymphödem, wie das Syndrom von Nonne-Milroy (schon anwesend bei der Geburt) und das Syndrom von Meige (später auftretend). Dabei verschwindet das Ödem nicht; es sind auch keine Mikrozephalie und tapetoretinale Degeneration beschrieben worden.

Schließlich bleibt noch die Verbindung von tapetoretinaler Degeneration mit Mikrozephalie übrig. Diese Verbindung kann die Folge eines Krankheitsprozesses während der Schwangerschaft sein (Radiotherapie, intrauterine Infektion durch Toxoplasmose oder insbesondere die zytomegale Inklusionskrankheit). Sie kann auch − und dies ist häufiger − genetisch bedingt sein.

I. Pathologischer Prozeß während der Schwangerschaft.

Die Anamnese erwähnt Blutverlust während der Schwangerschaft und eine Behandlung mit Jodpräparaten. Dies weist auf eine Hypothyreose hin. Diese verursacht beim Kinde aber kein Myxoedem.

Ein infektiöser Prozeß während der Schwangerschaft wird nicht erwähnt. Auf Röntgenaufnahmen des Schädels sind keine intrakraniellen Kalzifikationen zu sehen. Hepatitis, Hepatosplenomegalie, Lungenentzündung oder ein nephrotisches Syndrom werden nicht erwähnt. Zytomegalie ist daher unwahrscheinlich, um so mehr als die Krankheit meistens tödlich verläuft. Es ist jedenfalls unwahrscheinlich, daß das Virus noch gefunden werden kann. Bei Zytomegalie oder Toxoplasmose sind die Fundusabweichungen übrigens eher nekrotisch als degenerativ.

II. Genetische Verbindung

Wir müssen in Betracht ziehen:
1. Das Cokayne-Neill-Dingwall-Syndrom. Bei diesem Syndrom findet man Wachstumshemmungen, Skelett-Anomalien, dystrophische

Schäden der Haut, partielle Taubheit, neurologische Anomalien und mentale Retardation. Die häufigste okuläre Störung ist eine tapeto-retinale Degeneration vom „Pfeffer und Salz" Typ. Bisweilen werden Keratitis, Katarakt, Pupillenanomalien und Alakrimation erwähnt (Guzzetta, 1972). Da die meisten Symptome bei dem Kind fehlen, kann dieses Syndrom nicht in Betracht kommen.

2. Das Curtius-Syndrom. Es ist gekennzeichnet durch:

1. Mikrozephalie.
2. Amblyopie und Hemeralopie.
3. Kongenitalen Riesenwuchs einer Gesichtshälfte oder Riesenwuchs bestimmter Gliedmaßenabschnitte.
4. Syndaktylie.
5. Nageldystrophie, Hautdystrophie, Nävusbildung.
6. Zahnschmelzdysplasie, Hypodontie.
7. Endokrine Störungen mit Hypogenitalismus.
8. Psychische Abnormalitäten.

Die meisten dieser Symptome fehlen bei dem Kind, so daß das Curtius-Syndrom nicht in Betracht kommt.

3. McKusick et al. (1966) beobachteten 8 kleine Patienten mit Mikrozephalie (4 Schwestern und 2 Brüder einer Familie, ein Bruder und eine Schwester einer zweiten Familie). Beide Familien stammten von denselben Vorfahren ab. Diese Kinder hatten außerdem eine Mikrokornea, eine hohe Hypermetropie sowie Pigmentalterationen des Fundus, die aber weniger ausgeprägt waren als bei dem Kind, von dem hier die Rede ist. Die Fundusveränderungen sahen nicht aus wie eine Retinitis pigmentosa.

4. Schmidt et al. (1967) haben 3 kleine Patienten in derselben Familie beschrieben. Das klinische Bild war durch Mikrozephalie, mentale Retardation und atypische tapetoretinale Degeneration gekennzeichnet. Das ERG war beim ältesten Kind fast völlig ausgelöscht, beim zweiten Kind subnormal und beim dritten Kind normal. Das zweite Kind war myop (6 dptr.). Das älteste Kind hatte außerdem eine Ichthyosis, was an ein Sjögren-Larsson-Syndrom erinnert.

Die Verbindung von Mikrozephalie und tapetoretinaler Degeneration, die bei dem hier besprochenen Kind angetroffen wird, erinnert am meisten an die von Schmidt et al. beschriebenen Fälle.

Es erscheint deshalb wahrscheinlich, daß ein genetisches Syndrom von Mikrozephalie mit einer atypischen tapeto-chorioidalen Dystrophie mit einem autosomal rezessiven Erbgang besteht, und daß unser Patient davon betroffen ist.

Literatur

Guzzetta, F.: Cokayne-Neill-Dingwall syndrome. In: Handbook of Clinical Neurology, Vol. 13. Neuroretinal degeneration, Vinken, P.F., Bruyn, G.W. (Hrsg.), Amsterdam. North Holland Publishing Co. pp. 431–440, 1972. – McKusick, V., Stauffer, M., Knox, D.L., Clark, D.B.: Chorioretinopathy with hereditary microcephaly. Arch. Ophthalmol., **75**, 597–600 (1966). – Schmidt, B., Jaeger, W., Neubauer, H.: Ein Mikrozephalie-Syndrom mit atypischer tapeto-retinaler Degeneration bei 3 Geschwistern. Klin. Monatsbl. Augenheilkd. **150**, 188–196 (1967)

Ber. Dtsch. Ophthalmol. Ges. 76, 729–730 **(1979)**
Ionisierende Strahlen in der Ophthalmologie
Redigiert von W. Jaeger, Heidelberg
© J. F. Bergmann Verlag 1979

Einseitige Lipidinfiltration des peripheren Hornhautstromas

W. Clemens und Th. N. Waubke (Essen)

Allgemeinanamnese. 1966 Appendektomie, 1976 Totaloperation

Augenanamnese. Beiderseits immer gut gesehen, kein Schielen, keine Brille; vor 10 Jahren etwas Asche ins li. Auge gekommen.

Jetzige Anamnese. Im September bemerkte die Patientin einen weißen Flecken im li. Auge, der vom Augenarzt zunächst als Narbe angesprochen wurde. Nach übereinstimmenden Aussagen der Patientin und des behandelnden Augenarztes trat eine Vergrößerung der Veränderung ein.

Untersuchungsbefunde vom 10. 01. 1978. Beide Augen äußerlich blaß und reizfrei, der Visus bds. für Ferne und Nähe voll.

Rechtes Auge. In allen Teilen ohne krankhaften Befund.

Linkes Auge. Bei der Spaltlampenuntersuchung sieht man zwischen 5 und 6 Uhr eine umschriebene Eintrübung und Verdickung der tieferen Parenchymschichten der Hornhaut. Zwischen der Trübung und der Bowmanschen Membran ist noch eine klare Parenchymschicht. Auch erscheint in einigen Randpartien zwischen Trübung und Deszemet noch eine schmale, klare Parenchymschicht. Die Trübungsschicht selbst ist deutlich vaskularisiert, offensichtlich vom Limbus her, wo die Trübungszone unmittelbar Anschluß in der gleichen Schicht hat. Die Hornhaut ist in diesem Bereich etwa auf das doppelte verdickt, man erkennt es besonders deutlich im Gonioskop. Bei der Gonioskopie erscheint das Endothel völlig glatt und ohne Unterbrechung. Auch in der Spaltlampe zeigt sich nichts Auffälliges.

Behandlung. Kortison lokal ohne Wirkung. Bei der letzten Untersuchung am 13. 06. 1978 stellten wir eine leichte Formveränderung mit kaum meßbarer Vergrößerung fest.

Consilium diagnosticum

Vorgetragen von Herrn Rintelen:

Der Fall der Essener Klinik entbehrt zwar der Spektakularität und Tragik der eben besprochenen Syndrome mit degenerativer Retinopathie, bietet aber trotzdem seine Problematik.

An der Tatsache, daß es sich bei dieser jungen Frau, die sich zur Zeit gesund fühlt und gesund wirkt, um eine Lipidinfiltration unter deutlicher Auftreibung des peripheren Hornhautstromas bei intaktem Epi- und Endothel handelt, mit wahrscheinlich gleichen Veränderungen in der angrenzenden Sklera, ist wohl nicht zweifelhaft. In den zentralen Randzonen des Gebildes sieht man an der Spaltlampe zahllose feine Glitzerpunkte, freilich von gröberem Kaliber wie beim Arcus lipoides aber nicht nach der Art von Cholesterin-Kristallen. Vom Limbus aus der Sklera ziehen Gefäße in den Fettherd des völlig reizfreien Auges.

Es stellt sich die Frage nach Charakter und Pathogenese dieser tumorartigen Lipidanhäufung. Von einem atypischen rudimentären, präsenilen Arcus lipoides kann keine Rede sein. Schon Einseitigkeit, Auftreibung des Parenchyms und Vaskularisation sprechen dagegen. An sich könnte die Fettanhäufung sekundär sein. Sie könnte sich in einer Narbe manifestieren, die im Anschluß an traumatische Schäden oder nach einer Entzündung entstanden ist. Von einer Narbe ist hier im kornealen Bereich nichts zu sehen. In der Anamnese fehlt ein adäquates Trauma und Anhaltspunkte für eine durchgemachte Entzündung. Es ist nicht undenkbar, daß sich im skleralen Bereich ein torpider, produktiver Entzündungsprozeß abgespielt hat; er könnte für die Vaskularisation des angrenzenden

Hornhautparenchyms verantwortlich sein. Eine vorangehende Vaskularisation kann ja Lipidablagerungen im kornealen Parenchym begünstigen. Aber hier etwa an einen Morbus Boeck zu denken, dessen übrige Manifestationen inapperzept sein könnten, wäre konstruiert. Immerhin könnte ein Lungen-Röntgenbild zum möglichen Ausschluß dieser gelegentlich scheinbar isolierten Granulomatose nicht schaden.

Wahrscheinlicher ist, daß es sich um ein primäres, mit Lipidablagerung einhergehendes Geschehen handelt, um eine Xanthomatose also. Sie kann auf Grund einer essentiellen, oder wie etwa beim Diabetes sekundären Hyperlipidämie zustandekommen. Über die Blutlipide der Patientin wußten wir bis heute morgen nicht Bescheid. Obwohl der Gesamtstatus der jungen Frau gegen eine solche Ursache spricht, sollten die Blutfette ermittelt werden.

Wahrscheinlicher ist eine primäre Xanthombildung; sie kann bei normalem Blutlipidgehalt auftreten.

Die disseminierte Xanthomatose, bei der diese Prämisse auch zutrifft, ist hier auszuschließen.

Die Hand-Schueller-Christiansche Histiozytose steht wohl nicht zur Diskussion, auch wenn man die gewagte Annahme gelten ließe, daß diese Affektion sich einmal so spät manifestieren könnte und so ungewöhliche Lokalisation zeigte. Der negative Kortisoneffekt paßt nicht zu dieser Diagnose.

Was bleibt? Bietti, dessen wir heute gedenken wollen, hat 1972 im Consilium diagnosticum über einen ähnlichen Fall berichtet, und ein Xanthogranuloma juvenile bei dem 8jährigen Mädchen für wahrscheinlich gehalten. Naevoxanthoendotheliom wird diese sehr eigenartige, ätiologisch ungeklärte Affektion auch genannt, ein unglücklicher Name, weil histologisch weder ein Nävus, noch eine Endothelproliferation vorliegt. Wir glauben nicht, daß man hier diese Diagnose stellen kann. Das juvenile Xanthogranulom ist meist schon kurz nach der Geburt vorhanden oder tritt im frühen Kindesalter auf, um zuerst fortschreitend, sich nach wenigen Jahren in der Regel spontan zurückzubilden. Es ist meist in der vorderen Uvea lokalisiert; oft sind entsprechende Hautknoten zu sehen.

Custovick und Cuendet haben 1971 zwei Fälle von „infiltration primaire lipidique" beschrieben, beide mit normalen Blutfetten. Im 1. Fall lag eine diskrete generalisierte Xanthomatose vor; der 2., bei einem 22jährigen, gleicht morphisch dem Waubkeschen Kasus. Die Pathogenese bleib unerörtet bei diesem Patienten, der an Zwergwuchs und hyperphysärer Insuffizienz litt. Mit der Bezeichnung „primäre fettige Degeneration" ist für das pathogenetische Verständnis wenig gewonnen. Das gilt auch für die gleiche Diagnose von Fine und Zimmermann, bei einem 63jährigen mit doppelseitigem Korneabefall. Die Autoren sprechen von degenerierenden Keratozyten, die Fett nicht mehr abbauen können und Anlaß zur Fettphanerose geben. Warum aber dieses Geschehen in einem umschriebenen Kornealbezirk?

Bei der von Schnyder beschriebenen doppelseitigen degeneratio corneae cristallinea, wo es zur Ablagerung von Cholesterinkristallen im Hornhautstroma kommt, mag eine lokale Enzymatopathie im Spiel sein. Diese Affektion steht aber in unserem Fall nicht zur Diskussion.

Bei der Patientin bleibt eine pathogenetisch klärende Diagnose offen. Was noch zu tun ist, haben wir schon erörtert. Ob man die Patientin mit einer Biopsie plagen soll, scheint uns sehr fraglich. Gerade heute in einer Zeit gewaltig fortschreitender technischer Entwicklung der Medizin werden wir auch Gedanken an humane und kostensparende Therapie nicht vergessen wollen. Das „quita non movere" ist aber gelegentlich wohl vernünftig.

Aussprache

Herr Thomann (Hagen) zu Herrn Waubke:
Der von Herrn Rintelen zitierte, 1973 von Herrn Bietti interpretierte Fall einer analogen Hornhauttrübung ist seinerzeit von mir dem Consilium diagnosticum vorgestellt worden. In einem privaten Gespräch hat mir Herr Bietti später mitgeteilt, er sei von der Diagnose „Xanthogranuloma juvenile" nicht voll überzeugt. In den folgenden Jahren habe ich das Kind noch weiter beobachtet. Nach anfänglicher Zunahme der Vaskularisation kam es zu einer fast völligen Resorption der fettigen Einlagerung unter Hinterlassung sehr zarter, nicht störender Trübungen. Sonstige Krankheitssymptome sind inzwischen bei dem Kind nicht aufgetreten. Der damalige Entschluß, auf die vorgeschlagene Probeexzision zu verzichten, hat sich somit nachträglich sicher als richtig erwiesen.

Ber. Dtsch. Ophthalmol. Ges. **76**, 731–734 (1979)
Ionisierende Strahlen in der Ophthalmologie
Redigiert von W. Jaeger, Heidelberg
© J. F. Bergmann Verlag 1979

Zentrale oberflächliche spiralige Keratopathie

F.H. Stefani und R. Burger (München)

Eine 22jährige Studentin (D3383/78) suchte die Univ.-Augenklinik München wegen beidseitiger stechender und drückender Sensationen im oberen Augenbereich mit gleichzeitigem Verschwommensehen auf.

Anamnese

Die Familienanamnese war unauffällig. Augenkrankheiten hatten bei ihr niemals vorher bestanden. Exogene Expositionen wurden ebenso wie Medikamente und Haftschalen verneint. Lediglich eine Pollen- und Penicillin-Allergie waren ihr bekannt.

Jetzt hatte sie seit etwa 14 Tagen eine leichte Sehverschlechterung an beiden Augen bemerkt, die mit leichten Fremdkörpersensationen und im Laufe des Tages zunehmender Rötung der Bindehaut einherging.

Untersuchungsbefund

Der Visus betrug beidseits 0,5. Spaltlampenmikroskopisch zeigte (Abb. 1) sich beidseits eine scharf gezeichnete spiralige Figur aus feinen grau-weißen Flecken, die in den tiefen Schichten des zentralen Hornhautepithels lagen; vereinzelt schienen die Herde zu glitzern. Das Epithel zwischen den Flecken war klar und über der Trübungsfigur war die Epitheloberfläche glatt. An der Oberfläche der Bowmanschen Membran zeigten sich keine Unregelmäßigkeiten. Die tieferen Hornhautschichten und die übrigen Augenabschnitte waren unverändert.

Die Fluoreszein-/Bengalrosa-Anfärbung machte eine Stippung des Epithels im Bereich der Trübungszone erkennbar. Die Hornhautnerven waren nicht besonders deutlich erkennbar. Die Hornhautsensibilität war seitengleich und nicht vermindert.

Ein Bindehautepithelabstrich zeigte normale Epithelien ohne zytologische Besonderheiten. Kulturell wurden im Bindehautsack Staphylococcus albus nachgewiesen.

Differentialdiagnose

Der Befund schien uns zu keinem Krankheitsbild mit wirbelförmigen Hornhautveränderungen (Tabelle 1) zu passen. Gegen einen weiblichen Merkmalträger eines M. Fabry sprach die unauffällige Familienanamnese und für eine Cornea verticillata fehlte die bräunliche Verfärbung, obwohl das Bild im übrigen zu dieser Dystrophie hätte passen können. Eine Meesmansche Hornhautdystrophie kann zwar auch gelegentlich das Bild einer Cornea verticillata zeigen, tritt jedoch in früher Kindheit auf.

Die ähnliche oder gleichartige Stocker-Holtsche Dystrophie mit wirbelförmigen

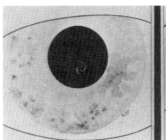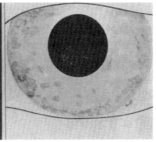

Abb. 1. Zeichnerische Darstellung der wirbelförmigen Hornhautveränderungen

M. Fabry (Cornea verticillata)
Hereditäre juvenile epitheliale Dystrophie
(Meesmansche Dystrophie)
Chlorpromazin
Chloroquin

Trübungen schien wegen der Familienam-
nese nicht vorzuliegen.

Medikamente waren von der Patientin
nicht eingenommen worden. Ein klinischer
Deutungsversuch lautete „atypische Keratitis
superficialis" bzw. „atypische epitheliale Her-
pesinfektion." Kortikosteroide und ein Viro-
statikum änderten das Beschwerdebild jedoch nicht. Eine (wenn auch sehr ungewöhnliche) Becherzelleinstreuung in das Hornhautepithel wurde diskutiert.

Die Beidseitigkeit, das Alter und die
Ähnlichkeit mit einer Cornea verticillata
sprachen jedoch für eine Hornhautdystrophie.

Therapie und Verlauf

Aus therapeutischen und diagnostischen
Gründen führten wir eine Abrasio des veränderten Epithels am linken Auge durch. Das

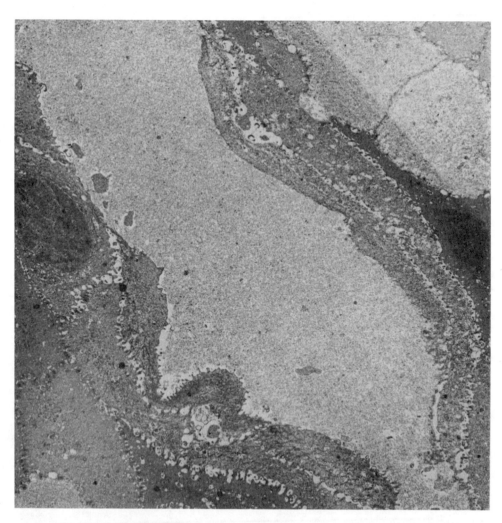

Abb. 2. Elektronenmikroskopie des abradierten Hornhautepithels. Intraepitheliale Zystenbildungen und
zugrundegehende Epithelzellen

Epithel erschien in seiner Haftung unverändert, denn es löste sich mit einem Watteträger kaum ab. Tupfpräparate vom Watteträger wurden mit May-Grünwald-Giemsa gefärbt. Die Epithelzellen zeigten jedoch keine zytologischen Auffälligkeiten. Daraufhin wurde eine vorsichtige scharfe Abrasio vorgenommen. Ein kleiner Zellverband, der sicher Trübungsherde enthielt, wurde in 2% Glutaraldehyd fixiert, mit Osmium nachfixiert und in Epon eingebettet. Einige Dickschnitte wurden mit Toluidinblau gefärbt und die zahlreichen Dünnschnitte mit Uranylacetat und Bleizitrat kontrastiert.

Nach der Abrasio kam es zu einer raschen Abheilung der Erosio und zur Beschwerdefreiheit am linken Auge; die Trübungen traten bisher nicht wieder auf. Unter der weitergeführten lokalen Kortisontherapie am rechten Auge war nur eine gerine Auflösungstendenz der Spiralfigur erkennbar, so daß diese Behandlung abgebrochen wurde.

Mikroskopischer Befund

In den wenigen Dickschnitten des Epithelverbandes waren keine lichtmikroskopischen Veränderungen erkennbar.

In Serie hergestellte Dünnschnitte zeigten nur einen auffälligen Befund, nämlich zahlreiche kleine (bis ca. 150 µ große) Pseudozysten zwischen intakten Epithelzellen; diese Zysten enthielten Kern- und Zelltrümmer (Abb. 2). Geschichtete osmophile Körper wie bei der Cornea verticillata des M. Fabry wurden nicht beobachtet.

Diskussion

Der mikroskopische Befund spricht unseres Erachtens für eine der rezidivierenden idiopathischen Hornhauterosion oder der mikrozystischen Hornhautdystrophie (Cogansche Dystrophie) nahestehende Veränderung. Wirbelförmige Bilder sind uns hierbei jedoch nicht bekannt. Laibson (1976) beschreibt solche Veränderungen nicht.

Literatur

Laibson, P.R.: Microcystic corneal dystrophy. Trans. Am. Ophthalmol. Soc. **74**, 488–531 (1976)

Consilium diagnosticum

Vorgetragen von Herrn Slezak:

Stefani und Burger erhoben bei ihrer Patientin im wesentlichen zwei Befunde:

1. Eine feine Stippung an der Oberfläche des Hornhautepithels, welche sich mit Fluoreszein und Bengalrosa färbte.

2. Eine spiralige Figur in den tieferen Epithelschichten.

Stippung und Spiralfigur sah man nur bei fokaler und indirekt seitlicher Beleuchtung, dagegen nicht im rückfallenden Licht. Bei Coganscher mikrozystischer Degeneration sowie bei Meesmannscher Dystrophie müßten Epithelbläschen bei regredienter Beleuchtung wahrnehmbar gewesen sein. Nach dem Ergebnis der Vitalfärbung ist anzunehmen, daß die Trübungspünktchen an der Hornhautoberfläche devitalisierten Epithelzellgruppen entsprachen. Ein solcher Befund ist unspezifisch.

Die Spiralfigur gleicht keiner der bisher bekannten linienförmigen Epithelveränderungen der Hornhaut. Bei Cornea verticillata und toxischer epithelialer Keratopathie (Chloroquin, Amiodarone etc.) verlaufen die Trübungslinien wirbelförmig und nicht spiralig. Polyzyklische, in sich geschlossene, graue Linien kennzeichnen die litzenförmige Epitheldystrophie, welche Lebas und Bernaerts 1971 beschrieben. Stutenschweiflinien, auf welche Brown und Bron 1976 aufmerksam machten, bilden Büschel. Glaslinien der Epithelbasalmembran schließlich weisen meist fingerabdruckartige Anordnung auf und sind zudem kaum im fokalen sondern nur im regredienten Licht erkennbar.

Die Spiralfigur dürfte somit einer neuen Variante der linienförmigen epithelialen Keratopathien entsprechen. Ihre Ätiologie ist unbekannt; die unauffällige Familienanamnese sowie die bis jetzt anhaltende Heilung nach Abrasio corneae lassen eher eine exogene Läsion als eine hereditäre Dystrophie vermuten. Weitere Beobachtung des Verlaufs ist erforderlich.

Literatur

Brown, N., Bron, A.: Recurrent erosion of the cornea. Br. J. Ophthalmol. 60, 84–96 (1976). – Lebas, P., Bernaerts, M.A.: Contribution à l'étude iconographique des dytrophies de la limitante anterieure cornéenne: les dystrophies en liséré polycyclique et en cyclades. Bulletin de la Société Belge d'Ophtalmologie Nr. 159, Réunion du 28 novembre 1971 à Bruxelles. Bruxelles: Imprimerie Medicale et Scientifique 1971

Aussprache

Herr Pau (Düsseldorf) zu Herrn Stefani:
Eine ähnliche oberflächliche Wirbelbildung in der Hornhaut konnten wir nach Hornhautschädigung durch Haarspray beobachten.

Anmerkung der Verfasser:
Während des inzwischen vergangenen Jahres hat sich der alte Zustand wieder eingestellt. Haarspray verwendet die Patientin schon seit Jahren nicht.

Ber. Dtsch. Ophthalmol. Ges. 76, 735–738 (1979)
Ionisierende Strahlen in der Ophthalmologie
Redigiert von W. Jaeger, Heidelberg
© J. F. Bergmann Verlag 1979

Einseitige multiple Bindehautgefäßektasien mit anfallsartiger Rötung des Auges und Kopfschmerzen

D. Dausch (Hannover)

Der jetzt 40jährige Patient kam erstmals im Juli 1973 mit einer anfallsweise auftretenden Rötung des rechten Auges bei gleichzeitig bestehenden starken Kopfschmerzen in die Augenklinik der Medizinischen Hochschule Hannover.

Vorgeschichte

Die Familien- und Eigenanamnese des Patienten ist frei von in diesem Zusammenhang wichtigen Erkrankungen. Insbesondere werden Gefäßerkrankungen verneint. Bis 1959 war der Patient beschwerdefrei.

Erstmals traten im Jahre 1959 plötzlich innerhalb weniger Stunden heftigste Kopfschmerzen im Stirnbereich bei einer gleichzeitigen massiven Rötung der Bindehaut des rechten Auges auf. Der damals sofort konsultierte Augenarzt stellte die Diagnose einer akuten Episkleritis. Unter einer Tropfenbehandlung habe sich die Bindehautrötung fast völlig zurückgebildet. In den Jahren 1966 bis 1970 kam es wiederholt zu ähnlichen Beschwerden, die weitere augenärztliche Behandlungen notwendig machten. Zunächst wurde das Krankheitsbild als Charlin-Syndrom gedeutet und mit lokaler Kokain-Gabe auf die Nasenschleimhaut behandelt. Im Jahre 1969 wurde während einer stationären Abklärung in der Augenklinik Zürich eine monosymptomatische Form der Reiterschen Erkrankung erörtert. Die damals durchgeführte allgemeinmedizinische, dermatologische und rheumatologische Untersuchung konnte diesen Verdacht jedoch nicht erhärten. Die Entzündung im Bereich des rechten Auges habe sich unter Chloran-Sulfat-Augentropfen immer wieder ganz gut zurückgebildet.

Bis zu der ersten Vorstellung in unserer Klinik im Jahre 1973 kam es wiederholt zu diesem Beschwerdebild.

Untersuchungsbefund vom Juli 1973

1. Visus rechts: +0,5 cyl. −0,5/20° = 1,0
Visus links: +0,5 cyl. −0,5/160° = 1,0
Mit gleicher Korrektur wird feinste Druckschrift (Nieden I) im altersentsprechenden Abstand gelesen.

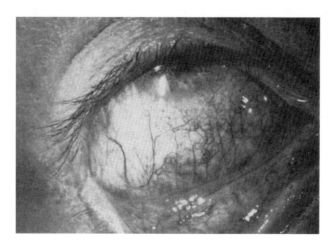

Abb. 1. Anfallsartig auftretende Rötung der Bindehaut des rechten Auges mit vermehrter Injektion der geschlängelten und ektatischen Konjunktivalgefäße

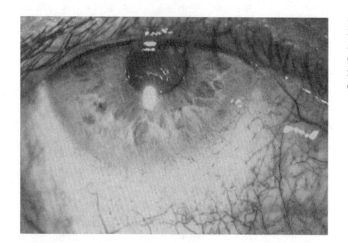

Abb. 2. Zahlreiche Mikroaneurysmen und aneurysmatische
Aussackungen der Kapillaren
der Bindehaut des rechten Auges
in der gesamten Zirkumferenz
des Bulbus

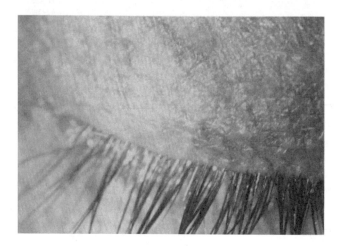

Abb. 3. Netzartige Gefäßneubildungen im äußeren Drittel des
rechten Oberlides

2. Spaltlampe:
Rechtes Auge: Die Bindehaut war vermehrt
gerötet und zeigte gestaute Gefäße (Abb. 1).
Über die ganze Zirkumferenz des Bulbus ver-
teilt sah man zahlreiche Mikroaneurysmen
und aneurysmatische Aussackungen der Ka-
pillaren (Abb. 2). Im äußeren Drittel des
Oberlides waren darüber hinaus netzartige
Gefäßneubildungen zu erkennen (Abb. 3).
Die mittleren Augenabschnitte waren unauf-
fällig.
Linkes Auge: Vorderabschnitte und mittlere
Abschnitte regelrecht.
3. Fundus:
Rechts = Links: Papille, Makula, Gefäße und
Netzhautperipherie unauffällig.
Die Gesichtsfelder beider Augen waren
normal. Der intraokulare Druck lag im Normalbereich. Der Kammerwinkel war regel-
recht.

Allgemeinbefunde

Die *neurologische Untersuchung* zeigte einen
Normalbefund im Bereich der Hirnnerven,
der langen Bahnen, der Sensibilität und der
Koordinationen. Das *EEG* wies keinen pathologischen Befund auf, insbesondere keinen
Herdbefund und keine Zeichen für erhöhte
Krampfbereitschaft. Die *Hirnszintigraphie*
ergab keine pathologische Radioaktivitäts-
einlagerung. Auf der Röntgenaufnahme des
Schädels waren keine krankhaften Veränderungen nachweisbar, vor allem keine gyrifi-
zierten zerebralen Verkalkungen. Bei der
internistischen Untersuchung konnten keine
pathologischen Befunde erhoben werden.
Der Blutdruck betrug 120/80 mm Hg, rotes
und weißes Blutbild, einschließlich Differen-
tialblutbild, Gesamtproteine, Immunelektrophorese und Rheumaserologie waren unauf-

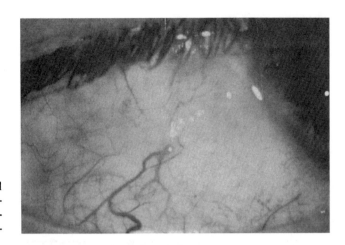

Abb. 4. Im anfallsfreien Intervall sind lediglich die Bindehautgefäßektasien und Mikroaneurysmen ohne wesentliche Stauungszeichen sichtbar

fällig. Ebenso konnte ein einseitiger endokriner Exophthalmus nuklearmedizinisch ausgeschlossen werden.

Eine weitere eingreifende Diagnostik wie z.B. die Karotisangiographie schien uns nicht gerechtfertigt.

Krankheitsverlauf

Herr W. stellt sich bis heute immer wieder in unregelmäßigen Abständen wegen anfallsweise auftretender Kopfschmerzen in Verbindung mit einer plötzlichen starken Bindehautrötung vor. Im akuten Zustand kommt es neben starken Kopfschmerzen zu Übelkeit und Erbrechen, die Bindehautgefäße sind vermehrt mit Blut gefüllt und im Auge selbst bemerke der Patient ein Druckgefühl. Im anfallsfreien Intervall sind lediglich unverändert die Bindehautgefäßektasien und Mikroaneurysmen zu erkennen. (Abb. 4). Häufig tritt die akute Bindehautrötung gleichzeitig mit den heftigen Kopfschmerzen auf. Mitunter kommt es auch nur isoliert zu Kopfschmerzen oder nur zu vermehrter Bindehautrötung.

Unsere Therapie bestand bisher in einer rein symptomatischen Gabe von gefäßverengenden Augentropfen. Die Kopfschmerzattacken sind unter einer Cafergot- bzw. jetzt Avamigran-Therapie einigermaßen gut beherrschbar.

Zusammenfassend handelt es sich bei der demonstrierten Erkrankung um seit 19 Jahre bestehende einseitige multiple Bindehautgefäßektasien und Mikroaneurysmen mit anfallsartig auftretender Gefäßschwellung

und Rötung der Bindehaut. Die Schübe der akuten Rötung des Auges werden begleitet von migräneartigen Kopfschmerzen. Die Rezidive traten früher seltener auf und häufen sich seit 1975 erheblich.

Um zu einer Diagnose zu gelangen, muß man wohl von den eigenartigen Gefäßektasien in der Bindehaut ausgehen. Dabei steht ein atypischer Morbus Sturge-Weber-Krabbe zur Erwägung. Da sich das beschriebene Krankheitsbild neurologischerseits auch hierin nicht zwanglos einordnen läßt, wird die Meinung des Consilium diagnosticum erbeten.

Consilium diagnosticum

Vorgetragen von Herrn Nover:
In vorgetragenem Krankheitsbericht sind 3 in Frage kommende Diagnosen erwähnt, zu denen kurz etwas zu sagen ist. Zu einer *Episkleritis* gehören weden anfallsweise heftigste Kopfschmerzen im Stirnbereich, noch eine Rötung des Oberlides. Gegen ein *Reiter-Syndrom* sprechen die normalen dermatologischen und rheumatologischen Befunde. Für die Annahme eines *Charlin (oder auch okulonasales)-Syndrom*, einer Neuralgie des N. naso-ciliaris, müßte der Schmerz typisch im inneren Lidwinkel und an der Nasenwurzel lokalisiert sein, es fehlen aber auch Tränenfluß, Photophobie und Nasenschleimhautschwellung. Für das schließlich noch erwähnte *Sturge-Weber-Krabbe-Syndrom* fehlen Manifestationen an Haut und Auge selbst. Will man diagnostisch weiterkommen, so wäre interessant zu erfahren, ob die Gefäßektasien schon immer, d.h. auch schon vor dem

737

Krankheitsbeginn 1959, als der Patient 26 Jahre alt war, vorhanden waren, oder ob sie erst später auftraten und sich vielleicht sogar erst als Folge der Kopfschmerz-Attacken entwickelten. Hierüber ist aber nichts bekannt.

Für die Annahme hereditärer Teleangiektasien im Sinne eines *M. Osler* fehlen entsprechende Gefäßveränderungen an Haut und Schleimhaut von Lippe und Nase und eine Blutungs-Anamnese und Anämie. In Erwägung zu ziehen ist ein *Bing-Horton-Syndrom* (Erythroprosopalgie), auch Histamin-Kopfschmerz-Syndrom genannt. Zu ihm gehören heftige Halbseitenkopfschmerzen, Gesichtsrötung, Hyperämie der Bindehaut, Tränenfluß und Rhinorrhoe. Eine Histaminprovokation wurde zwar nicht durchgeführt, doch ist auch nicht typisch, daß im geschilderten Fall stets nur eine Rötung des Auges und des Oberlides auftritt und nie der halben Gesichtshälfte, außerdem fehlen auch Tränenfluß und nasale Sekretion. Bei dem ebenfalls zu diskutierenden *Sluder-Syndrom*, dem Syndrom des Ggl. sphenopalatinum, ist ebenfalls die Schmerzlokalisation eine andere als bei dem vorgestellten Patienten, nämlich periokular, im Bereich der Nasenwurzel und Zähne, gelegentlich auch hemifazial und außerdem gehören dazu wieder Tränenfluß und Rhinorrhoe. Zutreffend ist lediglich die Hyperämie der Konjunktiva.

Wir können also das vorgestellte Krankheitsbild nicht einem der bekannten Syndrome zuordnen. Der halbseitige Kopfschmerz paßt zur Erythroprosopalgie, die Rötung des Auges zum Sluder-Syndrom.

Daher nehmen wir an, daß zwei eigenständige Veränderungen vorliegen, die nur mehr oder minder zufällig gemeinsam vorhanden sind. Dafür spricht unseres Erachtens auch, daß die Kopfschmerzen sowohl mit als auch ohne Rötung des Auges auftreten können, ja daß eine solche sogar auch ohne Kopfschmerzen beobachtet wurde.

Die Kopfschmerz-Attacken mit Übelkeit und Erbrechen deuten wir als Symptom einer Migräne, da sie auf Cafergot und Avamigran gut ansprechen, und die Ursache der Lid- und Bindehautrötung als vermehrte Füllung schon lange bestehender Teleangiektasien.

Schließlich möchten wir noch auf eine 1978 im Am. J. Opthalmol. **86**, 31–35, erschienene Veröffentlichung von Radius und Maumenee hinweisen, die den Titel „Dilated episcleral vessels and open angle glaucoma" hat. Darin wird über 4 Patienten mit erweiterten episkleralen Gefäßen berichtet. 3 dieser Patienten hatten ein Offenwinkel-Glaukom. Es bestand keine Hämangiomatose, sondern nur eine idiopathische Dilatation der episkleralen Gefäße. Diese kann auch einseitig vorkommen und dürfte angeboren sein oder durch zunehmende Dilatation erst im Laufe des Lebens manifest werden.

Demonstrationssitzung

Ber. Dtsch. Ophthalmol. Ges. 76, 741–745 (1979)
Ionisierende Strahlen in der Ophthalmologie
Redigiert von W. Jaeger, Heidelberg
© J. F. Bergmann Verlag 1979

Ein Beitrag zum Wolfram-Syndrom.
(Ophthalmologische, otologische und biochemische Befunde) [1]

J.G.H. Schmidt (Univ.-Augenklinik Köln. Direktor: Prof. Dr. H. Neubauer), J. Kubatova
(Univ.-Hals-, Nasen- und Ohren-Klinik Köln. Direktor: Prof. Dr. Dr. F. Wustrow), J. Schindler
(Abt. für Klinische Chemie der Univ. Köln. Leiter: Prof. Dr. K. Oette)

Bereits wenige Jahre nach Einführung des Ophthalmoskops wurde die Optikusatrophie bei Diabetes mellitus beobachtet (v. Graefe, 1858). Seitdem diskutierte man wiederholt die Frage, ob es sich hierbei um mehr als ein zufälliges Zusammentreffen dieser Erkrankungen handelt [16]. Erstmals berichtete Wolfram [18] über das Vorkommen dieser beiden Krankheitserscheinungen unter Geschwistern. Mehrere weitere Beobachtungen zeigten [12], daß es sich bei familiärem Auftreten von Diabetes mellitus und Optikusatrophie nicht um ein zufälliges Zusammentreffen handelt. Rose u. Mitarb. [9], sowie Rosman u. Mitarb. [8] vertraten die Ansicht, daß wahrscheinlich ein autosomal-rezessiver Erbgang vorliegt. 1955 berichtete Wagner, daß drei der von Wolfram genannten Patienten eine Schwerhörigkeit aufwiesen, bzw. bei zwei der Betroffenen inzwischen eine Schrumpfblase aufgetreten war (zit. n. [15]).

In der nachfolgenden Mitteilung wird über zwei Vettern [2] mit Diabetes mellitus, Optikusatrophie und Innenohrschwerhörigkeit berichtet. Außerdem wird auf Aminosäurebefunde in Blut und Urin eingegangen.

Eigene Untersuchungen

Der Vater des einen Jungen (Fall 1, geb. 1963) und die Mutter des anderen (Fall 2, geb. 1963) sind Geschwister. Die Familienanamnese ist ohne Befund, insbesondere hinsichtlich der hier beschriebenen Symptome.

Die Abb. 1a und 2a zeigen den rechten und linken Augenhintergrund der Patienten. In beiden Fällen besteht eine beiderseitige totale Optikusatrophie. Zeichen einer Retinopathia diabetica sind nicht zu erkennen, obwohl der Diabetes im Fall 1 bereits elf Jahre und im Fall 2 zehn Jahre besteht. Das Fehlen von spezifischen Netzhautveränderungen scheint im Gegensatz zum üblichen juvenilen Diabetes mellitus für dieses Syndrom typisch zu sein. Die Linsen wiesen subkapsulär palmenblattartig angeordnete feinste Trübungspünktchen auf, die im Fall 1 deutlicher ausgebildet waren als im Fall 2.

Beide Jungen sind von einer fortgeschrittenen Zerstörung von Sehschärfe und Gesichtsfeld betroffen (Abb. 1b und 2b). Die Gesichtsfeldprüfung zeigte 8 Monate später eine weitere deutliche Verschlechterung der Außengrenzen bei etwa gleichem Visus. Über Dunkeladaptationsstörungen wird nicht geklagt. Der elektroretinographische Befund liegt bei beiden Patienten photopisch und skotopisch im Normbereich. Wir können daraus schließen, daß die Störung nicht im 1. oder 2. Neuron, sondern im Bereich des 3. Neurons zu suchen ist. In diesem Zusammenhang ist besonders bemerkenswert, daß der Farbensinn hochgradig gestört ist. Die Prüfung mit dem Farnsworth-Munsell „100 hue"-Test ergab bei beiden Patienten eine stark pathologische Fehlerzahl mit multipolarer Anordnung. Eine Achromateneinstellung am Nagelschen Anomaloskop erfolgte nicht.

Die Audiometrie zeigte eine Schallempfindungsschwerhörigkeit an. Unsere Untersuchungsergebnisse laufen darauf hinaus, daß es sich um einen Schaden im Cortischen Organ handelt und nicht im Hörnerven. Im Fall 1 war das Hörvermögen für den Frequenzbereich 125–4000 Hz normal. Von hier aus erfolgte dann ein Steilabfall bis zum Hörverlust 50 Dezibel (dB) bei den Frequenzen 6000 und 8000 Hz (Abb. 1c). Im Fall 2 handelte es sich ebenfalls um eine beidseitige symmetrische Schallempfindungsschwerhörigkeit mit einem Hörverlust von 50 dB bei der Frequenz 6000 Hz (Abb. 2c). Auch hier sprachen die überschwelligen Teste für eine Schädigung im Cortischen Organ.

---

[1] Mit Hilfe der Deutschen Forschungsgemeinschaft, Bonn/Bad Godesberg.

[2] Überwiesen von Herrn Augenarzt Dr. H. Hammers, Köln.

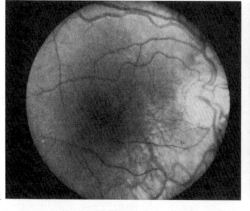
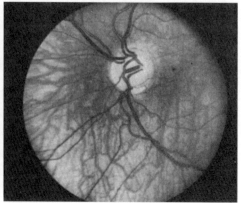

a

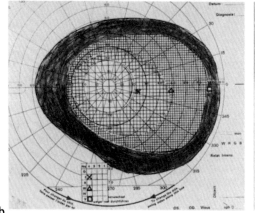
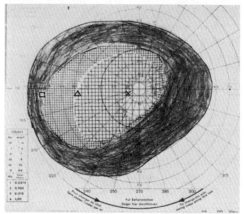

b

R 0,05 c - 3,0 sph = 0,1

L 0,05 Gl.b.n.

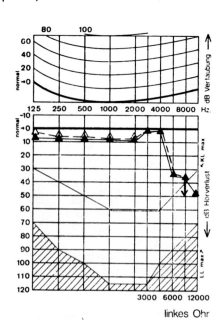

c

rechtes Ohr

linkes Ohr

mular BEOMAT 3 4

Lufti. —— Knochenl. ----

Abb. 1a–c. Fall 1

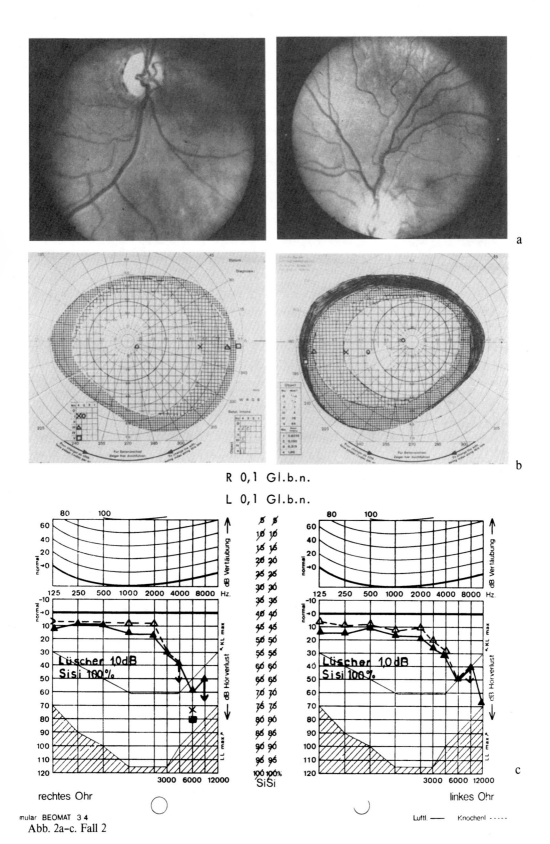

R 0,1 Gl.b.n.

L 0,1 Gl.b.n.

rechtes Ohr

SiSi

linkes Ohr

Abb. 2a–c. Fall 2

Luftl. —— Knochenl. -----

Tabelle 1. Plasma-Aminosäuren (Nüchternwerte)

	Alanin	Glutamin-Säure	Lysin	Arginin
Fall 1	295	59	173	80
Fall 2	276	45	126	61
Normal 1	220	105	84	34
Normal 2	201	260	78	33

Alle Angaben in µMol/l
Normalbereich: 210–275 µMol/l [13]

Auf Grund einer früheren Mitteilung [7] erfolgte eine säulenchromatographische Untersuchung der Aminosäuren von Blutplasma und Urin. Es wurden Vergleiche gezogen mit den entsprechend ermittelten Werten von 2 gesunden, altersgleichen Jungen und Werten, die aus der Literatur bekannt sind [5, 6, 19].

Im Plasma war die Alaninkonzentration bei den kranken Kindern deutlich erhöht (Tabelle 1). Eine signifikante Erhöhung konnte auch für die Aminosäuren Lysin und Arginin festgestellt werden, während der Gehalt an Glutaminsäure erniedrigt war. Die Konzentration weiterer 16 Aminosäuren war unauffällig.

Bei den Alaninbestimmungen im Urin ergaben sich im Fall 1 Werte im oberen Grenzbereich, während im Fall 2 die Konzentration stark erhöht war (Tabelle 2). Weitere Untersuchungen zeigten, daß auch die Lysinausscheidung höher war als bei gesunden Personen. Diese lag bei 55 bzw. 115 mg/die (Fall 1 bzw. Fall 2) gegenüber den Vergleichspersonen mit 7 bzw. 27 mg/die (Normal 1 bzw. Normal 2). Die Ausscheidungsmengen der übrigen Aminosäuren entsprachen denen von Gesunden.

Tabelle 2. Urin-Aminosäuren (24 h-Urin)

	Alanin in mg/Tag	µMol/Tag	µMol/kg/Tag
Fall 1	38/33	430	9,0
Fall 2	76/69	864	19,0
Normal 1	21/22	245	4,9
Normal 2	31	344	7,6

Normalbereiche:
3,2– 18,6	µMol/kg/Tag (Kinder)	[19]
3,6– 9,8	µMol/kg/Tag (Erwachsene)	[19]
84 –626	µMol/Tag (10–14 Jahre)	[6]
5 – 32	mg/Tag (Erwachsene)	[19]

Diskussion

Nach Untersuchungen verschiedener Autoren existiert zwischen Muskulatur und Leber

ein Glukose-Alanin-Zyklus, bei dem Alanin als NH_3-Überträger fungiert [3, 4]. Durch Transaminierung mit 2-Oxoglutarat liefert Alanin Pyruvat und Glutamat. Aus Pyruvat wird durch Glukoneogenese Glukose bzw. Glykogen synthetisiert [4] (Abb. 3).

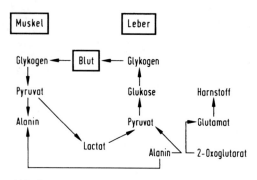

Abb. 3

Beim Diabetes mellitus ist die Glukoneogenese gesteigert [4] und die dafür notwendigen Aminosäuren werden vor allem durch erhöhten Abbau von Muskelproteinen geliefert. Es ist möglich, daß es auf diesem Wege zu einer Anhäufung von Alanin im Plasma kommt. Es bleibt zu untersuchen, ob außerdem ein Enzymblock auf der Stufe Alanin-Pyruvat besteht. Eine derartige Störung könnte die niedrigen Konzentrationen von Glutaminsäure erklären.

Es ist zu erwägen, ob die Erhöhung der Lysin-Konzentration auf eine Aktivitätsreduzierung der Saccharopin-Synthase zurückgeführt werden muß [4]. In derartigen Fällen wird der Hauptabbauweg des Lysins teilweise oder vollständig blockiert. Daraus resultierende Krankheitsbilder variieren in weitem Bereich zwischen schweren geistigen Störungen und völliger Symptomlosigkeit, ohne daß eine Korrelation zum Lysinspiegel besteht [1, 3].

Für die Erhöhung der Arginin-Konzentration läßt sich noch keine hinreichende Erklärung finden [11].

Methoden

Die physiologischen Untersuchungsverfahren wurden an anderer Stelle eingehend beschrieben [10].

Aminosäure-Analysen am sphärischen Ionenaustauscherharz. Aminosäureanalysator der Fa. Biotronik, München. Chromatographie mit 5 Lithiumpuffern verschiedener Normalität und Wasserstoffionenkonzentration. Qualitative und quantitative Bestimmung mit Vergleichssubstanzen. 1 ml Heparinplasma bzw. Probe vom 24 Std.-Urin. Enteiweißung mit 3% Sulphosalicylsäure.

Zusammenfassung

Es wird über zwei 15jährige Vettern mit juvenilem Diabetes, beiderseitiger Optikusatrophie und einer beiderseitigen, symmetrischen Schallempfindungsschwerhörigkeit (Cortisches Organ) berichtet. Die Sehschärfe war beiderseits auf 0,05 (Fall 1) bzw. 0,1 (Fall 2) reduziert; der Farbensinn zeigte massive Störungen. Die Gesichtsfeldaußengrenzen waren beiderseits allseitig erheblich eingeschränkt. Die photopischen und skotopischen Potentiale des ERG lagen im Normbereich.

In beiden Fällen ergab sich bei der säulenchromatographischen Untersuchung des Blutplasmas eine Vermehrung der Aminosäuren Alanin, Lysin und Arginin, während die Konzentration der Glutaminsäure deutlich reduziert war. Die Ausscheidung von Alanin im Urin war im Fall 2 stark erhöht, im Fall 1 lag sie im oberen Grenzbereich. Bei beiden Patienten wurde erstmals eine Hyperlysinurie festgestellt.

Summary. This is a report about two cousins suffering from juvenile diabetes mellitus, optic atrophy and neurosensory hearing loss. The visual acuity was reduced to 0,05 (case 1), resp. 0,1 (case 2) on both sides; the color vision showed considerable disturbances. The outer limits of the visual field were restricted markedly. No pathological changes of the ERG could be detected.

In both cases the values of alanin, lysin and arginin in the blood plasma were elevated, whereas the values of glutaminic acid showed a distinct reduction. Case 2 demonstrated a considerable increase in urinary alanin concentration, case 1 showed values in border limits. In both cases we found a hyperlysinuria. The biochemical results are discussed.

Literatur

1. Becker, P.E. [Hrsg.]: Humangenetik, Bd. V/2, S. 237, 1967. – 2. Berger, H.: Die Bestimmung der im Harn ausgeschiedenen Aminosäuren und ihre Bedeutung in der Klinik, Schweiz. Medizin. Wochenschr. **24**, 711–712 (1956). – 3. Harper, H.A.: Review of Physiological Chemistry. 13th Ed. Los Altos: Lange Medical Publications 1971. – 4. Karlson, P., Gerok, W., Groß, W.: Pathobiochemie. Stuttgart: Thieme 1978. – 5. Liappis, N.: Geschlechtsspezifische Unterschiede der freien Aminosäuren im Serum von Erwachsenen. Z. Klin. Chem. u. Klin. Biochem. **10**, 132–135 (1972). – 6. Liappis, N., Jäkel, A.: Über die freien Aminosäuren im 24 Std.-Harn gesunder Kinder. Monatsschr. Kinderheilk. **122**, 777–783 (1974). – 7. Marquardt, J.L., Loriaux, D.L.: Optic atrophy, diabetes mellitus with associated findings of diabetes insipidus and neurosensory hearing loss in two siblings. Arch. Intern. Med. **135**, 32–37 (1974). – 8. Rorsman, G., Söderström, N.: Optic atrophy and juvenile diabetes mellitus with familial occurence. Acta Med. Scand. **182**, 419–425 (1967). – 9. Rose, F.C., Fraser, G.R., Friedmann, A.I., Kohner, E.M.: The association of juvenile diabetes mellitus and optic atrophy: clinic and genetical aspects. Q. J. Med. **35**, 385–405 (1966). – 10. Schmidt, J.G.H., Deom, M.: Stargardtsche Maculadegeneration oder Macula-Typ der diffusen tapeto-retinalen Degeneration? Ber. Dtsch. Ophthal. Ges. **72**, 235–242 (1972). – 11. Stanbury, J.B., Wyngaarden, J.B., Frederickson, D.S.: The Metabolic basis of inherited diseases. 3rd ED. New York: McGraw-Hill 1972. – 12. Stevens, P.R., Macfadyen, W.A.L.: Familial incidence of juvenile diabetes mellitus, progressive optic atrophy and neurogenic deafness. Br. J. Ophthalmol. **56**, 496–500 (1972). – 13. Stimmler, L., Jensen, N., Toseland, P.: Alaninuria, associated with microcephaly, dwarfism, enamel hypoplasia and diabetes mellitus in two sisters. Arch. Dis. Child. **45**, 682–685 (1970). – 14. Troll, U., Gessler, G., Schöntag, G.: Aminosäuren in der parenteralen Ernährung. Infusionstherapie **5**, 66–68 (1978). – 15. Tunbridge, R.E., Paley, R.G.: Primary optic atrophy in diabetes mellitus. Diabetes **5**, 295–296 (1956). – 16. Wagner, H.P.: Disk.-Bemerkung. Mayo Clin. Proc. **13**, 717–718 (1938). – 17. Wagner, H.P.: Zit. v. Tunbridge, R.E. und Paley, R.G.   . – 18. Wolfram, D.J.: Diabetes mellitus and simple optic atrophy among siblings: Report of four cases. Mayo Clin. Proc. **13**, 715–717 (1938). – 19. Wissenschaftliche Tabellen, Documenta Geigy 7. Ausgabe. Stuttgart: Thieme 1975

Ber. Dtsch. Ophthalmol. Ges. 76, 747–749 (1979)
Ionisierende Strahlen in der Ophthalmologie
Redigiert von W. Jaeger, Heidelberg
© J. F. Bergmann Verlag 1979

Ein Versuch zur objektiven Sehschärfenbestimmung mit Hilfe der Elektronystagmographie

R. Makabe (Zentrum der Augenheilkunde Frankfurt/M. Direktor: Prof. Dr. W. Doden)

Ohm (1921) erkannte als erster die Möglichkeit einer objektiven Sehschärfenbestimmung mittels des optokinetischen Nystagmus. Seitdem gibt es zahlreiche Versuche mit verschiedenen Prinzipien, und die Nützlichkeit wird unterschiedlich beurteilt (Doden; Günther; Goddé-Jolly u. Larmande; Sachsenweger). Ausgehend von dem klinischen Bedürfnis haben wir versucht, durch geringfügigen Anbau an den vorliegenden Elektronystagmographen nach Jung (Doden, 1976) eine objektive Sehschärfenbestimmung durchzuführen (Habig, 1978).

Mit Hilfe eines Dia-Projektors wurde in die Mitte des Projektionsschirms (Hohlzylinder 159 × 159 cm) eine runde Lichtmarke projiziert, deren Größe (5–51 mm) und Helligkeit (0–1980 asb) kontinuierlich verändert werden konnten. Durch die Schattenmustertrommel (projizierte dunkle Streifen 20 cm, helle Streifen von 15 asb 21 cm breit, Abstand

zwischen dem Projektionsschirm und dem Patienten 155 cm) wurde ein horizontaler optokinetischer Nystagmus ausgelöst und elektronystagmographisch aufgezeichnet.

Bei Verstärkung der Lichtmarke wurde der Nystagmus plötzlich gehemmt, sobald der Patient sie wahrnahm. Da sich eine kontinuierliche Änderung der Größe der Lichtmarke als technisch etwas schwierig erwies, haben wir die Lichtmarke mit 5 mm (Sehwinkel 11 Bogenminuten) als konstante Größe gewählt und die Helligkeit kontinuierlich geändert. Zuerst wurden Untersuchungen an 30 Augen von 18 gesunden Versuchspersonen (11 Männer, 7 Frauen im Alter von 20–45 Jahren) durchgeführt. Die subjektive Sehschärfe wurde nach Snellen bestimmt und durch Vorsetzen von Dispersionsfolien in 17 verschiedenen Stufen künstlich herabgesetzt. Für jede Visusstufe wurde die schwächste Intensität der Lichtmarke bestimmt, die

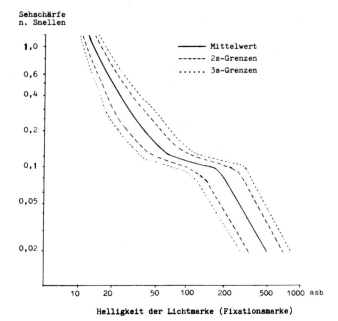

Abb. 1. Beziehung zwischen der Helligkeit der Lichtmarke und der Sehschärfe – Biologische Eichung an 30 Augen

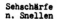

Sehschärfe n. Snellen

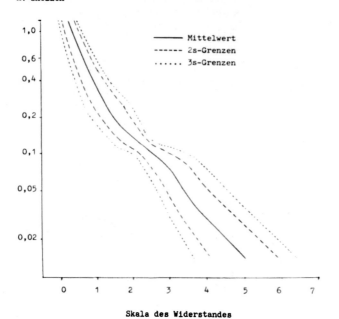

Abb. 2. Beziehung zwischen Ska-
'ɔnwert des Widerstandes (Hel-
gkeit) und Sehschärfe

Mittelwert
2s-Grenzen
3s-Grenzen

Skala des Widerstandes

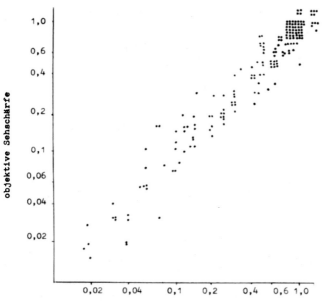

objektive Sehschärfe

subjektive Sehschärfe nach Snellen

Abb. 3. Vergleich an 177 Augen
von 97 Patienten mit verschiedenen Augenerkrankungen und
glaubhaften Angaben (r = +0,95)

gerade noch den optokinetischen Nystagmus hemmte. Nach statistischer Auswertung haben wir die 2- und 3-Sigma-Grenzen berechnet (Abb. 1). Die Sehschärfe ist als Funktion der Helligkeit der Lichtmarke dargestellt.

Zur praktischen Anwendung haben wir noch ein Diagramm hergestellt, in dem nach der Skala des Widerstandes direkt die Seh-schärfe abgelesen werden kann (Abb. 2). Allerdings gilt dieses Diagramm nur bei der Helligkeit der Lampen zur Zeit der Eichung. Sie muß gelegentlich überprüft werden. Die Streuungen sind ziemlich groß, so daß z.B. bei der objektiven Sehschärfe von 0,4 die subjektive Sehschärfe nach Snellen zwischen 0,2 und 0,7 (3-Sigma-Grenzen) liegen kann.

748

An 177 Augen von 97 Patienten, die verschiedene Augenerkrankungen hatten und glaubhafte Visusangaben machten, wurden die subjektive und die objektive Sehschärfe verglichen (Abb. 3). Es bestand eine recht gute Korrelation zwischen den beiden Werten (r = +0,95).

Bisher konnten wir mit unserem Verfahren in 31 von 34 Fällen (45 von 50 Augen) den Verdacht auf Simulation bestätigen. Bei 3 Fällen war die Untersuchung wegen mangelhafter Kooperation der Patienten nicht möglich. Insgesamt beurteilen wir die Methode als für klinische Belange durchaus brauchbar.

Literatur

Doden, W.: Bemerkungen zur subjektiven und objektiven Prüfung der Sehschärfe. Klin. Monatsbl. Augenheilkd. **141**, 297-299 (1962). – Doden, W.: Nystagmus, Nystagmographie. In: Straub, W.: Die ophthalmologischen Untersuchungsmethoden, 2. Bd., S. 160-272. Stuttgart: Enke 1976. - Goddé-Jolly, D., Larmande, A.: Les nystagmus, pp. 1278-1290. Paris: Masson 1973. – Günther, G.: Objektive Sehschärfenbestimmung, Nystagmovisometrie. In: Velhagen, K.: Der Augenarzt, Bd. 2, S. 275-319. Leipzig: Thieme 1972. – Habig, E.: Objektive Sehschärfenbestimmung mit Hilfe der Elektronystagmographie. Disseration, Frankfurt/M. (in Vorbereitung). – Ohm, J.: Über optischen Drehnystagmus. Klin. Monatsbl. Augenheilkd. **68**, 234-235 (1921). – Ohm, J.: Objektive Prüfung der Sehleistungen mit Hilfe der optokinetischen Augenbewegungen. Stuttgart: Enke 1953. – Sachsenweger, R.: Simulations- und Aggravationsproben, objektive Sehschärfenbestimmung. In: Straub, W.: Die opthalmologischen Untersuchungsmethoden, 2. Bd., S. 527-561. Stuttgart: Enke 1976

Ber. Dtsch. Ophthalmol. Ges. 76, 751–755 **(1979)**
Ionisierende Strahlen in der Ophthalmologie
Redigiert von W. Jaeger, Heidelberg
© J. F. Bergmann Verlag 1979

Die Reproduzierbarkeit zentraler Gesichtsfeldbefunde

E. Gramer, M. Pröll und G.K. Krieglstein (Univ.-Augenklinik Würzburg. Direktor: Prof. Dr. Dr. h.c. W. Leydhecker)

Der Vorteil bei der Verwendung computerassistierter Perimeter wird übereinstimmend im Wegfall der Untersuchervarianz gesehen. Da in der Literatur bisher keine Angaben über die quantitative Reproduzierbarkeit zentraler Gesichtsfeldveränderungen durch die computerassistierte Perimetrie im Vergleich zur kinetischen Handperimetrie vorliegen, haben wir 178 Augen, die bei früheren Gesichtsfelduntersuchungen Auffälligkeiten im zentralen Gesichtsfeld zeigten, einer Vierfachuntersuchung unterzogen.

Zunächst wurde mit einem zeitlichen Abstand von einer Stunde von zwei voneinander unabhängigen Untersuchern ein kinetisches Gesichtsfeld nach Goldmann angefertigt. Daraufhin wurde in entsprechendem zeitlichem Abstand das zentrale Gesichtsfeld mit der computerassistierten, statischen Perimetrie nach Krakau und Heijl zweifach untersucht. Während der gesamten Untersuchungen wurden die Pausen für die untersuchten Patienten konstant eingehalten. Bei 15 der 178 untersuchten Augen zeigte sich die Fixation bei der Computer-Perimetrie über ein definiert kritisches Maß hinaus als unzuverlässig. Diese 15 Augen wurden zur Auswertung nicht herangezogen. Insgesamt wur-

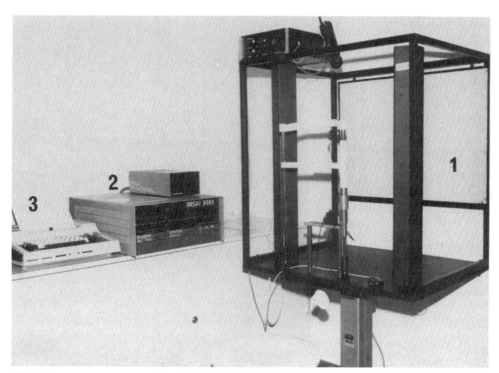

Abb. 1. Das computerassistierte Perimeter nach Krakau-Heijl: *1* Perimeterteil; *2* Mikrocomputer mit Programmeinlesegerät; (*3*) Schnelldrucker

751

den 652 Gesichtsfelder quantitativ auf ihre Reproduzierbarkeit verglichen. Die Abweichung des zentralen Gesichtsfeldes vom normalen war sowohl für die kinetische wie für die computerassistierte Perimetrie in unserer Studie definiert und blieb Grundlage der statistischen Bewertung beider Prüfmethoden.

Abb. 1 zeigt das in vorliegender Studie verwendete Computer-Perimeter nach Heijl-Krakau, ein in Schweden entwickelter Proto-typ. Es ist eine statische Perimetrie bis 20 Grad Exzentrizität. Die Lichtreize werden von 64 lichtemittierenden Dioden in zirkulärer Anordnung gegeben. Die Beantwortung oder Nichtbeantwortung eines Lichtreizes im Bereich des blinden Fleckes dient als indirekte, intermittierende Fixationskontrolle. Die Fixationsabweichung wird in Prozentzahlen ausgedruckt. Die Schwellenbestimmung erfolgt in allen 64 Untersuchungspunkten

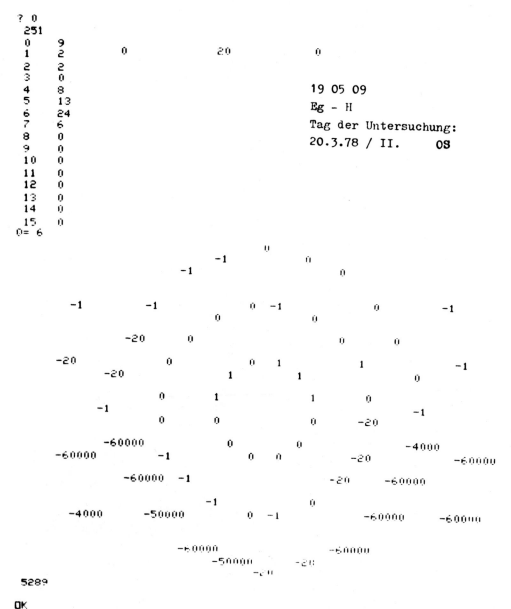

Abb. 2. Computer-Gesichtsfeld eines Patienten mit Glaukom. Es zeigt sich ein Bogenskotom in den unteren beiden Quadranten. Die Orte verminderter Netzhautempfindlichkeit sind als hohe negative Zahlen ausgedruckt

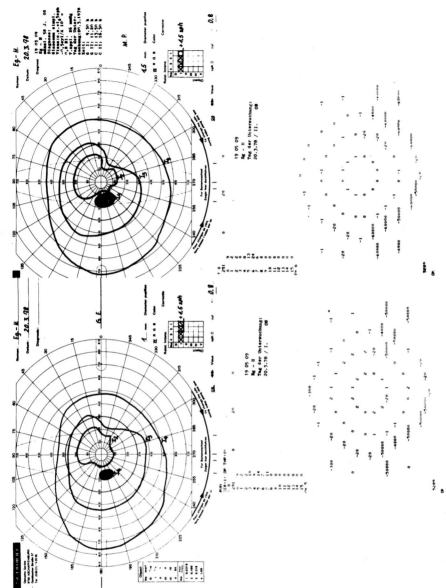

Abb. 3. Perimetrie eines Glaukomauges mit dem Goldmann-Perimeter und mit dem Computer-Perimeter. Im oberen Teil der Abbildung ist die Goldmann-Perimetrie des betroffenen Auges durch zwei voneinander unabhängige Untersucher dargestellt. Es zeigt sich ein unspezifischer Isopterenverlauf im zentralen Gesichtsfeld. Bei der Computer-Perimetrie (unterer Teil der Abbildung) läßt sich in reproduzierbarer Weise ein Bogenskotom unten nachweisen

über ein Eingabelungsverfahren, wobei die Lichtintensität eines Untersuchungspunktes über 16 Stufen im Verhältnis 1 : 2 veränderbar ist. Die Ergebnisse der Computer-Perimetrie werden über einen Schnelldrucker aufgezeichnet.

Abb. 2 zeigt ein zentrales Gesichtsfeld, das mit dem genannten Computer-Perimeter ermittelt wurde. Auf diesem Gesichtsfeldschema zeigt sich ein Bogenskotom im Bjerrumbereich in den beiden unteren Quadranten. Lichtreize, die auch mit maximaler Intensität von dem Patienten nicht gesehen wurden, werden als hohe negative Zahl ausgedruckt, um dem Untersucher eine bildliche Darstellung eines eindeutig verminderten Schwellenwertes verschiedener Netzhautorte zu geben. In der Darstellung der Befunde wird der häufigste Schwellenwert als 0 gedruckt, Abweichungen der Schwellenwerte der Netzhaut demgegenüber als positive Zahl, wenn die Netzhaut an diesen Stellen empfindlicher ist, oder als negative Zahl bei Herabsetzungen der Netzhautempfindlichkeit.

Abb. 3 zeigt zwei kinetische Gesichtsfelder eines Auges, von zwei Untersuchern im Abstand einer Stunde angefertigt (oberer Teil der Abbildung), im unteren Teil der Abbildung ist die Zweifachuntersuchung mit dem Computer-Perimeter dargestellt. An diesem Auge zeigte der Computer in eindeutig reproduzierbarer Weise ein Bogenskotom der beiden unteren Quadranten des zentralen Gesichtsfeldes. Die kinetische Perimetrie ergab lediglich unspezifische Veränderungen des Isopterenverlaufes im zentralen Gesichtsfeldbereich.

Nach Erstellung definierter Kriterien bezüglich der Unterscheidung eines normalen von einem pathologischen, kinetischen, zentralen Gesichtsfeld, sowie der Unterscheidung eines normalen von einem pathologischen, computerassistierten, zentralen Gesichtsfeld, wurden die Befunde auf ihre Reproduzierbarkeit statistisch überprüft.

Abb. 4 zeigt die Häufigkeit der Übereinstimmung zweier Gesichtsfelduntersuchungen mit dem Goldmann-Perimeter. Von 163 ausgewerteten Augen fanden sich 107 pathologische zentrale Gesichtsfeldveränderungen. 56 Augen waren normal. Die Zweituntersuchung der in der ersten Untersuchung als pathologisch identifizierten Gesichtsfelder ergab 92 erneut pathologische zentrale Gesichtsfelder. Von den 107 im ersten Untersuchungsgang pathologischen Gesichtsfeldern erwiesen sich bei der Zweituntersuchung 15 als normal. Von den 56 in der Erstuntersuchung normalen Gesichtsfeldern waren bei der Zweituntersuchung nur noch 26 normal und 30 pathologisch. Daraus ergibt

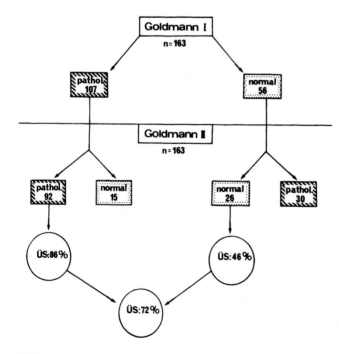

Abb. 4. Die Reproduzierbarkeit zentraler Gesichtsfeldveränderungen durch eine zweifache kinetische Perimetrie mit dem Gerät nach Goldmann. Im oberen Teil der Abbildung (Goldmann I) ist die Anzahl pathologischer und normaler Gesichtsfeldbefunde im ersten Untersuchungsgang dargestellt. Im unteren Teil der Abbildung (Goldmann II) die Ergebnisse der zweiten Untersuchung. Die Kreise geben den Prozentsatz der Übereinstimmung an

Abb. 5. Die Reproduzierbarkeit der computerassistierten zentralen Perimetrie. Im oberen Teil der Abbildung (Computer I) sind die Ergebnisse des ersten Untersuchungsganges dargestellt. Von 163 Augen wurden 82 als pathologisch und 81 als normal angesehen. Im unteren Teil der Abbildung sind die Ergebnisse der Zweituntersuchung (Computer II) dargestellt. Die Kreise geben den Prozentsatz der Übereinstimmung an

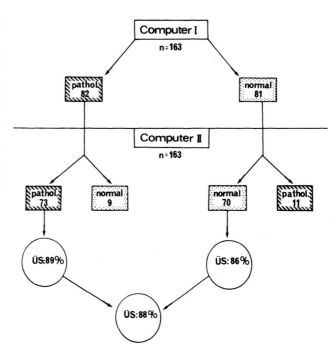

sich eine Gesamtübereinstimmung zwischen der ersten und der zweiten Untersuchung von 72%. Bei der Computer-Perimetrie waren bei der Erstuntersuchung der 163 Augen 82 pathologisch und 81 normal. Die Zweituntersuchung der pathologischen, zentralen Computer-Gesichtsfelder ergab 73 pathologische und 9 normale, während die Zweituntersuchung der erst als normal befundeten Gesichtsfelder 70 normale und 11 pathologische Ergebnisse ergab. Daraus ergibt sich eine Gesamtübereinstimmung von 88%. Betrachtet man die gewonnenen Ergebnisse unter dem Aspekt der Abweichung der Zweituntersuchung von der Erstuntersuchung, so ergab sich bei der kinetischen Perimetrie mit 28% ein doppelt so hoher Prozentsatz der Abweichung wie bei der computerassistierten Perimetrie mit 12%.

Die kinetische Perimetrie, die die Subjektivität des Untersuchers in den Untersuchungsgang miteinbezieht, zeigt somit eine doppelt so hohe Beobachtervarianz mit entsprechend größerer Unsicherheit der Befunderhebung.

Zusammenfassung

Die Reproduzierbarkeit der Gesichtsfeldbefunde des zentralen Gesichtsfeldes wurde bei 178 Augen mit der kinetischen Perimetrie und einer computerassistierten, statischen

Perimetrie überprüft. Das kinetische Gesichtsfeld mit dem Perimeter nach Goldmann wurde zweifach von zwei voneinander unabhängigen Untersuchern mit einem zeitlichen Abstand von mindestens einer Stunde überprüft. Die Computer-Perimetrie wurde in gleichem Zeitabstand zweimal wiederholt. Es zeigte sich bei der kinetischen Perimetrie eine signifikante Abweichung zwischen Erst- und Zweituntersuchung von 28%. Bei der Computer-Perimetrie lag der Prozentsatz der Abweichung einer Doppeluntersuchung bei 12%. Es wird geschlossen, daß die Subjektivität der Befunderhebung bei der kinetischen Hand-Perimetrie gegenüber der Computer-Perimetrie eine schlechtere Reproduzierbarkeit der Befunde bedingt.

Summary. The reproducibility of the central visual field examination was studied in 178 eyes using a kinetic perimeter according to Goldmann and a computer perimeter. The kinetic visual field was taken twice by independent observers with a time lapse of one hour under controlled conditions. The computer-assisted fields were repeated with the same time schedule. Significant differences in the duplicate examinations using the Goldmann kinetic perimeter were recorded in 28%. The frequency of differences in the duplicate computer fields was 12%. It is concluded that the subjectivity of the handmade kinetic field causes poorer reproducibility of the central visual field examination.

755

Ber. Dtsch. Ophthalmol. Ges. **76**, 757–762 (1979)
Ionisierende Strahlen in der Ophthalmologie
Redigiert von W. Jaeger, Heidelberg
© J. F. Bergmann Verlag 1979

Readaptationszeit und mesopische Funktionen bei retrobulbärer Neuritis und bei Amblyopie

H. Krastel und Th. Klothmann (Univ.-Augenklinik Heidelberg. Direktor: Prof. Dr. W. Jaeger)

Die klassische Konstellation der Symptome bei retrobulbärer Neuritis – einseitiger Visusabfall, Zentralskotom, fehlendes morphologisches Korrelat – ist nicht immer so massiv ausgeprägt, daß man sich leicht zu dieser Diagnose entschließt. Besonders zu Beginn oder im Abklingen eines Schubes kann es schwierig sein, die vom Patienten geklagten Sehstörungen eindeutig zu erfassen und der retrobulbären Neuritis zuzuordnen. Es sind deshalb eine ganze Reihe von Untersuchungen angegeben worden, welche die Diagnose zusätzlich erleichtern. Unter den subjektiven Funktionstests sind hier zum Beispiel zu nennen: Die deutlichere Ausprägung der Sehstörung nach körperlicher Belastung (Uhthoff, 1911), die Messung der Flimmerfusionsfrequenz (Hylkema, 1944), die Prüfung des Gesichtsfeldes bei niedrigen Adaptationsleuchtdichten (Jayle et al., 1957), wie auch die Untersuchung des Farbensinnes (Jaeger u. Grützner, 1961) und der Sehschärfe für bewegte Objekte (Jaeger u. Honegger, 1964); unter den objektiven das Marcus-Gunn-Phänomen der Pupille (Kestenbaum, 1946), bzw. der sogenannte „swinging flashlight test" (Levatin, 1959) und die Messung der visuell ausgelösten Hirnrindenpotentiale (Halliday et al., 1972, sowie u.a.: Bornstein, 1975; Lehmann et al., 1976).

Die Beeinträchtigung der Sehfunktionen bei niedrigen Adaptationsleuchtdichten durch Erkrankungen des Nervus opticus kann außerdem am Mesoptometer nach Aulhorn und Harms rasch und einfach gezeigt werden. Wir haben deshalb die Mesoptometer-Untersuchung zur Sicherung der Diagnose einer retrobulbären Neuritis verwendet, worüber im folgenden berichtet werden soll.

Anlaß, das Mesoptometer außerhalb verkehrsophthalmologischer Fragestellungen einzusetzen, bot eine 38jährige Patientin, die wegen einer einseitigen Sehverschlechterung unsere Ambulanz aufsuchte. Der Visus am guten Auge betrug 1,2, am betroffenen 0,9. Der Nahvisus war seitengleich Birkhäuser 1,25. Die weiteren klinischen Funktionsprüfungen konnten keine eindeutige Störung aufdecken. Die Gesichtsfelder nach Goldmann, Haitz und Amsler brachten keine Auffälligkeiten, ebenso die Farbsinnprüfungen am Anomaloskop und Panel-D-15. Auch eine Verschlechterung der Gesichtsfeldbefunde nach körperlicher Belastung (Uhthoffsches Zeichen) konnte nicht nachgewiesen werden. Eine zentrale, seröse Retinopathie wurde durch Fluoreszenzangiographie ausgeschlossen. Da das betroffene Auge einen einseitigen Astigmatismus aufwies, wurden die Angaben der Patientin über ihre Sehverschlechterung schließlich in Zweifel gezogen und eine gelinde, gerade Amblyopie diskutiert.

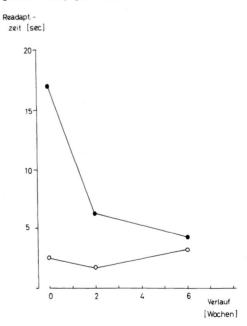

Abb. 1. Verhalten der Readaptationszeit, gemessen am Mesoptometer nach Aulhorn und Harms, im Verlauf einer retrobulbären Neuritis. Gefüllte Symbole: Befallene Seite, Offene Symbole: Nicht befallene Seite. Pat. R.M., 38 Jahre

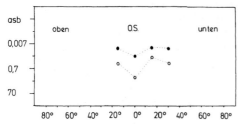

Abb 2. Pat. R.M.: Sensorische und pupillomotorische Perimetrie im Schub einer retrobulbären Neuritis. Adaptationsleuchtdichte 0,005 asb. Stimulus 116′, 500 msec, Meridian 90°. Die pupillomotorischen Ergebnisse wurden mit dem Heidelberger Pupillograph (Alexandridis und Krastel, 1971) gewonnen. Die kinetische Perimetrie unter den üblichen Helladaptationsbedingungen (Goldmann, Haitz) erbrachte kein verwertbares pathologisches Ergebnis

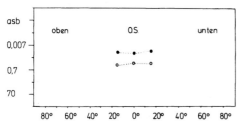

Abb. 3. Pat. R.M.: Sensorische und pupillomotorische Perimetrie nach Abklingen des Schubes von retrobulbärer Neuritis. Weiteres siehe Legende zu Abb. 2 Tübinger Perimeter

Am Mesoptometer bestimmten wir zunächst ohne Blendung die Schwellenkontraststufe. Diese lag für das inkriminierte Auge 0,3 logarithmische Stufen schlechter als für die andere Seite. Die Readaptationszeit nach 10 Sekunden Blendung für eine knapp überschwellige Kontraststufe war am betroffenen Auge ganz auffallend verlängert: 17 Sekunden gegenüber 2,5 Sekunden am Partnerauge (Abb. 1). Daraufhin wurden weitere Funktionsprüfungen bei niedriger Adaptationsleuchtdichte durchgeführt. Die statische Perimetrie kann pupillographisch kontrolliert werden (Alexandridis, 1973), besonders im mesopischen Bereich ist eine pupillomotorische Objektivierung angegebener Skotome damit klinisch möglich (Alexandridis et al., 1979). Sensorisch und pupillographisch ließ sich bei unserer Patientin ein relatives Zentralskotom nachweisen (Abb. 2). Der weitere Verlauf bestätigte die Diagnose der retrobulbären Neuritis. Visus, sensorisches und pupillomotorisches Gesichtsfeld normalisierten sich (Abb. 3), ebenso glich sich auch die Readaptationszeit den Werten der anderen Seite wieder an (Abb. 1). Eine Encephalomyelitis disseminata mußte später nach weiteren Schüben und Befall auch außerhalb des Nervus opticus angenommen werden.

Methodik

Mit optimaler Fernkorrektur wurde am Mesoptometer monokular die Schwellenkontraststufe bei einer Umfeldleuchtdichte von 0,32 asb bestimmt. Sodann wurde die Readaptationszeit nach 10 Sekunden Blendung für eine um einen seitengleichen Betrag zwischen zwei und vier Zehntel logarithmischen Dekaden überschwellige Kontraststufe fünfmal gemessen und der Mittelwert gebildet. Hierbei muß berücksichtigt werden, daß die Kontraststufen 1 und 2 bzw. 2 und 3 des Mesoptometers auf der logarithmischen Skala den doppelten Abstand voneinander wie die übrigen Kontraststufen haben. Alternativ wurden die Schwellenkontraste bei einer adaptiven Beleuchtung von 0,1 asb bestimmt und sodann mit dieser Kontraststufe bei 0,32 asb Umfeldleuchtdichte die Readaptationszeit gemessen.

Mit Ausnahme der für jedes Auge einzeln schwellenangepaßten Kontraststufe verwendeten wir jene Anordnung, wie sie für die verkehrsophthalmologischen Fragestellungen vorgesehen ist. Um auszuschließen, daß das Marcus-Gunn-Phänomen der reduzierten Pupillenlichtantwort eines Auges mit retrobulbärer Neuritis durch einseitige Begünstigung der Blendung für die Befunde verantwortlich war, wurde der Test auch in beidseitiger Mydriasis durchgeführt.

Außer den üblichen, klinisch-ophthalmologischen Untersuchungen einschließlich Goldmann-Gesichtsfeld wurde regelmäßig eine neurologische, sowie eine internistische, zahnärztliche und hals-nasen-ohrenärztliche Untersuchung angeschlossen. Der ophthalmologische Status wurde, je nach den Erfordernissen des einzelnen Falles, durch Prüfung des Farbsehens mit dem Anomaloskop, Tafel- und Flecktests, durch campimetrische Untersuchungen (Friedmann, Amsler, Haitz), durch Fluoreszenzangiographie und Ophthalmodynamographie ergänzt. In keinem Fall wurde die Diagnose einer retrobulbären Neuritis ohne Kenntnis des weiteren Verlaufs mit der zugehörigen Remission gestellt.

Bei den Schwachsichtigen war durch Fehlen morphologischer Zeichen, durch die Konstellation der Refraktionsfehler und durch Anamnese und Verlauf sichergestellt, daß es sich wirklich um Amblyopien handelte.

Ergebnisse

Bei 13 Patienten (zwischen 20 und 42 Jahre alt) mit einseitiger retrobulbärer Neuritis wurde die Prüfung der Readaptationszeit durchgeführt. Für die Untersuchung kamen naturgemäß jene in Frage, deren Zentralskotom nicht sehr umfangreich oder mit den üblichen Methoden schlecht erfaßbar war. Gerade hier war es ja auch sinnvoll, den Sehnervenschaden mit einer zusätzlichen Prüfung nachzuweisen, während hingegen eine massive Funktionsstörung die Untersuchung am Mesoptometer zwar unmöglich, jedoch auch unnötig machte. Der Visus der Augen mit retrobulbärer Neuritis lag zum Zeitpunkt der Mesoptometeruntersuchung zwischen 0,7 und 1,2, mit Ausnahme eines Patienten, der nur 5/10 erreichte, und der die in Abbildung 4 angedeutete, aus dem Rahmen fallende Readaptationszeit von 60,6 Sekunden aufwies.

Die ohne Blendung erreichte Schwellenkontraststufe lag bei den meisten der befallenen Augen schlechter als auf der gesunden Seite. In allen Fällen zeigte jedoch die erkrankte Seite eine Verlängerung der Readaptationszeit im Vergleich zum Partnerauge, bei einigen davon auch Werte, die schon für sich allein stark auffällig waren. Diese Ergebnisse sind in Abb. 4 zusammengefaßt. Mit Ausklingen des Schubes und der Restitution des Visus glichen sich auch die Mesoptometerbefunde wieder dem nichtbefallenen Auge an.

Die von uns geprüften amblyopen Augen erreichten Sehschärfenwerte von 0,3 bis 0,8. Die am Mesoptometer erzielten Schwellenkontrastwerte standen denen des Führungsauges nicht oder kaum, jedenfalls weniger als der Tageslichtvisus nach. Verwertbare Seitenunterschiede in der Readaptationszeit fanden sich nicht. Diese Ergebnisse zeigt Abbildung 5.

Diskussion

Die Beeinträchtigung zeitlicher Parameter der visuellen Wahrnehmung durch die retrobulbäre Neuritis ist nicht unbekannt. Schon 1944 berichtete Hylkema über eine ausgeprägte Herabsetzung der Flimmerfusionsfrequenz. Im Gegensatz dazu läßt sich bei amblyopen Augen eine eindeutige Reduktion der Flimmerfusionsfrequenz lediglich in geringem Umfang und nur mit erheblichem methodischem Aufwand nachweisen (Alpern et al., 1960). Die Sehschärfe für bewegte Objekte fällt bei Patienten mit retrobulbärer Neuritis deutlich ab, wobei diskutiert wird, ob dies als sensorisches oder als sensomotorisches Phänomen aufzufassen ist (Jaeger u.

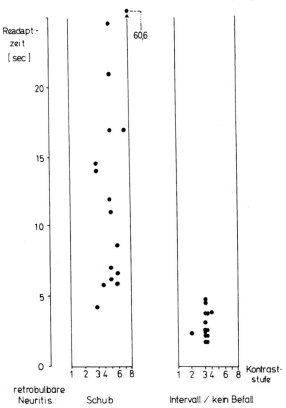

Abb. 4. Mesoptometerbefunde – Readaptationszeiten für eine schwellenbezogene Kontraststufe nach 10 sec Blendung – bei 13 Patienten mit einseitiger retrobulbärer Neuritis. Die Zahl der Meßwerte liegt höher als die Zahl der Patientenaugen, da mehrmals Verkaufskontrollen durchgeführt wurden

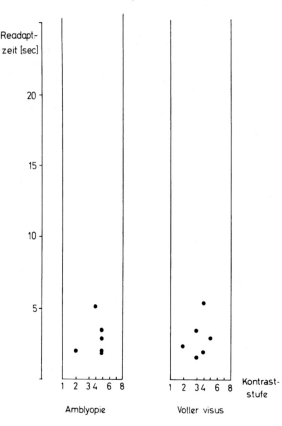

Abb. 5. Mesoptometerbefunde: Readaptationszeiten für eine schwellenbezogene Kontraststufe nach 10 sec. Blendung bei 6 Patienten mit einseitiger Amblyopie

Honegger, 1964). Zeitverlauf und Endschwelle der Dunkeladaptationskurve können zur Erkennung von Sehnervenschäden genutzt werden (Oppel, 1960; Piper 1967). Dagegen nähern sich die Funktionen des amblyopen Auges im mesopischen und skotopischen Bereich stark dem normalen Auge (Burian, 1967). Auffällige Befunde erbrachte die Messung der visuell ausgelösten Hirnrindenpotentiale, die bei Patienten mit Encephalomyelitis disseminata verlängerte Latenzen aufweisen (Halliday et al., 1973), und das auch ohne Schub einer retrobulbären Neuritis. Allerdings konnte auch bei Stimulation amblyoper Augen eine Phasenverschiebung der Hirnrindenantwort gegenüber der Messung bei Stimulation der normalen Seite festgestellt werden (Arden et al., 1974).

Die Readaptationszeit ist auch schon von früheren Untersuchern genutzt worden, um Anhaltspunkte für das Vorliegen einer Netzhaut- oder Sehnervenerkrankung zu gewinnen. Allerdings wurden meist intensivere Blendlichter (photo-stress) und die übliche, hohe Adaptationsleuchtdichte für die Visusbestimmung benutzt. Unter diesen Bedingungen sind die Ergebnisse, die bei Sehner-

venerkrankungen gewonnen wurden, nicht einheitlich: So fand Tiburtius (1969) verlängerte Readaptationszeiten, Glaser et al. (1977) hingegen nicht. Letztere sehen dies sogar als ein diagnostisches Kriterium von Opticopathien an. Die Nachbilddauer nach kurzen, intensiven Belichtungen fand Brückner (1969) nach retrobulbärer Neuritis verkürzt, ebenso Burde u. Gallin (1975).

Mit den hier vorgetragenen Ergebnissen sollte gezeigt werden, daß die Messung der Readaptationszeit die Diagnose eines Schubes von retrobulbärer Neuritis erleichtern kann. Im Intervall braucht die Readaptationszeit nicht verlängert zu sein, zumal, wenn sich die übrigen Funktionen normalisiert haben. Der bisherige klinische Eindruck spricht dafür, daß sich ganz entsprechend ein bleibender, sehnervbedingter Funktionsdefekt, auch anderer Genese, in den Ergebnissen der Schwellen- und Readaptationszeitbestimmung am Mesoptometer niederschlägt. Über diese Untersuchungen wird noch gesondert berichtet werden. Der Test am Mesoptometer von Aulhorn und Harms ist besonders rasch und zuverlässig, sowie unter gut kalibrierbaren und reproduzierbaren Bedingun-

gen durchzuführen. Mit der im Gerät vorgegebenen Anordnung lassen sich Funktions-
kriterien der neuralen Adaptationsphase
erfassen, die bei Sehnervenerkrankungen gestört sind.

Danksagung. Wir danken allen Kollegen und allen
Abteilungen des Hauses, die uns halfen, bei der klinischen Bewertung der Readaptationszeit Erfahrungen zu sammeln. Herrn Dr. H.J. Lauer,
Albstadt-Ebingen, danken wir besonders für
fruchtbare Diskussion. Auch bei Frau Barth,
Herrn Dr. Bischoff, Frl. Praska und Frau Vorreuther von der Heidelberger Augenklinik möchten
wir uns sehr bedanken.

Herrn Professor Jaeger und Herrn Professor
Alexandridis sind wir für die Durchsicht des Ma-
nuskripts sehr dankbar.

Zusammenfassung

Am Mesoptometer nach Aulhorn und
Harms fand sich die Readaptationszeit nach
Blendung bei 13 Fällen von retrobulbärer
Neuritis verlängert, zumal im Seitenvergleich
mit dem nichtbefallenen Auge. Besonders
bei Patienten in Frühstadien der Erkrankung
mit zunächst diskreten, durch die sonstigen
Funktionsprüfungen nicht immer eindeutig
faßbaren Störungen, kann der Test als zusätzliches diagnostisches Kriterium von Nutzen
sein. Er kann beispielsweise die Abgrenzung
gegen eine Amblyopie erleichtern: Bei einer
Gruppe von 6 amblyopen Augen fand sich
keine Verlängerung der Readaptationszeit.

Summary. In 13 cases of retrobulbar neuritis with a
visual acuity between 0,5 and 1,2, the readaptation
time, measured by means of the Mesoptometer of
Aulhorn and Harms, was found to be delayed,
especially in comparison with the non-affected fel-
low-eye. The test can offer particular advantage in
patients with early stages of the disease, when other
functional examinations still fail to show distinct
defects. Using the Mesoptometer, the differential
diagnosis between retrobulbar neuritis and
amblyopia may be facilitated: In a group of six
amblyopic eyes with visual acuities ranging from
0.3 to 0.8, the readaptation time was found to be
normal.

Résumé. A l'aide du mesoptometer par Aulhorn et
Harms, nous avons trouvé dans 13 cas de neurite rétrobulbaire (acuité visuelle entre 0,5 et 1,2) un
temps prolongé de réadaptation, surtout en comparaison de l'oeuil contralatéral non-atteint. Ce test
peut offrir des avantages particuliers, si l'on l'ap-
plique chez patients qui, dans les phases précoces
de la maladie, ne montrent pas des défauts distincts
aux autres examens fonctionnels. L'usage du mesoptometer peut faciliter le diagnostic différentiel
entre la neurite rétrobulbaire et l'amblyopie: Dans
une groupe de six yeux amblyopes (acuité visuelle
de 0,3 à 0,8) le temps de réadaptation n'etait pas
prolongé.

Anmerkung bei der Korrektur:

Inzwischen konnten wir einen Patienten beo-
achten, der in der Erholungsphase nach retrobulbärer Neuritis vorübergehend nur eine Schwellenerhöhung am Mesoptometer zeigte. Die Readaptationszeit für eine schwellenbezogene Kontraststufe fand sich erst eine Woche später wieder
verlängert.

Literatur

Alexandridis, E.: Lichtsinn und Pupillenreaktion.
In: Die normale und die gestörte Pupillenbewe-
gung, p. 58-71, München: Bergmann 1973. − Alexandridis, E., Krastel, H.: Ein tragbares Infrarotpu-
pillometer. Ber. Dtsch. Ophthalmol. Ges. **71**,
652-654 (1972). − Alexandridis, E., Krastel, H.
Reuther, R.: Pupillenreflexstörungen bei Läsionen der oberen Sehbahn. Albrecht von Graefes
Arch. Klin. Ophthalmol. **209**, 199-208 (1979). −
Alpern, M., Flitman, D.B., Joseph, R.H.: Flicker
thresholds in amblyopia. Am. J. Ophthalmol. **49**,
1194-1202 (1960). − Arden, G.B., Barnard, W.M.,
Mushin, A.S.: Visually evoked responses in
amblyopia. Br. J. Ophthalmol. **58**, 183-192 (1974). −
Aulhorn, E., Harms, H.: Das Mesoptometer, ein
Gerät zur Prüfung von Dämmerungssehen und
Blendungsempfindlichkeit. Ber. Dtsch. Ophthalmol. Ges. **66**, 425-426 (1965). − Aulhorn, E.,
Harms, H., unter Mitwirkung der Arbeitsgruppe
„Mesoptometer": Über die Untersuchung der
Nachtfahreignung von Kraftfahrern mit dem Mesoptometer. Klin. Monatsbl. Augenheilkd. **157**,
843-873 (1970). − Bornstein, Y.: The pattern evoked responses (VER) in optic neuritis. Albrecht
von Graefes Arch. Klin. Ophthalmol. **197**, 101-106
(1975). − Burde, R.M., Gallin, P.F.: Visual parameters associated with recovered retrobulbar optic
neuritis. Am J. Ophthalmol. **71**, 1034-1037 (1975).
− Brückner, R.: Frühdiagnose medikamentöser
Schäden von Netzhaut und Sehnerv. Ophthalmologica (Basel) **158**, 245-272 (1969). − Burian, H.M.:
The behaviour of the amblyopic eye under reduced
illumination and the theory of functional ambly-
pia. Doc. Ophthalmol. **23**, 189-202 (1967). − Glaser,
J.S.: Clinical evaluation of optic nerve function.
Trans. Ophthalmol. Soc. U.K. **96**, 359-362 (1976).
− Glaser, J.S., Savino, P.J., Sumers, K.G., Macdo-

nald, S.A., Knighton, R.W.: The photostress recovery test in the clinical assessment of visual function. Am. J. Ophthalmol. **83**, 255-260 (1977). – Grützner, P., Kieslich, G., Weil, K.: Farbensinnstörungen bei Opticus-Erkrankungen. Ber. Dtsch. Ophthalmol. Ges. **64**, 358-363 (1962). – Halliday, A.M., McDonald, W.I., Mushin, J.: Delayed visual evoked response in optic neuritis. Lancet I, 982-985 (1972). – Halliday, A.M., McDonald, W.I., Mushin, J.: Visual evoked response in diagnosis of multiple sclerosis. Br. Med. J. **IV**, 661-664 (1973). – Hylkema, S.: Klinische Anwendung der Bestimmung der Verschmelzungsfrequenz. Albrecht von Graefes Arch. Klin. Ophthalmol. **146**, 110-127 (1944). – Jaeger, W., Grützner, P.: Erworbene Farbsinnstörungen. In: Entwicklung und Fortschritt in der Augenheilkunde, p. 591-614, Stuttgart: Enke 1971. – Jaeger, W., Honegger, H.: Untersuchungen über die Sehschärfe für bewegte Objekte. 1. Mitt.: Der Einfluß von Augenkrankheiten auf die Sehschärfe für bewegte Objekte. Albrecht von Graefes Arch. Klin. Ophthalmol. **166**, 583-600 (1964). – Jayle, G.E. Aubert, L., Boyer, R.: Récherches adaptométriques et electro-physiologiques à propos de deux cas de neurite optique rétro-bulbaire. Ann. Ocul. **190**, 117-129 (1957). – Kestenbaum, A.: Clinical methods of neuroophthalmological examination, New York: Grune and Stratton 1946, p. 288-291. –

Levatin, P.: Pupillary escape in disease of the retina or optic nerve. Arch. Ophthalmol. **62**, 768-779 (1959). – Mackensen, G.: Differentialdiagnostische Erwägungen in der Abgrenzung von Maculaaffektionen gegen Opticusprozesse. Ber. Dtsch. Ophthalmol. Ges. **73**, 569-572 (1975). – Meyner, M.: Vorschlag zur Untersuchung des Adaptationsvermögens bei Kraftfahrern. Ber. Dtsch. Ophthalmol. Ges. **64**, 547-555 (1962). – Oppel, O.: Zur Begutachtung fraglicher einseitiger Amblyopien. Klin. Monatsbl. Augenheilkd. **136**, 563-566 (1960). – Oppel, O., Krancke, D.: Das Verhalten der Dunkeladaptation normaler und schielamblyoper Augen. Albrecht von Graefes Arch. Klin. Ophthalmol. **159**, 468-501 (1958). – Piper, H.F.: Gesamtadaptation, Unterschiedsempfindlichkeit im mesopischen Bereich und Blendungsempfindlichkeit, geprüft an Augen mit krankhaft herabgesetzter Sehleistung. Ber. Dtsch. Ophthalmol. Ges. **68**, 309-321 (1968). – Tiburtius, H.: Über das Blendungsskotom. Ber. Dtsch. Ophthalmol. Ges. **64**, 551-555 (1962). – Tiburtius, H.: Der Blendungstest in Klinik und Praxis, Albrecht von Graefes Arch. Klin. Ophthalmol. **178**, 333-348 (1969). – Uhthoff, W.: Über Augensymptome bei Erkrankungen des Nervensystems. Graefe-Saemisch, Handbuch der Augenheilkunde Bd. 11, 2 Abt. A, S. 355. Leipzig: Engelmann 1911

Ber. Dtsch. Ophthalmol. Ges. 76, 763–765 (1979)
Ionisierende Strahlen in der Ophthalmologie
Redigiert von W. Jaeger, Heidelberg
© J. F. Bergmann Verlag 1979

Ein Fall von Möbius-Syndrom

H. Promesberger (Univ.-Augenklinik Münster. Direktor: Prof. Dr. H. J. Küchle)

Im Jahre 1888 beschrieb der Leipziger Neurologe Paul Julius Möbius ein Krankheitsbild, das aus einer kongenitalen Fazialis- und Abduzensparese bestand. Ähnliche Beschreibungen wurden schon früher unter anderem auch von von Graefe gemacht. Möbius gab als Ursache für die Erkrankung einen infantilen Kernschwund an.

In einer späteren Veröffentlichung erweiterte er den ursprünglich eng auf kongenitale Fazialis- und Abduzensparese beschränkten Symptomenkomplex auf kongenitale Lähmungen aller motorischen Hirnnerven. Spätere Übersichtsarbeiten unter anderem auch von Henderson (1939) haben die Annahme bestätigt, daß Kombinationen von Ausfällen verschiedener Hirnnerven möglich sind. Heute wird in der Literatur das Möbius-Syndrom als kongenitale Lähmung von motorischen Hirnnerven angesehen, die mit Mißbildungen an Kopf, Rumpf oder Extremitäten vergesellschaftet sein können. Wenn auch einige Autoren eine Spezifizierung der Befunde fordern, so halten wir eine Gruppenzusammenfassung unter dem Oberbegriff „Möbius-Syndrom" für gerechtfertigt, um eine weitere Ausdehnung des ohnehin schon unübersichtlichen Syndromenschatzes zu vermeiden. Ätiologisch liegt der Erkrankung nach heutiger Ansicht eine Kombination von nuklearen sowie supranuklearen Innervationsstörungen zugrunde.

An der Univ.-Augenklinik Münster beobachteten wir den Fall eines 4jährigen Jungen, dessen Krankheitsbild wir aufgrund der klinischen Symptomatik dem Möbius-Syndrom zuordneten. Es bestand eine inkomplette Okulomotoriusparese beidseits mit extremer Außenschielstellung von ca. 30° Divergenz. Adduktion war nicht möglich. Das linke Auge konnte nur geringfügig angehoben werden. Rechts bestand eine ausgeprägte Ptosis. Außerdem bestand eine Ulna-Hemmungsmißbildung des rechten Armes mit nur 3

Fingern sowie körperlicher Kleinwuchs. Besonders auffallend war neben den offenkundigen Fehlbildungen die psychologische Streßsituation des Kindes, das einen vollständig verstörten, in sich zurückgezogenen, die Gemeinschaft fürchtenden Eindruck machte.

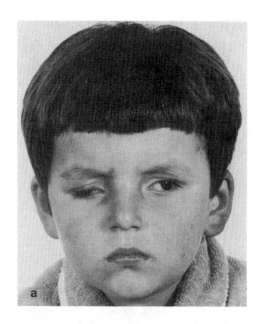

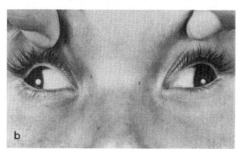

Abb. 1a und b. G.M., 4 J., männl.: Möbius-Syndrom mit extremer Außenschielstellung, Ptosis rechts, Ulna-Hemmungsmißbildung, präoperativer Befund

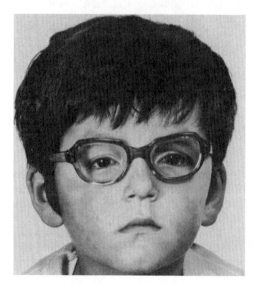

Abb. 2. G.M., 4 J., männl.: postoperativer Befund

Wir führten bei dem Kind eine Ptosisope-ration nach Fasanella-Servat in erster Sitzung durch. In zweiter und dritter Sitzung folgten maximale Internusresektion mit Externus-rücklagerung beidseits; der Schielwinkel konnte nach dem Muskeleingriff auf 5 Grad Divergenz reduziert werden. Nach Anpas-sung einer entsprechenden Brille war neben dem guten kosmetischen Ergebnis besonders die psychologische Wandlung des Kindes beeindruckend, das nach Durchführung des Eingriffes von sich aus spontan Kontakt zur Umwelt aufnahm und ein normales Verhält-nis zu seiner Umgebung entwickelte.

Zusammenfassung

Es wird über einen Fall eines 4jährigen Jun-gen berichtet, dessen Symptomatik dem Mö-bius-Syndrom zugeordnet wurde. Es bestand eine bds. extreme Außenschielstellung mit ausgeprägter Ptosis rechts sowie eine Ulna-Hemmungsmißbildung des rechten Armes mit nur 3 Fingern. Nach operativem Vorge-hen (Ptosisoperation nach Fasanella-Servat, Internusresektion, Externusrücklagerung bds.) entstand ein gutes kosmetisches Ergeb-nis mit beeindruckender psychischer Wand-lung des Kindes.

Summary. The author reports on a case of Möbius's syndrome in a 4 year old boy. There was an extreme divergent strabism of both eyes and a remarkable ptosis of the right upper eyelid associated with a congenital deformity of the right arm. From the operations (ptosis operation according to Fasanel-la-Servat, resuturing of rectus externus, resection of rectus internus) resulted a good cosmetic appea-rance and a remarkably improved psychic situa-tion.

Résumé. L'auteur présente un cas de syndrome de Moebius chez un garçonnet âgé de 4 ans atteint d'un strabisme divergent bilatéral important, d'une ptose palpébrale droite pononcée et d'une malformation congénitale de l'avant-bras droit. Après plusieurs interventions (opération de la ptose selon la méthode de Fasanella-Servat, resec-tion du droit interne et rétroposition du droit exter-ne des deux côtés), le résultat esthétique était satis-faisant et l'évolution psychologique de l'enfant favorable.

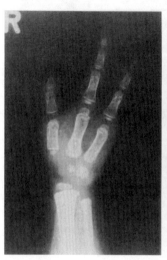
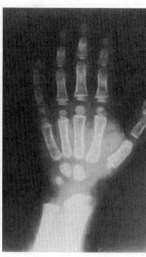

Abb. 3. G.M. 4 J., männl.: Rönt-genbefund: rechtsseitige Ulna-Hemmungsmißbildung

Literatur

Allen, M.W. van, Blodi, F.C.: Neurologic aspects of the Möbius Syndrome. Neurology **10**, 249 (1960). – Henderson, J.L.: The congenital facial diplegia syndrome: Clinical features, pathology and aetiology. A review of 61 cases. Brain **62**, 381 (1939). – Heubner, O.: Über angeborenen Kernmangel. S.A.c. Charité-Annalen **25**, 211 (1900). – Hicks, A.M.: Congenital Paralysis of Lateral Rotators of Eyes with Paralysis of Muscles of Face. Arch. Ophthalmol. **30**, 38 (1943). – Marner, E.: Congenital bilateral sixth and seventh cranial nerve palsies associated with extremetal aplasia (Möbius's syndrome). Acta Ophthalmol (Kbh.) **29**, 129 (1951). – Merz, M., Wojtowicz, S.: The Möbius syndrome. Am. J. Ophthalmol. **63**, 837 (1967). – Möbius, P.J.: Über angeborene doppelseitige Facialislähmung. Münch. Med. Wochenschr. **35**, 91, 108 (1888). – Möbius, P.J.: Über infantilen Kernschwund. Münch. med. Wschr. **39**, 17, 41, 55, 309 (1892). – Papst, W., Esslen, E.: Elektromyographischer Beitrag zum Möbius Syndrom. Klin. Monatsbl. Augenheilkd. **137**, 401 (1960). – Papst, W., Esslen, E.: Supranucleare Störungen der Augenbewegungen. Ber. Dtsch. Ophthalmol. Ges. **63**, 503 (1960). – Procopovici, E.: Über angeborene beiderseitige Abducens- und Facialislähmung. Arch. Augenheilkd. **34**, 34 (1897). – Reed, H., Grant, W.: Möbius's Syndrome. Br. J. Ophthalmol. **41**, 731 (1957). – Ricker, H., Mertens, H.G.: Störungen der Innervation beim Möbius-Syndrom. Klin. Monatsbl. Augenheilkd. **156**, 551 (1970). – Schmidt, D.: Congenitale Augenmuskelparesen. Elektromyographische und elektronystagmographische Befunde angeborener supranuclearer Läsionen. Albrecht von Graefes Arch. Klin. Ophthalmol. **192**, 285 (1974). – Snowball, T.: Zur Kasuistik der angeborenen doppelseitigen Abducens- u. Facialislähmungen. Albrecht von Graefes Arch. Klin. Ophthalmol. **90**, 156 (1915). – Spatz, H., Ullrich, O.: Klinischer und anatomischer Beitrag zu den angeborenen Beweglichkeitsdefekten im Hirnnervenbereich. Z. Kinderheilkd. **51**, 579 (1931). – Stansbury, J.R.: Moebius's syndrome. Am. J. Ophthalmol. **35**, 256 (1952). – Wollensak, J., Fleischer-Peters, A., Hövels, O.: Über die angeborenen okulo-fazialen Lähmungen (Möbius-Syndrom). Klin. Monatsbl. Augenheilkd. **140**, 383 (1962)

Ber. Dtsch. Ophthalmol. Ges. 76, 767–768 (1979)
Ionisierende Strahlen in der Ophthalmologie
Redigiert von W. Jaeger, Heidelberg
© J. F. Bergmann Verlag 1979

Ektropium durch Pityriasis rubra pilaris-ähnliche Psoriasis und seine Behandlung

G. Gallasch, R. Schröter und F. Osswald (Univ.-Augenklinik Heidelberg. Direktor: Prof. Dr. W. Jaeger)

Sowohl Pityriasis rubra pilaris als auch Psoriasis können die äußere Umgebung der Augen, Lider und Bindehaut mitbefallen. Neben intraokularen Begleiterscheinungen wie Iritis, Episkleritis, Hornhautulzera und scheibchenförmigen Linsentrübungen, stellen auch Lid- und Bindehautbeteiligung den Ophthalmologen vor therapeutische Probleme. Bei der hier besprochenen Patientin handelt es sich um eine der monotonen Formen von generalisierter Erythrodermie bei Pityriasis rubra pilaris-ähnlicher Psoriasis mit starker Beteiligung von Lidern und Bindehaut.

Die ersten sichtbaren Veränderungen bei dieser Erkrankung treten oft auf dem Kopf und im Gesicht in Form von Rötung und Schuppung auf, an Palmae und Plantae finden sich Hyperkeratosen. Am Körper können vor allen Dingen an der Streckseite der Finger follikuläre Hornstacheln, umrandet von roten Papeln auftreten. Daneben bestehen psoriasiforme Herde. Übergänge zur Psoriasis kommen vor; von manchen Autoren wird die Pityriasis rubra pilaris der Psoriasis zugeordnet. Bei der hier besprochenen Patientin entwickelten sich zu Beginn der Miterkrankung beider Augenlider an den Lidrändern follikuläre Hyperkeratosen mit kleieartiger Schuppung; dadurch kam es zu periokulärer Rißbildung und Schrumpfung der Haut, was zu einem starken Ektropium mit Eversio puncti lacrimalis beidseits führte. Diese Entwicklung konnte weder durch lokale antipsoriatische, noch durch antiekzematöse Therapie, auch nicht durch den Einsatz von Kortikosteroiden aufgehalten werden.

Wegen der Grunderkrankung schien bei der Patientin eine operative Korrektur des Ektropiums nicht angezeigt.

Deshalb entschlossen wir uns, die in der Dermatologie in letzter Zeit immer mehr verbreitete Methode der Photochemotherapie auch hier zur Therapie des Ektropiums einzusetzen. Das Prinzip der Photochemotherapie ist schon sehr alt. Es handelt sich um die Bestrahlung der Haut mit Ultraviolettstrahlen bei gleichzeitiger Photosensibilisierung durch 8-Methoxypsoralen. Diese Bestrahlungsmethode wird in den letzten Jahren vermehrt zur Therapie der Psoriasis vulgaris und anderen Dermatosen verwendet.

Durch die Gabe von 8-Methoxypsoralen, einem Cumarinderivat, wird die Haut des Patienten in ihrer Empfindlichkeit gegenüber Lichtstrahlen gesteigert. Nach dieser Photosensibilisierung wird der Patient einer individuell dosierten Energiemenge an UVA-Strahlen ausgesetzt. Das verwendete Strahlenspektrum reicht von 300–400 Nanometer und hat seinen Gipfel bei 360 Nanometer.

Wegen der zur Zeit laufenden Diskussion über kataraktogene Wirkung von UVA-Strahlen bei Photosensibilisierung des Patienten war bei unserer Patientin zunächst die gesamte Augenpartie während der Strahlenanwendung dicht mit Stoff abgedeckt worden. Dabei ergab sich zwar eine Rückbildung der generalisierten spezifischen Hautefflorezenzen, das beidseits bestehende Ektropium verschlechterte sich jedoch zusehends. Deshalb wurde, nachdem das Problem des Strahlenschutzes gelöst war, die Lidregion in die Bestrahlung mit eingeschlossen. Bei der Patientin war es vor Bestrahlung durch die periokuläre Hautschrumpfung zu einem inkompletten Lidschluß gekommen, so daß das Schließen der Augen als alleinige Schutzmaßnahme nicht ausreichte. Die lokale Applikation von lichtabsorbierenden Augentropfen hat ihre Problematik zum einen in der kurzen Wirkungszeit solange ein kompletter präkornealer Film aus den verwendeten Augentropfen gebildet wird, zum anderen verhindern diese Tropfen die gewünschte UVA-

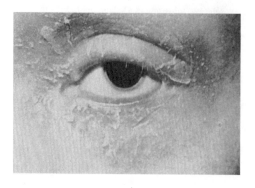

Abb. 1. Periokuläre Rißbildung und Schrumpfung der Haut mit Ektropium und Eversio puncti lacrimalis vor UVA-Bestrahlung

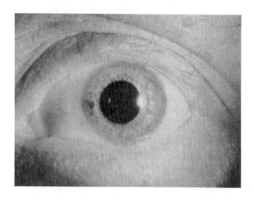

Abb. 2. Rückbildung der Hauteffloreszenzen sowie des Ektropiums und der Eversio puncti lacrimalis nach UVA-Bestrahlung

Einstrahlung auf die Lider, wenn versehentlich daneben getropft wird, bzw. die Tropfen aus dem Bindehautsack über die Augenlider abfließen. Als Mittel der Wahl des anzuwendenden Strahlenschutzes scheint zum einen eine schwarze, hydrophile Weichlinse nach Blassmann und Neuhann, die während der Bestrahlung getragen wird, zum anderen die Terminierung der Bestrahlung auf spät nach-

mittags, um natürliche UV-Strahlen von dem Patienten fernzuhalten.

Da es sich bei der UVA-Bestrahlung um eine neuartige Behandlungsmethode handelt, die in der Ophthalmologie noch nicht allgemein bekannt ist, sollte über diesen sehr günstigen Behandlungserfolg hier berichtet werden. Es kam zu einer vollständigen Rückbildung des Ektropiums und der Eversio puncti lacrimalis. Die Schuppen- und Rißbildung der Lidregion beidseits unterblieb vollständig. Dieser Befund hat sich stabilisiert, bei einem Rezidiv ist eine erneute Photochemotherapie jederzeit möglich (Abb. 1 und 2).

Zusammenfassung

Bei einer Patientin mit Pityriasis rubra pilaris-ähnlicher Psoriasis wurde nach mehrjährigen Versuchen vergeblicher lokaler Therapie mit Salben und Cremes eine entscheidende Rückbildung des Ektropiums sowie auch der übrigen generalisierten Hauteffloreszenzen nach Bestrahlung mit UVA bei gleichzeitiger Photosensibilisierung mit 8-Methoxypsoralen erzielt.

Summary. We have seen a patient with a form of psoriasis similar to pityriasis rubra pilaris developing a good regression of the ectropium as well as of the other lesions of the skin, after having tried in vain a treatment with ointment and cremes during several years, after treatment with radiotherapy with UVA applicated simultaneously with a sensibilisation of 8-Methoxypsoralen.

Résumé. Chez une malade avec le syndrome de psoriasis semblable le pityriasis rubra pilaris on a vu le recul d'une ectropium aussi bien que des autres lésions de la peau après avoir essayé à les soigner en vain avec des onguents et des crèmes de plusieurs années après traitement par la radiothérapie avec UVA appliquée simultanément avec une sensibilisation de 8-Methoxypsoralen.

Ber. Dtsch. Ophthalmol. Ges. **76**, 769–770 (**1979**)
Ionisierende Strahlen in der Ophthalmologie
Redigiert von W. Jaeger, Heidelberg
© J. F. Bergmann Verlag 1979

Lidersatz durch Stirnlappenplastik

H. Krey (Gießen)

Die wesentlichste Forderung an den Operateur maligner Lidgeschwulste stellt die im Gesunden gewährleistete Tumorexzision dar. Von entscheidender Bedeutung ist daher der ausreichende Sicherheitsabstand, der 5 mm allseits von der Tumorgrenze betragen soll. Wird dieser Forderung bei allen Lidtumoren Rechnung getragen, ist mit einer äußerst geringen Rezidivzahl zu rechnen. Diese Forderung gilt nicht nur für die außerordentlich bösartigen Melanome oder die Plattenepithelkarzinome der Lider, sondern auch für das so häufig vorkommende Basaliom.

Die Tumorresektion vom Unterlid kann daher bei ausreichendem Sicherheitsabstand einen Lidkantenverlust von 2/3 bis 3/4 der Gesamtlänge ausmachen.

Sinn der wiederherstellenden chirurgischen Maßnahme ist die Rekonstruktion eines Lides mit ausreichend straff anliegender Lidkante, vollem Lidschluß und befriedigenden kosmetischen Verhältnissen.

Wir bevorzugen für die plastische Rekonstruktion der Unterlider aber auch der Oberlider die von Kreibig angegebene Stirnlappen-Operation. Die Indikationsstellung ergibt sich nach der Tumorresektion, wenn der Lidkantendefekt 20 mm oder mehr mißt, oder wenn größere Rezidiv-Geschwulste reseziert wurden. Die Stirnlappen-Basis setzen wir bei der Oberlidresektion unterhalb vom äußeren Lidwinkel, beim Unterlidersatz etwas höher an. Auch vermeiden wir die von Kreibig überwiegend angewendete freie Überbrückung des schläfenwärtigen Hautareals zugunsten einer Z-förmigen Vertauschung zwischen der Stirnlappenbasis und der lateralen Brauenzone. Stets muß der gebildete Lappen spannungsfrei liegen, so daß sog. Situationsnähte unterbleiben können (Abb. 1). Die spannungsfreie Lage ist besonders dann von

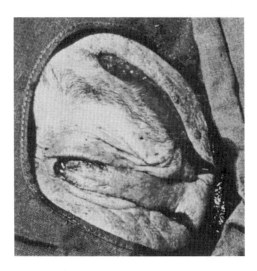

Abb. 1. Der leicht bogenförmig geführte Stirnlappen liegt nach Z-förmiger Vertauschung der Lappenbasis und der lateralen Brauenzone spannungsfrei und ohne Torquierung dem Augapfel an. Unter diesen Bedingungen ist auch dann, wenn die Lappeninnenfläche nicht vollständig mit Bindehaut ausgekleidet werden kann, mit einer nur geringen Schrumpfung und Einrollung des Unterlidersatzes zu rechnen

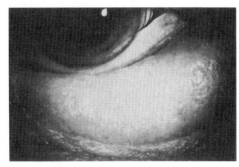

Abb. 2. Durch Stirnlappenplastik rekonstruiertes Unterlid zwei Jahre nach Resektion eines rezidivierenden Plattenepithel-Karzinoms. Vollständige Lidresektion. Es findet sich eine dem Bulbus straff anliegende Lidkante mit einem ausreichend großen Bindehautfornix

ausschlaggebender Bedeutung, wenn die Lappeninnenfläche nach ausgedehnter Tumorresektion nicht mehr vollständig mit Bindehaut ausgekleidet werden konnte; unter diesen Bedingungen muß nämlich mit einer stärkeren Lappenschrumpfung und Einrollung gerechnet werden (Abb. 2). Konsequente Blutstillung, tiefgreifende Hautnähte mit Adaptierung aller Schichten, Laschen-Drainage an den abhängigen Wundpartien sowie eine intensive lokale Kälte-Nachbehandlung fördern die Einheilung innerhalb der unmittelbaren postoperativen Phase.

Das Stirnlappenverfahren eignet sich nicht für die Tumoren, die Ober- und Unterlid im Bereich des Lidwinkels gleichzeitig erfassen. Hier empfehlen sich andere operative Maßnahmen (Neubauer, 1974).

Literatur

Kreibig, W.: Vereinfachte Operationsmethoden zum Ersatz der Augenlider. Büch. Augenarzt **8**, Stuttgart 1940. – Neubauer, H.: Freie Volltransplantate in der Lidchirurgie. Klin. Monatsbl. Augenheilkd. **165**, 86–97 (1974)

Ber. Dtsch. Ophthalmol. Ges. 76, 771–772 **(1979)**
Ionisierende Strahlen in der Ophthalmologie
Redigiert von W. Jaeger, Heidelberg
© J. F. Bergmann Verlag 1979

Zur Operation des En- und Ektropiums ohne Hautresektion

H.F. Piper (Lübeck)

Wissen Sie, was man unter einem „Rundauge" versteht?

Ich kannte bis zum Besuch der Gesellschaft für ästhetisch-plastische Chirurgie diesen Begriff nicht, erfuhr aber dort, daß es sich um mögliche Konfigurationen der Lidspalten handelt: Der – kosmetisch als ideal zu bezeichnenden – mandelförmigen Lidspalte tritt die mehr runde Spielart gegenüber. Dieses „Rundauge" gehört entweder zur individuellen Bildung des Gesichtes oder aber es entsteht durch Erschlaffung, oder durch narbigen Zug. Beide Ursachen kombinieren sich u.U., wenn ein En- oder Ektropium operativ behandelt wurde.

Wie kann man dieses „Rundauge" vermeiden oder beseitigen?

Schwere Formen des En- oder Ektropiums erfordern ausgiebige Straffung des Unterlides. Hierzu dienen die Resektion der

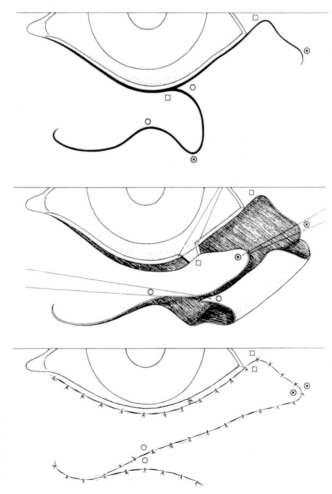

Abb. 1. Operationsskizzen. Oben: Schnittführung. Mitte: Zustand nach Präparation der Lappen und Lidkantenresektion. Unten: Am Ende der Operation Lage der (ausgetauschten) Lappen

verlängerten Lidkanten und des Tarsus. Die gebräuchliche Operation nach v. Blaskovicz opfert außerdem ein Dreieck aus der Haut; ihre Fläche wäre also soweit zu verkleinern, bis die Lidkante wieder anliegt. Dieser Grundregel muß aber eine Warnung hinzugefügt werden: Wird die Lidkante zu stark verkürzt und die Unterlidhaut zu gespannt, so drückt sich die Tarsuskante in die untere Übergangsfalte ein. Zugleich wird der die Tränenröhrchen enthaltende Teil der Lidkante vom Ligamentum canthi internum ab gedehnt und verlängert, so daß das Tränenpünktchen nicht in die Tiefe taucht.

Soll dieser unerwünschte postoperative Effekt vermieden werden, so wären Lidkante und Tarsus nur mäßig zu resezieren, dafür aber das Unterlid von der Wange her anzuheben.

Die eigene Technik geht folgendermaßen vor (Abb. 1).

Ein lidrandparalleler Schnitt wird über den Canthus externus hinausgeführt. Im Bereich des atrophischen und teilweise stark ektatischen Unterlides, das sich − der unteren Orbitakante entsprechend − meist bogig zur übrigen Gesichtshaut abgrenzt, wird ein Lappen gebildet, der hakenförmig nach unten ausläuft. Die Lidkante wird im temporalen Drittel reseziert und mit Seide genäht (der mitresezierte tiefe Tarsus mit Catgut). Das Periost der lateralen Orbitakante wird knapp freigelegt und in ihm eine Seidennaht verankert. Jetzt wird die hakenförmige Hautzunge unter Lappenvertauschung aufgerichtet und zur temporalen Hälfte des lidrandparallelen Schnittes gezogen; dieser kann ggf. verlängert werden, um die Wirkung zu erhöhen. Zweckmäßigerweise läßt man ihn in einem Bogen enden. Der Periostfaden wird zur Straffung des Unterlides verwendet und über Perle geknüpft. Zahlreiche Wundnähte aus Seide.

Das Ziel, die Unterlidkante wieder in die funktionell richtige Position zu bringen und eine mehr mandelförmige Lidspalte zu erzielen, wird nach unseren Erfahrungen mit dieser Methode erreicht. Die winkelige Schnittführung ist allerdings nicht immer kosmetisch befriedigend, und ein anfangs gestauter Hautlappen bleibt bei genauer Betrachtung erkennbar. Die narbigen Linien treten aber nach einer gewissen Zeit so zurück, daß das Gesicht wieder als glatt gelten kann.

Ber. Dtsch. Ophthalmol. Ges. **76,** 773–775 (1979)
Ionisierende Strahlen in der Ophthalmologie
Redigiert von W. Jaeger, Heidelberg
© J. F. Bergmann Verlag 1979

Allergische Blepharo-Konjunktivitis gegen Adrenalin-haltige antiglaukomatöse Augentropfen

G. Sommer und Th. Neuhann (Univ.-Augenklinik Mainz. Direktor: Prof. Dr. A. Nover)

Einleitung

Zwei Arten der Bindehautentzündung haben nachweisbar eine immunologische Grundlage: Die Rhinoconjunctivitis allergica und die Kontaktüberempfindlichkeit der Bindehaut. Die *Rhinoconjunctivitis allergica* ist eine Allergie vom Soforttyp. Dabei tritt die allergische Reaktion innerhalb von 10 bis 20 Minuten nach Kontakt mit dem Antigen auf. Die Reaktion wird von Antikörpern vermittelt, die der Immunglobulinklasse E angehören. Als Antigene kommen insbesondere Pollen von Gräsern, Bäumen usw. in Frage.

Der zweite Typ der Überempfindlichkeit, der sich als *Kontakt-Überempfindlichkeit* im engeren Sinne äußert, ist eine Überempfindlichkeit vom verzögerten Typ. Hierbei tritt die Reaktion etwa 24 Std. nach Antigen-Kontakt auf und wird von Zellen, den sog. sensibilisierten Lymphozyten, vermittelt. Als Antigene kommen am Auge insbesondere Kosmetika und Lokaltherapeutika in Betracht. Von dieser zweiten Art der Überempfindlichkeit soll hier berichtet werden.

Klinik und Diagnostik

Eine 65jährige Patientin hatte seit sechs Jahren ein Glaukom, das weder durch Miotika noch durch adrenerge Substanzen alleine reguliert werden konnte. Deshalb waren der Patientin Eppy-Augentropfen in Kombination mit dem Guanethidin Ismelin verordnet worden. Sie hatte diese Therapie über sechs Monate zweimal täglich durchgeführt. Vier Wochen vor der Erstuntersuchung bei uns waren Entzündungserscheinungen an beiden Augen aufgetreten, die unter lokaler antibiotischer Behandlung noch zunahmen. Es bestand an beiden Augen eine heftige Injektion der gesamten Conjunctiva bulbi, Ober- und Unterlid waren stark gerötet bis an den angrenzenden Wangenbereich bei gleichzeitiger leichter Lidschwellung.

Dieses klinische Bild in Verbindung mit der Anamnese legte die Diagnose „allergische Blepharo-Konjunktivitis" nahe. Dafür sprachen auch die Nichtwirksamkeit von Antibiotika, die zuvor verabreicht worden waren, und die prompte Rückbildung der Symptome bei Verwendung von Kortikosteroiden. Die Mitbeteiligung der Lider sprach für eine Überempfindlichkeit vom verzögerten Typ, das Fehlen von bläschenförmigen Hauteruptionen ließ eine Soforttyp-Allergie ausschließen. Dementsprechend wurden zur Allergensuche Epikutantestungen in der üblichen Weise [1] am Rücken der Patientin durchgeführt mit Lokalanaesthetika (s. Tabelle 1) und einer Reihe von antiglaukomatö-

Tabelle 1. Zur Epikutantestung verwendete Lokalanästhetika

Chibro-Kerakain	unverdünnt
Novesine 0,4%	unverdünnt
Cocain-Tropfen 5%	unverdünnt
	1 : 10
	1 : 100
	1 : 1000

sen Präparaten (s. Tabelle 2), unter ihnen Eppy und Ismelin. Alle Tests verliefen negativ, zu keinem Zeitpunkt war eine lokale Hautreaktivität nachweisbar. Wegen des dringenden klinischen Verdachts auf das Vorliegen einer Allergie und der großen praktischen Bedeutung der Identifizierung des Allergens entschlossen wir uns, Provokationstests durchzuführen. Während dieser Zeit wurde die lokale antiglaukomatöse Behandlung eingestellt und die Druckregulierung mit Diamox gewährleistet.

Wir gaben nun täglich 1 Tropfen einer der zur Glaukomtherapie verwendeten Substan-

Tabelle 2. Zur Epikutantestung verwendete antiglaukomatöse Medikamente

Borocarpin 2%	unverdünnt			
Pilocarpol 2%	unverdünnt			
Chibro-Pilocarpin 2%	unverdünnt			
Pilo-Eserin	unverdünnt			
Glaukostat	unverdünnt			
Glaucadrin	unverdünnt			
Eppy-Augentropfen	unverdünnt	1 : 10	1 : 100	1 : 1000
Ismelin-Tropfen	unverdünnt	1 : 10	1 : 100	1 : 1000

zen oder der Lokalanaesthetika in den Bindehautsack des einen Auges und beobachteten die lokale Reaktion. Das andere Auge diente als Kontrolle. Nur bei Verwendung von EPPY-Augentropfen trat eine deutliche Reaktion in Form einer ausgeprägten konjunktivalen Injektion nach etwa 24 Std. auf. Nach 15 min., wie es einer Soforttyp-Allergie entsprochen hätte, oder nach 6 Std., was auf die Beteiligung von Immunkomplexen hingewiesen hätte, waren keine Entzündungszeichen feststellbar. 5 Kontrollpersonen, denen ebenfalls EPPY getropft worden war, zeigten keine konjunktivale Reaktion.

Damit war gezeigt, daß nach Applikation von EPPY-Augentropfen Symptome auftraten, die einer Überempfindlichkeitsreaktion vom verzögerten Typ entsprachen und dem zeitlichen Verlauf dieser Immunreaktion folgen, daß die Reaktion Spezifität besitzt, d.h. nur mit einer bestimmten Substanz auszulösen ist und nicht mit anderen, und daß sie nicht auf einer toxischen Reaktion beruht, denn dann hätte sie auch bei Kontrollpersonen auftreten müssen, die vorher noch nie Kontakt mit diesem Medikament hatten. Damit konnte das Vorliegen einer Kontaktüberempfindlichkeit gegen EPPY angenommen

werden. Es blieb nun zu klären, welche der in EPPY enthaltenen Substanzen das eigentliche Allergen war.

Hauttestungen mit den Einzelsubstanzen, die in EPPY enthalten sind, in verschiedenen Konzentrationen (vgl. Tabelle 3) hatten durchweg negative Ergebnisse bis auf die Testung mit Benzalkoniumchlorid bei 50facher Originalkonzentration. Hierbei handelte es sich jedoch um eine toxische Reaktion, die bei Epikutantestung auch bei 4 Kontrollpersonen auftrat.

Nun blieb wiederum nur der Provokationstest, diesmal mit den Einzelsubstanzen. Er wurde in den Originalkonzentrationen mit wäßrigen Lösungen durchgeführt. Adrenalin, das in Wasser praktisch unlöslich ist, wurde zusammen mit Borsäure verwendet. Bei den Tests zeigte sich eindeutig, daß nur mit Adrenalin in Borsäure, nicht jedoch mit Borsäure allein oder den übrigen Substanzen eine Reaktion auszulösen war. Ein Provokationstest mit Epiglaufrin-Augentropfen, in denen Adrenalin als Adrenalinhydrochlorid vorliegt, verlief ebenfalls positiv. Adrenalinhaltige Lokaltherapeutika dürfen der Patientin also in Zukunft nicht mehr verabreicht werden.

Tabelle 3. Originalkonzentrationen der Einzelsubstanzen in EPPY-Augentropfen und zur Epikutantestung verwendete Konzentrationen in wäßriger Lösung

	Originalkonzentration mg/ml		Testkonzentration			
Adrenalin	1000	= 1%	1%	5%		
Borsäure	1000	= 1%	1%	5%		
Isoascorbinsäure	15	= 1,5%	1,5%	15%	30%	
Benzalkoniumchlorid	11	= 0,011%	0,011%	0,11%	0,55%	
Polyoxyl-40-Stearat	1,5	= 0,0015%	0,0015%	0,015%	0,075%	
Polyvinylpyrrolidon	2500	= 2,5%	2,5%	25%		

Diskussion

Adrenalin bzw. Adrenalinderivate in Lokaltherapeutika sind gelegentlich als Kontaktallergene beschrieben worden [2–4]. Soweit uns bekannt ist, wird nur von 4 Patienten berichtet, bei denen die Diagnose durch Hauttests abgesichert wurde [5–8]. Verständlicherweise liegt es nahe, eine konjunktivale Injektion nach lokaler Applikation von Adrenalin-haltigen Medikamenten als reaktive Hyperämie oder Irritation zu deuten. Das Auftreten des konjunktivalen Reizzustandes erst etwa 24 Stunden nach Applikation des Medikaments und seine Persistenz über viele Tage schließt in dem hier geschilderten Fall diese Möglichkeit jedoch praktisch aus, so daß in Verbindung mit den oben dargelegten Kriterien das Vorliegen einer Überempfindlichkeit vom verzögerten Typ als nachgewiesen betrachtet werden darf. Ein zusätzlicher in vitro-Test zum Nachweis zellvermittelter Immunität wie der Lymphozytentransformationstest [9] oder auch der Migrationsinhibitionstest [9], bei denen sensibilisierte Lymphozyten des Patienten mit dem Antigen inkubiert werden, konnte leider noch nicht durchgeführt werden.

Zusammenfassung

Ein Fall von Kontaktüberempfindlichkeit gegen Adrenalin(-borat) in EPPY-Augentropfen wird beschrieben. Nach negativen Epikutantestungen konnte durch Provokationstests mit entsprechenden Kontrollen dennoch eine eindeutige Allergendiagnostik betrieben und der klinische Verdacht auf das Vorliegen einer allergischen Blepharo-Konjunktivitis bestätigt werden.

Literatur

1. Macher, E., Sommer, G.: In: Praxis der Immunologie. (Hrsg. v. K.-O. Vorlaender), S. 459 Stuttgart: Thieme 1976. – 2. Ballintine, E., Garner, L.: Improvement of the coefficient of outflow in glaucomatous eyes. Arch. Ophthalmol. **66**, 314 (1961). – 3. Becker, B., Morton, W.: Topical epinephrine in glaucoma suspects. Am. J. Ophthalmol. **62**, 272 (1966). – 4. Fechner, P.: Mitteilung weiterer Erfahrungen mit Adrenalin-Augentropfen bei der Glaukomtherapie. Klin. Monatsbl. Augenheilkd. **154**, 19 (1969). – 5. Colldahl, H., Fagerberg, E.: Conjunctivitis and eyelid eczema due to hypersensitiveness to adrenalin solution employed in spray-treatment of asthma. Acta allergologica **10**, 77 (1956). – 6. Gibbs, R.: Allergic contact dermatitis to epinephrine. Arch. Dermatol. **101**, 92 (1970). – 7. Hruby. K.: Nebenwirkungen von Adrenalinderivaten bei Dauertherapie des Weitwinkelglaukoms. Klin. Monatsbl. Augenheilkd. **160**, 22 (1972). – 8. Alani, S., Alani, M.: Allergic contact dermatitis and conjunctivitis from epinephrine. Contact Dermatitis **2**, 147 (1976). – 9. Bloom, B.R., Glade, P.R. (eds.): In Vitro Methods in Cell-Mediated Immunity. New York, London: Academic Press 1971

Ber. Dtsch. Ophthalmol. Ges. 76, 777–779 (1979)
Ionisierende Strahlen in der Ophthalmologie
Redigiert von W. Jaeger, Heidelberg
© J. F. Bergmann Verlag 1979

Kornealer und limbärer Morbus Bowen beider Augen

R. Marquardt (Abt. für Augenheilkunde der Univ. Ulm)

Papillome, Morbus Bowen und präkanzeröse Melanose sind klinisch schwer auseinanderzuhalten, wenn sie am Limbus corneae der Augen entstehen. Besonders schwierig ist dabei die Differentialdiagnose Papillom – Morbus Bowen. Zwar besteht das Papillom im Gegensatz zum Morbus Bowen aus zahlreichen kleinen Läppchen, die in ihrem Stroma jeweils eine Kapillarschlinge enthalten, zwar ist die präkanzeröse Melanose in der Regel eine pigmentierte Geschwulst. Nicht immer sind diese Charakteristika aber augenscheinlich, so kann z. B. beim Papillom der Druck

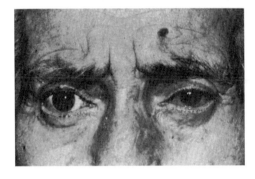

Abb. 3. 84 Jahre alte Patientin. Zustand nach operativer Entfernung des Morbus Bowen beider Augen

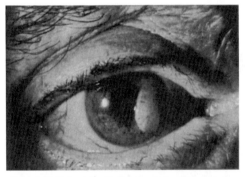

Abb. 1. 84 Jahre alte Patientin. RA: Umschriebener, scharf begrenzter Morbus Bowen der Hornhaut

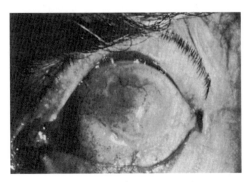

Abb. 2. 84 Jahre alte Patientin. LA: Morbus Bowen der Bindehaut mit Überwachsung der Hornhaut

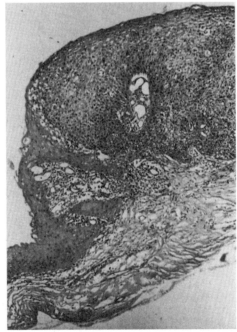

Abb. 4. Intraepitheliales Karzinom (Morbus Bowen). Übersichtspräparat. Streng auf das Epithel beschränktes Tumorwachstum

der Lider eine Abflachung der papillomatösen Geschwulst bewirken, andererseits wird durch das oft multilokuläre Auftreten des Morbus Bowen ein papillomatöser Aufbau vorgetäuscht. Die Diagnose des Morbus Bowen ist daher klinisch schwierig und erst die feingewebliche Untersuchung, die stets vorgenommen werden sollte, bringt letzte Klarheit.

McGavic erkannte 1942 als erster, daß derartige rein epitheliale Tumoren der Binde- und Hornhaut mit den 1912 von Bowen beschriebenen Hautveränderungen identisch sind.

Seither wurden im Schrifttum über 70 einschlägige Beobachtungen mitgeteilt, die vorwiegend den Befall der Bindehaut nur eines Auges nasal am Limbus corneae, der Prädilektionsstelle dieser Geschwulst beinhalten. Über korneale intraepitheliale Epitheliome liegen dagegen nur wenige Mitteilungen vor, von denen etwa die Hälfte sekundär nach

Entzündungen, Verbrennungen, Verätzungen oder Traumen entstanden sind, was besagt, daß außer der Disposition auch chronische Reize für die Entstehung dieser Präkanzerose ausschlaggebend sind.

Wir wollen heute über ein langsam wachsendes, multifokales, intraepitheliales Epitheliom oder Carcinoma in situ beider Augen bei einer 84 Jahre alten Frau berichten, das am rechten Auge korneal, am linken zirkulär limbär auftrat und dort die Hornhaut überwachsen hatte.

Dabei handelt es sich am rechten Auge um eine, vom Limbus corneae her vaskularisierte, rein korneal gelegene, scharf umgrenzte, grau rötliche Geschwulst (Abb. 1). Am linken Auge dagegen bildete sich der Tumor multilokulär am Limbus corneae, von wo aus er die gesamte Hornhaut überwachsen hatte (Abb. 2). Die operative Entfernung am rechten Auge, wo der Tumor korneal lag, war nicht schwierig. Der Tumor ließ sich von der

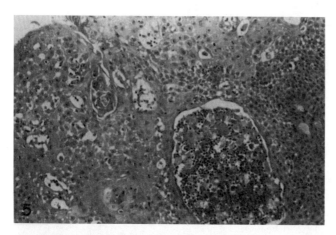

Abb. 5

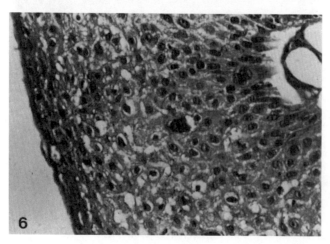

Abb. 5 und 6. Intraepitheliales Karzinom mit Poikilozytose, Dys- und Parakeratose, intrazelluläre Vakuolenbildung, klumpige Riesenzellen

Bowmanschen Membran leicht abpräparieren. Auch die am linken Auge über die Hornhaut gewachsenen vaskularisierten Tumoranteile ließen sich stellenweise wie eine Eihaut abziehen, allerdings war die darunter liegende Hornhaut nicht mehr klar. Neben einer oberflächlichen Vaskularisation fiel eine opake Hornhauttrübung auf (Abb. 3). An beiden Augen bestand aber keinerlei infiltratives Tiefenwachstum, ein Charakteristikum dieser Geschwulst.

Dies bestätigt auch die histologische Untersuchung, derzufolge der rein epitheliale Tumor scharf gegen seine Unterlage abgegrenzt ist und keinerlei Tendenz zeigt, in subepitheliales korneales oder konjunktivales Gewebe einzudringen. Neben dem flächenhaften Wachstum imponiert die tumoröse Verdickung des Epithels (Abb. 4). Mit stärkerer Vergrößerung sieht man dort Pleomorphismus, also eine erhebliche Zellunruhe durch Zellvariation was Größe, Form und Struktur anbetrifft, ferner Dys- und Parakeratose, Vakuolenbildung in den Zellen, außerdem findet man zwischen den Tumorzellen immer wieder klumpige Riesenzellen (Abb. 5 und 6).

Trotzdem der Tumor sich über ein Jahr langsam entwickelt hatte, bestand an keiner Stelle eine Transposition dieser Präkanzerose in ein Karzinom, was bei einem so lange bestehenden Tumor hätte möglich sein können. So fand ASH unter 19 Präkanzerosen doch eine, die maligne entartet war.

Literatur

Ash, J.E.: Epibular tumors. Am. J. Ophthalmol. **33**, 1203 (1950). – Bowen, J.F.: Precancerous dermatis: A study of two cases of chronic atypical epithelial proliferation. J. Cutan. Dis. **30**, 214 (1912). – Gallois, A., Berthod, L.: Papillomatose dyscératosique précancéreuse de la cornée. Am. Oculist. **183**, 1016 (1950). – Grayson, M.: Intra-epithelial epithelioma of the cornea. Am. J. Ophthalmol. **55**, 1246 (1963). – Kreibig, W.: Morbus Bowen und Auge. Klin. Monatsbl. Augenheilkd. **137**, 721 (1960). - Lewis, E.L., Turtz, A.J.: Bowen's disease of the cornea. Am. J. Ophthalmol. **48**, 527 (1959). – McGavic, J.S.: Intraepithelial epithelioma of the cornea and conjunctiva (Bowen's disease). Am. J. Ophthalmol. **25**, (1942). – Weskamp, C.: Bowen's disease of the cornea. Arch. Ophthalmol. **31**, 310 (1944). – Wise, G.: A case of Bowen's disease of the cornea. Am. J. Ophthalmol. **26**, 167 (1943)

Ber. Dtsch. Ophthalmol. Ges. **76**, 781–787 **(1979)**
Ionisierende Strahlen in der Ophthalmologie
Redigiert von W. Jaeger, Heidelberg
© J. F. Bergmann Verlag 1979

Rasterelektronenmikroskopische Befunde bei der Erosio corneae

H. Brewitt (Augenklinik der Med. Hochschule Hannover. Prof. Dr. H. Honegger)

Einleitung

Die Erosio corneae gilt als banale Verletzung des Hornhautepithels, die in aller Regel keine therapeutischen Probleme beinhaltet. Sie kann aber in Einzelfällen Anlaß zu komplizierten Hornhauterkrankungen sein. Aus diesem Grunde sollen im Folgenden die morphologischen Veränderungen des Hornhautepithels mit Hilfe des Rasterelektronenmikroskops (REM) nach einer experimentellen Erosio corneae im Vergleich mit dem normalen Hornhautepithel demonstriert werden.

Material und Methode

Als Versuchstiere dienten 3 Kaninchen (Gewicht 2–3 kg) mit gesunden Augen. Die Tiere wurden mit Ketanest (25 mg/kg Körpergewicht) und Rompun (0,2 mg/kg Körpergewicht) narkotisiert. Mit der Spitze eines gebrochenen Holzstäbchens wurde eine zentrale Hornhauterosion gesetzt. Da erfahrungsgemäß streifende Zweige häufig die Ursache für diese Läsionen sind, wurde versucht, mit dem gebrochenen Holzstäbchen, das viermal ohne Druck über das Epithel geführt wurde, so daß die Basalmembran und das Stroma corneae unverletzt blieben, diese Art der Verletzung zu simulieren.

Die Hornhäute wurden unmittelbar danach mit 4% Glutaraldehyd in 1/15 M Phosphatpuffer nach Sörensen (pH 7,2) 5 Minuten lang betropft. Nach Tötung der Tiere mit 5 ml T 61[R] wurden die Hornhäute mittels 9 mm-Trepan exzidiert. Sie wurden sofort in die gleiche Lösung gelegt und für weitere 3 Stunden fixiert. In Anlehnung an Pfister (1973) erfolgten Spülungen mit 20% Acetylcystein während der ersten Fixierungsphase. Postfixation der Hornhäute in Osmiumtetraoxyd für 1 Stunde. Entwässerung in aufsteigender Acetonreihe und Trocknung am „kritischen Punkt". Alle Präparate wurden mit einer ca. 20 nm dicken Goldschicht bedampft und im „Stereoscan 600" der Fa. Cambridge Ltd. betrachtet.

Ergebnisse

Die unverletzte Hornhautepithelzellschicht des Kaninchens läßt helle, mitteldunkle und dunkle Zellen erkennen. Jede Epithelzelle besitzt an ihrer dem präkornealen Film zugewandten Oberfläche Microvilli und Microplicae. Die Anzahl dieser Mikrofortsätze pro Flächeneinheit bestimmt im REM den Eindruck von hellen und dunklen Zellen. Nur an der Kaninchenkornea finden sich ringförmige Strukturen, sog. Krater. Erhebungen der Zelloberfläche, die durch die darunterliegenden Kerne verursacht sein können, werden bei der Kaninchenkornea unter Normalbedingungen nicht sichtbar.

Das Wundgebiet der Erosio corneae läßt helle, mitteldunkle und dunkle Zellen nicht mehr unterscheiden, da die oberflächlichen Epithelzellen infolge der Verletzung als Epithelzellhaufen am Wundrand liegen (Abb. 1a und 1b). Die oberflächlichen Epithelzellen sind aus ihrem Zellverband gelöst (Abb. 1b). Die Zellschädigung kann zwei bis drei Zellschichten erfassen, reicht jedoch in keinem Falle bis zur Basalmembran des Epithels oder ins Stroma corneae (Abb. 1c).

Die Oberfläche der freiliegenden Zellschichten zeigt, daß auch die tieferliegenden Epithelzellen aus ihrem Zellverband gerissen wurden, Interzellularräume aufgebrochen sind, und keinerlei regelmäßige Mikrostruktur an der Oberfläche der Zellen besteht (Abb. 2a und 2c). Die Plasmamembran ist zerstört, sichtbar an ausgeprägter Rißbildung (Abb. 2b).

Areale des Wundbettes, die weniger stark lädiert erscheinen, lassen neben Epithelzellhaufen ebenfalls deutliche Veränderungen erkennen. So sind Interzellularräume aufgerissen und Mikrostrukturen nur selten (Abb. 3b und 3c). Neben den beschriebenen Veränderungen werden Zellkerne als prominente Areale sichtbar (Abb. 3a).

Der oberflächliche Epithelzellbereich außerhalb der eigentlichen Erosion ist nicht unbeteiligt. Bis zu einem Abstand von 200 bis 300 µm vom Rande der Erosio corneae bie-

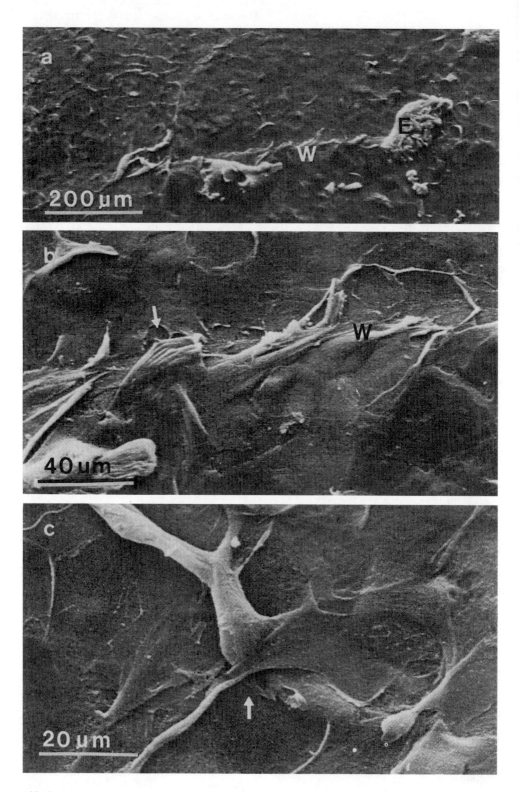

Abb. 1

ten die Zellen charakteristische Veränderungen: Verlust der Mikrostrukturen, Abzeichnung des Zellkernes und Verschwinden der Krater (Abb. 4a). Vereinzelt sind Interzellularräume aufgebrochen (Abb. 4b).

Diskussion

Mit Hilfe eines Holzstäbchens wurde eine Erosio corneae experimentell nachgeahmt, wie sie in der ophthalmologischen Praxis täglich als banale Hornhautverletzung vorkommt. Die morphologischen Veränderungen der Epithelzellen der Hornhautwunde nach mehr oder weniger stumpfer Verletzung sind charakterisiert durch das Fehlen regelmäßiger Mikrostrukturen, Abzeichnung des Zellkernes, Aufreißen der Interzellularräume, massiver Schädigung der Plasmamembran bis hin zu tiefen Epithelabschilferungen. Die Schädigung des Epithels erreicht bei Verletzungen mit dem Holzstäbchen nicht die Basalmembran des Epithels oder das Stroma corneae. Verletzungen dieser Hornhautanteile sind nur mit scharfen Gegenständen oder bei hoher Energie möglich, da die Haftung der Basalzellschicht auf der Basalmembran und dem Stroma corneae recht fest ist (Hogan u.a., 1971; Schwarz, 1972; Lemp, 1976). Da aber mehrere Epithelzellschichten verletzt sind, müssen reparative Prozesse des Epithels in Gang kommen und neue Zellkontakte wie z.B. gap und tight junctions gebildet werden (u.a. Liegl, 1969; Pfister, 1975; Kuwabara u.a., 1976; Kenyon u.a., 1977). Die gezeigten Bilder einer banalen Hornhautepithelläsion machen verständlich, daß bei gestörter reparativer Potenz des Epithels in Einzelfällen schwere Krankheitsbilder entstehen können, erwähnt sei als Beispiel die rezidivierende Erosio, bei der man sich eine Störung bei der Neubildung der Interzellularverbindung als Ursache vorstellen kann. Außerdem erlaubt die unterbroche-

ne Epithelbarriere das ungehinderte Eindringen von Bakterien und Viren (Dohlman, 1971).

Eine Reaktion des primär ungeschädigten Epithels erklärt sich aus zwei Gründen. Jede Verletzung löst Zug- und Scherkräfte im umgebenden Zellverband aus, was zu Aufbrüchen der Interzellularräume führen muß. Außerdem kommt es aufgrund des Epithelverlustes im Wundbett zu einer Inkongruenz von Lid- und Korneaoberfläche, so daß der präkorneale Film sich nicht mehr exakt ausbreiten kann. Diese gezeigten Bilder ähneln den ultrastrukturellen Veränderungen nach experimenteller Austrocknung (Brewitt u.a., 1977). So kommt es bei mangelhafter Befeuchtung der Epithelzellen ebenfalls zum Verlust der Mikrostruktur an der Zelloberfläche und aufgrund dieses Verlustes zu mangelhafter Adsorption von Mucin an die Epithelzelle, was wiederum unzureichende Befeuchtung zur Folge hat. Die therapeutische Maßnahme des Arztes bei einer Erosio corneae sollte deswegen nicht nur als Infektionsprophylaxe, sondern auch als Schutz gegen Austrocknung verstanden werden.

Zusammenfassung

Es wurden die morphologischen Veränderungen des Hornhautepithels beim Kaninchen nach einer experimentellen Erosio corneae im REM untersucht. Am Wundrand fanden sich oberflächliche Epithelzellen, die aus ihrem Zellverband gerissen worden waren. Die Veränderungen der freiliegenden Zellen des Wundbettes bestanden in einem Verlust der Microvilli und Microplicae, Abzeichnung des Zellkernes, Aufreißen der Interzellularräume bis hin zu Schädigung der Zellmembran und des Zytoplasmas der Hornhautepithelzellen.

Summary. The morphological changes of the corneal epithelium of rabbits after an experimental erosion were examined under the SEM. The edge of the erosion showed destroyed superficial epithelial cells. The changes in the cell surface of deeper corneal epithelial cells ranged from a loss of the microprojections, outlining of the cell nucleus, disruption of the intercellular spaces to the damage of the cell membrane and cytoplasm.

Danksagung

Alle elektronenmikroskopischen Untersuchungen wurden im Institut für Elektronenmikroskopie

---

Abb. 1. Wundrand und Wundbett einer experimentellen Erosio corneae. a) Übersicht eines Teils der Erosio corneae. Am Wundrand (*W*) Epithelzellhaufen (*E*) erkennbar. (157×), b) Ausschnittsvergrößerung der Abb. 1a. Oberflächliche Epithelzellen am Wundrand (*W*) sind aus ihrem Zellverband gelöst (*Pfeil*). (783×), c) Ausschnittsvergrößerung der Abb. 1b. Zwei bis drei Epithelzellschichten haben sich gelöst, deutlich aufgerissene Zellgrenzen (*Pfeil*). (1566×)

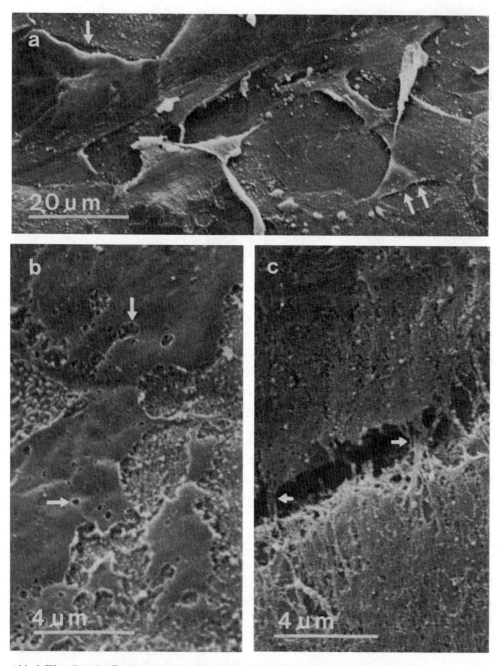

Abb. 2. Wundbett der Erosio corneae. a) Lösung der Epithelzellen aus ihrem Verband, aufgerissene Zell-grenzen (Pfeile). (1580×), b) Ausschnittsvergrößerung der Abb. 2a. Schwere Schädigung der Plasmamem-bran mit deutlicher Porenbildung (Pfeile), keine regelmäßige Mikrostruktur. (7830×), c) Ausschnittsver-größerung der Abb. 2a. Zellgrenzen aufgebrochen, vereinzelt bestehen Verbindungen benachbarter Zel-len (Pfeile), keine regelmäßige Mikrostruktur an der Oberfläche. (7830×)

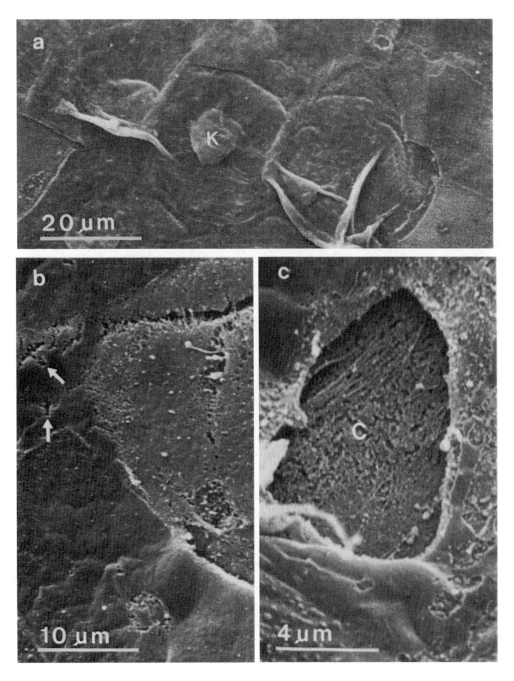

Abb. 3. Wundbett der Erosio corneae. a) Zellen mit deutlich sichtbarem Zellkern (K). (1580×), b) Keinerlei regelmäßige Mikrostruktur, Poren als Zeichen der geschädigten Plasmamembran (Pfeile). (3132×), c) Ausschnittsvergrößerung der Abb. 3a. Massive Schädigung von Plasmamembran und Cytoplasma (C). (7830×)

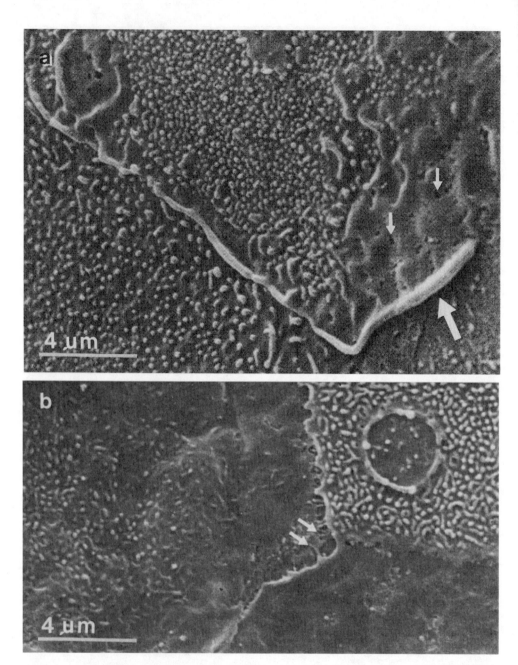

Abb. 4. Zellgebiet außerhalb der Hornhautwunde. a) Als Mitreaktion der Verletzung finden sich außer prominenten Zellkernen aufgebrochene Zellgrenzen und Schwellung des abgehobenen Zellrandes (großer Pfeil), reduzierte Mikrostruktur und Porenbildung in der Plasmamembran (kleine Pfeile). (7758×), b) Zellen zu einem Teil mit deutlich reduzierter Mikrostruktur, aufgerissene Zellgrenzen (Pfeile). (7758×)

der Medizinischen Hochschule Hannover durchgeführt. Ich danke Herrn Prof. Dr. E. Reale für seine Unterstützung.

Literatur

Brewitt, H., Konitz, H.: Über die Austrocknung des Hornhautepithels. Eine rasterelektronenmikroskopische Untersuchung. Beitr. elektronenmikrosk. Direktabb. Oberfl. 10 (1977). – Dohlman, C.H.: The function of corneal epithelium in health and disease. Invest. Ophthalmol. 10, 383–407 (1971). – Hogan, M.J., Alvarado, J.A., Weddell, J.E.: Histology of the human eye. An atlas and textbook. Philadelphia, London, Toronto: Saunders 1971. – Kenyon, K.R., Fogle, J.A., Stone, D.L., Stark, W.J.: Regeneration of corneal epithelial basement membrane following thermal cauterization. Invest. Ophthalmol. 16, 292–301 (1977). – Kuwabara, T., Perkins, D.G., Cogan, D.G.: Sliding of the epithelium in experimental wounds. Invest. Ophthalmol. 15, 4–14 (1976). – Lemp, M.A.: Cornea and sclera. Arch. Ophthalmol. (Chic.) 94, 473–490 (1976). – Liegl, O.: Die funktionelle Bedeutung der Zellkontakte im Hornhautepithel. Ophthalmologica (Basel) 157, 362–373 (1969). – Pfister, R.R.: The normal surface of corneal epithelium: a scanning electron microscopic study. Invest. Ophthalmol. 12, 645–668 (1973). – Pfister, R.R.: The healing of corneal epithelial abrasions in the rabbit: a scanning electron microscope study. Invest. Ophthalmol. 14, 648–661 (1975). – Schwarz, W.: Cornea. Ber. Dtsch. Ophthalmol. Ges. 71, 12–18 (1972)

Ber. Dtsch. Ophthalmol. Ges. 76, 789–791 (1979)
Ionisierende Strahlen in der Ophthalmologie
Redigiert von W. Jaeger, Heidelberg
© J. F. Bergmann Verlag 1979

Die bispektrale Fluoreszenzangiographie der vorderen Augenabschnitte

H. Werry (Hannover)

Die Angiographie mit Natrium-Fluoreszein wurde 1968 erstmalig von Jensen und Lundbaek zur Untersuchung der vorderen Augenabschnitte verwandt. Dabei entstanden durch die starke Lichtreflektion an Sklera und feuchter Bindehaut sowie durch die außerordentlich kurzen Kreislaufzeiten im Vergleich zur bereits etablierten Fundusangiographie besondere Probleme. Zusätzlich erwies sich die hohe Permeabilität der konjunktivalen Gefäße für das kleine, leicht diffundierende Fluoreszein-Molekül als hinderlich. Daß die Fluoreszein-Angiographie darüber hinaus bei der Beurteilung pigmentierter Strukturen nur von begrenztem Wert sein kann, ergibt sich bei Betrachtung des Absorptionsspektrums von Melanin, das im Wellenlängenbereich um 500 nm einen Extinktionskoeffizienten von 0,5, im nahen Infrarot etwa bei 800 nm nur noch einen Koeffizienten von 0,07 aufweist, hier also wesentlich transparenter ist.

1970 wurde von Kogure und in der Folgezeit von Flower das im infraroten Spektralbereich fluoreszierende Indocyanin-Grün (ICG) zur angiographischen Untersuchung der Aderhaut verwandt. ICG unterscheidet sich vom Natrium-Fluoreszein durch sein Spektralverhalten (Absorptions- bzw. Emissionspeak bei 805 bzw. 835 nm), durch sein höheres Molekulargewicht sowie durch die relativ stabile und praktisch vollständige Bindung an Plasma-Albumine.

In der vorliegenden Arbeit sollte untersucht werden, ob die Verwendung von ICG im Vergleich zu Fluoreszein Vorteile bei der Angiographie der vorderen Augenabschnitte bietet.

Verwandt wurde eine Zeiss-Photospaltlampe mit motorbetriebener Robotkamera, Schnellblitzgenerator sowie modifizierter Iris-Fluoreszenzleuchte nach Friedburg. Für die Fluoreszein-Angiographie wurde das Zeiss-Fluoreszenzfilterpaar 500/520 einge-setzt, während für die ICG-Angiographie in Zusammenarbeit mit der Firma Schott ein spezielles Interferenzfilterpaar entwickelt wurde. 2 ml ICG und sofort anschließend 5 ml physiologische Kochsalzlösung wurden in eine antecubitale Vene injiziert. Die Angiographie wurde auf Kodak high speed infrared black and white film aufgenommen, der in einem Spezialentwickler verarbeitet wurde. Die Fluoreszein-Angiographie wurde mit 5 ml einer 10%igen Farbstofflösung und dem üblichen Kodak-Plus-X-Pan-Film durchgeführt.

Die starke Proteinbindung des relativ großen ICG-Moleküls bedingt eine im Vergleich zu Fluoreszein wesentlich geringere Gefäßpermeabilität, wie sie hier an Bindehaut und Limbusgefäßen eines katarakt-operierten Patienten gezeigt werden kann. Während Fluoreszein aus den konjunktivalen Gefäßen in physiologischer Weise sofort und massiv austritt, ist eine nennenswerte Permeabilität für ICG nicht nachzuweisen. Auch aus den pathologisch veränderten Gefäßen dieses Patienten mit einer Rubeosis iridis diabetica tritt ICG in wesentlich geringerem Maße aus (Abb. 1 u. 2).

Während diese pharmakologischen Eigenschaften von ICG für hämodynamische Untersuchungen der vorderen Augenabschnitte von Bedeutung sind, liegt ein wesentlicher Vorteil der Infrarot-Angiographie in der Durchdringung melaninhaltiger Strukturen. Diese Patientin wurde uns wegen eines überwiegend in der Pars ciliaris iridis gelegenen, dunkel pigmentierten, jedoch nur wenig prominenten Iris-Tumors überwiesen. Die Fluoreszenzlöschung bei der Fluoreszein-Angiographie läßt keinen eindeutigen Schluß auf die Dignität der Veränderung zu, erst der durch die ICG-Angiographie erbrachte Nachweis von normalen Irisgefäßen unter dem pigmentierten Areal erhärtet die Diagnose eines Iris-Naevus.

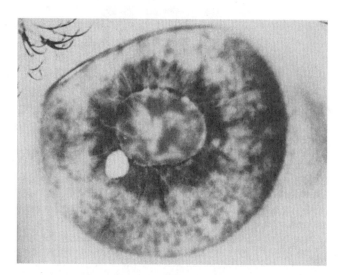

Abb. 1. Fluoreszein-Angiographie bei Rubeosis iridis diabetica: Frühzeitiger, massiver Farbstoffaustritt aus den neugebildeten Gefäßen

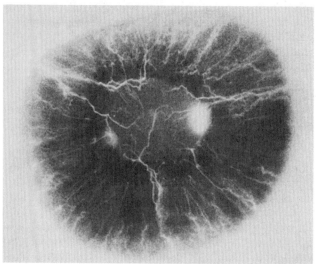

Abb. 2. ICG-Angiographie: Vergleichsweise geringer Farbstoffaustritt

Dieser dunkel pigmentierte, leicht prominente Tumor wies bei der Fluoreszein-Angiographie nur das Phänomen der Fluoreszenzlöschung auf, pathologische Gefäße oder Farbstoffaustritt waren nicht zu erkennen. Demgegenüber brachte die ICG-Angiographie den Nachweis von knäuelartigen Tumorgefäßen mit zartem, schleierförmigem Farbstoffaustritt. Die histologische Untersuchung ergab ein malignes Melanom der Iris vom Spindelzelltyp B. Nach unseren bisherigen Erfahrungen bringt die bispektrale Angiographie – d.h. die vergleichende Untersuchung mit Infrarot- und Fluoreszein-Angriographie – gerade bei der Diagnostik pigmentierter Tumoren wesentliche Erkenntnisse, da das Irisgefäßsystem unabhängig vom Pigmentgehalt, der ja keineswegs mit der Dignität der Veränderung korreliert, dargestellt werden kann.

Auch bei getrübten Augenmedien ist der Einsatz von ICG wegen der geringeren Lichtstreuung von Vorteil, wie bei diesem Patienten mit einer posttraumatischen Hämatokornea gezeigt werden kann. Während die Fluoreszein-Angiographie lediglich die tiefe Hornhautvaskularisation mit ihren besenreiserartigen Gefäßproliferationen zeigt, ist auf der ICG-Angiographie deutlich der extrem gestaute Circulus arteriosus iridis minor zu erkennen.

Die bispektrale Angiographie des vorderen Augensegmentes ist bei der angiographischen Beurteilung pigmentierter Iris-Tumoren, bei Trübungen der brechenden Medien und in all jenen Fällen indiziert, in denen die angiographische Beurteilung durch frühzeitig austretenden Farbstoff behindert wird.

Zusammenfassung

Es wird eine neue angiographische Technik für die Untersuchung des vorderen Augensegmentes demonstriert, die sich in physikalischer und pharmakologischer Hinsicht von der üblichen Fluoreszein-Angiographie unterscheidet und besondere Anwendungsmöglichkeiten eröffnet.

Summary. A new angiographic technique for the examination of the anterior segment of the eye is demonstrated. Two dyes which differ in their physical and pharmacological properties are used, particular indications and possibilities of the new technique are discussed.

Literatur

Flower, R.W.: Injection technique for indocyanine green and sodium fluorescein dye angiography of the eye. Invest. Ophthalmol. **12**, 881–895 (1973). – Friedburg, D., Härting, F.: Aufbau eines Gerätes zur Fluoreszenzangiographie des vorderen Augenabschnittes mit neuer Beleuchtungseinrichtung. Klin. Monatsbl. Augenheilkd. **164**, 526–530 (1974). – Jensen, V.A.: Lundbaek, K.: Fluorescence angiography of the iris in recent and longterm diabetes. Acta ophthalmol. (Kbh.) **46**, 584 (1968). – Kogure, K., Choromokos, E.: Infrared absorption angiography. J. Appl. Physiol. **26**, 154–157 (1969)

Ber. Dtsch. Ophthalmol. Ges. 76, 793–795 (1979)
Ionisierende Strahlen in der Ophthalmologie
Redigiert von W. Jaeger, Heidelberg
© J. F. Bergmann Verlag 1979

Fluoreszenzangiographische Verlaufskontrollen bei Iristumoren

D. Friedburg (Univ.-Augenklinik Düsseldorf. Direktor: Prof. Dr. H. Pau)

Gibt die Fluoreszenzangiographie einen Hinweis auf den feingeweblichen Aufbau von Iristumoren? Diese Frage wurde 1971 von Hung Cheng u. Mitarb. sowie 1972 von Greite aufgeworfen. 1973 und in modifizierter Form 1975 haben wir eine Klassifizierung der angiographischen Muster bei Iristumoren in drei Kategorien vorgeschlagen. Diese Einteilung wurde unter Vertauschung von Typ 1 und Typ 2 von Demeler übernommen.

Als Typ 1 bezeichnen wir Iristumore, die in der Regel hell sind, oft eine höckrige Oberfläche haben und bei denen man im Angiogramm deutlich vergröberte Gefäßschlingen sieht. Diese sind auch nicht nach Art eines Kapillarnetzwerks angeordnet. In der Spätphase tritt durch die Gefäße immer Fluorescein in den Tumor aus und färbt ihn diffus an. Tumore dieses Typs kommen in 2 etwas voneinander abweichenden Erscheinungsformen vor: Einmal handelt es sich um mehr oder weniger runde, isolierte, auf der Iris sitzende Knötchen, die eigentlich immer sehr hell sind, oder aber die Tumore haben durch Schrumpfung die Iris etwas verzogen. In diesen Fällen ist der Tumor oft bräunlich pigmentiert.

Tumore des Typs 1 kommen in unserem Krankengut von 113 angiographierten Patienten 45mal vor. 6 Tumore wurden exzidiert und histologisch untersucht. Viermal handelte es sich um Naevi, zweimal um maligne Melanome vom Spindelzell-Typ A nach Callender. In einem Fall fanden wir einen Typ-1-Iristumor bei histologisch gesicherter Recklinghausenscher Erkrankung.

Tumore vom Typ 2 sind dunkel pigmentiert. Im Fluoreszenzangiogramm verdecken sie die Irisgefäße so vollständig, daß diese an der Stelle des Tumors nicht darstellbar sind. Tumore des Typs 2 zeigen keinerlei Anfärbung des Tumorparenchyms in der Spätphase. Diese Tumorart kommt in unserem Krankengut 62mal vor. Nur 2 dieser Tumoren wur-

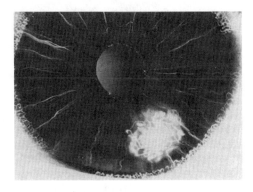

Abb. 1. Typ 1 Tumor

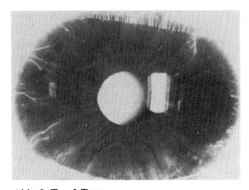

Abb. 2. Typ 2 Tumor

den bisher exzidiert und histologisch untersucht, in beiden Fällen handelte es sich um Naevi.

Auch Tumore des Typs 3 sind dunkel pigmentiert. Sie zeigen in der Spätphase des Angiogramms eine Tumorfluoreszenz. Diese muß in jedem Fall zumindestens am Rand des Tumors sichtbar sein, auch dann, wenn der Tumor so dunkel pigmentiert ist, daß man tumoreigene Gefäße nicht erkennen kann. Wenn tumoreigene Gefäße erkannt werden, dann handelt es sich um typische Kapillarnetze, die unter Umständen sogar läppchenartig angeordnet sind. Im Unterschied zu den Tumoren vom Typ 1 sind diese Tumore deutlich

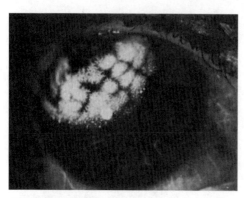

Abb. 3. Typ 3 Tumor

dunkler pigmentiert und ihre Kapillaren sind
feiner als die groben Gefäßschlingen der Typ-
1-Tumore. Tumore des Typs 3 haben wir in
unserem Krankengut 6mal vorgefunden.
Von 5 dieser Patienten ist die histologische
Diagnose bekannt, immer handelte es sich
um maligne Melanome, wobei im günstigsten Fall ein Überwiegen von Spindel-B-Zellen registriert wurde, sonst eine Mischung der
verschiedenen Zelltypen, einschließlich Epitheloidzellen (Einteilung nach Callender).

Aus der uns bisher bekannten Zuordnung
histologischer Befunde zu angiographischen
Typen der Tumore kann man ableiten, daß
Tumore vom Typ 2 vermutlich nicht sehr maligne sind, Tumore vom Typ 1 eine etwas
zweifelhafte Prognose haben – zweimal
unter 6 untersuchten Tumoren wurde ein
Spindelzell-A-Melanom diagnostiziert – und
Tumore vom Typ 3 als sehr maligne gelten
müssen. Dementsprechend kontrollierten
wir kleinere Tumore vom Typ 1 und alle Tumore vom Typ 2 zunächst angiographisch.
Nur bei Tumorwachstum wäre in diesen Fällen eine Operation erforderlich. Besonders
bei den prognostisch etwas zweifelhaften Tumoren des Typs 1 läßt sich anhand der einzeln
dargestellten Gefäßschlingen sehr gut jede
Veränderung des Tumors diagnostizieren.
Wir betrachten entsprechende Dias der
Angiogramme haploskopisch, wobei an bin-
okularem Glanz oder Stereoeffekten eine Veränderung sofort erkennbar wird. In dem von
uns regelmäßig kontrollierten Krankengut (9
Tumore vom Typ 1, 19 Tumore vom Typ 2)
haben wir bisher in keinem Fall ein eindeutiges Wachstum nachweisen können.

Die Möglichkeit, durch Irisangiographie
eine gewisse Vorhersage zu treffen, bringt
aber auch Probleme:

1. Sehr dunkle Tumore ohne sichtbare Kapillaren sind schwierig zu kontrollieren.
Insbesondere kann man in diesen Fällen
schwer die Frage beantworten, ob eine Dik-
kenzunahme des Tumors erfolgt ist. Seitliche
Ausbreitung dagegen ist im Angiogramm gut
erkennbar.

2. Problematisch sind große Tumore, besonders dann, wenn sie bereits den Kammerwinkel erreicht haben. Diese Region ist fluoreszenzangiographisch nicht zugänglich und
ein Wachstum könnte an dieser Stelle daher
unter Umständen übersehen werden. Besonders suspekt sind Tumore in der Kammer-
winkel-Region, die sehr dunkel sind, aber keine Fluoreszenz zeigen und daher als Typ 2 zu
bezeichnen wären. Hierbei muß man auch
bedenken, daß es von der technischen
Durchführung der Fluoreszenzangiographie
abhängt, ob man eine schwache Tumorfluoreszenz erkennt oder nicht. Da solche im
Kammerwinkel gelegene Tumore grundsätzlich Ziliarkörpermelanome sein können, die
nach vorne gewachsen sind, und die dann als
sehr maligne anzusehen sind, ist hier größte
Vorsicht geboten.

Trotzdem kann man wohl schon jetzt sa-
gen, daß beim Vorliegen eines Iristumors die
Fluoreszenzangiographie zu den wichtigen
Untersuchungsmethoden zählt.

Zusammenfassung

Angiographisch werden 3 Tumor-Typen unterschieden:

Typ 1. Helle oder nur mäßig pigmentierte
Tumore mit im Angiogramm deutlich sichtbaren ziemlich groben Gefäßschlingen im
Tumor und deutlicher diffuser Fluoreszenz
des Tumors in der Angiogrammspätphase.
Diese Tumore wurden beim Morbus Recklinghausen gesehen, zum Teil handelte es
sich um Naevi, es wurden aber auch maligne
Melanome vom Spindelzell Typ A diagnostiziert.

Typ 2. Tumore sind dunkel pigmentiert,
zeigen weder eigene Gefäße, noch eine Fluoreszenz in der Spätphase. Die Tumore verdecken das unter ihnen liegende Gefäßsystem der Iris. Tumore dieses Typs wurden in
unserem Krankengut histologisch nur zweimal untersucht, es waren Naevi. Tumore vom
Typ 3 zeigen in der Spätphase eine Tumorfluoreszenz zumindestens am Tumorrand.
Oft sieht man trotz der dunklen Pigmentie-

rung Kapillarnetze im Tumor. Tumore dieses Typs waren maligne Melanome (häufig gemischte Formen, auch mit Epitheloidzellen). Wegen der vielen Details (angefärbte Gefäßschlingen) kann man mit Hilfe der Fluoreszenzangiographie Iristumore besonders gut hinsichtlich ihres Wachstums kontrollieren.

Literatur

Callender, F.R.: Malignant melanotic tumors of the eye: a study of histologic types in 111 cases. Trans Am. Acad. Ophthalmol. Otolaryngol. **36**, 131-142 (1931). – Demeler, U.: Verlaufskontrollen von Iristumoren mit Hilfe der Fluoreszenangiographie. Adv. Ophthalmol. **35**, 167-178 (1978). – Friedburg, D., Schultheiss, K., Wigger, H.: Differentialdiagnose von Neubildungen im Bereich der Iris mit Hilfe der Irisangiographie. Ber. 126, Vers. Rh. Westf. Augenärzte, S. 28-34 (1973). – Friedburg, D.: Fluoreszenzangiographische Befunde und Verlaufskontrollen bei Iristumoren. Ber. 130. Vers. Rh. Westf. Augenärzte, S. 28-34 (1973). – Friedburg, D.: Fluoreszenzangiographie bei Iristumoren. Ber. Dtsch. Ophthalmol. Ges. **72**, 343-347 (1974). – Hung Cheng, Bron, A.J., Easty, D.: A study of Iris masses by fluoreszein angiographie. Trans. Ophthalmol. Soc. U.K. **91**, 199-205 (1971)

Ber. Dtsch. Ophthalmol. Ges. 76, 797–799 (1979)
Ionisierende Strahlen in der Ophthalmologie
Redigiert von W. Jaeger, Heidelberg
© J. F. Bergmann Verlag 1979

Zur Klinik und Histopathologie der Rubeosis Iridis[1]

K.W. Ruprecht und G.O.H. Naumann (Univ.-Augenklinik Tübingen Abt. I: Allgemeine Augenheilkunde mit Poliklinik. Ärztl. Direktor: Prof. Dr. G.O.H. Naumann)

Sieht man von Enukleationen wegen eines Tumors ab, werden 50% aller Augen wegen sekundärer Glaukome (Naumann u. Portwich, 1976) enukleiert, und zwar meist wegen eines sekundären Winkelblockglaukoms mit Rubeosis iridis.

Klinisch führen eine Vielzahl von Erkrankungen zu einer Rubeosis iridis (Gartner u. Henkind, 1978). Hierbei kommt es durch fibrovaskuläre Traktion sowohl zum Ektropium uveae als auch zu peripheren vorderen Synechien, die – in der Regel in ein therapierefraktäres – sekundäres Winkelblockglaukom einmünden. Neben den gonioskopischen Veränderungen läßt sich histopathologisch relativ häufig eine Endothelialisierung des falschen Kammerwinkels zwischen vorderen Synechien der Iris und Hornhaut beobachten. Anliegen dieser Demonstration ist es, auf diesen auch prognostisch wichtigen Befund hinzuweisen.

Material und Untersuchungsmethoden

Vom 01. 04. 75 bis 30. 06. 78 wurden im ophthalmo-pathologisch-anatomischen Labor der Universitäts-Augenklinik Tübingen 610 enukleierte menschliche Bulbi untersucht. Davon wiesen 175 ein sekundäres Winkelblockglaukom mit Rubeosis iridis auf. Die vorliegenden Zufallsschnitte – Serienschnitte lagen in keinem Falle vor – wurden nochmals gezielt auf eine Endothelialisierung des Pseudokammerwinkels hin untersucht.

Ergebnisse und Beobachtungen

Unter den 175 wegen eines sekundären Winkelblockglaukoms mit Rubeosis iridis enukleierten Augen fanden wir bei 28 (16%) eine auffallende Endothelialisierung des Pseudokammerwinkels. Diese war von einer mehr oder weniger ausgeprägten Neubildung von Basalmembranen begleitet.

Patient 1 (U.J., geb. 09. 08. 18)

36 Jahre nach perforierender Verletzung trat eine sympathische Ophthalmie auf, welche zur Enukleation des Auges führte. Ausgedehnte breite, vordere Synechien ziehen vor den Schwalbeschen Grenzring, der „Pseudokammerwinkel" wird von Endothelzellen mit langgestrecktem Kern und schmalen Zytoplasmasäumen ausgekleidet, die eine zarte PAS-positive Basalmembran ausbilden (Abb. 1).

Patient 2 (Sch. A., geb. 19. 06. 16)

Wegen wiederholten Glaskörperblutungen bei schwerster Retinopathia proliferans wurde eine Vitrektomie und Katarakt-Extraktion durchgeführt. Eine massive Rubeosis iridis führte zum sekundären, später absoluten Winkelblockglaukom bei Rubeosis iridis.

Histopathologisch ziehen breite, fibrovaskuläre Stränge in Form von peripheren vorderen Synechien weit vor den Schwalbeschen Grenzring. Langgestreckte Hornhautendothelien kleiden den Pseudokammerwinkel aus und ziehen bis auf die Irisvorderfläche.

Patient 3 (P.B., geb. 29. 05. 95)

Wegen schmerzhaftem, absolutem, seit 1/2 Jahr bestehendem Sekundärglaukom erfolgte die Enukleation.

Eine massive Rubeosis iridis hatte zu breitflächigen, peripheren Goniosynechien geführt.

Histopathologisch lassen sich langgestreckte Zellkerne mit dünn ausgezogenen Zytoplasmasäumen, die fibrovaskuläre Gewebselemente des Pseudokammerwinkels überbrücken und eine PAS-positive Basal-

[1] Mit freundlicher Unterstützung der Else-Übelmesser-Stiftung.

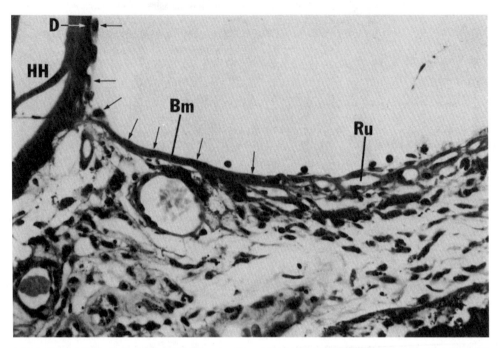

Abb. 1. Histopathologie der Endothelialisierung: Pseudokammerwinkel wird zwischen Hornhautrückfläche *(HH)* und breiten vorderen Synechien gebildet. Descemetsche Membran *(D)*. Endothelzellen *(Pfeile)* ziehen über den Pseudokammerwinkel hinweg auf die Irisvorderfläche und bilden eine Basalmembran *(Bm)* aus. Die Iris zeigt eine ausgeprägte Rubeosis *(Ru)*. PAS ×

membran im Sinne einer Pseudo-Descemetschen Membran ausbilden, nachweisen.

Diskussion

Die Ursache der von der Hornhaut ausgehenden Endothelialisierung ist im einzelnen noch nicht geklärt. Eine Neubildung von „Glashäuten" im Auge beobachtete erstmals Donders (1857). Unter anderem wurde dieser Befund beschrieben bei Rubeosis iridis (Gartner u. Mitarb., 1977), in FilterkissenInnenwänden (Reese, 1944), im Bereich einer postkontusionellen Kammerwinkeldeformität (eigene Beobachtungen), nach Verätzungen (Renard u. Mitarb., 1976), bei essentieller Irisatrophie (Scheie u. Mitarb., 1976) sowie beim Iris-Nävus-Syndrom (Cogan-Reese) (Yanoff u. Mitarb., 1976). Diesen Krankheitsbildern gemeinsam ist, daß offenbar vordere Synechien das periphere Hornhaut-Endothel verändern und hierdurch das Überwachsen auf das lockere Irisstroma ermöglichen. Warum der gehörige „Respekt", den sich üblicherweise Hornhaut-Endothel bzw. Trabekel-Endothel einerseits bzw. Hornhaut-

Endothel und Irisstroma andererseits zollen, plötzlich überwunden wird, und eine verhängnisvolle „Versiegelung" des Kammerwinkels eintritt, bleibt unklar. Sicher ist jedoch, daß das Hornhaut-Endothel als ursprüngliches Mesothel in der Lage ist, eine Descemetsche Membran zu bilden (Wulle, 1972).

Die hier skizzierten Veränderungen stellen somit keine „Aufsplitterung" der Descemetschen Membran dar. Es handelt sich um eine Basalmembran des ektopischen Hornhautendothels über dem Pseudokammerwinkel. Das ektopische Hornhaut-Endothel als solches bildet also der Descemetschen Membran ähnliches Material (Abb. 2).

Ziel weiterer klinisch-histopathologischer Korrelation wird es sein, diejenigen Faktoren herauszuarbeiten, welche eine Endothelialisierung induzieren, um ggfs. klinisch rechtzeitiger eingreifen zu können.

Zusammenfassung

Goniosynechien bei Rubeosis iridis bis zum Schwalbeschen Grenzring führen häufig zu

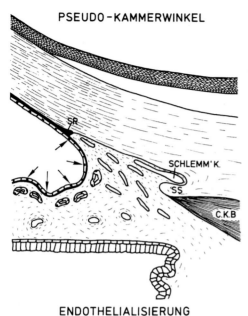

PSEUDO-KAMMERWINKEL

SR

SCHLEMM'K.

SS

C.K.B

ENDOTHELIALISIERUNG

Abb. 2. Prinzip der Endothelialisierung des Pseudokammerwinkels. Fibrovaskuläre Membranen bilden Goniosynechien im Bereich des Schwalbeschen Grenzringes *(SR)* und verlegen den Schlemmschen Kanal. Endothelzellen ziehen auf die Irisvorderfläche und bilden eine „Pseudo-Descemetsche Membran" aus

einer erst histopathologisch nachweisbaren Endothelialisierung des „Pseudokammerwinkels" zwischen Hornhautrückfläche und Iris. Von 175 Bulbi mit einem sekundären Winkelblockglaukom bei Rubeosis iridis wiesen 28 (16%) eine ausgeprägte Endothelialisierung des Pseudokammerwinkels auf. Die Dicke der bestehenden Basalmembran bzw. „Pseudo-Descemetschen Membran" ist Indikator für die Zeitdauer der vorangehenden Endothelialisierung.

Summary. Enucleated eyes displaying rubeosis iridis and peripheral anterior synechiae show often an endothelialisation of the "pseudo-chamber angle" between corneal endothelium and the iris. 175 enucleated eyes with secondary angle closure glaucoma and rubeosis iridis showed in 28 cases (16%) marked endothelialisation of the pseudo-chamber-angle. Thickness of the new formed basement membrane i.e. "pseudo-Descemet-membrane" indicates the duration of the preexisting endothelialisation.

Résumé. Les goniosynechis de la rubeosis iridis allant jusqu'au cercle de Schwalbe mènent souvent à une endothélialisation du «faux angle» situé entre la face interne de la cornée et l'iris. Sur 175 globes oculaires atteints de rubeosis iridis avec glaucome secondaire à angle clos, 28 (16%) ont une endothélialisation distincte du «faux angle».

L'épaisseur de la membrane basale, c'est-à-dire de la «fausse membrane de Descemet», indique la durée de l'endothélialisation précédente.

Literatur

Donders, F.C.: Neubildung von Glashäuten im Auge. Arch. Ophthalmol. **3**, 105–165 (1857). – Gartner, S., Henkind, P.: Neovascularization of the iris (Rubeosis iridis). Surv. Ophthalmol. **22**, 291–312 (1978). – Gartner, S., Taffet, S., Friedman, A.H.: The association of rubeosis iridis with endothelialisation of the anterior chamber: report of a clinical case with histopathological review of 16 additional cases. Br. J. Ophthalmol. **61**, 267–271 (1977). – Naumann, G.O.H., Portwich, E.: Ätiologie und letzter Anlaß zu 1000 Enukleationen. (Eine klinisch-ophthalmo-pathohistologische Studie). Klin. Monatsbl. Augenheilkd. **168**, 622–630 (1976). – Reese, A.B.: Deep-chamber glaucoma due to the formation of a cuticular product in the filtration angle. Trans. Am. Ophthalmol. Soc. **42**, 155–169 (1944). – Renard, G., Hirsch, M., Marquet, O., Pouliquen, Y.: Scanning and transmission electron microscopic study of alkali-burned cornea. Vortrag: 17. Treffen der Assocation for eye research. Guildford (England) 08.–11. 08. 76. – Scheie, H.G., Yanoff, M. Kellog, W.T.: Essential iris atrophy. Arch. Ophthalmol. **94**, 1315–1320 (1976). – Wulle, K.G.: Electron microscopy of the fetal development of the corneal endothelium and Descemets membrane of the human eye. Invest. Ophthalmol. **11**, 897–904 (1972). – Yanoff, M., Scheie, H.G. Allman, M.I.: Endothelialization of filtering bleb in iris nevus syndrome. Arch. Ophthalmol. **94**, 1933–1936 (1976)

Ber. Dtsch. Ophthalmol. Ges. 76, 801–803 (1979)
Ionisierende Strahlen in der Ophthalmologie
Redigiert von W. Jaeger, Heidelberg
© J. F. Bergmann Verlag 1979

Irisnaht mit synthetischem, resorbierbaren Faden[1]

H. Flick (Univ.-Augenklinik Homburg/Saar. Direktor: Prof. Dr. H.J. Schlegel)

Einleitung

Eine Nahtvereinigung durchtrennten Irisgewebes empfehlen zuerst Emmrich (1957),
dann Guist (1962). Mit der Einführung des
Operationsmikroskops in die Ophthalmo-
chirurgie wird die Technik der Irisnaht zunehmend standardisiert (Harms und Kröner,
1967; Böck, 1967; Remky, 1971; Harms, 1972;
Mackensen, Custodis, Raptis, 1972; Mackensen, Raptis 1972; von Barsewich, 1978). Als
Fadenmaterialien dienen Perlon, Nylon, Cat-
gut und Seide. In den letzten Jahren werden
vorwiegend Nylon-(Polyamid-)Fäden benutzt, die zur Vermeidung von Wunddehis-
zenzen in dem schlecht vernarbenden Irisgewebe liegen bleiben sollen (Harms, 1972).
    In die Vorderkammer des Kaninchenau-
ges eingebrachte synthetische, resorbierbare
Fadenstücke aus Polyglactin (Vicryl) werden
nach kurzer entzündlicher Reaktion resorbiert, wobei an der Auflagestelle des Fadens
die Iris vernarbt (Flick, 1977). Wir fragten uns,
ob der resorbierbare Kunststoff-Faden nicht
auch für Irisnähte geeignet ist.

Tierversuche

An 6 Kaninchen wurde in Halothan-Lachgas-Narkose nach Lanzeneröffnung der Vorderkammer durch das Irisgewebe des rechten
Auges ein 9 × 0 Polyamid-(Nylon-)Faden
(Firma Ethicon) und durch das des linken
Auges ein 8 × 0 Polyglactin-(Vicryl-)Faden
(Firma Ethicon) gestochen und geknotet; an
3 Tieren mit einfachen, an 3 Tieren mit doppelten Fadenschlingen (Abb. 1). Spaltlampenmikroskopische Untersuchungen und
Fotografien der Nahtbezirke erfolgten zunächst in 2-Tagesabständen, später in wö-

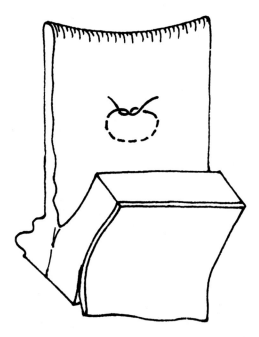

Abb. 1. Schematische Darstellung der Fadenführung am Kaninchenauge

chentlichen Intervallen. Auf den operativen
Eingriff reagierten sowohl die Polyamid- als
auch Polyglactin-operierten Augen mit einer
entzündlichen Vorderkammerexsudation,
die sich aber innerhalb von 10 bis 14 Tagen
spontan zurückbildete. Zunächst auf die Fäden aufgelagerte Fibrin- und Zellpartikel
wurden von den Polyamid-Fäden innerhalb
von 4 bis 5 Wochen weitgehend resorbiert,
während sie sich an den Polyglactin-Fäden
teilweise organisierten. Nach ca. 90 Tagen
waren die Polyglactin-Fäden resorbiert, die
Polyamid-Fäden erwartungsgemäß nicht
sichtbar verändert (Abb. 2 und 3).
    Die Tiere wurden nach 37, 51 und 110 Ta-
gen getötet, das genähte Irisgewebe entsprechend aufbereitet und histologisch untersucht. Die monofilen Polyamid-Fäden sind
von zellarmem kollagenem Fasermaterial

[1] Herr Prof. Dr. G. Harbauer, Direktor des Instituts
für experimentelle Chirurgie, 6650 Homburg/
Saar, danken wir für seine Unterstützung.

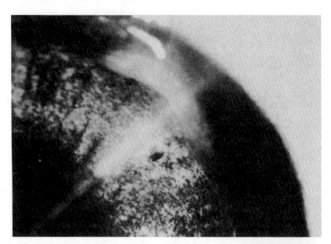

Abb. 2. Iris eines Kaninchenauges 110 Tage nach Einlagerung eines resorbierbaren Kunststoff-Fadens (Polyglactin)

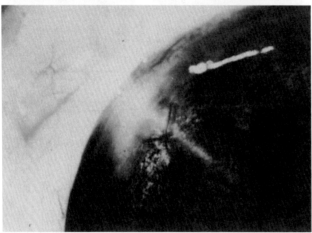

Abb. 3. Iris eines Kaninchenauges 110 Tage nach Einlagerung eines nicht-resorbierbaren Kunststoff-Fadens (Polyamid)

umgeben, das auf einen narbigen Umbau des Irisstromas schließen läßt. Um die geflochtenen Polyglactin-Fäden finden sich ähnliche Veränderungen, aber in geringerem Ausmaß. Das umgebende Narbengewebe ist zellreicher und enthält Fibroblasten. Aus dem Iris- und Narbengewebe wandern zahlreiche pigmentierte Makrophagen in die Zwischenräume des geflochtenen Fadens ein, zum Teil stellen sie sich als Fremdkörper-Riesenzellen dar. Um den Polyamid-Faden sind zwar auch derartige histiozytäre Elemente zu sehen, aber in deutlich geringerer Zahl.

Klinische Anwendung

Am Menschen haben wir bisher erst eine Iridotomie, die bei einer Katarakt-Operation nach vorausgegangener Glaukom-Operation nötig war, mit einer 8 × 0 Polyglactin-Einzelknopfnaht verschlossen. Der Vorderkam-

merbefund und die Reaktion des Irisgewebes unterschieden sich nicht von der bei Verwendung von Polyamid-Fäden. Auf der Fadenoberfläche lagerten sich aber vermehrt Zellen und Fibrin ab. Nach $2^1/_2$ Monaten war der Faden spaltlampenmikroskopisch resorbiert, im Bereich des Fadenlagers blieb eine narbige Verbindung zwischen den Irisschenkeln, die medikamentösen Pupillenerweiterungen standhielt.

Diskussion

Als Nahtmaterial für Iridotomien dienen zur Zeit vorwiegend Nylon-Fäden (Polyamid) in der Stärke 9–0 bis 11–0. Es ist bekannt, daß Polyamide innerhalb von Jahren im Gewebe depolymerisieren, wie unter anderem die Beobachtungen von Doden und Schmitt (1974) zeigen. In Tierversuchen konnten Kulenkampff und Simonis (1976) sogar nachweisen, daß Makrophagen in der Lage sind, Partikel sogenannter nicht-resorbierbarer Fäden aufzunehmen, und daß derartig beladene Zellen bis in benachbarte Lymphknoten gelangen. Obwohl es sich bei den im Auge verwendeten Nähten um insgesamt kleine und heute auch primär weitgehend monomerfreie Mengen handelt, sind die Langzeitfolgen nicht übersehbar. Ein physiologisch inerter, hydrolytisch spaltbarer und damit rasch resorbierbarer Kunststoff-Faden vermeidet diese Unsicherheiten. Böck (1967) nimmt bei seinen Irisnähten mit 7-0 Catgut an, daß Fibroblasten von einem Irisschenkel in den gegenüberliegenden eindringen. Das in unseren histologischen Schnitten um den resorbierbaren Kunststoff-Faden erkennbare Narbengewebe bestätigt diese Vorstellung. Im Gegensatz zum monofilen Polyamid-Faden provoziert der geflochtene Polyglactin-Faden offenbar eine aktive Narbenbildung im Irisgewebe, wobei dem Faden evtl. sogar eine gewisse Richtungsorientierung für das Narbengewebe zukommt.

Nicht zuletzt zeigen die Untersuchungen, daß resorbierbare, synthetische Fadenmaterialien auch im Augeninnern verwendbar und gut verträglich sind.

Zusammenfassung

Kaninchenaugen tolerieren in der Iris resorbierbare Kunststoff-Fäden (Polyglactin) ebenso gut wie Nylonfäden. Die resorbierbaren Fäden sind nach durchschnittlich 3 Monaten unter Hinterlassung einer Irisnarbe resorbiert. Eine am menschlichen Auge mit resorbierbarem Faden verschlossene Iridotomie hält nach Resorption des Fadens medikamentösen Pupillenerweiterungen stand. Irisnähte aus resorbierbaren Kunststoff-Fäden vermeiden die Anwesenheit von langfristig doch depolymerisierenden Kunststoff-Nähten in der Iris.

Summary. Absorbable synthetic sutures (Polyglactin) are tolerated by the iris of a rabbit's eye equally well as nylon sutures. The absorbable sutures are absorbed after approximately three months, leaving an iris scar. In the human eye, an iridotomy sutured by absorbable sutures withstands drug-induced pupil dilatation. By using absorbable synthetic sutures, the presence of persisting synthetic sutures, which depolymerize in the iris, is avoided.

Résumé. Les yeux de lapin tolèrent les fils synthétiques résorbables (Polyglactine) aussi bien que les fils de Nylon dans l'iris. Après 3 mois en moyenne, les fils résorbables sont résorbés en laissant une cicatrice irienne. Une iritomie effectuée sur l'oeil humain et fermée à l'aide d'un fil résorbable résiste aux dilatations pupillaires médicamenteuses après résorption du fil. Les sutures iriennes faites à l'aide de fils synthétiques résorbables évitent la présence dans l'iris de sutures synthétiques se dépolymérisant toujours à long terme.

Literatur

Von Barsewich, B.: Kataraktextraktionen mit Irisnaht. Klin. Monatsbl. Augenheilkd. 172, 396 (1978). - Böck, J.: Diskussionsbemerkung zu Harms und Kröner. Ber. Dtsch. Ophthalmol. Ges. 68, 331 (1967). - Doden, W., Schmitt, H.: Veränderungen an Kunststoff-Fäden nach langer Verweildauer im Hornhautgewebe. Klin. Monatsbl. Augenheilkd. 164, 155–159 (1974). - Guist, G.: Kataraktoperationen bei nicht erweiterungsfähigen Pupillen und Beseitigung operativer, totaler Kolobome, sowie komplikationsbedingter Iridodialysen. Klin. Monatsbl. Augenheilkd. 140, 477–497 (1962). – Emmrich, K.: Die Irisnaht. Klin. Monatsbl. Augenheilkd. 131, 350–352 (1957). – Flick, H.: Synthetisches, resorbierbares Nahtmaterial in der Augenmuskelchirurgie. Albrecht v. Graefes Arch. klin. exp. Ophthal. 205, 1–8, (1977). – Harms, H., Kröner, B.: Über die Irisnaht. Ber. Dtsch. Ophthal. Ges. 68, 327–332 (1967). – Harms, H.: Kauterisation der Iris und Irisnaht als Hilfsmittel in der Mikrochirurgie. Klin. Monatsbl. Augenheilkd. 161, 625–628 (1972). – Kulenkampff, H., Simonis, G.: Zur Frage der biologischen Verträglichkeit von Gefäßprothesen aus Dacron und synthetischem Fadenmaterial. Chirurg 47, 189–192 (1976). – Mackensen, G., Custodis, N., Raptis, N.: Einriffe an der Iris zur Linsenextraktion bei nicht erweiterungsfähiger Pupille. Klin. Monatsbl. Augenheilkd. 161, 497–501 (1972). – Mackensen, G., Raptis, N.: Erfahrungen mit der Irisnaht. Klin. Monatsbl. Augenheilkd. 162, 191–198 (1973). – Remky, H.: Irisnähte. An. Inst. Barraquer 10, 247–258 (1971/72)

Ber. Dtsch. Ophthalmol. Ges. 76, 805–806 (1979)
Ionisierende Strahlen in der Ophthalmologie
Redigiert von W. Jaeger, Heidelberg
© J. F. Bergmann Verlag 1979

Irisveränderungen bei Aphaken und Pseudophaken

K.W. Jacobi und J. Strobel (Univ.-Augenklinik Gießen, Abt. Allgemeine Ophthalmologie. Leiter: Prof. Dr. med. K.W. Jacobi)

Die funktionellen Ergebnisse nach Implantation künstlicher Linsen sind in zahlreichen Publikationen dargestellt worden. Schwerwiegende morphologische Veränderungen – es seien nur Hornhautdystrophien und zystische Makulaschädigungen genannt – sind bei ihrem Auftreten leicht erkennbar. Sie führen die Statistik der Komplikationen an.

Es gibt jedoch weitere, durch künstliche Linsen bedingte Veränderungen, die aufmerksam verfolgt werden sollten.

Wir untersuchten das Pigmentepithel der Iris bei Aphaken und Pseudophaken zunächst einige Tage oder Wochen nach der Operation. Weitere langfristige Untersuchungen sind im Gange. Wir fotografierten die Augen im regredienten Licht an der Spaltlampe.

Gesamtzahl der beobachteten Augen 77
Ohne Vorderkammerlinse nach extrakapsulärer Katarakt Operation 8
Ohne Vorderkammerlinse nach intrakapsulärer Katarakt Operation 17
Mit Binkhorst-4-Schlingenlinse nach i.c. OP 10
Mit Binkhorst-4-Schlingenlinse nach e.c. OP 19
Mit Binkhorst-2-Schlingenlinse nach e.c. OP 22
Mit Fedorov-Linse 1

Einige immer wieder beobachtete Pigmentblattveränderungen sind abgrenzbar.

Aphake Augen nach i.c. Kataraktextraktion zeigen häufig flächige Pigmentepithelschäden im oberen Linsenentbindungsbereich. Je geringer das Operationstrauma etwa bei Benutzung eines Irisretraktors oder eines feinen Tupfers bzw. Saugkeils bei Anfrieren des Kryostiftes im oberen Linsenbereich ist, um so geringer sind die Pigmentepitheldefekte. Hinzu kommen in manchen Fällen punkt- und strichförmige Pigmentblattdefekte.

Bei den extrakapsulären Extraktionen finden sich strich- und fleckförmige Defekte wesentlich häufiger. Hier handelt es sich um eine Traumatisierung des Pigmentblattes durch die Spülkanüle, die ohne direkte Sicht zum Ausspülen der Linsenmassen hinter die Iris gelangt.

Die Linsenimplantation führt zu weiteren, zusätzlichen Pigmentblattläsionen. Bei i.c. Kataraktextraktion und Implantation einer 4-Schlingenlinse können Defekte im Bereich der Schlingen beobachtet werden (Abb. 1). Sie werden möglicherweise direkt durch die Manipulation während der Implantation oder aber durch das spätere Pupillenspiel und damit der Irisbewegung zwischen den Schlingen hervorgerufen. Immer wieder findet sich ein bogenförmiger Verlust des Pigmentblattes bei Implantation von 4-Schlingenlinsen in dem durch ein stumpfes Irishäkchen nach der Methode von Binkhorst die Iris zwischen die oberen Schlingen geführt wird. Bei Fixation der Linse mit einem Suturamid- oder Prolenfaden im Irisstroma kommt es ebenfalls zu Pigmentblattdefekten (Abb. 2).

Die e.c. Linsenextraktion mit 4-Schlingenlinsen Implantation führt neben den allein auf die Spülung zurückzuführenden Defekten zu charakteristischen Veränderungen im Schlingenbereich.

Die Implantation einer iridokapsulären Zweischlingenlinse bei e.c. Kataraktextraktion zeigt seltene zusätzliche Lochbildungen des Pigmentblattes am Rande des Linsenkörpers.

Die Fedorov Linse zeigt eine deutlich vermehrte Pigmentblattausschwemmung.

Auch die ausgeprägte Pseudophakodonesis, die wir in einem Film dargestellt haben, führt sicherlich zu Defekten im Irisstroma und Pigmentblatt.

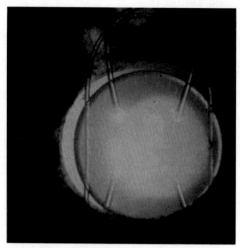

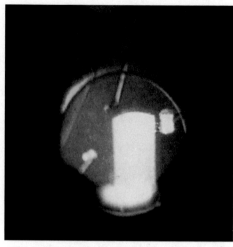

Abb. 1. Pigmentblattdefekte im Schlingenbereich nach intrakapsulärer Kataraktextraktion und Implantation einer Binkhorst-4-Schlingen-Linse

Abb. 2. Binkhorst-4-Schlingen-Linse mit Fadenfixation und Pigmentepithelschäden im Nahtbereich

Die Linsenimplantation führt zu einer nur geringen zusätzlichen Traumatisation des Pigmentblattes. Die geringste Alteration zeigt bei einer größeren Untersuchungsreihe die Implantation einer Binkhorst 4-Schlingenlinse bei i.c. Kataraktextraktion. Die ausgeprägtesten Veränderungen werden bei der Fedorov-Linse beobachtet. Es bleibt abzuwarten, ob die Pigmentausschwemmung aus dem Pigmentepithel der Iris und der Niederschlag im Kammerwinkel zu späteren Komplikationen führen können. Fluoreszenzangiographische Untersuchungen der Iris sind im Gange. Auch hier scheint durch die Kunststofflinse eine weitere zusätzliche Farbstoffdiffusion aufzutreten.

Zusammenfassung

Die Pigmentblattdefekte bei Aphaken und Pseudophaken werden aufgezeigt. Unterschiede bei intra- und extrakapsulärer Technik sowie bei verschiedenen Linsentypen sind abgebildet.

Ber. Dtsch. Ophthalmol. Ges. 76, 807–808 (1979)
Ionisierende Strahlen in der Ophthalmologie
Redigiert von W. Jaeger, Heidelberg
© J. F. Bergmann Verlag 1979

Pigmentierungen der Linse bei Melanosis bulbi

K. Hubel und H. Hanselmayer (Univ.-Augenklinik Graz. Vorstand: o. Univ.-Prof. Dr. H. Hofmann)

Das klinische Bild der Melanosis bulbi wurde bereits 1806 von Laenec (Nielsen) beschrieben. Weitere bedeutende Berichte über die Melanosis bulbi stammen von Bourquin, François, Reese, Rossi et al., Stafford, Stucchi, Kessous-Odermatt und Duke-Elder. Die verstärkten Pigmenteinlagerungen finden sich bekanntlich vor allem in der Bindehaut, Lederhaut und in verschiedenen Bereichen der Gefäßhaut. Die Beteiligung der Iris und die dadurch verursachte Heterochromie ist oft das hervorstechendste Symptom. Diese Veränderungen kommen vorwiegend einseitig vor, eine beidseitige Erkrankung wurde von François aus der Literatur nur in 13 von 100 Fällen gefunden. Eine Beteiligung der Hornhaut sowie Veränderungen in den übrigen brechenden Medien wie Linse oder Glaskörper, wurden bisher noch nicht beschrie-

ben. Als bedeutendste Komplikation wurde ein gehäuftes Vorkommen eines malignen Melanoms der Aderhaut beobachtet (Bronner, François, Julec u. Law, Löwers, Hubel u. Hanselmayer).

Wir möchten nun erstmals einen Fall mit Melanosis bulbi demonstrieren, bei dem Pigmentansammlungen auch im Bereiche der Linse in massiver Form beobachtet werden konnten:

Bei einem jetzt 12jährigen Mädchen wurde schon im Alter von 2 Jahren in unserer Ambulanz die Diagnose Melanosis bulbi rechts gestellt und es wurden auch Pigmentierungen in der Linse beobachtet. Das Kind entwickelte sich weiterhin normal. Bei den folgenden Kontrolluntersuchungen fanden wir einen praktisch unveränderten Befund: Die Lidhaut ist beidseits normal. In der Bin-

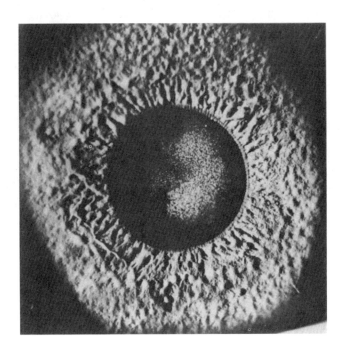

Abb. 1. Pigmentierungen der Linsenkapsel bei Melanosis bulbi

dehaut finden sich rechts schollige Pigmentierungen vor allem unten, vom Bulbus auch auf den Tarsalbereich übergreifend. Die Hornhaut ist klar. Die Regenbogenhaut ist rechts dunkelbraun, massiv pigmentiert, links hingegen grünbraun. Die Pupille reagiert prompt und hat keinerlei Synechien. Im Kammerwinkel kommen verstärkte Pigmentierungen vor. In der Linse findet man oberflächlich gelegene Pigmentauflagerungen und auch Einlagerungen im Linsenepithel (Abb. 1); diese Veränderungen sind teils diffus, teils sind sie in Form von Pigmentzellnestern angeordnet. Auch bei der Durchleuchtung der brechenden Medien finden sich deutliche Trübungen in der vorderen Linsenschicht. Die übrigen Bereiche der Linse sind klar und frei von Pigmenteinlagerungen; ebenso der Glaskörper. Der Augenhintergrund ist abgesehen von vereinzelt vorkommenden fleckförmigen Pigmentierungen normal. Der Augeninnendruck war bei allen Kontrollen normal. Die Sehschärfe ist rechts auf 0,6 herabgesetzt. Das linke Auge ist in allen Qualitäten normal.

Es kann also zusammenfassend gesagt werden, daß bei Melanosis bulbi abgesehen von den bekannten Veränderungen Pigmentierungen auch in der Linse vorkommen können. Sie haben sich in unserem Fall während der Beobachtungszeit von 10 Jahren klinisch nicht verändert. Ähnlich wie die Pigmentierungen in der Bindehaut und in der Sklera scheinen also auch die Veränderungen in der Linse relativ stationär zu bleiben. Die Sehschärfe kann bei Pigmentierungen der Linse naturgemäß je nach deren Verteilung mehr oder weniger beeinträchtigt sein.

Zusammenfassung

Es wird erstmals ein Fall mit Melanosis bulbi beschrieben, bei dem Pigmentierungen in den vorderen Linsenschichten vorkamen. Diese Pigmenteinlagerungen blieben während der Beobachtungszeit von mehr als zehn Jahren unverändert; die Sehschärfe wurde wegen des zentralen Sitzes der Veränderungen in der Linse beeinträchtigt.

Summary. First report of a case with melanosis bulbi in which pigmentations in the anterior part of the lens existed. These pigmentations did not change during follow-up examinations of ten years; vision was reduced because of central location.

Résumé. L'auteur décrit pour la première fois un cas de mélanose du globe présentant des pigmentations dans la couche antérieure du cristallin. Les dépôts pigmentaires sont restés inchangés pendant la période d'observation s'étalant maintenant sur 10 ans environ. La localisation centrale des pigmentations a diminué l'acuité visuelle.

Literatur

Bourquin, J.: Die angeborene Melanose des Auges. Z. Augenheilkd. 37, 129, 249 (1917). – Bronner, A.: Melanose congénitale avec dégénérescence maligne. Arch. Ophthalmol. (Paris) 9, 82 (1949). – Duke-Elder, St.: System of Ophthalmology. Anomalies of Pigmentation. Vol. III., Part 2, p.794. London: Kimpton 1964. – François, J.: La mélanose congénitale et bénigne de l'oeil. Arch. Ophthal. (Paris) 51, 775 (1934). – François, J., M. Woillez, R. Asseman: Tumeurs chorioidiennes malignes sur des yeux atteints de mélanose congénitale. Bull. Soc. ophthalmol. Fr. 71, 400 (1958). – Hubel, K., Hanselmayer, H.: Malignes Melanom der Aderhaut bei Melanosis bulbi. Klin. Monatsbl. Augenheilkd. 174, 404 (1979). – Julec, F.A., Law, F.W.: A case of unilateral melanosis of the eyeball with development of sarcoma. Trans. Ophthalmol. Soc. U.K. 56, 121 (1936). – Laenec, : Bull. Faculté médecine 12 (1806). – Löwers, G.: Melanosis bulbi und Melanosarkom. Klin. Monatsbl. Augenheilkd. 130, 800 (1957). – Nielsen, T.E.: Congenital benign melanosis of the eye. Acta Ophthalmol. 27, 591 (1949). – Reese, A.B.: Tumors of the Eye. New York: Harper 1963. – Rossi, A., Alfieri, G., Faraldi, I.: Melanocitosi oculare congenita. Rass. ital. Ottal. 32, 3 (1963). – Stafford, W.R.: Congenital melanosis oculi. Arch. Ophthalmol. 68, 738 (1962). – Stucci, C.A., Kessous-Odermatt, F.L.: Mélanose oculaire congénitale bénigne. Ophthalmologica 161, 245 (1970)

Ber. Dtsch. Ophthalmol. Ges. 76, 809–810 (1979)
Ionisierende Strahlen in der Ophthalmologie
Redigiert von W. Jaeger, Heidelberg
© J. F. Bergmann Verlag 1979

Paramakulares Aderhautödem — falsch negativ interpretierter Chorioidaltumor

H. Slezak, P. Till und R. Haddad (2. Univ.-Augenklinik Wien. Vorstand: Prof. Dr. H. Slezak)

Vor 5 Jahren berichteten wir (Slezak und Till, 1973) in dieser Gesellschaft über eine Fundusveränderung, die wir für ein paramakulares Aderhautödem hielten.

Man fand neben der Macula lutea einen scheibenförmigen, leicht elevierten Herd der Chorioidea; das vorgewölbte Areal leuchtete im regredienten Licht mäßig auf. Die Netzhaut lag dem Herd an und sah unauffällig aus, Glaskörpertrübungen fehlten.

Im Fluoreszenzangiogramm war der veränderte Aderhautbezirk heller als die Umgebung; das Maximum der Hyperfluoreszenz wurde in der arteriovenösen Phase erreicht, später nahm die Helligkeit allmählich wieder ab. Nirgends sickerte Farbstoff aus der Oberfläche des Herdes unter die Netzhaut.

Das Echogramm ergab einen membranartigen Aufbau des elevierten Aderhautareals; für solides Gewebe bestand kein Anhaltspunkt.

Die relative Transparenz des Aderhautherdes im rückfallenden Licht, sein fluoreszenzangiographischer Aspekt sowie das echographische Strukturbild ließen eher einen intrachorioidalen Erguß als einen Aderhauttumor vermuten. Der weitere Verlauf schien diese Annahme zu bestätigen. Der Aderhautherd veränderte sich bis zum Tode des Patienten 4¹/₂ Jahre nach der ersten Untersuchung kaum. Der Tod erfolgte durch Herzversagen und Urämie infolge abszedierender Pyelonephritis; die Obduktion schloß mit Sicherheit Metastasen aus. Um so überraschender war der ophthalmopathologische Befund: Der Aderhautherd bestand vorwiegend aus Spindelzellen und entsprach einem pigmentarmen, malignen Melanom.

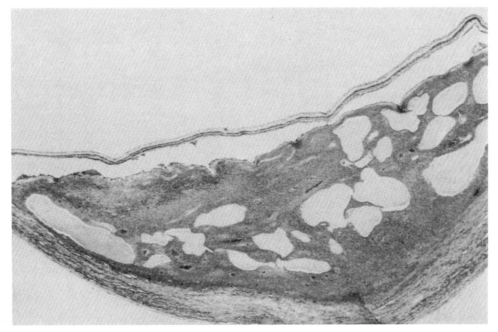

Abb. 1. Zystisches Melanom der Aderhaut (histologischer Befund)

Wo lag nun die Ursache der klinischen Fehlinterpretation? Offenbar in einem ungewöhnlichen morphologischen Detail der Geschwulst (Abb. 1). Letztere wies in fast allen Abschnitten zahlreiche, zum Teil konfluierende Hohlräume auf. Dieser Befund macht die Verwechslung des Tumors mit einem intrachorioidalen Erguß begreiflich: Die Hohlräume verliehen der Geschwulst im regredienten Licht vermehrte Transparenz, intravenös injiziertes Fluoreszein breitete sich vor allem innerhalb des aufgelockerten Tumorgewebes, dagegen nicht an dessen Oberfläche aus, und die Blasenwände reflektierten die Schallwellen im Echogramm wie Membranen.

Tumoren dieser Art scheinen selten zu sein; Kennedy (1948) bezeichnete sie als zystische Melanome der Uvea. Unsere Demonstration soll auf sie aufmerksam machen und dazu beitragen, unseren diagnostischen Irrtum anderen Untersuchern zu ersparen.

Zusammenfassung

Vor 5 Jahren berichteten wir über eine paramakulare Veränderung der Chorioidea, die sich klinisch, fluoreszenzangiographisch und echographisch wie ein Aderhauterguß verhielt. Der vor kurzem erhobene histologische Befund ergab jedoch ein Aderhautmelanom. Die Fehlinterpretation beruhte auf einem ungewöhnlichen Detail der Tumorstruktur.

Summary. 5 years ago we reported on a paramacular lesion of the choroid resembling a choroidal edema at biomicroscopy, fluorescein angiography and echography. The histological examination revealed a spindle cell melanoma. The false interpretation depended on an uncommon detail of the structure of the tumor.

Résumé. Il y a cinq ans que nous avons rapporté d'une altération paramaculaire de la choroide se comportant comme un oedème de la choroide durant les examens cliniques, fluorographiques et échographiques. La vérification histologique accomplit dépuis peu rendit toutefois un mélanome de la choroide. La malinterprétation a été causée d'un détail incommun de la structure du tumeur.

Literatur

Kennedy, R.E.: Cystic malignant melanomas of the uveal tract. Am. J. Ophthalmol. 31, 159–167 (1948). – Slezak, H., Till, P.: Paramaculares Aderhautödem. Ber. Dtsch. Ophthalmol. Ges. 73, 59–63 (1975)

Ber. Dtsch. Ophthalmol. Ges. 76, 811–815 (1979)
Ionisierende Strahlen in der Ophthalmologie
Redigiert von W. Jaeger, Heidelberg
© J. F. Bergmann Verlag 1979

Zur Plombenoperation der Netzhautablösung bei peripapillären Foramina

H. Paulmann (Univ.-Augenklinik Köln. Direktor: Prof. Dr. med. H. Neubauer)

Rhegmatogene Netzhautablösungen haben nur in einer geringen Anzahl von Fällen ihre Ursache in Netzhautlöchern im Bereich des hinteren Augenpols. Hauptsächlich handelt es sich hierbei um Makulaforamina. Jedoch hat Gloor (1977) noch kürzlich auf die problematischen Beziehungen zwischen Makulaforamina und Ablatio retinae als deren alleiniger Ursache hingewiesen.

Die Durchsicht unseres Krankengutes der Jahre 1975–1977 nach rhegmatogenen Netzhautablösungen mit Foramina im Bereich des hinteren Augenpols, die chirurgische Versorgung erforderten, ergab die folgende Aufschlüsselung:

Bei insgesamt 670 Netzhautablösungen ergab die präoperative Untersuchung bei 56 Patienten ein zentrales Foramen. Jedoch nur 44 Patienten, entsprechend 1,7%, hatten als *alleinige* Ursache einer Ablatio ein zentrales Netzhautloch (Tabelle 1). Zu ähnlichen Ergebnissen kommt Theodossiadis (1973) mit 1,9%.

Die Übersicht über zentrale Foramina zeigt jedoch, daß in unserem Krankengut den größten Anteil an zentralen Foramina jene einnehmen, die sich peripapillär gruppieren (Tabelle 2). Hierbei macht die Aufschlüsselung deutlich, daß es sich hauptsächlich um Folgezustände nach Bulbustraumen verschiedenster Genese handelt. Von besonderem Interesse ist jedoch in Anbetracht der erfahrungsgemäß schlechten Prognose eine Gruppe von neun Augen mit myopischen Degenerationen, bei der fast gleichartige Foramenlokalisationen vorlagen (Tabelle 3).

Tabelle 1. Übersicht über Netzhautablösungen und Foramenlokalisation (1975–1977)

Netzhautablösungen insgesamt	670
Foramina peripher	591
Foramina peripher u. zentral	12
Foramina zentral	44

Tabelle 2. Verhältnis von peripapillären Foramina zu Makulaforamina

Makula-Foramina	12
perimac. Foramina	2
peripapill. Foramina	30

Tabelle 3. Ursachen der peripapillären Foramina

perforierende Fremdkörperverletzungen (FK-Anschlag, FK-Bett, Doppelperforation)	16
Myopische Degenerationen	9
Glaskörpertraktion (Diab. Retinopathie, nach Extraktion magn. Fremdkörper, perforierende Verletzungen mit GK-Verlust)	5

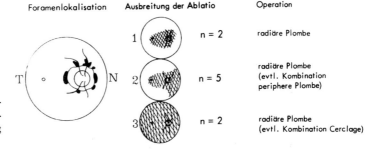

Abb. 1. Foramenlokalisation bei peripapillären Foramina und Ausbreitung der Ablatio

Foramenlokalisation   Ausbreitung der Ablatio   Operation

1   n = 2   radiäre Plombe

2   n = 5   radiäre Plombe (evtl. Kombination periphere Plombe)

3   n = 2   radiäre Plombe (evtl. Kombination Cerclage)

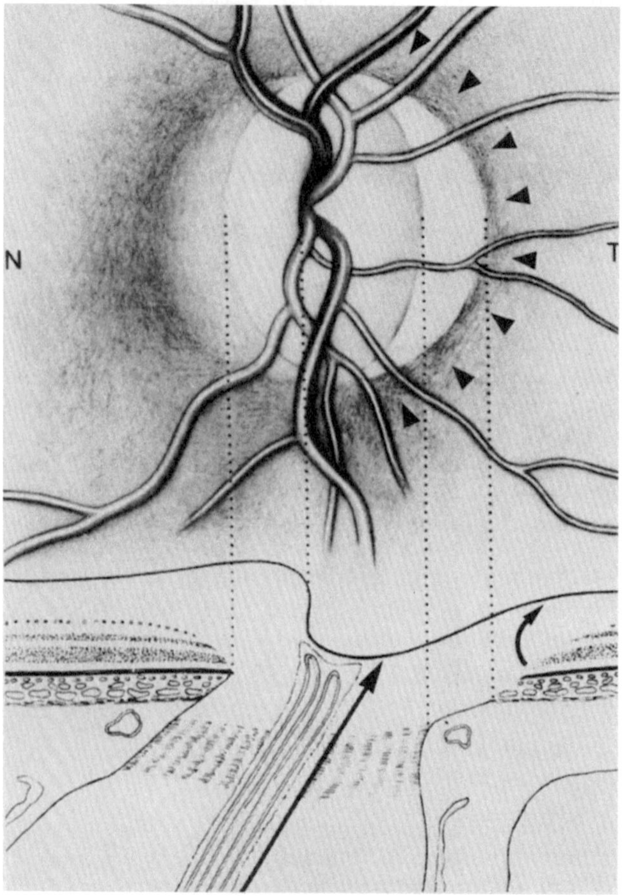

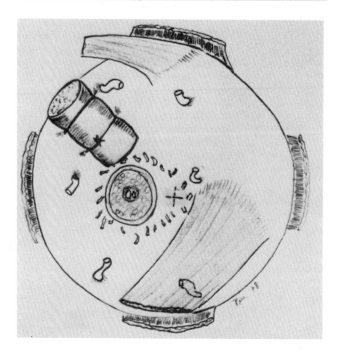

Abb. 2. Verhalten der Retina – Chorioidea bei myopischem Papillenkonus

Abb. 3. Fixierung der radiären Plombe im Bereich der Papille von nasal

Bei diesen neun Fällen hatte die präoperative Untersuchung mit Hilfe des Dreispiegelglases nach Goldmann ergeben, daß die Foramina eine mehr oder weniger deutliche Beziehung zu myopischen Degenerationen in Form des peripapillären myopischen Konus hatten (Abb. 1). Meistens bedingt durch den schrägen Sehnerveneintritt bei hoher Myopie erreichen Pigmentepithel und Retina nicht den äußeren Sehnervenrand und bilden hierbei anscheinend einen Locus minoris resistentiae zur Foramenbildung (Abb. 2).

Netzhautlöcher nach perforierenden Verletzungen, bei diabetischer Retinopathie oder nach intraokularen Fremdkörpern erfordern infolge besonderer Glaskörperverhältnisse im Regelfall ein kombiniertes operatives Vorgehen an Retina *und* Glaskörper. Hingegen spielt bei der Entstehung der peripapillären Foramina der Glaskörperzug infolge der Glaskörperdestruktion nur eine untergeordnete Rolle. Deshalb lassen sich diese Foramina häufig mit einer Plombenoperation ausreichend blockieren.

Liegen die Foramina am nasalen Papillenkonus, so genügt häufig die trapezförmige Eröffnung der Bindehaut am Limbus mit Erweiterung des Schnittes nach rückwärts. Nach temporärer Tenotomie des M. rectus internus erfolgt die binophthalmoskopische Lokalisation des Foramens durch den Operateur. Das Anbringen einer weichen Plombe, meistens aus Silikonschaum, mit normalen Suturamid-Ankerfäden in Optikusnähe wird begünstigt durch den nasalwärts verlagerten Eintritt des N. opticus am hinteren Pol und die relative Dicke der Sklera in diesem Bereich (Abb. 3).

Dagegen weisen die Foramina am temporalen Papillenkonus die gleichen anatomisch und topographisch ungünstigen Verhältnisse auf wie Makulaforamina: Sie sind schlecht zugänglich, die temporäre Tenotomie u.U. zweier Augenmuskeln ist erforderlich, außerdem bietet die dünne Sklera nur eingeschränkte Möglichkeiten zur Fixierung einer Plombe mit U-Nähten. Bei Überwindung dieser Schwierigkeiten ist das Anbringen radiärer Plomben von temporal ebenfalls möglich, jedoch schließt die Plazierung der Makula auf die Buckelhöhe die Wiederherstellung einer guten zentralen Funktion nahezu aus.

Als günstiger erweist sich hier das Anbringen einer vertikalen Halbcerclage aus weichem 2 mm Silikonschaum zwischen Papille und Makula mit Fixierung durch Ankerfäden auf der seitlichen Höhe des oberen und unteren geraden Augenmuskels ähnlich wie es Liesenhoff (1970) angegeben hat. Vorteilhaft ist, daß die direkte Verplombung der Makula-

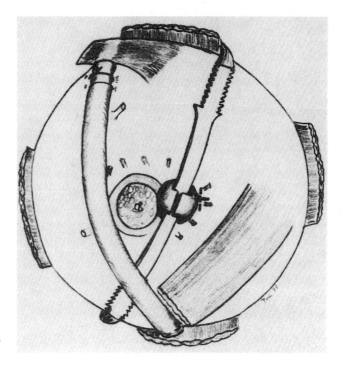

Abb. 4. Möglichkeiten der vertikalen Halbcerclage

zone vermieden wird, dafür muß aber die meridionale Buckelbildung auch über einen unerwünschten und nicht erforderlichen Bereich hin in Kauf genommen werden (Abb. 4). Diese Methode eignet sich auch zur Blokkierung nasal gelegener, insbesondere gruppenförmig auftretender Foramina.

Für diejenigen Fälle, bei denen der Zugang zum hinteren Augenpol infolge enger Orbitaverhältnisse oder aus anderen Gründen nicht möglich ist oder dünne Sklera das Aufnähen von Ankerfäden im Bereich des hinteren Augenpols nicht zuläßt, haben wir zwei Plombenvariationen entwickelt:

Typ A besteht aus einer silikonbeschichteten Metallspange, an deren einem Ende eine verschiebbare Silikonplombe aufsitzt. Diese Schiene kann beliebig lange auf der Sklera belassen werden, da die Ummantelung Gewebsreaktionen ausschließt. Ansonsten entspricht das Prinzip der Anbringung dem der

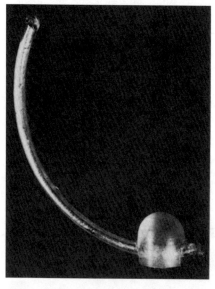

Abb. 5. Ummantelte Metallschiene mit verschiebbarer Plombe zur Aufnähung am hinteren Augenpol

Modelle von Rosengreen (1960), Klöti (1970) und Gloor (1977) (Abb. 5)[1].

Typ B wird aus einem Führungsband mit aufgesetzter, verschiebbarer Plombe und zwei Silikonhalterungen gebildet. Das Band wird um den hinteren Pol geführt und durch die auf die Sklera genähten Silikonhalterungen gezogen. Durch die seitliche Zähnelung ist ein wahlweises Anspannen oder Lockern in Verbindung mit stärkerer oder schwächerer eindellender Wirkung der Plombe möglich (Abb. 6).

In allen Fällen empfiehlt sich das Ablassen von retroretinaler Flüssigkeit, um eine relative Bulbushypotonie zu erreichen. Meistens gelingt es dann bereits durch mäßiges Anziehen der Ankerfäden, eine relativ hohe Buckelprominenz zu erreichen. Zur Erzielung einer hypotonen Ausgangslage kann auch eine Parazentese durchgeführt bzw. Osmofundinlösung venös infundiert werden. Der endgültige Lochverschluß erfolgt neben Plombenaufnähung zusätzlich durch vorsichtige punktuelle Kryopexie oder Licht-Koagulation.

Operationsindikationen und Resultate sind in Abbildung 1 und Tabelle 4 wiedergegeben. Hat die eingehende Untersuchung der Netzhautperipherie ergeben, daß das zentrale Foramen die alleinige Ursache der Netzhautablösung ist, so kann man sich mit einer solitären zentralen Plombenaufnähung begnügen. Häufig jedoch erschweren myopisch bedingte Veränderungen am Pigmentepithel oder der Chorioidea die Abgrenzung zentraler, gegebenenfalls auch peripherer Foramina. Dann können zur Sicherheit eventuell periphere limbusparallele Plomben wie beim Typ 2 oder Cerclagen wie beim Typ 3 zusätzlich angebracht werden.

[1] Der Firma Klein, Heidelberg, danken wir für das freundliche Entgegenkommen bei der Bereitstellung der Materialien und Formen.

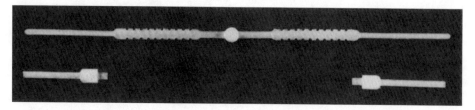

Abb. 6. Vertikale Halbcerclage aus Silikonkautschuk mit verschiebbarer zentraler Plombe und aufnähbaren Halterungen

Tabelle 4. Übersicht über Art der durchgeführten Plombenoperation bei peripapillären Netzhautforamina und funktionelle Ergebnisse

n	Visus (präop.)	Ablatiotyp	Operationen	Visus (postop.)	Komplikationen
1	LS, P∅	1	rP	LS, P +	Aderhaut-Amotio
2	LS	1	vHC	Hb	
3	0,2	2	rP	0,2	
4	LS	3	rP	1/50	
5	0,1	2	rP	Hb	retroret. Blutung
6	Hb	2	rP	0,05	
7	LS, P∅	2	vHC	LS, P∅	∅ Retina-Anlage
8	LS	2	rP	0,2	
9	LS	3	rP	1/20	

LS: Lichtschein, P: Projektion, Hb: Handbewegungen, rP: radiäre Plombe, vHC: vertikale Halbcerclage

Naturgemäß ist die postoperative Sehschärfe abhängig vom Ausgangsbefund, bei den hier demonstrierten Fällen vom Ausmaß der myopischen Veränderung im Bereich des hinteren Augenpols. Damit erklären sich die teilweise nur gering verbesserten postoperativen funktionellen Resultate. Jedoch gelingt im Regelfall die Wiederherstellung des Gesichtsfeldes. Ausnahmen bilden die Fälle mit intraoperativen Komplikationen bzw. nicht anliegender Netzhaut. Diese Komplikationsrate ist jedoch verhältnismäßig gering.

Zur Behandlung der Netzhautablösung durch Foramina im Bereich des hinteren Augenpols stehen verschiedene Techniken zur Verfügung: Bei Foramina im Bereich des nasalen Anteils der Papille stellt die einfache Plombenaufnähung als radiäre Plombe oder gegebenenfalls die vertikale Halbcerclage eine technisch wenig aufwendige Methode dar. Dagegen können peripapilläre Foramina im temporalen Anteil des Konus, eventuell unter Einbeziehung der Makula, ein anderes operatives Angehen erfordern:

Als günstig hat sich hier das Anbringen einer modifizierten vertikalen Halbcerclage mit aufgesetzter Plombe erwiesen. Entscheidend für den Operateur ist die Anpassung der Methodik an die gegebenen Verhältnisse: Mit Metallspangen (Rosengreen, Gloor, Klöti), Plomben (Theodossiadis) oder aufquellenden Materialien (Wollensack u. Engels) stehen ihm weitere bewährte Operationshilfen zur Verfügung.

Zusammenfassung

Zur Behandlung der Netzhautablösung durch Foramina im Bereich des hinteren Augenpols stehen verschiedene Techniken zur Verfügung. Liegen die Foramina im Bereich der Papille, bietet sich die einfache Plombenaufnähung in Form einer radiären Plombe oder vertikalen Halbcerclage als technisch wenig aufwendige Methode an. Liegen die Foramina temporal der Papille und beziehen die Makula mit ein, so ist die Anpassung der Methodik an die gegebenen Verhältnisse entscheidend: Wahlweise stehen hier zur operativen Versorgung Metallspangen, Plomben oder resorbierbare Materialien zur Verfügung.

Literatur

Gloor, B.P.: Operation der Netzhautablösung bei Löchern im Bereich des hinteren Pols mit einfacher, lang verträglicher Silberspange und Cerclage. Klin. Monatsbl. Augenheilkd. **171**, 271 (1977). – Klöti, R.: Erfahrungen mit der Silberklemme bei Makulaloch bedingten Netzhautablösungen. Ophthalmologica **161**, 210 (1970). – Liesenhoff, H.: Die vertikale Halbcerclage, eine neue Methode zur Operation desperater Netzhautablösungen mit Makulaforamen. Bücherei des Augenarztes. „Amotio retinae". **53**, 70 (1970). – Rosengreen, B.: Indentation of the sclera by means of a silver ball in the surgical treatment of retinal detachment. Acta Ophthalmol. **38**, 109 (1960). – Theodossiadis, G.P.: Eine vereinfachte Technik der chirurgischen Behandlung von Netzhautablösungen infolge von Maculalöchern. Klin. Monatsbl. Augenheilkd. **162**, 719 (1973). – Wollensack, J., Engels, T.: Operation der Netzhautablösung bei Maculaformen mit resorbierbarer Plombe. Klin. Monatsbl. Augenheilkd. **171**, 278 (1977)

Wissenschaftliche Ausstellungen

Ber. Dtsch. Ophthalmol. Ges. 76, 819–822 (1979)
Ionisierende Strahlen in der Ophthalmologie
Redigiert von W. Jaeger, Heidelberg
© J. F. Bergmann Verlag 1979

Migrierende Hornhautepithelzellen im rasterelektronenmikroskopischen Bild

H. Brewitt und G. Daenecke (Augenklinik der Med. Hochschule Hannover. Prof. Dr. H. Honegger)

Die Hauptaufgabe des Hornhautepithels bei der Reparation eines Hornhautdefektes, sei er nun rein epithelial oder bis ins Stroma corneae reichend, besteht in der Wiederherstellung der Integrität einer schützenden Epitheldecke. Aus diesem Grunde wandern erhaltengebliebene Hornhautepithelzellen in und über den Wunddefekt (u.a. Peters, 1885; Friedenwald u. Buschke, 1944; Heydenreich, 1958; Pfister, 1975; Brewitt, 1978). Bisher war eine exakte morphologische Darstellung der möglichen Zellbewegungen durch das Auflösungsvermögen der Lichtmikroskope begrenzt. Außerdem wurden Zellbewegungen überwiegend in vitro beobachtet (u.a. Abercrombie, 1961; Boyde u.a., 1969, Trinkaus, 1973; Revel, 1974). Mit Hilfe des Rasterelektronenmikroskopes kann nun das Verhalten der Hornhautepithelzellen während der Migration quasi in situ demonstriert werden.

Sowohl nach oberflächlichen als auch nach tiefen Hornhautläsionen finden sich Zellmorphologien, die prinzipiell gleiche Charakteristika aufweisen. Zur Orientierung dienen zunächst Übersichtsbilder einer bis ins Stroma corneae reichenden Wunde beim Kaninchen im frischen Verletzungszustand (Abb. 1a) und 24 Std. nach Setzen der Läsion (Abb. 1b). Zu diesem Zeitpunkt ist etwa die Hälfte des ursprünglichen Defektes epithelisiert, und basal liegende Epithelzellen sind führend bei der Migration über das freiliegende Stroma corneae, das von Leukozyten durchsetzt ist (Abb. 1c). Extrem flache Hornhautepithelzellen passen sich den Spalten im Stroma corneae an, und der wellenförmig geschwungene Zellrand vermittelt den Eindruck von Bewegung (Abb. 1d).

Prinzipiell lassen sich drei Zelltypen während der Migration beobachten:

1. Flache Zellen mit kurzen, pseudopodienartigen Fortsätzen am migrierenden Zellrand, die in das freie Wundbett ragen, kleine Faltenbildung an ihrer Oberfläche aufweisen und wenig Microvilli und Microplicae besitzen (Abb. 2a).

2. Extrem flache Zellen mit glattem Zellrand, der sich den Stromafibrillen anschmiegt, ohne jegliche Microfortsätze im Bereiche des migrierenden Zellrandes (Abb. 2b).

3. Zellen mit auffälliger Faltenbildung am migrierenden Zellrand. Die Falten überragen deutlich den Zellkörper und ahmen das Bild einer Koralle nach. Auch diese Zellen besitzen an ihrer übrigen Oberfläche nur spärliche Microfortsätze (Abb. 2c).

Die Migration der Epithelzellen zur Deckung eines Wunddefektes gelingt vermutlich durch Abflachung der bereits im Normalzustand sehr flachen Epithelzellen. Die Möglichkeit der Flächenausdehnung scheint die Zelle aus den normalerweise dicht gelagerten Microvilli und Microplicae zu ziehen. Was die Zelle letztlich veranlaßt, sich in der beschriebenen Form zu bewegen, ist bis heute unklar. Microfilamente sollen ebenso eine Rolle bei der Zellbewegung spielen wie der intrazelluläre Druck (u.a. Dipasquale, 1975; Taylor u.a., 1976; Gabbiani u.a., 1977; Gipson u.a., 1977). Die ursprüngliche Vorstellung aus in vitro Untersuchungen, daß das Aussenden von Pseudopodien aus dem Zellkörper der migrierenden Zelle der wichtigste Teil des Bewegungsablaufes sei, ist aufgrund der gezeigten Zellbilder nicht mehr aufrechtzuerhalten. Auch andere Oberflächenformationen können mit Zellbewegung einhergehen.

Danksagung

Die rasterelektronenmikroskopischen Untersuchungen wurden im Institut für Elektronenmikroskopie der Medizinischen Hochschule Hannover durchgeführt. Wir danken Herrn Prof. Dr. E. Reale für seine Unterstützung.

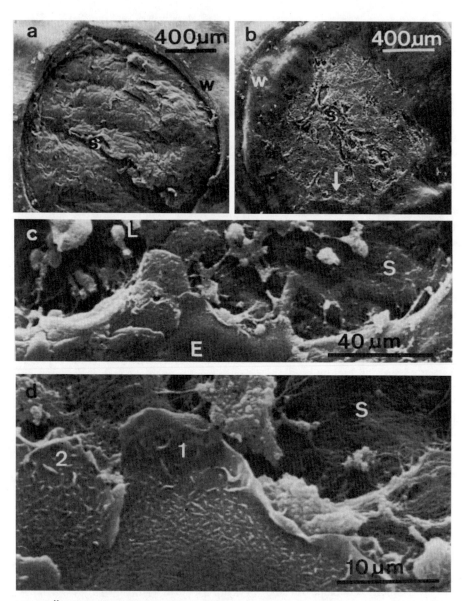

Abb. 1a. Übersicht einer bis ins Stroma corneae *S* reichenden Läsion; Wundrand *W* 50 ×. b) Übersicht der tiefen Hornhautwunde 24 St. danach. Ehemaliger Wundrand *W* als Wulst erkennbar; Stroma *S* mit Leukocyten durchsetzt. Pfeil deutet Ausschnitt an, der in Abb. 1c und 1d dargestellt ist. 50 ×. c) Ausschnittsvergrößerung der Abb. 1b. Übersicht migrierender Epithelzellen *E*, die sich über das mit Leukocyten *L* durchsetzte Stroma *S* schieben. 725 ×. d) Ausschnittsvergrößerung der Abb. 1c. Neben Epithelzellen mit glattem Zellrand *1* Zelle mit deutlicher Faltenbildung *2*. Stroma *S*. 2900 ×

Zusammenfassung

Es werden Oberflächencharakteristika migrierender Hornhautepithelzellen im rasterelektronenmikroskopischen Bild dargestellt. Es lassen sich drei Zelltypen unterscheiden: 1. Zellen, die Pseudopodien in das Wundgebiet aussenden, 2. Zellen ohne Microvilli und Microplicae am migrierenden Zellrand und 3. Zellen mit ausgeprägter Faltenbildung am migrierenden Zellrand und sehr wenig Microvilli und Microplicae auf der restlichen Zelloberfläche.

Summary. The surface of migrating corneal epithelial cells has been demonstrated by scanning elec-

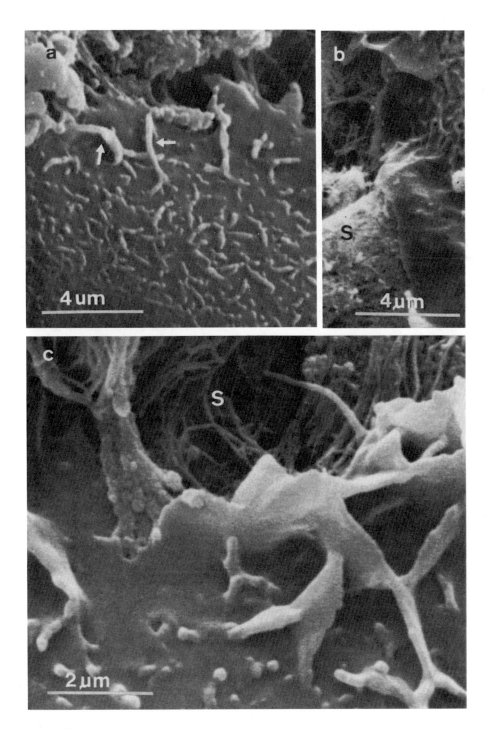

Abb. 2a. Epithelzelle mit geringer Faltenbildung *Pfeil* im Bereiche des migrierenden Zellrandes und pseudopodienartigen Fortsätzen. 7250 ×. b) Migrierende, basal liegende Zelle mit wellenförmigem Rand, frei von Microvilli und Microplicae. Der Zellrand paßt sich den Spalten des Stromas *S* an. 7250 ×. c) Migrierende Zelle mit starker Faltenbildung im Bereiche des Zellrandes, Stroma *S*. 14500 ×

tron microscopy. In the healing of corneal wounds three types of migrating cells can be distinguished: 1. cells with fingerlike processes (lamellipodia) contacting the damaged stroma, 2. flat cells with smooth edges and a microprojection free zone at their free border, 3. cells with considerably folded plasma membrane at the migrating cell border and very few microprojections on the remaining cell surface.

Literatur

Abercrombie, M.: The bases of the locomotory behaviour of fibroblast. Exp. Cell Res. Suppl. **8**, 188–198 (1961). – Boyde, A., Granger, F., James, D.W.: Scanning electron microscope observations of chick embryo fibroblasts in vitro with particular reference to the movement of cells under others. Z. Zellforsch. Mikrosk. Anat. **94**, 46–55 (1969). – Brewitt, H.: Die Heilung tiefer Hornhautwunden. Eine rasterelektronenmikroskopische Untersuchung. Ber. Dtsch. Ophthalmol. Ges. **75**, 73–77 (1978). – Dipasquale, A.: Locomotion of epithelial cells. Factors involved in extension of the leading edge. Exp. Cell Res. **95**, 425–439 (1975). – Friedenwald, J.S., Buschke, W.: Influence of some experimental variables on the epithelial movements in the healing of corneal wounds. J. Cell Comp. Physiol. **23**, 95–107 (1944). – Gabbiani, G., Montandon, D.: Reparative Processes in Mammalian Wound Healing: The Role of Contractile Phenomena. Int. Rev. Cytol. **48**, 187–219 (1977). – Gipson, I.K., Anderson, R.A.: Actin filaments in normal and migrating corneal epithelial cells. Invest. Ophthalmol. **16**, 161–166 (1977). – Heydenreich, A.: Die Hornhautregeneration. In: Sammlung zwangloser Abhandlungen aus dem Gebiete der Augenheilkunde, Heft 15. Halle: Carl Marhold Verlag 1958. – Peters: Die Regeneration des Epithels der Cornea. Inaug.-Dissert. Bonn 1885 (zitiert bei Pfister, 1975). – Pfister, R.R.: The healing of corneal epithelial abrasions in the rabbit: A scanning electron microscope study. Invest. Ophthalmol. **14**, 648–661 (1975). – Revel, J.-P.: Scanning electron microscope studies of cell surface morphology and labeling in situ and in vitro. In: Scanning Electron Microscopy, 1974 (O. Johari and I. Corvin, eds.). 7.th SEM Symp., pp. 541–548, ITT Research Inst., Chicago. – Taylor, D.L., Rhodes, J.A., Hammond, S.A.: The contractile basis of ameboid movement. II. Structure and contractility of motile extracts and plasmalemma-ectoplasm ghosts. J. Cell Biol. **70**, 123–143 (1976). – Trinkaus, J.P.: Surface activity and locomotion of Fundulus deep cells during blastula and gastrula stages. Dev. Biol. **30**, 68–103 (1973)

Ber. Dtsch. Ophthalmol. Ges. 76, 823–824 (1979)
Ionisierende Strahlen in der Ophthalmologie
Redigiert von W. Jaeger, Heidelberg
© J. F. Bergmann Verlag 1979

Keratoplastik

M. Dutescu, F.W. Schmidt-Martens, B. Hörster, E. Scheidhauer und M. Reim (Abt. Augenheilkunde der Med. Fakultät der RWTH Aachen. Vorstand: Prof. Dr. med. M. Reim)

Die Ausstellung ist gegliedert in Indikation, Vorbereitung, postoperative Komplikationen sowie postoperative Therapie nach Keratoplastik. Ferner wird aufgrund tierexperimenteller Untersuchungen die frühe zelluläre Reaktion (4. bis 6. Tag p.o.) licht- und elektronenmikroskopisch dargestellt.

Die optische Keratoplastik wird bei Keratokonus, Fuchsscher Dystrophie, bullösen und hereditären Dystrophien und Narben verschiedenster Genese durchgeführt, die tektonische Keratoplastik hingegen bei entzündlichen, dystrophischen Prozessen, bei metaherpetischer Keratitis, dem proteolytischen Hornhautulkus sowie infektiösen Hornhautulzera.

Als Vorbereitung zur Keratoplastik soll die Hornhautvaskularisation durch Applikation lokaler Kortikosteroide vermindert werden, bei Trichiasis wird eine Elektroepilation durchgeführt, bei Narben der Konjunktiva eine Schleimhautplastik versucht, bei Narben des Tarsus eine Tarsusknickung durchgeführt, die Bindehautproliferation am Limbus sollte durch Redression beseitigt werden, bei Vorliegen eines pathologischen Tränenfilms oder bei Sicca-Syndrom wird präoperativ eine kurative Weichlinse aufgesetzt oder mit künstlichem Tränenfilm substituiert (Schmidt-Martens u. Reim, 1975). Perforierte Ulzera oder proteolytische Hornhautprozesse werden vor Durchführung einer Keratoplastik mit einem künstlichen Epithel versorgt (Turss u. Reim, 1973; Schmidt-Martens et al., 1979). Als frühe postoperative Komplikationen der Keratoplastik kommen hauptsächlich Infektionen, lokaler Reiz durch Fäden, Läsionen des Epithels, pathologischer Tränenfilm sowie mechanische Wundsprengungen oder Dehiszenz in Betracht. Die Immunreaktion wird vor der Darstellung klinischer Beispiele durch histologische und elektronenmikroskopische Befunde erklärt,
die durch Modellexperimente von Khodadoust u. Silverstein (1969), Inomata et al., (1970) und Polack (1972) erhoben wurden. Eigene statistische Erhebungen über das Auftreten der Immunreaktion nach Keratoplastik werden mit Befunden von Sundmacher (1977), Gnad u. Witmer (1974) und Fine u. Stein (1973) verglichen. Des weiteren ist die Ursache der Eintrübung von Transplantaten dargestellt.

Ferner wird das postoperative Therapieschema der Aachener Augenklinik vermittelt (Tabelle 1 und 2).

Eine weitere Tafel zeigt die Korrektur-

Tabelle 1. Routine-Behandlung

a) Empfänger-Kornea gefäßfrei

Woche nach Op.	täglich lokal
1	2× Polyspectran
	2× Ultracortenol
	1× Boroscopol
2–4	3× Ultracortenol
	1× Boroscopol
	1× Bepanthen-Augensalbe
5–8	3× Ultracortenol
	jeden 2. Tag Boroscopol
9–12	2× Ultracortenol
13–16	1× Ultracortenol

b) Empfänger-Kornea vaskularisiert

Woche nach Op.	täglich lokal	
1	2× Polyspectran	80 mg
	2× Ultracortenol	Prednisolon
	1× Boroscopol	
2–4	5× Ultracortenol	Prednisolon
	1× Boroscopol	fallende
	1× Bepanthen-Augensalbe	Dosen
5–8	5× Ultracortenol	
	jeden 2. Tag Boroscopol	
9–12	3× Ultracortenol	
13–16	3× Ultracortenol	

Tabelle 2. Therapieschema bei Auftreten einer Immunreaktion

80 mg Prednisolon per os
Ultracortenoltropfen stündlich
Prednisolon subkonjunktival
10 mg täglich
2× täglich Boroscopol
Polyspectran
abnehmende Dosen mit Besserung

möglichkeiten bei Auftreten des postoperativen Hornhautastigmatismus auf.

Die letzte Tafel stellt die Untersuchungen zusammen, die bei der Fahndung nach Frühsymptomen einer Immunreaktion vom Augenarzt durchgeführt werden sollen. Bei jeder Kontrolle müssen die Lidkanten auf das Vorliegen einer Trichiasis oder öligen Sekretes untersucht werden, ferner muß nach perikornealer Injektion gesucht werden. Der liegende Hornhautfaden sollte inspiziert werden, ob eine Lockerung vorliegt oder hervorstechende Fadenenden sichtbar sind. Beim Korneaepithel ist das Vorliegen einer Erosio oder eines Ulkus auszuschließen. Am Endothel muß nach Präzipitaten gefahndet werden, ebenso, ob es zum Eindringen von Zellen in die Vorderkammer gekommen ist oder ob ein Korneaödem vorliegt. Die Pupille muß spielen oder weit sein, ferner sollte der Augeninnendruck palpiert oder mit Applanationstonometrie gemessen werden.

Literatur

Feine, M., Stein, M.: The role of corneal vascularization in human corneal graft reactions. In: Corneal graft failure. Ciba Found. Symp. **15**, 193 (1973). – Gnad, H.D., Witmer, R.: Ursachen der Mißerfolge bei perforierenden Keratoplastiken. Klin. Monatsbl. Augenheilkd. **164**, 722–727 (1974). – Inomata, H., Smelser, G.K., Polack, F.M.: The fine structural changes in the corneal endothelium during graft rejection. Invest. Ophthalmol. **72**, 119 (1970). – Khodadoust, A.A., Silverstein, A.M.: The survival and rejection of epithelium in experimental corneal transplants. Invest. Ophthalmol. **8**, 169 (1969). – Polack. F.M.: Scanning electron microscopy of corneal graft rejection: epithelial rejection, endothelial rejection, and formation of posterior graft membranes. Invest. Ophthalmol **11**, 1 (1972). – Schmidt-Martens, F.W., Reim, M.: Die therapeutische Anwendung von weichen Kontaktlinsen bei verschiedenen Formen von Keratopathie. In: Die Kontaktlinse als Refraktionshilfe und Therapeutikum. Bücherei des Augenarztes. Heft 66. F. Hollwich und H. Kemmetmüller (Hrsg.). Stuttgart: Enke 1975. – Schmidt-Martens, F.W., Reim, M., Dutescu, M.: Weiche Kontaktlinsen und künstliches Epithel zur Vorbereitung der tektonischen Keratoplastik. Ber. 135. Vers. Ver. Rhein.-Westf. Augenärzte, Düsseldorf, 137–138. Balve/Sauerland: Gebr. Zimmermann-Verlag 1979. – Sundmacher, R.: Immunreaktion nach Keratoplastik. Klin. Monatsbl. Augenheilkd. **171**, 705–722 (1977). – Turss, R., Reim, M.: Das künstliche Hornhautepithel. Klin. Monatsbl. Augenheilkd. **163**, 661–671 (1974)

Ber. Dtsch. Ophthalmol. Ges. 76, 825–826 **(1979)**
Ionisierende Strahlen in der Ophthalmologie
Redigiert von W. Jaeger, Heidelberg
© J. F. Bergmann Verlag 1979

Kammerwinkelstrukturen im rasterelektronenmikroskopischen Bild

W. Göttinger (Augenklinik der Univ.-München. Direktor: Prof. Dr. O.-E. Lund)

Zusammenfassung

Unter Ausnützung der guten „räumlichen" Wiedergabe und der starken Oberflächenvergrößerung des Rasterelektronenmikroskopes wird der Kammerwinkel im meridionalen Schnitt und der Schlemmsche Kanal mit Hilfe einer Präparation „ab externo" dargestellt.

An den trabekelwärts gelegenen Endothelzellen des Schlemmschen Kanals können Riesenvakuolen beobachtet werden, wenn der Bulbus unter Druck fixiert wurde.[1]

---

[1] Weitere Einzelheiten sind vorne unter „Der Schlemmsche Kanal in rasterelektronenmikroskopischer Sicht" zu finden (S. 509–613).

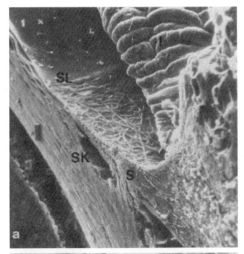

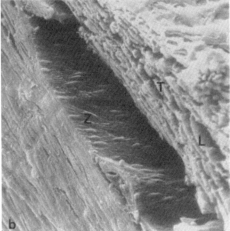

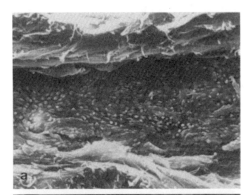

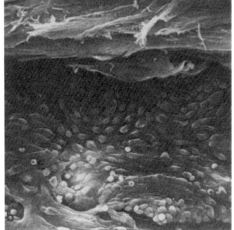

Abb. 2a und b (Legende S. 826)

◀ Abb. 1a und b (Legende S. 826)

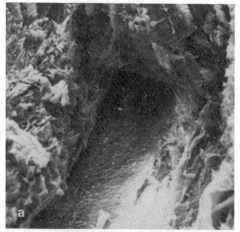

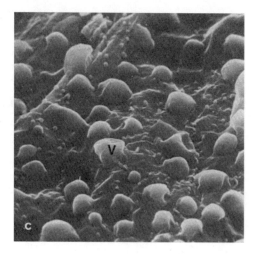

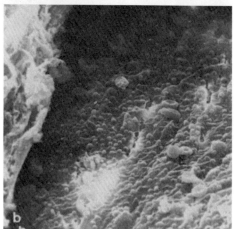

Abb. 3a–c. Schräger Einblick in den Schlemm-schen Kanal *SK*. Bei stärkerer Vergrößerung sind an dem trabekelwärts gelegenen Endothel zahl-reiche dicht stehende Riesenvakuolen *V* sowie vereinzelte Erythrozyten zu erkennen. (a) Über-sicht; (b) Ausschnitt aus a; (c) Ausschnitt aus b; Menschliches Auge, enukleiert wegen Melano-blastom

Abb. 1a und b. Kammerwinkel im meridionalen Schnitt, (a) zu sehen ist das Pigmentblatt der Iris *I*, das Trabeculum corneosklerale *T*, der Skleral-sporn *S*, die Schwalbesche Linie *SL*, das Endothel der Hornhaut und der Schlemmsche Kanal *SK*. In (b) sind bei stärkerer Vergrößerung die sich spin-delförmig vorwölbenden Zellkerne *Z* der sklera-wärts gelegenen Endothelzellen und die einzelnen Lamellen *L* des Trabeculum corneosklerale zu er-kennen. Normotensives menschliches Auge, enu-kleiert wegen Melanoblastom

Abb. 2a und b. Der Schlemmsche Kanal darge-stellt „ab externo". Blick auf das trabekelwärts ge-legene Endothel. Die Endothelzellkerne *Z* sind wirbelartig und fischzugähnlich gruppiert. Auf den Endothelzellen sind einzelne Erythrozyten *E* zu erkennen. Menschliches Auge, enukleiert wegen Melanoblastom

Ber. Dtsch. Ophthalmol. Ges. 76, 827 (1979)
Ionisierende Strahlen in der Ophthalmologie
Redigiert von W. Jaeger, Heidelberg
© J. F. Bergmann Verlag 1979

Verlaufsdokumentation von Linsenveränderungen mit drehbarer Spaltphotographie nach dem Scheimpflugprinzip

O. Hockwin, V. Dragomirescu, H.-R. Koch und K. Sasaki (Bonn; Kanazawa)

Die konventionelle Spaltlampenphotographie ist wegen der begrenzten Schärfentiefe zur Dokumentation eines scharfen optischen Schnittbildes durch die ganze Linse ungeeignet. Die Anwendung der Scheimpflug-Bedingung (Drews, 1964; Brown, 1969; Niesel, 1966) gibt jedoch die Möglichkeit, weitgehend verzerrungsfrei den optischen Schnitt durch die ganze Linse als Spaltbild darzustellen. Wir haben ein Gerät entwickelt, das die Scheimpflug-Bedingung nutzt und über folgende Eigenschaften verfügt:

1. Scharfe photographische Abbildung eines optischen Schnittes der vorderen Augenabschnitte, 2. Drehbarkeit von Spalt und Kamera um die sagittale Achse, um Aufnahmen in verschiedenen Meridianen anzufertigen, 3. Unterdrückung des Hornhautreflexlichtes. 4. Justierung der Aufnahmeeinrichtung zur optischen Achse des Patientenauges über Phototransistoren zur Sicherstellung ausreichender Reproduzierbarkeit bei Verlaufsstudien, 5. Einspiegelung von Kenndaten (Patientenidentifikation, Datum, Spaltstellung),

6. Interner Standard über Graukeil für Blitz-Intensitäts-Kontrolle, Filmentwicklung und densitometrischer Auswertung. Die so gewonnenen Aufnahmen können nach densitometrischer Auswertung dazu verwendet werden, normale oder pathologische Linsenveränderungen in harte Daten zu überführen. Hierfür eignen sich verschiedene Densitometerverfahren bis hin zur computergestützten Ausmessung nach optischer Digitalisierung der Dichte-Werte.

Erste klinische Versuche mit der Scheimpflug-Kamera haben befriedigende Ergebnisse geliefert. Das Verfahren wird jetzt im Rahmen dreier Forschungsprogramme erstmals in größerem Umfang eingesetzt.
Dabei geht es um: a) einen Rechts-Links-Vergleich bei Patienten mit beginnenden Linsentrübungen, b) eine Langzeitstudie zur Dokumentation der Cataracta senilis-Entwicklung an einem gleichbleibenden Kollektiv, c) eine Untersuchung zum Ausschluß kataraktogener Nebenwirkungen eines Medikaments.

Ber. Dtsch. Ophthalmol. Ges. 76, 829–831 (1979)
Ionisierende Strahlen in der Ophthalmologie
Redigiert von W. Jaeger, Heidelberg
© J. F. Bergmann Verlag 1979

Angeborener Mangel an Makulagelb [1]

O. Käfer und J. v. Kettler (Univ.-Augenklinik Heidelberg. Direktor: Prof. Dr. W. Jaeger)

Bei mehreren Patienten mit einem Visus von unter 0,5, bei denen wir mit den üblichen ophthalmologischen Untersuchungsmethoden, einschließlich der Elektrophysiologie, keine Erklärung für die Herabsetzung der Sehschärfe fanden, beobachteten wir ein mehr oder weniger vollständiges Fehlen des Makulagelbs. Dieser Nachweis gelingt mit dem Rotfreifilter, so wie es von Vogt angegeben wurde, sicherer und unzweifelhafter aber bei der Untersuchung der Makularegion mit kurzwelligem Licht unter 510 nm. Entsprechend der Untersuchungen von Wald absorbiert das Makulagelb im kurzwelligen Licht mit einem Maximum bei etwa 460 nm. Ophthalmoskopisch sieht man hier am Augenhintergrund einen dunklen Fleck mitten im Makulabereich (Abb. 1). Das Fehlen des Makulagelbs wurde von Vogt beim albinotischen Augenhintergrund schon 1918 beschrieben, ein Befund, den wir mit dem Rotfreifilter als auch mit kurzwelligem Licht photographisch bestätigen und dokumentieren konnten (Käfer, O. und S. Rodenroth).

Bei den Patienten, die wir auf der Ausstellung demonstrierten, handelte es sich vorwiegend um Einzelbeobachtungen, bei denen mit Sicherheit kein albinotischer Fundus vorlag, das Makulagelb jedoch ebenso wie beim albinotischen Fundus völlig fehlte (Abb. 2). Unter anderem untersuchten wir auch eine Familie (Stammbaum Abb. 3), wobei wir in der 3. Generation bei 11 Geschwistern 5× das Fehlen des Makulagelbs und einen schlechten Visus fanden. Bei einem dieser Probanden (III/10, Abb. 4) fanden wir jedoch einen Augenhintergrund, der sehr stark an einen Albinismus solum fundi erinnert. Auffallenderweise hatte der Sohn IV/4 (Abb. 5) von III/3, einer Frau mit fehlendem Makulagelb, einen ganz ähnlichen, pigmentarmen Augenhintergrund, der im ersten Augenblick auch die Diagnose Albinismus solum fundi stellen ließ: Hier fand sich jedoch Makulagelb, wenn auch nicht so stark ausgeprägt wie bei Durchschnittspersonen und die Sehschärfe war normal. Hinzugefügt werden sollte auch noch, daß der Vater (II/2) der 11 Geschwister und

[1] Mit Unterstützung der Deutschen Forschungsgemeinschaft.

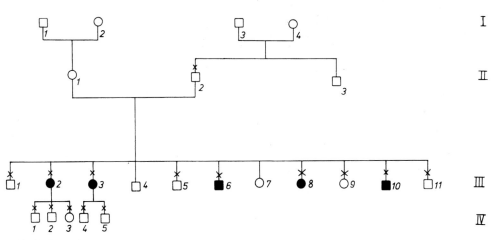

Abb. 3. Stammbaum

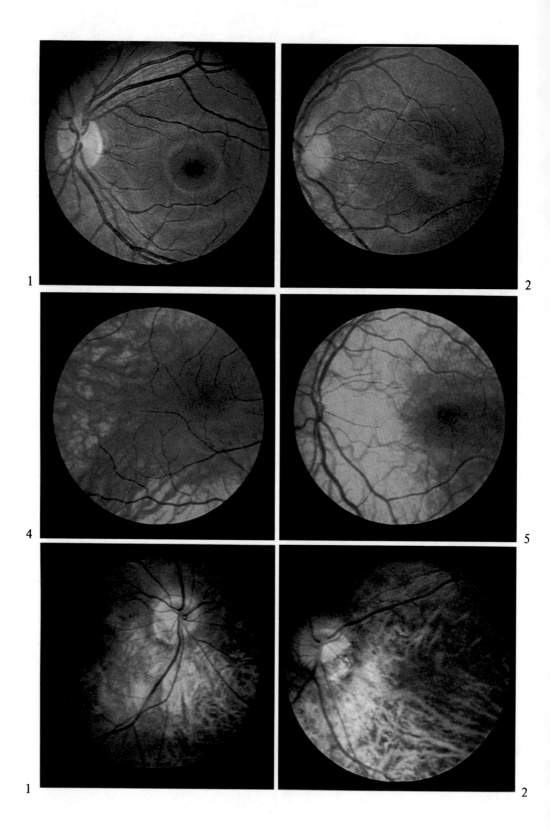

die untersuchten Kinder aus der 3. Generation bei normaler Sehschärfe im kurzwelligen Licht auch einen wesentlich kleineren dunklen Fleck im Foveabereich hatten, als wir das normalerweise zu sehen gewohnt sind. Hierüber soll jedoch an anderer Stelle berichtet werden.

Aufgrund dieser Beobachtungen glauben wir, daß eine gute zentrale Sehschärfe an das Vorhandensein des Makulagelbs gebunden ist. Bei Patienten mit scheinbar unauffälligem Augenhintergrund und schlechter Sehschärfe lohnt es sich auf diesen Befund zu achten bevor man aufwendige Untersuchungen veranlaßt oder eine Amblyopiebehandlung einleitet.

Literatur

Käfer, O., Rodenroth, S.: Das chromatoophthalmoskopische Bild der normalen und der pathologisch veränderten Macula. Ber. Dtsch. Ophthalmol. Ges. **73**, 63–68 (1973). – Vogt, A.: Der Augenhintergrund im rotfreien Licht. Klin. Monatsbl. Augenheilkd. **58**, 587–592 (1917). – Vogt, A.: Zur Farbe der Macula retinae. Klin. Monatsbl. Augenheilkd. **60**, 449–458 (1918). – Wald, G.: Human vision and the spectrum. Science **101**, 653–658 (1945)

Käfer/v. Kettler: Angeborener Mangel an Makulagelb

Abb. 1. Normaler Augenhintergrund im kurzwelligen Licht von 503 nm: Die Fovea erscheint als dunkler Fleck

Abb. 2. Augenhintergrund bei fehlendem Makulagelb und herabgesetzter Sehschärfe im kurzwelligen Licht: Im Foveabereich ist keine umschriebene Verdunklung

Abb. 4. Albinotischer Augenhintergrund ohne Makulagelb mit erheblich herabgesetzter Sehschärfe im kurzwelligen Licht von 503 nm

Abb. 5. Augenhintergrund der wie derjenige eines Albinos aussieht im Zentrum, jedoch im kurzwelligen Licht von 503 nm eine Verdunklung aufweist: Sehschärfe 1,0

Käfer/Krastel: Augenhintergrundsbefunde bei x-chromosomaler Hemeralopie mit Myopie (s. S. 833)

Abb. 1. X-chromosomale Hemeralopie im kurzwelligen Licht von 503 nm. Der Augenhintergrund erscheint in einem umschriebenen Bezirk unterhalb der Papille wesentlich heller als der übrige Fundus

Abb. 2. X-chromosomale Hemeralopie auf Infrarot-Falschfarbenphoto: Unterhalb der Papille fehlt die ockerfarbene Tönung, die in der Regel durch das Pigmentblatt hervorgerufen wird. Temporal unten ist die Chorioidea, erkenntlich an der Violettfärbung, schürzenartig über die Papille gezogen

Ber. Dtsch. Ophthalmol. Ges. 76, 833–834 (1979)
Ionisierende Strahlen in der Ophthalmologie
Redigiert von W. Jaeger, Heidelberg
© J. F. Bergmann Verlag 1979

Augenhintergrundsbefunde bei x-chromosomaler Hemeralopie mit Myopie

O. Käfer und H. Krastel (Univ.-Augenklinik Heidelberg. Direktor: Prof. Dr. W. Jaeger)

Die angeborene stationäre Hemeralopie oder Nachtblindheit wird von den meisten Autoren (etwa Carr oder Krill etc.) in zwei Gruppen gegliedert, die Hemeralopie mit und ohne Augenhintergrundsveränderungen.

Zu der Gruppe der Hemeralopien mit Fundusveränderungen gehört vor allem die Oguchische Erkrankung und der Fundus albipunctatus. Die Charakteristika am Augenhintergrund beim Fundus albipunctatus sind unverwechselbar. Bei der Oguchischen Erkrankung werden 3 Formen unterschieden:

Beim Typ 1 ist das Mizuo-Nakamura-Phänomen positiv, bei mehr oder weniger erhaltener Dunkeladaptation.

Beim Typ 2 besteht eine typische Hemeralopie, wobei bei der Untergruppe a das Mizuo-Nakamura-Phänomen erhalten ist, bei der Untergruppe b aber fehlt. Der Typ 2a und b wird in der Literatur mehrfach in den selben Familien beobachtet. Winn und Mitarb. untersuchten zwei Neger vom Typ 2b auch fluoreszenzangiographisch. Hierbei fanden sie am temporal unteren Papillenrand beginnend, einen großflächigen Bezirk, der bei der Ophthalmoskopie heller erscheint, sich im gelben und grünen Licht wesentlich besser abgrenzen läßt als im weißen, und im Angiogramm sich als typischer flächenförmiger Pigmentblattdefekt darstellt.

Ein Farbstoffaustritt wurde auch in der Spätphase nicht beobachtet. Ob dieser Pigmentblattdefekt mit dem Fehlen des Mizuo-Nakamura-Phänomens in Beziehung steht, wird diskutiert.

Die stationäre Hemeralopie ohne Fundusveränderungen findet man zum weitaus größeren Teil autosomal dominant (Typ Nougaret) und autosomal rezessiv vererbt, nur bei einem kleinen Teil auch x-chromosomal rezessiv. Letztere Erkrankung wird von manchen Autoren als Aland- oder Forssius-Eriksson-Syndrom bezeichnet. Charakteristisch für diese Erkrankung ist zusätzlich eine Kurzsichtigkeit (hauptsächlich zwischen −3,5 und 11 Dioptrien) wobei dann typische myopische Fundusveränderungen am Augenhintergrund beobachtet werden können, außerdem ein Astigmatismus und häufig herabgesetztes Sehvermögen bei fehlendem Makularflex. Dazu kommen Auffälligkeiten bei der Elektrophysiologie.

Bei Patienten mit x-chromosomaler rezessiver Hemeralopie aus zwei verschiedenen Familien, die Krastel und Mitarb. veröffentlicht haben, fanden wir identische Veränderungen am Augenhintergrund.

Alle Patienten hatten eine Myopie zwischen −2,75 und −10,0 Dioptrien bei einem zusätzlichen Astigmatismus von −1,5 bis −2,5 Dioptrien. Die Visusangaben lagen zwischen 0,2 und 0,7. Die Elektrophysiologie soll hier nicht wiederholt werden. Am Fundus beobachtete man jeweils das Fehlen des Makularflexes. Außerdem besteht bei allen ein kometenschweifartiger Bezirk am temporalen und unteren Papillenrand beginnend und teilweise bogenförmig unter der Makula über diese hinaus nach temporal ziehend. Dieser Bezirk ist deutlich heller als die übrige Netzhaut, glänzt sehr stark und bei genauer Betrachtung sind Aderhautgefäße sichtbar. Der Helligkeitskontrast ist im gelben und grünen Licht besser erkennbar als im weißen Licht, am eindrucksvollsten ist der Befund jedoch im blaugrünen Licht von etwa 500 nm (Abb. 1, S. 830).

Auf einem Photo, das mit einem Infrarot-Falschfarbenfilm (Abb. 2, S. 830) aufgenommen wurde, erscheint der helle Bezirk zart violett gefärbt und hebt sich gegen die ockerfarbenen anderen Augenhintergrundsbezirke klar ab. Auf diesem Photo kommt ein weiterer Befund, der bei allen übrigen untersuchten Patienten ebenfalls besteht, am besten zur Darstellung. Die nasal oberen 2/3 der Papille haben die übliche Papillenfärbung. Das temporal untere Drittel ist auf diesem Photo violett gefärbt. Im ersten Augenblick der Betrachtung denkt man an eine auffallend kleine, etwas queroval liegende Papille mit einem Konus nach unten. In Wirklichkeit besteht jedoch kein Konus, sondern gerade das Gegenteil: Die violett gefärbte Schicht ist schürzenartig über die Papille gezogen.

Abgesehen von der Papillenveränderung sind die von uns erhobenen ophthalmoskopischen Befunde weitgehend identisch mit den von Winn und Mitarb. veröffentlichten Typ-2b-Fällen. Unsere Patienten nahmen von einer Fluoreszenzangiographie leider Abstand. Betrachtet man jedoch das Falschfarbenphoto, so sieht man, daß in dem beschriebenen hellen Bezirk das ockerfarben aussehende Pigmentblatt mehr oder weniger vollständig fehlt. Bei einer Angiographie wäre demnach ein ähnlicher Befund zu erwarten gewesen. Ob die Beobachtung dieser Veränderung in unmittelbarem oder mittelbarem Zusammenhang mit der Hemeralopie steht, kann natürlich nicht gesagt werden.

Auffallend ist jedoch die Ähnlichkeit der Veränderungen und man sollte bei der Untersuchung weiterer Patienten unbedingt auf sie achten.

Aus der Violettfärbung auf dem Falschfarbenphoto läßt sich eindeutig sagen, daß es sich bei der beschriebenen Papillenveränderung um die Subchorioidea handelt. Ob diesem Befund ein Krankheitswert zuzumessen ist, läßt sich nicht sagen.

Literatur

Carr, R.E.: Congenital Stationary Nightblindness. Trans. Am. Ophthalmol. Soc. 72, 448–487 (1974). – Krastel, H., Jaeger, W., Spiegelberg, A.: X-chromosomale Hemeralopie: Klinik und Elektrophysiologie einschließlich Gleichspannungs-ERG bei zwei Familien. Klin. Monatsbl. Augenheilkd. (im Druck). – Krill, A.E.: Congenital Stationary Night Blindness. In: Hereditary Retinal and Chorioidal Diseases, p. 391–420. Hagerstown: Harper and Row 1977. – Winn, S., Tasman, W., Spaeth, G., McDonald, P.R., Justice, J.: Oguchi's disease in Negroes. Arch. Ophthalmol. 81, 501–506 (1969)

Ber. Dtsch. Ophthalmol. Ges. 76, 835–837 (1979)
Ionisierende Strahlen in der Ophthalmologie
Redigiert von W. Jaeger, Heidelberg
© J. F. Bergmann Verlag 1979

Papillenveränderungen im Pseudostereogramm

M. Mertz, N. Schultes, H. Fehenberger und P. Warth (Augenklinik der Techn. Univ. München.
Direktor: Prof. Dr. H.-J. Merté)

Veränderungen der Papille lassen sich mit Hilfe der Fundusphotographie gut dokumentieren. Will man sie jedoch quantitativ erfassen, z.B. um das Fortschreiten einer Opticusatrophie durch die Feststellung von Ort und Ausmaß der Abblassungen beurteilen zu können, so stößt man auf mehrere Schwierigkeiten. Der photographische Vorgang selbst läßt sich nur in Grenzen und nur mit sehr großem Aufwand standardisieren. Dadurch wurde bisher auch der Einsatz der Photometrie, mit der prinzipiell aus jedem photographischen Bild Daten über Bildhelligkeit gewonnen werden können, sehr eingeschränkt. Auch der subjektive Vergleich zweier photographischer Aufnahmen derselben Papille zu verschiedenen Zeitpunkten kann in der Regel nur relativ grobe Veränderungen erkennen lassen. Denn wenn man ins Detail geht, also z.B. ein Papillenbild mit starker Vergrößerung oder gar unter dem Mikroskop betrachtet, so wird deutlich, daß unterschiedlich helle Areale des Papillengewebes voneinander in aller Regel nicht scharf abgrenzbar sind, sondern daß fließende Übergänge bestehen. Je genauer man betrachtet, um so mehr entziehen sich solche Abgrenzungen der Sichtbarkeit. Im Einzelfall wird es sogar schwierig, die Grenzen der Exkavation, ja sogar die genaue Lage des äußeren Papillenrandes an jeder Stelle genau zu definieren. Dies ist aber die Voraussetzung für eine messende Beobachtung. Es nimmt deshalb nicht Wunder, daß bei entsprechenden Untersuchungen sehr große Unterschiede zwischen den

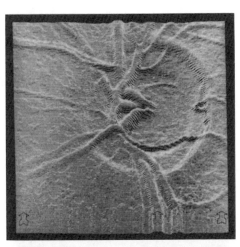

a

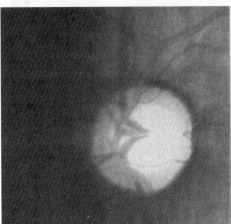

b

Abb. 1a und b. Beginnende glaukomatöse Exkavation. a) Die Technik der Bildsynthese aus den gewonnenen Photometerdaten wird demonstriert. Das Bild wird zeilenweise aufgebaut, wobei jede Zeile in einem horizontalen photometrischen Schnitt die relativen Helligkeitsunterschiede wiedergibt. Zur Verdeutlichung des Vorgangs ist in diesem Beispiel die unterste Meßzeile 30mal unverändert iteriert worden *Pfeile.* Der stereoskopische Eindruck entsteht dadurch, daß die „verdeckten" Kurvenabschnitte mittels Rechnerprogramm eliminiert werden. (b) Zugehörige Schwarzweiß-Vergrößerung der ursprünglichen Farbaufnahme

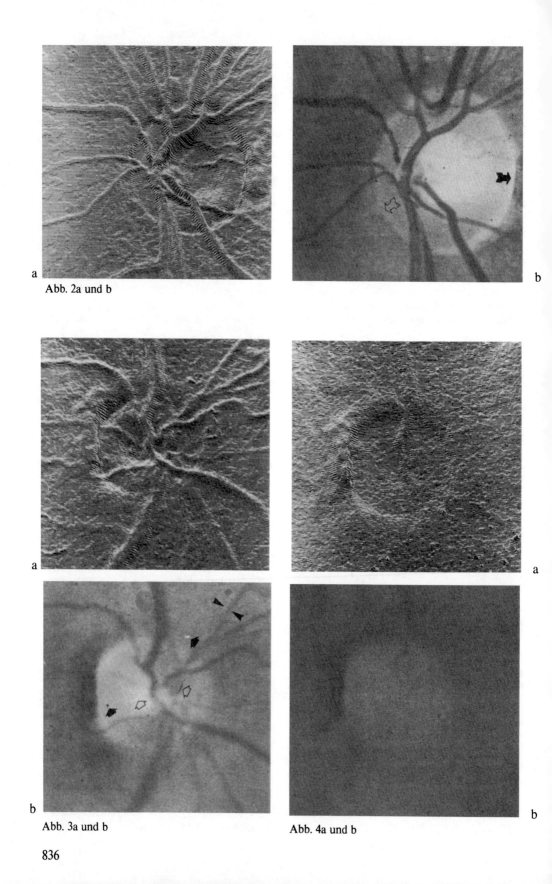

a

Abb. 2a und b

b

a

b

Abb. 3a und b

a

b

Abb. 4a und b

Aussagen verschiedener, gleichwohl erfahrener Untersucher festgestellt werden mußten (Lichter, 1976; Schwartz, 1976; Krieglstein u. Leydhecker, 1978).

Auf der Suche nach einer Möglichkeit, die in photographischen Aufnahmen der Papille festgehaltenen Informationen reproduzierbar und zugleich für den Untersucher anschaulich erfaßbar zu machen, haben wir eine neue Methode entwickelt (Mertz und Schultes, 1978). Hierbei werden die Bilder punkt- und zeilenweise photometriert. Die erhaltenen Daten (pro Bild 60 000 Meßwerte) werden einer bildanalytischen Verarbeitung unterzogen. Anschließend wird aus ihnen bildsynthetisch mit Hilfe des Computers eine Darstellung dieser Werte aufgebaut, die dem menschlichen Betrachter dreidimensional erscheinen muß. Unterschiede in der Helligkeit des Bildes sind darin als Unterschiede in der „Höhe" des Reliefs zu erkennen. Örtliche Helligkeitsdifferenzen werden somit in Formunterschiede umgewandelt. Die Beurteilung der Bilder unterliegt auf diese Weise in wesentlich geringerem Maß den durch Belichtungs-, Entwicklungs- und Adaptationsunterschiede bedingten und der bei der einfachen Betrachtung einer Photographie kaum abschätzbaren Einflüssen. Zugleich können Artefakte, die bei einer rechnerischen Verarbeitung der Bilddatensätze zu großen Fehlern führen können, leicht erkannt und interaktiv eliminiert werden.

Im Folgenden werden einige typische Befunde vorgestellt (s. Abb. 1–4).

Zusammenfassung

Bildsynthetisch gewonnene Pseudostereogramme von Papillenbildern erlauben den kontrollierten Zugriff zu Photometerdaten im Papillenbereich.

Sie eignen sich daher besser als die Primärbilder zu quantitativen Verlaufskontrollen bei Prozessen, die mit Atrophie und Minderdurchblutung des Gewebes verbunden sind, sowie zur reproduzierbaren Messung von Gefäßkalibern. Ein wesentlicher Vorteil gegenüber herkömmlichen Methoden ist dabei die leicht mögliche Erkennung von photographischen und meßtechnischen Aufnahmefehlern und deren Eliminierung durch Interaktion mit dem Computer.

Literatur

Krieglstein, G.K., Leydhecker, W.: Die Beobachtervarianz der Exkavationsbeurteilung der Glaukompapille. Ber. Dtsch. Ophthalmol. Ges. **76**, (1979). – Lichter, P.R.: Variability of Expert Observers in Evaluating the Optic Disc. Trans. Am. Ophthalmol. Soc. **74**, 532–572 (1976). – Mertz, M., Schultes, N.: Pseudostereogramme der Papille. Tagung der Vereinigung Bayerischer Augenärzte, München, 1.–2. 7. 1978. Klin. Monatsbl. Augenheilkd. (im Druck). – Schwartz, J.T.: Methodologic Differences and Measurement of Cup-Disc Ratio. Arch. Ophthalmol. **94**, 1101–1105 (1976)

Abb. 2a und b. Physiologische Papille. Der Ort des Papillenrandes kann – wie im Pseudostereogramm (a) erkennbar – aufgrund der Meßdaten sehr exakt festgelegt werden. Wird er z.B. als Wendepunkt der Anstiegskurve definiert, so kann er überall reproduzierbar aufgefunden werden, und zwar nicht nur wo er durch Pigment besonders hervorgehoben ist *dunkler Pfeil in* (b), sondern auch bei subjektiv schwer zu beurteilenden allmählichen, „unscharfen" Übergängen *heller Pfeil*

Abb. 3 und 4. Physiologische Papille in zwei verschiedenen spektralen Aufnahmen. Die Aufnahme im weißen, ungefilterten Licht läßt in der Schwarzweiß-Übervergrößerung (3b) primäre *dicke dunkle Pfeile* und sekundäre Bildfehler *helle Pfeile* erkennen. Diese Fehler können ohne die interaktive Kontrolle über das Pseudostereogramm (3a) im Datensatz nicht erkannt und eliminiert werden. Der Doppelpfeil in (3b) zeigt ein nur unscharf abgebildetes Gefäß. Nach rechnerischer Aufarbeitung (s. entsprechende Stelle in 3a) kann trotzdem eine Kaliberbestimmung durchgeführt werden. In der mit rotem Licht erhaltenen Aufnahme (4a und b) läßt sich trotz des geringen Bildkontrastes der Rand der Papille als Grenze des Pigments von Pigmentepithel und Aderhaut darstellen. Die Gefäße sind nahezu vollständig eliminiert

Ber. Dtsch. Ophthalmol. Ges. **76**, 839–841 **(1979)**
Ionisierende Strahlen in der Ophthalmologie
Redigiert von W. Jaeger, Heidelberg
© J. F. Bergmann Verlag 1979

Einwirkung von Licht- und ultravioletten Strahlen auf verschiedene Gewebe des Auges

M. Reim, E. Schütte und F. Thiele (Abt. Augenheilkunde der Med. Fakultät der RWTH Aachen. Vorstand: Prof. Dr. med. M. Reim)

Häufige Lichteinwirkungen auf das Auge, die stärker als der physiologische Sehvorgang sind, treten bei der Ophthalmoskopie auf sowie bei Licht- und Laserkoagulationen. Ultraviolette Strahlung trifft das Auge gewerblich beim Schweißen, medizinisch bei der Anwendung von ultravioletten Strahlen und den Touristen bei Hochgebirgstouren.

Sichtbares Licht wird überwiegend durch Pigment der Uvea absorbiert, Ultraviolett bereits durch die protein- und nukleotidhaltigen Gewebe der brechenden Medien.

Als Wirkungsmechanismen von Licht- und UV-Strahlen kommen in Frage:

1. Eine spezifische Wirkung durch fotochemische Effekte und

2. Eine unspezifische Wirkung durch Umwandlung in Wärme.

Die beiden Wirkungsmechanismen des Lichtes lassen sich in der Praxis und auch im Tierexperiment oft nicht genau definieren. Bei sichtbaren Koagulationserscheinungen ist eine Wärmewirkung anzunehmen, wie z.B. bei Licht- und Laserkoagulationen am Augenhintergrund und der Iris. Wenn nur biochemische Veränderungen nachweisbar sind, wird man eher an fotochemische Effekte denken.

Den klinischen Ablauf und biochemische Veränderungen bei der Ultraviolett-Keratitis haben kürzlich Reim et al. (1978) beschrieben. Es fanden sich eine Abnahme der Ascorbinsäure im Hornhautstroma bereits 30 min nach der Bestrahlung. Der Laktatspiegel in Hornhautepithel und Stroma war ebenfalls schon nach 3 Std. signifikant vermindert. Das Glutathion des Korneaepithels zeigte nach Ultraviolett-Bestrahlung noch im Inkubationsstadium der Krankheit einen leichten Abfall beider Formen des Glutathion. Das oxydierte Glutathion fiel jedoch stärker, so daß insgesamt ein Anstieg des Quotienten

vom reduzierten zum oxydierten Glutathion resultierte. Auffälligste Veränderungen zeigten die Adenosinphosphatverbindungen. Eine halbe Stunde nach der Ultraviolett-Bestrahlung war bereits ein deutlicher Abfall des ATP-Spiegels und des ATP/ADP-Quotienten festzustellen. Mit dem Ausbruch der Keratitis nach 6 bis 8 Std. fielen ATP-Spiegel und ATP/ADP-Quotienten weiterhin stark ab bei einem leichten Anstieg des ADP-Spiegels. Auch im Korneaendothel ließen sich eine Verminderung des ATP-Spiegels und des ATP/ADP-Quotienten 6 Std. nach der Ultraviolett-Bestrahlung nachweisen. Foulks et al. (1978) haben vor Ausbruch der Ultraviolett-Keratitis nach einer UV-Bestrahlung eine Abnahme der Aktivität der Lactat-Dehydrogenase und ebenfalls einen Abfall des ATP gezeigt.

Die frühen biochemischen Veränderungen bei der Ultraviolett-Keratitis korrelieren mit morphologischen Befunden im Feinbau des Korneaepithels. Histologisch zeigte sich eine starke Vakuolisierung der Superfizialschicht des Epithels und ein intrazelluläres Ödem aller Epithelzellen. Einzelne Zellen zeigten Desquamation. Im Scanning-Elektronenmikroskop haben Hoffmann und Bauschke (1972) schon in wenigen Minuten nach der Bestrahlung ein Aufreißen der Zellgrenzen im Korneaepithel, eine Volumenzunahme der Zellen, eine Ausstoßung von Zellkernen und eine Ablösung von oberflächlichen Zellen dargestellt.

Diese Arbeit berichtet über Veränderungen des Ascorbinsäurespiegels im Kammerwasser und Glaskörper des Auges nach einer Lichtkoagulation der Netzhaut.

Methoden

In Nembutal-Narkose wurden bei Kaninchen in das rechte Auge jeweils 50 bzw. 100 Lichtkoagulationsherde mit dem Clinitex-Xenon-Bogenlam-pen-Lichtkoagulator gesetzt. Die Herde hatten einen Durchmesser von 3° und wurden bis zur kräftigen Weißfärbung bei maximal einer Sekunde Belichtungszeit appliziert. Das linke Auge blieb unbehandelt und diente als Kontrolle. Beide Augen wurden sorgfältig mit 0,9% NaCl-Lösung befeuchtet und nach der Koagulation mit einem lockeren Verband verschlossen bis zum Beginn der Präparation. Zu verschiedenen Zeiten nach der Lichtkoagulation wurden wiederum in Narkose die Vorderkammer punktiert und der Glaskörper nach Aufschneiden des vorderen Augenabschnittes abgesaugt. Beide Proben wurden in 0,5 N-Perchlorsäure überführt. Ein Präzipitat − besonders im Glaskörper − wurde durch Zentrifugation beseitigt. Nach Neutralisation auf pH 2,5 bis 3 folgte eine weitere Zentrifugation zur Entfernung des ausgefallenen Kaliumperchlorates.

Die Bestimmung der Ascorbinsäure erfolgte − wie bereits früher beschrieben − mit Dichlorphenol-Indophenol. Eine 0,1 molare Lösung des Farbstoffes wurde mit 0,1 molarem Kalium-Natrium-Phosphatpuffer pH 6,6 in eine Küvette gegeben. Im Beckmann DK-2-Photometer wurde bei 600 nm die Ausgangsextinktion registriert. Nach Zugabe von 0,005 bis 0,05 ml des Extraktes wurde die Endextinktion registriert. Mit Hilfe der gemessenen Extinktionsdifferenzen, einer Eichkurve mit Ascorbinsäure und jeweils parallel gemessenen Testwerten wurden die Ascorbinsäurekonzentrationen berechnet.

Ergebnisse

60 min nach der Lichtkoagulation der Netzhaut zeigte sich im Kammerwasser und im Glaskörper sowohl bei 100 als auch bei 50 Lichtkoagulationsherden eine Abnahme der Ascorbinsäure im koagulierten Auge. Die Unterschiede waren statistisch signifikant. Es

Tabelle 1. Ascorbinsäurespiegel 60 min nach Lichtkoagulation der Netzhaut des rechten Auges. Linkes Auge unbehandelt. Abhängige Stichproben. [µMol/g Feuchtgewicht] m ± s.e.m.

	Kammerwasser	Glaskörper
100 Herde	1,20 ± 0,10	0,63 ± 0,04
(n = 10)	(t = 7,68)	(t = 2,91)
unbehandelt	1,41 ± 0,11	0,79 ± 0,08
(n = 10)		
50 Herde	1,25 ± 0,13	0,61 ± 0,02
(n = 5)	(t = 2,37)	(t = 3,59)
unbehandelt	1,45 ± 0,06	0,69 ± 0,04
(n = 5)		

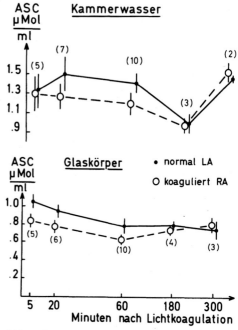

Abb. 1. Zeitlicher Verlauf der Ascorbinsäurespiegel im Kammerwasser und Glaskörper beider Augen nach Lichtkoagulation des rechten Auges. Abhängige Stichproben. Jeder Punkt der Kurve gibt den Mittelwert und die Standardabweichung des Mittelwertes an (M ± s.e.m.)

war bei der Versuchsanordnung möglich, in abhängigen Stichproben zu prüfen (Tabelle 1).

Der zeitliche Verlauf der Abnahme der Ascorbinsäurespiegel nach der Lichtkoagulation wird in Abb. 1 dargestellt. Wiederum in abhängigen Stichproben konnte 20 und 60 min nach der Koagulation der Abfall der Ascorbinsäure im Kammerwasser und Glaskörper des koagulierten Auges statistisch gesichert werden. Nach 3 und 5 Std waren die Ascorbinsäurespiegel in beiden Kompartimenten und in beiden Augen wieder gleich hoch. Der Abfall der Ascorbinsäure ist also nur kurzzeitig nachweisbar.

Die Ascorbinsäurespiegel im Korneaepithel nach der Lichtkoagulation wurden ebenfalls geprüft, um einen möglichen Einfluß von Veränderungen im Epithel auf das Kammerwasser auszuschließen. Im Korneaepithel waren die Ascorbinsäurespiegel eine Stunde nach der Lichtkoagulation gleich hoch. Nach diesem Befund ist es unwahrscheinlich, daß eine Änderung des Ascorbinsäurespiegels im Epithel die Werte des Kammerwassers beeinflußt hat.

Diskussion

Die Abnahme des Ascorbinsäurespiegels im Kammerwasser und im Glaskörper könnte entsprechend der Theorie von Pirie (1946) auf einem unmittelbaren fotochemischen Effekt beruhen. Denn ein Einfluß des Epithels wurde durch separate Experimente ausgeschlossen. Da die Abnahme der Ascorbinsäure nur für eine Stunde nachweisbar ist, wäre auch ein Einfluß der koagulierten Netz- und Aderhaut auf die Ascorbinsäurespiegel des Glaskörpers unwahrscheinlich. Ein verstärkter Abfluß der Ascorbinsäure aus dem Glaskörper über die durch die Koagulation geöffnete Blut-Glaskörperschranke ist bei einem so kurzzeitigen Effekt nicht denkbar. Denn die frischen Koagulationsherde benötigen zur Vernarbung mindestens 10 Tage. In diesem Zeitraum ist aber ein verstärkter Stoffaustausch zwischen Blut und Glaskörper nachgewiesen (Röber et al., 1977).

Ob der hier wahrscheinlich gemachte fotochemische Effekt auf den Ascorbinsäurespiegel des Kammerwassers und des Glaskörpers für klinisch praktische Überlegungen eine Bedeutung erlangen wird, muß offen bleiben. Im Zusammenhang mit dem von Schunk et al. (1977) 24 Std nach einer Lichtkoagulation beobachteten Anstieg des Lactatspiegels im Glaskörper und im Kammerwasser des Auges, scheint es nicht ganz abwegig zu sein, solchen physiologisch-chemischen Faktoren weiterhin Aufmerksamkeit zu schenken und klinisch therapeutische Konsequenzen zu erwägen.

Danksagung

Der Deutschen Forschungsgemeinschaft danken wir für die Unterstützung dieser Arbeiten durch eine Sachbeihilfe.

Literatur

Foulks, G.N., Friend, J., Thoft, R.A.: Effects of ultraviolet radiation on corneal epithelial metabolism. Arch. Ophthalmol. (in press). – Hoffmann, F., Bauschke, D.: Rasterelektronenmikroskopische Untersuchungen der Keratitis photoelektrika. Ber. Dtsch. Ophthalmol. Ges. 71, 24–30 (1972). – Reim, M., Schütte, E ., Scharsich, G., Seidl, M., Kesternich, H.G.: Ascorbic acid, glutathione and lactate in experimental ultraviolet keratitis. Doc. Ophthalmol. 18, 303–310 (1979) – Reim, M., Schütte, E., Scharsich, G., Seidl, M., Kesternich, H.G., Budi Santoso, A.W.: Adenosine triphosphate, adenosine diphosphate, ascorbic acid, glutathione and lactate in experimental ultraviolet keratitis. Vortrag Int. Cornea Research Society, Kyoto, Mai 1978. Excerpta Medica (in press). – Röber, H., Göring, W., Sous, H., Reim, M.: Concentration of ampicillin in the vitreous body after cryocoagulation. Albrecht von Graefes Arch. Klin. Ophthalmol. 204, 275–280 (1977). – Pirie, A.: Ascorbic acid content of the cornea. Biochem. J. 40, 96–99 (1946). – Schunk, M., Schütte, E., Klaas, D.: Variation der Metabolite im Glaskörper nach Lichtkoagulation. Ber. Dtsch. Ophthalmol. Ges. 74, 390–393 (1977)

Ber. Dtsch. Ophthalmol. Ges. 76, 843–846 **(1979)**
Ionisierende Strahlen in der Ophthalmologie
Redigiert von W. Jaeger, Heidelberg
© J. F. Bergmann Verlag 1979

Filterkissen nach fistulierenden Glaukom-Operationen — einst und jetzt

O.-E. Schnaudigel und W. Doden (Augenklinik der Johann Wolfgang-Goethe-Univ. Frankfurt/Main)

Die sklerokorneale Trepanation (Elliot, 1909, 1913) war lange Zeit hindurch die bevorzugte Operation bei verschiedenen Glaukomformen, insbesondere bei medikamentös nicht einstellbaren primären chronischen Glaukomen. Keine andere Operation des primären

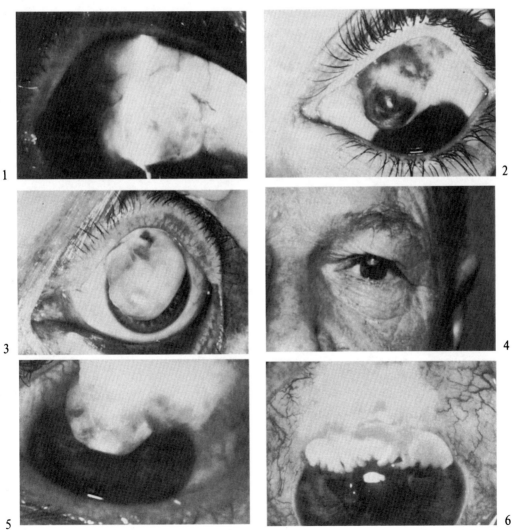

Abb. 1–6. Luxurierende Sickerkissen nach Elliotscher Trepanation, weit über die Hornhaut reichend. 4–9 Jahre nach Operation

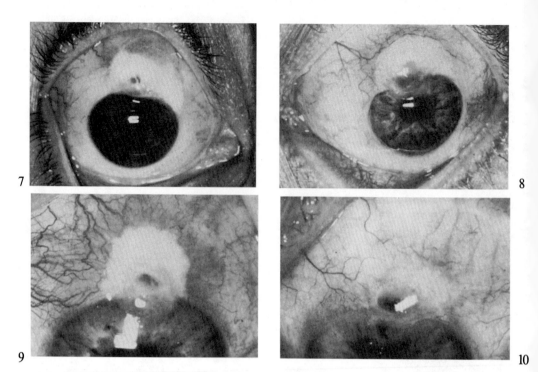

7

8

9

10

Abb. 7–10. Sickerkissen mit avaskulärer, extrem dünner Bindehaut nach Elliotscher Trepanation. 6–8 Jahre nach Operation

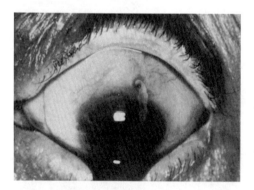

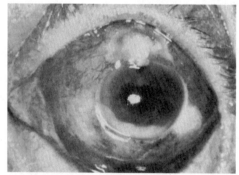

Abb. 11. Rupturiertes dünnes Filterkissen mit positiver Fistelprobe nach Elliotscher Trepanation. 5 Jahre nach Operation

Abb. 12. Infiziertes Filterkissen mit dünner Bindehaut und Hypopyon nach Elliotscher Trepanation. 12 Jahre nach Operation

Glaukoms hat eine solche Verbreitung erreicht, was zweifellos auf die damit zu erzielenden hohen Quoten von Druckregulierung (70–90%) zurückzuführen ist.

Von Nachteil war die relativ häufige Ausbildung großer „luxurierender Sickerkissen" (Reichling, 1951). Dabei waren im weiteren Verlauf folgende ungünstige oder unerwünschte Folgeerscheinungen zu beobachten:

1. Die Ausbildung großer Kissen mit oft fast avaskulärer Bindehaut. Kissen extremer Größe hingen bisweilen über die Pupille herunter (Abb. 1–6).

2. Die Entwicklung von Kissen mit fast avaskulärer extrem dünner Bindehaut, die nicht so ganz selten zu Rupturen und Fistulation nach außen und auch zu intraokularen Infektionen Veranlassung gaben (bis zu 5% nach längerer Beobachtungszeit (Leydhekker, 1960)) (Abb. 7–12).

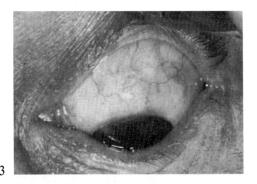

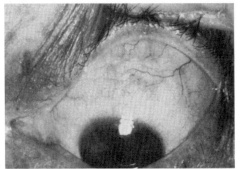

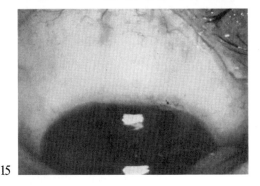

13

14

15

Abb. 13–15. Flache, gut vaskularisierte Filterkissen nach gedeckter Goniotrepanation (Elliot-Fronimopoulos). 5 Jahre nach Operation

3. Ein weiterer Nachteil des Elliotschen Verfahrens war eine gelegentliche bleibende Hypotonie, wenn auch deren ungünstige Auswirkungen auf den Linsen- und Netzhautstoffwechsel umstritten blieb.

4. Ein anderer Nachteil des Verfahrens war auch die nicht geringe Zahl von Augen mit postoperativ sich sehr verzögert stellender Vorderkammer mit allen Konsequenzen.

Bei der von Scheie angegebenen fistulierenden Operation mit Kauterisation der skleralen Wundlippe treten diese teils bedrohlichen, teils unerwünschten Nebenerscheinungen seltener auf, kommen aber doch immer wieder vor, insbesondere die großen Filterkissen mit dünner und wenig vaskularisierter Bindehaut. Mit der Wiederherstellung der vorderen Augenkammer verhält es sich ähnlich wie bei der Elliotschen Operation (Markodimitrakis, 1977).

Diese Nachteile auch hinsichtlich der Beschaffenheit der Filterkissen haben uns im Jahre 1973 veranlaßt, diese fistulierenden Operationen aufzugeben und nunmehr gedeckte fistulierende Operationen (Cairns, 1968; Fronimopoulos u. Mitarb., 1970, 1971) zu machen, und zwar die gedeckte Goniotrepanation. Über die vielfältigen Vorteile dieses Vorgehens haben wir andernorts berichtet (Doden u. Hosch, 1974, 1976).

Die Sickerkissen waren nach dieser Operation fast stets flach und nicht luxurierend. Die unverdünnte Bindehaut ist und bleibt meist gut vaskularisiert. Im Laufe der Zeit (Nachbeobachtungen bis zu 5 Jahren) werden die Sickerkissen oft etwas flacher, bleiben aber gut vaskularisiert bei erhaltener Filterwirkung (Abb. 13–15).

Zusammenfassung

Im Gegensatz zur sklerokornealen Trepanation (Elliot 1909, 1913) traten nach gedeckten fistulierenden Operationen (Cairns, 1968; Fronimopoulos u. Mitarb. 1970, 1971) praktisch keine „luxurierenden Sickerkissen" (Reichling, 1951) und Sickerkissen mit fast avaskulärer extrem dünner Bindehaut im Laufe der Zeit in Erscheinung, eher schon bei der fistulierenden Operation nach Scheie mit Kauterisation der skleralen Wundlefze (Markodimitrakis, 1977).

Literatur

Cairns, J.E.: Trabeculectomy: Preliminary report of a new method. Am. J. Ophthalmol. **66**, 673 (1968). – Doden, W., Hosch, W.: Zur Operation des primären Glaukoms nach Elliot-Fronimopoulos. Klin. Monatsbl. Augenheilkd. **165**, 209 (1974). – Doden, W., Hosch, W.: Trepanation mit Skleradeckel (Elliot-Fronimopoulos) beim akuten Engwinkelglaukom. Klin. Monatsbl. Augenheilkd. **169**, 707 (1976). – Elliot, R.H.: A preliminary note on a new operative procedure for the establishment of a filtering cicatrix in the treatment of glaucoma. Ophthalmoscope 7, 804 (1909). – Elliot, R.H.: Sclero-corneal trephining in the operative treatment of glaucoma. London: G. Pulman, 1913. – Fronimopoulos, J., Lambrou, N., Pelekis, N., Christakis, Ch.: Elliotsche Trepanation mit Skleradeckel. Klin. Monatsbl. Augenheilkd. **156**, 1 (1970). – Fronimopoulos, J., Lambrou, N., Christakis, Ch.: Goniotrepanation mit Skleradeckel. Klin. Monatsbl. Augenheilk. **159**, 565 (1971). – Harms, H., Mackensen, G.: Augenoperationen unter dem Mikroskop. Stuttgart, Thieme: 1966. – Leydhecker, W.: Glaukom. Ein Handbuch. Berlin, Heidelberg, Göttingen: Springer, 1960. – Markodimitrakis, H.: Zur Glaukomoperation nach Scheie. Inauguraldissertation, Frankfurt am Main 1977. – Reichling, W.: Über luxurierende Sickerkissen (mit histologischen Demonstrationen). Ver. Dtsch. Ophthalmol. Ges. **56**, 315 (1951)

Ber. Dtsch. Ophthalmol. Ges. 76, 847 (1979)
Ionisierende Strahlen in der Ophthalmologie
Redigiert von W. Jaeger, Heidelberg
© J. F. Bergmann Verlag 1979

Klinische Befunde bei einem Mädchen mit partieller Trisomie 10q

G. Schwanitz, U. Mayer, A. Fleischer-Peters und F. Schell[1]

Ein fünfjähriges Mädchen mit statischer und geistiger Retardierung wurde wegen eines Strabismus convergens alternans von 25° zur operativen Behandlung in die Universitäts-Augenklinik Erlangen eingewiesen.

Durch eine kombinierte Operation am linken Auge erfolgte eine Rückverlagerung des M. rect. internus um 4,0 mm und eine Resektion des M. rect. externus um 7,0 mm. Der Schielwinkel konnte dadurch auf +4° verringert werden.

Die Kombination von geistiger Behinderung mit multiplen Dysmorphien gab Anlaß zur Chromosomenanalyse. Dabei fand sich eine partielle Trisomie 10q, die sich aus einer balanzierten Translokation 10/17 des Vaters der Probandin ableiten ließ (Karyotyp: 46, XY, t (10q; 17q)). Die gleiche balanzierte Translokation fand sich auch bei der phänotypisch gesunden Schwester unserer Patientin.

Anhand einer Durchuntersuchung sind die klinischen Symptome des bisher selten beschriebenen Krankheitsbildes folgendermaßen zusammenzustellen: Schwangerschaft normal, Geburt 14 Tage nach E.T. eingeleitet, Geburtsgewicht 3000 g.

Befunde im Alter von 7 Jahren: Leichte statische und geistige Retardierung, Größe 120 cm (25-er Perzentile), Gewicht 20,8 kg (10-er Perzentile), pastöses Kind. Motorische Störungen besonders der Feinmotorik, stereotype Bewegungen; strohiges, weißes Haar. Brachycephalus mit Steilstellung der vorderen Schädelbasis, flaches Gesichtsprofil, vorgewölbte Stirn, breite Nasenwurzel, Hypertelorismus, Epikanthus bds., antimongoloide Lidachsen, Strabismus convergens alternans, Hyperopie +9° dpt bds.

Sehr kleine Nase, dysplastisches Mittelgesicht, hoher Gaumen, Zahnstellungsanomalien (bialveoläre Protrusion mit Neigung zum offenen Biß), relativ großer Mund, Prognathie, kleines Kinn, tiefsitzende Ohren, tiefansetzende Daumen mit Zapfenepiphyse der Endphalangen, Brachymesocarpie des 4. und 5. Fingers, Strukturanomalien der Metacarpale.

Papillarleisten: Flaches Leistenrelief.

Sprachentwicklungsalteration im Sinne einer expressiv rezeptiv dysphatischen Störung, leichte bis mittelgradige Schwerhörigkeit bds. durch Schalleitungsstörung mit Hochtonverlust.

Die Eltern der Probandin wurden, da es sich um eine familiäre, erbliche Chromosomenstörung handelt, genetisch beraten: Für jede weitere Schwangerschaft erscheint zu einer pränatalen Chromosomenanalyse eine Fruchtwasserpunktion angezeigt. Die gleiche Empfehlung wäre später der gesunden Tochter zu geben. Die Indikation einer Chromosomenanalyse stellt sich auch bei den Geschwistern von Herrn P., da nicht auszuschließen ist, daß auch sie Träger der familiären Translokation 10/17 sind.

[1] Aus dem Inst. für Humangenetik und Anthropologie (Dir.: Prof. Dr. G. Koch), der Augenklinik (Dir.: Prof. Dr. E. Schreck), der Poliklinik für Kieferorthopädie (Dir.: Prof. Dr. A. Fleischer-Peters) und der Klinik und Poliklinik für Hals-Nasen-Ohrenkranke (Dir.: Prof. Dr. M.E. Wigand) der Univ. Erlangen-Nürnberg.

Ber. Dtsch. Ophthalmol. Ges. **76**, 849–857 **(1979)**
Ionisierende Strahlen in der Ophthalmologie
Redigiert von W. Jaeger, Heidelberg
© J. F. Bergmann Verlag 1979

Perforierende Keratoplastik
Indikation, Prognose, Technik und Ergebnisse

E. Damaske (Münster i.W.)

Zur Nahttechnik

Harms hat 1953 in Heidelberg und 1956 auf dem Keratoplastik-Kongreß in Greifswald die Einfügung des Transplantates durch eine fortlaufende Naht mit einfachem feinem Nylon-Faden (30 µ) inauguriert. Damit wurde eine neue Phase in der technischen Entwicklung der Hornhautchirurgie eingeleitet. Die Vorteile dieser Nahttechnik liegen sowohl in den Eigenschaften des Nahtmaterials wie in der Fadenführung. Wir führen trotz vieler angegebener Modifikationen bei intakter Bowmanscher Membran immer die fortlaufende Naht bei der perforierenden Keratoplastik aus. Nur in Sonderfällen, wenn das geschädigte Wirtshornhautgewebe – z.B. bei einem schwer ulzerösen Hornhautprozeß – sehr weich ist, verwenden wir Einzelnähte.

Vorteile der fortlaufenden Naht

1. Geringe, unvermeidbare Unregelmäßigkeiten der Stichrichtung und der -tiefe gleichen sich ebenso automatisch aus wie Spannungsunterschiede von einer Schlinge zur anderen.

2. Der Nylon-Faden ist elastisch. Er besitzt dadurch die ideale Eigenschaft, der postoperativen Quellung des Hornhautgewebes ebenso folgen zu können wie der dann wieder eintretenden Entquellung. Die Wunde ist

Tabelle 1. Diagnosen bei 116 Patienten mit perforierender Keratoplastik

	Zahl	Augen	Ergebnis: klar	semitransparent	getrübt
Keratokonus	17	17	16	1	
Zentrale Narben	8	8	7	1	
Hornhautdystrophie	12	12	7	4	1
Keratohyalopathie bei Aphakie	14	14	6	5	3
Herpes simplex [a]	23	18	11	4	3
Metaherpetische Keratitis, zentral	8	6	5	1	
Traumatische Trübungen	21	21	19	2	
Therapieresistentes bakterielles Ulkus	6	6	4	1	1
Deszemetozele mit/ohne Perforation	8	8	5	2	1
Angeborene zentrale Hornhauttrübung (Peterssche Defektbildung)	6	6	3	1	2
	123	116	83 (71,5%)	22 (19%)	11 (9,5%)

[a] 1mal Autokeratoplastik
Transplantatdurchmesser (n = 123) : 7,6 mm

und bleibt wasserdicht verschlossen. Seide hingegen ist praktisch unelastisch.

3. Nylon ist sehr gewebefreundlich. Der Faden kann bis zum Abschluß der Wundheilung belassen werden, ohne daß er Irritationen hervorruft; nach einer Keratoplastik sicherheitshalber 1/2 Jahr (Mackensen, 1972).

Eigenes operatives Vorgehen (vergl. Schwarz-weiß-Fotoserie (Tabelle 2). Nach Einpassen des scharfrandigen Spenderscheibchens wird es primär durch Adaptation mit 4 Barraquer-Fäden (9/0) in Uhrzeigerstellung 12, 3, 6 und 9 fixiert. Diese werden nach der geknüpften fortlaufenden Nylonnaht entfernt. Der technisch sehr verfeinerte Eingriff einer *perforierenden Keratoplastik* kann mit dem 30 μ starken Nylon-Faden nur unter dem Operationsmikroskop optimal zur Hornhautchirurgie benutzt werden. Daß man auch eine Keratoplastik mit der Lupenbrille durchführen kann, sollte in Einklang mit namhaften Ophthalmochirurgen im Zeitalter des Operationsmikroskopes der Vergangenheit angehören. Die hier kurz angedeuteten technischen Verbesserungen stempeln die Keratoplastik heute zu einem Eingriff mit hoher Erfolgsquote, wenn es sich um günstige Fälle handelt, also um den Keratokonus oder um zentrale Hornhautnarben mit gesunder peripherer Hornhaut (die weitgehend normale Struktur der peripheren Wirtskornea und die biochemische Integrität ihrer Grundsubstanz garantieren eine baldige Wiederherstellung und Normalisierung des Stromastoffwech-

sels in der Spenderkornea und damit eine unkomplizierte Einheilung).

Die Einführung des Nylon-Fadens hat dazu geführt, daß ungünstige Ausgangssituationen für die perforierende Keratoplastik in Angriff genommen werden konnten (vergl. Prognosegruppen der perforierenden Keratoplastik, Tabelle 6).

Gleichzeitig hat die Einführung der Vitrektomie (Kasner, 1969) dazu geführt, daß jetzt auch Fälle einer perforierenden Keratoplastik zugeführt werden können, die früher eine schlechte Prognose hatten. Es handelt sich dabei um perforierende Verletzungen mit dichten Hornhautnarben, bei denen das Iris-Linsen-Glaskörpergewebe mit der eingetrübten Hornhaut verwachsen ist. Diese Zustände resultierten häufig nach der früher geübten Kuhntschen Bindehautdeckung. Augen mit derartig ungünstigen Ausgangsbefunden werden auch heute noch trotz mikrochirurgischer Technik gelegentlich beobachtet, wenn die Wundversorgung durch Mangel an Fachkenntnis nicht präzise und konsequent genug ausgeführt wurde oder wenn spezielle Umstände, wie z.B. Kontraindikation für eine Allgemeinanästhesie den schwierigen mikrochirurgischen Eingriff komplizierten. Häufig werden in diesen Fällen die Massen der verletzten Linse nicht rechtzeitig und optimal oder zu zaghaft entfernt. In einigen Fällen wird dieser Endzustand dadurch erreicht, daß postoperative Blutungen zur retrokornealen Schwartenbil-

Tabelle 2a–d. Arten der perforierenden Keratoplastik

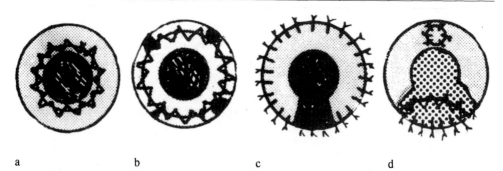

a   b   c   d

a) Kreisförmige partiell-perforierende (∅ 6,0–8,0); b) Subtotal-perforierende mit basaler Iridektomie;c) Total-perforierende mit breiter totaler Iridektomie und Extraktion der klaren oder getrübten Linse; d) Partiell-perforierende periphere, z.B. tektonische nach Wundsprengung, randständigen Fisteln oder Defekten; zur Deckung bei Glaukomfisteln und Hypotonie-Syndrom (Sautter) und zum Fistelverschluß bei infiziertem Elliot (Damaske)

dung führen. In diesen Fällen hat das Spenderscheibchen nur dann eine Chance, klar einzuheilen, wenn es beim zweiten Eingriff gelingt, die im Pupillarbereich befindliche Schwarte unter Rekonstruktion des vorderen Abschnitts zu entfernen (inkl. vorderer Vitrektomie). Dieser Eingriff wird immer in Allgemeinanästhesie mit Osmotherapie und durch Aufnähen eines Ringes nach Flieringa oder eines Bulbusexpanders nach Girard ausgeführt. Bei der Vitrektomie bedient man sich der angegebenen Saug-Schneide-Instrumente. Letztlich entscheidet die sachgerechte Vitrektomie über das klare Einheilen des Transplantates (vergl. Fall J.S., geb. 12.3.42).

Gerade bei perforierenden Verletzungen bedeutet die sachgerechte Wiederherstellung des vorderen Bulbusabschnittes (unter Anwendung der Vitrektomie) eine optimale Voraussetzung für die in zweiter Sitzung notwendige perforierende Keratoplastik.

Tabelle 3. Indikation zur Keratoplastik à chaud

1. Akut verlaufender therapieresistenter Hornhautabszeß
2. Deszemetozele mit oder ohne Hornhautperforation
3. Therapieresistentes serpiginöses Hornhautulkus
4. Therapieresistente Keratomykose
5. Hornhautschaden nach Kortisontherapie (Herpes?)

Tabelle 4. Spezielle Indikationen

1. Perforierende Keratoplastik am aphaken Auge (Keratohyalopathie)
2. Epithelimplantation in die Vorderkammer
3. Rekonstruktion des vorderen Bulbusabschnitts nach perf. Verletzung
4. Gleichseitige Rotationsautokeratoplastik
5. Autokeratoplastik vom amblyopen Partnerauge
6. Subtotale Deszemetolyse
7. Perforierende Keratoplastik und gleichzeitige Kataraktextraktion

Tabelle 5. Seltene Indikationen

1. Peterssche Defektbildung
2. Angeborenes Hornhautstaphylom am letzten Auge
3. Minikeratoplastik zur Deckung des infizierten Elliot (Damaske)

In den folgenden Tabellen sind die Indikationen, Prognose und Komplikationen der perforierenden Keratoplastik zusammenfassend dargestellt (Tabellen 2–7).

Tabelle 6. Prognose der Keratoplastik

a) sehr gut
1. zentraler Keratokonus
2. zentrale Hornhautnarbe
3. *nicht zu dichte interstitielle Keratitis*
4. Hornhautdystrophien des *Fleischer-, Haab-, Dimmer-* und des *Groenouw*-Typs
5. zentrale Deszemetozele
6. marginale Dystrophien

b) gut
1. oberflächliche Hornhauttrübungen ohne Erreichen der tieferen Schichten
2. Endothel-Epithel-Dystrophie (Fuchs)
3. Leucoma adhaerens mit nicht so ausgedehnten Synechien
4. Keratohyalopathie
5. Umschriebene Randprozesse (*Minikeratoplastik*)
6. Umschriebene Lipidkeratopathie

c) ungünstig
1. Hornhautdystrophien (*Reis-Bücklers, Thiel-Behnke, klassische, kristalline, bandförmige u.a.*)
2. *Diffuse vaskularisierte* Hornhautnarben
3. Ausgebreitete *Lipidkeratopathie*
4. Ausgedehnte *Keratitis (herpes corneae)*
5. *Bullöse Keratopathien* nach i.o. Eingriffen

d) sehr ungünstig[a]
1. Zustand nach Hornhautverbrennungen
2. Zustand nach Tränengasverätzungen
3. Zustand nach Alkali- oder Säureverätzung
4. Zustand bei *Xerophthalmie (Stevens-Johnson, Lyell, Pemphigoid)*
5. Angeborene Sklerokornea
6. Angeborene Endotheldystrophie
7. Hornhauttrübungen nach Explosionen

e) keine Indikation
1. Totaler Verlust der Grundsubstanz nach Alkali- oder Säureverätzungen, nach Verbrennungen oder Entzündungen bei angeborenen Hornhautanomalien
2. Hornhauttrübungen bei Buphthalmus
3. Hornhauttrübungen bei okularem Pemphigus

[a] (durch vorhergehende Operationen kann Schicksal der optischen Keratoplastik verbessert werden, z.B. durch partielle oder totale Keratektomie in Verbindung mit lamellärer Keratoplastik (z.B. bei oberflächlicher vaskularisierter Trübung), Betabestrahlung und Symblepharon-Op.).

Tabelle 7. Komplikationen

a) intra operationem
1. Iris- und Linsenverletzung
2. Vorderkammerblutung, Fibrinausschwitzung
3. Irisverklebungen, -einklemmung
4. Intraokularer Druckanstieg (Narkose?)
5. Expulsive Blutung
6. Linsen- und Glaskörperpropulsion (Narkose?)

b) post operationem
1. Infektion (selten)
2. Vorderkammerblutung
3. Flache Vorderkammer
4. Nahtsprengung mit Irisvorfall
5. Unbeeinflußbare Mydriasis (Keratokonus, Dystrophien)
6. Nahtlösung
7. Vordere Synechien, Goniosynechien
8. Uveitis
9. Descemetitis
10. Epithelimplantation
11. Sekundärglaukom
12. Vaskularisation
13. Transplantateintrübung
14. Retrokorneale Membran
15. Höherer postoperativer Astigmatismus

c) bei Fadenentfernung
Regel: Gleiche Sorgfalt wie bei der Operation!
1. keine Prämedikation
2. fehlende Allgemeinanästhesie bei unkooperativen Patienten
3. zu kurzes Zeitintervall nach Operation
4. fehlerhaftes Instrumentarium

Perforierende Keratoplastik nach perforierender Verletzung

Es handelt sich meistens um einen Zustand nach:
1. Hornhautperforation mit Iris-Linsen-Verletzung, 2. nicht sachgerechter Rekonstruktion des vorderen Bulbusabschnittes, 3. Schwarten im Pupillarbereich.

Der Erfolg der optischen Keratoplastik hängt im wesentlichen davon ab, ob es dem Operateur gelingt, die festen vorderen Synechien zu lösen, die im Pupillarbereich anzutreffende Schwarte zu exzidieren – unter Anwendung der Vitrektomie – damit das Transplantat im optimal rekonstruierten Vorderabschnitt einheilen kann. Dabei gilt es, das Trauma dieses Eingriffes möglichst klein zu halten. Die Gefahr eines Sekundär-Glaukoms bleibt trotz aller mikrochirurgischer Technik bestehen.

Die wichtigsten positiven Eigenschaften des Nylon-Fadens sind hohe Belastbarkeit, Gewebefreundlichkeit, Schmiegsamkeit und Elastizität.

Um Verschiebungen und sogar Dislokalisationen des Transplantates nach Fadenentfernung zu vermeiden, sollte der Faden mindestens 1/2 Jahr liegengelassen werden. Für gewisse pathologische Hornhautprozesse und für größere Transplantate (größer als 7,0 mm) wird empfohlen, den Faden erst nach Ablauf von 9 Monaten zu entfernen. Bei spaltlampenmikroskopischen Untersuchungen sollte die Lage des Fadens in der Bowmanschen Membran beobachtet werden, die bei normaler Situation Spannungsfiguren erkennen läßt. Gerade bei in einigen Fällen zu beobachtender Fadenlockerung sind spaltlampenmikroskopische Kontrollen entscheidend für das weitere Einheilen des Transplantates. Wird durch eine mögliche Fadenlockerung das Transplantat gefährdet, so sollten hier Einzelnähte zur Fixierung des Transplantates nachgelegt werden.

Da die histologische Untersuchung der bei der Keratoplastik entnommenen Hornhautscheibe wichtige Hinweise auf eine mögliche Ursache einer Fadenlockerung gibt, werden bei uns sämtliche entnommenen Hornhautscheibchen *histologisch untersucht*. Dies ist besonders dann wichtig, wenn die Transplantatgrenze an der Grenze des krankhaften Hornhautprozesses liegt. In Anlehnung an Mackensen und Witschel (1972) sind auch wir der Auffassung, daß bei zu erwartender Hornhautfadenlockerung primär auf die Vorteile der fortlaufenden Naht nicht verzichtet werden soll. Bei Fadenlockerung folgen wir der von Mackensen und Witschel angegebenen Technik der Fadenstraffung.

Arten der Hornhautübertragung (Abb. 1):

Autokeratoplastik
a) ipsilateral als sog. Rotationsautokeratoplastik am gleichen Auge
b) kontralateral bei Amblyopie des Partnerauges mit gesunder Hornhaut (Beispiel R.W., geb. 23. 12. 25).

Isokeratoplastik
Übertragung von genetisch identischem Individuum auf ein anderes, z.B. von einem homozygoten eineiigen Zwilling auf den anderen.

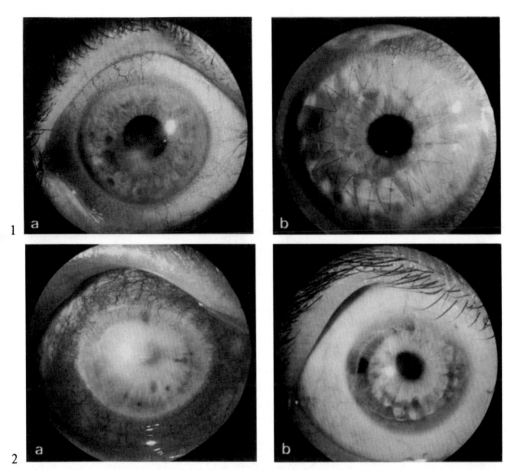

Abb. la und b. *R.W., geb. 23. 12. 25 ♂:* D.: 3–4 mal/Jahr rezidivierender Herpes corneae am rechten, einzig sehenden Auge, Zustand nach mehrmaliger Abrasio, Passow-Kauterisation, Cryoapplikation. Das linke, in Innenschielstellung fixierte Auge war nach Schußverletzung im Jahre 1948 infolge Optikusatrophie hochgradig sehschwach. *11. 3. 75:* Perforierende Autokeratoplastik 7,1/7,0 RA mit gesunder Hornhaut vom linken Auge; LA Homokeratoplastik 7,1/7,0 (Spender: 60 J., an Morbus Bechterew verstorben, 10 Stunden alte Hornhaut). Postoperativ: Beidseits klar eingeheilte Transplantate. RA: Bisher rezidivfrei, Visus RA 0,5 cc

Abb. 2a und b. *L.A., geb. 14. 3. 13 ♂:* D.: 1972 beidseits i.c.-Katarakt-Op., Jan. 75 herpetisches Hornhautulcus rechts, Milchsäureätzung, Virustatika, Cryoapplikation; Allergie gegen Atropin-, Mydriatikum R. – und Neosynephrin AT, sowie gegen Noviform-AS. Therapeutische Weichlinse. *13. 3. 75:* RA perf. Keratoplastik 8,5/8,0 bei Aphakie, Transplantat heilt klar ein. Visus RA cc 0,2

Homokeratoplastik

Transplantation von Hornhäuten bei Individuen gleicher Art, am häufigsten angewandte Methode in der Keratoplastikchirurgie.

Heterokeratoplastik

Transplantation von Hornhäuten bei Individuen ungleicher Art; wird nicht angewandt.

Immunologische Reaktionen treten bei Autokeratoplastiken und Isokeratoplastiken nicht auf, weil das Spendermaterial biologisch identisch ist mit dem des Empfängers. Dagegen ist bei der Homo- und Heterokeratoplastik mit immunologischen Reaktionen zu rechnen, da die antigene Eigenschaft des Transplantats immer stärker ist.

Wahl der Trepane

Trotz der auf dem Markt befindlichen schnell rotierenden Schneideinstrumente (Draeger u.a.), die ein druckfreies Schneiden, Trepanieren und Stechen ermöglichen, hat sich an unserer Klinik die Trepanation des Spenderscheibchens wie auch die Trepanation der Wirtshornhaut mit dem Franceschetti-Trepan, seltener mit dem Best-Naumann-Trepan, am besten bewährt. Dem Franceschetti-Trepan kommt der Vorteil zugute, sehr handlich zu sein und durch sein größeres Eigengewicht gleichmäßigere Schnittränder in der Hand des geübten Operateurs zu erzielen.

Keratoplastik und Kataraktoperation?

Bei zweizeitigem Vorgehen (vergl. Fall W.L., geb. 15. 11. 11), d.h. Kataraktoperation nach Keratoplastik, sind folgende Punkte zu beachten:

Großes Intervall (6, besser 12 Monate), Osmotherapie zur gezielten Hypotonie des Bulbus während der Kataraktoperation, sklerokornealer Stufenschnitt (Endothelschonung!), vordere Synechien nicht lösen (Blutungsgefahr!), Endothel bei Linsenextraktion nicht berühren, wasserdichter Wundverschluß mit Einzelnähten, bei Glaskörperkomplikationen transpupillare vordere Vitrektomie.

Bei kombiniertem Eingriff in einer Sitzung: Inhalationsanästhesie mit einem in der Augenheilkunde erfahrenen Anästhesisten, kein Succinylcholin, Bulbushypotonie (evtl. mit Osmotherapie, Flieringa-Ring zur Stabilisierung des Bulbus, Trepandurchmesser 7,5–8,0 mm, 2–4 Iridektomien zur Vermeidung eines Pupillarblockes, Alphachymotrypsin (1 : 7000), weite Pupille präoperativ, Transplantat mit Haltenahtsicherung vor Extraktion der Linse, wenn Glaskörperkomplikation – transpupillare Vitrektomie; bei späterer Glaskörpergrenzmembranruptur VISC-Vitrektomie möglichst über Zugang durch Pars plana.

Bei steroidgeschädigter Hornhaut (z.B. metaherpetischer Keratitis-Ulkusbildung) führen wir zur Vernarbung eine blande Salbenbehandlung mit Scopolamin-Noviform-AS (mehrmals täglich), danach eine Weichlinsen-Therapie durch. Es wird durch diese Behandlung eine wesentlich günstigere Ausgangssituation für die perforierende Keratoplastik geschaffen (vergl. Fall L.A., geb. 14. 3. 13, A.A., Abb. 2a, b und 5a, b)

Beispiele für positive Ergebnisse einer perforierenden Keratoplastik bei Hornhautdystrophie (Abb. 3a, b), bei floridem entzündlichem Hornhautulcus (Abb. 4) und Petersscher Defektbildung (Abb. 6) sind in den folgenden Spaltlampenfotografien zu sehen.

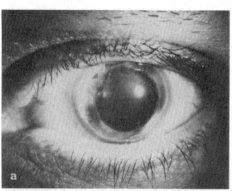

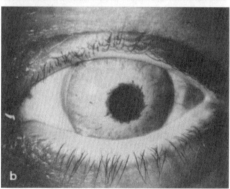

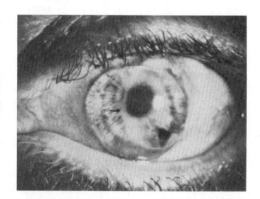

Abb. 3a und b. *Pat. Lo.G., geb. 11. 1. 33 ♀ :* D.: Beidseits Hornhautdystrophie (Groenouw). LA Zustand nach perforierender Keratoplastik 7,6/7,5. a) Irreversible Mydriasis, klar eingeheiltes Transplantat; b) LA mit Irisfarbkontaktlinse (Pupille 4 mm) Visus 0,5

Abb. 4. *Pat. K.H., geb. 9. 7. 29, ♂ :* 4 Tage nach Fk-Verletzung Pyocyaneus-Ulcus LA. 26. 12. 75 Keratoplastik à chaud 8,0/8,1. Lokale und allgemeine Refobacin-Behandlung. Klares Transplantat. Visus mit KL 0,8. Führerschein Kl. 2. Beachte Transplantatgrenze am Pupillenrand. (→)

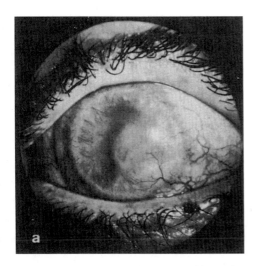
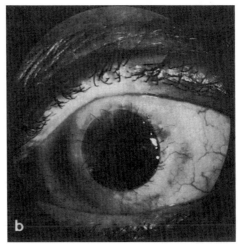

Abb. 5a. *Fall H.T., ♂ 8. 11. 23:* LA 1974 tiefe metaherpetische Keratitis mit Sekundärglaukom. Polypragmatische Salbenbehandlung. Da keine Befundbesserung – Klinikeinweisung. D.: LA Verdacht auf infizierten metaherpetischen Hornhautprozeß. Abstrich: B. pyocyaneum. *18. 2. 1975:* Therapeutische Keratoplastik à chaud, 10,5/10,0, Fixation der Spenderscheibe mit Einzelnähten. Nach 3 Wochen dichte Eintrübung des Transplantats bei medikamentös nicht beeinflußbarer Immunreaktion. Visus LA: Lux Lok. *15. 10. 1975:* Gefäßverödung *31. 5. 1976:* Rekeratoplastik mit Linsenextraktion 7,1/7,0. Im Anschluß daran über Wochen langsam fortschreitende bullöse Keratopathie bei Sekundärglaukom. *23. 8. 1977:* Zyklodialyse. Druckregulierung unter zusätzlicher Anwendung von Isoglaucon 1/8 und Diamox. Endresultat: Visus LA + 11,0 = 0,1-0,2. b) *A.C. geb. 29.8.73,♀:* D.: Peterssche Defektbildung beidseits, Nystagmus amblyopicus. *28. 11. 75:* Perforierende Keratoplastik LA 6,0/6,0 (Spender: 60 J., frisches Eviscerationspräparat der HNO-Klinik). Allgemeinbefund: Tetraspastik, BNS-Epilepsie, Hydrocephalus (Ventil). Fundus: Papille und Macula unauffällig (14. 5. 76), klar eingeheiltes Transplantat (Abb.-Serie)

Wegen kürzerer Liegezeiten der operierten Patienten kommt der nicht-stationären Nachbehandlung größere Bedeutung zu:

1. Ein bis zwei Wochen lokal Antibiotika (z.B. Chloramphenicol-AS zur Nacht)

2. Pupillenerweiterung je nach Reizzustand (Miotika bei Glaukom!)

3. Längere lokale Steroid-Augentropfen-Behandlung[1] wegen möglicher Immunreaktion, bei beginnender Vaskularisation neben lokaler auch systematische (z.B. 100 mg Ultralan/die 14 Tage). – Die effektivste *Immunprophylaxe* besteht in einer genügend hoch dosierten und genügend lange gegebenen *loka-*

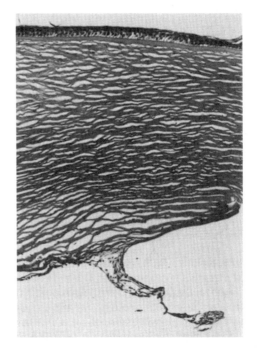

Abb. 6. *Pat. A.C., geb. 29.8.73, ♀ :* D.: Peterssche Defektbildung bds. 28. 11. 75: Keratoplastik LA 6,0/6,0. Transplantat heilt klar ein. Histologie: Fadenförmige Synechie von Irisanteilen an der Hornhautrückfläche. HE, Vergr. 85×. (Abb. aus Sammlung zus. mit K.M. Müller)

---

[1] Isopto-Dex [a]T (5 mal tgl.).

855

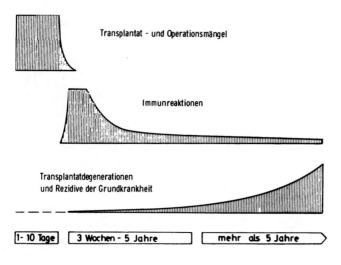

Abb. 7. Schematische Darstellung der primären Ursachen für ein Transplantatversagen (n.R. Sundmacher 1977)

len Steroidmedikation – für die Dauer von 3–6 Monaten [Polack, 1965, (Abb. 7)].

4. Zytostatische Immuntherapie (z.B. Imurek) für gesonderte Fälle vorbehalten

5. Nach Transplantation bei Herpes corneae: Virustatika (Trifluorthymidin) und Kortikosteroide lokal als Schaukeltherapie.

Für die fortlaufende Naht haben sich die Nadelhalter nach Castroviejo und Barraquer (Miniinstrumente für die Mikrochirurgie) besonders gut bewährt. Zur Durchtrennung von stehengebliebenen Deszemetbrücken oder zur Korrektur von Unregelmäßigkeiten am Rande der Empfängerhornhaut haben sich Scheren mit sehr fein ausgeprägten Spitzen (z.B. nach Westcott, Vannas, Katzin oder Castroviejo) ausgezeichnet.

Um am Ende der Operation die Vorderkammer mit Kochsalz und Luft stellen zu können, ist es ratsam, vor Trepanation des Bulbus eine Stichinzision am Limbus vorzunehmen, durch die am Ende der Operation bei eingenähtem Spenderscheibchen Kochsalzlösung und Luft in die Vorderkammer eingebracht werden kann, ohne das Transplantat zu schädigen.

Zusammenfassung

Bericht über 116 Patienten mit perforierender Keratoplastik bei allgemein anerkannten Indikationen zum Austausch der erkrankten oder geschädigten Hornhaut. Die verfeinerte operative Technik unter dem Operationsmikroskop ist genauso wie die sorgfältige Auswahl des Spendermaterials und die rechtzeitige Indikationsstellung sowie die gezielte Ste-

roidnachbehandlung der Grund dafür, daß auch in einem gemischten Patientengut das Gesamtergebnis von 71,5 % klar eingeheilter Hornhäute bemerkenswert ist. Im Einzelfall kann eine Vorbehandlung mit einer therapeutischen Weichlinse, z.B. bei therapieresistentem Herpes corneae oder Kortisonschaden der Hornhaut, die Bedingungen für eine perforierende Keratoplastik deutlich bessern.

Summary. A report is given on 116 patients with penetrating keratoplasty by generally accepted indications for the substitution of the diseased or damaged cornea. An adaquate surgical technique under the operating microscope is in the same way as the selection of the donor graft tissue and timely indication for penetrating corneal grafting and adjunctive medical therapy in the postoperative period (steroids etc.) the reason for the 71,5 % success of the mixed patient-group concerned. In individual cases the success of penetrating keratoplasty depends on the timely application of therapeutic soft (hydrophilic) contact lenses in the preoperative period as for example in the therapeutic-resistent cases of herpetic inflammation of the cornea or cornea damaged by steroids.

Literatur

Albert, B.: Keratoplastik. Bücherei des Augenarztes, Heft 37, 101 (1961). – Alberth, B., Schnitzler, A.: Irreversible Mydriase nach Keratoplastik bei Keratokonus. Klin. Monatsbl. Augenheilkd. **159**, 330–335 (1971). – Barraquer, J.: Persönliche Erfahrungen mit der Keratoplastik in den letzten 25 Jahren. Klin. Monatsbl. Augenheilkd. **160**, 499–516 (1977). – Castroviejo, R.: Keratoplastik. Stuttgart: Thieme 1968. – Damaske, E.: Autologe Hornhauttransplantation bei rezidivierendem Herpes corneae. Klin. Monatsbl. Augenheilkd. **168**, 405–409, (1976). – Damaske, E.: Tektonische Keratoplastik bei infizierter Elliotscher Trepanation. Ophthalmologica **177**, 39–45 (1978). – Hallermann, W.: Probleme der Keratoplastik. Ber. Dtsch. Ophthalmol. Ges. **71**, 279–289 (1972). – Hallermann, W.: Keratoplastik aus akuter Indikation. Klin. Monatsbl. Augenheilkd. **167**, 345–352 (1975). – Harms, H.: Augenoperationen unter dem binocularen Mikroskop. Ber. Dtsch. Ophthalmol. Ges. **58**, 119–122 (1953). – Mackensen, G.: Mikrochirurgie an der Hornhaut. In: K.E. Krüger und M. Tost (Hrsg.): Augenheilkunde in Forschung und Praxis. 138–140 (1972/2 R 15). – Mackensen, Witschel, H.: Probleme der Keratoplastiknaht bei narbig und dystrophisch veränderten Hornhäuten. Klin. Monatsbl. Augenheilkd. **161**, 635–640 (1972). – Meyer, H.J.: Perforierende Keratoplastik bei Aphakie. Klin. Monatsbl. Augenheilkd. **164**, 453–462 (1974). – Langstone, R.H.S., Pavan-Langston, D., Dohlman, C.: Penetrating keratoplasty for herpetic keratitis – prognostic and therapeutic determinants. Trans. Am. Acad. Ophthalmol. Otolaryngol **79**, 577 (1975). – Moore, Th.E., Aronson, S.B.: The corneal graft. A multiple variable analysis of the penetrating keratoplasty. Am. J. Ophthalmol. **72** (1971). – Polack, F.M.: The effect of ocular inflammation on corneal grafts. Am. J. Ophthalmol. 60, 259 (1965). – Sautter, H., Hinzpeter, E.N., Naumann, G.: Über Indikation, Technik und Ergebnisse der partiellen perforierenden Keratoplastik bei Fuchsscher Hornhautdystrophie. Klin. Monatsbl. Augenheilkd. **160**, 129 (1972). – Severin, M.: Perforierende Keratoplastik bei schweren Veränderungen des vorderen Augenabschnitts. Klin. Monatsbl. Augenheilkd., **171**, 722–730 (1977). – Sundmacher, R.: Immunreaktion nach Keratoplastik. Klin. Monatsbl. Augenheilkd. **171**, 705–722 (1977). – de Voe, A.G.: Complications of keratoplasty. Am. J. Ophthalmol. **79**, 907 (1975)

Ber. Dtsch. Ophthalmol. Ges. 76, 859 (1979)
Ionisierende Strahlen in der Ophthalmologie
Redigiert von W. Jaeger, Heidelberg
© J. F. Bergmann Verlag 1979

Stäbchen- und Zapfenfunktion nach Behandlung der Netzhautablösung

E. Alexandridis (Heidelberg)

Nach operativer Behandlung der Amotio mit Makulabeteiligung nimmt die Besserung der Sehschärfe längere Zeit in Anspruch als die Besserung des Gesichtsfeldes (4 Monate bis 1 Jahr). Fast kein solches Auge erreicht einen vollen Visus; der Farbsinn bessert sich ebenfalls sehr langsam oder er bleibt für immer gestört. Man darf jedoch nicht annehmen, daß das Zapfensystem der Netzhaut seine Funktion – nach Behandlung der Amotio – langsamer wiedergewinnt als das Stäbchensystem. Die Ergebnisse der vorliegenden Arbeit demonstrieren, daß das Gegenteil der Fall ist.

An Patienten, die nach einer Amotio retinae mit Makulabeteiligung erfolgreich operiert worden sind, wurden die Schwellenwerte der Lichtwahrnehmung umschriebener Netzhautareale bei verschiedenen Adaptationsstufen nach der Methode der statischen Perimetrie ermittelt. Geprüft wurde ein Meridian, der je ein etwa gleich großes Areal gesunder und zuvor abgelöster Netzhaut umfaßte. Ein Teil der Patienten wurde 3 Wochen nach der Operation und ein Teil 1 Jahr nach der Operation untersucht. Beide Gruppen waren Amotionen, die bis zu ihrer Operation nicht lange bestanden haben (3–14 Tage).

Eine kleine Gruppe bildeten schließlich 3 Patienten mit lange bestehender Amotio.

3 Wochen nach der Operation liegt die Empfindlichkeit des dunkeladaptierten Auges im Bereich der früher abgelösten und wieder angelegten Netzhaut im Durchschnitt um 1,5 log niedriger als im Bereich der primär intakten Netzhaut.

Bei Helladaptation läßt sich zwischen beiden Netzhautteilen kein Empfindlichkeitsunterschied erkennen.

Ein Jahr nach der Operation zeigt sich eine identische Netzhautempfindlichkeit im primär intakten und operativ wiederangelegten Netzhautbereich sowohl bei Dunkeladaptation als auch bei Helladaptation.

Diese Ergebnisse demonstrieren, daß das Stäbchensystem der Netzhaut zur Wiedergewinnung seiner Funktion – nach operativer Behandlung der Netzhautablösung – längere Zeit braucht als das Zapfensystem. Dies gilt jedoch nur dann, wenn die Amotio bis zu ihrer Operation nicht lange bestanden hat. Nach operativer Behandlung einer alten Amotio läßt sich weder beim Stäbchensystem noch beim Zapfensystem, auch 1 Jahr nach der Operation, eine Wiedergewinnung der Funktion erkennen.

Ber. Dtsch. Ophthalmol. Ges. **76**, 861–869 (1979)
Ionisierende Strahlen in der Ophthalmologie
Redigiert von W. Jaeger, Heidelberg
© J. F. Bergmann Verlag 1979

Das genetische und das familiäre Schicksal von ehemaligen Schülern einer Blindenschule

A. Blankenagel und W. Jaeger (Univ.-Augenklinik Heidelberg. Direktor: Prof. Dr. W. Jaeger)

Wollen wir in Zukunft Blindheit verhüten helfen, werden dabei die Hereditär-Blinden eine immer größere Rolle spielen. Die Universitäts-Augenklinik Heidelberg überwacht seit nahezu hundert Jahren die Blindenschule Ilvesheim. Krankengeschichten und -journale dieser Patienten sind lückenlos, ohne jede Zerstörung durch Kriegsereignisse, vorhanden.

In einer vor Jahren erhobenen Statistik konnten wir zeigen, daß die Ursache der Blindheit bei diesen Schülern sich grundlegend gewandelt hat. So waren am Ende des 19. Jahrhunderts 30% aller Schüler dieser Blindenschule durch Hornhauterkrankungen (meist post-blenorrhoische Leukome) erblindet, während diese Erblindungsursa-

che jetzt auf praktisch 0% abgesunken ist. In immer höherem Maße bleiben die hereditären, gen-bedingten Erblindungen übrig, die jedoch einer Behandlung bisher nur in geringem Umfang zugänglich waren.

Unter Berücksichtigung dieser Entwicklung führen wir seit etwa fünfzehn Jahren eine genetische Beratung der Schulentlassenen unserer Blindenschule – gemeinsam mit Kollegen des Humangenetischen Instituts – durch. Um diese Beratungen auf eine solide Grundlage zu stellen, haben wir nun eine katamnestische Untersuchung bei allen uns noch erreichbaren ehemaligen Schülern der Blindenschule Ilvesheim durchgeführt.[1] Aufgabe dieser Untersuchung war es, etwas über das familiäre, genetische und soziale Schicksal der Blinden zu erfahren. Außerdem werden wir versuchen, die Frage zu beantworten, ob die von uns durchgeführte genetische Beratung den erwarteten Erfolg erzielt hat.

Auf der ersten Übersicht (Tabelle 1) sind die *Diagnosen* der 201 noch erreichbaren ehemaligen Schüler der Geburtsjahrgänge 1890

---

[1] Die katamnestischen Untersuchungen wurden von Appel, Ch., Deluigi, S. und Lohmann, E., durchgeführt und ergänzt durch stud.biol. Chr. Jaeger. Diese Arbeit wurde unterstützt durch die Deutsche Forschungsgemeinschaft und durch die Dr. Meyer-Schwarting-Stiftung.

Tabelle 1. Katamnestische Untersuchungen an 201 ehemaligen Schülern der Blindenschule Ilvesheim

Buphthalmus	46	22,9%
Tapetoretinale Degeneration	36	17,9%
Cataracta congenita	24	11,9%
Mikrophthalmus	23	11,4%
Amotio insanata bei Myopia maligna	14	7,0%
Opticusatrophie	14	7,0%
Lawrence-Moon-Biedl-Syndrom	2	1,0%
Aniridie, Polstar, Myopia maligna	2	1,0%
François-Syndrom (Hornhaut-Dystrophie)	1	0,5%
Excessiver Keratokonus	2	1,0%
Erbliche Erkrankungen insgesamt	164	81,6%
Nicht erbliche Erkrankungen (z.B. M. Still-Chauffard, Leukom nach Blenorrhoe)	37	18,4%
	201	100%

Tabelle 2. Sozialstatistik

116 Unverheiratete verteilen sich:

52 ♂			64 ♂	
Stadt $\dfrac{25♂}{38♀}$		63:53	Land $\dfrac{27♂}{26♀}$	
Jahrgänge	Jahrgänge	Jahrgänge	Jahrgänge	Jahrgänge
1890–1912	1913–1922	1923–1932	1933–1942	1943–1952
25	18	21	27	25
6♂: 19♀	8♂: 10♀	6♂: 15♀	15♂: 12♀	17♂: 8♀
	20♂: 44♀		32♂: 20♀	

bis 1952 zusammengestellt. Von früheren Jahrgängen war niemand mehr am Leben. Bei jüngeren Jahrgängen hatte sich der Lebensweg noch nicht endgültig entschieden.

Auch diese Übersicht der 201 ehemaligen Schüler zeigte deutlich das Überwiegen der hereditären Ursachen der Erblindung. 81,6% hereditären Krankheiten stehen nur 18,4% nicht-hereditäre Krankheiten gegenüber. An der Spitze stehen – wie auch in allen anderen Statistiken der ganzen Welt – die tapetoretinale Degeneration und der Buphthalmus, die zusammen fast wieder die Hälfte der Hereditär-Blinden ausmachen. Dazu ist allerdings zu bedenken, daß der Anteil des Buphthalmus in den letzten Jahren erheblich zurückgegangen ist. Dies ist auf die bessere mikrochirurgische Operationstechnik zurückzuführen.

Die Forderung nach einer sinnvollen genetischen Beratung ist aus der statistischen Übersicht (Tabelle 1) ohne weiteres einzusehen. Voraussetzung dafür ist allerdings, daß

wir am Lebensschicksal früherer Generationen von Blinden lernen.

Wir wenden uns zunächst dem *familiären und genetischen Schicksal* zu.

Die nächste Übersicht (Tabelle 2) zeigt, daß 116 der 201 Patienten unverheiratet geblieben sind (also fast 60%). Die Entwicklung in den einzelnen Jahrgangsgruppen – wie aus der Übersicht zu entnehmen ist – zeigt keinen überzeugenden Trend in der Richtung, daß in neueren Zeiten mehr Blinde heiraten würden. Aber trotzdem ist anzunehmen, daß dies in Zukunft eintritt, aus folgenden Gründen:

1. Die soziale Hilfe ist im modernen Wohlfahrtsstaat besser organisiert. Das Risiko einer solchen Ehe ist also geringer.

2. Der Kontakt blinder Personen am Arbeitsplatz mit sehenden Kollegen und Kolleginnen ist bei dem gegenwärtigen Trend zu Blindenberufen in Büro und Industrie besser als bei den früheren handwerklichen Berufen der Blinden.

Tabelle 3. Sozialstatistik

85 Verheiratete verteilen sich:

69 ♂			16 ♂	
Stadt $\dfrac{47♂}{9♀}$		56 : 29	Land $\dfrac{22♂}{7♀}$	
Jahrgänge	Jahrgänge	Jahrgänge	Jahrgänge	Jahrgänge
1890–1912	1913–1922	1923–1932	1933–1942	1943–1952
20	26	12	17	10
19♂: 1♀	21♂: 5♀	12♂: 0♀	13♂: 4♀	4♂: 6♀
	52♂: 6♀		17♂: 10♀	

Tabelle 2 zeigt eine genau aufgegliederte Sozialstatistik der 116 unverheirateten Blinden. Erwartungsgemäß überwiegen die Frauen. 52 männlichen Blinden entsprechen 64 weibliche unverheiratete Blinde. Die unverheirateten Frauen überwiegen namentlich in den Städten. Im ländlichen Bereich haben blinde Mädchen wohl eher die Chance zu heiraten. Hier sind die Anteile mit 27 Männern zu 26 Frauen fast gleich.

Der Trend in den letzten Jahrgängen scheint die blinden Mädchen zu begünstigen. Wie man am Ende der Statistik sieht, hat sich das Verhältnis von Männern zu Frauen sogar umgekehrt. Dabei ist allerdings zu berücksichtigen, daß bei der letzten Jahrgangsgruppe sicherlich noch mehr Männer heiraten werden, da erfahrungsgemäß die Mädchen in jüngeren Jahren heiraten als die Männer.

Eine große Rolle spielt sicher auch die Frage, ob die Erblindung zusätzlich mit einer kosmetischen Entstellung verbunden ist. Relativ günstige Heiratsaussichten haben blinde Patienten mit tapetoretinaler Degeneration, dagegen sind 86% der früheren Schüler der Blindenschule mit Mikrophthalmus unverheiratet geblieben.

In der Sozialstatistik der verheirateten Blinden (Tabelle 3) ist die ungünstige Situation blinder Mädchen noch eindrucksvoller erkennbar: 69 verheirateten blinden Männern entsprechen nur 16 verheiratete blinde Frauen, also ein Verhältnis von etwa 4 : 1. Auch hier zeigt die Stadt ungünstigere Voraussetzungen für blinde Mädchen als die ländlichen Bezirke. In den Städten beträgt das Verhältnis blinder verheirateter Männer zu blinden verheirateten Frauen 5 : 1, während es in ländlichen Bezirken 3 : 1 beträgt.

In jüngster Zeit zeigt sich auch bei den Verheirateten ein Trend, der blinden Mädchen offensichtlich eher eine Chance eröffnet, zu heiraten. Die Vorbehalte für die letzte Jahrgangsgruppe sind natürlich dieselben, wie sie schon bei den unverheirateten Blinden besprochen wurden.

Wenn nun aber die Chance für Blinde, eine Ehe zu schließen und eine Familie zu gründen, im modernen Sozialstaat günstiger wird, dann ist es um so wichtiger, die Blinden vor der Eheschließung zu beraten. Für diese Beratung lernen wir aus dem Schicksal unserer verheirateten Blinden der vergangenen Jahrzehnte (Tabelle 4).

Die 85 verheirateten Blinden unserer katamnestischen Statistik haben insgesamt 82 Ehen geschlossen, dreimal haben Schüler unserer Blindenschule untereinander geheiratet.

Zunächst ist es wichtig festzustellen, daß keine einzige dieser 82 Ehen geschieden wurde. Sicher sind die Gründe dafür nicht nur die moralischen Qualitäten der Ehepartner. Auch finanzielle und wirtschaftliche Gründe erlauben sicher nur sehr selten den „Luxus" einer Ehescheidung. Trotzdem möchten wir festhalten, daß doch sicher der Gesichtspunkt der Zuneigung und der gegenseitigen Dankbarkeit in diesen Ehen eine große Rolle spielt.

Von diesen 82 Ehen sind 38 – also fast die Hälfte – kinderlos. Die Eheleute berichteten uns, daß sie zum Teil bewußt das Schicksal der Kinderlosigkeit im Verantwortungsbewußtsein auf sich genommen haben. Nur ein minimaler Prozentsatz (er ist nicht genau feststellbar, weil die Betroffenen nur ungern darüber Auskunft geben) ist deshalb kinderlos, weil in der Zeit zwischen 1933 und 1945 eine Sterilisierung eines Partners erfolgte.

Weitere 37 Ehen, also auch fast die Hälfte, haben gesunde Kinder. Lediglich 7 Ehen der insgesamt 82 Ehen haben ein oder mehrere blinde Kinder.

Diese Gruppe wird uns natürlich besonders interessieren, denn man fragt sich: Wäre ein solches Schicksal bei intensiver Beratung voraussehbar gewesen?

Die nächste Übersicht (Tabelle 5) zeigt

Tabelle 4. Katamnestische Untersuchung an 201 ehemaligen Schülern der Blindenschule Ilvesheim

116 blieben unverheiratet	
85 haben geheiratet =	82 Ehen
davon	38 Ehen kinderlos
	37 Ehen mit gesunden Kindern
	7 Ehen mit blinden Kindern

Tabelle 5. 85 Blinde Schüler haben geheiratet

davon	20 einen blinden Partner
	14 ♂ : 6 ♀
	8 einen sehbehinderten Partner
	4 ♂ : 4 ♀
	57 einen normal sehenden Partner
	51 ♂ : 6 ♀

die weitere Aufschlüsselung der 85 verheirateten blinden ehemaligen Schüler.

Diese 85 verheirateten Schüler verteilen sich so:
- 20 auf Ehen blind/blind zu
- 8 auf Ehen blind/hochgradig sehbehindert zu
- 57 auf Ehen blind/sehend.

Betrachtet man auf dieser Übersicht die Verteilung des männlichen und weiblichen Geschlechtes, so zeigt sich, daß eine blinde Frau kaum die Chance hat, einen sehenden Mann zu heiraten, wohl aber umgekehrt, das Verhältnis ist 51 : 6. Bei den Ehen blind/blind und blind/hochgradig sehbehindert ist das Verhältnis günstiger für das weibliche Geschlecht.

Dies ist auch einer der Gründe, warum sich die Ehen blind/blind und blind/hochgradig sehbehindert nie vermeiden lassen. Es kommt hinzu, daß die Kontaktmöglichkeiten der Blinden zu Sehenden begrenzt sind, die Blinden sich aber in der Blindenschule, in Umschulungsstätten und im Blindenverband kennenlernen. Unsere Katamnesen haben ergeben, daß fast alle Ehen blind/blind und blind/hochgradig sehbehindert sich bei diesen Gelegenheiten angebahnt haben.

Tabelle 6. Ehe blind mit blind

Von 201 ehemaligen Schülern der Blindenschule Ilvesheim haben

     20 Schüler einen blinden Ehepartner geheiratet

     = 17 Ehen

davon sind 10 Ehen kinderlos

     6 Ehen mit gesunden Kindern

     1 Ehe mit blinden Kindern

Die folgende Übersicht (Tabelle 6) gibt eine Aufstellung der 20 Blinden, die eine Ehe blind/blind eingegangen sind. Von diesen 17 Ehen sind 10 ohne Kinder, das ist mehr als die Hälfte. (Bei den Ehen blind/hochgradig sehbehindert sieht man, daß genau die Hälfte kinderlos, und bei den Ehen blind/sehend weniger als die Hälfte kinderlos ist.)

Die Übersicht (Tabelle 7) zeigt, daß bei den 6 Ehen mit gesunden Kindern mit einer Ausnahme, bei der wir die Erblindungsursache nicht kennen, jeweils *ein* Partner durch eine nicht-hereditäre Ursache erblindet ist. Vom genetischen Standpunkt wäre gegen diese Ehe also auch bei sorgfältiger Beratung nichts einzuwenden gewesen, insbesondere, da der andere blinde Ehepartner an einer Krankheit leidet, bei der der rezessive Erbgang überwiegend wahrscheinlich ist.

Der Buphthalmus und die tapetoretinale Degeneration werden in der Regel rezessiv vererbt. Selbst das Vorkommen bei mehreren Geschwistern, wie z.B. bei dem Stammbaum der tapetoretinalen Degeneration, wäre kein Grund, von einer Ehe abzuraten. Die Ehe eines der vier betroffenen Söhne hat auch in der Tat keine blinden Nachkommen hervorgebracht (Stammbaum Abb. 1).

Das Auftreten einer tapetoretinalen Degeneration in zwei aufeinanderfolgenden Generationen wird man – insbesondere, wenn Konsanguinität angenommen werden kann, – eher für eine Pseudodominanz halten. Bei einer unserer Familien hat sich das bestätigt, keines der beiden Kinder ist erkrankt (Stammbaum Abb. 2).

Bei den relativ häufigen Erbkrankheiten Buphthalmus und tapetoretinale Degeneration besteht natürlich immer eine gewisse, wenn auch sehr geringe Möglichkeit, daß der

Tabelle 7. Ehe blind mit blind. 6 Ehen mit gesunden Kindern

Diagnose	Diagnose	Zahl der Kinder
Buphthalmus ♀	Leukoma corneae nach Blenorrhoe ♂	1♂
Buphthalmus ♂	Amaurose unklarer Genese ♀	2♂ 2♀
Amotio Insanata ♂ nach Myopia maligna	Zustand nach Kalkverätzung ♀	1♂
Cat. congenita ♀	Opticusatrophie nach Meningitis ♂	2♂
Tapetoretinale Degeneration ♂	Opticusatrophie nach Trauma ♀	2♂
Zustand nach Kalkverätzung ♂	Cat. Congenita ♀	1♂

Ehepartner ebenfalls ein Heterozygoter gerade dieser Krankheit ist. So ist das tragische Schicksal einer der Familien blind/blind zu erklären, welche ein blindes Kind bekamen: Der Vater hatte einen Buphthalmus, die Mutter eine Cataracta congenita, das Kind hatte sowohl einen Buphthalmus als auch eine Cataracta congenita (Tabelle 8, Stammbaum Abb. 3).

Der Stammbaum zeigt, daß die Cataracta congenita, da es sich um eine dominante Form handelte, zu 50% Wahrscheinlichkeit

Tabelle 8. Ehe blind mit blind. 1 Ehe mit blindem Kind

Buphthalmus ♂	Cat. congenita ♀
Buphthalmus + Cat. congenita ♂	

zu erwarten war, nicht aber der Buphthalmus. Die Mutter des kleinen blinden Patienten ist neben dem dominanten Gen für Cataracta congenita auch noch heterozygote Trägerin des Gens für Buphthalmus gewesen. Dies ließ

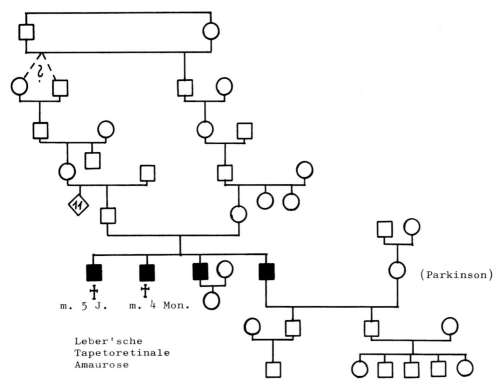

Abb. 1. Stammbaum E.L. (geb. 1901). Rezessives Erbleiden − Normal. Konsanguinität

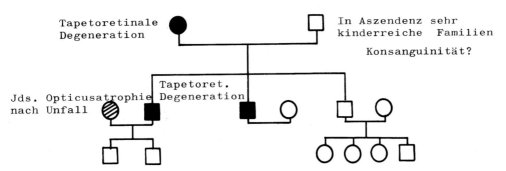

Abb. 2. Stammbaum E.K. (geb. 1937). Pseudodominanz bei rezessivem Erbleiden und Erblindung durch Unfall

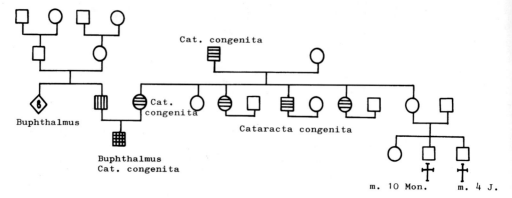

Abb. 3. Stammbaum W. Sp. (geb. 1959). Kombination eines rezessiven und dominanten Erbleidens

sich aber nicht voraussehen. Man hätte zwar wahrscheinlich bei der genetischen Beratung von Kindern in dieser Ehe abgeraten, aber nur wegen der dominanten Katarakt, nicht wegen des Buphthalmus. Was aber zur Erblindung geführt hat, ist der Buphthalmus, nicht die Katarakt, die für sich allein wohl operabel gewesen wäre.

Eine weitere Übersicht (Tabelle 9) zeigt die Gruppe der Ehen blind/hochgradig seh-

Tabelle 9. Ehe blind mit sehbehindert

Von 201 ehemaligen Schülern der Blindenschule Ilvesheim haben

8 Schüler einen sehbehinderten Ehepartner geheiratet

= 8 Ehen

davon   4 Ehen kinderlos

3 Ehen mit gesunden Kindern

1 Ehe mit sehbehindertem Kind

Tabelle 10. Ehe blind mit sehbehindert. 3 Ehen mit gesunden Kindern

Diagnose	Diagnose	Zahl der Kinder
Cat. Congenita ♀	Aniridie ♂	1 ♀
Tapetoretinale Degeneration	Cat. Congenita ♂	1 ♀ 1 ♂
R: Totales Leukom ♀		
L: Anophthalmus ♀ (n. Masern)	Cat. Congenita ♀	2 ♂

behindert. Unter diesen 8 Ehen sind 4 (also genau die Hälfte) kinderlos. 3 Ehen haben gesunde Kinder (Tabelle 10).

Die erste hier aufgeführte Ehe war mit großem Risiko belastet. Es ist dieselbe Kombination, die (wie später noch beschrieben wird) in einer anderen Ehe zu einem blinden Kind geführt hat. Nur wegen der geringen Kinderzahl ist hier alles gutgegangen. Bei den beiden anderen Ehen hätte man nicht abgeraten, besonders bei dem dritten Beispiel, da der blinde Partner durch eine erworbene Krankheit erblindet war.

Eine Familie aus der Gruppe der Ehen blind/hochgradig sehbehindert (Tabelle 11) hat ein blindes Kind. Der Grund dafür ist, daß es sich bei der Aniridia congenita um ein dominantes Leiden handelt. Der Stammbaum

Tabelle 11. Ehe blind mit sehbehindert. 1 Ehe mit 1 gesunden und 1 sehbehinderten Kind

Aniridie	Cat. congenita ♂
Cat. pol. post. ♀	
Myopia maligna	
gesund ♀	Aniridie
	Cat. pol. ant. ♂
	Myopia magna

zeigt die Dominanz dieses Leidens durch Generationen (Abb. 4).

Zuletzt soll nun die größte Gruppe besprochen werden, die 57 Ehen blind/sehend (Tabelle 12). Von diesen Ehen hatten 23 keine Kinder, also weniger als die Hälfte, im Gegensatz zu den beiden anderen Gruppen.

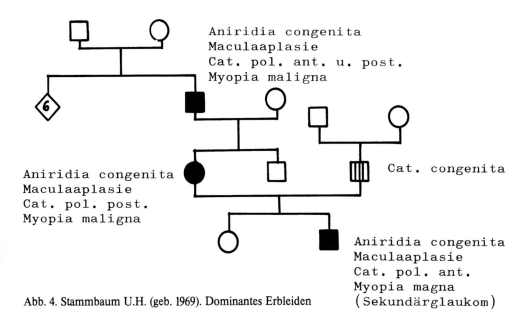

Aniridia congenita
Maculaaplasie
Cat. pol. ant. u. post.
Myopia maligna

Aniridia congenita
Maculaaplasie
Cat. pol. post.
Myopia maligna

Cat. congenita

Aniridia congenita
Maculaaplasie
Cat. pol. ant.
Myopia magna
(Sekundärglaukom)

Abb. 4. Stammbaum U.H. (geb. 1969). Dominantes Erbleiden

Tabelle 12. Ehe blind mit sehend

Von 201 ehemaligen Schülern der Blindenschule
Ilvesheim haben
     57 Schüler (51♂ : 6♀) einen sehenden
     Ehepartner geheiratet
     = 57 Ehen
davon sind 24 Ehen kinderlos
     28 Ehen mit gesunden Kindern
     5 Ehen mit blinden Kindern

Tabelle 13. Ehe blind mit sehend. 28 Ehen mit gesunden Kindern

Diagnose	Zahl der Pat.	Zahl der Kinder
Tapetoretinale	8	3 × 1
		4 × 2
		1 × 5
Buphthalmus	6	1 × 1
		2 × 1
		1 × 2
		2 × 3
Cataracta congenita	2	1 × 2
		1 × 6
Opticusatrophie (1× Turmschädel)	2	1 × 1
		1 × 2
Amotio insanata n. Myopia maligna		1 × 2
Mikrophthalmus	1	1 × 1
Nicht erbliche Erkrankungen	8	3 × 1
		3 × 2
		1 × 3
		1 × 6

Die 28 Ehen mit gesunden Kindern (Tabelle 13) bestätigen, was schon berichtet wurde: 8 Blinde sind an nicht-hereditären Erkrankungen erblindet. Genetisch bestand bei
ihnen überhaupt kein Risiko.

Von den übrigen Blinden hatten 8 eine tapetoretinale Degeneration mit rezessivem
Erbgang, 6 einen Buphthalmus. Trotz relativ
vieler Kinder dieser Ehen findet sich kein
blindes Kind. In den Ehen mit weniger Kindern der übrigen Krankheiten ist nicht zu entscheiden, ob es sich um ein rezessives Leiden
handelte, oder ob nur durch die geringe Kinderzahl kein blindes Kind bei sonst dominan-
tem Erbleiden geboren wurde. (Von der Diagnose her wären beide Möglichkeiten disku-
tabel.)

Die nächste Übersicht (Tabelle 14) zeigt,
daß auch in einer Ehe blind/sehend blinde
Kinder möglich sind. Knapp 9% der 57 Ehen
dieser Gruppe haben blinde Kinder. Dabei
finden sich drei dominante Erbleiden (Aniridie und der dominante Typ des François-Syn-
droms und die dominante Form der tapetoretinalen Degeneration). Bei den zwei weiteren
Leiden handelt es sich wahrscheinlich um
Dominanz.

Vergleicht man nun die Chance, ein blindes Kind zu bekommen bei den Ehen
blind/blind und blind/hochgradig sehbehindert einerseits mit den Ehen blind/sehend
andererseits, so sind die Unterschiede nicht so
groß, wie man zunächst meinen möchte.

In 25 Ehen blind/blind und blind/hoch-

Tabelle 14. Ehe blind mit sehend. 5 Ehen mit blinden Kindern

François-Syndrom ♂	gesund ♂
François-Syndrom ♀	
Cat. congenita ♂	gesund ♀
Cat. congenita ♂	
Aniridia congenita gesund ♀ Myopia maligna ♂	
gesund ♂	Aniridia congenita Myopia maligna ♀
Myopia maligna ♂	gesund ♀
gesund ♀ Myopia maligna ♂	gesund ♀
Tapetoretinale Degeneration ♀	gesund ♂
Tapetoretinale Degeneration ♂	

gradig sehbehindert wurden zwei blinde Kinder geboren. In 57 Ehen blind/sehend wurden 5 blinde Kinder geboren.

Wir haben gesehen, daß sich die Ehen blind/blind schon allein wegen der blinden Mädchen nicht werden vermeiden lassen. Es ist beruhigend zu sehen, daß die Gefahr, daß in diesen Ehen blinde Kinder zur Welt kommen, nicht wesentlich höher war, als in den Ehen blind/sehend.

Sicher werden Eheschließungen blinder Personen in Zukunft eher noch häufiger werden. Dies geht auch aus der Entwicklung der beruflichen Situation der Blinden hervor. Es ist deutlich zu sehen (Tabelle 15), daß die handwerklichen Berufe zurückgehen bzw. –

wie die zahlreichen Fälle von beruflicher Umschulung zeigen – verlassen wurden, und andererseits die Berufe in Büro und Industrie zunehmen. Damit nehmen aber auch die Kontaktmöglichkeiten zu. Blinde werden häufiger heiraten, und aus diesem Grund ist es wichtig, die genetische Beratung intensiv durchzuführen.

Namentlich vor einer Situation muß dringend gewarnt werden – daß nämlich ein Patient mit Buphthalmus eine Partnerin mit Buphthalmus heiratet oder ein Patient mit tapetoretinaler Degeneration eine Partnerin mit derselben Krankheit.

Glücklicherweise enthält unsere Statistik keinen solchen Fall. Es wäre zu erwarten, daß in einer solchen Ehe *alle* Kinder wieder befallen sind. Ein solches Unglück sollte durch genetische Beratung in erster Linie vermieden werden.

Zusammenfassung

Katamnestische Untersuchungen wurden durch die Universitäts-Augenklinik Heidelberg bei 201 noch erreichbaren ehemaligen Schülern der Geburtsjahrgänge 1890 bis 1952 der Blindenschule Ilvesheim, die seit nahezu 100 Jahren durch die Universitäts-Augenklinik betreut wird, durchgeführt. Aufgabe dieser Untersuchungen war es, etwas über das genetische, familiäre und soziale Schicksal dieser Blinden zu erfahren. Als Ursache der Erblindung stehen 81,6% hereditäre Augenerkrankungen 18,4% nicht-hereditären gegenüber. Buphthalmus und tapetoretinale Degeneration machen 50% der hereditären Erkrankungen aus. Fast 60% der Blinden bleiben unverheiratet. Bei den Verheirateten besteht ein Verhältnis zwischen blinden Männern und blinden Frauen von 5 : 1. Von den 82 Ehen (85 ehemalige Schüler) sind fast die Hälfte

Tabelle 15. Sozialistik

Jahrgänge	Handwerkliche Blindenberufe	davon umgeschult	Blindenberufe in Büro + Industrie	davon umgeschult
1890–1912	38	10	1	–
1913–1922	40	19	1	–
1923–1932	30	20	1	–
1933–1942	34	22	9	–
1943–1952	16	7	18	3 (Programmierer)

kinderlos, und ebenfalls fast die Hälfte der Ehen hat gesunde Kinder. 7 Ehen haben ein blindes Kind. Eine weitere Aufschlüsselung der Ehen erfolgt in: 17 Ehen blind/blind, 8 Ehen blind/partiell blind und 57 Ehen blind/-sehend (67 Männer : 15 Frauen). Die Stammbäume der blinden Kinder aus diesen Ehen mit rezessivem Erbgang werden ausführlich besprochen. Die Belastung in den Ehen blind/blind und blind/sehbehindert ist nicht höher als in den Ehen blind/sehend.

Die berufliche Situation der Blinden hat sich dahingehend entwickelt, daß die handwerklichen Berufe zurückgehen und entsprechend die Berufe in Büro und Industrie zunehmen. Daher besteht die Möglichkeit, daß in Zukunft häufiger Ehen blind/sehend geschlossen werden.

So bleibt als wichtigstes Ziel die genetische Beratung, wie wir sie seit etwa 15 Jahren in Verbindung mit dem Humangenetischen Institut, Heidelberg, bei den Schulentlassenen der Blindenschule durchführen. Nur so bekommt man eine Chance, die hereditären genbedingten Erblindungen verhüten zu helfen.

Summary. The University-eye-hospital Heidelberg carried out the katamnesis of 201 still available former pupils of the Ilvesheim School for the Blind, who were born between 1890 and 1952. The school has been under supervision for almost 100 years.

The purpose of this investigation was to obtain information on genetic, familiar and social development. The causes of blindness are 81,6 % hereditary ones. Hydrophthalmia and tapetoretinal degeneration represent 50% of hereditary diseases.

Nearly 60% of blind people remained single. The proportion of married blind men and women is 5 to 1. 38 of 82 marriages (85 ex-pupils) are childless and 37 of them have healthy children. In the case of 7 marriages there is one blind child.

There are: 20 blind/blind marriages, 8 blind/partially blind marriages and 57 blind/normal vision marriages (a ratio of 67 blind men to 15 women). The pedigrees of blind children of these marriages with recessive, dominant or with a combination of dominant and recessive hereditary transmission are discussed in detail. In blind/blind and blind/partially blind marriages the chances of transmission of these diseases are not greater than in blind/normal vision marriages.

The professional situation of blind people has changed considerably: handycraft professions are becoming more rare while professions in office and industry increase in a corresponding rate. It is, therefore, possible that blind/normal marriages will show an upward trend in the future.

The principal aim is to provide genetic advice. This we have been doing for pupils leaving the school for the blind for the past 15 years in conjunction with the Institute for Human Genetics, Heidelberg.

Only by genetic counselling there is a possibility to prevent hereditary, gene-determined forms of blindness.

Filmvorführungen

Ber. Dtsch. Ophthalmol. Ges. 76, 873–881 **(1979)**
Ionisierende Strahlen in der Ophthalmologie
Redigiert von W. Jaeger, Heidelberg
© J. F. Bergmann Verlag 1979

G. Jünemann und H. Busse (Univ.-Augenklinik Münster. Direktor: Prof. Dr. H.J. Küchle)
Iridozyklektomie bei Melanom der Irisbasis

Der Film demonstriert den Fall einer 45jährigen Patientin, bei der im Rahmen einer Brillenverordnung ein schwarz pigmentierter Tumor der Irisbasis bei 4 h entdeckt wurde. Wegen der klinischen Verdachtsdiagnose eines Melanoms der Iriswurzel wurde eine Iridozyklektomie in der von Mackensen angegebenen Technik (1972) durchgeführt. Dabei wurde in folgender Weise vorgegangen:

Nach Freilegung der Sklera und Aufnähen eines Flieringa-Ringes wurde ein korneoskleraler Doppeltürflügel über dem Tumorbett in der Hälfte der Skleradecke angelegt. Das darunter liegende Sklerabett wurde mit der Diathermiekugel hitzekoaguliert. Anschließend wurde das uveale Gewebe zirkulär um den Tumor freigelegt und mit der Diathermienadel koaguliert. Der Tumor wurde durch zirkuläre Schnittführung im Gesunden exzidiert, ohne daß Glaskörperkomplikationen auftraten. Anschließend erfolgte der schichtweise Wundverschluß mit Barraquer-Seide und doppelläufigen Tübinger Nylonfä-

den. Die Patientin befindet sich seit 4 Jahren in regelmäßiger ambulanter Kontrolle, ohne daß bisher ein Rezidiv aufgetreten ist (Abb. 1. u. 2).

Zusammenfassung

Die Autoren demonstrieren einen Fall einer 45jährigen Patientin mit Melanom der Irisbasis das mit der von Mackensen angegebenen Iridozyklektomietechnik operativ behandelt wurde. Die Patientin ist seit 4 Jahren rezidivfrei.

Summary: The authors report on a case of a 45 years old woman with a melanoma of the base of the iris which was treated with the technique of iridocyclectomy (Mackensen, 1972). The patient has been controlled for 4 years without a relapse.

Literatur

Mackensen, G., Custodis, M.: Iridozyklektomie mit mikrochirurgischer Technik. Klin. Monatsbl. Augenheilkd. **161**, 5–9 (1972)

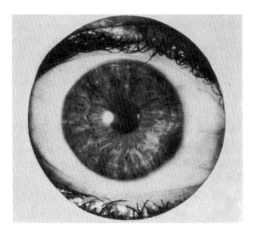

Abb. 1. Melanom der Irisbasis bei 4.00 Uhr (H.M., 45 Jahre, ♀)

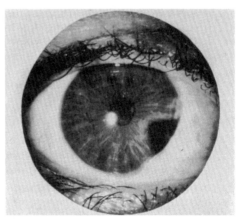

Abb. 2. Zustand nach Iridozyklektomie nach Mackensen, 4 Jahre post operationem (H.M., 45 Jahre, ♀)

H. Sautter (Univ.-Augenklinik Hamburg-Eppendorf. Direktor: Prof. Dr. Dr. h.c. H. Sautter)
Extraktion einer traumatisch subluxierten Linse mit Implantation einer Iris-Cliplinse

Im Gegensatz zur Absaugmethode im Kindesalter wird beim Erwachsenen etwa ab Mitte des 3. Lebensjahrzehnts eine subluxierte oder luxierte Linse extrahiert.

Hierzu an Hand unseres Materials einige Vorbemerkungen.

In den letzten 6 Jahren haben wir insgesamt 89 solcher Linsen bei 75 Patienten operiert. 68mal war die Linse subluxiert, 21mal vollständig luxiert – hiervon 5mal in die Vorderkammer und 16mal in den Glaskörper –. Die Ursache war bei 36 Augen ein stumpfes Trauma, bei 34 Augen ein Marfan- bzw. Marchesani-Syndrom und bei 19 Augen eine intraokulare Erkrankung.

Die Indikationen sind einmal *optische*, in erster Linie natürlich die Steigerung des Visus, bei entsprechenden Fällen, insbesondere den kongenitalen Syndromen, zusätzlich noch eine Verbesserung der ophthalmoskopischen Beurteilung der peripheren Retina. Bei den *therapeutischen* und damit absoluten Indikationen sind es die verschiedenen Arten des sekundären Glaukoms, darunter auch das phakolytische bei einer kompletten Luxation der Linse in den Glaskörper.

Die wichtigsten *operativ-technischen Voraussetzungen bzw. Maßnahmen* sind:

In erster Linie das *Operationsmikroskop*, und zwar mit der Möglichkeit einer koaxialen Beleuchtung; sodann die Aufnähung eines *Flieringa-Rings*;

ferner die *korneale Inzision*, damit nicht ein Konjunktivallappen die Sicht beeinträchtigt. Sie kann erfolgen entweder mit einem Hockeymesser oder mit einem Diamantmesser oder aber mit einem elektrischen Rotormesser, wie sie nachher im Film zu sehen sein wird;

falls notwendig, eine *Vitrektomie;* die Vorderkammer muß am Ende der Operation frei von Glaskörper sein;

die *Extraktion* der Linse erfolgt mit dem Kryo-Stift; liegt sie jedoch tief unten im Glaskörper, ist u.U. ihre Anhebung mit einer *Schlinge* zu empfehlen, bis der Kryo-Stift unter deutlicher Sicht auf die Linse aufgesetzt werden kann.

Die Wunde verschließen wir gewöhnlich mit einer *fortlaufenden 10 × 0-Perlonnaht*.

Im Falle einer einseitigen – dann meist wohl traumatischen – Luxation stellt sich, insbesondere bei jüngeren Patienten, die Frage nach der Implantation einer Iris-Cliplinse – welchen Modells auch immer. Unter der Voraussetzung einer völligen Bereinigung der Vorderkammer von Glaskörper halten wir dies von Fall zu Fall durchaus für gerechtfertigt, wie dies im Film nach der Extraktion einer traumatisch subluxierten Linse (Contusio bulbi durch Holzscheit) gezeigt wird.

Aussprache

Herr Böke (Kiel) zu Herrn Sautter:

Glaskörpervorfall – bei derartigen Operationen wie bei der Linsenextraktion überhaupt – gilt im allgemeinen als Kontraindikation gegen die Implantation einer intraokularen Linse. In 2 eigenen Fällen war dennoch nach Vitrektomie und bei sauberen Vorderkammerverhältnissen eine Implantation mit gutem Erfolg möglich. Hat der Vortragende ähnliche Erfahrungen gemacht?

Herr Nover (Mainz) zu Herrn Sautter:

Besitzen Sie größere Erfahrungen mit der Implantation von Iris-Clip-Linsen bei Kindern mit Cataracta congenita? Es wird in diesem Zusammenhang vor allem bei einseitiger Aphakie ja immer wieder diskutiert, ob auf diese Weise der oft vorhandenen Amblyopie besser begegnet werden kann als mit Kontaktlinse, Starbrille und Okklusion des anderen Auges.

H. Sautter, U. Demeler, W. Lüllwitz (Univ.-Augenklinik Hamburg–Eppendorf. Direktor: Prof. Dr.Dr. h.c. Sautter):
Anwendung des Vitreousstrippers nach Klöti am vorderen Augenabschnitt

Für die Brauchbarkeit des Vitreousstrippers am vorderen Augenabschnitt demonstriert der Film 2 Indikationen, nämlich:

1. Die Exzision des Nachstars, und

2. die vordere Vitrektomie nach vorausgegangener intrakapsulärer Kataraktextraktion.

Die Nachstaroperation mit Messer oder Schere hat häufig folgende Nachteile:

1. Die hohe Rezidivquote: Fälle, in denen Nachstaroperationen mehrfach wiederholt werden müssen, sind uns allen geläufig.

2. Das optische Ergebnis läßt oft zu wün-

schen übrig. Eine objektive Refraktionsbestimmung ist oft sehr erschwert oder gar unmöglich.

3. Der auch nach der Diszision unzureichende Einblick in die Fundusperipherie ist bei späteren Netzhautkomplikationen sehr hinderlich.

Anstelle der Diszision wählen wir deshalb heute gerne die Nachstarexcision mit dem Vitrektor, und zwar entweder demjenigen von Klöti, hergestellt durch die Fa. Oertli, oder neuerdings auch dem von Grieshaber. Insbesondere hat sich uns die Nachstarexcision in Kombination mit der Linsenabsaugung bei der kindlichen Katarakt bewährt. Grundsätzlich gilt dies aber auch für die Behandlung des Nachstars beim Erwachsenen.

Hierzu ein Beispiel.

Es handelt sich um ein 10 Jahre altes Kind mit einer doppelseitigen Subluxation bei exzessiver Myopie. Der Visus auf dem demonstrierten Auge betrug auch in Mydriasis weniger als 0,05. Bei der Absaugung der fast ganz durchgetrübten Linse ließ sich ein vorderer Kapselstar nicht erfassen und mußte zurückgelassen werden. Diese derbe Platte wurde dann mit dem Vitrektor exzidiert. Der Visus betrug danach 0,8. – Im anderen Auge hat kein derartiger Kapselstar bestanden. Hier ließ sich die subluxierte Linse absaugen, ohne daß eine Nachstaroperation nötig geworden war.

Sodann ein Beispiel für die zweite erwähnte Indikation. Die Anamnese ist charakteristisch für manchen ähnlich gelagerten Fall. Es handelte sich um einen HNO-Kollegen, der 1 Jahr zuvor beiderseits auswärts intrakapsulär extrahiert worden war. Sein Visus betrug danach auf jedem Auge 1,0. Etwa ein halbes Jahr später war jedoch die ursprüngliche Freude vorüber. Der Patient beschreibt nämlich, daß in zunehmendem Maße ein milchglasartiger Schleier aufgetreten sei, den er anfangs durch Kopfschütteln noch beseitigen konnte. Die Schwierigkeiten beim Lesen waren jedoch bald so erheblich, daß er sich gezwungen sah, eine Lupe zu Hilfe zu nehmen. Der Zustand wurde in der Folgezeit immer schlimmer. Schließlich quälten den Patienten der Reihe nach Kopfschmerzen, Schlafstörungen, Depressionen und sogar Suizidgedanken.

Kurzum, er war trotz eines nach wie vor praktisch vollen Fernvisus verzweifelt. Schon beim Betreten des Sprechzimmers fiel die extreme Lichtscheu auf. Als Befund fand sich eine beiderseits defekte Glaskörpergrenzfläche. Die Vorderkammer war von groben Schlieren angefüllt, der ganze Glaskörper stark wolkig getrübt. Wir alle kennen solche Befunde, die nicht selten – offenbar so auch in diesem Fall – erst nach der Klinikentlassung in Erscheinung treten. Dem Patienten wurde von einem Augenarzt gesagt, es handele sich um einen schicksalhaften Befund, man sähe hier keine Therapiemöglichkeit, und ein anderer meinte, die Glaskörpertrübungen seien ohne Krankheitswert.

Nach der Exzision des Glaskörpers mittels einer kleinen Inzision am Limbus, die nachher mit nur einem Faden verschlossen wird, war der Patient wieder beschwerdefrei und glücklich, der Visus nach wie vor normal.

Auch Hyalo-Keratopathien haben wir schon auf solche Weise geheilt, wenn sie nicht zu lange bestanden und somit zu einer irreversiblen Endothel-Dekompensation geführt hatten.

Aussprache

Herr Straub (Marburg) zu Herrn Sautter:

Sicherlich wird man bei vielen membranösen Nachstaren mit einer kleinen, zentral gelegenen Diszision in der Membran auskommen. Dieser insgesamt sehr schonende Eingriff muß, damit die Lücke offenbleibt, senkrecht zur stärksten Spannungsrichtung der Membran ausgeführt weden.

Herr Faulborn (Freiburg) zu Herrn Sautter:

Zur Entfernung von Nachstarmembranen mit dem Glaskörper-Stripper bietet sich auch die Parsplana-Route an. Man hat damit mehr Manipulationsspielraum und kann die zweite Inzision vermeiden.

P. Konstas, K. Zissiadis, D. Dereklis und S. Lake (Saloniki): **Bimanuelle Irrigations-Aspirations-Technik bei traumatischer und kongenitaler Katarakt**

Die Irrigations-Aspiration angeborener und traumatischer Katarakte ist in den letzten Jahren so weit technisch verbessert, daß diese Methode gegenüber der Ablassung in Form der normalen extrakapsulären Extraktion von den meisten bevorzugt wird.

Die bimanuelle Technik von Dardenne u. Mitarb. hat den großen Vorteil, bei weitgehend konstantem Vorderkammerdruck mit 2 Kanülen abwechselnd je nach Bedarf gleichzeitig ausspülen und absaugen zu können.

Die Methode haben wir während den letzten 2,5 Jahren bei 25 Fällen mit Erfolg angewandt.

Der Film zeigt zwei Operationen bei angeborener Katarakt, aufgenommen unter dem Zeiss Mikroskop OpMi-6.

Doppelte simultane korneale Inzision bei 10 und 3 bzw. 9 u. 2 Uhr mit feinen Lanzen. Die Einstichstellen werden so weit eröffnet, daß gerade die 12er oder 14er Kanülen eingeführt werden können.

Einführen der ersten Kanüle durch die nasale Öffnung, womit die Vorderkammer hergestellt und aufrecht erhalten wird. Durch die temporale Öffnung erfolgt eine zirkuläre vordere Kapsulotomie bei stehender Vorderkammer.

Einführen der zweiten Kanüle womit das Ausspülen und Absaugen der Linsenmassen beginnt.

Wiederherstellung der Vorderkammer mit Luft.

Subkonjunktivale Kortison-Antibiotikum Injektion.

Aussprache

Herr Lisch (Wörgl) zu Herrn Konstas:

Ein bimanuelles Vorgehen erübrigt sich, wenn die Linsenkapsel mit dem von Ullerich modifizierten Sato-Messerchen eröffnet wird und die Linsenmassen mit dem Gerät der französischen Firma Moria entfernt werden. Dieses saugt ab und füllt gleichzeitig die vordere Kammer auf.

Herr Fuchs (Stuttgart) zu Herrn Konstas:

Das operative Geschick des Vortragenden, mit dem er unter Zuhilfenahme zweier Kanülen bei tief bleibender Vorderkammer eine getrübte Linse absaugt und gleichzeitig Spülflüssigkeit einspritzt, ist wirklich bemerkenswert. Sein Film zeigt also sehr gut die Durchführung des von mir inaugurierten Prinzips gleichzeitiger Einspritzung und Absaugung am Auge ohne Aufhebung der Vorderkammer. Diese Methode wird von mir mit der Zweiwegespritze und ihrer doppelläufigen Kanüle schon seit 30 Jahren erfolgreich praktiziert. Meiner Erfahrung nach muß aber die getrübte Linse 3 Tage vor der Absaugung durch Diszision zur Quellung gebracht werden. Nur diese Quellung garantiert eine vollständige oder fast restlose Absaugung der einzelnen Linsenpartikel.

Bleiben Reste zurück, insbesondere hinter der Iris gelegene, ist eine spätere nochmalige Absaugung erforderlich, um die Bildung eines Nachstares zu vermeiden. Aus diesem Grund wurde die Zweiwegespritze konstruiert, mit welcher meiner Erfahrung nach nahezu vollständige Entfernung von Linsenresten aus der Vorderkammer auch für den ungeübten Operateur möglich ist.

Herr Konstas (Saloniki) Schlußwort zu Herrn Fuchs:

Bei den von mir operierten Patienten waren postoperativ keine größeren Linsenmassen zu beobachten, die einen weiteren Eingriff erforderlich gemacht hätten.

Die bimanuelle abwechselnde Spülung und Saugung hat den Vorteil, daß die Linsenmassen leichter in jeder Position entfernt werden können.

H. Conrads (Rheine): **Kataraktoperation mit ausgeprägtem Stufenschnitt**

Als Alternative zu dem von Barraquer beschriebenen flachen Scherenschnitt, der den Kammerwinkel schonen soll und zum diakornealen Schnitt zeigt dieser Film einen sklerokornealen Schnitt nach Eröffnung der Bindehaut mit ausgeprägtem, absichtlich weit in die Kornea vorgetragenem Stufenschnitt. Die Vorteile dieses Schnittes ergeben sich aus der Schonung des Kammerwinkels und der Unmöglichkeit eines Irisvorfalles in die Schnittwunde. Weiterhin bildet die Kornealleiste eine Führungsschiene für die zu extrahierende Linse. Der Vorteil des ordentlichen Verschlusses wird durch den Film herausgestellt.

Aussprache

Herr Böke (Kiel), zu Herrn Conrads:

Wir wenden den gleichen Schnitt als gute Kombination der korneoskleralen und der kornealen Schnittführung an; sie bewahrt bei primär oberflächlicher korneoskleraler Inzision im wesentlichen die Vorteile des kornealen Schnittes, läßt aber die äußeren Hornhautschichten unberührt. Eine etwas vermehrte Neigung zur Blutung aus dem äußeren Schnitt läßt sich meist durch sorgfältige Hämostase vor der perforierenden kornealen Inzision verhindern, doch darf dabei nicht die Adaptation der Wundränder leiden.

Herr Hommer (Linz) zu Herrn Conrads:

Wenn man den senkrechten Einschnitt zum

Stufenschnitt genau 0,4 mm tief führt, was mit einer entsprechend in den Halter eingespannten Rasierklinge leicht gelingt, so trifft man auf eine elastische Schicht, die es erlaubt, die scharfrandige Wunde 1–2 mm weit auseinander zu ziehen. Der horizontale Schnitt erübrigt sich, wenn am kornealen Rand des gespreizten Wundspaltes senkrecht in die Vorderkammer eingeschnitten wird. Der Rasierklingenschnitt wird durch einen Scherenschnitt erweitert.

H.J. Küchle und H. Busse (Münster): **Kombinierte Katarakt-Glaukom-Operationen**

Darstellung der Operationstechniken bei Kataraktextraktion mit gleichzeitigem fistelbildendem Eingriff am Limbus oben: 1. Kataraktextraktion mit Sklerektomie nach Lagrange, 2. Kataraktextraktion mit skleraler Lefzen-Kauterisation, 3. Kataraktextraktion mit gleichzeitiger Goniotrepanation.

Aussprache

Herr Lisch (Wörgl) zu Herrn Küchle:
Bei schon bestehendem Sickerkissen kann nach einer Staroperation das Sickerkissen verschwinden. Auf welchen Zeitraum erstrecken sich die Beobachtungen von Herrn Küchle, ohne daß das Sickerkissen bei kombinierter Katarakt-Glaukom-Operation verschwand?

Herr Papst (Hamburg) zu den Herren Küchle und Busse:
Die Glaukom- und Katarakt-Operation sind im Grunde genommen zwei sich widersprechende Eingriffe. Während bei der Katarakt-Operation ein fester Wundverschluß angestrebt wird, bezweckt man bei der Glaukom-Operation eine Fistulation. Die Kombination einer Katarakt-Operation mit einer ungedeckten fistelbildenden Glaukom-Operation nach Scheie erachte ich deshalb für zu gefährlich. Wir haben dieses Verfahren vor der Ära der Goniotrepanation angewandt. In über 50% kam es zu Wiederherstellungsschwierigkeiten der Vorderkammer, so daß häufig Re-Operationen erforderlich waren.
Bei der Kombination der Katarakt-Extraktion mit der Goniotrepanation bevorzugen wir zur Entbindung der Linse einen Kornealschnitt. Hierdurch wird das Auge weniger traumatisiert und der Kammerwinkel nicht verletzt. Es wird die Präparation eines großen Bindehautlappens vermieden, wodurch vor allem bei einer atrophischen Konjunktiva die Gefahr einer Perforation und einer überschießenden Filtration gegeben ist.

Herr Straub (Marburg) zu Herrn Küchle:
Nach unserer Erfahrung ist bei vielen Patienten, die gleichzeitig ein Glaucoma chronicum simplex und eine Katarakt haben, nach sauberer intrakapsulärer Extraktion der Druck reguliert. Wir sind deshalb mit der kombinierten Operation zurückhaltend. Tritt aber nach der Staroperation doch wieder Druck auf, so läßt sich bei einem Teil dieser Patienten die Tension medikamentös normalisieren. Erst wenn dies nicht der Fall ist, operieren wir das Glaukom.

Herr Zintz (Bremen) zu den Herren Küchle und Busse:
Die Eröffnung der Kammer ab externo bietet sich bei der Kombination eines gedeckten Elliot mit einer Kataraktextraktion natürlich an. Wenn ich diese Technik in den letzten Jahren trotzdem wieder verlassen habe, so war dafür u.a. die Erwägung bestimmend, daß durch die Eröffnung der Kammer die wertvolle Rest-Kapazität der Abflußwege nicht gemindert werden sollte. Bei der Eröffnung ab externo wird man auch bei ausgeprägtem Stufenschnitt kaum vermeiden können, daß Trabekulum und Innenkanälchen in gut 45% der Zirkumferenz vielleicht bleibend beeinträchtigt werden, so daß man nur hoffen kann, daß die spätere Fistel die ursprüngliche und nun operativ verstärkte Abflußbehinderung der natürlichen Wege voll kompensiert. Ich ziehe deshalb bei kombinierten Katarakt/Glaukomoperationen die Eröffnung der Kammer durch kornealen Stufenschnitt vor und führe dazu gewöhnlich eine Trabekulotomie aus. Die Beschränkung kombinierter Operationen auf die seltenen und sehr eindeutigen Indikationen möchte auch ich unterstreichen.

Herr Hommer (Linz) zu Herrn Küchle:
Die Glaukomoperation nach Fronimopoulos kann sehr gut mit dem Stufenschnitt kombiniert werden. Dabei wird der Kammerwinkel geschont und die Fistulation weitgehend auf die Trepanation beschränkt. Zur Vermeidung eines avaskulären Sickerkissens ist die optimale Abmessung des Skleralappens 5 × 4 mm.

Herr Leydhecker (Würzburg) zu Herrn Küchle:
Wir haben über 150 Operationen Katarakt mit gedecktem Elliot sowie ebensoviele Katarakte mit limbaler Kauterisation ausgeführt. Die Technik ist sehr ähnlich wie von Herrn Küchle gezeigt. Wir schneiden jedoch den Dreieckslappen der Sklera nach Clemente, nehmen den 1,5 mm Trepan und schließen den Starschnitt wasserdichter, nämlich mit mindestens 4 Korneoskleralnähten plus 1 Naht

an der Lappenspitze. Es gibt keinen Widerspruch zwischen der Tendenz der wasserdichten Starwunde und der Filteröffnung, denn diese wird wie bei Elliot (ohne Katarakt-Operation) zum Kammerwasserabfluß benutzt, wenn die Starschnittwunde wasserdicht verschlossen ist. Die Iridektomie machen wir ganz zum Schluß. So vermeidet man, mit der Schere hinter die Iris zu geraten, wenn man den Limbus eröffnet.

Bei Katarakt mit Scheie kautern wir beide Wundlippen, skleral wie korneal, tief bis zur Vorderkammer, sonst filtert die Wunde nicht. Dies ist schwierig, weil das abströmende Kammerwasser den Kauter abkühlt. Es muß eine dünne Schlinge sein, nicht eine Kugel, wie Sie sie benutzen.

Die Staroperation allein ist keine drucksenkende Operation, außer wenn es sich um ein linsenbedingtes Sekundärglaukom handelte. Nur in den ersten 2 Wochen ist der i.o. Druck erniedrigt, dann wieder wie zuvor. Das habe ich bei dem Internationalen Kongreß für Ophthalmologie in New York schon 1954 (retrospektiv-experimentell ermittelt) mitgeteilt.

Herr Sampaolesi (Buenos Aires) zu Herrn Küchle:
Was den zweiten Eingriff anbelangt, stimmen wir mit Ihnen überein, nur führen wir anstelle einer Elliotschen Trepanation eine Trabekulektomie durch. Aber trotz der kombinierten Katarakt-Glaukom-Operation würde man bei einer sorgfältigen Untersuchung des intraokularen Druckes 3–4 Jahre nach der Operation lediglich in 50% der Fälle eine Druckregulierung feststellen können. Wir sehen von einer Diathermie im Sinne Scheies ab, da sie immer eine starke Iridocyclitis nach sich zog und schwer zu dosieren war.

Herr Hanselmayer (Graz) zu Herrn Küchle:
Eigene Ergebnisse mit der kombinierten Goniotrepanation-Kataraktextraktion waren positiv. Es wird angefragt, ob bei der relativ großen Fallzahl der Vortragenden bedeutende Komplikationen bei diesem Verfahren beobachtet worden sind.

H. Conrads (Rheine): **Sickerkissenrevision**

Bei langdauernden rezidivierenden Reizzuständen im Bereich des Sickerkissens im Anschluß an Elliotsche Trepanationen und bei Ausbildung dünner, gekammerter Sickerkissen bietet sich die Revision des Sickerkissens an. Der Film zeigt, wie die Elliotsche Trepanation sekundär in eine Goniotrepanation mit Skleradeckel verwandelt wird. Im zweiten Filmteil wird diese Sickerkissenrevision und das Anlegen eines Skleradeckels mit einer Kataraktextraktion verbunden. Hierbei wird der im ersten Film durchgeführte ausgeprägte Stufenschnitt bei einer Kataraktoperation angewendet. Die Vor- und Nachteile werden erläutert.

H. Kilp und K. Dietrich (Köln; Würzburg); **Darstellung von Dichte- und Spannungsverhältnissen im Glaskörper bei experimentellen chirurgischen Eingriffen**

Durch Aufnahmen der Änderung von Lichtinterferenzen bei der Durchstrahlung eines Glaskörpers mit einem Laserstrahl werden die auftretenden Zug- und Verformungskräfte im Glaskörper bei der Magnetextraktion von Fremdkörpern und dem Gebrauch von unterschiedlichen Instrumenten zur Glaskörperchirurgie im Experiment dargestellt. Dichte- und Verteilungsverhältnisse bei Einbringen von unterschiedlichen chemischen Substanzen werden im zeitlichen Ablauf verfolgt.

H. Laqua (Tübingen): **Fremdkörperextraktion aus dem hinteren Augenabschnitt**

Gezeigt wird der Einsatz der Pars plana-Vitrektomie zur Extraktion von amagnetischen und präretinal eingekapselten Fremdkörpern.

Aussprache

Herr Heimann (Köln) zu Herrn Laqua:
Bei der Extraktion von kupferhaltigen Fremdkörpern empfiehlt es sich, die infiltrativ veränderte Glaskörperhülle um den Splitter zu belassen zum Schutz der Netzhaut vor Verletzungen. Aus diesem Grunde werden flache, auf der Netzhaut liegende Splitter angesogen. Wandfixierte magnetische Splitter werden nach Freipräparation nach dem Verfahren von Neubauer unter dem Innenpolmagneten mit feinem intraokularem Magnetspatel extrahiert.

Herr Laux (Ulm) zu Herrn Laqua:

Man kann Herrn Laqua zu diesem hervorragenden Film nur gratulieren. Wir haben in einem Fall die fibröse Kapsel, die einen magnetischen Fremdkörper umgab, zwar mit Mühe aber erfolgreich mit dem Argon-Laser bei kleinster Fleckgröße und maximaler Energie eröffnen können. Der Fremdkörper ließ sich anschließend in einfacher Weise mit dem Innenpolmagneten entfernen.

J. Faulborn (Freiburg): Vitrektomie bei intraokularen Infektionen

Die Prognose schwerer intraokularer Infektionen ist im allgemeinen trotz massiver lokaler und systemischer Antibiotika-Therapie äußerst ungünstig. Durch Vitrektomie und intraokulare Applikation von Antibiotika und Steroiden können in einer Reihe von Fällen Augapfel und Funktion erhalten werden. Der Film zeigt klinische Beispiele schwerer intraokularer Infektionen und ihre Therapie.

Aussprache

Herr Borgmann (Bonn) zu Herrn Faulborn:

Herr Faulborn, Sie haben in Ihren Ausführungen auf die Notwendigkeit einer frühzeitigen Vitrektomie hingewiesen. Wann soll nun die Entscheidung für dieses doch recht eingreifende Vorgehen getroffen werden?

Ich habe selbst intraokulare Infektionen nach Katarakt-Extraktion bei 3 Patienten behandeln müssen. Bei einem Patienten handelte es sich um eine Wundsprengung durch Trauma, bei 2 Patienten traten die Infektionen in direktem zeitlichem Zusammenhang mit der Operation auf. Bei jedem dieser Patienten habe ich zunächst eine intensive lokale und allgemeine Antibiotika-Therapie eingeleitet. Bei einem Patienten bildete sich die Infektion, ohne operativen Eingriff, zurück. Bei den beiden anderen Patienten habe ich eine Vitrektomie durchgeführt, das postoperative Sehvermögen betrug 0,3 bzw. 0,6–0,8.

Bei den von mir behandelten Patienten fanden sich nicht die von Ihnen beschriebenen schweren Veränderungen an der Netzhaut. Bezüglich des von Ihnen vorgeschlagenen frühzeitigen Vorgehens bin ich mir nicht darüber im klaren, ob es im Einzelfall nicht richtig ist, die Wirkung einer ausreichenden Antibiotika-Behandlung – bis zu ihrem Wirkungs-Optimum – abzuwarten. Möglicherweise gibt es Infektionen, die medikamentös beherrscht werden können, oder die chirurgisch behandelt werden müssen.

Herr Heimann (Köln) zu Herrn Faulborn:

Bei eitrigen Ophthalmien sollte sofort vitrektomiert werden, um bei Prozessen, die im vorderen Anteil des Glaskörpers beginnen, einer entzündliche Mitbeteiligung der Netzhaut zuvorzukommen, die ja häufig trotz morphologisch guter Resultate für eine geringe Funktion verantwortlich zu machen ist.

W. de Decker und H.J. Grüner (Kiel): Technik der Schieloperation mit nachjustierbaren Nähten

Der Film zeigt, daß es ohne wesentliche Veränderungen der bewährten Chirurgie von Bindehaut und Tenon leicht gelingt, durch überkorrigierende Rücklagerung und Wiedervorholung bis zu 24 Stunden nach der Operation eine genaue Dosierung vorzunehmen.

H. Busse und J. Weihmann (Univ.-Augenklinik Münster. Direktor: Prof. Dr. H.J. Küchle): Dacryocystorhinostomia externa nach Kaleff

Nach der Wiederentdeckung der Dacryocystorhinostomia externa durch Toti (1904) sind zahlreiche Verbesserungsvorschläge für dieses Verfahren gemacht worden. Sie bezogen sich in erster Linie auf die Adaptation der Schleimhäute des Tränensackes und der Nase, wobei sich gezeigt hat, daß sich die besten Langzeitergebnisse mit einer vollständig geschlossenen Schleimhautanastomose erzielen lassen. Diesem Ideal kommt das Verfahren nach Ohm (1921) und Dupuy-Dutemps (1921) am nächsten. Der Nachteil dieser Methode besteht darin, daß bei kleinen fibrotischen Tränensäcken, vorgelagerten Ethmoidalzellen oder Vorlagerung des Ansatzes der mittleren Muschel Schwierigkeiten bei der

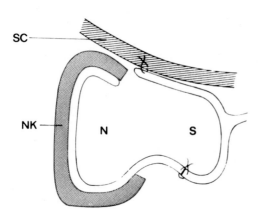

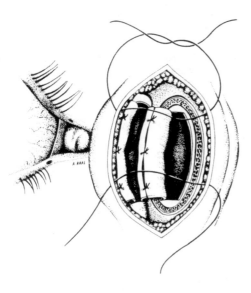

Abb. 1. Schematische Darstellung der Dacryocystorhinostomia externa nach Kaleff/Hollwich, Lagebeziehungen von Nasenhöhle und Tränensack beim Blick in die Nase *N*: Nasenlumen, *S*: Saccuslumen, *NK*: Nasenknochen, *SC*: Subcutis

Abb. 2. Dacryocystorhinostomia externa nach Kaleff/Hollwich in der Übersicht

technischen Durchführung der Schleimhautadaptation entstehen, die sehr leicht zu einer Restenose führen können. Aus diesem Grunde wurde das von Kaleff (1937) beschriebene Verfahren von Hollwich aufgegriffen und modifiziert (1977). Die Technik der Schleimhautadaptation besteht in der Präparation eines breiten hinteren Türflügels aus Nasenschleimhaut, eines breiten vorderen Türflügels und schmalen hinteren Türflügels aus der Tränensackschleimhaut. Die beiden hinteren Türflügel aus Nasen- und Tränensackschleimhaut werden adaptiert, während der breite vordere Türflügel der Saccusschleimhaut in der Subcutis der gleichen Seite verankert wird. Dadurch entsteht eine subtotal geschlossene Höhle, lediglich ein knappes Stück im Bereich des Nasenknochens ist nicht von Schleimhaut bedeckt (Abb. 1). Das Verfahren hat sich ausgezeichnet bewährt, wie Langzeituntersuchungen (Busse u. Mitarb., 1977, 1978) gezeigt haben. Der Eingriff wird an der Univ.-Augenklinik Münster von allen Assistenten im Rahmen der Facharztausbildung durchgeführt.

Zusammenfassung

Die Autoren berichten über die von Hollwich (1977) angegebene Methode der Dacryocystorhinostomia externa nach Kaleff. Bei diesem Verfahren wird ein schmaler hinterer Tränensackschleimhauttürflügel mit einem breiten hinteren Nasenschleimhauttürflügel verbunden, während der breite vordere Tränensackschleimhautlappen in der Subcutis der gleichen Seite verankert wird. Das Verfahren hat sich seit 1964 in über 400 Fällen bewährt.

Summary: The authors report on the technique of dacryocystorhinostomia externa of Kaleff which was reported by Hollwich (1977). A small posterior mucosal flap of the tear sac is adapted to a broad posterior mucosal nasal flap while a broad anterior mucosal flap of the sac is fixed at the subcutaneous tissue of the same side. This technique has been successful in more than 400 cases since 1964.

Literatur

Busse, H., Promesberger, A., Promesberger, H.: Kurz- und Langzeitergebnisse der Dacryocystorhinostomia externa nach Kaleff/Hollwich. Klin. Monatsbl. Augenheilkd. 171, 986 (1977). – Busse, H., Hollwich, F.: Erkrankungen der ableitenden Tränenwege und ihre Behandlung. Beiheft Klin. Monatsbl. Augenheilkd., Heft 74. Stuttgart: Enke 1978. – Dupuy-Dutemps, L. Bourguet, J.: Procede plastique de Dacryocysto-Rhinostomie. Ann. oculist. **158** 241 (1921). – Hollwich, F.: Über eine Modifikation der „Totischen Operation". Klin. Monatsbl. Augenheilkd. **170**, 633 (1977). – Kaleff, R.: Eine vereinfachte Modifikation der Dacryocystorhinostomia externa. Z. Augenheilkd. **91**, 140 (1937). – Ohm, J.: Bericht über 70 Totische Operationen. Z. Augenheilkd. **46**, 37 (1921). – Toti, A.: Dacriocistorinostomia. La clinica moderna. **X**, 33 (1904)

Aussprache

Herr Ritzinger (Leoben/Österreich) zu Herrn Busse:

Die Methode nach Kaleff bringt nur in jenen Fällen eine Vereinfachung für den Anfänger, wo – wie in Ihrem Film gezeigt – das Lumen des Tränensackes genügend groß ist, um mit Hilfe der Tränensackwand allein dieses Lumen nach vorne hin zu schützen. Hier bietet aber auch die Methode nach Dupuy-Dutemps keine Schwierigkeiten für den Anfänger. In den Fällen mit geschrumpftem Tränensack aber ist gerade die Vorgangsweise nach Dupuy-Dutemps überlegen, da für die Bildung des „Daches" die Zuhilfenahme des vorderen Lappens der Nasenschleimhaut eine wesentliche Erleichterung darstellt.

Herr Hammerstein (Düsseldorf) zu den Herren Busse und Weihmann:

Wir bevorzugen einen Tampon nach Sachsenweger einzulegen. Da der neu angelegte Tränenweg durch diese Maßnahme offen gehalten wird, können die Ergebnisse noch wesentlich verbessert werden.

Herr Hanselmayer (Graz) zu Herrn Busse:

Bei der klassischen Operation nach Toti wird bekanntlich großer Wert auf die Bildung eines vorderen Lappens der Nasenschleimhaut gelegt, um spätere Vernarbungen im Abflußkanal von vorn zu verhüten. Es wird daher befürchtet, daß bei Verzicht auf den vorderen Lappen der Nasenschleimhaut die postoperativen Spätergebnisse mit jenen der Originalmethode nicht vergleichbar sein können.

Ber. Dtsch. Ophthalmol. Ges. 76, 883–905 (1979)
Ionisierende Strahlen in der Ophthalmologie
Redigiert von W. Jaeger, Heidelberg
© J. F. Bergmann Verlag 1979

Mitgliederversammlung der Deutschen Ophthalmologischen Gesellschaft

Dienstag, den 19. September 1978, 8.00 Uhr
Rheinland-Saal des Hotels Hilton, Düsseldorf

Der Schriftführer, Herr Jaeger (Heidelberg) eröffnet die Mitgliederversammlung. Er begrüßt die Ehrenmitglieder und die neu in die Gesellschaft eingetretenen Mitglieder. Er weist darauf hin, daß nach den Satzungen die anläßlich dieses Kongresses neu in die Gesellschaft aufgenommenen Mitglieder in der diesjährigen Mitgliederversammlung noch nicht stimmberechtigt sind.

Die einzelnen Punkte der Tagesordnung werden zunächst vom Schriftführer und anschließend vom Vorsitzenden abgehandelt.

1. Geschäftliche Mitteilungen

Der Vorstand hat in seiner Sitzung vom 16. 9. 78 zum *stellvertretenden zweiten Vorsitzenden* Herrn Nover (Mainz) gewählt. Nach Ende dieses Kongresses wird demnach erster Vorsitzender Herr Neubauer (Köln), zweiter Vorsitzender Herr Böke (Kiel) und stellvertretender zweiter Vorsitzender Herr Nover (Mainz).

Weiterhin hat der Vorstand für den *Franceschetti-Liebrecht-Preis* eine neue Preisrichterkommission gewählt. Nach den Statuten sind der Nachfolger von Herrn Franceschetti in Genf und der Schriftführer der DOG ex officio Mitglieder der Kommission, so daß drei weitere Mitglieder vom Vorstand gewählt werden mußten. Der internationale Charakter dieses Preises sollte dabei berücksichtigt sein. Der Vorstand hat gewählt: Herrn Friedburg (Düsseldorf) als federführendes Mitglied, Herrn Hoyt (San Francisco) und Herrn Alexandridis (Heidelberg).

Die Redaktion der Zeitschrift „*Spektrum der Wissenschaft*" hat die DOG gebeten, einen Kontaktmann zu nennen. Der Vorstand hat Herrn Wollensak (Berlin) gebeten, diese Aufgabe zu übernehmen. Auf diese Weise besteht die Möglichkeit, sich der Vermittlerrolle von Herrn Wollensak zu bedienen, wenn Forschungsergebnisse aus unserem Fachgebiet in dieser Zeitschrift veröffentlicht werden sollen.

2. Mitgliederbewegung

Verstorbene Mitglieder 1977/78
Die Mitgliederversammlung gedenkt in Trauer der folgenden verstorbenen Mitglieder.

1. Frau Dr. *Lisa Cibis*, Kansas City/Missouri
2. Dr. *F. Conrad*, Eckernförde
3. Prof. Dr. *Hugo Gasteiger*, Berlin
4. Prof. Dr. *Hamburger*, Wiener Neustadt/Österreich
5. Dr. *Rudolf Hoffmann*, Braunschweig
6. Prof. Dr. *Adolf Jess*, Wiesbaden
7. Prof. Dr. *H. Krümmel*, Münster
8. Dr. *Hans Lippmann*, Wiesbaden
9. Dr. *Herbert Maschke*, Brühl
10. Dr. *G. Rustler*, Schwandorf

11. Dr. *Rudolf Scheuch*, Wipperfürth
12. Dr. *Hermann Schippmann*, Lübeck
13. Dr. *Heinz-Hennig Schneider*, Norden
14. Dr. *Dusan Stojanovic*, Belgrad
15. Dr. *Carl Zenker*, München

Neue Mitglieder

1. Dr. *Diethard Alzheimer*, Spitalstr. 39, 8720 Schweinfurt
2. Dr. *Petko Bankow*, St. Josephshospital 5800 Hagen
3. Dr. *Barbara Bauer*, Univ.-Augenklinik 7400 Tübingen
4. Dr. *F. Bigar*, Univ.-Augenklinik CH 8091 Zürich
5. Dr. *Klaus Blassmann*, Univ.-Augenklinik 6900 Heidelberg
6. Dr. *Gudrun Blaul*, Im Klostergarten 2 6701 Gönnheim
7. Dr. *Volkhart Brethfeld*, Kornhausgasse 9 7900 Ulm
8. Dr. *Rolf Dallmeier*, Wredestr. 33, 6700 Ludwigshafen
9. Frau Dr. *K. Drechsel-Foerster*, Elberfelderstr. 44, 5630 Remscheid
10. Dr. *Klaus Ehrhadt*, Kurpark 14–16, 4502 Bad Rothenfelde
11. Dr. *Hans-Ulrich Frank*, Sandstr. 47, 5900 Siegen 1
12. Dr. *H.G. Gärtner*, Johanniterkrankenhaus 5300 Bonn
13. Dr. *M.H. Ghani*, P.O.Box 2267, Khartoum-Sudan
14. Dr. *Andreas Gieseler*, Markt 21, 4232 Xanten
15. Frau Dr. *Gisela Görtz*, Oskar-Kühlenstr. 41, 4050 Mönchengladbach
16. Priv.Doz. Dr. *Wolfgang Göttinger*, Univ.-Augenklinik 8000 München
17. Dr. *Eugen Gramer*, An den Mühltannen 16, 8700 Würzburg
18. Dr. *Grehn*, Univ.-Augenklinik 7800 Freiburg/Br.
19. Dr. *Rolf Grewe*, Frauenburgstr., 4400 Münster/Westf.
20. Dr. *Hans-Jürgen Grüner*, Univ.-Augenklinik 2300 Kiel
21. Dr. *Handrup*, Turmhof 4, 5600 Wuppertal 1
22. Dr. *J.-P. Heldt*, Marienhospital, 4000 Düsseldorf
23. Dr. *Hartmut Hiller*, Marienhospital, 4500 Osnabrück
24. Dr. *H.-U. Hirsch-Hoffmann*, Univ.-Augenklinik 2000 Hamburg-Eppendorf

25. Dr. *Detlev Huck*, Pirckheimerstr. 20, 8500 Nürnberg
26. Dr. *Anselm Kampik*, Univ.-Augenklinik 8000 München 2
27. Dr. *Thomas Klothmann*, Univ.-Augenklinik 6900 Heidelberg
28. Dr. *H.W. Knapp*, Augenabt. d. Städt. Krankenanstalten 7850 Lörrach
29. Dr. *Hans Kruse*, Peterstr. 38, 2900 Oldenburg
30. Prof. Dr. *U. Laux*, Univ.-Augenklinik 7900 Ulm
31. Dr. *Walter Lisch*, Augenklinik 4600 Dortmund
32. Dr. *Karl-Friedrich Manthey*, Univ.-Augenklinik 2300 Kiel
33. Priv.-Doz. Dr. *E.M. Meyner*, Kanzlerstr. 2–6, 7530 Pforzheim
34. Prof. Dr. *J. Michiels*, Augenklinik der Kathol. Univ. Leuven/B.
35. Dr. *Vidac Micovic*, Univ.-Augenklinik Beograd/Jugoslavien
36. Dr. *Gerhard Nordmann*, St. Josephshospital 5800 Hagen
37. Dr. *H.J. Pfeiffer*, Riehler Gürtel 8, 5000 Köln (Riehl)
38. Dr. *Hans Pohle*, Haumannstr. 20, 4600 Dortmund-Marten
39. Dr. *Siegfried Priglinger*, Karningstr. 9 A–4060 Leonding
40. Dr. *Gerhard Pülhorn*, Univ.-Augenklinik 2300 Kiel
41. Dr. *Bernd Riede*, Augenklinik 4502 Bad Rothenfelde
42. Dr. *Dietrich Riegel*, Augenklinik 6430 Bad Hersfeld
43. Dr. *H. Rocumback*, Univ.-Augenklinik 5300 Bonn-Venusberg
44. Priv.-Doz. Dr. *P. Speiser*, Augenklinik d. Kantonspitals CH 9007 St. Gallen
45. Dr. *Alfred Spiegelberg*, Univ.-Augenklinik 6900 Heidelberg
46. Fr. Dr. *Gudrun Stärk-Zamboch*, Lüpertzenderstr. 29, 4050 Mönchengladbach
47. Dr. *Jürgen Strobel*, Univ.-Augenklinik 6300 Gießen
48. Dr. *Ferdinand Struck*, Fürther Str. 17a, Nürnberg
49. Frau Dr. *Maria Schwarzenburg*, Oskar-Schlemmerstr. 15, 2000 Hamburg 74
50. Frau Dr. *G. Schwoerer*, Tiergartenstr. 126BB, 3000 Hannover
51. Dr. *W. Trieschmann*, Springestr. 6, 4660 Gelsenkirchen-Buer
52. Prof. Dr. *Ph. Vérin*, 92, rue de l'Abbé de

l'Epée, F-3300 Bordeaux
53. Dr. *Gerd-Jürgen Voigt*, Univ.-Augenklinik 2300 Kiel
54. Prof. Dr. *C. Walter*, Kreuzbergstr. 79, 4000 Düsseldorf-Kaiserswerth
55. Dr. *Peter Wyzinski*, 2550 Willow Street, Vancouver B.C. V5Z 3N9, Canada

Ausgeschiedene Mitglieder

1. Dr. *Gert Brüning*, Düsseldorf
2. Dr. *Werner Graetz*, Berlin
3. Dr. *Gerda Guizetti*, Dortmund
4. Dr. *Odilia König*, Göttingen

5. Dr. *Jürgen Rix*, Rosenheim
6. Dr. *Otto Simon*, Wuppertal
7. Dr. *Werner Stiller*, Wolfsburg
8. Prof. Dr. *Rolf Schmidt*, Bad Kreuznach
9. Dr. *Erika Volmar*, Herne

Die Gesamtbilanz an Mitgliedern lautet deshalb:

Stand vom 20. September 1977	
Tagung in Heidelberg	1 362
Verstorben	15
Neuaufnahmen	55
Ausgeschieden	9
Stand vom 19. September 1978	1393

3. Behandlung eines Antrages des Vorstandes auf Ausschluß aus der Gesellschaft

Anläßlich der Mitgliederversammlung 1977 in Heidelberg war über einen Antrag auf Ausschluß aus der Gesellschaft berichtet worden, den der Vorstand gemäß § 12 der Satzung einstimmig gestellt hatte. Der Antrag war 1977 noch nicht zur Abstimmung gestellt worden, da der Informationsstand der Mitglieder noch nicht für ausreichend erachtet wurde.

Inzwischen ist eine Kommission unter Federführung des neuen Vorsitzenden, Herrn Küchle (Münster), tätig gewesen, um weitere Informationen zu sammeln und diese den Mitgliedern für die diesjährige Mitgliederversammlung vorzulegen. Außerdem sind durch die Veröffentlichung eines Briefes des Vorsitzenden der DOG, des Schriftführers der DOG und des Vorsitzenden der VOL zahlreiche Augenärzte über die Vorgänge informiert, welche für den Vorstand der Anlaß waren, den Antrag auf Ausschluß zu stellen.

Der Auszuschließende hat von der satzungsgemäß gebotenen Möglichkeit zu schriftlicher Äußerung Gebrauch gemacht, wenn auch nur einem ausgesuchten Adressatenkreis gegenüber. Weder der Vorsitzende, noch die anderen Vorstandsmitglieder haben diese schriftliche Äußerung erhalten.

Über dieses satzungsmäßig verbürgte Recht hinaus wurde dem Auszuschließenden auch noch während der Mitgliederversammlung Gelegenheit gegeben, mündlich zu den gegen ihn erhobenen Vorwürfen Stellung zu nehmen.

Alle Kongreßbesucher, soweit sie Mitglieder der DOG sind, hatten in ihren Kongreßmappen eine Dokumentation des Vorstandes vorgefunden, in der die entscheidenden Vorwürfe zusammengestellt worden waren. Der Vorsitzende, Herr Küchle, erläutert nochmals, warum der Vorstand sich zu dem Antrag auf Ausschluß aus der Gesellschaft entschlossen hat. Er weist ausdrücklich darauf hin, daß es nicht darum geht, eine Operationsmethode, die noch in der Erprobung steht, zu diskreditieren, sondern daß Anlaß des Ausschlußantrages die Art und Weise ist, in der diese neue Operationsmethode propagiert wurde. Der Vorstand sah aufgrund dieser schwerwiegenden Vorwürfe keine andere Möglichkeit, als den Ausschluß aus der Gesellschaft zu beantragen, da die Satzung der DOG nicht - wie vergleichbare Satzungen anderer Gesellschaften - vorsieht, in abgestufter Form auf Verstöße gegen die Grundsätze der Gesellschaft zu reagieren.

Nachdem der Auszuschließende ebenfalls Gelegenheit hatte, sich zu äußern, erfolgt nach sehr eingehender Diskussion die Abstimmung.

Nach Auszählung der Stimmzettel gibt der Vorsitzende das Ergebnis der Abstimmung bekannt:

Für Ausschluß aus der Deutschen Ophthalmologischen Gesellschaft haben gestimmt: 108 Mitglieder gegen den Ausschluß haben gestimmt: 59 Mitglieder mit Enthaltung haben gestimmt: 20 Mitglieder

Der Vorstand der Gesellschaft stellt damit fest, daß sich die anwesenden Mitglieder trotz der gegen den Auszuschließenden vom Vorstand erhobenen schwerwiegenden Vorwürfe nicht mit der satzungsgemäß notwendigen $^2/_3$-Mehrheit für einen Ausschluß aus der Gesellschaft entschließen konnten.

Der Vorstand muß diese Entscheidung der Mitgliederversammlung akzeptieren, er weist aber nochmals darauf hin, daß er es als von der Gesellschaft gewähltes Gremium für seine Pflicht gehalten hat, aufgrund der den Mitgliedern dargelegten Tatbestände, das Ausschlußverfahren gemäß § 12 der Satzungen der Gesellschaft vom Jahre 1971 zu beantragen. Der Vorstand fühlte sich dabei an die von der Mitgliederversammlung beschlossene Satzung gebunden und mußte seiner Aufsichtspflicht zur Wahrung der Satzung gerecht werden.

Anmerkung bei der Korrektur:
Der von dem Ausschlußantrag Betroffene ist in der Zwischenzeit selbst aus der Deutschen Ophthalmologischen Gesellschaft ausgetreten.

4. Kassenbericht

Zwei Mitglieder aus dem Kreis der Mitgliederversammlung erklären sich bereit, die Kasse zu prüfen, nachdem sie in Stichproben die Unterlagen überprüft haben: Herr Marquardt (Ulm) und Herr Schmid (Albstadt-Ebingen).

Leider sind die Druckkosten unserer Kongreßberichte und der Symposionbände weiter gestiegen. In grober Schätzung kann man sagen, daß ein Kongreßbericht jetzt schon mit einem Betrag von DM 120 000,– bis 130 000,– anzusetzen ist. Die Kosten des Symposionberichtes von Herrn Neubauer über den intraocularen Fremdkörper beliefen sich auf DM 60 000,–, die des Symposionberichtes von Herrn Kommerell über die Augenbewegungsstörungen auf etwa DM 50 000,–. Wenn aus unserem Vermögensbericht hervorgeht, daß unser gegenwärtiges Vermögen DM 426 000,– beträgt, so ist dies ungefähr der Betrag, den wir zur Abdeckung unserer Verpflichtungen benötigen. Denn es muß zunächst der diesjährige Kongreßbericht eingeplant werden. Im nächsten Jahr werden zwei Publikationen auf uns zukommen, nämlich das Wundheilungssymposion von Herrn Naumann und der nächstjährige Kongreßbericht. Unter diesen Umständen besteht leider keine Möglichkeit, unseren Mitgliedsbeitrag zu senken, er beträgt weiter DM 150,– für reguläre Mitglieder und DM 75,– für Assistentenmitglieder.

Einnahmen und Ausgaben vom 1. Sept. 1977 bis 31. Aug. 1978

Einnahmen:

Mitgliedsbeiträge	141 839,23
Sonderbeiträge	3 300,–
Symposium Freiburg	9 264,07
Kongreßberichte	671,90
Dr. R. Winzer, Spende	7 000,–
Frau Levy; Vermächtnis	10 000,–
Prof. Jaeger, Spende	4 500,–
Zinsen Girokonto	64,26

Ausgaben:

Verpackungsmaterial	1 145,77	
Klischeekosten	192,22	
Bergmann-Verlag	52 790,74	
Sekretärinnen etc.	7 840,–	
Aufwandsentschäd. Rechnungsführer	1 378,–	
dto. Schriftführer (f. 77 + 78)	3 000,–	
Lohnsteuer	1 544,60	
Fa. Rothfuss, Holz	361,35	
Beitrag Cons. Ophthalm. Universale	612,48	
Reisekosten	2 630,80	
Sonstige Kosten	1 575,62	
Porto, Telefon, Rollgeld	3 759,75	
Kongreßkosten	5 360,–	
Graefepreis	2 000,–	
Veranstaltung Haus Buhl 21. 9. 77	3 067,05	
dto. Zentralmensa	4 419,30	
Büromaterial	690,65	
Überschuß	184.271,13	
	176.639,46	176 639,46

Bestände 1. 9. 1977

Kleine Kasse	1 583,07	
Postscheckkonto	1 281,05	
Dt. Bank 25260	22 274,39	25 138,51

Bestände 31. 8. 1978

Kleine Kasse	1 741,80	
Postscheckkonto	24 057,45	
Dt. Bank 25260	70 539,13	
Zahlung f. Wertpapiere	13 071,26	109 409,64
		84 271,13

Vermögensbericht zum 31. 8. 1978

Kasse		1 741,80
Postscheck Karlsruhe 42 661 750		24 057,45
Deutsche Bank Heidelberg	0125260	70 539,13
Deutsche Bank Heidelberg	0125260/60	129 511,99
Deutsche Bank Heidelberg	0125260/61	48 591,58
Deutsche Bank Heidelberg	Wertpapiere	74 400,–
Deutsche Bank Heidelberg	Wertpapiere	71 250,–
		420 091,95
Sonderkonto Dresdner Bank 4 833 922 30		6 028,28
		426 120,23

Es soll an dieser Stelle nochmals darauf hingewiesen werden, daß es die Möglichkeit für Altmitglieder gibt, die ihre Praxis aufgegeben haben und die das 70. Lebensjahr überschritten haben, ebenfalls zum reduzierten Beitrag von DM 75,- Mitglied zu bleiben. Diese Altmitglieder erhalten – ebenso wie die Assistentenmitglieder – den Kongreßbericht. Weiterhin gibt es die Möglichkeit, beitragsfreies Mitglied zu bleiben, dann allerdings ohne Kongreßbericht. Diese beitragsfreien Mitglieder erhalten jedoch weiterhin alle Einladungen zu den Kongressen, Kongreßprogramme usw. zugeschickt und können kostenlos an unseren Tagungen teilnehmen.

5. Neuwahl des Schriftführers

Die Wahl wird unter der Leitung des Vorsitzenden durch Handerheben durchgeführt. Herr Jaeger (Heidelberg) wird einstimmig als Schriftführer für die nächsten 8 Jahre wiedergewählt.

Anschließend dankt der Vorsitzende Herrn Jaeger für die bisher geleistete Arbeit und für die Bereitschaft, das Amt des Schriftführers wieder zu übernehmen. Herr Jaeger dankt für das ihm entgegengebrachte Vertrauen und nimmt die Wahl an.

6. Berichte der Kommission

Einige Kommissionen haben mitgeteilt, daß anläßlich der diesjährigen Tagung kein Bericht erforderlich sei. Die folgenden Berichte werden erstattet von den Federführenden der entsprechenden Kommissionen:

Bevor Herr Kaufmann (Bonn–Gießen) die neuen Vorschriften über Ausbildung, Prüfung und Anerkennung von Orthoptistinnen (Orthoptisten) mitteilt, gibt Herr Jaeger (Heidelberg) eine kurze Einführung. Die Deutsche Ophthalmologische Gesellschaft stand der Situation gegenüber, daß die *Ausbildungs- und Prüfungsbestimmungen für Orthoptistinnen* aus dem Jahre 1960 stammten und in zahlreichen Punkten novellierungsbedürftig waren. So enthielten diese Ausbildungs- und Prüfungsbestimmungen keine Angaben über die Notwendigkeit eines Praktikums, da dieses Praktikum erst anläßlich der Hamburger Fortbildungsveranstaltung der DOG 1962 beschlossen wurde, und seitdem kein Neudruck der Ausbildungs- und Prüfungsbestimmungen mehr erfolgte. Dies hat zu juristischen Schwierigkeiten für die Absolventen unserer Orthoptistinnen-Ausbildungsstätten geführt, so daß schon aus diesem Grunde dringend eine Novellierung notwendig war.

Vor zwei Jahren wurde vom Schriftführer der DOG an sämtliche Leiter der Ausbildungsstätten und auch an sämtliche Kollegen, die in diesem Gebiet tätig waren, die Bitte gerichtet, unter Vergleich der Ausbildungs- und Prüfungsbestimmungen der DOG mit den inzwischen auf Länderebene herausgekommenen Erlassen, Vorschläge für die Novellierung zu machen. Diese Vorschläge sind im Laufe des letzten Jahres eingegangen. Anläßlich der Mitgliederversammlung des Jahres 1977 wurde eine Kommission gegründet, deren Federführender Herr Kaufmann (Bonn–Gießen) war. Die Kommission hat mit großem Arbeitseinsatz die ganzen eingegangenen Vorschläge durchgearbeitet und eine novellierte Fassung der Ausbildungs- und Prüfungsbestimmungen vorgelegt. Der Vorstand hat am 16. September 1978 diese Neufassung genau durchdiskutiert. Sie lag dem Vorstand in Form einer Synopsis der alten und der neuen Ausbildungsbestimmungen vor. Der Vorstand ist bei seinen Beratungen von folgenden Erwägungen ausgegangen: Die neuen Ausbildungs- und Prüfungsbestimmungen der Deutschen Ophthalmologischen Gesellschaft sollten sich so nahe wie irgend möglich den Erlassen der Landesregierungen über die Orthoptistinnenausbildung angleichen, und zwar derjenigen Landesregierungen, in deren Ländern die Orthoptistinnenausbildung schon staatlich geregelt ist. Auf diese Weise hofft der Vorstand, auch in denjenigen Bundesländern, in denen noch keine staatliche Anerkennung erreicht wurde, die Ausbildungs- und Prüfungsbestimmungen der Deutschen Ophthalmologischen Gesellschaft zur Grundlage weiterer Verhandlungen zu machen, mit dem Ziel, auch in diesen anderen Bundesländern ohne große Vorarbeiten eine Anerkennung des Berufs der Orthoptistin zu erreichen.

Aus diesem Grunde ist die neue novellierte Fassung in großen Bereichen fast identisch mit den Erlassen, die in Hessen, Nordrhein-Westfalen und Schleswig-Holstein bestehen. Der Vorstand hofft, auf diese Weise der Trägheit der Administration etwas aufhelfen zu können, um das endgültige Ziel, möglichst überall eine staatliche Anerkennung der Ausbildung der Orthoptistinnen zu erreichen, durchzusetzen.

Dies ist der Grund dafür, daß wir in die neuen Ausbildungs- und Prüfungsbestimmungen keine neuen Aufgaben für die Orthoptistin aufgenommen haben, wie z.B. Tonometrie, Tonographie, Gesichtsfeld, Fluorescenzangiographie usw. Die Mitgliederversammlung wird sich an Diskussionen erinnern, die darauf hinausliefen, den Beruf einer ophthalmologisch-technischen Assistentin zu schaffen. Der Vorstand war der Überzeugung, daß es nicht zweckmäßig ist, den Beruf der Orthoptistin mit solchen neuen Konzepten zu belasten, da dadurch wiederum das Ziel der staatlichen Anerkennung eines einheitlichen Berufs der Orthoptistin in Gefahr gekommen wäre. Die neuen Ausbildungs- und Prüfungsbestimmungen für Orthoptistinnen der Deutschen Ophthalmologischen Gesellschaft werden von Herrn Kaufmann (Bonn-Gießen) vorgelegt.

1. H. Kaufmann (Bonn/Gießen): Bericht der Kommission für Lehr- und Prüfungsfragen der Orthoptistinnen der Deutschen Ophthalmologischen Gesellschaft

Die folgende Neufassung der Vorschriften über Ausbildung, Prüfung und Anerkennung von Orthoptistinnen (Orthoptisten) wird der Mitgliederversammlung zur Beschlußfassung vorgelegt. Die Vorschriften sollen laut Beschluß des Vorstandes der Deutschen Ophthalmologischen Gesellschaft vom 13. 2. 1979 bezüglich der Ausbildung zum Zeitpunkt dieser Veröffentlichung, bezüglich der Prüfung und Anerkennung von Orthoptistinnen am 1. 3. 1980 in Kraft treten.

Vorschriften über Ausbildung, Prüfung und Anerkennung von Orthoptistinnen (Orthoptisten)

Die Orthoptistin (der Orthoptist) ist Helfer des Augenarztes bei Diagnose und Behandlung des Schielens. Diagnose und Behandlung des Schielens sind Teil ärztlicher Tätigkeit und von einem Augenarzt verantwortlich zu überwachen. Die selbständige Behandlung von Schielerkrankungen durch Personen ohne ärztliche Bestallung ist unzulässig.

Berufsbild, Ausbildung und staatliche Anerkennung der Orthoptistinnen (Orthoptisten) sind in einigen Bundesländern gesetzlich geregelt. In den übrigen Bundesländern übernimmt die Deutsche Ophthalmologische Gesellschaft bis zur staatlichen Regelung Ausbildung und Prüfung der Orthoptistinnen (Orthoptisten). Die Deutsche Ophthalmologische Gesellschaft stellt ein Diplom über die erfolgreich durchgeführte Ausbildung aus.

§ 1. Ausbildung

(1) Ausbildungsstellen sind die zur Ausbildung geeigneten und von der Deutschen Ophthalmologischen Gesellschaft zur Ausbildung ermächtigten Lehranstalten.

(2) Eine Lehranstalt ist zur Ausbildung geeignet,

1. wenn sie einer geeigneten Krankenanstalt angegliedert ist;

2. wenn sie von einem sachkundigen Arzt geleitet wird, der Facharzt für Augenheilkunde sein muß, über besondere Erfahrungen auf dem Gebiet der Orthoptik und Pleoptik verfügt und selbst in einem Umfang unterrichtet, der ihn in die Lage versetzt, sich ein Urteil über die Leistungen der Schüler(innen) zu bilden;

3. wenn ihr wenigstens eine Lehrorthoptistin angehört, die mindestens 2 Jahre an einer Lehranstalt für Orthoptistinnen tätig war;

4. wenn sie über eine ausreichende Zahl geeigneter Lehrkräfte für den theoretischen und praktischen Unterricht verfügt;

5. wenn sie über die für die vorgesehene Höchstzahl der Ausbildungsplätze erforderlichen Räume, Einrichtungen und Lehrmittel verfügt.

§ 2. Aufnahme in die Lehranstalt

Zur Aufnahme in die Lehranstalt kann zugelassen werden, wer

1. den erforderlichen Bildungsstand nachweist. Dieser Nachweis kann erbracht werden durch das Abschlußzeugnis einer Realschule (Mittelschule),

ein Zeugnis der Fachschulreife oder den Nachweis eines gleichwertigen Bildungsabschlusses;

2. die körperliche Eignung zur Ausübung des Berufes einer Orthoptistin besitzt.

§ 3.

(1) Gesuche um Aufnahme in die Lehranstalt sind an den Leiter der Lehranstalt zu richten.

(2) Dem Gesuch sind beizufügen:

1. ein Geburtsschein oder eine Geburtsurkunde,

2. ein selbstverfaßter, eigenhändig geschriebener Lebenslauf,

3. ein Zeugnis zum Nachweis der Voraussetzungen nach § 2, Nr. 1,

4. ein ärztliches Zeugnis zum Nachweis der Voraussetzungen nach § 2, Nr. 2,

5. ein Nachweis über ein 12wöchiges Praktikum in der Kinderstation einer Krankenanstalt oder einem Kindergarten,

6. ein Nachweis über Schreibmaschinenkenntnisse.

(3) Über die Zulassung entscheidet der Leiter der Lehranstalt nach geeigneten Auswahlkriterien.

§ 4. Ausbildung

(1) Die Dauer der Ausbildung beträgt 30 Monate, von denen 24 Monate auf den Lehrgang und 6 auf das Praktikum entfallen. Auf die Zeit des Lehrgangs kann eine außerhalb des Geltungsbereichs dieser Bestimmungen durchgeführte Ausbildung bis zur Dauer von 18 Monaten angerechnet werden. Über den Antrag entscheidet der Leiter der Lehranstalt.

(2) Die ersten 3 Monate der Ausbildungszeit gelten als Probezeit. Eine Prüfung am Ende dieser Zeit entscheidet über das weitere Verbleiben an der Lehranstalt.

(3) Der Lehrgang umfaßt theoretischen und praktischen Unterricht in folgenden Fächern:

1. Anatomie und Physiologie des Menschen, insbesondere des Sehorgans,

2. Allgemeine Augenheilkunde,

3. Wesen und Behandlung der Motilitätsstörungen des Auges,

4. Physik, insbesondere Optik und Brillenlehre,

5. Orthoptik,

6. Pleoptik,

7. Allgemeine Hygiene und Gesundheitsvorsorge,

8. Berufs- und Gesetzeskunde,

9. Pädiatrische Grundbegriffe,

10. Psychologie und Betreuung des sehbehinderten Kindes.

(4) Der Lehrgang umfaßt mindestens 3 000 Stunden theoretischen und praktischen Unterricht. Der Lehrstoffplan orientiert sich am „Unter-

richtskatalog für die Ausbildung der Orthoptistinnen an den Lehranstalten in der Bundesrepublik Deutschland".

§ 5.

Auf die Dauer des Lehrgangs nach § 4 (1) können höchstens angerechnet werden:

1. Ferien bis zu 6 Wochen jährlich,

2. Erkrankungszeiten bis zur Gesamtdauer von 10 Wochen.

§ 6. Prüfungen

(1) An jeder Lehranstalt ist ein Prüfungsausschuß zu bilden. Nach Teilnahme an dem Lehrgang ist vor dem Prüfungsausschuß eine Prüfung abzulegen.

(2) Der Prüfungsausschuß besteht aus

1. dem Leiter einer anderen Lehranstalt als Vorsitzender,

2. dem Leiter der Lehranstalt und einem weiteren an der Lehranstalt unterrichtenden Arzt,

3. der leitenden Lehrorthoptistin der Lehranstalt,

4. einer Lehrorthoptistin einer anderen Lehranstalt,

jedes Mitglied hat wenigstens einen Stellvertreter.

(3) Die Deutsche Ophthalmologische Gesellschaft bestellt widerruflich den Vorsitzer und dessen Stellvertreter sowie nach Anhörung des Leiters der Lehranstalt die anderen Mitglieder und Stellvertreter des Prüfungsausschusses.

§ 7.

Am Ende des Lehrgangs ist eine Prüfung abzulegen. Bei der Prüfung müssen vorliegen:

1. eine Bescheinigung des Leiters der Lehranstalt über die Teilnahme an dem Lehrgang,

2. eine Beurteilung des Leiters der Lehranstalt über die bisherigen Leistungen.

Im Falle der Wiederholungsprüfung hat der Prüfling ggf. außerdem nachzuweisen, daß er die Auflagen nach § 18 erfüllt hat.

§ 8.

(1) Die Prüfung besteht aus:

1. zwei schriftlichen Ausarbeitungen

2. der praktischen Prüfung

3. der mündlichen Prüfung

(2) Der Vorsitzer des Prüfungsausschusses setzt im Benehmen mit dem Leiter der Lehranstalt die Prüfungstermine fest und gibt sie den Prüflingen mindestens 2 Wochen vor Prüfungsbeginn bekannt.

(3) Die Prüfung ist nicht öffentlich. Der Vorsitzer des Prüfungsausschusses kann einzelnen Personen gestatten, den Prüfungen als Zuhörer beizuwohnen.

§ 9.

(1) Die beiden schriftlichen Ausarbeitungen sind an zwei verschiedenen Tagen unter Aufsicht einer vom Leiter der Lehranstalt bestimmten Person anzufertigen. Für jede Arbeit stehen 3 Stunden zur Verfügung.

(2) Es ist je eine Aufgabe aus den Gebieten der Orthoptik/Pleoptik und der Anatomie/Physiologie zu bearbeiten. Den Prüflingen sind auf jedem Gebiet drei Aufgaben zur Wahl zu stellen.

(3) Der Vorsitzer des Prüfungsausschusses wählt drei Aufgaben aus wenigstens fünf Vorschlägen des Leiters der Lehranstalt. Die Aufgaben sind in einem verschlossenen Umschlag aufzubewahren, der erst am Prüfungstag in Gegenwart der Prüflinge zu öffnen ist.

(4) Die Ausarbeitungen sind vom Leiter der Lehranstalt, der leitenden Lehrorthoptistin und dem Vorsitzer des Prüfungsausschusses bzw. deren Stellvertretern zu beurteilen und mit einer der im § 12 bezeichneten Noten zu bewerten. Aus diesen Bewertungen errechnet sich die Note einer schriftlichen Ausarbeitung.

§ 10.

(1) In der praktischen Prüfung hat der Prüfling unter Aufsicht einen ihm unbekannten Patienten zu untersuchen sowie den Untersuchungsgang, die Diagnose, den Behandlungsvorschlag und die Prognose schriftlich darzustellen. Hierbei soll der Prüfling auch seine Kenntnisse in der Anwendung orthoptischer und pleoptischer Geräte nachweisen. Hierzu stehen dem Prüfling insgesamt 120 Minuten zur Verfügung. Der Prüfling hat ferner einen ihm unbekannten Patienten zu untersuchen und anschließend das Untersuchungsergebnis sowie den orthoptischen Behandlungsvorschlag mündlich darzulegen. Hierbei soll der Prüfling auch seine Kenntnisse in der Anwendung orthoptischer und pleoptischer Geräte nachweisen.

(2) Die Leistung der praktischen Prüfung ist von wenigstens zwei Mitgliedern des Prüfungsausschusses zu beurteilen und mit einer der im § 12 bezeichneten Noten zu bewerten.

§ 11.

(1) Die mündliche Prüfung erstreckt sich auf folgende Fächer:
   1. Anatomie und Physiologie des Menschen, insbesondere des Sehorgans
   2. Allgemeine Augenheilkunde
   3. Wesen und Behandlung der Motilitätsstörungen des Auges
   4. Physik, insbesondere Optik und Brillenlehre
   5. Orthoptik
   6. Pleoptik
   7. Allgemeine Hygiene und Gesundheitsvorsorge

   8. Berufs- und Gesetzeskunde

(2) Die Prüfungsdauer für jeden Prüfling soll nicht mehr als 45 Minuten betragen und kann durch angemessene Pausen unterbrochen werden.

(3) Bei jeder Prüfung müssen wenigstens der Vorsitzer des Prüfungsausschusses oder sein Stellvertreter und zwei weitere Mitglieder des Prüfungsausschusses anwesend sein. Die anwesenden Mitglieder des Prüfungsausschusses bewerten die Leistung in jedem Prüfungsfach mit einer der im § 12 bezeichneten Noten. Bei nicht einheitlicher Bewertung entscheidet der Vorsitzer des Prüfungsausschusses bzw. sein Stellvertreter.

§ 12.

Die einzelnen Prüfungsleistungen und das Gesamtergebnis werden mit den Noten: sehr gut, gut, befriedigend, ausreichend, mangelhaft oder ungenügend bewertet.

§ 13.

(1) Nach den Ergebnissen der schriftlichen Aufsichtsarbeiten, der praktischen und der mündlichen Prüfung ermittelt der Prüfungsausschuß das Gesamtergebnis der Prüfung. Der Prüfungsausschuß entscheidet mit Stimmenmehrheit über die Gesamtnote.

(2) Die Prüfung ist bestanden, wenn das Gesamtergebnis mindestens mit „ausreichend" bewertet werden kann.

§ 14.

Über den Prüfungshergang ist für jeden Prüfling eine Niederschrift nach dem Muster der Anlage 1 aufzunehmen. Die Niederschrift ist von dem Vorsitzer und den Mitgliedern des Prüfungsausschusses zu unterschreiben und dem Schriftführer der Deutschen Ophthalmologischen Gesellschaft zuzustellen.

§ 15.

Der Prüfling erhält ein Zeugnis nach dem Muster der Anlage 2 über die bestandene Prüfung, die von den Mitgliedern des Prüfungsausschusses unterzeichnet ist.

§ 16.

Über die Folgen von Erkrankung, Rücktritt oder Versäumnis während der Prüfung entscheidet der Prüfungsausschuß. Er kann einen Termin bestimmen, an dem die Prüfung fortgesetzt wird.

§ 17.

Über die Folgen eines Täuschungsversuches oder eines ordnungswidrigen Verhaltens entscheidet der Prüfungsausschuß. Er kann die Prüfung als nicht bestanden erklären.

§ 18.

Hat ein Prüfling die Prüfung nicht bestanden, so kann er sie einmal wiederholen. Die Frist, nach deren Ablauf die Prüfung wiederholt werden kann, bestimmt der Prüfungsausschuß. Der Prüfungsausschuß kann die Zulassung zu einer Wiederholungsprüfung von einer bestimmten Art der Vorbereitung abhängig machen.

Die Prüfung ist vollständig zu wiederholen. Einzelne Prüfungsleistungen können nicht erlassen werden.

Die Prüfung ist vor demselben Prüfungsausschuß zu wiederholen. Ausnahmen können nur im Einvernehmen mit dem Vorsitzer des Prüfungsausschusses zugelassen werden.

§ 19. Praktische Tätigkeit

Nach bestandener Prüfung ist ein sechsmonatiges Praktikum unter Aufsicht einer Orthoptistin an einer Universitäts-Augenklinik oder an einer von einem Facharzt für Augenheilkunde hauptamtlich geleiteten Abteilung eines allgemeinen Krankenhauses abzuleisten. Dieses Praktikum soll im Anschluß an die Prüfung, spätestens aber innerhalb eines Jahres nach der Prüfung begonnen werden.

§ 20. Orthoptistinnendiplom

(1) Das Orthoptistinnendiplom der Deutschen Ophthalmologischen Gesellschaft wird vom Schriftführer der Deutschen Ophthalmologischen Gesellschaft auf Antrag ausgestellt.

(2) Dem Antrag sind beizufügen:
1. ein Zeugnis nach § 15
2. der Nachweis über die abgeleistete praktische Tätigkeit nach § 19 (nach dem Muster der Anlage 3)

§ 21. Übergangsbestimmungen

(1) Inhaber von Orthoptistinnendiplomen, die außerhalb des Geltungsbereiches dieser Bestimmungen erworben wurden, können auf Antrag das Diplom der Deutschen Ophthalmologischen Gesellschaft erhalten, wenn eine gleichartige und gleichwertige Ausbildung nachgewiesen wird.

(2) Über die Gleichwertigkeit der Ausbildung entscheidet eine Kommission der Deutschen Ophthalmologischen Gesellschaft, der zwei Leiter einer Lehranstalt und eine Lehrorthoptistin angehören. Diese Kommission ist verpflichtet, sich über den Ausbildungsstand des Antragstellers Kenntnis zu verschaffen und berechtigt, die Erteilung des Diploms der Deutschen Ophthalmologischen Gesellschaft an Auflagen zu binden.
Die Entscheidung der Kommission teilt der Schriftführer der Deutschen Ophthalmologischen Gesellschaft dem Antragsteller mit.

§ 22.

Diese Vorschriften gelten für Orthoptisten entsprechend.

(Muster)

PRÜFUNGSNIEDERSCHRIFT

_____ geb. am _____
(Vor- und Zuname des Prüflings)

wurde am _____ gemäß den Vorschriften über Ausbildung, Prüfung und Anerkennung von Orthoptistinnen (Orthoptisten) an der Lehranstalt für Orthoptistinnen in _____
_____ geprüft.

Prüfungsausschuß:
1. _____ als Vorsitzer _____ als Stellv.
2. _____ als Mitglied _____ als Stellv.
3. _____ als Mitglied _____ als Stellv.
4. _____ als Mitglied _____ als Stellv.
5. _____ als Mitglied _____ als Stellv.

Prüfungsergebnisse

1. Aufsichtsarbeiten

   Anatomie/Physiologie: _____
   Orthoptik/Pleoptik: _____

2. Praktische Prüfung:

   1. Teil _____
   2. Teil _____

3. Mündliche Prüfung:

   1. Fach: _____
   2. Fach: _____
   3. Fach: _____
   4. Fach: _____
   5. Fach: _____
   6. Fach: _____
   7. Fach: _____
   8. Fach: _____

4. Gesamturteil: _____

_____, den _____
         (Ort)

Der Prüfungsausschuß

_____
              (Vorsitzer)

_____
(Mitglied)   (Mitglied)   (Mitglied)

_____
     (Mitglied)   (Mitglied)

ZEUGNIS

über die bestandene Prüfung als Orthoptist(in)

_____
(Vor- und Zuname)

geb. am _____ in _____
hat am _____ vor dem Prüfungsausschuß
der Deutschen Ophthalmologischen Gesellschaft
an der Lehranstalt für Orthoptistinnen in _____
die in den Vorschriften über Ausbildung, Prüfung
und Anerkennung von Orthoptistinnen (Orthoptisten) vorgeschriebene Prüfung mit dem Gesamtergebnis

_____

bestanden.

_____, den _____

Im Namen der Deutschen Ophthalmologischen
Gesellschaft

_____
Der Vorsitzer des Prüfungsausschusses

(Mitglied)   (Mitglied)

(Mitglied)   (Mitglied)

(Mitglied)   (Mitglied)

BESCHEINIGUNG

über die Ableistung der praktischen Tätigkeit

_____ wohnhaft in _____
(Vor- und Zuname)
geboren am _____ 19 ___ in _____
wird bescheinigt, daß sie (er) nach vollständig bestandener Prüfung am _____ als Praktikant(in)
vom _____ bis _____ tätig gewesen ist.
Die praktische Tätigkeit wurde vom _____
bis _____ unterbrochen.

Ein Anhaltspunkt dafür, daß sie (er) wegen eines
körperlichen Gebrechens, wegen Schwäche ihrer
(seiner) geistigen oder körperlichen Kräfte oder
wegen einer Sucht die für die Ausübung des Berufs erforderliche Eignung nicht besitzt, hat sich
nicht/hat sich in folgender Hinsicht ergeben:

_____

_____

_____

_____, den _____ 19 _____
(Bezeichnung und Anschrift der Krankenanstalt)

_____
(Unterschrift des ärztlichen Leiters)

---

2. H. Harms (Tübingen): **Bericht der Kommission für verkehrsmedizinisch–ophthalmologische Fragen**

Die bereits im letzten Jahr versprochene Überarbeitung der Richtlinien für die Prüfung der Verkehrseignung in augenärztlichen Gutachten ist abgeschlossen und wurde noch in den Druck des Jahresberichtes des letzten DOG-Kongresses aufgenommen.

Anmerkung bei der Korrektur:
Vgl. dazu die Druckfehlerberichtigung, die diesem Kongreßbericht beiliegt.

In dem Gutachtenformular hat sich die Anordnung des Stoffes etwa an das Schema angepaßt, nach dem in dem Gutachten „Auge und Verkehr" die Bedingungen geordnet sind. In den neu veröffentlichten Richtlinien sind einige Anpassungen erfolgt, in der Absicht, die Kluft, welche zeitweise zwischen den Richtlinien der DOG, dem Gutachten „Auge und Verkehr" und anderen amtlichen Verlautbarungen bestanden hat, zu überbrücken.

Ich darf ankündigen, daß im Laufe dieses Jahres noch eine Neubearbeitung sowohl der Untersuchungsanweisung für die Verkehrsbegutachtung als auch der Bewertung der Augenveränderungen und Augenerkrankungen für die Verkehrstauglichkeit erfolgen wird. Es ist geplant, alle mit der Beurteilung der Verkehrseignung zusammenhängenden Fragen in einem Heft, welches vom Berufsverband herausgegeben werden wird, zu publizieren.

3. H.-J. Merté (München): **Bericht der Kommission für Ergophthalmologie**

Die Ergophthalmologie-Kommission sah sich einer Entwicklung gegenüber, die zu mehreren Aktivitäten geführt hat.

Die sozialpolitische Entwicklung machte es notwendig, daß wir in Zukunft darauf eingerichtet sind, dem Sehen am Arbeitsplatz mehr Bedeutung zuzumessen und daß mit einer Häufung von Betriebsuntersuchungen zu rechnen ist. Wir haben uns in der Weise darauf eingerichtet, daß wir Kurse sowohl einerseits für Augenärzte eingerichtet haben, die sie in die Lage versetzen sollen, sich mit den Bedingungen am Arbeitsplatz vertraut zu machen und geeignete Untersuchungen durchzuführen, und daß wir andererseits Kurse für Werksärzte durchführten. Diese Werksärzte sollen dafür aufnahmefähig gemacht werden, worauf es beim Sehen am Arbeitsplatz ankommt und in welcher Weise eine Zusammenarbeit mit Augenärzten erstrebenswert ist.

Ein aktuelles Problem ist die Einführung von Datensichtgeräten und die Frage, ob dafür eine besondere augenärztliche Eignungsuntersuchung notwendig ist. In einem jüngst abgeschlossenen Tarifvertrag in der Druckindustrie ist vorgesehen, daß Einstellungsuntersuchungen und jährlich zu wiederholende Überwachungsuntersuchungen an Personen, die mit Datensichtgeräten arbeiten, durchzuführen sind. Nun bestehen bisher noch keine fundierten Untersuchungen über die Anforderungen, die an solche Personen hinsichtlich ihres Sehvermögens zu stellen sind.

Es ist notwendig, daß darüber Richtlinien erarbeitet werden bzw. zunächst einmal experimentelle Untersuchungen angestellt werden, die dann die Grundlage solcher Richtlinien werden sollen. Die Kommission hat sich in den vergangenen Tagen darum bemüht, aus den allgemein-ophthalmologischen Kenntnissen Richtlinien vorzubereiten, die noch auszuarbeiten sind und dann als vorläufige Richtlinien der Kommission dem Vorstand der DOG übergeben werden sollen. Nach Zustimmung des Vorstandes werden diese Richtlinien dann publiziert werden.

Die Mitgliederversammlung kann zunächst nur um ihr grundsätzliches Einverständnis gebeten werden, die Ergophthalmologie-Kommission zu ermächtigen, solche vorläufigen Richtlinien vorzubereiten und in der nächsten Mitgliederversammlung vorzutragen.

4. E. Aulhorn (Tübingen): **Bericht der Gutachten-Kommission der Deutschen Ophthalmologischen Gesellschaft** (s. Anmerkung S. 898)

Die Gutachten-Kommission der Deutschen Ophthalmologischen Gesellschaft hatte gehofft, Ihnen schon heute einen neuen, von der Kommission erarbeiteten Rententarif vorlegen zu können. Wir hatten jedoch den Eindruck, daß es günstiger wäre, wenn alle Mitglieder die Möglichkeit haben, die Vorschläge der Gutachten-Kommission in Ruhe durchzuarbeiten. Aus diesem Grunde wird den Mitgliedern der DOG, soweit sie in der Bundesrepublik wohnen, in den nächsten zwei bis drei Monaten die Ausarbeitung der Renten-Kommission zugehen. Sie werden dann die Möglichkeit haben, schriftlich Stellung zu nehmen, so daß diese Stellungnahmen auch noch in den Vorschlag der Gutachten-Kommission eingearbeitet werden können.

Ein Rententarif ist ein so weitreichendes Unternehmen, welches auch Auswirkungen auf die internationalen Beziehungen der Ophthalmologischen Gesellschaften hat, daß die Renten-Kommission glaubte, heute noch keinen endgültigen Entwurf der Mitgliederversammlung vorlegen zu können. Es wird darum gebeten, Einsprüche und Vorschläge bis zum 1. November 1978 an Frau Aulhorn zu schicken.

Es ist vorgesehen, anläßlich der Essener Fortbildung für Augenärzte im Februar 1979 ein Hearing über den neuen Rententarif durchzuführen. Das Ergebnis dieses Hearings soll dann in den endgültigen Vorschlag eingearbeitet werden, welcher der Mitgliederversammlung im September 1979 vorgelegt werden wird.

5. E. Weigelin (Bonn): Bericht über die Tätigkeit der Tonometereichkommission der Deutschen Ophthalmologischen Gesellschaft 1977/78

Im Rahmen von Zulassungsprüfungen von Tonometern zur Eichung, deren Bauarten von den bisher bekannten abweichen, ja sogar völlig andere Prinzipien verwenden, hat sich gezeigt, daß eine physikalische Prüfung der Baumuster durch die Physikalisch-Technische Bundesanstalt, Institut Berlin, allein zur Erteilung einer Zulassung nicht ausreicht. Vielmehr ist eine zusätzliche klinische Prüfung der Mustergeräte zwingend erforderlich.

Um eine Beurteilung von unterschiedlichen Tonometerbauarten hinsichtlich ihrer klinischen Brauchbarkeit nach einheitlichen Gesichtspunkten vornehmen zu können – dies ist vor allem für Länder mit gesetzlich geregelter Tonometerkontrolle, wie für die Bundesrepublik Deutschland und die Bundesrepublik Österreich, von Bedeutung –, wurde in Zusammenarbeit mit der Physikalisch-Technischen Bundesanstalt, Institut Berlin, ein Prüfplan für klinische Vergleichsmessungen an Probanden ausgearbeitet. Er geht davon aus, daß als Referenzgerät ein mechanisch-optisches Applanationstonometer angewendet wird, welches der deutschen Eichvorschrift und damit auch der internationalen Standardisierungsvorschrift entspricht. Dieser Plan basiert auf einem auf drei Beobachter abgestimmten Versuchsablauf, dessen Reihenfolge mit Hilfe eines Zufallsverfahrens festgelegt ist. Darüber hinaus enthält er Angaben über die statistischen Berechnungsgrundlagen sowie Kriterien für die Regressionskurve und die Standardabweichung der Einzelwerte von der Regressionskurve, die sowohl den physikalischen als auch den klinischen Anforderungen genügen. Eine ausführliche Darstellung wurde auf der diesjährigen Sitzung des International Committee on Standardization of Tonometers in Kyoto, Japan, anläßlich des XXIII. Internationalen Ophthalmologenkongresses vorgetragen und wird in Kürze publiziert.

Zum Problem der Einführung der abgeleiteten SI-Basiseinheiten in der Tonometrie, von denen zwei Einheiten von Bedeutung sind, nämlich das „Newton" als Einheit für die Kraft, welches die Einheit „Kilopond" und das „Pascal" als Einheit für den Druck, welches die Einheit „mmHg" ablöst, wurde ein Vorschlag als Übergangslösung bis zur endgültigen Abschaffung der Einheit „mmHg" ausgearbeitet. Nach ihm werden die Einteilungen der Meßskalen von Applanationstonometern vorerst nicht mit einer „Milli-Newton-Einteilung" versehen, sondern in der alten Form unter Angabe des Skalenwertes in Milli-Newton beibehalten. D.h., künftig werden Sie auf allen Applanationstonometern eine zusätzliche Angabe folgender Form finden: „Skalenwert 0,98 mN" bei einer Zehnteleinteilung bzw. „Skalenwert 1,96 mN" bei einer Zwei-Zehnteleinteilung. Diese Übergangslösung hat die Zustimmung des internationalen Komitees erhalten. Eine ausführliche Darstellung finden Sie in „Augenärztliche Fortbildung Bd. 5, Teil 3".

Schließlich wird darauf hingewiesen, daß nunmehr auch Meßgeräte zur Bestimmung des Blutdruckes am Auge, Ophthalmodynamometer, in der Bundesrepublik Deutschland der gesetzlichen Eichpflicht unterliegen. Die für die Eichung erforderlichen Vorschriften, die als „Anforderungen der PTB an Ophthalmodynamometer" in den PTB-Mitteilungen **88**, 2/78, nunmehr veröffentlicht wurden, beinhalten erst einmal die Bedingungen für Federdynamometer nach H.K. Müller. Diese Geräte erhalten künftig eine in Milli-Newton eingeteilte Skala. Meßkraft und Stempelgeometrie müssen vorgeschriebene Fehlergrenzen einhalten. Um nun ältere mit neueren dynamometrischen Meßwerten vergleichen zu können, werden zur Zeit entsprechende Umrechnungstabellen vorbereitet.

6. T. Waubke (Essen): Bericht über die Medien-Kommission der Deutschen Ophthalmologischen Gesellschaft

Der Medienkommission gehören an Herr Friedburg (Düsseldorf), Herr Lange (Kiel) und T. Waubke (Essen). Wir verstehen uns als Helfer unserer Kollegen in Fragen, die auf der Grenze zwischen Medienpolitik und Berufspolitik liegen. Es muß zwar der Verantwortung jedes einzelnen überlassen bleiben, was in einer bestimmten aktuellen Situation auf Anfrage der Presse gesagt werden kann. Wenn z.B. in einer Stadt eine Epidemica-Infektion ausgebrochen ist und der örtliche Reporter Auskunft haben will, dann kann nicht erst bei der Medienkommission angefragt werden, was darüber gesagt werden soll. Dies ist in das Ermessen und die Verantwortung jedes einzelnen gestellt, wobei wir wissen, daß in aller Regel, wenn die Reporter nicht eine ausgesprochene politische Intention haben, das in der Presse veröffentlicht wird, was wir sagen.

Die Medienkommission versteht sich als Helfer in allen denjenigen Fragen, in denen der Augenarzt glaubt, eine Hilfestellung zu benötigen, z.B. in kritischen Situationen, welche Kunstfehler betreffen oder in Fragen, die eine erhebliche vorangehende Informationsarbeit erfordern würden, wie z.B. über neu eingeführte Operationsmethoden. In diesen Fragen steht die Medienkommission den Kollegen gerne zur Verfügung.

Selbstverständlich wird sich die Medienkommission in schwierigen Situationen mit den entsprechenden Fachleuten oder mit dem Vorstand der Gesellschaft in Verbindung setzen, um eine möglichst einheitliche und wohlfundierte Stellungnahme herausgeben zu können.

Die Medienkommission richtet weiterhin an die Kollegen die Bitte, sie mit Presseveröffentlichungen zu versorgen, insbesondere mit Presseveröffentlichungen, mit denen die Augenärzte sich nicht einverstanden erklären können. Auf diese Weise wird bei der Medienkommission eine kleine Dokumentation aufgebaut werden können.

Im Rahmen der *Diskussion* erfolgten eine Reihe von Diskussionsbemerkungen:

Herr Lassen weist darauf hin, daß der Berufsverband der Augenärzte eine Agentur beauftragt hat, Zeitungsausschnitte, welche die Augenheilkunde betreffen, zu sammeln. Es wird vorgeschlagen, Presseveröffentlichungen, die problematisch erscheinen, der Medienkommission zuzuschicken und um deren Stellungnahme zu bitten. Eventuell sollte dann in den Medien eine Korrektur erfolgen.

Herr Stefani (München) fragt, in welchen Fällen die Medienkommission beabsichtigt, von sich aus aktiv zu werden, ohne auf Anfragen zu warten. *Herr Waubke* antwortet darauf,

daß zunächst beabsichtigt ist, daß die Medienkommission nur auf Anforderung tätig wird.

Herr Lund (München) macht darauf aufmerksam, daß in den Landesärztekammern jeweils entsprechende Sachbearbeiter tätig sind, um in gesundheitspolitischen Fragen schnell reagieren zu können und entsprechende Publikationen herauszubringen. Es wird empfohlen, mit diesen Abteilungen der Landesärztekammern Verbindung aufzunehmen, da auch diese Abteilungen über einen sehr guten Informationsstand verfügen.

Herr Böke (Kiel) hält es für zweckmäßig, wenn die Medienkommission auch in solchen Situationen einspringen könnte, in denen ein einzelner von der Presse attackiert wird und sich dagegen, sozusagen im eigenen Namen, schlecht wehren kann. In solchen Fällen wäre es sicher eine große Hilfe, wenn die Medienkommission im Namen der Deutschen Ophthalmologischen Gesellschaft sich zu Wort melden könnte.

Herr Doden (Frankfurt) schlägt vor, daß die Deutsche Ophthalmologische Gesellschaft von Zeit zu Zeit über allgemein interessierende Themen etwas publizieren läßt und auf diese Weise durch von ihr beauftragte Mitglieder oder Kommissionen die Öffentlichkeit über die Fortschritte der Augenheilkunde auf dem laufenden hält.

Herr Jaeger (Heidelberg) antwortet darauf, daß anläßlich der letzten Kongresse regelmäßig Pressekonferenzen durchgeführt wurden, auf denen sowohl über die Themen des jeweiligen Kongresses als auch über andere Themen berichtet wurde. So hatte z.B. Herr Harms anläßlich der letzten Pressekonferenz in Heidelberg Gelegenheit, Fragen der Verkehrsophthalmologie vorzutragen. Man kann davon ausgehen, daß die Pressekonferenzen auf unseren Kongressen der geeignete Anlaß sind, die Aufmerksamkeit der Öffentlichkeit auf Fortschritte in der Ophthalmologie zu lenken und daß dabei natürlich auch die Medienkommission tätig werden sollte.

Herr Reim (Aachen) schlägt vor, in den Klinischen Monatsblättern eine regelmäßige Information der Gesellschaft oder sonstige aktuelle Informationen zu bringen. Diese Information könnte z.B. darin bestehen, den Inhalt einer Pressekonferenz oder den Tätigkeitsbericht der Medienkommission zu veröffentlichen. Dies würde die Breite der Information der Mitglieder unserer Gesellschaft verbessern. Als Publikationsorgan käme natürlich auch „Der Augenarzt" in Frage.

Herr Lassen (Göttingen) erklärt sich bereit, in den „Augenarzt" Publikationen der Medienkommission aufzunehmen.

7. Berichterstattung und Beschlußfassung über die nächste Tagung und die nächsten Symposien der Deutschen Ophthalmologischen Gesellschaft

Die nächste Tagung der Deutschen Ophthalmologischen Gesellschaft findet statt in Heidelberg vom 16. bis 19. September 1979. Hauptthema: „Plastische Chirurgie der Lider und plastische Chirurgie der abführenden Tränenwege".

Die Tagung des Jahres 1980 wird in Kiel stattfinden, und zwar vom 21. bis 24. September 1980. Hauptthema: „Uveitis".

Weiterhin findet in der Zeit vom 30. 3. bis 1. 4. 1979 das Symposion der Deutschen Ophthalmologischen Gesellschaft über Wundheilung unter Leitung von Herrn Naumann in Tübingen statt.

8. Verschiedenes

1. Zusatzbezeichnung „Plastische Operationen"

Herr Neubauer (Köln) berichtet über verschiedene Tendenzen, die darauf abzielen, die Zusatzbezeichnung „Plastische Operationen" auch im Bereich der Augenheilkunde zugänglich zu machen. Die DOG hatte zusammen mit dem Berufsverband der Augenärzte bisher immer die Meinung vertreten, daß diese Operationen von der Sache her und von der Definition unseres Faches her zu den genuinen Aufgaben des Augenarztes gehören und es deshalb in unserem Fachgebiet keiner solchen Zusatzbezeichnung bedürfe. Auch die Bundesärztekammer hatte sich dieser Meinung angeschlossen, nachdem Herr Merté mit dem damaligen Präsidenten der Bundesärztekammer, Herrn Prof. Sewering, darüber ein ausführliches Gespräch geführt hatte. Überraschenderweise hat nun auf dem letzten Ärztetag ein Delegierter aus den Reihen der Augenärzte den Antrag gestellt, daß auch Augenärzte den Titel „Plastische Operationen" beantragen können. Der Antrag ist im Ärztetag positiv beschieden worden. Dadurch ist eine neue Situation entstanden, welcher die DOG und der Berufsverband nun Rechnung tragen müssen.
Es bestehen folgende Möglichkeiten:
a) DOG und Berufsverband können versuchen, unter Berufung auf die früheren Überlegungen und Absprachen den Beschluß des Deutschen Ärztetages rückgängig zu machen, mit dem Hinweis darauf, daß dieser Beschluß auf Antrag eines Kollegen zustande gekommen ist, der über die Vorgeschichte und Problematik dieser Frage nicht ausreichend informiert war. Eine solche Lösung hätte den Vorteil, daß die plastischen Operationen im Gesamtbereich der Ophthalmologie verbleiben würden. Es könnte dann kein Zweifel darüber entstehen, ob ein Augenarzt, welcher die Zusatzbezeichnung nicht führt, diese oder jene Operation noch durchführen kann, ohne dabei das Risiko eines Kunstfehlerprozesses einzugehen.
b) Wenn man den Beschluß des Deutschen Ärztetages akzeptieren will, müßte ein genauer Katalog der Leistungen ausgearbeitet werden, die als Voraussetzung für die Erteilung dieser Zusatzbezeichnung gefordert werden. Der Vorstand der DOG geht davon aus, daß dann – um im internationalen Standard konkurrenzfähig zu sein – sehr hohe Anforderungen gestellt werden müßten und nur einige wenige Kollegen diese Zusatzbezeichnung erhalten würden. Der Vorstand hat vorsorglich eine Kommission beauftragt, einen Operationskatalog zusammenzustellen, der für den Erwerb des Zusatztitels nötig ist. Außerdem müßten Übergangsbestimmungen erarbeitet werden. Der Vorstand hielte es für verfehlt, wenn allein ein Zeugnis des klinischen Lehrers, daß der Antragsteller auch regelmäßig Operationen an den Lidern

vorgenommen hat, ausreichen würde, diesen Zusatztitel zu erteilen. Es ist zu bedenken, daß dieses Gebiet der Medizin mit dem höchsten Prozentsatz von Unterlassungs- und Kunstfehlerklagen belastet ist.

In der anschließenden *Diskussion* wird zunächst klargestellt, daß mit plastischen Operationen nicht Keratoplastiken gemeint sind, sondern lediglich plastische Operationen an den Lidern und an der Orbita, evtl. noch mit Erweiterung in den Bereich der Stirn und der benachbarten Grenzgebiete zur Hals-Nasen-Ohrenheilkunde.

Die Meinungsbildung in der Diskussion ergibt, daß alles vermieden werden sollte, was die Kompetenz des operativ tätigen Augenarztes für die üblichen heute durchgeführten Eingriffe der Plastischen Chirurgie in unserem Fachgebiet einschränkt. Auch sollte der Operationskatalog, der zur Erreichung der Facharztanerkennung erforderlich ist, hinsichtlich der plastischen chirurgischen Maßnahmen im Bereich der Lider und Tränenwege keinesfalls verkürzt werden.

Der Vorstand entnimmt aus der Meinungsbildung den Auftrag, bei seinen Verhandlungen mit der Bundesärztekammer denjenigen Weg einzuschlagen, der für den Augenarzt am sichersten gewährleistet, auf diesem Gebiet auch weiterhin aus altem Recht tätig sein zu können.

2. Transplantationsgesetz

Herr Mackensen (Freiburg) berichtet über seine Bemühungen, bei der Formulierung des neuen Transplantationsgesetzes den Anliegen der Augenärzte Gehör zu verschaffen. Die Diskussionen über das Transplantationsgesetz laufen Gefahr, einseitig von den Problemen der Nierentransplantation hier behandelt zu werden. Auf die Veröffentlichungen in der Tagespresse wird verwiesen.

3. Facharztprüfungen

Herr Lange berichtet über die Facharztprüfungen, die in Nordrhein zur Zeit schon angelaufen sind, und deren Einführung in den übrigen Bundesländern bevorsteht. Dafür ist es erforderlich, daß Prüfer aufgestellt werden und daß ein gewisser Rahmenkatalog für Prüfungsfragen geschaffen wird. DOG und Berufsverband haben gemeinsam diese Aufgaben in Angriff genommen. Die Bundesärztekammer geht davon aus, daß diese Facharztprüfungen zunächst in Nordrhein als Modell ablaufen sollten und daß man dabei auch über den Katalog der Prüfungsfragen Erfahrungen sammeln kann.

Anmerkung bei der Korrektur:
Die endgültige Fassung des neuen Rententarifs, die auf der Mitgliederversammlung am 18. 9. 1979 gebilligt wurde, liegt diesem Kongreßbericht bei.

Satzungen der Deutschen Ophthalmologischen Gesellschaft

§ 1. Zweck

Zweck der Gesellschaft ist die Förderung der Ophthalmologie.

Die Gesellschaft ist die sachverständige Vertretung der wissenschaftlichen Augenheilkunde gegenüber Behörden, den ärztlichen Körperschaften und anderen wissenschaftlichen Gesellschaften.

Aufgabe der Gesellschaft ist es, durch Abhaltung von Kongressen, Symposien und Fortbildungsveranstaltungen die wissenschaftliche Arbeit zu fördern.

Die Deutsche Ophthalmologische Gesellschaft verfolgt ausschließlich und unmittelbar gemeinnützige Zwecke im Sinne der Gemeinnützigkeitsverordnung vom 24. Dezember 1953.

§ 2. Sitz

Der Verein hat seinen Sitz in Heidelberg; er ist eingetragen im Vereinsregister des Amtsgerichtes Heidelberg.

§ 3. Organe des Vereins

Organe des Vereins sind:
1. die Mitgliederversammlung,
2. der Vorstand,
3. der wissenschaftliche Beirat.

§ 4. Mitgliederversammlung

1. Die Mitgliederversammlung wird vom Vorsitzenden unter Angabe der Tagesordnung spätestens 4 Wochen vor dem Sitzungstermin einberufen.

2. Eine Mitgliederversammlung soll jährlich mindestens einmal stattfinden. Ihr obliegt insbesondere:
a) Wahl des Vorstandes,
b) Beschlußfassung über den vom Vorstand genehmigten Haushaltsvoranschlag,
c) Festsetzung des jährlichen Beitrages,
d) Genehmigung der Jahresrechnung und Entlastung des Vorstandes,
e) Satzungsänderungen,
f) Auflösung der Gesellschaft.

3. Die Mitgliederversammlung beschließt, soweit die Satzung nichts anderes bestimmt, mit einfacher Stimmenmehrheit der erschienenen Mitglieder.

4. Beschlüsse über eine Satzungsänderung bedürfen einer Mehrheit von drei Viertel der erschienenen Mitglieder. Anträge auf Satzungsänderungen sind 6 Monate vor der Mitgliederversammlung an den Schriftführer mit Begründung einzureichen. In der Einladung zur Mitgliederversammlung ist die beantragte Satzungsänderung im Wortlaut anzukündigen. Eine Mitgliederversammlung, die über die Auflösung der Gesellschaft zu befinden hat, ist beschlußfähig, wenn ein Viertel der Mitglieder erschienen ist. Der Auflösungsbeschluß bedarf der Drei-Viertel-Mehrheit der beschlußfähigen Versammlung. Ist die Beschlußfähigkeit nicht gegeben, hat innerhalb von 4 Wochen eine weitere Mitgliederversammlung stattzufinden, in der eine Drei-Viertel-Mehrheit der erschienenen Mitglieder genügt.

5. Über die Mitgliederversammlung ist ein Protokoll zu führen, das von dem Vorsitzenden und Schriftführer unterzeichnet wird.

§ 5. Vorstand

1. Der Vorstand ist das beschlußfassende Organ der Gesellschaft für alle Angelegenheiten, die nicht im § 4 der Mitgliederversammlung vorbehalten sind. Ihm obliegt insbesondere die Gestaltung der wissenschaftlichen Arbeit der Gesellschaft.

2. Der Vorstand besteht aus 12 Mitgliedern. Von den 12 Mitgliedern sollen sein:
a) 5 ophthalmologische Lehrstuhlinhaber,
b) 2 habilitierte ophthalmologische Hochschullehrer, die nicht zu a) gehören,
c) 2 hauptamtlich tätige ophthalmologische Chefärzte,
d) 2 in freier Praxis niedergelassene Augenärzte,
e) 1 Schriftführer.

3. Die Vorstandsmitglieder werden von der Mitgliederversammlung geheim und schriftlich gewählt.

Wahlvorschläge können sowohl vom Vorstand als auch von den erschienenen Mitgliedern gemacht werden.

Die Wahl kann einzeln für jede unter 2a) bis e) genannte Gruppe und auch geschlossen erfolgen.

Wahlberechtigt sind alle erschienenen Mitglieder.

Gewählt sind diejenigen, die der Reihenfolge nach die meisten Stimmen für die Gruppe erhalten, der sie angehören.

Bei gleicher Stimmenzahl entscheidet das Los, das der Vorsitzende zieht.

§ 6. Amtsdauer des Vorstandes

1. Der Schriftführer wird für 8 Jahre gewählt. Seine Wiederwahl ist möglich.

2. Die Wahl der elf Vorstandsmitglieder nach § 5 Ziff. 2a) bis d) findet alle 2 Jahre wie folgt statt:

Es scheiden aus dem Kreis derjenigen, die dem Vorstand am längsten angehört haben, aus:

nach 2 Jahren 4 Mitglieder,
nach weiteren 2 Jahren 4 Mitglieder,
nach weiteren 2 Jahren 3 Mitglieder.

Bei gleicher Amtsdauer entscheidet das Los, das der Vorsitzende zu ziehen hat. Sind im Laufe eines Jahres Mitglieder aus dem Vorstand aus anderen Gründen ausgeschieden, so vermindert sich die Zahl der der Amtsdauer nach ausscheidenden Mitglieder entsprechend. Ein ausscheidendes Mitglied ist erst nach Ablauf von 2 Jahren wieder wählbar.

3. Die Zu- und Neuwahl hat aus der Berufsgruppe zu erfolgen, der das ausscheidende Mitglied angehört, damit die Zusammensetzung des Vorstandes (§ 5 Ziff. 2) keine Änderung erfährt.

§ 7. Beschlüsse des Vorstandes

Der Vorstand faßt seine Beschlüsse durch mündliche Abstimmung in einer vom Vorsitzenden unter Angabe der Tagesordnung einzuberufenden Vorstandssitzung oder durch schriftliche Abstimmung vermittels eines bei allen Mitgliedern des Vorstandes umlaufenden Anschreibens. In beiden Fällen ist zur Beschlußfassung einfache Mehrheit der abgegebenen Stimmen notwendig und genügend.

Bei Stimmengleichheit entscheidet die Stimme des Vorsitzenden.

Über die Beschlüsse einer Vorstandssitzung wird ein vom Vorsitzenden zu unterzeichnendes Protokoll geführt.

§ 8. Der Vorsitzende

Der Vorstand wählt aus seiner Mitte einen 1. und 2. Vorsitzenden. Der 2. Vorsitzende ist der designierte Nachfolger des 1. Vorsitzenden für die nächste Amtszeit. Der Vorstand bestimmt ferner den designierten Nachfolger des 2. Vorsitzenden. Die Wahl wird geheim durchgeführt. Die Amtszeit des 1. Vorsitzenden beginnt am Ende des von seinem Vorgänger geleiteten Kongresses und dauert bis zum Ende des nachfolgenden Kongresses.

Der 1. Vorsitzende und der 2. Vorsitzende sind Vorsitzende im Sinne des § 26 BGB. Jeder ist allein vertretungsberechtigt. Wiederwahl des Vorsitzenden ist nicht möglich.

§ 9. Schriftführer

Der Schriftführer besorgt den Druck und die Versendung der Zirkulare, die Korrespondenz des Vereins, die Kassenführung sowie die Herausgabe der Sitzungsberichte. Er führt die Protokolle der Sitzungen.

§ 10. Wissenschaftlicher Beirat

Der Vorstand setzt Arbeitskommissionen für besondere Arbeitsgebiete ein und beruft die Leiter der Arbeitskommissionen. Der Vorstand ist weder in der Zahl noch in der Zusammensetzung der eingesetzten Kommission gebunden. Die Arbeitskommissionen handeln im Auftrage des Vorstandes. Die Leiter der Arbeitskommissionen bilden den Beirat, der wenigstens einmal jährlich dem Vorstand berichtet.

§ 11. Wissenschaftliche Sitzungen

Die Gesellschaft führt möglichst jährlich einmal wissenschaftliche Sitzungen durch. Sie sind zusammen mit der Mitgliederversammlung abzuhalten. Ausgerichtet werden die wissenschaftlichen Sitzungen von dem Vorstand, der auch den Tagungsort festlegt. Sie werden durch den Vorsitzenden geleitet. Die Vorsitzenden der einzelnen Sitzungen werden auf Vorschlag des Vorstandes von den anwesenden Mitgliedern gewählt.

Die Gesellschaft führt außerdem wissenschaftliche Symposien und Fortbildungsveranstaltungen durch.

§ 12. Mitgliedschaft

Wer Mitglied der Deutschen Ophthalmologischen Gesellschaft werden will, wendet sich unter Benennung von zwei Bürgen, die Mitglieder der Gesellschaft sind, über den Schriftführer an den Vorstand. Dieser entscheidet über die Aufnahme durch einen nach § 7 zu fassenden Beschluß. Der Austritt erfolgt jeweils zum Jahresende durch Anzeige an den Schriftführer, spätestens 3 Monate vor Jahresende. Auch gilt als ausgetreten, wer 2 Jahre seinen Mitgliedsbeitrag nicht entrichtet hat und nach schriftlicher Anmahnung innerhalb von 3 Monaten die ausstehenden Mitgliedsbeiträge nicht bezahlt hat.

Ein Mitglied kann aus der Gesellschaft ausgeschlossen werden, wenn es sich durch die Art seiner Berufsausübung zu den Grundsätzen der Gesellschaft in erheblichen Widerspruch setzt oder wenn seine fernere Mitgliedschaft aus sonstigen, in der Person liegenden wichtigen Gründen mit dem gedeihlichen Bestand der Gesellschaft unvereinbar ist. Die Ausschließung erfolgt auf Antrag des Vorstandes durch einen mit Zwei-Drittel-Mehrheit der Erschienenen gefaßten Beschluß der Mitgliederversammlung, nachdem dem Auszuschließenden vorher Gelegenheit zu schriftlicher Äußerung gegeben worden ist.

Die Gesellschaft ernennt Ehrenmitglieder.
Anträge auf Wahl zum Ehrenmitglied müssen beim Schriftführer mit ausführlicher Begründung ein halbes Jahr vor der nächsten Mitgliederversammlung eingereicht werden. Die Wahl erfolgt durch die Mitgliederversammlung oder durch geheime schriftliche Abstimmung aller Mitglieder, die auf Veranlassung des Vorstandes vom Schriftführer durchgeführt wird. Entscheidend ist sowohl bei direkter als auch bei schriftlicher Abstimmung die einfache Mehrheit der abgegebenen Stimmen.

§ 13. Beitrag

Jedes Mitglied zahlt für jedes Kalenderjahr einen Beitrag, dessen Höhe jährlich durch die Mitgliederversammlung festgesetzt wird. Der Beitrag ist nach Aufforderung an die Deutsche Ophthalmologische Gesellschaft Heidelberg mit ausdrücklichem Vermerk: „Für die Deutsche Ophthalmologische Gesellschaft" zu überweisen.

§ 14. Mittel der Gesellschaft

Die Mittel der Gesellschaft und etwaige Gewinne dürfen nur für die satzungsmäßigen Zwecke verwendet werden. Die Mitglieder erhalten keine Gewinnanteile und in ihrer Eigenschaft als Mitglieder auch keine sonstigen Zuwendungen aus Mitteln des Vereins. Sie erhalten bei ihrem Ausscheiden oder bei Auflösung oder Aufhebung des Vereins keine Kapitalanteile oder sonstigen Einlagen zurück.

§ 15.

Es darf keine Person durch Verwaltungsausgaben, die den Zwecken des Vereins fremd sind, oder durch unverhältnismäßig hohe Vergütungen begünstigt werden.

§ 16.

Bei Auflösung oder Aufhebung des Vereins oder bei Wegfall seines bisherigen Zweckes fällt das Vermögen des Vereins an die Medizinische Fakultät der Universität Heidelberg, die es unmittelbar und ausschließlich für gemeinnützige Zwecke zu verwenden hat.

§ 17.

Vorstehende Satzung ist am 21. September 1971 durch Beschluß der Mitgliederversammlung errichtet worden.

Statut

betreffend die Zuerkennung und Verleihung der „Graefe-Medaille"

1. Die Graefe-Medaille soll alle 10 Jahre demjenigen zuerkannt werden, der sich unter den Zeitgenossen – ohne Unterschied der Nationalität – die größten Verdienste um die Förderung der Ophthalmologie erworben hat. Niemals soll die Medaille zweimal derselben Person verliehen werden.

2. Die Zuerkennung des Preises erfolgt durch Wahl in der Mitgliederversammlung auf Grund eines von einer Kommission erarbeiteten Vorschlages. Stimmberechtigt bei dieser Wahl sind alle diejenigen, welche bis einschließlich der letzten Versammlung als Mitglieder aufgenommen und als solche in dem letzten offiziellen Mitgliederverzeichnis aufgeführt sind.

3. Die Kommission besteht aus neun Mitgliedern, die durch geheime, schriftliche Abstimmung aller Mitglieder der DOG aus 15 vom Vorstande vorgeschlagenen wissenschaftlich tätigen Angehörigen der DOG gewählt werden. Die Kommission erstattet einen Vorschlag, der zwei Namen umfaßt. Bei Einstimmigkeit der Kommission kann auch ein einziger Forscher vorgeschlagen werden. Die Zuerkennung der Medaille erfolgt an denjenigen, der die absolute Mehrheit der gültigen Stimmen der stimmfähigen anwesenden Mitglieder erhält.

4. Sollte keine der von der Kommission vorgeschlagenen Personen die erforderliche absolute Mehrheit erhalten, findet sofort eine Stichwahl zwischen den beiden Personen, die bei der ersten Wahl die meisten Stimmen erhalten haben, statt. Bei Stimmengleichheit zweier Kandidaten werden beide proklamiert. Falls keiner der von der Kommission vorgeschlagenen – bei einem Einervorschlag der Vorgeschlagene – gewählt wird, ist die Wahl bis zur nächsten Mitgliederversammlung zu vertagen, der ein neuer Vorschlag der Kommission vorzulegen ist. Dem Gewählten wird vom Ausfall der Abstimmung sofort Mitteilung gemacht.

5. In der Sitzung des nächsten Jahres wird die Ehrenmünze dem Erwählten in feierlicher Weise mit einer Ansprache überreicht, in welcher die unsterblichen Verdienste Albrecht von Graefes in Erinnerung gebracht und der Gewählte als würdiger Nachfolger geehrt wird. Im Falle der Abwesenheit des Gewählten wird diesem die Medaille zugeschickt und eine entsprechende Ansprache an die Versammlung gerichtet.

6. Die vorzunehmende Wahl soll jedesmal im Jahre vorher angekündigt werden und die Ankündigung in das Protokoll aufgenommen und mit demselben veröffentlicht werden. Auch soll bei der Einladung zur Zusammenkunft die Wahl in Erinnerung gebracht werden.

7. Im Falle der Auflösung der DOG soll das vorhandene Kapital der Heidelberger Medizinischen Fakultät zur ferneren Zuerkennung der Graefe-Medaille übergeben und derselben überlassen werden, bei der Zuerkennung den ihr zweckmäßigst scheinenden Modus zu befolgen.

von-Graefe-Preis

Bestimmungen

Der „*von-Graefe-Preis*" ist zum Gedächtnis an *Albrecht von Graefe* an Stelle des erloschenen *von-Welzschen-Graefe-Preises* durch Schenkungen der deutschen Lehrer der Augenheilkunde sowie des Vereins Rheinisch-Westfälischer Augenärzte geschaffen worden. (Vermögen z.Z. größtenteils erloschen.)

Er soll dazu dienen, durch Ehrung wissenschaftlicher Leistungen die Augenheilkunde zu fördern.

Das Vermögen ist Eigentum der Deutschen Ophthalmologischen Gesellschaft.

Der *von-Graefe-Preis* wird alle 2 Jahre – oder, falls in dem betreffenden Jahre keine Versammlung stattfindet, im 3. Jahre – der besten Arbeit aus dem Bereich der Augenheilkunde zuerkannt, welche in den zwei bzw. drei dem Verteilungsjahr vorausgehenden Jahren aus dem deutschsprachigen Raum erschienen ist.

Die Höhe des aus den Einkünften der Schenkung zu bestreitenden Preises bestimmt der Vorstand nach der jeweiligen Vermögenslage.

Das Preisrichterkollegium setzt sich aus fünf Mitgliedern zusammen. Zwei davon werden vom Vorstand der Deutschen Ophthalmologischen Gesellschaft ernannt, die übrigen drei in der Mitgliederversammlung aus sechs vom Vorstand vorgeschlagenen Mitgliedern der Gesellschaft durch einfache Majorität gewählt. Die Preisrichter entscheiden über die Zuerkennung des *von-Graefe-Preises* durch einfache Majorität.

Der Preis kann ausnahmsweise geteilt werden.

Enthalten die geprüften Jahrgänge keine preiswürdige Arbeit, so unterbleibt in dem betreffenden Jahr die Preisverteilung.

Die Bekanntgabe des Preisträgers geschieht jeweils in der 1. Sitzung der Deutschen Ophthalmologischen Gesellschaft des betreffenden Jahres. In der Mitgliederversammlung der gleichen Tagung findet die Wahl der neun Preisrichter statt.

Statuten des Franceschetti-Liebrecht-Preises

Der *Franceschetti-Liebrecht-Preis* ist von Prof. Dr. A. Franceschetti im Jahre 1966 an Stelle der erloschenen Karl-Liebrecht-Gedächtnisstiftung geschaffen worden. Aus dem von Prof. A. Franceschetti gestifteten Kapital, das in der Schweiz zinstragend angelegt wird, werden der Deutschen Ophthalmologischen Gesellschaft bis zum 1. September eines jeden Jahres 1 000,- DM überwiesen.

Der Preis soll den Namen *Franceschetti-Liebrecht-Preis* tragen und von der Deutschen Ophthalmologischen Gesellschaft alljährlich als Preis für eine besonders wertvolle Arbeit auf dem Gebiete der Neuro-Ophthalmologie vergeben werden. Durch Ehrung wissenschaftlicher Leistungen soll der Preis klinische und experimentelle Forschungen auf dem Gebiete der Neuro-Ophthalmologie fördern. Der Preis wird ohne Unterschied der Nationalität und ohne Rücksicht auf die Sprache, in der die preiswürdige Arbeit erschienen ist, zuerkannt. Die Veröffentlichungen, die durch den Preis ausgezeichnet werden sollen, dürfen nicht früher als 10 Jahre vor dem Beschluß über die Zuerkennung des Preises erschienen sein.

Das Preisrichterkomitee setzt sich in folgender Weise zusammen: Ex officio gehören ihm an
der Nachfolger von Prof. Franceschetti auf dem ophthalmologischen Lehrstuhl der Medizinischen Fakultät der Universität Genf (z.Z. Prof. Dr. J. Babel),
der Schriftführer der Deutschen Ophthalmologischen Gesellschaft (z.Z. Prof. Dr. W. Jaeger).

Alljährlich neu gewählt werden in dieses Komitee 3 weitere Mitglieder durch Beschluß des Vorstandes der Deutschen Ophthalmologischen Gesellschaft. Bei der Auswahl dieser gewählten Mitglieder soll auf den internationalen Charakter des Preises Rücksicht genommen werden.

Der Preisrichter wird in der Regel jeweils im Monat September eines jeden Jahres anläßlich der Tagung der Deutschen Ophthalmologischen Gesellschaft verkündet. Der Preis wird in Höhe von 1 000,- DM überreicht. In Jahren, in denen kein Kongreß der Deutschen Ophthalmologischen Gesellschaft stattfindet, erfolgt die Verleihung des Preises anläßlich des Internationalen Ophthalmologenkongresses oder anläßlich einer anderen augenärztlichen Tagung. Die Begründung des Preisrichterkomitees wird in den Kongreßberichten der Deutschen Ophthalmologischen Gesellschaft veröffentlicht.

Ein Rechtsweg bezüglich der Zuerkennung des Preises ist ausgeschlossen. Die vorliegenden Statuten des *Franceschetti-Liebrecht-Preises* sind von der Deutschen Ophthalmologischen Gesellschaft genehmigt worden. Die Erben von Prof. Franceschetti treten in diese hochherzige Stiftung nach dem Tode von Prof. Franceschetti ein.

Namenverzeichnis

der Vortragenden und Ausspracheredner

(Die Seitenzahlen der Originalvorträge sind halbfett, die der Aussprachen gewöhnlich gesetzt.)

Sachverzeichnis

Das erste 1-Komponenten-System zur Pflege weicher Kontaktlinsen

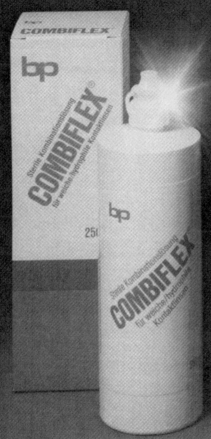

COMBIFLEX®
zum Reinigen,
Spülen,
Aufbewahren
und Desinfizieren
45 ml, 120 ml,
250 ml

COMBIFLEX®-SYSTEM
das kombinierte Pflegesystem für weiche Kontaktlinsen

BURTON PARSONS
CHEMICALS GMBH
POSTFACH 82 01 80
8000 MÜNCHEN 82

A.H. CHIGNELL

Retinal Detachment Surgery

1979. 50 figures.
Approx. 160 pages.
Cloth DM 64,—; approx. US $ 35.20
ISBN 3-540-09475-X

Contents:
Production, Characteristics and Methods of Examining Retinal Detachment.— Preoperative Examination.— Preoperative Management and Planning of Operation.— Surgical Details. — Postoperative Management and Complications.

This book describes a practical and sequential approach to the management of patients with rhegmatogenous retinal detachment. It fills the gap between simpler accounts of retinal detachment found in larger ophthalmology textbooks and more specialized journal articles while avoiding the repetition that often occurs in books with multiple authorship. Chapters deal with the examination and assessment of patients, description of the various types of detachment, operation planning and operative techniques — with emphasis on the simplest, safest and most effective techniques — prophylactic treatment, and postoperative management and complications. The book is intended primarily for training ophthalmologists, and will serve as a useful guide for experienced professionals as well.

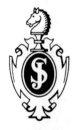

**Springer-Verlag
Berlin
Heidelberg
New York**

1468/5/1

Die einzige Ophthalmopathologie in deutscher Sprache seit 40 Jahren

G.O.H. Naumann, D.J. Apple

Pathologie des Auges

In Zusammenarbeit mit D. von Domarus, E.N. Hinzpeter,
K.W. Ruprecht, H.E. Völcker

1979. Etwa 1150 zum Teil farbige Abbildungen.
Etwa 1200 Seiten (Spezielle pathologische Anatomie,
Band 12)
Gebunden DM 680,–; approx. US $ 374.00
Vorbestellpreis/Subskriptionspreis:
Gebunden DM 544,–; approx. US $ 299.20
ISBN 3-540-09209-9

Seit 40 Jahren fehlt im deutschen Sprachraum eine Übersicht über die Ophthalmopathologie.
Dieser Band bringt eine Zusammenfassung des heutigen
Wissensstandes über die Morphologie von Augenkrankheiten vom makro- bzw. "bio" – mikroskopischen bis zum
histologischen Bereich einschließlich der Elektronenmikroskopie.
Entscheidendes Anliegen ist die klinisch-pathologische
Korrelation: Gegenüberstellung von am Auge bereits
klinisch sichtbaren strukturellen Veränderungen zu denen
im mikroskopischen Schnitt mit über 1000 Abbildungen
und schematischen Skizzen sowie eine Differentialdiagnose
definierter Befunde in 180 Tabellen.
Nach einleitenden Kapiteln über die Anatomie und einer
Übersicht des Untersuchungsmaterials in einem ophthalmologischen Labor folgen Kapitel über Mißbildungen,
intraokulare Entzündungen, Folgen von Trauma und
chirurgischen Eingriffen sowie der Glaukome. Anschließend werden die einzelnen Gewebsabschnitte systematisch
abgehandelt: Konjunktiva, Kornea, Uvea, Linse, Glaskörper, Retina, Optikus und kursorisch die okulären
Adnexe. Die Voraussetzungen für die Leitstrukturen und
Elemente des ophthalmoskopischen Bildes erfahren getrennte Erörterung.
Abschließend folgt eine Übersicht der morphologischen
Augenveränderungen bei Allgemeinerkrankungen und als
Therapie-Folge. 4500 Literaturstellen erleichtern den
Einstieg in das unmittelbare Schrifttum.

Unentbehrlich für jeden Augenarzt und Pathologen

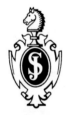

Springer-Verlag
Berlin
Heidelberg
New York

Trockenes Auge

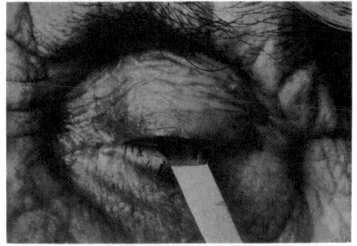

**Verminderte Bildung und Qualität der Tränen.
Hauptsächlich infolge Altersinvolution der Tränendrüsen.
Beschwerden wie bei Conjunctivitis simplex.**

Hier hilft

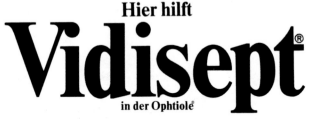

Vidisept®
in der Ophtiole®

Künstliche Tränen

dr. mann ✚ **1000 berlin 20**

Printed in the United States
By Bookmasters